FISIOTERAPIA RESPIRATÓRIA NO PACIENTE CRÍTICO

ROTINAS CLÍNICAS

FISIOTERAPIA RESPIRATÓRIA NO PACIENTE CRÍTICO

ROTINAS CLÍNICAS

EDITOR
George Jerre Vieira Sarmento

EDITORES ASSOCIADOS
André Luiz Lisboa Cordeiro
Daniel Lago Borges
Ivens Willians Silva Giacomassi

manole
editora

5ª
EDIÇÃO
revisada e
atualizada

Produção editorial: Retroflexo Serviços Editoriais
Projeto gráfico: Departamento Editorial da Editora Manole
Diagramação: HiDesign Estúdio
Ilustrações: HiDesign Estúdio
Capa: Ricardo Yoshiaki Nitta Rodrigues
Imagem da capa: freepik.com

CIP-BRASIL. CATALOGAÇÃO NA PUBLICAÇÃO
SINDICATO NACIONAL DOS EDITORES DE LIVROS, RJ

F565
5. ed.

Fisioterapia respiratória no paciente crítico : rotinas clínicas / editor George Jerre Vieira Sarmento ; editores associados André Luiz Lisboa Cordeiro, Daniel Lago Borges, Ivens Willians Silva Giacomassi. - 5. ed., rev. e atual. - Barueri [SP] : Manole, 2025.

ISBN 9788520458167

1. Aparelho respiratório - Doenças - Fisioterapia. 2. Tratamento respiratório. 3. Doentes em estado crítico - Cuidado e tratamento. I. Sarmento, George Jerre Vieira. II. Cordeiro, André Luiz Lisboa. III. Borges, Daniel Lago. IV. Giacomassi, Ivens Willians Silva.

CDD: 615.836
24-94754 CDU: 615.816

Meri Gleice Rodrigues de Souza - Bibliotecária - CRB-7/6439

1ª edição – 2005
2ª edição – 2007
3ª edição – 2010
4ª edição – 2016
5ª edição – 2025

Editora Manole Ltda.
Alameda Rio Negro, 967 – CJ 717
Tamboré – Barueri – SP – Brasil
CEP: 06454-000
Fone: (11) 4196-6000
www.manole.com.br | https://atendimento.manole.com.br/

Impresso no Brasil
Printed in Brazil

Dedicatória

Dedico este livro aos meus pais (Rita e Jorge), à minha esposa (Anna Verena) e a meus filhos (Anna Morena e Jorge).

André Luiz Lisboa Cordeiro

Dedico esta obra a meus pais, Rui e Elisa, à minha esposa Mayara e a meus filhos Ana Laura, Mateus e Clarice.

Daniel Lago Borges

Dedico este livro à minha mãe, seu amor incondicional e apoio constante foram a base de tudo que conquistei. Cada página deste livro carrega um pedaço do seu amor e dedicação. Obrigado por estar sempre ao meu lado e por ser minha maior fonte de inspiração.

Ivens Willians Silva Giacomassi

Editor

GEORGE JERRE VIEIRA SARMENTO

Fisioterapeuta Especialista em Fisioterapia Respiratória pela Universidade Cidade de São Paulo (Unicid). MBA em Gestão da Qualidade em Segurança do Paciente pelo Instituto D'Or de Pesquisa e Ensino (IDOR). Membro do Departamento de Fisioterapia da Associação de Medicina Intensiva Brasileira (Amib). Coordenador do Serviço de Fisioterapia do Hospital Rede D'Or São Luiz (Unidade Jabaquara, São Paulo). Autor de 16 livros publicados na área de Fisioterapia, com mais de 200 cursos ministrados no Brasil.

Editores associados

ANDRÉ LUIZ LISBOA CORDEIRO

Pós-Doutor em Medicina e Saúde Humana pela Escola Bahiana de Medicina e Saúde Pública (EBMSP). Doutor e Mestre em Medicina e Saúde Humana pela EBMSP. Especialista em Fisioterapia em Terapia Intensiva Adulto pela Associação Brasileira de Fisioterapia Cardiorrespiratória e Fisioterapia em Terapia Intensiva/Conselho Federal de Fisioterapia e Terapia Ocupacional (Assobrafir/Coffito). Docente da Unifan, Unef, Unex e Bahiana.

DANIEL LAGO BORGES

Graduado em Fisioterapia pela Faculdade Santa Terezinha (CEST). Doutor em Ciências pela Universidade do Estado do Rio de Janeiro (UERJ). Mestre em Ciências da Saúde pela Universidade Federal do Maranhão (UFMA). Especialista Profissional em Fisioterapia em Terapia Intensiva e Fisioterapia Respiratória pela Associação Brasileira de Fisioterapia Respiratória, Fisioterapia Cardiovascular e Fisioterapia em Terapia Intensiva/Conselho Federal de Fisioterapia e Terapia Ocupacional (Assobrafir/Coffito).

IVENS WILLIANS SILVA GIACOMASSI

Graduado em Fisioterapia pela Universidade Estadual Paulista (Unesp). Especialista em Fisioterapia em Hospital Geral pela Unesp. Especialista em Fisioterapia em Terapia Intensiva pelo Hospital das Clínicas da Faculdade de Medicina da Universidade de São Paulo (HCFMUSP). Especialista Profissional em Fisioterapia em Terapia Intensiva pela Assobrafir/Coffito. Especialista em Fisiologia do Exercício pela Universidade Gama Filho (UGF). Fisioterapeuta do Hospital Universitário da USP. Docente de cursos de pós-graduação.

Autores

ALESSA CASTRO RIBEIRO

Doutoranda no Programa de Clínica Médica da Universidade Estadual de Campinas (Unicamp). Mestre em Saúde da Criança e do Adolescente pela Faculdade de Medicina de Ribeirão Preto da Universidade de São Paulo (FMRP-USP). Especialista em Terapia Intensiva Pediátrica e Neonatal pela Associação Brasileira de Fisioterapia Cardiorrespiratória e Fisioterapia em Terapia Intensiva (Assobrafir). Especialista em Intervenção em Neuropediatria pela Universidade Federal de São Carlos (UFSCar). Especialista em Docência de Ensino Superior. Docente responsável pela disciplina Fisioterapia Pediátrica e Neonatal na Universidade Santo Amaro (Unisa). Supervisora de estágio em UTI Neonatal na Unisa.

ALEXANDRE SIMÕES DIAS

Doutor e Mestre em Ciências Biológicas (Fisiologia) pela Universidade Federal do Rio Grande do Sul (UFRGS). Pós-Doutor pela Universidade de León (Espanha). Especialista em Fisioterapia Respiratória pela Associação Brasileira de Fisioterapia Cardiorrespiratória e Fisioterapia em Terapia Intensiva/Conselho Federal de Fisioterapia e Terapia Ocupacional (Assobrafir/Coffito). Professor Adjunto no curso de Fisioterapia da Escola de Educação Física, Fisioterapia e Dança (Esefid). Docente e orientador nos Programas de Pós-Graduação em Ciências do Movimento Humano (PPGCMH) e em Ciências Pneumológicas (PPGCP) da UFRGS e no Mestrado Profissional em Pesquisa Clínica (MPPC) do Hospital de Clínicas de Porto Alegre (HCPA). Diretor Administrativo da Assobrafir (gestão 2021-2024).

ALINE COSTA DE PAULO

Fisioterapeuta pela Universidade Nove de Julho. Especialização em Fisioterapia Cardiorrespiratória pelo Centro de Estudo do Hospital Maternidade Nossa Senhora de Lourdes. Coordenadora de Fisioterapia do Hospital Rede D'Or São Luiz – Jabaquara, Santa Isabel e Hospital e Maternidade Salvalus. MBA em Gestão da Qualidade e Segurança do Paciente.

ALINE MARIA HEIDEMANN

Graduada em Fisioterapia pela Pontifícia Universidade Católica de Campinas (PUC-Campinas). Especialização em Fisioterapia Respiratória em UTI Adulto pela Universidade Estadual de Campinas (Unicamp). Doutora em Pneumologia pela Universidade de São Paulo (USP). Preceptora, Docente e Coordenadora da Escola de Extensão da Unicamp.

AMANDA DA SILVA REIS

Doutoranda em Ciências da Saúde pela disciplina de Mastologia do Departamento de Ginecologia da Escola Paulista de Medicina da Universidade Federal de São Paulo (EPM-Unifesp). Diretora do Instituto Reverte – Centro de Capacitação em Fisioterapia Intensiva.

AMARO AFRÂNIO ARAÚJO FILHO

Graduado em Fisioterapia pela Universidade Tiradentes. Pós-graduado em Fisioterapia Cardiorrespiratória pela Universidade Tuiuti do Paraná. Especialista em Terapia Intensiva Adulto pela Associação Brasileira de Fisioterapia Cardiorrespiratória e Fisioterapia em Terapia Intensiva/Conselho Federal de Fisioterapia e Terapia Ocupacional (Assobrafir/Coffito). Mestre e Doutor em Ciências da Saúde pela Universidade Federal de Sergipe (UFS). Professor Titular I dos Departamentos de Fisioterapia e Medicina da Universidade Tiradentes (*campus* Aracaju). Fisioterapeuta da Prefeitura Municipal de Aracaju.

ANA CAROLINA SANCHES FELIX

Mestre e Doutora em Ciências da Saúde pela Faculdade de Medicina de Ribeirão Preto da Universidade de São Paulo (FMRP-USP). Fisioterapeuta da PlanoAr Gestão e Reabilitação em Nefrologia.

ANA CAROLINE COUTINHO IGLESSIAS

Médica Infectologista graduada pela Universidade Federal de Campina Grande-PB (UFCG). Residência Médica pelo Instituto de Infectologia Emílio Ribas-SP. Coordenadora Médica e Subinvestigadora de Estudos Clínicos na Unidade de Pesquisa Casa da Pesquisa – Centro de Referência e Treinamento em DST/Aids – pesquisas clínicas com foco em doenças infecciosas (HIV, IST, vacinas e Covid-19).

ANA IRENE CARLOS DE MEDEIROS

Fisioterapeuta. Doutoranda em Ciências Médicas pela Universidade Federal do Ceará (UFC). Mestre em Fisioterapia pela Universidade Federal de Pernambuco (UFPE). Residência em Terapia Intensiva pelo Hospital Universitário Walter Cantídio (HUWC). Especialista em Fisioterapia em Terapia Intensiva Adulto pela Associação Brasileira de Fisioterapia Cardiorrespiratória e Fisioterapia em Terapia Intensiva/Conselho Federal de Fisioterapia e Terapia Ocupacional (Assobrafir/Coffito). Fisioterapeuta do Instituto Dr. José Frota (IJF).

ANDRÉ LUIZ LISBOA CORDEIRO

Pós-Doutor em Medicina e Saúde Humana pela Escola Bahiana de Medicina e Saúde Pública (EBMSP). Doutor e Mestre em Medicina e Saúde Humana pela EBMSP. Especialista em Fisioterapia em Terapia Intensiva Adulto pela Associação Brasileira de Fisioterapia Cardiorrespiratória e Fisioterapia em Terapia Intensiva/Conselho Federal de Fisioterapia e Terapia Ocupacional (Assobrafir/Coffito). Docente da Unifan, Unef, Unex e Bahiana.

ANDRÉ GUANAES

Médico PhD. Fundador e Diretor Presidente do Instituto Sócrates Guanaes (ISG). Doutor em Cardiologia pela Universidade de São Paulo (USP). Mestre em Medicina e Saúde pela Universidade Federal da Bahia (UFBA). Especialista em Medicina Intensiva pela Associação de Medicina Intensiva Brasileira (Amib). Especialista em Pneumologia e Tisiologia, graduação em Medicina pela UFBA.

ÂNGELO VASCONCELOS

Bacharel em Fisioterapia pela Universidade Estadual do Piauí (Uespi). Residência em Terapia Intensiva Adulto pela Uespi. Especialista em Terapia Intensiva Adulto pela Associação Brasileira de Fisioterapia Cardiorrespiratória e Fisioterapia em Terapia Intensiva/Conselho Federal de Fisioterapia e Terapia Ocupacional (Assobrafir/Coffito). MBA em Gestão em Saúde pela BBI of Chicago. Responsável Técnico da UTI do Instituto de Doenças Tropicais Natan Portella. Fisioterapeuta Assistencial do Hospital Universitário da UFPI. Conselho Efetivo do Crefito 14 (2024-2028).

ANTONIO DUARTE

Fisioterapeuta Mestre em Ciências Médicas. Assessor de Desospitalização e Reabilitação Hospitalar no Instituto Sócrates Guanaes (ISG).

AUGUSTO GOMES TEIXEIRA DA CRUZ

Especializado em Fisioterapia Intensiva pela FAC Redentor com chancela da Associação de Medicina Intensiva Brasileira (Amib). Diretor do Instituto Reverte – Centro de Capacitação em Fisioterapia Intensiva.

BALBINO RIVAIL VENTURA NEPOMUCENO JÚNIOR

Doutor em Processos Interativos de Órgãos e Sistemas pela Universidade Federal da Bahia (UFBA). Mestre em Medicina e Saúde pela UFBA. MBA em Gestão e Inovação nos Serviços de Saúde pela Pontifícia Universidade Católica do Rio Grande do Sul (PUCRS). Especialista em Terapia Intensiva pela Associação Brasileira de Fisioterapia Cardiorrespiratória e Fisioterapia em Terapia Intensiva/Conselho Federal de Fisioterapia e Terapia Ocupacional (Assobrafir/Coffito).

BRUNO PRATA MARTINEZ

Especialista Profissional em Fisioterapia em Terapia Intensiva e Respiratória. Doutor em Medicina e Saúde pela Escola Bahiana de Medicina e Saúde Pública (EBMSP). Professor Adjunto da disciplina Fisioterapia Hospitalar da Universidade Federal da Bahia (UFBA).

Professor Adjunto da disciplina Estágio na Média e Alta Complexidade da Universidade do Estado da Bahia (Uneb).

BRUNO SOUZA

Fisioterapeuta formado pela Escola Superior de Ensino Helena Antipoff/Sociedade Pestalozzi. Especialista em Terapia Intensiva pela Associação Brasileira de Fisioterapia Cardiorrespiratória e Fisioterapia em Terapia Intensiva/Conselho Federal de Fisioterapia e Terapia Ocupacional (Assobrafir/Coffito). Pós-graduado em Fisioterapia Pneumofuncional pela Universidade Castelo Branco (UCB). Fisioterapeuta plantonista do Hospital Geral de Guarus (Prefeitura Municipal de Campos dos Goytacazes-RJ) e Rotina do CTI do Hospital Universitário Antônio Pedro da Universidade Federal Fluminense (HUAP-UFF).

CARLOS AURÉLIO SANTOS ARAGÃO

Especialista em Insuficiência Cardíaca e Transplante pelo Instituto do Coração do Hospital das Clínicas da Faculdade de Medicina da Universidade de São Paulo (InCor/HCFMUSP). Mestre pela USP. Médico Intensivista pela Associação de Medicina Intensiva Brasileira (Amib). Professor Adjunto dos cursos de Medicina da Universidade Federal de Sergipe (UFS) e da Universidade Tiradentes (Unit/SE). Preceptor da Residência Médica em Cardiologia da Fundação Beneficência Hospital de Cirurgia/SE. Coordenador do Serviço de Insuficiência Cardíaca do Hospital de Cirurgia.

CAROLINE OLIVEIRA GOIS

Fisioterapeuta pela Universidade Federal de Sergipe (UFS). Mestre e Doutoranda no Programa de Pós-Graduação em Ciências da Saúde (The GrEAt Group – Grupo de Estudos em Atividade Física) da UFS. Residência Multiprofissional em Saúde Cardiovascular no Instituto Dante Pazzanese de Cardiologia.

CÁSSIO MAGALHAES DA SILVA E SILVA

Professor Adjunto da Universidade Federal da Bahia (UFBA). Doutor em Processos Interativos de Órgãos e Sistemas pela UFBA.

CLARICE VIEIRA PINHEIRO

Pós-graduada em Fisioterapia Hospitalar com ênfase em Terapia Intensiva pela Pontifícia Universidade Católica de Minas Gerais (PUC Minas).

CLAUDIA FIGUEIREDO DE AZEREDO

Mestre em Saúde, Medicina Laboratorial e Tecnologia Forense pela Universidade do Estado do Rio de Janeiro (UERJ). Pós-graduada em Treinamento Desportivo e Fisiologia do Exercício pela Unifoa. Fisioterapeuta pela UniRedentor.

CYNTHIA SALMAGI COUTINHO

Graduada em Fisioterapia pela Universidade do Vale do Paraíba (Univap), com especialização em Fisioterapia na Emergência pela Universidade Federal de São Paulo (Unifesp). Especialista Profissional em Fisioterapia em Terapia Intensiva, com área de atuação no adulto, pelo Conselho Federal de Fisioterapia e Terapia Ocupacional (Coffito). Atua principalmente em Fisioterapia Respiratória.

DANIEL ANTUNES ALVENO

Doutor em Saúde Baseada em Evidências pela Universidade Federal de São Paulo (Unifesp). Mestre em Ciências da Reabilitação pela Universidade de São Paulo (USP). Pós-graduado em Fisioterapia Desportiva pela Universidade Metodista de Piracicaba (Unimep). Tutor do Programa de Residência Multiprofissional em Urgência e Emergência da Unifesp. Preceptor de Estágio da Especialização em Reabilitação em Emergência e Urgência da Unifesp.

DANIEL DA CUNHA RIBEIRO

Especialista em Fisioterapia em Terapia Intensiva Adulto. Presidente da Associação Brasileira de Fisioterapia Cardiorrespiratória e Fisioterapia em Terapia Intensiva (Assobrafir) (gestão 2021-2024).

DANIEL FRANÇA

Fisioterapeuta UTI Adulto no Hospital Geral do Estado (Sesab/HGE-BA). Grupo Pulsar – Reabilitação. CEO da Plataforma EVOSystem. Especialista em Fisioterapia Intensiva e Respiratória pela Associação Brasileira de Fisioterapia Cardiorrespiratória e Fisioterapia em Terapia Intensiva/Conselho Federal de Fisioterapia e Terapia Ocupacional (Assobrafir/Coffito).

DANIEL LAGO BORGES

Graduado em Fisioterapia pela Faculdade Santa Terezinha (CEST). Doutor em Ciências pela Universidade do Estado do Rio de Janeiro (UERJ). Mestre em Ciências da Saúde pela Universidade Federal do Maranhão (UFMA). Especialista Profissional em Fisioterapia em Terapia Intensiva e Fisioterapia Respiratória pela Associação Brasileira de Fisioterapia Respiratória, Fisioterapia Cardiovascular e Fisioterapia em Terapia Intensiva/Conselho Federal de Fisioterapia e Terapia Ocupacional (Assobrafir/Coffito).

DANIELA CRISTINA DOS SANTOS FAEZ

Mestra em Ciências. Fisioterapeuta Assistencial da UTI de Adultos do Hospital de Clínicas da Universidade Estadual de Campinas (Unicamp).

DÉBORA SCHMIDT

Doutora em Ciências do Movimento Humano e Mestra em Ciências Médicas pela Universidade Federal do Rio Grande do Sul (UFRGS). Especialista em Fisioterapia em Terapia Intensiva Adulto e Fisioterapia Respiratória pela Associação Brasileira de Fisioterapia Cardiorrespiratória e Fisioterapia em Terapia Intensiva/Conselho Federal de Fisioterapia e Terapia Ocupacional (Assobrafir/Coffito). Fisioterapeuta do Centro de Terapia Intensiva do Hospital de Clínicas de Porto Alegre (HCPA).

DEBORA STRIPARI SCHUJMANN

PhD em Ciências da Reabilitação pela Universidade de São Paulo (USP). Mestre em Ciências da Reabilitação pela USP. Fisioterapeuta do curso de Fisioterapia da USP/SP. Supervisora e pesquisadora na área de UTI.

DIEGO MUNIZ DOS SANTOS CHAGAS

Pós-graduado em Fisioterapia em Terapia Intensiva. MBA em Gestão Hospitalar e Saúde.

DJACYR CAETANO VIANA FILHO

Especialista em Fisioterapia em UTI pela Associação Brasileira de Fisioterapia Cardiorrespiratória e Fisioterapia em Terapia Intensiva/Conselho Federal de Fisioterapia e Terapia Ocupacional (Assobrafir/Coffito). Coordenador do Programa de Residência em Urgência, Emergência e Trauma do Hospital Getúlio Vargas da Universidade de Pernambuco (HGV-UPE). Coordenador do Departamento de Urgência e Emergência da Assobrafir. Coordenador de Fisioterapia do Hospital Pelópidas Silveira – Recife-PE.

ELIE CHENIAUX

Professor Titular de Psiquiatria da Faculdade de Ciências Médicas da Universidade do Estado do Rio de Janeiro (FCM-UERJ). Professor Permanente do Programa de Pós-Graduação em Psiquiatria e Saúde Mental do Instituto de Psiquiatria da Universidade Federal do Rio de Janeiro (Propsam/Ipub-UFRJ).

EZEQUIEL MÂNICA PIANEZZOLA

Fisioterapeuta. Especialista em Fisioterapia em Terapia Intensiva pela Associação Brasileira de Fisioterapia Cardiorrespiratória e Fisioterapia em Terapia Intensiva/Conselho Federal de Fisioterapia e Terapia Ocupacional (Assobrafir/Coffito). Coordenador da Pós-Graduação de Fisioterapia em UTI da Interfisio/UniRedentor. Coordenador da Fisioterapia do Hospital Niterói D'Or.

FÁBIO CANGERI DI NASO

Fisioterapeuta pelo Centro Universitário Metodista IPA. Especialista em Fisioterapia em Terapia Intensiva Adulto pela Associação Brasileira de Fisioterapia Cardiorrespiratória e Fisioterapia em Terapia Intensiva (Assobrafir). Especialista em Pneumologia Sanitária pela Escola de Saúde Pública (ESP/RS). Doutor em Fisiologia pela Universidade Federal do Rio Grande do Sul (UFRGS). Docente do curso de Fisioterapia da UFRGS.

FABRÍCIO FARIAS DA FONTOURA

Fisioterapeuta e Educador Físico, Doutor e Mestre em Ciências Pneumológicas pela Faculdade de Medicina da Universidade Federal do Rio Grande do Sul (UFRGS). Especialista em Fisioterapia Respiratória e Cardiovascular pela Associação Brasileira de Fisioterapia Cardiorrespiratória e Fisioterapia em Terapia Intensiva/Conselho Federal de Fisioterapia e Terapia Ocupacional (Assobrafir/Coffito). Especialização em Cinesiologia e Treinamento Físico pela UFRGS. Docente da Universidade LaSalle. Diretor Regional RS da Assobrafir. Pesquisador do Serviço de Hipertensão Pulmonar e membro do corpo clínico da Santa Casa de Misericórdia de Porto Alegre. CEO da MetaCardioPulmonar reabilitação e qualidade de vida.

FABRÍCIO OLINDA DE S. MESQUITA

Doutor em Ciências da Saúde. Pós-graduado em Fisioterapia em UTI. Títulos de Especialista em Fisioterapia

Respiratória e Fisioterapia em Terapia Intensiva pela Associação Brasileira de Fisioterapia Cardiorrespiratória e Fisioterapia em Terapia Intensiva/Conselho Federal de Fisioterapia e Terapia Ocupacional (Assobrafir/Coffito). MBA em Gestão e Auditoria Hospitalar.

FELIPE MOREIRA MORTIMER

Fisioterapeuta no Hospital Universitário da Universidade de Santa Catarina (UFSC/EBSERH). Mestre em Fisioterapia pela Universidade do Estado de Santa Catarina (Udesc). Residência Multiprofissional em Saúde Cardiovascular no Hospital das Clínicas da Universidade Federal de Minas Gerais (HC-UFMG). Especialista em Fisioterapia Respiratória pela Associação Brasileira de Fisioterapia Cardiorrespiratória e Fisioterapia em Terapia Intensiva/Conselho Federal de Fisioterapia e Terapia Ocupacional (Assobrafir/Coffito).

FERNANDO FELIX DA SILVA

Especialização em Fisioterapia em UTI pelo Hospital das Clínicas da Faculdade de Medicina da Universidade de São Paulo (HCFMUSP).

FERNANDO MAURO MUNIZ FERREIRA

Fisioterapeuta Especialista em Fisioterapia Respiratória e Fisioterapia em Terapia Intensiva Neonatal e Pediátrica pela Associação Brasileira de Fisioterapia Cardiorrespiratória e Fisioterapia em Terapia Intensiva/Conselho Federal de Fisioterapia e Terapia Ocupacional (Assobrafir/Coffito). Mestre em Saúde Coletiva pela Universidade Federal do Maranhão (UFMA). Coordenador da Comissão Nacional de Procedimentos Fisioterapêuticos (CNPF) e do Grupo de Trabalho (GT) de Diagnósticos Fisioterapêuticos do Coffito. Coordenador do GT de Fisioterapia Domiciliar do Coffito. Diretor e Professor/Coordenador de Pós-Graduação da Faculdade Inspirar São Luís. Diretor da Mentor Space Brasil.

FLAVIANA SANTOS DE SOUSA SILVA

Fisioterapeuta da UTI do Hospital Universitário da Universidade Federal do Maranhão (UFMA). Mestre em Educação Física pela UFMA. Especialista Profissional em Fisioterapia em Terapia Intensiva com área de atuação no adulto pela Associação Brasileira de Fisioterapia Cardiorrespiratória e Fisioterapia em Terapia Intensiva/Conselho Federal de Fisioterapia e Terapia Ocupacional (Assobrafir/Coffito). Residência Multiprofissional em Saúde com Atenção em Terapia Intensiva Adulto pela UFMA. Graduada em Fisioterapia pelo Centro Universitário do Maranhão. Membro do Laboratório de Fisiologia do Exercício, Genética e Saúde da UFMA (LAFEGS-UFMA).

GABRIEL HERAS LA CALLE

Diretor do Projeto Internacional de Pesquisa para a Humanização da Assistência à Saúde, Projeto HU-CI. Presidente da Fundação Humanizando a Saúde. Médico Especialista em Medicina Intensiva – Hospital Universitario de Jaén (Espanha) e Hospital HLA Inmaculada de Granada (Espanha).

GABRIELA JAROCESKI RAPKIEVICZ

Especialista em Terapia Intensiva e Emergência.

GEORGE JERRE VIEIRA SARMENTO

Fisioterapeuta Especialista em Fisioterapia Respiratória pela Universidade Cidade de São Paulo (Unicid). MBA em Gestão da Qualidade em Segurança do Paciente pelo Instituto D'Or de Pesquisa e Ensino (IDOR). Membro do Departamento de Fisioterapia da Associação de Medicina Intensiva Brasileira (Amib). Coordenador do Serviço de Fisioterapia do Hospital Rede D'Or São Luiz (Unidade Jabaquara, São Paulo). Autor de 16 livros publicados na área de Fisioterapia, com mais de 200 cursos ministrados no Brasil.

GIOVANNA COUTINHO PAIVA

Especialista em Fisioterapia Respiratória e Fisioterapia em Terapia Intensiva – Pediatria e Neonatologia – no Instituto da Criança do Hospital das Clínicas da Faculdade de Medicina da Universidade de São Paulo (ICr/HCFMUSP).

GIULLIANO GARDENGHI

Graduado em Fisioterapia pela Universidade Bandeirante de São Paulo. Especialista em Fisiologia do Exercício pelas Faculdades Metropolitanas Unidas de São Paulo (FMU). Doutor em Ciências, área de concentração Cardiologia, pela Faculdade de Medicina da Universidade de São Paulo (FMUSP). Coordenador Científico do Hospital Encore/GO. Coordenador Científico do Instituto de Neurologia de Goiânia-GO. Coordenador Científico da Faculdade Ceafi/GO. Coordenador Científico do Centro de Ensino e Treinamento da Clínica de Anestesia (Clianest)/GO. Consultor Técnico do Instituto de Ensino e Pesquisa do Hospital e

Maternidade São Cristóvão/SP. Tutor da Residência Multiprofissional em Urgência e Trauma do Hospital de Urgências de Goiânia (HUGO). Membro do Departamento de Fisioterapia Cardiovascular da Associação Brasileira de Fisioterapia Cardiorrespiratória e Fisioterapia em Terapia Intensiva (Assobrafir).

GLIVIA MARIA BARROS DELMONDES

Fisioterapeuta graduada pela Universidade Federal de Pernambuco (UFPE). Especialista em Fisioterapia em Terapia Intensiva pela Associação Brasileira de Fisioterapia Cardiorrespiratória e Fisioterapia em Terapia Intensiva/Conselho Federal de Fisioterapia e Terapia Ocupacional (Assobrafir/Coffito). Mestre em Patologia pela UFPE. Doutoranda do Programa de Pós-Graduação em Hebiatria pela Universidade de Pernambuco (UPE). Professora do curso de Fisioterapia da Universidade Católica de Pernambuco (Unicap). Fisioterapeuta Intensivista da UTI Neonatal do Centro Integrado de Saúde Amaury Medeiros (UPE). Supervisora do Serviço de Fisioterapia do Hospital Santo Amaro.

GRAZIELLA FRANÇA BERNARDELLI CIPRIANO

Graduada em Fisioterapia pela Universidade do Oeste Paulista (Unoeste). Especialista em Fisioterapia em Clínica Médica pela Universidade Federal de São Paulo (Unifesp). Doutora em Ciências Cardiológicas pela Unifesp. Pós-Doutora pela Universidade de Miami. Professora Adjunta do curso de Fisioterapia da Faculdade de Ceilândia/Universidade de Brasília (FCE-UnB). Professora Permanente do Programa de Pós-Graduação em Ciências da Reabilitação da UnB (PPGCR-UnB). Professora Permanente do Programa de Pós-Graduação em Ciências e Tecnologias em Saúde da UnB (PPGCTS-UnB).

GUSTAVO MATOS DE MENEZES

Graduado em Fisioterapia pelo Centro Universitário Social da Bahia (Unisba). Pós-graduado em Fisioterapia Respiratória e Terapia Intensiva pelo Unisba. Especialista em Fisioterapia em Terapia Intensiva pela Associação Brasileira de Fisioterapia Cardiorrespiratória e Fisioterapia em Terapia Intensiva/Conselho Federal de Fisioterapia e Terapia Ocupacional (Assobrafir/Coffito). Mestrando do Programa de Movimento Humano e Reabilitação do Centro Universitário de Anápolis (PPGMHR-UniEvangélica).

GUSTAVO MELO RIOS SOUZA

Graduado em Fisioterapia pela Universidade Tiradentes (Unit). Especialista Profissional em Fisioterapia em Terapia Intensiva, com área de atuação no adulto, pela Associação Brasileira de Fisioterapia Cardiorrespiratória e Fisioterapia em Terapia Intensiva/Conselho Federal de Fisioterapia e Terapia Ocupacional (Assobrafir/Coffito). Pós-graduado em Fisioterapia Respiratória em UTI pelas Faculdades Integradas de Bauru (FIB), em Biomecânica e Cinesioterapia Funcional pela Unit e Especialização em Preceptoria em Saúde pela Universidade Federal do Rio Grande do Norte (UFRN). Fisioterapeuta Intensivista do Hospital Universitário de Lagarto da Universidade Federal de Sergipe (HUL/UFS/EBSERH) e do Hospital Universitário de Sergipe (HU/UFS/EBSERH).

HELGA CECÍLIA MUNIZ DE SOUZA

Doutora em Biologia Aplicada à Saúde pela Universidade Federal de Pernambuco (UFPE). Mestre em Fisioterapia pela UFPE. Coordenadora de Fisioterapia da UTI Cirúrgica do Hospital Getúlio Vargas (SES/PE). Fisioterapeuta do Hospital das Clínicas de Pernambuco. Docente do curso de Pós-Graduação de Fisioterapia em UTI da CEFAPP.

HELOISA FRANCELIN

Especialização em Fisioterapia em UTI pelo Hospital das Clínicas da Faculdade de Medicina da Universidade de São Paulo (HCFMUSP).

INGRID CORREIA NOGUEIRA

Fisioterapeuta graduada pela Universidade de Fortaleza (Unifor). Doutora em Ciências Médicas pela Universidade Federal do Ceará (UFC). Pós-graduações em Fisioterapia em Terapia Intensiva e Fisioterapia Cardiorrespiratória pela Faculdade Inspirar. Docente do curso de Fisioterapia e Coordenadora Adjunta do Mestrado em Inovação Tecnológica em Saúde da Unichristus.

IURA GONZALEZ NOGUEIRA ALVES

Professora da Universidade Federal da Bahia (UFBA). Doutora em Ciências da Saúde.

IVENS WILLIANS SILVA GIACOMASSI

Graduado em Fisioterapia pela Universidade Estadual Paulista (Unesp). Especialista em Fisioterapia em Hospital Geral pela Unesp. Especialista em Fisioterapia em Terapia Intensiva pelo Hospital das Clínicas da Faculdade de Medicina da Universidade de São Paulo (HC-FMUSP). Especialista Profissional em Fisioterapia em Terapia Intensiva pela Assobrafir/Coffito. Especialista em Fisiologia do Exercício pela Universidade Gama Filho (UGF). Fisioterapeuta do Hospital Universitário da USP. Docente de cursos de pós-graduação.

JAQUELINE FAILE MANCUSO

Fisioterapeuta gestora em Serviços de Saúde com MBA e Gestão de Saúde 4.0. Especialista em Terapia Intensiva pela Associação Brasileira de Fisioterapia Cardiorrespiratória e Fisioterapia em Terapia Intensiva/Conselho Federal de Fisioterapia e Terapia Ocupacional (Coffito/Assobrafir). Pós-graduada em Distúrbios Respiratórios Clínicos e Cirúrgicos pela Escola Paulista de Medicina (EPM-Unifesp).

JARLY OLIVEIRA SANTOS ALMEIDA

Graduado em Fisioterapia pela Faculdade Integrada do Recife (Estácio-FIR). Pós-graduado em Fisioterapia Intensiva pela Universidade Católica de Pernambuco (Unicap). Especialista em Fisioterapia Intensiva Adulto pelo Conselho Federal de Fisioterapia e Terapia Ocupacional (Coffito). Mestre em Fisioterapia pela Universidade Federal de Pernambuco (UFPE). Fisioterapeuta da UTI do Complexo Hospitalar Unimed Recife. Coordenador da UTI Geral Adulto do Hospital da Restauração (Pernambuco). Professor Convidado da Pós-Graduação *Lato Sensu* em Fisioterapia Intensiva da Unicap. Professor das Pós-Graduações *Lato Sensu* de Fisioterapia em Terapia Intensiva do Núcleo Avançado de Desenvolvimento (NAD) (Ceará) e do Grupo Cefapp Recife (Pernambuco).

JÉSSICA DE CARVALHO DE MORAIS

Graduada em Fisioterapia pela Faculdade Santa Terezinha (CEST). Pós-graduada em Fisioterapia em Terapia Intensiva pela FSG. Especialização em Residência em Atenção Cardiovascular pela Universidade Federal do Maranhão (UFMA).

JOÃO VYCTOR SILVA FORTES

Graduado em Fisioterapia pela Universidade Federal do Piauí (UFPI). Mestre em Ciências da Saúde pela Universidade Federal do Maranhão (UFMA). Especialização em Residência Multiprofissional em Saúde em Atenção Cardiovascular pelo Hospital Universitário da UFMA (HU-UFMA). Especialização em Fisioterapia em Terapia Intensiva Adulto pela Faculdade Inspirar.

JOCIMAR AVELAR MARTINS

Especialista em Fisioterapia em Terapia Intensiva. Mestre em Ciência da Computação.

JORGE LUIZ DANTAS DE MEDEIROS

Graduado em Fisioterapia pela Faculdade de Ciências da Saúde do Trairi da Universidade Federal do Rio Grande do Norte (Facisa/UFRN). Residência Multiprofissional em Terapia Intensiva Adulto pelo Hospital Universitário Onofre Lopes da UFRN (HUOL-UFRN). Mestre em Fisioterapia pela UFRN. Especialista Profissional em Fisioterapia em Terapia Intensiva Adulto pela Associação Brasileira de Fisioterapia Cardiorrespiratória e Fisioterapia em Terapia Intensiva/Conselho Federal de Fisioterapia e Terapia Ocupacional (Assobrafir/Coffito). Fisioterapeuta do Hospital do Coração de Natal (HCN). Tenente do quadro de oficiais de apoio à saúde (QOAS) da Polícia Militar do Rio Grande do Norte (PMRN).

JOSÉ MANUEL VELASCO BUENO

Enfermeiro. Área cirúrgica do Hospital Universitario Virgen de la Victoria, Málaga (Espanha). Membro do Projeto HU-CI. Membro da Fundação Humanizando a Saúde.

JOSÉ RENATO CREPALDI

Graduado em Fisioterapia pela Universidade Federal do Rio de Janeiro (UFRJ). Especialista em Fisioterapia em Terapia Intensiva. Mestre em Ciências pela Faculdade de Medicina da UFRJ. Capitão Fisioterapeuta da Polícia Militar do Estado do Rio de Janeiro (PMERJ).

JULIANA PATRÍCIA CHAVES DE ALMEIDA

Graduada em Medicina pela Universidade Severino Sombra (Vassouras-RJ). Especialista em Pediatria e Terapia Intensiva Pediátrica. Médica concursada do Ministério da Saúde. Atua no serviço de Terapia Intensiva Pediátrica do Hospital Federal da Lagoa. Professora de Pediatria do curso de Medicina da Fundação Técnico-Educacional Souza Marques.

JÚNEA PINTO FONTES

Mestre em Ciências da Saúde pela Universidade Federal de Viçosa (UFV). Especialista em Terapia Intensiva em Pediatria e Neonatologia pela Associação Brasileira de Fisioterapia Cardiorrespiratória e Fisioterapia em Terapia Intensiva/Conselho Federal de Fisioterapia e Terapia Ocupacional (Assobrafir/Coffito).

KARINA T. TIMENETSKY

Especialista em Fisioterapia Cardiorrespiratória pela Santa Casa de São Paulo. Doutora em Ciências pela Faculdade de Medicina da Universidade de São Paulo (FMUSP). Gerente de Ensino Superior da Graduação em Fisioterapia da Faculdade Israelita de Ciências da Saúde Albert Einstein.

KATRYNE HOLANDA SILVA

Graduada em Fisioterapia pela Universidade Federal de Goiás (UFG), *campus* Jataí. Residente Multiprofissional em Clínica Especializada com área de concentração em Endocrinologia no Hospital Alberto Rassi (HGG), Goiânia. Especialização em Fisioterapia Cardiorrespiratória pela Universidade de Brasília (UnB). Mestre pelo Programa de Pós-Graduação em Ciências da Reabilitação pela UnB. Professora orientadora de Prática de Estágio Hospitalar do Centro Universitário de Brasília (UniCeub) no curso de Fisioterapia. Fisioterapeuta Assistencialista no Hospital de Base do Distrito Federal.

KELLY CATTELAN BONORINO

Graduada em Fisioterapia pela Universidade Federal de Santa Maria (UFSM). Mestre em Ciências do Movimento Humano pelo CEFID/Universidade do Estado de Santa Catarina (Udesc) na área de Atividade Física e Saúde com enfoque para a Reabilitação Cardiovascular, Pulmonar e Metabólica. Doutora pelo Programa de Pós-Graduação em Neurociências da Universidade Federal de Santa Catarina (UFSC). Professora da Pós-Graduação da Faculdade Inspirar. Tem experiência na área de Fisioterapia Cardiorrespiratória e em Terapia Intensiva. Fisioterapeuta da UTI Adulto do Hospital Universitário Polydoro Ernani de São Thiago da UFSC. Preceptora da Residência Integrada Multiprofissional em Saúde (RIMS) do Hospital Universitário da UFSC (HU-UFSC).

LEANDRO MIRANDA DE AZEREDO

Doutor e Mestre em Ciências Médicas pela Universidade Federal Fluminense (UFF) e pela Universidade do Estado do Rio de Janeiro (UERJ). Especialista em Fisioterapia Respiratória pela Associação Brasileira de Fisioterapia Cardiorrespiratória e Fisioterapia em Terapia Intensiva/Conselho Federal de Fisioterapia e Terapia Ocupacional (Assobrafir/Coffito). Pós-graduado em Geriatria e Gerontologia pela UFF. MBA em Gestão Educacional (Carta Consulta/FAPI). Fisioterapeuta da UTI do Hospital Central da Polícia Militar do Rio do Rio de Janeiro (HCPM) e do Projeto Durma Bem Saúde. Gestor da FIASE. Professor da Pós-Graduação do Instituto D'Or de Pesquisa e Ensino (IDOR).

LEONEL BATISTA DE LIMA NETO

Enfermeiro, Especialista em UTI, Cardiologia, Hemodinâmica e Cardiologia, com MBA em Gestão Hospitalar.

LÍGIA DOS SANTOS ROCETO RATTI

Supervisora da Fisioterapia da UTI Adulto do Hospital de Clínicas da Universidade Estadual de Campinas (HC-Unicamp). Doutora em Ciências da Cirurgia da Faculdade de Ciências Médicas da Unicamp (FCM-Unicamp). Graduada em Fisioterapia pela Universidade Federal de São Carlos (UFSCar). Aprimoramento profissional em Fisioterapia Cardiorrespiratória pela Unicamp. Mestre pelo Departamento de Cirurgia da FCM-Unicamp. Doutora pelo Departamento de Cirurgia da FCM-Unicamp.

LÍVIA MAGALHÃES COSTA CASTRO

Enfermeira Mestre em Enfermagem Intensivista. Assessora Técnica Científica de Projetos no Instituto Sócrates Guanaes (ISG). Mestre pela Escola de Enfermagem da Universidade Federal da Bahia (UFBA). Pós-graduada em Terapia Intensiva. MBA em Gestão em Saúde. Graduada em Enfermagem pela Universidade Católica do Salvador (UCSal).

LUANA DE OLIVEIRA DUTRA

Graduada em Fisioterapia pela Universidade Paulista. Prestadora de Serviços na Rede D'Or São Luiz.

LUCAS DE ASSIS PEREIRA CACAU

Fisioterapeuta pela Universidade Católica de Petrópolis-RJ. Mestre e Doutor em Ciências da Saúde pela Universidade Federal de Sergipe (UFS). Especialista em Fisioterapia em Terapia Intensiva Adulto pela Associação Brasileira de Fisioterapia Cardiorrespiratória e Fisioterapia em Terapia Intensiva/Conselho Federal de Fisioterapia e Terapia Ocupacional (Assobrafir/Coffito). Especialização em Fisioterapia Cardiorrespiratória pela Universidade Castelo Branco (UCB-RJ). Diretor Financeiro Nacional da Assobrafir. Sócio-diretor da Clínica Intervent/SE.

LUCAS RODRIGUES DE MORAES

Pós-graduado em Fisioterapia em Terapia Intensiva pela Faculdade Redentor. Mestrando pela Clínica Médica da Universidade Federal do Rio de Janeiro (UFRJ).

LUCIANA CASTILHO DE FIGUEIREDO

Doutora em Ciências da Cirurgia pela Faculdade de Ciências Médicas da Universidade Estadual de Campinas (FCM-Unicamp). Especialista em Fisioterapia em UTI pela FCM-Unicamp. Especialista em Gestão Hospitalar Integrada pela Universidade de Araraquara.

LUIS FELIPE DA FONSECA REIS

Doutor em Clínica Médica pela Universidade Federal do Rio de Janeiro (UFRJ). Mestre em Ciências pela UFRJ. Professor Adjunto do Mestrado e Doutorado em Ciências da Reabilitação pelo Programa de Pós-Graduação em Ciências da Reabilitação da Unisuam (PPGCR-Unisuam). Tenente-Coronel Fisioterapeuta da Polícia Militar do Estado do Rio de Janeiro (PMERJ). Fisioterapeuta Intensivista do Hospital Universitário Gaffrée e Guinle da Universidade Federal do Estado do Rio de Janeiro (HUGG/EBSERH/UniRio).

LUIZ ALBERTO FORGIARINI JUNIOR

Docente do Curso de Fisioterapia e Medicina da Universidade Católica de Pelotas (UCPel). Docente do Programa de Pós-Graduação em Saúde e Comportamento da UCPel. Especialista em Fisioterapia em Terapia Intensiva Adulto pela Associação Brasileira de Fisioterapia Cardiorrespiratória e Fisioterapia em Terapia Intensiva (Assobrafir). Doutor em Ciências Pneumológicas pela Universidade Federal do Rio Grande do Sul (UFRGS). Pós-Doutor pela Faculdade de Medicina da Universidade de São Paulo (FMUSP).

LUIZ ANTONIO RODRIGUES MEDINA

Especialista em Fisioterapia Cardiorrespiratória e Reabilitação Cardiovascular pelo Instituto Dante Pazzanese de Cardiologia. Mestre em Ciências da Saúde pela Universidade Federal de São Paulo (Unifesp). Diretor da PlanoAr Gestão e Reabilitação em Nefrologia.

LUIZA HORTA SAD

Especialista em Fisioterapia Respiratória pela Faculdade de Ciências Médicas de Minas Gerais (FCMMG). Diretora da PlanoAr Gestão e Reabilitação em Nefrologia.

LUIZA MARTINS FARIA

Pós-graduada em Fisioterapia em UTI Adulto pela Faculdade Inspirar. Mestre em Ciências da Reabilitação pela Universidade Federal de Minas Gerais (UFMG). Doutora em Enfermagem pela Universidade Federal de Santa Catarina (UFSC). Especialista em Fisioterapia em UTI Adulto pela Associação Brasileira de Fisioterapia Cardiorrespiratória e Fisioterapia em Terapia Intensiva/Conselho Federal de Fisioterapia e Terapia Ocupacional (Assobrafir/Coffito).

MAÍRA FLORENTINO PESSOA

Doutora em Biologia Aplicada à Saúde pela Universidade Federal de Pernambuco (UFPE). Mestre em Fisioterapia pela UFPE. Especialista em Gerontologia pela UFPE. em Saúde Coletiva pela Unileya e em Fisioterapia Respiratória pelo Conselho Federal de Fisioterapia e Terapia Ocupacional (Coffito). Fisioterapeuta do Hospital Getúlio Vargas.

MARCELO AZEREDO TERRA

Mestre em Ciências da Atividade Física. Câmara Técnica de Fisioterapia Respiratória do Conselho Regional de Fisioterapia e Terapia Ocupacional da 2ª Região (Crefito 2). Professor do curso de Pós-Graduação em Fisioterapia na UTI Adulto e Pediátrico da Interfisio Cursos. CEO na empresa MTERRA Ensino e Consultoria. Idealizador do curso de Ultrassonografia para Fisioterapeutas no Brasil.

MARCELO FARANI

Especialista em Terapia Intensiva pela Associação Brasileira de Fisioterapia Cardiorrespiratória e Fisioterapia em Terapia Intensiva/Conselho Federal de Fisioterapia e Terapia Ocupacional (Assobrafir/Coffito). Formação em Ultrassonografia *Point-of-Care*. Pós-graduado em Fisioterapia Pneumofuncional. MBA em Gestão de Serviços de Saúde.

MARCO AURÉLIO DE VALOIS CORREIA JUNIOR

Fisioterapeuta graduado pela Universidade Federal de Pernambuco (UFPE). Pós-graduado em Fisioterapia em Terapia Intensiva pela Faculdade Redentor (Rio de Janeiro). Especialista em Fisioterapia Respiratória e Fisioterapia em Terapia Intensiva pela Associação Brasileira de Fisioterapia Cardiorrespiratória e Fisioterapia em Terapia Intensiva/Conselho Federal de Fisioterapia e Terapia Ocupacional (Assobrafir/Coffito). Mestre e Doutor pela UFPE. Professor da Faculdade de Ciências Médicas da Universidade de Pernambuco (UPE), dos programas de pós-graduação em Hebiatria da UPE e do Programa de Pós-Graduação Associado em Educação Física da UPE/UFPB.

MARCOS DAVID PARADA GODOY

Doutor em Ciências Médicas pela Universidade Federal Fluminense (UFF). Mestre em Ciências pela Universidade Federal do Rio de Janeiro (UFRJ). Especialista em Fisioterapia em UTI pela Associação Brasileira de Fisioterapia Cardiorrespiratória e Fisioterapia em Terapia Intensiva/Conselho Federal de Fisioterapia e Terapia Ocupacional (Assobrafir/Coffito). Pós-graduado em Fisioterapia em UTI pela Universidade Estácio de Sá (Unesa/RJ). Coordenador da Fisioterapia do Hospital Sao Gonçalo (HCSG/RJ). Fisioterapeuta do Instituto Estadual de Doenças do Tórax (IETAP/SESRJ). Professor da Unisuam/RJ. Professor da ISAFAC/RJ.

MARIEL PATRICIO DE OLIVEIRA JUNIOR

Pós-graduado em Fisioterapia Respiratória e UTI pela Unisuam. Mestre em Saúde e Tecnologia no Espaço Hospitalar da Universidade Federal do Estado do Rio de Janeiro (UniRio). Formação em *Advanced Cardiovascular Life Support* (ACLS) pela American Heart Association (AHA). Fisioterapeuta do Hospital Estadual Carlos Chagas (HECC). Professor do curso de Graduação em Fisioterapia da Faculdade Bezerra de Araújo (FABA). Professor do curso de Fisioterapia da Unigranrio. Coordenador da Pós-Graduação de Fisioterapia Hospitalar da FABA. Membro da Câmara Técnica (CT) de Fisioterapia de Urgências e Emergências do Conselho Regional de Fisioterapia e Terapia Ocupacional da 2ª Região (Crefito 2). Um dos autores da Resolução Coffito n. 509/2019. Presidente da Associação Brasileira de Fisioterapia em Urgências e Emergências (Abrafue).

MAXWELL DE MORAIS SILVA

Residência em Urgência e Emergência pelo Hospital João XXIII/Fundação Hospitalar do Estado de Minas Gerais (FHEMIG). Pós-graduado em Terapia Intensiva pela Pontifícia Universidade Católica/Associação Brasileira de Fisioterapia Cardiorrespiratória e Fisioterapia em Terapia Intensiva (PUC/Assobrafir). Especialista em Fisioterapia em Terapia Intensiva Adulto pelo Conselho Federal de Fisioterapia e Terapia Ocupacional (Coffito).

MAYARA GABRIELLE BARBOSA BORGES

Graduada em Fisioterapia pela Universidade Federal do Piauí (UFPI). Doutora em Ciências da Saúde pela Universidade Federal do Maranhão (UFMA). Mestre em Saúde do Adulto e da Criança pela UFMA. Especialista Profissional em Fisioterapia em Terapia Intensiva pela Associação Brasileira de Fisioterapia Cardiorrespiratória e Fisioterapia em Terapia Intensiva/Conselho Federal de Fisioterapia e Terapia Ocupacional (Assobrafir/Coffito).

MICHELE VAZ PINHEIRO CANENA

Doutora em Ciências da Saúde pela Universidade Federal do Rio Grande (FURG). Mestre em Neurociências pela Universidade Federal de Santa Catarina (UFSC). Especialista em Fisioterapia em Terapia Intensiva no Adulto pela Associação Brasileira de Fisioterapia Cardiorrespiratória e Fisioterapia em Terapia Intensiva (Assobrafir). Aprimoramento em Ultrassonografia Musculoesquelética e à Beira-Leito pela Harvard Medical School (EUA).

NATHALIA RAMOS DA SILVA

Doutora em Saúde Coletiva pelo Instituto de Estudos em Saúde Coletiva da Universidade Federal do Rio de Janeiro (IESC-UFRJ). Mestre em Saúde Coletiva pelo IESC-UFRJ. Especialista em Terapia Intensiva Adulto pela Associação Brasileira de Fisioterapia Cardiorrespiratória e Fisioterapia em Terapia Intensiva/Conselho Federal de Fisioterapia e Terapia Ocupacional (Assobrafir/Coffito). Fisioterapeuta Coordenadora da UTI Adulto do Hospital Universitário Gaffrée e Guinle da Universidade Federal do Estado do Rio de Janeiro (HUGG-UniRio).

PAOLO OLIVEIRA MELO

Doutorando do Programa de Pós-Graduação em Ciências – Cirurgia Torácica e Cardiovascular – da

Faculdade de Medicina da Universidade de São Paulo (FMUSP). *Research Trainee* no Toronto General Hospital (TGH), University Health Network. Mestre em Ciências Fisiológicas pelo Instituto Superior de Ciências Biomédicas da Universidade Estadual do Ceará (ISCB/UECE). Especialista em Fisioterapia Cardiorrespiratória pela Faculdade Inspirar. Fisioterapeuta pela Universidade de Fortaleza (Unifor). Trabalha com pesquisa translacional com ênfase em Transplante Pulmonar, no Laboratório de Investigação Médica (LIM61) do Instituto do Coração da Faculdade de Medicina da Universidade de São Paulo (InCor/FMUSP) e em Latner Thoracic Surgery Laboratories (TGH – University Health Network).

PATRICIA FERNANDES TREVIZAN

Graduada em Fisioterapia pela Pontifícia Universidade Católica de Campinas (PUC-Campinas). Residência em Fisioterapia Cardiofuncional pelo Hospital da PUC--Campinas. Especialista em Fisioterapia Cardiovascular pela Associação Brasileira de Fisioterapia Cardiorrespiratória e Fisioterapia em Terapia Intensiva/ Conselho Federal de Fisioterapia e Terapia Ocupacional (Assobrafir/Coffito). Doutora em Ciências/Cardiologia pela Faculdade de Medicina da Universidade de São Paulo (FMUSP). Professora no Departamento de Fisioterapia da Universidade Federal de Minas Gerais (UFMG). Professora orientadora do Programa de Pós--Graduação em Ciências da Reabilitação da UFMG. Tutora do Programa de Residência Multiprofissional em Fisioterapia na Saúde Cardiovascular do Hospital das Clínicas da UFMG (HC-UFMG).

POLLIANNA TAVARES DE BARROS

Mestre em Ciências da Saúde e Biológicas pela Universidade Federal do Vale do São Francisco (Univasf). Especialização em Preceptoria em Saúde pela Universidade do Rio Grande do Norte (UFRN). Plantonista da UTI do Hospital Universitário da Univasf (HU--Univasf). Preceptora de ensino referente ao estágio curricular do curso de Fisioterapia da Universidade Estadual de Pernambuco (UPE) e Residência Multiprofissional em Intensivismo ns área de Fisioterapia da Univasf.

POLLYANA BARBOSA DE LIMA

Graduada em Fisioterapia pela Universidade Estadual de Goiás (UEG). Residência em Urgência e Trauma pela Secretaria de Saúde de Goiás. Especialista em Terapia Intensiva Adulto e Fisioterapia Respiratória pela Associação Brasileira de Fisioterapia Cardiorrespiratória e Fisioterapia em Terapia Intensiva/Conselho Federal de Fisioterapia e Terapia Ocupacional (Assobrafir/Coffito). Especialista em Terapia Intensiva Pediátrica e Neonatal pela Faculdade Inspirar do Distrito Federal. Mestre em Ensino na Saúde, área de concentração Avaliação em Saúde, pela Universidade Federal de Goiás (UFG). Fisioterapeuta do Governo do Distrito Federal. Membro do Departamento de Fisioterapia Cardiovascular da Assobrafir.

POLLYANY PEREIRA DA COSTA

Graduada em Ciências Biológicas pela Universidade Estadual do Piauí (Uespi). Graduada em Fisioterapia pelo Centro Universitário Santo Agostinho (UNIFSA). Pós-graduada em Terapia Intensiva pela UNIFSA. Residente em Atenção em Terapia Intensiva pela Universidade Federal do Maranhão (UFMA).

RACHEL RAFAELA RODRIGUES NUNES

Graduada em Fisioterapia pela Faculdade Santa Terezinha (CEST). Especialista em Fisioterapia em Terapia Intensiva Adulto pela Pontíficia Faculdade Católica do Paraná (PUCPR).

RAYANE NEVES DA SILVA

Graduada em Fisioterapia pela Universidade Paulista, Brasília. Especialista em Fisioterapia em Terapia Intensiva Adulto pela Interfisio. Fisioterapeuta do Hospital Sírio-Libanês (Brasília). Mestranda em Ciências e Tecnologias em Saúde pela Universidade de Brasília (UnB).

ROBERT DOUGLAS COSTA DE MELO

Fisioterapeuta Especialista em Terapia Intensiva pelo Conselho Federal de Fisioterapia e Terapia Ocupacional (Coffito). Mestrando em Ciências da Saúde pela Escola Superior de Ciências da Saúde (ESCS-DF).

ROBERTA ESTEVES VIEIRA DE CASTRO

Graduada em Medicina pela Faculdade de Medicina de Valença. Residência Médica em Pediatria pelo Hospital Federal Cardoso Fontes. Residência Médica em Medicina Intensiva Pediátrica pelo Hospital dos Servidores do Estado do Rio de Janeiro. Mestra em Saúde Materno-Infantil pela Universidade Federal Fluminense (UFF). Doutora em Medicina pela Universidade do Estado do Rio de Janeiro (UERJ). Membro da Diretoria da American Delirium Society (ADS). Coordenadora e cofundadora do Latin American Delirium Special Interest Group (Ladig). Membro de apoio da Society for Pediatric Sedation (SPS).

RODRIGO MARQUES TONELLA

Professor Adjunto da Escola de Educação Física, Fisioterapia e Terapia Ocupacional da Universidade Federal de Minas Gerais (EEFFTO-UFMG). Doutor e Mestre em Pesquisa Experimental pela Universidade Estadual de Campinas (Unicamp). Especialista em Terapia Intensiva pela Unicamp.

SAINT-CLAIR BERNARDES NETO

Graduado em Fisioterapia pela Universidade Católica de Brasília (UCB). Especialista em Fisioterapia em Terapia Intensiva pela Associação Brasileira de Fisioterapia Cardiorrespiratória e Fisioterapia em Terapia Intensiva/Conselho Federal de Fisioterapia e Terapia Ocupacional (Assobrafir/Coffito). Pós-graduado em Fisioterapia Respiratória pela Universidade Federal de São Paulo (Unifesp). Doutor em Biotecnologia em Saúde pela Universidade Federal do Rio Grande do Norte (UFRN). Mestre em Gerontologia pela UCB. Professor Adjunto da Facisa/UFRN.

SARAHÍ SILVA ALEJO

Licenciada em Fisioterapia pela Benemérita Universidad Autónoma de Puebla. Mestranda em Ciências do Movimento Humano pela Universidade Federal do Rio Grande do Sul (UFRGS), sob orientação do Professor Dr. Alexandre Simões Dias.

SAULO CARVALHO

Graduado em Fisioterapia pela Universidade Estadual do Piauí (Uespi). Pós-graduado em Pneumologia Funcional pela Universidade de Brasília (UnB). Titulado em Fisioterapia em Terapia Intensiva Adulto e em Fisioterapia Cardiovascular pela Associação Brasileira de Fisioterapia Cardiorrespiratória e Fisioterapia em Terapia Intensiva (Assobrafir). Mestre em Engenharia Biomédica pela Universidade do Vale do Paraíba (Univap).

STEFANY ALVES FURTADO

Graduada em Fisioterapia pela Universidade de Pernambuco (UPE). Especialista em Fisioterapia em Terapia Intensiva Adulto pela Faculdade Inspirar. Docente na Pós-Graduação em Fisioterapia em Terapia Intensiva Adulto com ênfase em Reabilitação Funcional e Suporte Ventilatório na Faculdade de Ensino Superior do Lago (Faesla). Preceptora da Residência Multiprofissional em Atenção Hospitalar com ênfase em Gestão do Cuidado da Escola de Governo em Saúde Pública de Pernambuco (ESPPE) no Hospital Regional Dom Moura.

TAÍS MENDES DE CAMARGO

Especialização em Fisioterapia Cardiorrespiratória pela Universidade Metodista de Piracicaba (Unimep). Especialista em Fisioterapia em Terapia Intensiva pela Associação Brasileira de Fisioterapia Cardiorrespiratória e Fisioterapia em Terapia Intensiva/Conselho Federal de Fisioterapia e Terapia Ocupacional (Assobrafir/Coffito). Mestre em Fisioterapia pela Unimep. Doutora em Ciências da Saúde pela Universidade Estadual de Campinas (Unicamp). MBA em Gestão Hospitalar. Pós-doutoranda em Ciências da Saúde pela Universidade São Francisco (USF). Docente e Coordenadora do curso de Fisioterapia da USF/Bragança Paulista-SP.

TELMA CRISTINA FONTES CERQUEIRA

Fisioterapeuta. Mestre e Doutora em Ciências da Saúde pela Universidade Federal de Sergipe (UFS). Especialista em Fisioterapia em Terapia Intensiva Adulto pela Associação Brasileira de Fisioterapia Cardiorrespiratória e Fisioterapia em Terapia Intensiva/Conselho Federal de Fisioterapia e Terapia Ocupacional (Assobrafir/Coffito). Especialização *lato sensu* em Fisiologia do Exercício pela Universidade Federal de São Paulo (Unifesp). Residência em Fisioterapia Pneumofuncional pela Irmandade da Santa Casa de Misericórdia de São Paulo. Especialização *lato sensu* em Gestão dos Hospitais Universitários do SUS pelo Instituto Sírio-Libanês de Ensino e Pesquisa. Docente da UFS. Coordenadora de área do Programa de Residência Multiprofissional em Atenção Hospitalar à Saúde e Coordenadora Científica da Regional Sergipe da Assobrafir.

THAIS FERREIRA LOPES DINIZ MAIA

Doutoranda em Reabilitação e Desempenho Funcional pela Universidade de Pernambuco (UPE). Mestre em Fisioterapia pela Universidade Federal de Pernambuco (UFPE). Especialista em Terapia Intensiva pela Associação Brasileira de Fisioterapia Cardiorrespiratória e Fisioterapia em Terapia Intensiva (Assobrafir). Especialista em Preceptoria em Saúde pela Universidade Federal do Rio Grande do Norte (UFRN). Fisioterapeuta pela UFPE. Vice-Coordenadora do Programa de Residência Multiprofissional em Intensivismo da Universidade Federal do Vale do São Francisco (Univasf). Fisioterapeuta do Hospital Universitário da Univasf.

THIAGO ARAÚJO DE MELO

Pós-graduado em Metodologia e Didática do Ensino Superior. Pós-graduado em Fisioterapia em Terapia Intensiva. Mestre em Fisioterapia pela Cardiff University, Reino Unido. Doutor em Ciências pela Faculdade de Medicina da Universidade Federal do Rio de Janeiro (UFRJ).

THIAGO DE NOVAES FERREIRA

Fisioterapeuta graduado pela Universidade Católica de Pernambuco (Unicap). Pós-graduado em Fisioterapia Hospitalar pela Faculdade Redentor/RJ. MBA Executivo em Saúde pela Faculdade Unileya/RJ. Especialista em Fisioterapia Respiratória e Fisioterapia em Terapia Intensiva pela Associação Brasileira de Fisioterapia Cardiorrespiratória e Fisioterapia em Terapia Intensiva/Conselho Federal de Fisioterapia e Terapia Ocupacional (Assobrafir/Coffito). Mestrando em Educação Física pela Universidade de Pernambuco (UPE). Fisioterapeuta Diarista do Hospital Alfa – FGH. Coordenador da equipe de Fisioterapia do Hospital Barão de Lucena (SES/PE).

VANESSA MARQUES FERREIRA

Coordenadora das UTI do Hospital São Paulo – Hospital Universitário da Universidade Federal de São Paulo (HUHSP-Unifesp). Tutora da Residência em Fisioterapia –Cuidados Intensivos Adulto – da Unifesp. Vice-Coordenadora do Programa de Residência Multiprofissional Cuidados Intensivos Adulto da Unifesp. Mestre em Ciências da Saúde pela Unifesp. Especialista em Fisiologia do Exercício pela Unifesp. Especialista em Cardiologia pelo Instituto Dante Pazzanese de Cardiologia.

VINICIUS MALDANER

Docente do curso de Fisioterapia da Universidade de Brasília (UnB). Membro da Diretoria Executiva Nacional da Associação Brasileira de Fisioterapia Cardiorrespiratória e Fisioterapia em Terapia Intensiva (Assobrafir). Orientador no Programa de Pós-Graduação em Ciências do Movimento Humano e Reabilitação da UniEvangélica.

VITOR OLIVEIRA CARVALHO

Professor do Departamento de Fisioterapia da Universidade Federal de Sergipe (UFS). Programa de Pós-Graduação em Ciências da Saúde (PPGCS-UFS). Doutor em Cardiologia pela Faculdade de Medicina da Universidade de São Paulo (FMUSP).

VIVIANI LARA

Fisioterapeuta pela Universidade Santo Amaro (Unisa). Mestre em Saúde Materno-Infantil pela Unisa. MBA em Gestão em Saúde pela Universidade de São Paulo (USP). Pós-graduada em Medicina Comportamental pela Universidade Federal de São Paulo (Unifesp), em Fisioterapia Cardiorrespiratória (CEFIR), *Black Belt* pelo Hospital Israelita Albert Einsten (HIAE), *Master Coach* pelo Instituto Brasileiro de *Coaching* (IBC).

WILDBERG ALENCAR

Graduado em Fisioterapia pela Universidade Federal de Pernambuco (UFPE). Pós-graduado em Fisioterapia Cardiorrespiratória pela UFPE. Especialista em Fisioterapia em Terapia Intensiva pela Associação Brasileira de Fisioterapia Cardiorrespiratória e Fisioterapia em Terapia Intensiva (Assobrafir). Mestre em Medicina Interna pela UFPE. Doutor em Bioquímica e Fisiologia pela UFPE. Consultor Científico do Real Hospital Português de Beneficência em Pernambuco. Coordenador de Reabilitação e Responsável técnico do Hospital da Restauração. Docente na Pós-Graduação na Universidade Católica de Pernambuco (Unicap). Grupo Cefapp Recife (Pernambuco) e Núcleo Avançado de Desenvolvimento (NAD) (Ceará).

Sumário

Apresentação

Este livro tem como objetivo trazer informações atualizadas sobre as principais intervenções da Fisioterapia aplicada ao paciente crítico para estudantes e profissionais. Uma literatura elaborada para discussão sobre as principais abordagens ventilatórias e cinesiológicas em pacientes na unidade de terapia intensiva (UTI) nos mais diversos perfis. Traz informações sobre pacientes com alterações neurológicas, respiratórias e cardiovasculares.

Nesta edição, adicionamos cuidados paliativos, urgência e emergência e aspectos relacionados à gestão e humanização no ambiente hospitalar.

Sendo assim, este livro busca atualizar a literatura científica ajudando os acadêmicos na construção do seu conhecimento e capacitando os profissionais que já estão atuando na área.

André Luiz Lisboa Cordeiro
Daniel Lago Borges
George Jerre Vieira Sarmento
Ivens Willians Silva Giacomassi

Prefácio

É com grande satisfação que me vejo diante da tarefa de escrever o prefácio para a 5ª edição do livro *Fisioterapia respiratória no paciente crítico – rotinas clínicas*. Ao longo dos anos, tenho sido testemunha do impacto profundo e transformador que esta obra tem exercido sobre a formação de alunos e profissionais da área da saúde, particularmente no campo da fisioterapia respiratória.

Este livro não é apenas um compêndio de conhecimento; é um verdadeiro guia que consolida a expertise acumulada ao longo de décadas, contribuindo não apenas para a prática clínica, mas também para a formação acadêmica de diversos profissionais. A atualização constante deste material, que agora chega à sua 5ª edição, reflete o compromisso dos autores em oferecer aos leitores as melhores práticas, evidências atuais e uma visão crítica sobre o tratamento de pacientes em estado crítico.

O conteúdo desta edição é fruto de uma rigorosa pesquisa e, especialmente, de uma constante reflexão sobre as práticas clínicas. Cada rotina abordada é apresentada com clareza e objetividade, o que facilita a compreensão por parte de estudantes e profissionais em prática. Estou convencido de que esta abordagem facilitadora é um dos maiores trunfos do livro, servindo como uma ponte entre teoria e prática.

Convido, profissionais e acadêmicos a explorar as páginas seguintes, imergindo em um conhecimento que não apenas educa, mas também transforma a prática clínica e, por conseguinte, a vida de muitos pacientes. É um privilégio e uma responsabilidade conduzir-se por um conteúdo tão relevante e imprescindível.

Desejo a todos uma leitura produtiva e inspiradora.

Ângelo Roncalli Miranda Rocha
Mestre em Pneumologia pela Unifesp. Membro do Grupo Internacional de Ventilação Mecânica WeVent e da European Respiratory Society

Agradecimentos

Aos meus pais, por estarem sempre comigo!
À minha esposa e aos meus filhos, pelo amor incondicional, pela cumplicidade e por sonharem junto comigo!
Aos meus amigos, alunos e ex-alunos!
Ao George Sarmento, que é uma referência profissional para mim! Daniel Lago e Ivens Giacomassi, obrigado pela parceria e oportunidade de concretizar esse sonho!
A todos os colaboradores deste livro, que são grandes amigos e referências!!

André Luiz Lisboa Cordeiro

Agradeço à confiança dos amigos André Cordeiro e George Sarmento para participar deste grandioso projeto.

Daniel Lago Borges

Agradeço aos meus professores cujas orientações e ensinamentos foram fundamentais na construção deste trabalho; aos colegas, cujas jornadas e paixão pela fisioterapia na terapia intensiva me inspiraram a seguir adiante e a buscar a excelência; aos pacientes, cujas histórias de força e superação foram a verdadeira fonte de aprendizado e me mostraram o impacto transformador de nosso trabalho.

Ivens Willians Silva Giacomassi

1

Histórico da fisioterapia respiratória e da ventilação mecânica

George Jerre Vieira Sarmento

PASSADO E FUTURO DA VENTILAÇÃO MECÂNICA

A ventilação mecânica teve início quando se verificou que, com o hemitórax aberto, um animal morria por causa de colapso pulmonar, esforço musculatório crescente e alterações hemodinâmicas. Em razão dessa verificação, começaram a surgir estudos visando desenvolver métodos para a insuflação pulmonar. Versalius, em 1555, e Hook, em 1667, demonstraram, em animais com tórax amplamente aberto, que a vida poderia ser mantida com a insuflação dos pulmões. Conforme relatos, o primeiro ventilador mecânico foi desenvolvido por Stephen Hales em 1743; tratava-se de fole operado manualmente que inflava os pulmões (Figura 1).

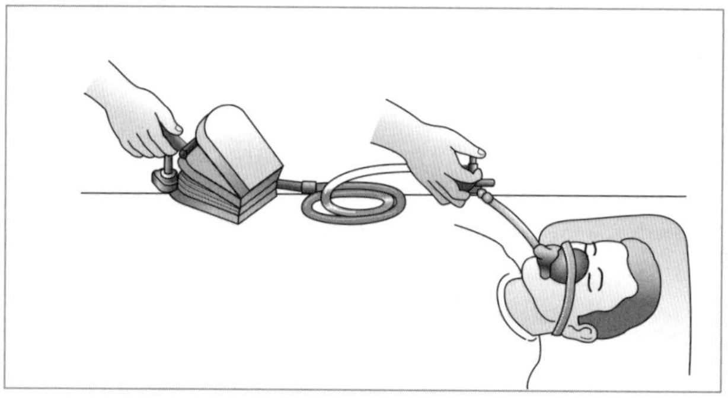

FIGURA 1 Ventilador mecânico com fole manual.

Em 1887, Matas desenvolveu um aparelho para insuflação pulmonar chamado "aparelho experimental de respiração automático", no qual adaptava uma cânula introduzida na faringe, unida por um tubo longo a um fole movido ritmicamente com os pés (Figura 2).

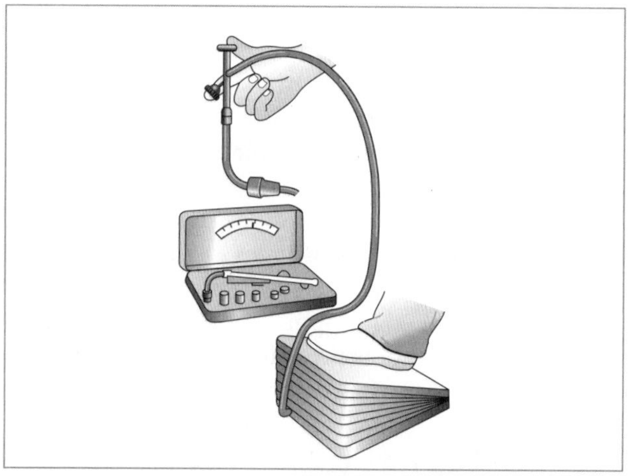

FIGURA 2 Equipamento de Fell para a ventilação com fole manual aplicado por máscara e válvula acionada pelo operador, em 1893. Semelhante ao desenvolvido em 1743 por S. Hales.

Em 1895, Kristein idealizou um laringoscópio de visão direta para entubação traqueal, porém não chegou a usá-lo em humanos. Em 1913, Charles A. Janeway descreveu seu aparelho automático para promover sincronicamente a ventilação da respiração artificial com a própria respiração do paciente, acentuando os esforços respiratórios deste. Em 1920, Cecil Drinker e Philip Drinker desenvolveram um aparelho para ventilação prolongada, denominado "pulmão de aço". O paciente era introduzido na câmara, onde se alternavam pressão atmosférica e pressão negativa, ficando sua cabeça do lado de fora. Os problemas com esse ventilador eram tamanho, peso, barulho e acessibilidade do paciente.

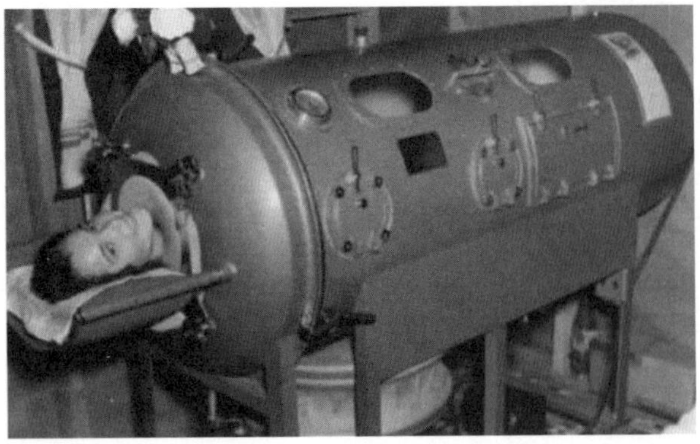

FIGURA 3

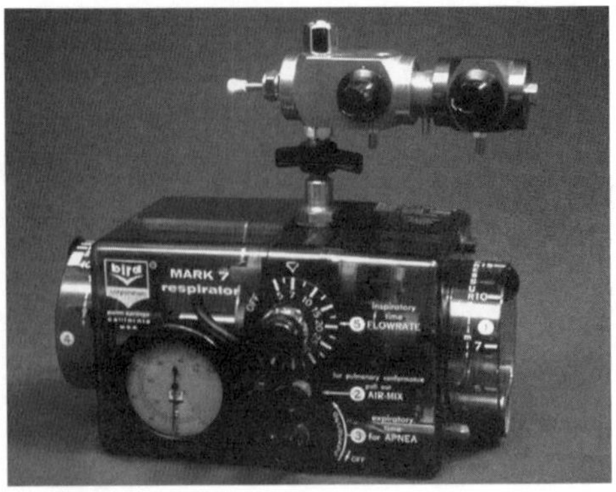

FIGURA 4 Bird Mark 7.

Durante a Segunda Guerra Mundial, retomaram-se as pesquisas com o intuito de desenvolver os ventiladores mecânicos modernos. Os avanços na aviação e na ventilação artificial estavam diretamente relacionados. Os aviões poderiam voar mais alto, e havia a necessidade de desenvolver um sistema para o piloto respirar em elevadas altitudes. Entre 1942 e 1945, Motley et al. reconheceram o valor do controle do fluxo de oxigênio sob pressão e propuseram o uso de máscara adaptada à face com um fluxo de O_2 sob pressão de 30 cmH_2O, para aumentar a tolerância dos pilotos às altas altitudes. Com base nesse princípio, produziram-se, para os hospitais, ventiladores automáticos ciclados por pressão positiva (Figura 4).

A empresa Bird desenvolveu um dos primeiros ventiladores infantis, o Baby Bird, que reduziu para 60% a mortalidade em crianças com síndromes respiratórias. Em 1967, surgiram os ventiladores controlados eletronicamente, que eram capazes de monitorar volumes e apresentavam alguns tipos de alarmes. Com a evolução, esses novos ventiladores passaram a apresentar a ventilação mandatória intermitente (IMV), a ventilação mandatória sincronizada intermitente (SIMV) e a pressão expiratória positiva contínua (CPAP), seguidas da pressão de suporte (PS). Na década de 1970 surgiram os ventiladores com controle de pressão. Os avanços seguintes geraram ventiladores controlados a volume com limite de pressão. A tecnologia proporcionou o surgimento de modernos ventiladores providos de alarmes visuais e sonoros e também com monitoração do volume corrente (VC) (Figura 5).

Na década de 1980, ventiladores microprocessados tornaram-se menores e mais sofisticados e promoveram uma diversificação de novos modos ventilatórios, como ventilação de alta frequência, APRV, BiPAP, PAV e ATC (Figura 6). Nessa década, com a evolução tecnológica, os respiradores foram capazes de promover uma ventilação mecânica mais racional, ou seja, mais próxima da respiração fisiológica.

NOSSA REALIDADE DE HOJE E ALGUMAS PREVISÕES

À medida que progredimos nesta parte inicial do século XXI, as realidades econômicas emergentes ajudarão a direcionar nossa abordagem para os cuidados à beira do leito. Provavelmente teremos menos pessoal empregado por paciente tanto para observação como para intervenção. Cuidadores serão auxiliados pela manipulação de informações eletrônicas, mas não está claro neste momento o quanto estamos preparados para pensar analiticamente ao gerenciar o fluxo de informações necessárias e a base de conhecimento. É provável que os administradores dos hospitais exijam de nós a transferência mais rápida desse conhecimento entre profissionais que atuam na assistência ventilatória, enfatizando as prioridades segurança, intervenção oportuna e evitar complicações. Tentativas agressivas serão feitas para protocolizar muitos aspectos do cuidado. Tais necessidades podem gerar uma variedade de inovações futuras em ventilação mecânica.

Máquinas mais inteligentes reduzirão a necessidade de entrada e monitoramento do usuário. Será necessário um equipamento flexível para atender a pacientes de todos os tamanhos e condições e para aplicar protocolos multidisciplinares de forma automática, monitorando cuidadosamente o paciente quanto a desvios, complicações e imprevistos. Para possibilitar essa automação com segurança, os ventiladores avançados monitoram não só as pressões e os fluxos, mas também a análise de gases exalados e as entradas do lado hemodinâmico. Nossa opinião é a de que as máquinas do futuro serão direcionadas a objetivos e autoadap-

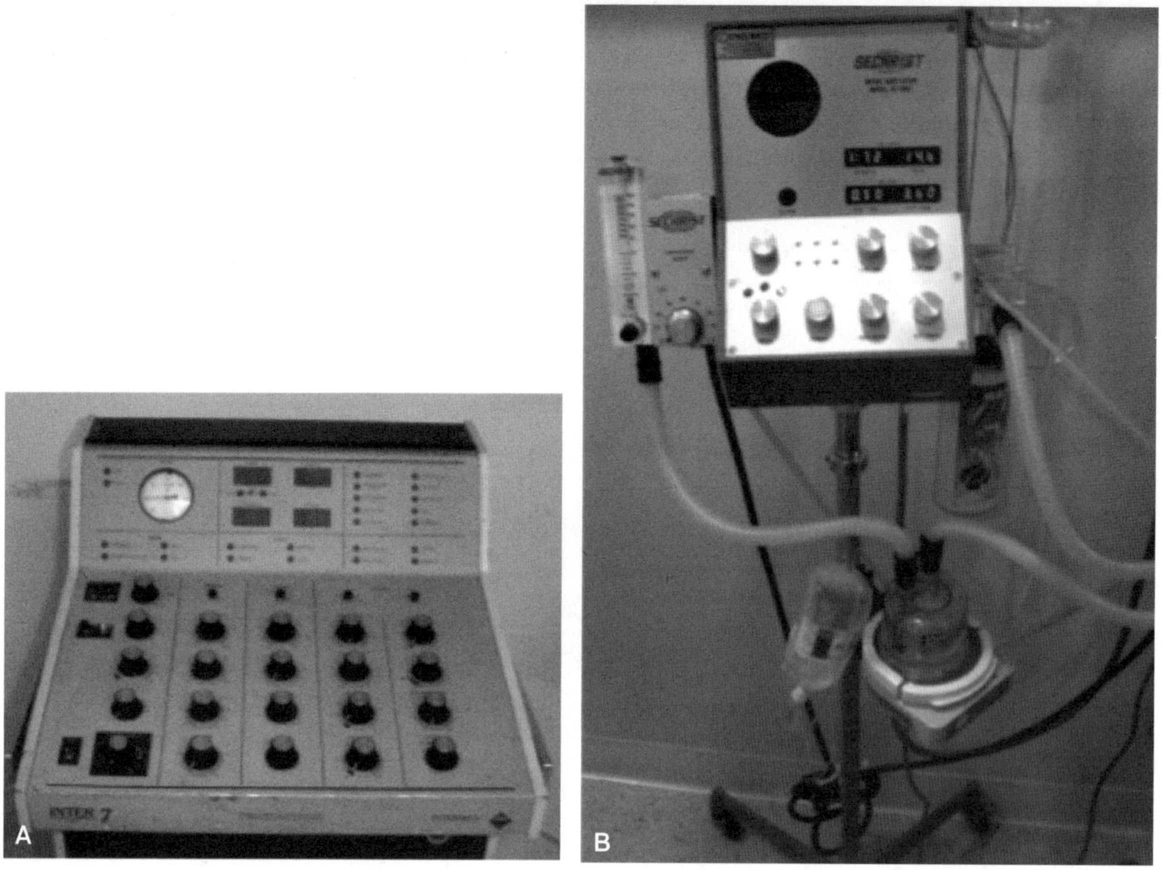

FIGURA 5 A: Inter 7 – Intermed; B: Sechrist pediátrico.

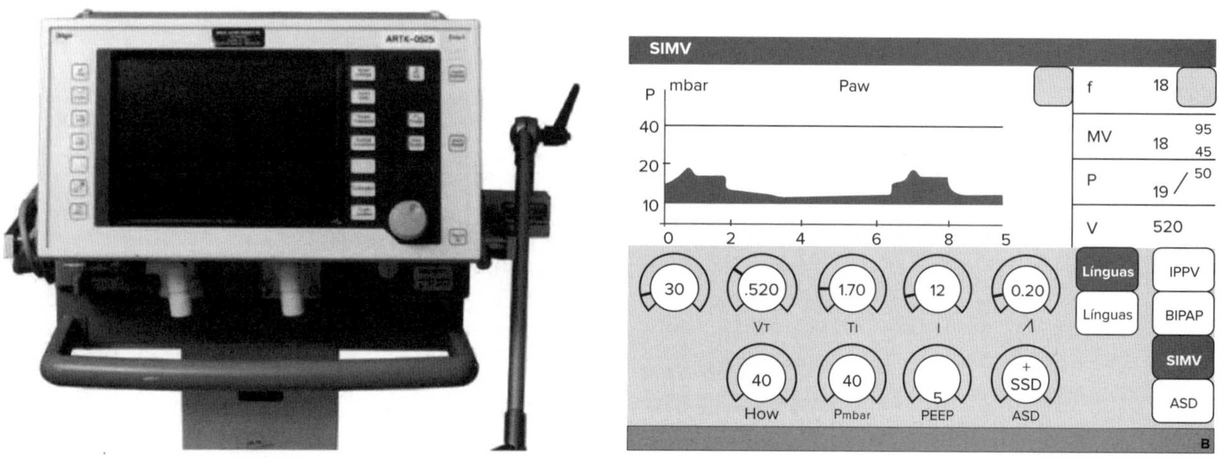

FIGURA 6 Evita 04/Dräger.

táveis, capazes de integrar informações mecânicas, de troca gasosa e cardiovasculares para atingir as metas clínicas. Relatórios remotos e ajustes de máquinas são uma evolução clara e natural.

BIBLIOGRAFIA

1. Chatbun RL. A new system for understanding mechanical ventilators. Respiratory Care. 1991; 36.
2. Gomide do Amaral RV. Assistência ventilatória mecânica. São Paulo: Atheneu; 1995.
3. Histórico da criação das unidades de terapias intensivas. Disponível em: http://www.medicinaintensiva.com.br.
4. Marini JJ. Mechanical ventilation: past lessons and the near future. Critical Care. 2013;17(Suppl.1):S1. Disponível em: http://ccforum.com/content/17/S1/S1.
5. Matas R. Intralaryngeal insufflation: for the relief of acute surgical pneumothorax. Its history and methods with a description of the latest devices for this purpose. JAMA. 1990; 34:1371.
6. Miller RD. Tratado de anestesia. São Paulo: Manole; 1989.

2

Técnicas e recursos para remoção de secreção brônquica

Luiz Alberto Forgiarini Junior

INTRODUÇÃO

O acometimento do sistema respiratório com evolução para insuficiência respiratória aguda (IRA) é comum nas unidades de terapia intensiva (UTI), em que o uso da ventilação mecânica (VM), em muitos casos, é imprescindível. Os avanços tecnológicos e organizacionais das UTI possibilitaram que um número maior de pacientes sobrevivesse ao insulto agudo, fato que causa aumento considerável de doentes criticamente crônicos, com dependência prolongada da VM e de outros cuidados de UTI. Essa população, que se encontra restrita ao leito, poderá apresentar fraqueza muscular adquirida na UTI, que contribui para alterações físicas relacionadas com funcionalidade, qualidade de vida e prolongamento do tempo de internação.

Deve-se destacar que o suporte ventilatório, assim como o imobilismo, acarreta acúmulo de secreção no sistema respiratório, e isso pode impactar negativamente na mecânica respiratória, na troca gasosa e, ainda, resultar na pneumonia associada a VM.

TOSSE

A tosse normal envolve inspiração profunda, o fechamento da glote, compressão da musculatura abdominal e torácica, seguida por uma fase explosiva e de expulsão do ar com a glote aberta. Em adição à mobilização e à expectoração de secreção, as altas pressões geradas durante a tosse podem ser um fator importante para a reexpansão do tecido pulmonar.

Em pacientes com a via aérea instável, as altas pressões e os fluxos durante a tosse normal podem levar à compressão dinâmica da via aérea, o que ocasiona o aprisionamento de ar e secreção, tornando a tosse ineficaz.

Nó período pós-operatório de cirurgia torácica a tosse é de grande importância na depuração das secreções presentes na via aérea de grande calibre, assim como demonstra grande eficácia quando associada a outras técnicas fisioterapêuticas, potencializando seu efeito (Figura 1). O estímulo da tosse deve ser priorizado em pacientes colaborativos e no período pós-operatório.

TÉCNICA DE EXPIRAÇÃO FORÇADA

Também chamada de *huffing*, consiste em uma inspiração seguida de expirações forçadas (emitindo sons de *huffs*), com a glote aberta, acompanhadas de tosse para expectoração das secreções e seguidas de um período de relaxamento com respiração diafragmática controlada. O *huffing* pode ser de baixo volume pulmonar, quando mobiliza secreções periféricas, ou de alto volume pulmonar, quando remove as secreções das vias aéreas mais proximais.

O objetivo desse método é promover a remoção de secreções brônquicas acumuladas com a menor alteração da pressão pleural e menor probabilidade de colapso bronquiolar. A eficácia dessa manobra é baseada no conceito dos pontos de igual pressão. Durante a realização da expiração forçada, pela atuação da musculatura expiratória, o alto fluxo e volume gerados elevam a pressão pleural, assim a pressão de recolhimento elástico alveolar e das vias aéreas tende a aumentar, e, consequentemente, o ponto de igual pressão se move em direção às vias aéreas centrais, facilitando o deslocamento e a remoção de secreções. A técnica de

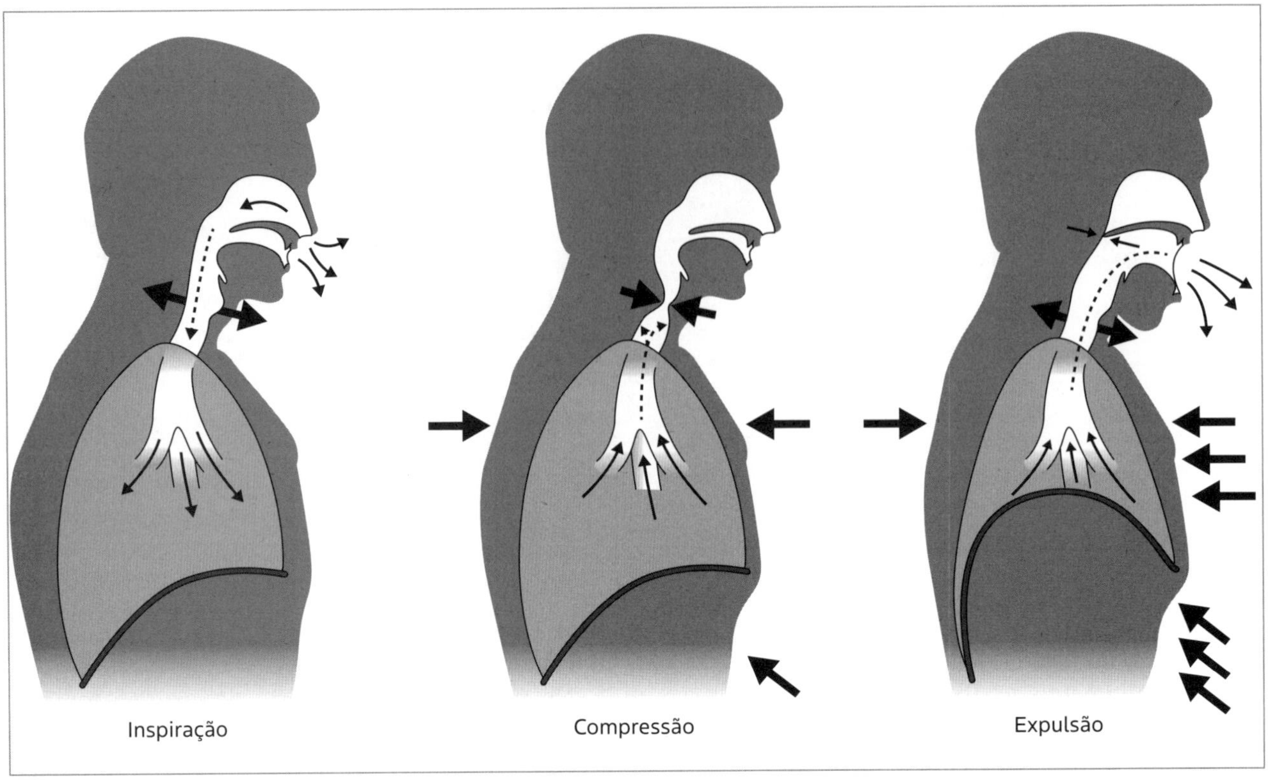

FIGURA 1 Mecanismos da tosse.
Fonte: adaptada de Fink (2007).

expiração forçada (TEF) geralmente é usada associada a outras técnicas.

CICLO ATIVO DA RESPIRAÇÃO

É uma técnica que se divide em três etapas:

1. Controle respiratório, que consiste em uma respiração profunda diafragmática no nível do volume corrente com relaxamento da parte superior do tórax e ombros.
2. Expansão torácica, que consiste em exercícios de inspiração profunda com ou sem apneia e uma expiração calma e relaxada.
3. TEF composta de um ou dois *huffings*, de baixo ou alto volume, combinado com períodos de controle respiratório.

O ciclo ativo da respiração (CAR) é flexível e adaptado para atender às necessidades dos pacientes. Pode ser usado em qualquer posição, inclusive em drenagem postural.

A técnica é efetiva na remoção de secreções, evitando o efeito indesejável de obstrução do fluxo aéreo, que pode estar presente durante a TEF isolada. Na fase de expansão torácica, podem ser associadas manobras desobstrutivas (Figura 2).

Preconiza-se a realização de sequências de 3 a 4 ciclos de controle respiratório, sequências de 3 a 4 ciclos de expansão torácica e sequências de 1 ou 2 *huffings*. O tempo de execução do CAR depende da quantidade de secreção, da localização e da fadiga do paciente.

DRENAGEM AUTÓGENA

É uma técnica respiratória que utiliza inspirações e expirações lentas, de forma ativa, controladas pelo paciente, iniciando no volume de reserva expiratório (VRE) até o volume de reserva inspiratório (VRI). A drenagem autógena (DA) é realizada em três fases:

1. Fase de descolamento de secreção periférica, por meio da realização de uma ventilação de baixo volume pulmonar.
2. Fase de coleção das secreções nas vias aéreas de médio calibre, por intermédio de uma ventilação de médio volume.
3. Fase de eliminação das secreções das vias aéreas proximais, por meio da realização de uma ventilação de alto volume pulmonar.

Em seguida, solicita-se que o paciente execute um *huffing*, eliminando assim as secreções localizadas na traqueia (Figura 3).

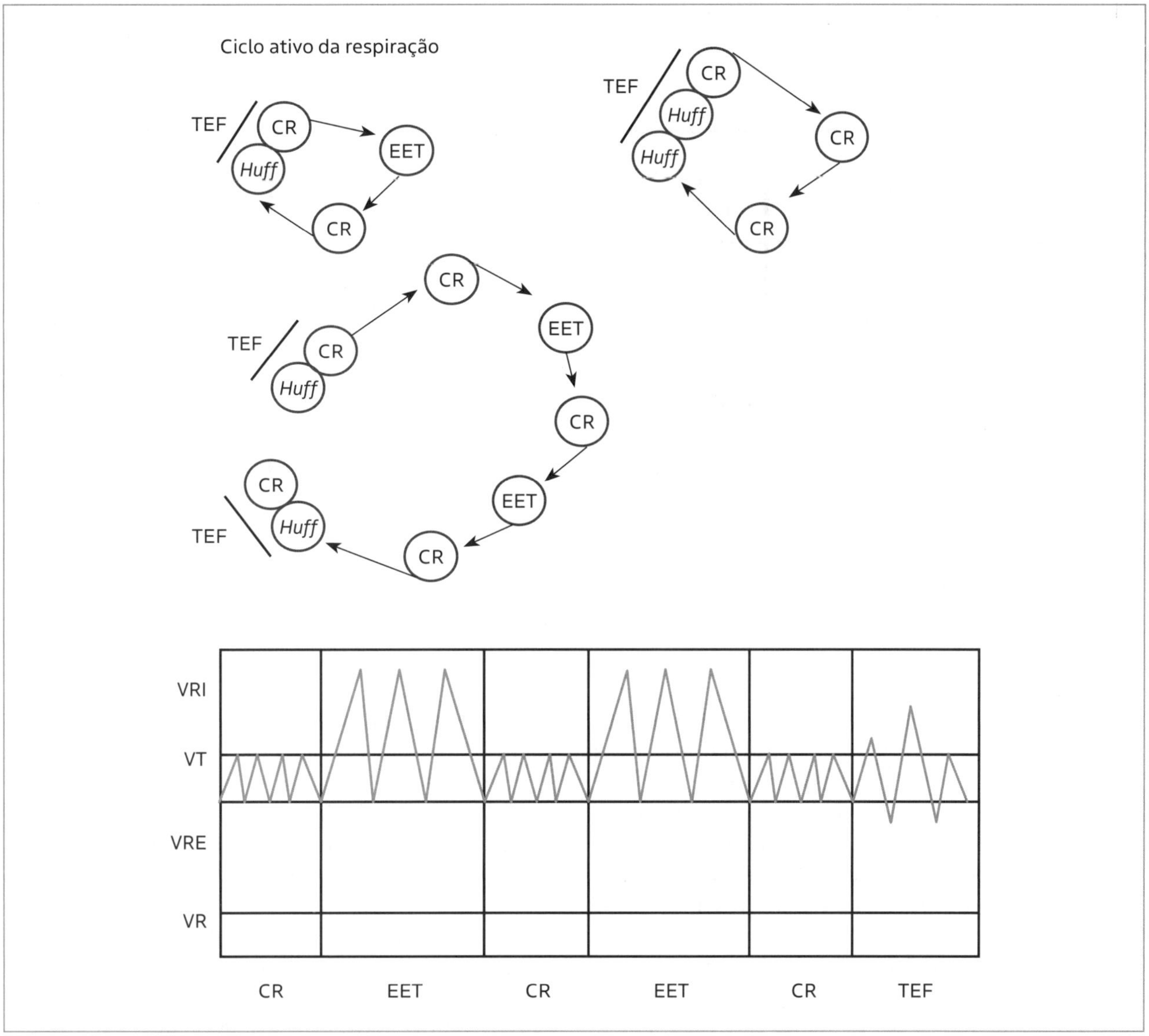

FIGURA 2 Técnica de ciclo ativo da respiração.
CR: controle de respiração; EET: exercício de expansão torácica; TEF: técnica de expiração forçada; VR: volume residual; VRE: volume de reserva expiratório; VRI: volume de reserva inspiratório; VT: volume corrente (*tidal volume*).

Observou-se que a DA necessita de 10 a 20 horas de aprendizagem, realizada em sessões diárias de 30 a 45 minutos, 2 vezes ao dia. Na prática, a aplicação da DA depende da frequência e dedicação do paciente no controle de seus fluxos aéreos (Fink, 2007).

INSPIRÔMETRO DE INCENTIVO

Os inspirômetros de incentivo são utilizados com a finalidade de tratar complicações pulmonares, principalmente no período de pós-operatório de cirurgias abdominais e torácicas.

A espirometria de incentivo objetiva a estimulação de inspirações profundas a fim de ventilar alvéolos com volume reduzido, levando a maior ventilação de zonas pulmonares antes pouco ventiladas, bem como a um aumento na efetividade das trocas gasosas, fornecendo o *feedback* positivo aos pacientes.

A técnica deve ser realizada na posição sentada ou semissentada, solicitando ao paciente que realize uma expiração máxima e, posteriormente, inspire profundamente de forma lenta através do aparelho, seguido por uma pausa inspiratória com duração média de 3 segundos.

Os inspirômetros de incentivo podem ser a volume ou a fluxo. Os aparelhos a volume permitem maior controle do volume de ar inspirado que os de fluxo, permitindo ainda o controle da estabilidade do fluxo expiratório lento.

Está indicada em situações como o período pós-operatório de cirurgia abdominal e torácica, pois nelas

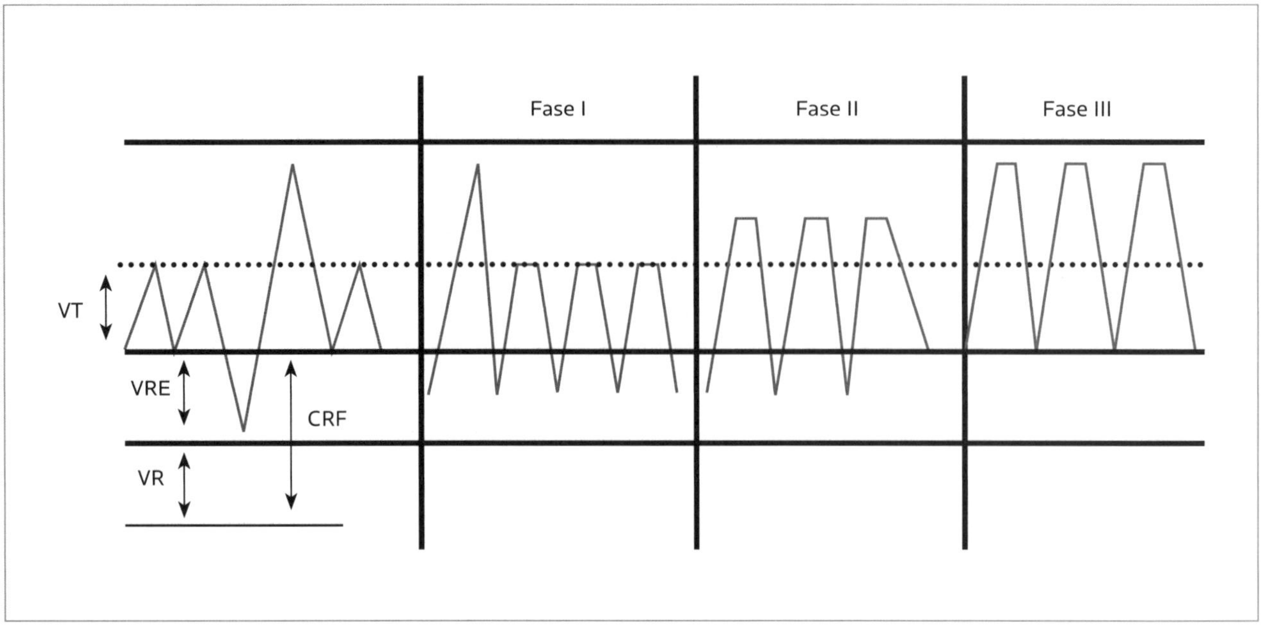

FIGURA 3 Técnica de drenagem autógena.
CR: controle de respiração; VR: volume residual; VRE: volume de reserva expiratório; VT: volume total (*tidal volume*).

demonstra grande efetividade, aumentando a distribuição da ventilação, bem como a redução de atelectasias relacionadas à hipoventilação. Da mesma forma, está indicada para pacientes com doenças obstrutivas e em processos que acometam a musculatura respiratória, como as doenças neurológicas degenerativas.

A utilização do inspirômetro de incentivo apresenta algumas contraindicações, como a presença de broncoespasmos, portanto em pacientes com esse sinal clínico não é recomendável que seja utilizado. Deve-se observar ainda a presença da fadiga muscular, pois é muito comum que indivíduos que estão na enfermaria apresentem esse sintoma.

MÁSCARA DE EPAP (*EXPIRATORY POSITIVE AIRWAY PRESSURE*)

Pressão expiratória positiva na via aérea (Epap) aplica uma pressão positiva somente durante a expiração. Pressão subatmosférica é gerada na inspiração, e pressão positiva, durante a expiração. Durante a terapia com Epap o paciente exala contra um resistor de mola, gerando pressão entre 5 e 20 cmH_2O.

O Epap está indicado quando o tratamento objetiva reduzir o aprisionamento de ar (p. ex., pacientes com asma ou doença pulmonar obstrutiva crônica – DPOC), mobilizar secreções (fibrose cística), prevenir ou reverter atelectasias (pós-operatório de cirurgia torácica) ou ainda otimizar a eficácia da administração de broncodilatadores em usuários da aerossolterapia medicamentosa.

Os resistores de *spring loaded* consistem em um diafragma com orifício expiratório que impõe resistência ao fluxo expiratório por um sistema composto de uma mola. Para que a técnica seja realizada adequadamente, o paciente deve estar sentado, com os braços repousados sobre a mesa e o corpo inclinado formando um ângulo de 45 a 60 graus. A fase inspiratória é realizada de forma ativa sem resistência imposta, ao contrário da fase expiratória, que é realizada por meio da resistência imposta pelo resistor. O paciente realiza os ciclos respiratórios com uma resistência imposta de 5 a 20 cmH_2O.

Em relação às contraindicações absolutas, deve-se cuidar com pacientes incapazes de tolerar o aumento do trabalho respiratório, como pressão intracraniana acima de 20 mmHg, instabilidade hemodinâmica, hemoptise ativa, pneumotórax, náuseas, cirurgia ou trauma craniano ou facial recente e cirurgias esofágicas.

Uma resistência expiratória ideal é aquela que faz o paciente expirar um volume de ar maior que o existente na capacidade vital forçada. É essencial realizar espirometria para avaliar a resistência expiratória, uma vez que o uso de uma pressão incorreta pode acarretar danos na função pulmonar do indivíduo.

PRESSÃO POSITIVA OSCILATÓRIA – *FLUTTER*

O *flutter* surgiu na Suíça, por volta dos anos 1980, com o objetivo de ser uma técnica de higiene brônquica baseada na combinação de pressão positiva e oscilação de alta frequência.

É um aparelho de pressão expiratória positiva oscilatória de alta frequência, utilizado na terapia respiratória com a proposta de eliminar secreções. Esse efeito está fundamentado na oscilação do fluxo e da pressão expiratória, que é produzida pela esfera metálica, presente no aparelho. A oscilação causada pela esfera metálica e a resultante troca no fluxo expiratório são transmitidas para as vias aéreas, facilitando assim a mobilização das secreções.

Os exercícios respiratórios com a utilização do *flutter* devem ser realizados na posição sentada para que a técnica atinja os melhores resultados. O paciente deve ser orientado a inspirar profundamente e colocar o aparelho na boca para posteriormente realizar uma expiração lenta.

Está indicado para ser realizado na desobstrução e higiene brônquica, e contraindicado na presença de hemoptise, pneumotórax e pacientes enfisematosos.

A utilização clínica do *flutter* demonstrou grande eficácia na remoção de secreção, aumento na saturação de oxigênio, função pulmonar, diminuição no tempo de internação hospitalar, melhora nos valores dos gases arteriais e escores de sintomas clínicos quando comparado a outras formas convencionais de higiene brônquica, como fisioterapia respiratória, drenagem autogênica e ciclo ativo da respiração.

O *flutter* é capaz de diminuir a viscoelasticidade do muco em pneumopatas, sendo provavelmente esse fator responsável pela facilitação da remoção de secreção da via aérea.

O tempo de utilização é dependente da necessidade de cada paciente, entretanto sua utilização em associação com outras técnicas pode potencializar o efeito destas.

PRESSÃO POSITIVA OSCILATÓRIA – ACAPELLA

A Acapella combina os princípios da oscilação de alta frequência com a pressão expiratória positiva (PEP) por atração magnética. Possui dois modelos, divididos em cores de acordo com o fluxo: o modelo verde para pacientes com fluxos expiratórios > 15 L/min e o modelo azul para pacientes com fluxo expiratório < 15 L/min.

O ar expirado através do equipamento é intermitentemente ocluído pela resistência magnética, produzindo oscilação do fluxo aéreo. Na extremidade do aparelho existe um dispositivo que regula a proximidade das duas peças magnéticas localizadas em seu interior, sendo estas responsáveis pela resistência imposta ao fluxo aéreo. Esse ajuste gera consequentemente alterações na frequência, amplitude e pressão imposta ao sistema respiratório.

Para que o fluxo de ar expirado pelos pacientes consiga vencer a resistência imposta pelos resistores magnéticos é necessário que sua pressão expiratória seja maior que a imposta pelos resistores.

Acapella e seus dois modelos:

- Modelo azul: fluxo expiratório menor que 15 L/min.
- Modelo verde: fluxo expiratório maior que 15 L/min.

Os objetivos terapêuticos da Acapella e do *flutter* são similares, entretanto a Acapella não depende do posicionamento específico para sua utilização.

HIPERINSUFLAÇÃO MANUAL

A técnica de hiperinsuflação manual (HM) foi descrita em 1968 por Clement e Hubsch como um recurso para melhorar a oxigenação pré e pós-aspiração traqueal, mobilizar o excesso de secreção brônquica e reexpandir áreas pulmonares colapsadas. Essa é uma técnica usada principalmente em pacientes com VM invasiva, que apresentam quadros hipersecretivos. A técnica consiste na utilização de um grande volume corrente utilizando-se um ressuscitador manual, seguido por um platô inspiratório e rápida liberação da bolsa para fornecer altos fluxos expiratórios.

A principal indicação da HM é a mobilização de secreções pulmonares, na qual a diferença de fluxo entre a expiração e a inspiração melhora o apuramento da secreção. Outras indicações para a HM provêm de consequências a partir da eliminação da secreção. A reexpansão de alvéolos colapsados com a melhora do volume pulmonar e trocas gasosas evita o colabamento pulmonar; melhora a oxigenação e a complacência pulmonar; além de prevenir e tratar atelectasias. Quando a insuflação é sustentada por alguns segundos, como durante a técnica em estudo, permite maior uniformidade na distribuição de gás; dessa forma, recruta alvéolos colapsados interdependentes por meio de ventilação ou canais colaterais intercomunicados e, consequentemente, melhora a capacidade residual funcional.

Um ponto importante a ser destacado é que essa técnica deve ser evitada em pacientes com grande instabilidade de via aérea e/ou sem recomendação de desconexão do tubo endotraqueal.

HIPERINSUFLAÇÃO COM VENTILADOR MECÂNICO

A hiperinsuflação com ventilador mecânico (HVM) é uma técnica que consiste em fornecer volume corrente aumentado com o objetivo de auxiliar na remoção de secreções das vias aéreas. Essa técnica foi desenvolvida como alternativa à hiperinsuflação manual.

A técnica apresenta diversas descrições na literatura, sendo realizada predominantemente em modo ventilatório controlado a volume (VCV) e/ou ventilação com pressão de suporte (PSV). Pode ser realizada das seguintes maneiras:

- 50% acima do volume corrente atual.
- 130% do volume corrente definido.
- 15 mL/kg.
- Volume correspondente à pressão de pico de 40 cmH_2O.

Seja qual for o critério adotado, o pico de pressão inspiratória costuma ser limitado a 40 cmH_2O por questões de segurança.

A aplicação de HVM apresenta diversas vantagens em comparação com a HM. Quando utilizado o ventilador, o paciente não precisa ser desconectado, evitando a perda da pressão positiva expiratória final (Peep) e a hipoxemia causada pela abertura e fechamento cíclicos das pequenas vias aéreas. Além disso, diferentemente da HM, a HVM permite monitorar e definir os parâmetros de interesse para a aplicação da técnica.

PEEP-ZEEP

Essa técnica consiste em aumentar a Peep para 15 cmH_2O durante 5 ciclos com pico de pressão inspiratória limitada a 40 cmH_2O, seguido de redução abrupta da Peep para 0 cmH_2O. O princípio básico da técnica consiste em aumentar o pico de fluxo expiratório.

O objetivo da técnica está relacionado à remoção de secreção com consequente melhora da complacência e oxigenação. Entretanto, deve-se destacar que ao zerar a Peep há o risco de colapso alveolar em pacientes com alta elastância pulmonar e alvéolos instáveis, devendo assim ser evitada em pacientes com risco de colapso.

BIBLIOGRAFIA

1. Agostini P, Calvert R, Subramanian H, Naidu B. Is incentive spirometry effective following thoracic surgery? Interac Cardiovasc Thorac Surg. 2008;7:297-300.
2. Alves LA, Pitta F, Brunetto AF. Performance analysis of the flutter VRP1 under different flows and angles. Respir Care. 2008;53(3):316-23.
3. Coutinho WM, Vieira PJC, Kutchak FM, Dias AS, Rieder MM, Forgiarini LA Jr. Comparison of mechanical insufflation-exsufflation and endotracheal suctioning in mechanically ventilated patients: effects on respiratory mechanics, hemodynamics, and volume of secretions. Indian J Crit Care Med. 2018 Jul;22(7):485-90.
4. de Oliveira TF, Peringer VS, Forgiarini Junior LA, Eibel B. Peep-Zeep compared with bag squeezing and chest compression in mechanically ventilated cardiac patients: randomized crossover clinical trial. Int J Environ Res Public Health. 2023 Feb 5;20(4):2824.
5. Fink BJ. Forced expiratory technique, diretor cough and Autogenic drainage. Respir Care [California]. 2007;2(9):1210-23.
6. Myers T. Positive expiratory pressure and oscillatory positive pressure therapies. Respir Care. 2007;52(10):1308-26.
7. Nunes GS, Botelho GV, Schivinski CIS. Hiperinsuflação manual: revisão de evidências técnicas e clínicas. Fisioter Mov. 2013 Apr;26(2):423-35.
8. Presto B, Presto LDN. Técnicas e manobras fisioterapêuticas. In: Presto B, Presto LDN. Fisioterapia respiratória: uma nova visão. 2.ed. Rio de Janeiro: Bruno Presto; 2005. p.97-128.
9. Valer BB, Bonczynski GS, Scheffer KD, Ibrahim Forgiarini SG, Eibel B, Lisboa Cordeiro AL, et al. Ventilator versus manual hyperinflation in adults receiving mechanical ventilation: a systematic review. Physiother Res Int. 2022 Apr;27(2):e1936.

3

Técnicas e recursos para expansão pulmonar

Ingrid Correia Nogueira
Paolo Oliveira Melo
André Luiz Lisboa Cordeiro

INTRODUÇÃO

Os pacientes críticos são frequentemente submetidos a longos períodos de imobilidade que, somados ao uso da ventilação mecânica, bem como às diferentes abordagens cirúrgicas, contribuem diretamente para a piora da função pulmonar.

Entre as principais complicações responsáveis pela piora clínica do paciente crítico destacam-se o colapso de diferentes segmentos do pulmão. As áreas lobares de atelectasia cursam com hipoventilação alveolar, redução da pressão arterial de oxigênio (PaO_2) e conduzem ao aumento do *shunt* arteriovenoso pulmonar.[1-4]

Nesse contexto, a elaboração do diagnóstico cinético-funcional, a partir do entendimento da disfunção respiratória, possibilita o direcionamento da técnica e/ou recurso de expansão pulmonar que deverá compor o tratamento fisioterápico de pacientes clínicos e/ou cirúrgicos.

DETERMINANTES FISIOLÓGICOS DA EXPANSÃO PULMONAR

Para que haja deslocamento do ar para o interior dos pulmões é necessária a geração de uma diferença de pressão entre o ambiente atmosférico e os alvéolos. Durante a ventilação espontânea (**ventilação com pressão negativa**) esse gradiente pressórico será garantido pela contração dos músculos inspiratórios, que, ao exercerem um aumento da força externa sobre os pulmões, tracionam os folhetos pleurais e promovem a expansão da caixa torácica. Logo antes da inspiração, e em condições normais, a pressão no estreito espaço entre a pleura visceral e a parietal é subatmosférica [**pressão intrapleural** ($P_{pleural} \simeq -5\ cmH_2O$)], tornando-se ainda mais negativa ($P_{pleural} \simeq -8\ cmH_2O$) durante o processo de contração da musculatura inspiratória.[5,6]

A diminuição da pressão intrapleural favorecerá o aumento da pressão exercida ao longo da parede dos alvéolos (interdependência alveolar), favorecendo assim o incremento do volume alveolar e a diminuição da pressão no interior destes [**pressão alveolar** ($P_{alv} \simeq -1\ cmH_2O$)], com o subsequente influxo de ar para os pulmões.[5,6]

Conforme destacado, o aumento da pressão ao longo da parede dos alvéolos conduz ao aumento da **pressão transpulmonar** (P_{tp}) (Figura 1). Desse modo, quanto maior o gradiente de pressão transpulmonar, maior será a pressão de distensão alveolar, facilitando a expansão passiva dos alvéolos.[5,6]

$$\mathbf{P_{tp} = P_{alv} - (P_{pleural})}$$

FIGURA 1 Pressão transpulmonar (P_{tp}) determinada pelas pressões que permeiam o pulmão, internamente (P_{alv}) e externamente ($P_{pleural}$).

FISIOPATOLOGIA DO COLAPSO PULMONAR

Diversos fatores contribuem para o colapso das diferentes regiões lobares e para a consequente perda de volume pulmonar no paciente de risco. Essas situações variam desde o aumento da resistência das vias aéreas até o comprometimento da função diafragmática (Quadro 1).

QUADRO 1 Fatores que contribuem para o colapso pulmonar em ventilação espontânea

Fatores que contribuem para o colapso pulmonar	Motivo
Broncoespasmo, edema de mucosa, deposição de secreções (depuração ineficaz)	Promovem redução do diâmetro das vias aéreas, com subsequente aumento de resistência à passagem do ar, ou mesmo interrupção, comprometendo a unidade respiratória correspondente.
Aumento da força de compressão abdominal	Promove aumento da pressão abdominal (P_{abd}), refletindo sobre a pressão transdiafragmática (P_{di}) e diminuindo a complacência dos alvéolos da região dependente.
Prejuízo da função diafragmática	O diafragma atua em ambas as fases do ciclo respiratório, de forma que seu comprometimento promoverá hipoventilação alveolar e oclusão de pequenas vias áreas.
Imobilidade no leito (tempo prolongado em posição supina) e tempo prolongado de ventilação mecânica	Exposição prolongada a esses fatores promove fraqueza e atrofia do diafragma, favorecendo tanto o prejuízo da função desse músculo quanto o acúmulo de secreções brônquicas.
Uso de sedativos	Promovem diminuição do *drive* ventilatório e com isso geram hipoventilação alveolar. Podem ainda elevar o *set-point* de controle da $PaCO_2$.
Intervenções cirúrgicas	Podem comprometer a função pulmonar e diafragmática por ressecção pulmonar ou por lesão cirúrgica do nervo frênico, respectivamente. Alteram potencialmente os gradientes pressóricos que mantêm as vias aéreas pérvias, promovendo atelectasias.
Doenças pulmonares prévias	Podem convergir para redução do volume pulmonar e piora do cenário clínico.

$PaCO_2$: pressão parcial de gás carbônico.
Fonte: adaptado de Marini.[4]

TERAPIA DE EXPANSÃO PULMONAR EM VENTILAÇÃO ESPONTÂNEA

A identificação dos fatores que predispõem ao colapso das diferentes regiões pulmonares e a habilidade no reconhecimento da redução do volume pulmonar permitem ao fisioterapeuta a atuação profilática, antecipando-se ao evento, ou reversiva, em áreas previamente comprometidas. Nesse sentido, objetivando o aumento do volume pulmonar e a manutenção da unidade respiratória, poderão ser utilizadas diversas técnicas e recursos terapêuticos que favoreçam o aumento da pressão transpulmonar. Dessa forma, seu incremento poderá ser alcançado de duas formas: promovendo a **diminuição da pressão pleural** ou o **aumento da pressão alveolar**.[7-9]

Para que haja uma redução da pressão pleural é necessário que o paciente em ventilação espontânea realize a contração da musculatura inspiratória, resultando em maior pressão de distensão alveolar e na mobilização de ar para dentro dos pulmões (Figura 2).

Por sua vez, o aumento da pressão alveolar será alcançado por intermédio de dispositivos ou equipamentos capazes de gerar pressão positiva nas vias aéreas, favorecendo o estabelecimento de gradiente pressórico favorável para o deslocamento de ar e/ou aumento de pressão nos alvéolos. Dessa forma, tanto pacientes em ventilação espontânea quanto mecânica podem se beneficiar desse mecanismo de alteração da pressão transpulmonar (Figura 2).

POSICIONAMENTO

As diferenças regionais na ventilação e na perfusão pulmonar são influenciadas pela ação da gravidade e pela geração de gradientes de pressão intrapleural. Dessa forma, elas se relacionam diretamente com o posicionamento corpóreo e com a gravidade, sendo as regiões inferiores do pulmão (regiões dependentes) mais bem ventiladas e perfundidas que as regiões superiores do pulmão (regiões não dependentes).[5,6]

Nesse sentido, os pacientes em posição sentada, ventilando a partir da capacidade residual funcional (CRF), experimentarão maiores níveis de ventilação e perfusão nas regiões basais do pulmão. Esse é o motivo pelo qual se deve recomendar sentar o paciente.

Além da posição de sedestação, a manutenção de posição ortostática, favorecida pela mobilização precoce, repercutirá diretamente no incremento dos volumes pulmonares, das trocas gasosas e da atividade autonômica.[10-12]

TÉCNICAS E RECURSOS NÃO INSTRUMENTAIS DEPENDENTES DA REDUÇÃO DA PRESSÃO PLEURAL

Exercícios respiratórios

Caracterizado pelo fácil acesso e baixo custo, os exercícios respiratórios objetivam atingir a redução da dispneia, o aumento dos volumes e capacidades pul-

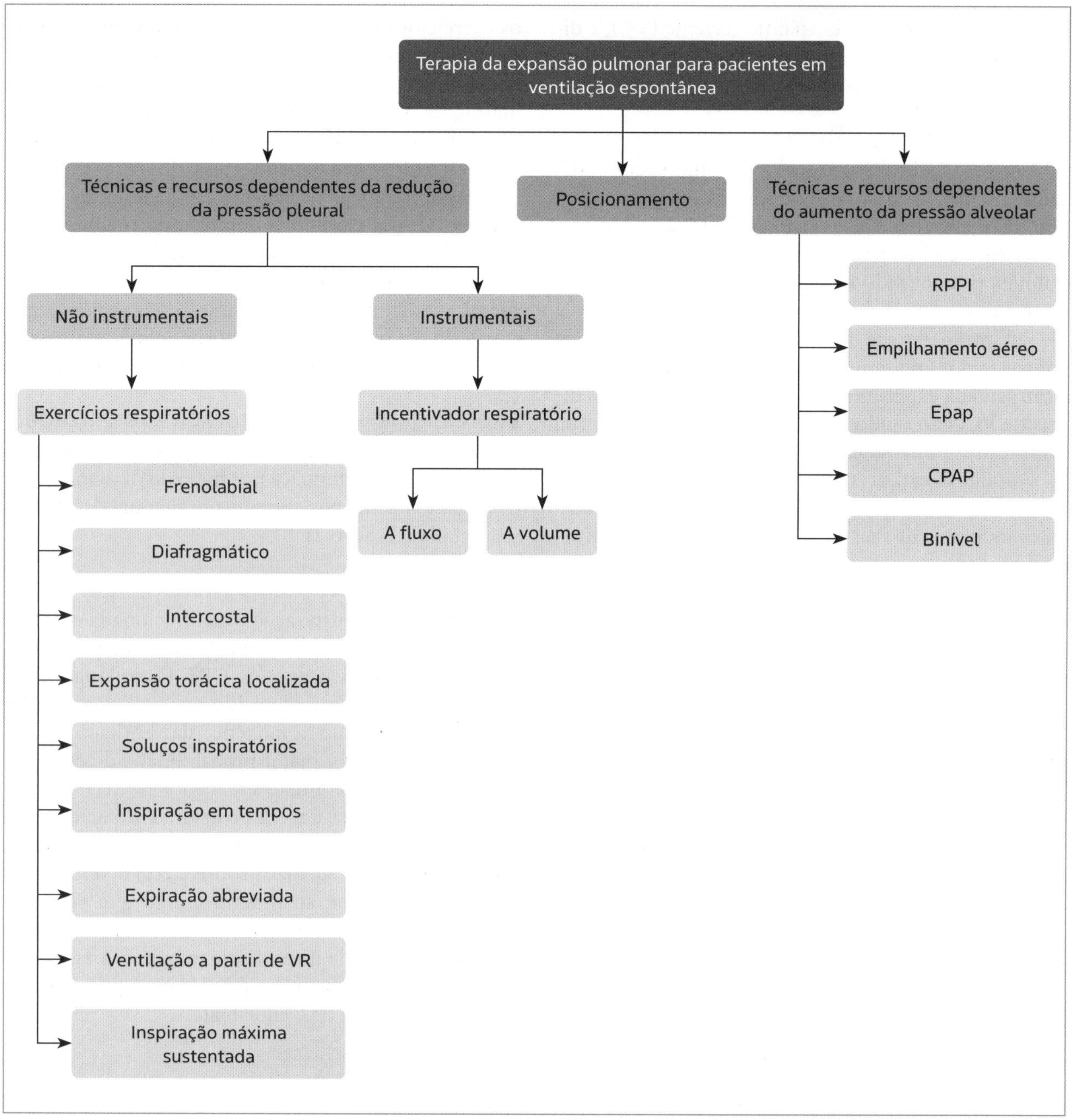

FIGURA 2 Fluxograma das técnicas e recursos para expansão pulmonar no paciente crítico em ventilação espontânea. CPAP: pressão positiva contínua nas vias aéreas (*continuous positive airway pressure*); Epap: *expiratory positive airway pressure*; RPPI: respiração por pressão positiva intermitente; VR: volume residual.

Fonte: adaptada de França et al.[8]

monares, bem como a melhora da troca gasosa e da sincronização toracoabdominal, ambos processos favorecidos pelo prolongamento do tempo inspiratório e/ou retardo do tempo expiratório.

Frenolabial

Frequentemente utilizada em pacientes com doença pulmonar obstrutiva crônica (DPOC), a expiração realizada com os dentes semicerrados ou lábios parcialmente fechados permite o prolongamento ativo do tempo expiratório e a prevenção do colapso das pequenas vias aéreas.

O fisioterapeuta deve orientar o paciente para que este realize a expiração contra a resistência dos lábios parcialmente fechados objetivando a geração e a manutenção de pressão positiva nas vias aéreas (≈ 5 cmH_2O)

e, com isso, o aumento do volume corrente (VC), a diminuição da frequência respiratória (FR), a melhora da $PaCO_2$ e o alívio da dispneia.[13-15]

Exercício diafragmático

Consiste na inspiração suave e profunda com estiramento anterior da região abdominal, priorizando a ação do diafragma. O exercício diafragmático objetiva o aumento da ventilação nas regiões dependentes do pulmão, promovendo melhora da saturação de oxigênio e do processo de hematose.[16,17]

Em razão de sua relação de maior dependência com as regiões pulmonares basais, os pacientes na posição sentada experimentarão a geração de maiores níveis de VC, não sendo excluída a possibilidade de sua utilização em diferentes posicionamentos.

Durante a realização desse exercício, o fisioterapeuta deverá posicionar o paciente da maneira desejada, colocando uma de suas mãos sobre a região abdominal do paciente e, em seguida, aplicando um leve estímulo de compressão (conscientização do movimento de deslocamento). Solicita-se, preferencialmente, uma inspiração nasal (condicionamento do ar) de forma gradual e profunda, observando o deslocamento anterior da região abdominal.

A fase expiratória poderá ser realizada associada à técnica de frenolabial. citada anteriormente.

Observação: exercícios que se iniciam a partir da CRF objetivam o aumento da quantidade de ar direcionada às regiões dependentes, tendo em vista a evidente atividade diafragmática e sua relação de dependência com as bases pulmonares.

Exercício intercostal

Diferentemente do exercício diafragmático, no qual há geração de maior pressão transdiafragmática, os exercícios intercostais visam ao maior recrutamento da musculatura acessória intercostal, com maior deslocamento do gradil costal e menor excursão do diafragma. Essa manobra respiratória é indicada para aumento da ventilação pulmonar em regiões mediais e laterais (regiões não dependentes).

Após posicionar o paciente em sedestação ou em decúbito dorsal elevado (minimizando o aumento da pressão abdominal por ação da gravidade), o fisioterapeuta deve solicitar que realize uma inspiração nasal, procurando concentrar a respiração nas regiões superiores do tórax. A fase expiratória deverá ser passiva (desativação da musculatura inspiratória) e por via oral.

Exercício de expansão torácica localizada

Trata-se de um conjunto de exercícios indicados à expansão da caixa torácica por meio do direcionamento do fluxo de ar, após compressão manual da região a ser tratada (Quadro 2).

Soluços inspiratórios

Consistem na inspiração nasal fracionada em tempos sucessivos, permitindo o influxo de pequenos volumes aéreos até o alcance da CPT. O prolongamento do tempo inspiratório oferecido por esse exercício favorece a distribuição homogênea da ventilação alveolar, tendo em vista a maior probabilidade do estabelecimento de fluxos laminares.

O fisioterapeuta deverá posicionar o paciente em posição sentada ou em decúbito dorsal elevado, em seguida posicionar as mãos sobre a região abdominal ou torácica inferior, ao mesmo tempo que orienta a realização de inspirações nasais breves e sucessivas até atingir a capacidade inspiratória máxima. A fase expiratória deverá ser passiva e por via oral, podendo ser associada à técnica de frenolabial.

QUADRO 2 Exercícios de expansão torácica localizada

Regiões-alvo	Posicionamento da palma da mão	Execução
Expansão torácica inferior unilateral	Linha axilar média, sétima, oitava e nona costelas de um dos hemitórax	▪ Paciente deverá realizar uma expiração, seguida da compressão manual do fisioterapeuta na região. ▪ Uma inspiração profunda deverá ser realizada, seguida pela descompressão gradual até a CPT.
Expansão torácica inferior bilateral	Linha axilar média, sétima, oitava e nona costelas de ambos os hemitórax	Seguir o mesmo procedimento da expansão torácica inferior unilateral.
Expansão torácica apical	Pressão manual abaixo da clavícula	Seguir o mesmo procedimento da expansão torácica inferior unilateral.
Expansão torácica inferior posterior	Face posterior das costelas inferiores	Seguir o mesmo procedimento da expansão torácica inferior unilateral.

CPT: capacidade pulmonar total.
Fonte: adaptado de Sarmento.[9]

Inspiração em tempos

Semelhante ao exercício de soluços inspiratórios, esta técnica diferencia-se pela adição de pausas inspiratórias (apneuse) entre os volumes inspiratórios sucessivos, podendo ainda ser acompanhada pela elevação dos membros superiores. A inspiração em tempos objetiva a melhora da complacência do sistema respiratório, aumentando a capacidade inspiratória máxima, uma vez que as pausas favorecem o aumento da tração radial e da ventilação colateral alveolar.

Expiração abreviada

Consiste na alternância entre uma inspiração nasal fracionada e uma expiração curta e breve (sempre inferior ao VC previamente inalado), até o alcance da CPT. Essa técnica permite o aumento do tempo inspiratório em detrimento do tempo expiratório (3:1), favorecendo o aumento do volume pulmonar. Ao se atingir o volume inspiratório máximo, a fase expiratória deverá ser passiva e por via oral, podendo ser associada à técnica de frenolabial.

Exercícios com ventilação a partir do volume residual

Os exercícios que partem do volume remanescente nas vias aéreas após uma expiração forçada objetivam o incremento da ventilação em regiões pulmonares não dependentes (regiões apicais), tendo em vista que no volume residual (VR) ocorre a oclusão dos bronquíolos das regiões basais (gradiente de pressão intrapleural), favorecendo o direcionamento de ar para os lobos pulmonares superiores.

O posicionamento do paciente deverá levar em consideração a região pulmonar a ser tratada, visando sempre ao posicionamento para o favorecimento da região não dependente, atenuando assim os efeitos do volume de fechamento pulmonar nessas regiões.

Finalmente, o paciente deve ser orientado a realizar uma expiração prolongada até o VR, seguida por uma inspiração profunda até a CPT, propiciando aumento do VC, da capacidade inspiratória e consequentemente da capacidade vital.

Inspiração máxima sustentada (*sustained maximal inspiration*)

A inspiração máxima sustentada (SMI) é caracterizada por uma inspiração lenta, profunda (até alcance da CPT) e sustentada, sucedida por uma expiração suave. Essa técnica permite o aumento da ventilação alveolar pulmonar, proporcionado pelo prolongamento do tempo inspiratório, maiores níveis de pressão transpulmonar gerados e incremento da ventilação colateral.[18]

TÉCNICA E RECURSO INSTRUMENTAL DEPENDENTE DA REDUÇÃO DA PRESSÃO PLEURAL

Incentivador inspiratório

Idealizado por Bartlett et al.,[19] os incentivadores respiratórios são recursos mecânicos destinados ao incentivo à inspiração profunda, capazes de fornecer *feedback* visual e, assim, estimular os pacientes a atingirem fluxos ou volumes predeterminados.

Incentivador a fluxo

Compostos por uma peça bucal e um tubo corrugado, acoplado a três câmaras transparentes contendo esferas em seu interior, os incentivadores a fluxo permitem que durante a inalação haja o deslocamento vertical de uma ou mais esferas (pressão negativa no interior dos tubos), de modo que a magnitude do deslocamento será proporcional ao fluxo gerado.

Incentivador a volume

Os incentivadores volume-dependentes apresentam uma única câmara transparente, com graduações volumétricas e um pistão em seu interior. O movimento vertical do pistão será dependente do volume de ar deslocado pelo esforço inspiratório do paciente.

Diferentemente dos incentivadores a fluxo, que impõem maior trabalho respiratório ao paciente e maior atividade de músculos superiores da caixa torácica, os incentivadores a volume promovem maior ativação diafragmática e, consequentemente, maior expansão da parede torácica relacionada a menor custo energético.

Observação: os incentivadores inspiratórios devem ser posicionados verticalmente no campo visual do paciente, enquanto estes são orientados a comprimir os lábios ao redor do bucal e realizar uma expiração até o nível de CRF, sucedida por uma inspiração lenta, profunda e uniforme. Recomenda-se a sustentação máxima inspiratória por ≃ 3 segundos durante o uso do incentivador a fluxo e a manutenção do pistão na linha demarcada quando utilizado o recurso a volume.

Apesar de os incentivadores respiratórios serem comumente indicados visando à redução das complicações pulmonares, não há evidências que estabeleçam seu benefício na prevenção de complicações pulmonares pós-operatórias.[20] A metanálise realizada por Nascimento et al.[21] não observou benefícios dos incentivadores respiratórios sobre as complicações pulmonares em pacientes submetidos a cirurgia abdominal alta quando comparados aos que realizaram protocolos de exercícios respiratórios, ou mesmo aos que não receberam intervenção.

Dessa forma, as diretrizes clínicas não aconselham o uso rotineiro dos incentivadores respiratórios nos cuidados pós-operatórios. Adam et al.[20] destacam a necessidade de estudos que determinem a especificidade e eficácia do uso dos incentivadores em diferentes situações clínicas.

Portanto, a seleção criteriosa de pacientes, bem como a instrução cuidadosa do procedimento terapêutico, poderão influenciar diretamente na eficácia do recurso utilizado.[22]

TÉCNICAS E RECURSOS INSTRUMENTAIS DEPENDENTES DO AUMENTO DA PRESSÃO ALVEOLAR

Respiração por pressão positiva intermitente

Descrita inicialmente por Motley et al.,[23] a respiração por pressão positiva intermitente (RPPI) compreende a aplicação de pressão positiva durante a fase inspiratória do ciclo respiratório. Com a elevação intermitente da pressão alveolar, gerada a partir de ventiladores ciclados a pressão ou volume, objetiva-se aumentar a expansibilidade pulmonar e torácica, prevenindo eventos de atelectasia, melhorando o processo de hematose sanguínea e atenuando o trabalho respiratório.

Quando utilizado o modo ventilatório de pressão de suporte (do inglês, *pressure support ventilation* – PSV), deve-se ajustar a pressão positiva expiratória final (Peep) em valores superiores à pressão de fechamento das vias aéreas ($\approx$ 5 a 7 cmH_2O) (visando ao aumento da CRF e, assim, à redução de áreas de colapso pulmonar durante a fase expiratória do ciclo), além dos ajustes necessários da pressão de suporte (PS), que será somado, em última instância, à Peep preestabelecida (Figura 3).

$$P_{resultante} = PSV + Peep$$

FIGURA 3 Pressão resultante nas vias aéreas durante o modo PSV.

PSV: ventilação com pressão de suporte; Peep: pressão positiva expiratória final.

A RPPI está indicada para aumento da capacidade inspiratória, que promoverá o incremento da mobilidade torácica por melhora da excursão diafragmática e pela geração de maior pressão intratorácica, podendo haver ainda incremento da pressão inspiratória máxima ($PI_{máx}$).

Observação: pacientes incapazes de responder aos comandos verbais, por confusão mental ou outros motivos, poderão beneficiar-se desse recurso instrumental.

Empilhamento aéreo (*air-stacking*)

Consiste na insuflação assistida de volumes aéreos fracionados e sucessivos, com a manutenção da glote fechada, até que se atinja a CPT. O empilhamento de ar durante a fase inspiratória poderá ser realizado por meio de ressuscitador manual ou de ventilador com modalidade volumétrica.

O "sistema *air-stacking*", composto por uma máscara acoplada a um ressuscitador manual, permite que o paciente realize incursões respiratórias assessoradas pelo fisioterapeuta, aumentando o volume da caixa torácica, a capacidade inspiratória, e melhorando o padrão respiratório.[24]

O aumento da expansibilidade torácica e pulmonar é acompanhado do incremento de energia potencial dos elementos elásticos do sistema respiratório, forças estas que favorecem o aumento do pico de fluxo expiratório (PFE). Dessa forma, indivíduos que apresentem algum comprometimento para atingir o PFE funcional da tosse (PFE > 250 L/min), tais como pacientes idosos e com doenças neuromusculares, serão favorecidos pelo incremento de volume pulmonar durante a fase inspiratória da tosse.[25]

Observação: o PFE pode ser aprimorado quando acompanhado por manobra manual compressiva, após ter sido estabelecido o empilhamento aéreo.

Pressão positiva expiratória final

Os dispositivos que utilizam a Peep o fazem por meio da aplicação de diferentes níveis de resistência ao fluxo expiratório, resultando, em última instância, no estabelecimento de níveis pressóricos positivos no final da expiração. A oposição ao efluxo de ar, obtida por meio de resistores distintos (alinear e linear), permite o aumento dos volumes pulmonares e do recrutamento alveolar (interdependência alveolar e poros de comunicação entre as vias aéreas).

Entre os dispositivos geradores de Peep, destaca-se o sistema Epap (do inglês, *end positive expiratory pressure*), composto por máscara ou peça bucal acoplados a válvula unidirecional e resistor pressórico ou a fluxo.

Os resistores alineares pressóricos ou a fluxo geram Peep através de orifícios de diferentes diâmetros (resistência diretamente proporcional ao raio), sendo dependentes da taxa de fluxo expiratório do paciente.

Por sua vez, os resistores lineares estabelecem a Peep de maneira fluxo não dependente, mantendo resistência constante ao longo da expiração, influenciados ou não pela ação da gravidade, pelo selo d'água e pela válvula *spring load*, respectivamente. Durante a utilização do sistema da Peep em selo d'água o paciente será orientado a expirar por meio de um tubo submerso, dentro de coluna de água proporcional ao nível de Peep alvo. Ao utilizar a **válvula** *spring load*, o fisioterapeuta deverá graduar previamente o nível de pressão desejado (≈ 5 a 20 cmH_2O). Vale destacar que a expiração será realizada contra a válvula de *spring load*.

Apesar de diferentes estudos apontarem para o baixo nível de evidência na eficácia de dispositivos geradores de Peep no manejo da depuração das vias aéreas em relação a outros dispositivos do arsenal fisioterapêutico.[26,27] Reychler et al.[28] apontam para seu benefício na ventilação e no recrutamento alveolar. Dessa forma, torna-se imprescindível a avaliação prévia do paciente, tanto para a escolha da estratégia terapêutica que resulte em maior eficácia quanto para obter menor custo e melhor adesão do paciente.

Pressão positiva contínua nas vias aéreas

Entre os métodos de suporte ventilatório aplicados de maneira não invasiva, destaca-se a pressão contínua nas vias aéreas (CPAP). Esse modo ventilatório consiste na aplicação de pressão constante nas vias aéreas do paciente durante todo o ciclo respiratório espontâneo, visando à manutenção das vias aéreas e dos alvéolos abertos, melhorando assim a oxigenação. A entrega desses níveis pressóricos se dá por meio de uma interface (nasal, orofacial, facial total, dentre outras) entre o paciente e o gerador de pressão.[29]

Comumente utilizada no pós-operatório imediato, a CPAP é geralmente ajustada e bem tolerada entre valores de aproximadamente 7 a 10 cmH_2O, sendo utilizada de maneira intermitente (períodos de 60 a 90 minutos 2 ou 3 vezes por dia) ou contínua.[30]

A eficácia da CPAP (15 cmH_2O) associada à espirometria de incentivo (5 séries de 20 repetições), a oscilação oral de alta frequência (5 séries de 10 repetições) e a deambulação (100 metros) aplicada aos pacientes com derrame pleural em resolução (com drenagem torácica) foi evidenciada por meio de ensaio clinico randomizado realizado por Santos et al.[31] em que os autores observaram uma redução na duração da drenagem torácica, no tempo de internação, nas complicações pulmonares, no uso de antibióticos e nos custos do tratamento. Além disso, os pacientes apresentaram boa tolerabilidade e baixa taxa de eventos adversos com a utilização dessa intervenção, que pode, assim, ser integrada com segurança à prática clínica.

Vale ressaltar que a CPAP, como qualquer outra técnica ou recurso de expansão pulmonar, deverá envolver o conhecimento das condições clínicas e da individualidade de cada paciente, acompanhando-o no momento de administração da estratégia terapêutica, bem como durante todo o procedimento, realizando ajustes ou substituição de estratégia caso necessário.

Ventilação não invasiva com duplo nível pressórico nas vias aéreas (binível)

O binível, também conhecido como *bilevel*, é um método de ventilação não invasiva (VNI) que se utiliza da alternância de uma pressão positiva inspiratória (Ipap) e uma pressão positiva expiratória (Epap e/ou Peep), visando ao aumento de ventilação e à prevenção de atelectasias, respectivamente. Assim como a CPAP, a aplicação desses dois níveis pressóricos se dá por meio de uma interface entre o paciente e o gerador de pressão.[29]

Apesar de alguns estudos observarem efeitos benéficos da aplicação de VNI no pós-operatório de cirurgias cardíacas (diminuição de áreas de atelectasia em regiões basais pulmonares; e diminuição dos níveis de $PaCO_2$),[32] Pieczkoski et al.,[33] em estudo de revisão sistemática e metanálise, não observaram diferenças significativas (taxa de mortalidade e complicações pulmonares) no uso profilático da VNI durante o pós-operatório de cirurgia cardíaca.

De maneira semelhante, Torres et al.[34] não observaram nenhum efeito adicional do uso de VNI no período pós-operatório de ressecção pulmonar para variáveis como complicações pulmonares, taxa de intubação, mortalidade e dias de permanência hospitalar. Como o grau de evidência dessas revisões é de muito baixa, baixa e moderada qualidade, cabe ao fisioterapeuta a realização de avaliação prévia do paciente, para escolha da estratégia terapêutica que resulte em maior eficácia.

TERAPIA DE EXPANSÃO PULMONAR EM VENTILAÇÃO MECÂNICA

O suporte ventilatório mecânico (VM), amplamente utilizado no tratamento da insuficiência respiratória aguda ou crônica agudizada de pacientes críticos, bem como na proteção das vias aéreas de indivíduos com rebaixamento do nível de consciência (trauma, anestesia durante processo cirúrgico, entre outros), propicia desde a melhora das trocas gasosas e a diminuição do trabalho respiratório até o suporte circulatório.[29,35]

Apesar de suas contribuições positivas no manejo do paciente crítico, a exposição prolongada a VM, somada à ocorrência de assincronias na díade paciente-ventilador e às falhas no processo de desmame, está associada com o estabelecimento de potenciais efeitos deletérios, tais como disfunção da musculatura respiratória, aumento da ocorrência de infecções associadas ao suporte ventilatório, além da redução da função e do volume pulmonar, que favorecem a formação de áreas de atelectasia (Quadro 3).[35]

As repercussões citadas favorecerão o aumento do tempo de permanência hospitalar, das taxas de mortalidade, ou o declínio da qualidade de vida após a alta.[37] Diante do exposto, estratégias de expansão pulmonar poderão prevenir o declínio clínico do paciente em uso de VM, auxiliando no desfecho positivo da extubação, da função pulmonar e do tempo de permanência hospitalar (Figura 4).

POSICIONAMENTO

Durante a ventilação espontânea, a contração do diafragma leva à geração de pressão mecânica na superfície pleural e a sua transmissão através das paredes dos alvéolos localizados mais próximo à parede torácica em direção aos alvéolos mais internos. No entanto, na VM os pulmões precisam exercer tração contra o diafragma e a caixa torácica para movimentá-los, tendo em vista a pressão positiva exercida no interior destes. Com isso, os alvéolos mais próximos à caixa torácica (alvéolos dependentes) podem ficar mais comprimidos que aqueles localizados em áreas mais internas.[6]

Tendo em vista as alterações de interdependência alveolar impostas pela VM, é imprescindível ficar atento à posição do paciente no leito, objetivando o posicionamento que gere maior eficiência diafragmática e maior negativação da pressão pleural, e desde que, ventilando em modalidades espontâneas, favoreça o aumento da ventilação dessas regiões dependentes.

Além da influência da pressão positiva aplicada às vias aéreas, a ventilação dos alvéolos será dependen-

QUADRO 3 Fatores que contribuem para o colapso pulmonar em pacientes sob ventilação mecânica

Fatores que contribuem para o colapso pulmonar	Motivo
Utilização de via aérea artificial	Acúmulo de secreção na via aérea artificial com limitação/bloqueio região-dependente da ventilação.
Utilização de anestésicos/ sedativos	A paralisia da musculatura respiratória e estabilizadores da parede torácica favorecem o comprometimento da excursão diafragmática (deslocamento cefálico do conteúdo abdominal), bem como a influência de compressão das regiões pulmonares dependentes (peso do coração e estruturas mediastinais).
Volume corrente inadequado	A utilização de VC baixos por longos períodos, a imobilidade e a postura supina favorecem a redução da CRF e a formação de atelectasias.

VC: volume corrente; CRF: capacidade residual funcional.
Fonte: adaptado de Araujo et al.[36]

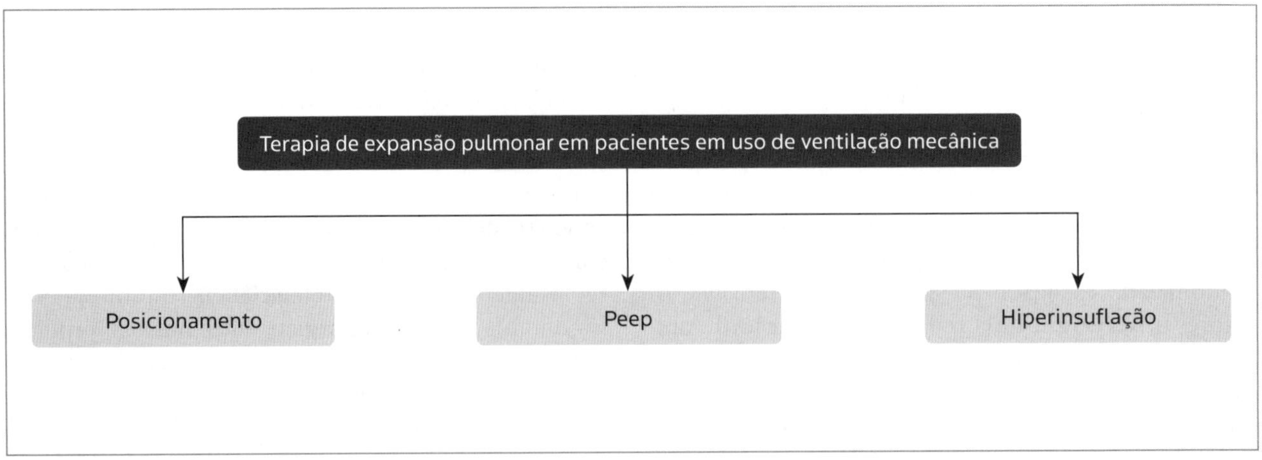

FIGURA 4 Fluxograma das técnicas e recursos para expansão pulmonar no paciente crítico em ventilação mecânica.
Peep: pressão positiva expiratória final.
Fonte: adaptada de França et al.[8]

te da ação da gravidade, fazendo com que regiões do pulmão não dependentes (regiões que "não repousam" sobre nenhuma estrutura) gerem pressões pleurais mais negativas, aumentando a pressão transpulmonar e, com isso, sua expansão passiva.

Observação: nesse contexto, regiões pulmonares colapsadas devem ser posicionadas de forma não dependente da gravidade, pois serão passivamente expandidas.

Posição prona

Comumente empregada em pacientes com síndrome da angústia respiratória aguda (Sara), a posição prona durante a VM tem sido alvo de discussões científicas nos últimos anos. Acredita-se que o posicionamento do paciente de forma ventral favoreça a troca gasosa devido ao recrutamento alveolar e vascular de áreas que até então se encontravam dependentes da gravidade em posição supina, além da melhor distribuição do VC.[38,39]

Apesar de diversos estudos apontarem para seus efeitos benéficos, a revisão de Bloomfield et al.[40] não apresentou evidências confiáveis de seus benefícios ou malefícios. Dessa maneira, cabe ao fisioterapeuta e à equipe multiprofissional a avaliação prévia e individualizada do paciente durante a posição prona, e suas comparações com a posição supina, no que concerne às áreas de colapso, índice de oxigenação, dentre outros parâmetros vitais.

PEEP

A aplicação de pressão positiva ao final da fase expiratória favorece a melhora da relação ventilação/perfusão, uma vez que a Peep promove a abertura de regiões colapsadas e o aumento da CRF, prevenindo assim a formação de novas áreas de atelectasia. Além disso, é possível observar melhora das trocas gasosas em função do aumento da pressão no interior dos alvéolos, que, regida pela lei de Henry, auxilia na solubilidade do gás e na reversão do quadro hipoxêmico.[8,41-43]

Durante a utilização da terapia de expansão pulmonar, independentemente do modo ventilatório, o fisioterapeuta poderá incrementar a Peep, visando ao recrutamento alveolar, respeitando sempre o limite de pressão máximo no interior das vias aéreas ($\approx$ 30 cmH_2O) e observando a ocorrência de efeitos adversos hemodinâmicos, que podem ser favoráveis ou não, a depender da clínica do paciente.

HIPERINSUFLAÇÃO MECÂNICA

Consiste na insuflação pulmonar mecânica durante a fase inspiratória do ciclo respiratório, promovendo a expansão das regiões pulmonares colapsadas, como resultado da distribuição do fluxo aéreo e/ou da influência pressórica entre comunicações colaterais das unidades alveolares (poros de Kohn, canais de Martin e Lambert), por meio do estiramento dos septos alveolares interdependentes e por renovação do surfactante alveolar.

A insuflação mecânica promoverá aumento da pressão transpulmonar a partir do ajuste incremental do VC quando o paciente estiver ventilando em modalidade volumétrica, ou por meio do incremento da pressão inspiratória, quando este permanecer em modalidade pressórica. Independentemente da modalidade escolhida, os efeitos da insuflação mecânica serão potencializados pelos benefícios da aplicação da Peep, como visto anteriormente.

A hiperinsuflação promovida pelo aumento do VC deverá levar em conta o volume prévio no qual o paciente se encontra (calculado a partir do peso ideal), sendo adicionado durante a manobra de hiperinsuflação pulmonar o valor equivalente a metade desse volume, limitando a pressão de via aérea em $\approx$ 40 cmH_2O.

Observação: a utilização de volumes pulmonares demasiadamente elevados, ou a repetição dessa estratégia terapêutica sem a utilização de um protocolo adequado, poderão promover a distensão dos alvéolos, com aumento da permeabilidade alveolocapilar e de edema pulmonar, além de recrutamento de neutrófilos para o pulmão, que convergirão para processo inflamatório e possivelmente fibrótico, estabelecendo-se assim a lesão pulmonar induzida por altos volumes pulmonares.[44]

Outra manobra comumente utilizada em pacientes críticos com via aérea artificial, a **hiperinsuflação manual** caracteriza-se pela desconexão do paciente ao ventilador, seguida por insuflação por meio de ressuscitador manual. Essa manobra consiste na aplicação de volumes aéreos maiores que os basais instituídos durante a VM, com fluxo inspiratório lento e profundo, seguida por pausa inspiratória e expiração com fluxo elevado.[45]

Apesar dos efeitos benéficos em curto prazo da hiperinsuflação manual, como o aumento da complacência pulmonar, a oxigenação e a depuração de secreções, desconectar o paciente do ventilador promoverá a descompressão gerada pela Peep, provocando, em última instância, o desrecrutamento alveolar (perda da estabilidade das paredes alveolares).[46]

REFERÊNCIAS BIBLIOGRÁFICAS

1. Ray JF, Yost L, Moallem S, Sanoudos GM, Villamena P, Paredes RM, Clauss RH. Immobility, hypoxemia, and pulmonary arteriovenous shunting. Arch Surg. 1974;109:537-41.
2. Desai SV, Law TJ, Needham DM. Long-term complications of critical care. Critical Care Med. 2011;39:371-9.

3. Steenbergen S, Rijkenberg S, Adonis T, Kroeze G, van Stijn I, Endeman H. Long-term treated intensive care patients outcomes: the one-year mortality rate, quality of life, health care use and long-term complications as reported by general practitioners. BMC Anesthesiol. 2015;15:142.
4. Marini JJ. Acute lobar atelectasis. Chest. 2019;155:1949-58.
5. West JB. Fisiologia respiratória: princípios básicos. 9.ed. Porto Alegre: Artmed; 2013.
6. Levitzky MG. Fisiologia pulmonar. 8.ed. Barueri: Manole; 2016.
7. Azeredo CAC. Fisioterapia respiratória no hospital geral. São Paulo: Manole; 2000.
8. França EET, Ferrari F, Fernandes P, Cavalcanti R, Duarte A, Martinez BP, et al. Fisioterapia em pacientes críticos adultos: recomendações do Departamento de Fisioterapia da Associação de Medicina Intensiva Brasileira. Rev Bras Ter Intensiva. 2012;24:6-22.
9. Sarmento GJV. Fisioterapia respiratória no paciente crítico: rotinas clínicas. 4.ed. Barueri: Manole; 2016.
10. Gosselink R, Bott J, Johnson M, Dean E, Nava S, Norrenberg M, et al. Physiotherapy for adult patients with critical illness: recommendations of the European Respiratory Society and European Society of Intensive Care Medicine Task Force on Physiotherapy for Critically Ill Patients. Intens Care Med. 2008;34:1188-99.
11. Truong AD, Fan E, Brower RG, Needham DM. Bench-to-bedside review: mobilizing patients in the intensive care unit from pathophysiology to clinical trials. Crit Care Clin. 2009;13:216.
12. Hashem MD, Nelliot A, Needham DM. Early mobilization and rehabilitation in the ICU: moving back to the future. Respir Care. 2016;61:971-9.
13. van der Schans CP, Jong W, Kort E, Wijkstra PJ. Mouth pressures during pursed lip breathing. Physiother Theory Pract. 1995;11:29-34.
14. Gosselink PT. Controlled breathing and dyspnea in patients with chronic obstructive pulmonary disease (COPD). Journ Rehab Researc Develop. 2003;40:25-34.
15. Mendes LP, Moraes KS, Hoffman M, Vieira DS, Ribeiro-Samora GA, Lage SM, et al. Effects of diaphragmatic breathing with and without pursed-lips breathing in subjects with COPD. Respiratory Care. 2019;64:136-44.
16. Wang YQ, Liu X, Jia Y, Xie J. Impact of breathing exercises in subjects with lung cancer undergoing surgical resection: a systematic review and meta-analysis. J Clin Nurs. 2018;28:717-32.
17. Mendes LPS, Teixeira LS, Cruz LJ, Vieira DSR, Parreira VF. Sustained maximal inspiration has similar effects compared to incentive spirometers. Respir Physiol Neurobiol. 2019; 261:67-74.
18. Feltrim MIZ, Nozawa E. Técnicas fisioterapêuticas de expansão pulmonar. Profisio – Programa de Atualização em Fisioterapia Cardiovascular e Respiratória: Ciclo 2. Organizado pela Associação Brasileira de Fisioterapia Cardiorrespiratória e Fisioterapia Intensiva. Porto Alegre: Artmed; 2015. p.1-18.
19. Bartlett RH, Gazzaniga AB, Geraghty TR. Respiratory maneuvers to prevent postoperative pulmonary complications. JAMA. 1973; 224:1017-21.
20. Adam EME, Ashley LS, Valentin A, Corey EV, Jack AE, Alan HD, et al. Clinical effectiveness of incentive spirometry for the prevention of postoperative pulmonary complications. Respir Care. 2018 Mar;63(3):347-52.
21. Nascimento Junior P, Módolo NSP, Andrade S, Guimarães MMF, Braz LG, El Dib R. Incentive spirometry for prevention of postoperative pulmonary complications in upper abdominal surgery (review). Cochrane Database Syst Rev. 2014.
22. Rodrigues Machado MG. Bases da fisioterapia respiratória: terapia intensiva e reabilitação. 2.ed. Rio de Janeiro: Guanabara Koogan; 2018.
23. Motley H, Cournand A, Richards D. Observations of the clinical use of intermittent positive pressure. J Aviat Med. 1947;18:417.
24. Sarmento A, de Andrade AF, Lima IN, Aliverti A, Fregonezi GAF, Resqueti VR. Air stacking: a detailed look into physiological acute effects on cough peak flow and chest wall volumes of healthy subjects. Resp Care. 2017;62:432-43.
25. Brito MG, Moreira GA, Pradella-Halliman M, Tufik S. Empilhamento de ar e compressão torácica aumentam pico de fluxo da tosse em pacientes com distrofia muscular de Duchenne. J Bras Pneumol. 2009;35:973-9.
26. Elkins MR, Jones A, van der Schans. Positive expiratory pressure physiotherapy for airway clearance in people with cystic fibrosis. Cochrane Database of Syst Rev. 2006;19.
27. Myers TR. Positive expiratory pressure and oscillatory positive expiratory pressure therapies. Resp Care. 2007;52:1308-26.
28. Reychler G, Rodriguez VU, Hickmann CE, Tombal B, Laterre P-F, Feyaerts A, et al. Incentive spirometry and positive expiratory pressure improve ventilation and recruitment in postoperative recovery: a randomized crossover study. Physiother Theory Pract. 2018;27:1-7.
29. Diretrizes brasileiras de ventilação mecânica: tema 1. 2013; p.4-8.
30. Pelosi P, Jaber S. Noninvasive respiratory support in the perioperative period. Curr Op Anesthesiol. 2010;23:233-8.
31. Maa SH, Hung TJ, Hsu KH, et al. Manual hyperinflation improves alveolar recruitment in difficult to wean patients. Chest. 2005; 128: 2714-2721.
32. Al Jaaly A, Fiorentino F, Reeves BC, Ind PW, Angelini GD, Kemp S, et al. Effect of adding postoperative noninvasive ventilation to usual care to prevent pulmonary complications in patients undergoing coronary artery by-pass grafting: a randomized controlled trial. T Thorac Cardiovasc Surg. 2013.
33. Pieczkoski SM, Margarites AGF, Sbruzzi G. Noninvasive ventilation after cardiac surgery. Braz J Cardiovasc Surg. 2017.
34. Torres MFS, Porfirio GJM, Carvalho APV, Riera R. Non-invasive positive pressure ventilation for prevention of complications after pulmonary resection in lung cancer patients. Cochrane Database Syst Rev. 2019;3.
35. Pham T, Brochard LJ, Slutsky AS. Mechanical ventilation: state of the art. Mayo Clin Proc. 2017;92:1382-400.
36. Araujo CRS, Nascimento IMA, Ribeiro LC. Terapia de expansão pulmonar em pacientes sob assistência ventilatória mecânica. Profisio – Fisioterapia Terapia Intensiva Adulto: Ciclo 9. Organizado pela Associação Brasileira de Fisioterapia Cardiorrespiratória e Fisioterapia Intensiva. Porto Alegre: Artmed; 2015. p.1-10.
37. Chelluri L, Im KA, Belle SH, Schulz R, Rotondi AJ, Donahoe MP, et al. Long-term mortality and quality of life after prolonged mechanical ventilation. Crit Care Med. 2004;32:61-9.
38. Gattinoni L, Tognoni G, Pesenti A, Taccone P, Mascheroni D, Labarta V, et al. Effect of prone positioning on the survival of patients with acute respiratory failure. New Engl J Med. 2001;345:568-73.
39. Guerin C, Gaillard S, Lemasson S, Ayzac L, Girard R, Beuret P, et al. Effects of systematic prone positioning in hypoxemic acute respiratory failure: a randomized controlled trial. JAMA. 2004;292:2379-87.
40. Bloomfield R, Noble DW, Sudlow A. Prone position for acute respiratory failure in adults. Cochrane Database Syst Rev. 2015; p.11.
41. Rossi A, Santos C, Roca J, Torres A, Félez MA, Rodriguez-Roisin R. Effects of Peep on VA/Q mismatching in ventilated patients with chronic airflow obstruction. Am J Respir Crit Care. 1994;149:1077-84.
42. Peruzzi W. The current status of Peep. Resp Care. 1996;41:273-9.

43. Wiesen J, Ornstein M, Tonelli AR, Menon V, Ashton RW. State of the evidence: mechanical ventilation with Peep in patients with cardiogenic shock. Heart. 2013;99:1812-7.
44. Slutsky AS, Ranieri VM. Ventilator-induced lung injury. New England Journ Med. 2013;369:2126-36.
45. Maa SH, Hung TJ, Hsu KH, Hsieh Y-I, Wang K-Y, Wang C-H, et al. Manual hyperinflation improves alveolar recruitment in difficult to wean patients. Chest. 2005;128:2714-21.
46. Paulus F, Binnekade JM, Vroom MB, Schultz MJ. Benefits and risks of manual hyperinflation in intubated and mechanically ventilated intensive care unit patients: a systematic review. Crit Care. 2012;16.

LEITURA COMPLEMENTAR

Azeredo CAC. Fisioterapia respiratória. Rio de Janeiro: Panamed Suam; 1984. p.184-94.

Cuello AF, Muhr EM, Moreno DR, Masciantonio L, Luque L, Cuello GA, et al. Técnicas para incrementar la función muscular respiratoria. Kinesiologia Cient. 1986;1:21-9.

Cuello GA, Masciantonio L, Cuello AF, et al. Patrones respiratorios en distintas afecciones. Corde. 1982;3:48-60.

Denehy L, Berney S. The use of positive pressure devices by physiotherapists. Eur Respir. 2001;17:821-9.

Denehy L. The use of manual hyperinflation in airway clearance. Eur Resp. 1999;14:958-65.

Fagevik Olsén M, Lannerfors L, Westerdahl E. Positive expiratory pressure: common clinical applications and physiological effects. Resp Med. 2015;15:297-307.

Feltrim MIZ. Análise da configuração toracoabdominal e do volume corrente durante a realização de exercícios respiratórios em indivíduos sadios [tese]. São Paulo: Universidade Federal de São Paulo; 1999.

Fixley M, Roussos CS, Murphy R, Martin RR, Engel LA. Flow dependence of gas distribution and the pattern of inspiratory muscle contraction. Journ App Physiol. 1978;45:733-41.

Ireland CJ, Chapman TM, Mathew SF, Herbison GP, Zacharias M. Continuous positive airway pressure (CPAP) during the postoperative period for prevention of postoperative morbidity and mortality following major abdominal surgery. Cochrane Database Syst Rev. 2014;1.

Kumar AS, Alaparthi GK, Augustine AJ, Pazhyaottayil ZC, Ramakrishna A, Krishnakumar SK. Comparison of flow and volume incentive spirometry on pulmonary function and exercise tolerance in open abdominal surgery: a randomized clinical trial. J Clin Diagn Res. 2016;10:1-6.

Lunardi AC, Porras DC, Barbosa RC, Paisani DM, Silva CCBM,-Tanaka C, et al. Effect of volume-oriented versus flow-oriented incentive spirometry on chest wall volumes, inspiratory muscle activity, and thoracoabdominal synchrony in the elderly. Resp Care. 2014;59:420-6.

Paisani DM, Lunardi AC, da Silva CCBM, Porras DC, Tanaka C, Carvalho CRF. Volume rather than flow incentive spirometry is effective in improving chest wall expansion and abdominal displacement using optoelectronic plethysmography. Resp Care. 2013;58:971-8.

Raman V, Ofoche OG, Chentorychi DJ, Erkmen CP. Cadaveric validation of porcine model suggests noninvasive positive pressure ventilation may be safe following esophagectomy. Ann Transl Med. 2015;3:327.

Reychler G, Uribe Rodriguez V, Hickmann CE, et al. Incentive spirometry and positive expiratory pressure improve ventilation and recruitment in postoperative recovery: A randomized crossover study. Physiother Theory Pract. 2018; 27:1-7.

Romanini W, Muller AP, Carvalho KAT, Olandoski M, Faria-Neto JR, Mendes FL, et al. Os efeitos da pressão positiva intermitente e do incentivador respiratório no pós-operatório de revascularização miocárdica. Arq Bras Cardiol. 2007;89:105-110.

Roussos CS, Fixley M, Genest J, Cosio M, Martin RR, Engel LA. Voluntary factors influencing the distribution of inspired gas. Am Rev Respir Dis. 1977;116:457-67.

4

Avaliação e diagnóstico fisioterapêuticos na unidade de terapia intensiva

Bruno Prata Martinez
Fernando Mauro Muniz Ferreira

INTRODUÇÃO

No Brasil, o ato fisioterapêutico tem referência e descrição no Referencial Brasileiro de Procedimentos Fisioterapêuticos (RBPF). No âmbito das unidades de terapia intensiva (UTI), apresenta especificidades de um processo cíclico e mutável, no qual, com base na observação semiológica temporal, desenvolvida no processo avaliativo de consulta e reconsultas (ou interconsultas?), estabelecem-se as hipóteses dos diagnósticos fisioterapêuticos. Assim, os exames funcionais, as intervenções ou outras prescrições fisioterapêuticas também se modificam conforme as variações diagnósticas.

Nesse contexto há também os procedimentos fisioterapêuticos de "gestão de pessoas e serviços" e de "regime de plantão", necessários para o bom desempenho dos processos de trabalho e para a vigilância contínua das variações semiológicas de função e/ou estrutura do corpo, respectivamente, conforme descrito na Resolução n. 561/2022 do Conselho Federal de Fisioterapia e Terapia Ocupacional (Coffito).

A assistência fisioterapêutica nas UTI é dividida em algumas etapas, que iniciam na consulta fisioterapêutica e culminam com a definição e aplicação das intervenções fisioterapêuticas, bem como com a reavaliação das respostas às terapêuticas propostas.

As etapas desse processo assistencial compreendem a avaliação e construção do diagnóstico fisioterapêutico, a definição dos objetivos e das intervenções propostas, além da avaliação das respostas às intervenções.

Em pacientes críticos, o fisioterapeuta exerce papel fundamental para minimizar e/ou tratar alterações cinético-funcionais, conforme regulamenta a Resolução n. 402/2011 sobre a especialidade profissional fisioterapia em terapia intensiva, publicada pelo Coffito.

AVALIAÇÃO FISIOTERAPÊUTICA

Compreende todo o processo de coleta e registro das informações relativas ao usuário de saúde e inerentes ao objeto de estudo do fisioterapeuta, realizados na consulta fisioterapêutica. A avaliação é composta por anamnese, exame físico-funcional, exames complementares e outros exames conforme a necessidade.

Sabendo que o movimento humano é o objeto principal de estudo do fisioterapeuta, é válido defini-lo sob o olhar do conceito de funcionalidade. O movimento humano compreende a integração das funções e estruturas do corpo para a realização da atividade de forma ativa. Exemplo: para realizar a atividade de deambular, é necessária a integração de várias funções, como a cardiovascular, a respiratória, a neurocentral, a neuroperiférica e a musculoesquelética.

A capacidade de realizar a atividade tem relação com maior participação social, destacando-se a participação social no trabalho e/ou no lazer. O indivíduo pode ser capaz de ter participação social independentemente de sua capacidade de realizar a atividade, já que os fatores ambientais e pessoais podem auxiliar nesse processo. Exemplo: o paciente apresenta total dependência para se deslocar em uma cadeira de rodas, em decorrência de um quadro de tetraplegia após um trauma raquimedular com lesão total, mas pode ter participação no lazer por meio da realização passiva da ida até a praia e da realização de banho de mar, com a ajuda da família e de dispositivos como cadeira de rodas adaptada e órteses, por exemplo.

Especificamente no ambiente de terapia intensiva, a internação ocorre por motivos primariamente médicos, como descompensação de alguma doença e/ou necessidade de estabilização/monitorização de alguma condição de saúde que expõe o paciente a riscos. Nesse sentido, o fisioterapeuta realiza a avaliação de alguns sistemas orgânicos de maneira mais frequente, como os sistemas neurocentral, neuroperiférico, cardiovascular, respiratório e musculoesquelético, além das atividades de transferência e/ou locomoção e da participação social.

Os três objetivos fundamentais da avaliação fisioterapêutica são:

1. Identificar uma alteração do estado de saúde ou um risco de alteração do estado de saúde, a partir do diagnóstico fisioterapêutico.
2. Auxiliar na definição dos objetivos fisioterapêuticos.
3. Quantificar as respostas às intervenções fisioterapêuticas.

Ao realizar a avaliação de um sistema, é necessário saber o que ele se propõe a ter como ação principal, bem como quais são as variáveis que a compõem. Exemplo: o sistema respiratório sob olhar do fisioterapeuta compreende o deslocamento de ar do ambiente para dentro do sistema respiratório, para que haja troca gasosa e suprimento das necessidades e/ou demandas energéticas do organismo. As principais variáveis que compõem essa ação do sistema respiratório são força muscular respiratória, resistência das vias aéreas e elastância de pulmão-caixa torácica, volume pulmonar, oxigenação e desconforto respiratório.

Em 2022, um grupo de trabalho do Coffito construiu uma Classificação Brasileira de Diagnóstico Fisioterapêutico, com base em algumas variáveis da Classificação Internacional de Funcionalidade, Incapacidade e Saúde (CIF). O acesso é gratuito no *link* https://cbdf.coffito.gov.br.

A seguir serão enfatizados os principais sistemas avaliados em pacientes críticos, além das atividades e da participação.

SISTEMA NEUROCENTRAL

Esse sistema compreende o controle central de todo movimento humano, sendo fundamental a avaliação das variáveis tônus muscular, funções mentais, controle de movimento e força muscular, além do segmento acometido. Ao analisar a função mental, é possível definir se as intervenções terão ajuda do usuário de saúde ou não.

O Quadro 1 apresenta alguns possíveis instrumentos a serem utilizados para avaliar as variáveis descritas.

QUADRO 1 Variáveis e instrumentos para avaliação

Variáveis	Instrumentos usados para avaliação
Tônus muscular	Avaliação física do tônus muscular para identificar hipotonia, eutonia, hipertonia (elástica ou plástica), tônus flutuante.
Funções mentais	▪ Estado de consciência: Escala de Coma de Glasgow, Escala de Sedação/Agitação de Rass. ▪ Cognição: Miniexame do Estado Mental (Meem).
Controle do movimento	Equilíbrio: Escala de Equilíbrio de Berg.
Força muscular	Teste de força muscular manual, força de preensão palmar.

Rass: *Richmond Agitation Sedation Scale.*

SISTEMA CARDIOVASCULAR

Esse sistema compreende a reserva de energia provida pelo sistema cardiovascular, que envolve a relação entre oferta e consumo de oxigênio, sendo fundamental a avaliação da capacidade aeróbica, das funções dos vasos, da fatigabilidade, da frequência cardíaca (FC), além da identificação da presença ou não de alteração de estrutura. Quando o paciente se encontra em um metabolismo aeróbico (oferta de oxigênio maior que o consumo de oxigênio), existe uma liberação para a realização de exercícios sob o olhar para esse componente. Diferentemente, quando o corpo se encontra em um metabolismo anaeróbico (oferta de oxigênio menor que o consumo de oxigênio), existe uma necessidade de evitar exercícios, já que eles acentuarão essa anaerobiose, podendo levar o paciente à fadiga.

Os principais e mais acessíveis instrumentos de avaliação para esse sistema são pressão arterial (PA), FC, saturação periférica de oxigênio (SpO_2) e Escala de Percepção de Esforço de Borg. O Quadro 2 apresenta alguns possíveis instrumentos a serem utilizados para avaliar as variáveis descritas.

SISTEMA RESPIRATÓRIO

Esse sistema também compreende a reserva de energia, só que provida pelo sistema respiratório, sendo fundamental a avaliação da oxigenação, desconforto respiratório, volume de expansão pulmonar e força muscular respiratória, além da identificação do *status* funcional/estrutural.

Os principais instrumentos de avaliação para esse sistema são inspeção do padrão muscular ventilatório, SpO_2, ausculta respiratória, capacidade de tosse e mensurações para situações específicas (força muscular respiratória, complacência estática do sistema respiratório, resistência do sistema respiratório, capacidade vital, pico de fluxo de tosse e aeração pulmonar).

O Quadro 3 apresenta alguns possíveis instrumentos a serem utilizados para avaliar as variáveis descritas.

SISTEMA NEUROPERIFÉRICO

Esse sistema compreende a comunicação dos estímulos externos e internos para o sistema nervoso central, sendo fundamental a avaliação das variáveis tônus

QUADRO 2 Variáveis e instrumentos e formas para avaliação

Variáveis	Instrumentos e formas para avaliação
***Status* estrutural**	Exames complementares e/ou diagnósticos médicos que confirmem a alteração de estrutura.
Capacidade aeróbica	Testes de caminhada de 6 minutos ou avaliação da capacidade de o indivíduo realizar algumas tarefas com ou sem drogas vasoativas.
Funções dos vasos	Índice tornozelo-braço (ITB) ou classificações como a de Fontaine ou a de Rutherford.
Fatigabilidade	▪ Quantificação da fadiga por uma escala analógica de 0 a 10, por exemplo, sendo 0 sem fadiga e 10 a pior fadiga possível. ▪ Escala de Dispneia do Medical Research Council (MRC), com seus graus de 1 (dispneia apenas durante atividades físicas intensas) a 5 (dispneia mesmo em repouso).
Frequência cardíaca	Frequência cardíaca obtida por meio do monitor dos sinais vitais ou da oximetria de pulso.

QUADRO 3 Variáveis e instrumentos para avaliação

Variáveis	Instrumentos usados para avaliação
***Status* estrutural/ funcional**	Análise da história clínica e/ou funcional e/ou exames complementares.
Oxigenação	Oximetria de pulso e/ou hemogasometria arterial, sendo a SpO_2 o parâmetro mais prático e acessível e seus valores normais quando $SpO_2 > 96\%$.
Desconforto respiratório	Inspeção visual e/ou quantificação da dispneia por uma escala analógica de 0 a 10, por exemplo, sendo 0 sem desconforto e 10 o pior desconforto possível.
Volume de expansão pulmonar	▪ Capacidade vital, que compreende a soma dos valores de volume corrente, volume de reserva inspiratória e expiratória. Seu valor deve ser transformado em relação ao valor previsto, conforme a equação de referência a ser utilizada. ▪ Medidas de complacência estática do sistema respiratório e sua comparação com possíveis valores previstos. ▪ Mensuração da aeração pulmonar com a ultrassonografia pulmonar e sua quantificação com o LUS, por exemplo.
Força muscular respiratória	Mensurações de força muscular inspiratória (Pi máx) e expiratória (Pe máx) e sua comparação com os valores previstos.

SpO_2: saturação periférica de oxigênio; LUS: *lung ultrasound score*.

muscular, função autonômica, funções sensoriais e força muscular, além do segmento acometido.

O Quadro 4 apresenta alguns possíveis instrumentos a serem utilizados para avaliar as variáveis descritas.

SISTEMA MUSCULOESQUELÉTICO

Esse sistema compreende o processo de contração muscular e movimento articular, sendo fundamental a avaliação das variáveis dor, mobilidade articular e força muscular, além do segmento acometido e do *status* estrutural.

O Quadro 5 apresenta alguns possíveis instrumentos a serem utilizados para avaliar as variáveis descritas.

LIMITAÇÃO DE MOBILIDADE

Compreende a avaliação da capacidade de execução de tarefas. Para o fisioterapeuta na UTI, as principais são transferências no leito e fora do leito, manutenção de posturas e locomoção. Para avaliar essas tarefas é necessário que o paciente apresente estabilidade cardiorrespiratória, além de ausência de outras contraindicações clínicas.

QUADRO 4 Variáveis e instrumentos para avaliação

Variáveis	Instrumentos usados para avaliação
Tônus muscular	Avaliação física do tônus muscular para identificar hipotonia ou eutonia
Função autonômica	Avaliação autonômica
Força muscular	Teste de força muscular manual, força de preensão palmar
Funções sensoriais	Avaliação sensorial

QUADRO 5 Variáveis e instrumentos para avaliação

Variáveis	Instrumentos usados para avaliação
***Status* estrutural**	Exames complementares e/ou diagnósticos médicos que confirmem a alteração de estrutura.
Dor	Quantificação da dor por uma escala analógica de 0 a 10, por exemplo, sendo 0 sem dor e 10 o pior dor possível.
Mobilidade articular	Goniometria, com a análise dos graus de movimento articular e sua comparação com o valor de normalidade.
Força muscular	Teste de força muscular manual e força de preensão palmar.

O Quadro 6 apresenta possíveis instrumentos a serem utilizados para avaliar as variáveis descritas.

QUADRO 6 Variáveis e instrumentos para avaliação

Variáveis	Instrumentos usados para avaliação
Transferências	Escala de Estado Funcional em UTI (FSS-ICU); Escore de Perme; Escala de Mobilidade na UTI (EMU)
Manter posturas básicas	Escala de Estado Funcional em UTI (FSS-ICU)
Locomoção	Escala de Estado Funcional em UTI (FSS-ICU); Escore de Perme; teste de velocidade de marcha

RESTRIÇÃO À PARTICIPAÇÃO SOCIAL

É fundamental também a descrição do grau de restrição de participação social do indivíduo, tanto para o trabalho quanto para o lazer. Por isso, cabe ao fisioterapeuta checar o nível de mobilidade e de participação social prévio à internação, para compreender quem é seu paciente do ponto de vista social, uma informação muito relevante.

QUANTIFICAÇÃO DA AVALIAÇÃO E CONSTRUÇÃO DO DIAGNÓSTICO FISIOTERAPÊUTICO

Antes de realizar a avaliação fisioterapêutica, é preciso saber que tipo de diagnóstico deverá ser obtido. A depender do tipo de instrumento de avaliação utilizado, seu escore deverá ser transformado para compreensão segundo o grau de alteração que aquela variável representa.

A quantificação a ser utilizada no diagnóstico é de 0 a 4 a depender da variável a ser mensurada. O Quadro 7 apresenta os graus de alteração para os códigos 0 a 9.

QUADRO 7 Graus de alteração para os códigos

Código	Descrição	Nível de alteração
0	Sem problema	0-4% de problema e/ou alteração
1	Leve	5-24% de problema e/ou alteração
2	Moderado	25-49% de problema e/ou alteração
3	Grave	50-95% de problema e/ou alteração
4	Completo	96-100% de problema e/ou alteração
8	Não especificada	Aplicável, porém não realizado
9	Não aplicável	Não apresenta critérios de aplicabilidade/ elegibilidade

Para algumas variáveis será utilizada apenas a quantificação 0 ou 4, 8 e 9 (Quadro 8).

QUADRO 8 Quantificação 0 ou 4, 8 e 9

Código	Descrição	Nível de alteração
0	Sem problema	
4	Com problema	
8	Não especificada	Aplicável, porém não realizado
9	Não aplicável	Não apresenta critérios de aplicabilidade/elegibilidade

- Exemplo 1 para variáveis com quantificação categórica ordinal: o escore MRC para avaliação da força muscular periférica apresenta um escore mínimo de zero para ausência de força muscular e 60 para força muscular preservada. Caso o paciente apresente um MRC total de 20, isso significa que apresenta 20 pontos de força muscular de um total de 60 pontos, ou seja, 33,3% de força muscular. Como 100% é a força muscular normal, poderíamos afirmar que esse paciente apresenta 66,7% de alteração de força muscular.
- Exemplo 2 para variáveis com quantificação numérica: a força muscular respiratória inspiratória pode ser mensurada com o manovacuômetro analógico, com a medida de força muscular inspiratória (Pi máx). Caso o paciente apresente uma Pi máx de −30 cmH_2O durante a mensuração e seu valor previsto seja −100 cmH_2O, com base na equação prevista, poderíamos afirmar que apresenta 30% da Pi máx e 70% de alteração da Pi máx.

Caso clínico 1

Paciente internado na UTI por quadro de insuficiência respiratória aguda (IrpA) por pneumonia, que evoluiu para choque séptico (resolvido). O paciente era completamente independente funcional para transferências e locomoção, e trabalhava como policial. No momento encontra-se lúcido, PA 131 × 62 mmHg e FC 80 bpm, sem drogas vasoativas nem inotrópicas. Em ventilação espontânea com oxigênio a 3 L/min, SpO_2: 85%. Ausculta respiratória apresenta sons pulmonares de roncos difusos em ambos os hemitórax, com sinais de esforço muscular excessivo, queixa de dispneia e FC 32 ipm. Apresenta força muscular expiratória máxima (Pe máx) = +40 cmH_2O. Do ponto de vista de aparelho locomotor, apresenta força muscular grau 2 nos 12 grupos musculares do MRC, com um MRC total de 24. Apresenta amplitudes de movimento articular preservadas quando avaliadas de forma passiva e sem queixa de dor em membros. Em relação à mobilidade, avaliada pelo instrumento de avaliação funcional na UTI, apresenta escore 2 para transferências de deitado para sentado e 3 para manter-se na posição sentada. Descreva o diagnóstico fisioterapêutico desse paciente, bem como os objetivos fisioterapêuticos a curto e médio prazo:

Estes são os diagnósticos fisioterapêuticos encontrados:

- **CBDF:** D04.00.4.2.8.2 – Deficiência cinético-funcional respiratória – Obstrutiva de VAS e/ou VAIP – componente secretivo | Baixa oxigenação – repouso | Moderado desconforto respiratório – repouso | VEP: Não especificada | Moderada redução de força muscular respiratória (51-75% do previsto) – expiratória.
- **CBDF:** D03.00.0.0.4.2 – Deficiência cinético-funcional musculoesquelética – Sem lesão de estrutura | Nenhuma dor | Mobilidade articular completa | Completa redução de força | Afetando coluna e membros – Coluna, MMII e MMSS.
- **CBDF:** M01.01.3.3.9.4 – Mobilidade para transferências / Com deficiência cinético-funcional / Grave limitação de deitado para sentado / Grave limitação de sentado para ortostase / Ortostase para agachado e/ou ajoelhado: não especificada / Completa limitação de sentado para dispositivos móveis.
- **CBDF:** M02.01.4.4.4.4 – Mobilidade para manter-se em posições básicas / Com deficiência cinético-funcional / Com limitação para manter-se sentado com apoio – parcial / Com limitação para manter-se sentado sem apoio – parcial / Com limitação para manter-se em ortostase com apoio bipodal – parcial / Com limitação para manter-se em ortostase com apoio unipodal – total.
- CBDF P01.01.4.4.4.4 – Participação em atividades de trabalho / Com deficiência cinético-funcional / Com restrição para atividades repetitivas de MMSS – total / Com restrição para atividades repetitivas de MMII – total / Com restrição para permanecer agachado – total / Com restrição para permanecer ajoelhado – total.

Os objetivos escolhidos para esse paciente são:

- Promover a remoção da secreção das vias aéreas.
- Treinar o músculo expiratório para ganho de força muscular expiratória.
- Ganhar força muscular periférica.
- Melhorar a mobilidade para transferências no leito e fora dele.
- Quando possível, avaliar a capacidade de deambulação, para progredir essa variável também.

- Promover o retorno a sua participação social ao trabalho quando possível.

CONCLUSÃO

A avaliação fisioterapêutica é a parte inicial do processo assistencial do fisioterapeuta e deve ser estruturada com base nos sistemas que se deseja avaliar, bem como nas limitações de mobilidade e restrição à participação social. A escolha do instrumento a ser utilizado dependerá da disponibilidade no serviço, optando-se, caso seja possível, pelo de menor custo, menor desconforto ou eventos adversos para o paciente, mais prático e fácil de execução.

Após a avaliação, deverá ser feita a codificação do diagnóstico fisioterapêutico para posterior construção dos objetivos e escolha das intervenções a serem propostas.

BIBLIOGRAFIA

1. Conselho Federal de Fisioterapia e Terapia Ocupacional (Coffito). Resolução n. 555, de 28 de março de 2022. Institui a Classificação Brasileira de Diagnósticos Fisioterapêuticos – CBDF e dá outras providências. Diário Oficial da União, Brasília, DF, 5 out. 2022. Disponível em: https://www.coffito.gov.br/nsite/?p=21882. Acesso em: 10 jun. 2024.
2. Conselho Federal de Fisioterapia e Terapia Ocupacional (Coffito). Resolução n. 561, de 28 de março de 2022. Fixa e estabelece o Referencial Brasileiro de Procedimentos Fisioterapêuticos e dá outras providências. Diário Oficial da União, Brasília, DF, 5 out. 2022.
3. França EET, Ferrari F, Fernandes P, Cavalcanti R, Duarte A, Martinez BP, et al. Fisioterapia em pacientes críticos adultos: recomendações do Departamento de Fisioterapia da Associação de Medicina Intensiva Brasileira. Rev Bras Ter Intensiva. 2012;24(1):6-22.
4. Furlanetto KC, Correia NS, Mesquita R, Morita AA, Amaral DP, Mont'Alverne DGB, et al. Reference values for 7 different protocols of simple functional tests: a multicenter study. Arch Phys Med Rehabil. 2022 Jan;103(1):20-8.
5. Kawaguchi YMF, Nawa RK, Figueiredo TB, Martins L, Pires-Neto RC. Perme Intensive Care Unit Mobility Score e ICU Mobility Scale: tradução e adaptação cultural para a língua portuguesa falada no Brasil. J Bras Pneumol. 2016;42(6):429-34.
6. Martinez BP. Diagnóstico fisioterapêutico na unidade de terapia intensiva. In: Associação Brasileira de Fisioterapia Cardiorrespiratória e Fisioterapia em Terapia Intensiva; Martins JA, Andrade FMD, Dias CM (orgs.). Profisio – Programa de Atualização em Fisioterapia em Terapia Intensiva Adulto: ciclo 5. Porto Alegre: Artmed Panamericana; 2014. p.9-35 (Sistema de Educação Continuada a Distância, v.1).
7. Parry SM, Granger CL, Berney S, et al. Assessment of impairment and activity limitations in the critically ill: a systematic review of measurement instruments and their clinimetric properties. Intensive Care Med. 2015 May;41(5):744-62.
8. Silva VZ, Araújo JA Neto, Cipriano G Jr, Pinedo M, Needham DM, Zanni JM, et al. Brazilian version of the Functional Status Score for the ICU: translation and cross-cultural adaptation. Rev Bras Ter Intensiva. 2017;29(1):34-8.
9. Stacy F, Lusardi M. White paper: "Walking speed: the sixth vital sign". J Geriatr Phys Ther. 2009;32(2):46-9.
10. World Health Organization (WHO). International classification of functioning, disability and health. Geneva: WHO; 2001.

5

Exames por imagem na unidade de terapia intensiva

Saulo Carvalho
Ângelo Vasconcelos

RADIOGRAFIA DE TÓRAX

Introdução

O exame de imagem mais comum atualmente é a radiografia de tórax, principalmente devido a seu baixo custo, à possibilidade de ser realizado à beira-leito e à grande disponibilidade nos sistemas hospitalares, seja de grandes centros, periferias ou até mesmo intra-hospitalar (podendo ser realizada tanto no nível ambulatorial como em unidades de terapia intensiva - UTI). Contudo, por ser um exame bidimensional de estruturas tridimensionais, gera uma desvantagem na formação de imagens, principalmente pelo processo de sobreposição de estruturas na imagem, algo que não ocorre em métodos de captação de imagens seccionais (p. ex., tomografia computadorizada - TC).[1]

Segundo o modelo integrativo de funcionalidade e incapacidade da Classificação Internacional de Funcionalidade (CIF), uma das categorias a serem observadas pelos profissionais em saúde, em especial o fisioterapeuta, é a estrutura corporal. Logo, quando se fala de estrutura pulmonar avaliada durante a integração de fatores determinantes para uma visão funcional do indivíduo, a radiografia de tórax pode ser utilizada para esse fim pelo profissional fisioterapeuta.[2]

Sua interpretação é primordial para encontrar alterações torácicas e no campo pleuropulmonar, favorecendo tanto o diagnóstico nosológico quanto o diagnóstico cinético funcional. No entanto, para obter sucesso nessa interpretação, é imprescindível uma sistematização da avaliação da imagem, respeitando a semiologia e a terminologia radiológica, além de primariamente identificar se a técnica utilizada é adequada e se não há artefatos que possam prejudicar o escrutínio do examinador.

Indicações

Entre as principais indicações para a realização de radiografia torácica em pacientes internados em unidades hospitalares estão:[3]

- Confirmação de localização e posicionamento de dispositivos invasivos: tubo endotraqueal (TET), acesso vascular central, drenos torácicos e/ou mediastinais, tubos de alimentação.
- Complemento para diagnóstico clínico de doenças parenquimatosas.
- Avaliação de doenças pleurais: derrame pleural e pneumotórax.
- Monitorização de doenças crônicas pulmonares.
- Avaliação do mediastino de forma geral.
- Apoio a confirmação diagnóstica da síndrome do desconforto respiratório agudo (SDRA).
- Identificação de lesão pulmonar maligna primária ou secundária.

SISTEMATIZAÇÃO DA AVALIAÇÃO DA RADIOGRAFIA DE TÓRAX SIMPLES

A orientação para que seja realizada uma avaliação de radiografia torácica de maneira padronizada e sistematizada é iniciar a análise de fora para dentro, da periferia para o centro, distal para proximal, nesta sequência:[4]

1. Partes moles: mamas, região cervical, supraescapular, tecido subcutâneo e abdome superior.
2. Ossos: coluna, clavículas, costelas, ombros e esterno.
3. Coração: morfologia e dimensões.

4. Aorta e artérias pulmonares: verificação de anomalias congênitas e de aneurismas.
5. Mediastino: alargamentos, pneumomediastino e massas.
6. Hilos: estudo comparativo da morfologia e das dimensões.
7. Parênquima pulmonar: nódulos, massas, consolidações e cavidades.
8. Pleura: espessamentos, pneumotórax e derrame pleural.
9. Diafragma: altura, morfologia e estudo comparativo.
10. Seios costofrênicos: verificar se estão livres; em casos duvidosos, realizar decúbito lateral.

Incidências utilizadas na radiografia de tórax

A radiografia de tórax deve ser realizada, sempre que possível, com as incidências em posteroanterior (PA) e em perfil. Há outras incidências que são realizadas de maneira complementar ou em situações específicas:[5]

- Anteroposterior (AP).
- Decúbito lateral com raios horizontais (Laurell).
- Apicolordótica.
- Oblíquas.
- Expiração máxima.
- Com marcadores no tórax.

Incidência posteroanterior

Este é o protocolo padrão, e deve ser realizado sempre que possível, com o paciente em ortostase (de pé) e em inspiração profunda. Como os raios X são divergentes, para que as estruturas não sofram uma magnificação excessiva a distância mínima do paciente para a ampola (distância foco-objeto) deve ser de 1,5 m, sendo ideal a distância tecnicamente padronizada de 1,8 m (Figura 1).

Características padrão para inferir que a incidência é em PA numa radiografia torácica:[5,6]

- Presença de bolha gástrica em região epigástrica esquerda.
- Espinha da escápula direcionada obliquamente.
- Corpo da escápula fora do campo pleuropulmonar.

Incidência em perfil

A imagem em perfil pode ser obtida com o lado direito ou esquerdo junto ao detector, mais comumente o lado esquerdo, para reduzir a magnificação do coração (feixe de raios X penetra pela direita). Quanto mais próxima a estrutura do detector radiológico, menor a ampliação e deformação e melhor a nitidez (Figura 2).[7]

Incidência anteroposterior

A radiografia de tórax em AP é realizada quando o paciente está impossibilitado de realizar o exame em PA e em perfil, por exemplo, em crianças pequenas,

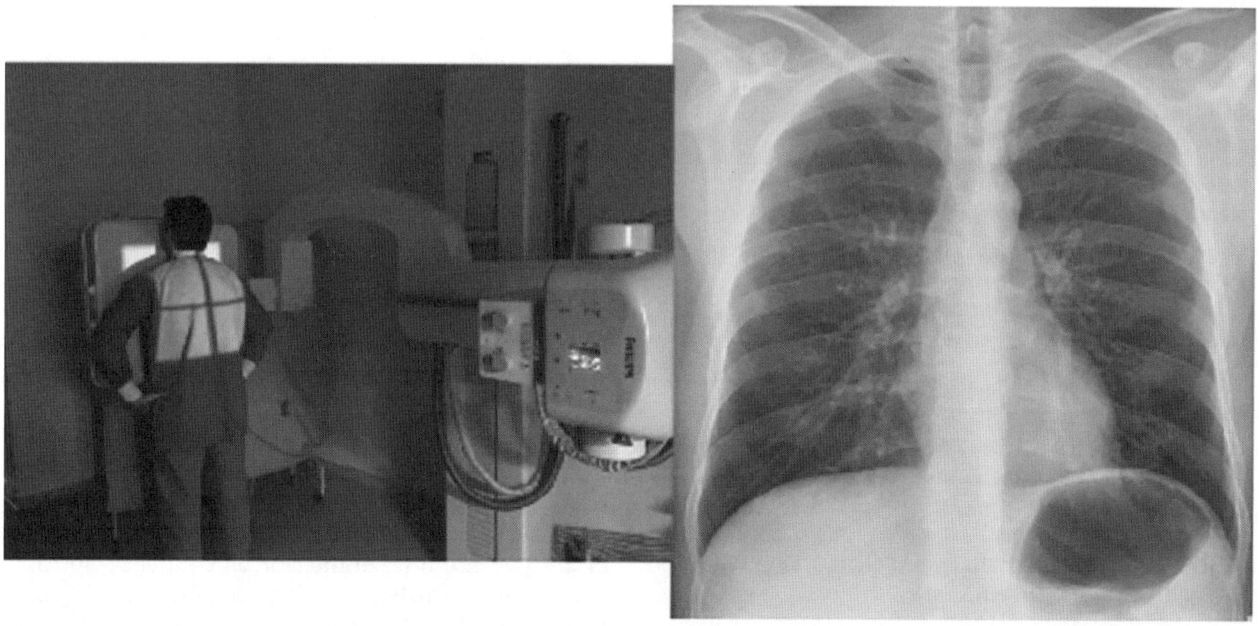

FIGURA 1 Posicionamento do paciente para realização de radiografia em posteroanterior do tórax e a respectiva imagem do exame.
Fonte: Wada et al.[7]

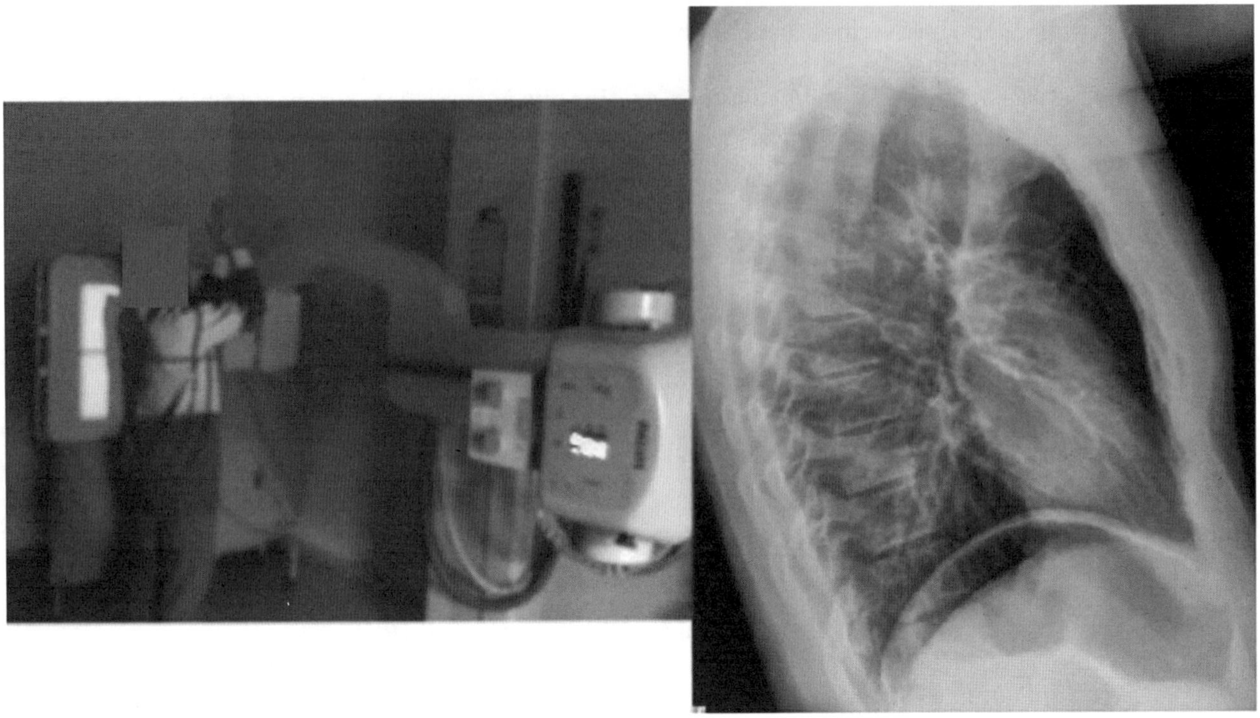

FIGURA 2 Posicionamento do paciente para realização da radiografia em perfil do tórax e a respectiva imagem do exame.
Fonte: Wada et al.[7]

pacientes no leito, em cadeira de rodas ou com dificuldades de mobilização. Pode ser realizada com o paciente sentado ou deitado, e o feixe de raios X penetra por via anterior, estando a região posterior do tórax em contato com o detector.

Como o coração está distante do filme, torna-se magnificado na imagem, dificultando a análise de sua dimensão e dos segmentos pulmonares como lobo médio e língula (Figura 3).[7]

QUADRO 1 Limitações da incidência em anteroposterior

Fatores associados a análise prejudicada no campo pleuropulmonar na incidência AP
Magnificação do coração, causando sobreposição sobre estruturas broncopulmonares
Maior deformidade e menor nitidez da imagem por causa da menor distância entre o canhão emissor e o paciente
Redução do volume pulmonar devido a região posterior em apoio na superfície, gerando menor expansão pulmonar

AP: anteroposterior.
Fonte: elaborado pelo autor.

Incidência em Laurell - decúbito lateral com raios horizontais

Essa incidência é indicada principalmente para auxiliar na identificação de derrame pleural e na diferenciação entre derrame e espessamento pleural. Deve ser realizada com o paciente deitado sobre o lado em que se suspeita haver doença pleural. Na presença de derrame pleural, observa-se que o líquido escorre junto ao gradil costal inferior, formando um nível líquido na imagem em decúbito lateral.[6]

A ampola de raios X é colocada horizontalmente, com o feixe incidindo anteriormente no corpo do paciente e o detector colocado junto à face posterior do tórax (Figura 4).[7]

Parâmetros técnicos

Os três principais parâmetros técnicos da radiografia de tórax avaliados na rotina do fisioterapeuta são:[5]

- Regime de dose de radiação (penetração do raio X).
- Inspiração correta.
- Alinhamento centralizado.

Regime de dose de radiação

Em uma radiografia torácica, seja nas incidências em PA ou AP, com dose adequada e boa penetração da radiação, é possível visualizar o corpo vertebral de T1 a T3, sendo o terço inferior da coluna sombreado pela estrutura cardíaca e do abdome superior. Quando conseguimos identificar todos os corpos vertebrais da coluna, isso significa que a radiografia está muito

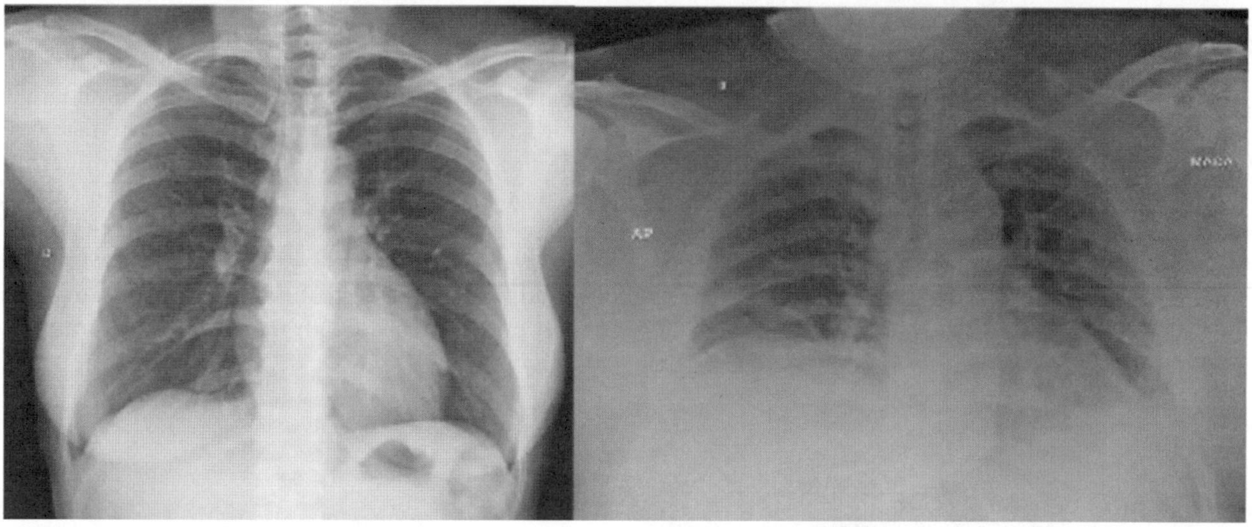

FIGURA 3 Radiografia do tórax em posteroanterior ortostático (esquerda) e em anteroposterior deitado (direita). Notar a diferença de qualidade das imagens: a imagem em PA permite melhor avaliação dos pulmões e estruturas mediastinais.

PA: posteroanterior.

Fonte: Wada et al.[7]

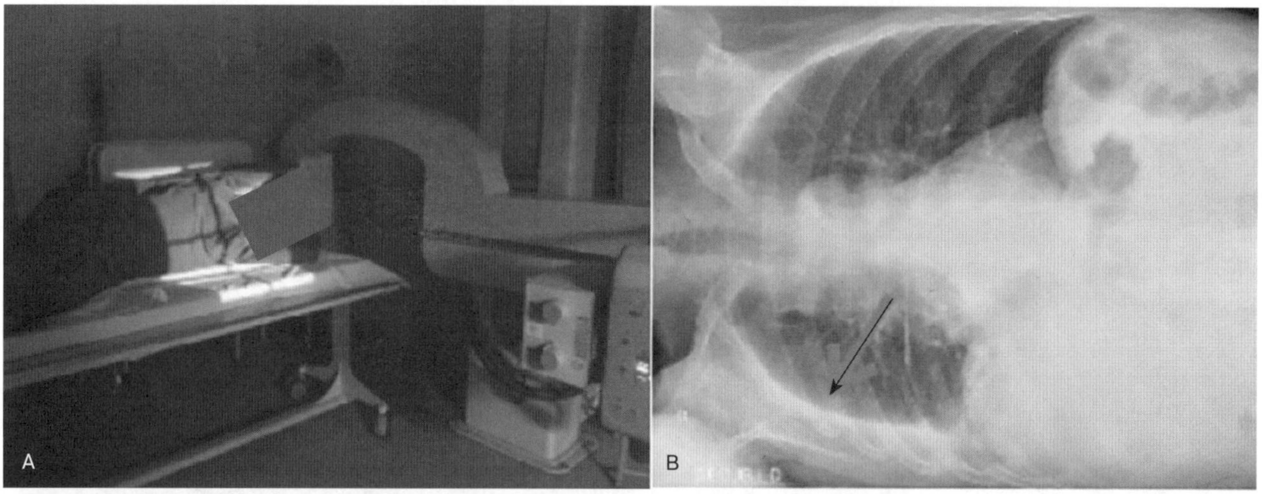

FIGURA 4 Posicionamento para o raio X Laurell (figura esquerda). Imagens em PA (A) e decúbito lateral direito com raios horizontais (B) de outro paciente, evidenciando a obliteração do seio costofrênico direito, com o derrame pleural mais bem evidenciado (escorreu junto ao gradil costal) no decúbito ipsilateral (seta).

Fonte: Wada et al.[7]

penetrada, com dose excessiva de radiação, enquanto, quando não se identifica nenhuma parte da coluna, define-se que o exame está pouco penetrado (baixa dose de radiação emitida) (Figura 5).

É importante que o fisioterapeuta sempre avalie a dose de radiação antes da interpretação do exame, uma vez que doses elevadas de radiação podem direcionar para falsos diagnósticos, como hipertransparência pulmonar, comum na DPOC, ou em casos de pneumotórax, ao passo que exames realizados com baixas doses de radiação podem levar a diagnósticos errôneos de doenças ou alterações com radiopacidade, comum em quadros de pneumonia e congestão pulmonar, como no edema pulmonar cardiogênico.[8]

Inspiração correta

Nos exames realizados com inspiração correta pode-se identificar de 9 a 11 arcos costais posteriores projetados sobre os campos pleuropulmonares. Uma radiografia com baixos volumes pulmonares pode dificultar a identificação e a caracterização de opacidades pulmonares, atelectasias, doença pleural ou mesmo indicar uma falsa cardiomegalia (Figura 6).[8]

Alinhamento centralizado

Em relação ao alinhamento do paciente, no exame centrado, as bordas mediais das clavículas têm a mesma distância para o centro da coluna dorsal, tendo como referência o processo espinhoso do corpo vertebral ao nível das clavículas na imagem (Figura 7).

A seguir serão sistematizadas e descritas as principais alterações de estruturas nos campos pleuropulmonares e seus achados característicos na radiografia de tórax, de maneira a auxiliar na prática do fisioterapeuta. Importante esse profissional conhecer a terminologia usada nos achados da radiografia do tórax e sua associação com repercussões de estrutura e função.

O raio X emitido pelo canhão terá sua passagem atenuada devido às estruturas que encontrará pela frente, mas de acordo com o tipo de estrutura pode

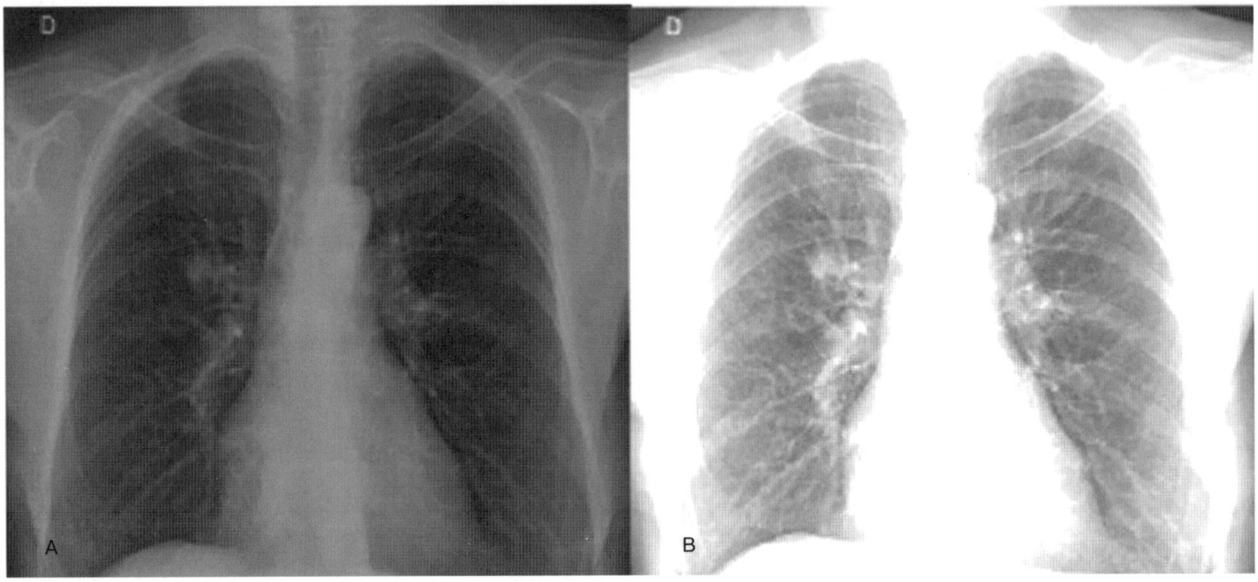

FIGURA 5 Exemplos de imagens obtidas com técnicas diferentes. A: imagem muito penetrada, escura. B: imagem pouco penetrada, com baixa dose de radiação.
Fonte: Wada et al.[7]

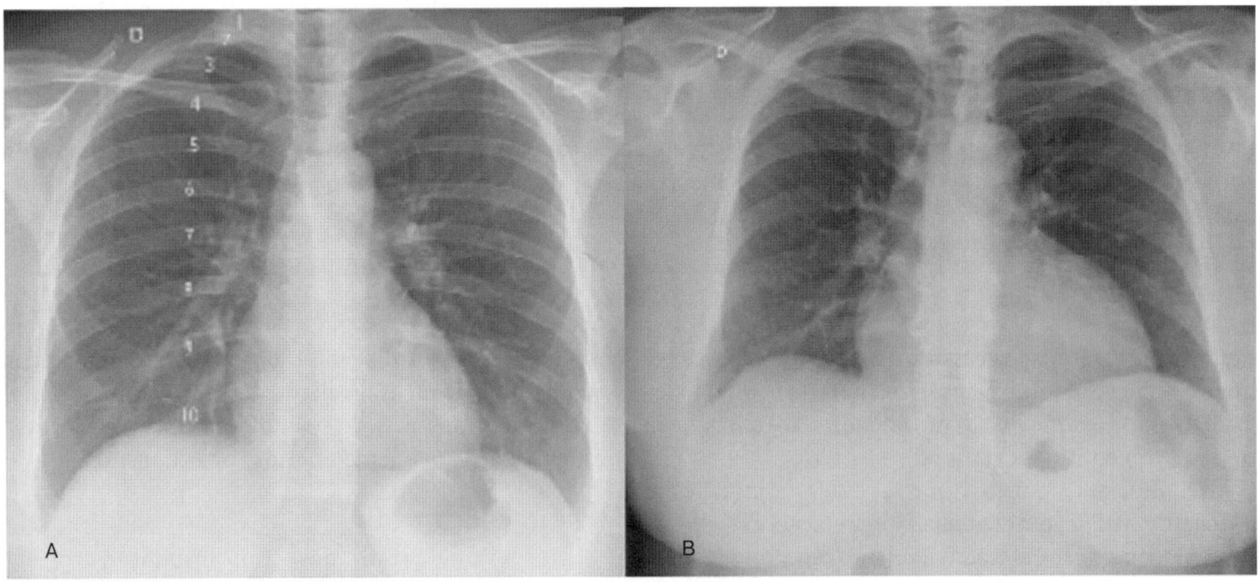

FIGURA 6 A: aquisição com inspiração correta, destacando a identificação de 10 arcos costais posteriores. B: imagem pouco inspirada da mesma paciente, mostrando como há diferença do volume e transparência pulmonar e da área cardíaca.
Fonte: Carvalho e Silva.[8]

existir um aumento ou redução dessa atenuação. Didaticamente, podemos dividir em aumento de atenuação ou opacificação do parênquima pulmonar – hipotransparência (deixam os pulmões "mais brancos") – e redução de sua atenuação ou hipertransparência (deixam os pulmões "mais escuros").[9]

Opacidades

Termo genérico e inespecífico que indica qualquer imagem que atenua o feixe de raios X tornando a imagem radiográfica mais opaca ("branca"). Podem ser divididas em:[10]

- Consolidação.
- Opacidade em vidro fosco.
- Opacidades intersticial: padrão reticular, nodular, septal e miliar.
- Nódulo.
- Massa.

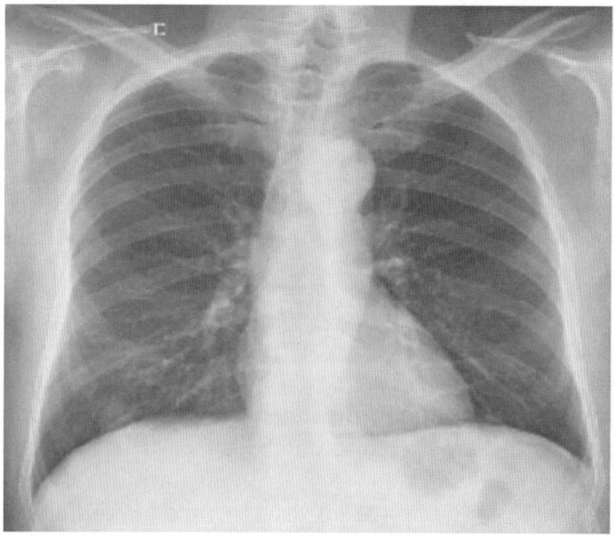

FIGURA 7 Exemplo de uma radiografia de tórax em posteroanterior pouco "rodada".
Fonte: Wada et al.[7]

Consolidações: indica preenchimento do espaço aéreo, obliterando a imagem de vasos e vias aéreas, com maior densidade, de cunho homogêneo e limites imprecisos. Sua etiologia pode ser de preenchimento por: transudato (aumento da pressão hidrostática ou redução da pressão coloidosmótica), exsudato (processo infeccioso), sangue, material gástrico e neoplasia (carcinoma broncogênico)[11] (Figura 8).

Relacionados à consolidação, têm-se os sinais radiográficos mais clássicos: o sinal do broncograma aéreo e o sinal da silhueta.

Uma consolidação com sinais de perda volumétrica representa uma atelectasia pulmonar, sendo caracterizada por seus sinais diretos e indiretos (Figura 9).

- Sinais diretos: deslocamento das fissuras pulmonares, dos vasos e brônquios.
- Sinais indiretos:
  - Elevação da hemicúpula diafragmática.
  - Desvio do mediastino ipsilateral.
  - Redução dos espaços intercostais.

Opacidade em vidro fosco: representa uma área de opacidade do parênquima pulmonar que oblitera parcialmente a vasculatura e a via aérea, menos radiopaca que a consolidação. O vidro fosco pode significar uma alteração do espaço aéreo menos densa (material

QUADRO 2 Alterações comuns na radiografia de tórax

Divisão didática de alterações radiográficas	
Aumento de atenuação pulmonar	Consolidações, opacidades em vidro fosco, opacidades intersticiais de padrão reticular, nodular, septal e miliar e nódulos
Redução de atenuação pulmonar	Cisto, bolha, cavidade e bronquiectasia
Alterações extrapulmonares	Obliteração do seio costofrênico, alargamento mediastinal, aumento do volume hilar, redistribuição da trama vascular pulmonar, pneumotórax, pneumomediastino, pneumopericárdio

Fonte: elaborado pelo autor.

QUADRO 3 Sinais radiográficos relacionados às consolidações pulmonares

Sinal do broncograma aéreo	▪ Indica brônquios pérvios com conteúdo aéreo em meio a uma consolidação. ▪ Está relacionado ao preenchimento alveolar.
Sinal da silhueta	▪ Perda da definição da borda ou margem de uma estrutura. ▪ Ajuda a localizar a opacidade.

Fonte: elaborado pelo autor.

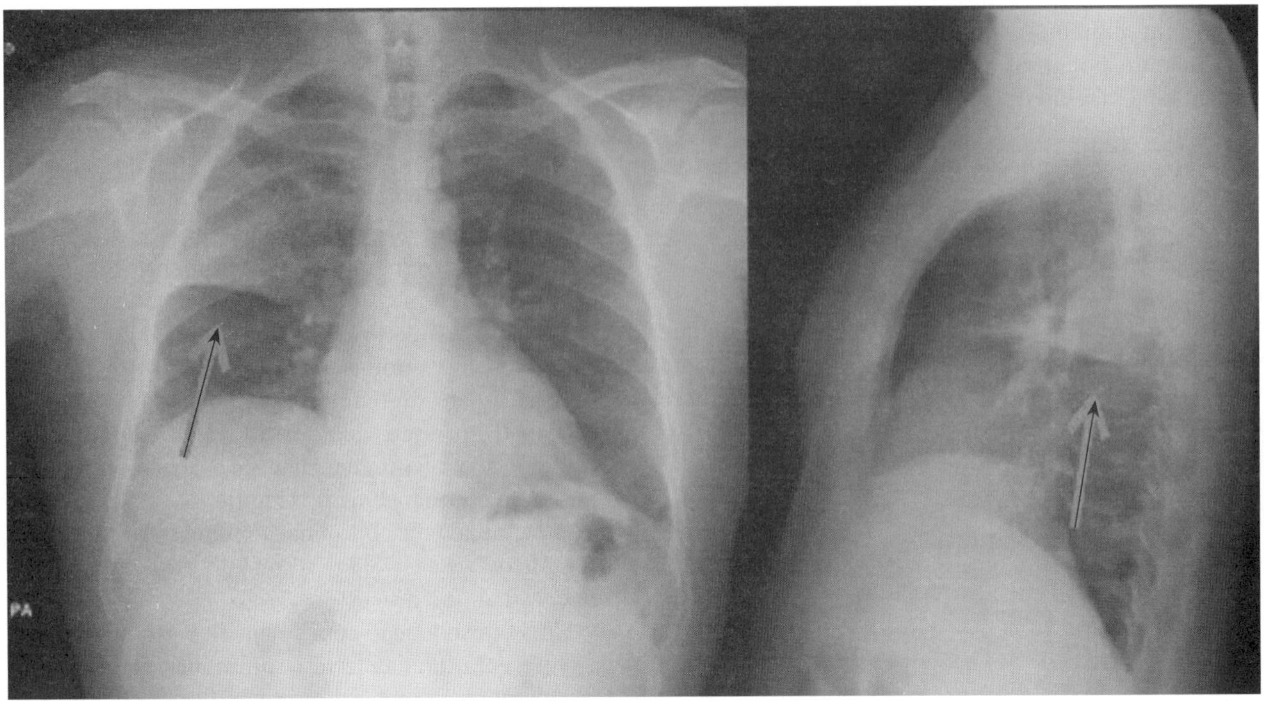

FIGURA 8 Consolidação com broncogramas aéreos em lobo superior direito, delimitada pela fissura horizontal. Paciente com pneumonia adquirida na comunidade.
Fonte: Wada et al.[12]

ou tecido "mais frouxo") e/ou uma alteração do interstício alveolar[12] (Figura 10).

Opacidades intersticiais: representam alterações que envolvem predominantemente o interstício pulmonar. Classificadas como: padrão reticular, padrão nodular, padrão septal e padrão miliar.[12]

Nódulo: opacidade bem delimitada, arredondada ou ovalada, tridimensionalmente definida, que mede menos de 3 cm no maior diâmetro e pode ter diferentes densidades. Esse tipo de lesão encontrada na imagem radiográfica pode ser decorrente de granulomas, neoplasias primárias ou secundárias.[13]

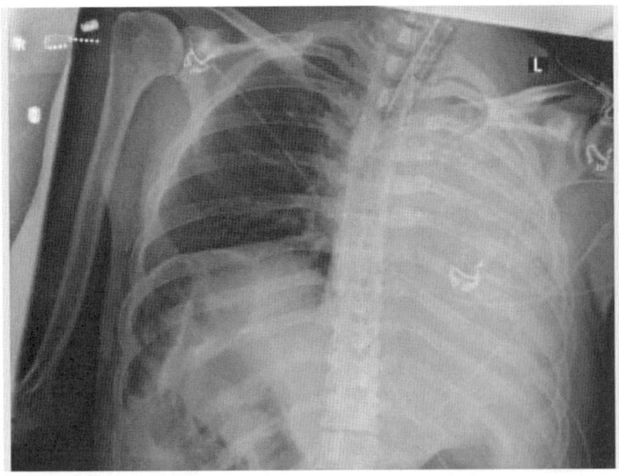

FIGURA 9 Consolidação com redução volumétrica em pulmão esquerdo com desvio ipsilateral de mediastino e estruturas adjacentes e retração de arcos costais. Atelectasia pulmonar esquerda total.
Fonte: Wada et al.[12]

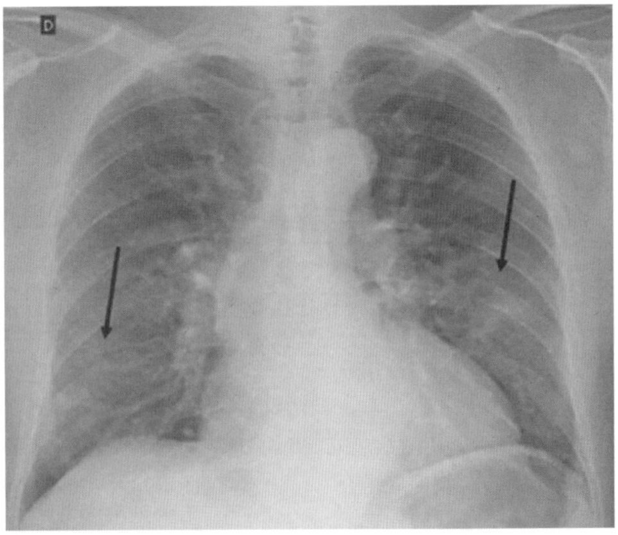

FIGURA 10 Padrão vidro fosco em paciente com infecção pulmonar viral.
Fonte: Wada et al.[12]

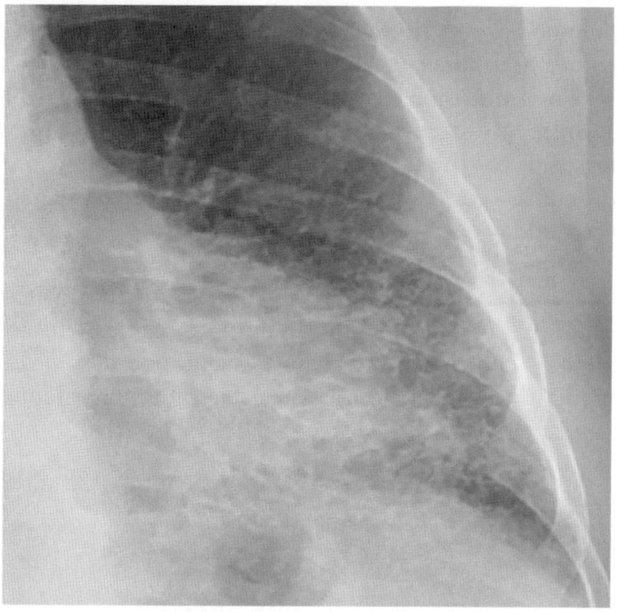

FIGURA 11 Opacidades intersticiais de padrão reticular. Paciente com doença intersticial pulmonar fibrosite.

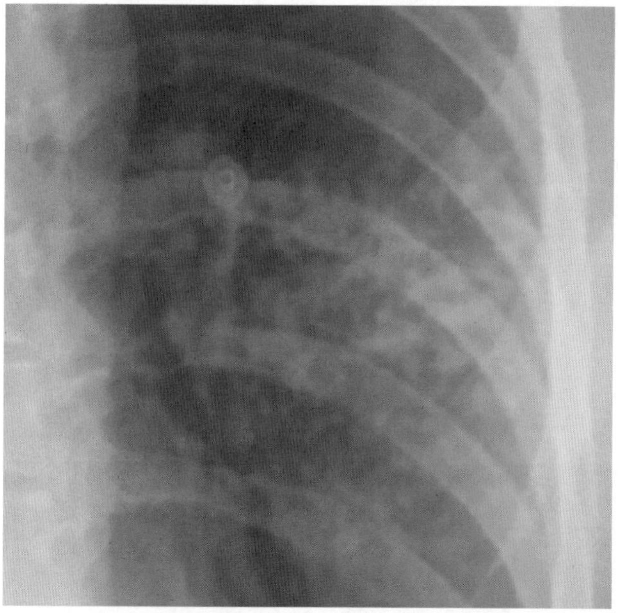

FIGURA 12 Opacidades intersticiais de padrão nodular. Paciente com sarcoidose.

Massa: lesão torácica, pulmonar ou não, que mede mais de 3 cm de diâmetro (diferenciando de nódulo). Em geral se caracteriza por presença de lesão de limites bem definidos, exercendo efeito de massa sobre as estruturas adjacentes, podendo causar alterações deformacionais de tecido de sustentação, sendo suspeita para neoplasia e, se pulmonar, especialmente o carcinoma broncogênico[14] (Figura 15).

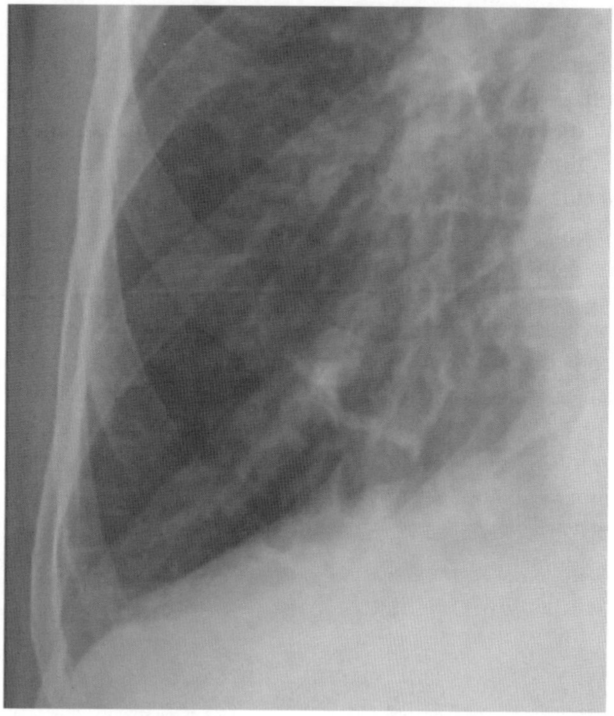

FIGURA 13 Opacidades intersticiais de padrão septal (linhas septais de Kerley). Paciente com insuficiência cardíaca congestiva.

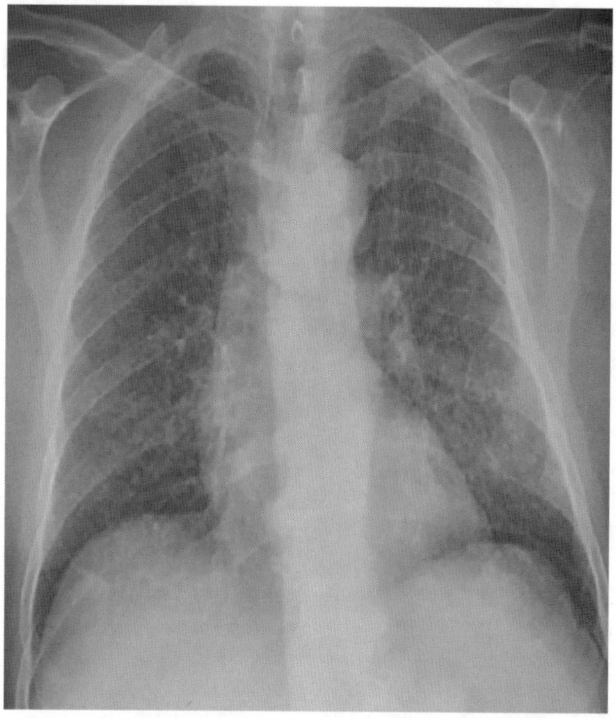

FIGURA 14 Opacidades intersticiais de padrão miliar. Paciente imunossuprimido com tuberculose miliar.

Cavidade: representa uma consolidação, nódulo ou massa que drenou para a via aérea ou espaço pleural, podendo representar abcesso ou mesmo neoplasia. Radiologicamente, caracteriza-se por uma imagem radioluscente com bordas irregulares e espessas e interior composto por líquido ou sólido de partes moles (Figura 16).

Cefalização de trama vascular pulmonar: indica aumento de pressão intravascular pulmonar, devido a um preenchimento capilar, aumentado comum em pacientes com congestão pulmonar devido a insuficiência cardíaca. Sua característica radiológica é a presença de vasos pulmonares superiores com maior calibre e número em comparação com a região inferior[12] (Figura 17).

Pneumotórax: termo que representa a presença de ar entre os espaços pleurais. Radiologicamente, caracteriza-se por hipertransparência do hemitórax comprometido com ausência de trama vascular na região acometida[14] (Figura 18).

Opacificação do hemitórax: termo radiográfico que corresponde a hipotransparência difusa do hemitórax. Pode se diferenciar de duas formas: efusão pleural (com sinais de efeito de volume e desvio do mediastino contralateral) e atelectasia pulmonar (com

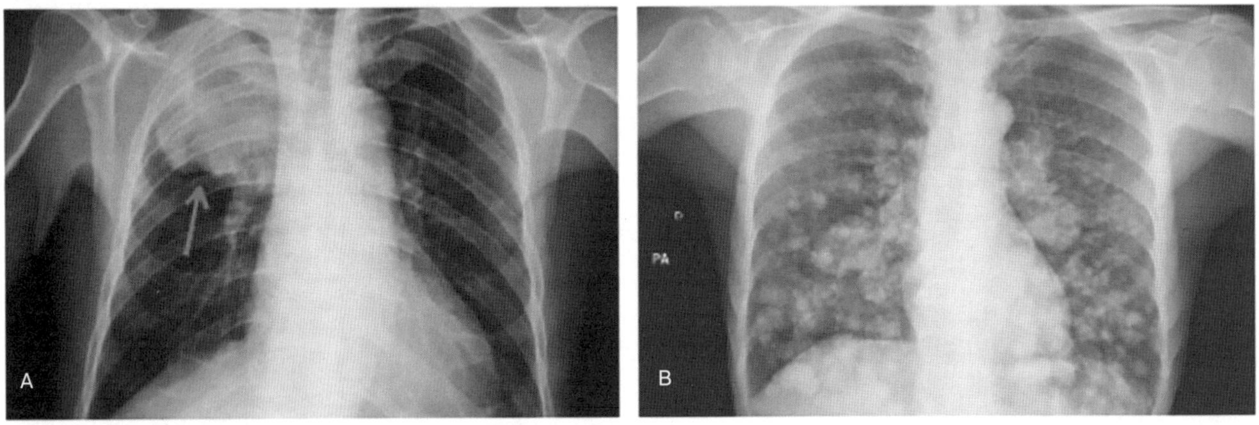

FIGURA 15 A: massa no lobo superior do pulmão direito, de contornos lobulados se estendendo da região hilar até a parede torácica. Carcinoma de células escamosas do pulmão. B: múltiplos nódulos pulmonares e aumento do volume hilar bilateral por linfonodomegalia. Paciente com doença metastática.
Fonte: Wada et al.[12]

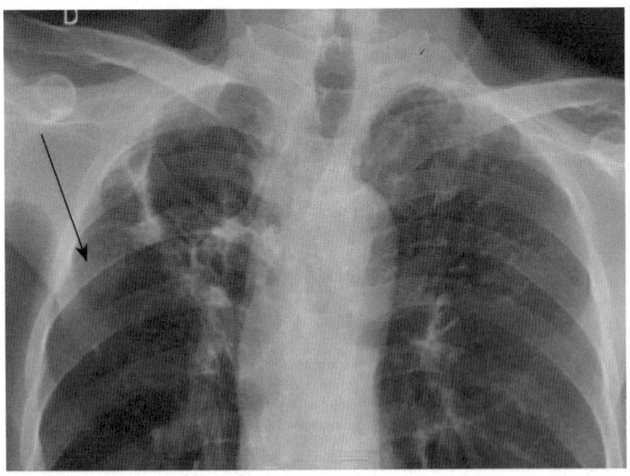

FIGURA 16 Cavidade em região apical direita. Sequela de tuberculose.
Fonte: Wada et al.[12]

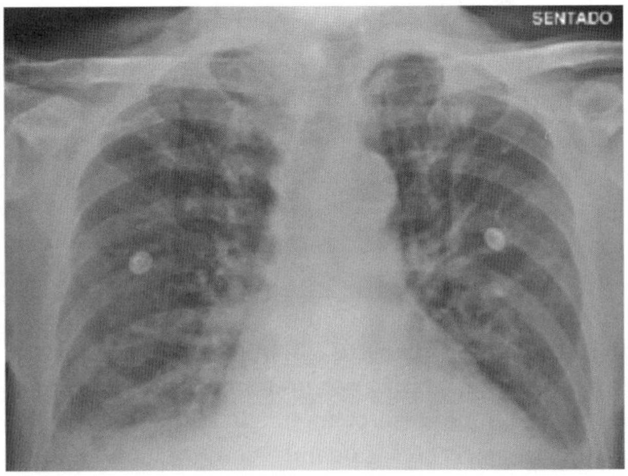

FIGURA 17 Cardiomegalia, aumento vascular dos hilos pulmonares, redistribuição da trama vascular pulmonar e derrame pleural bilateral. Paciente com insuficiência cardíaca congestiva.
Fonte: Wada et al.[12]

sinais de perda de volume e desvio ipsilateral das estruturas)[14] (Figura 19).

Considerações sobre a radiografia de tórax

Para um bom uso da radiografia de tórax como exame complementar na semiologia pulmonar, é necessária uma sistematização e padronização de sua avaliação. A incidência AP é a mais utilizada com os pacientes acamados e críticos nas UTI; sua desvantagem é a maior sobreposição das imagens no campo pleuropulmonar.

Os três principais parâmetros técnicos para validar a qualidade de uma radiografia de tórax são:

- Dose adequada de radiação.
- Inspiração correta.
- Alinhamento centralizado.

Opacidade é um termo genérico para imagens com atenuação no feixe de raios X, tornando a imagem radiográfica mais opaca. Encontrada em doenças com comprometimento parenquimatoso e no tecido de sustentação pulmonar.

Alterações nas pleuras podem ser registradas por meio de um exame de radiografia de tórax. O pneumotórax é caracterizado por imagem hipertransparente sem trama vascular presente, e o derrame pleural, como uma imagem radiopaca com velamento de seios costofrênicos.

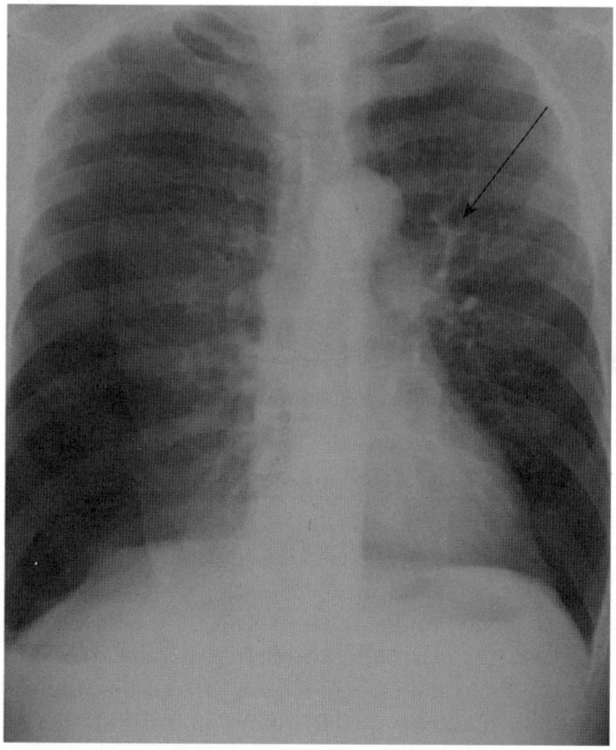

FIGURA 18 Pneumotórax hipertensivo à direita (seta). Fonte: Wada et al.[12]

ULTRASSONOGRAFIA DE VIAS AÉREAS

A ultrassonografia (US) à beira do leito é uma técnica promissora que vem sendo aperfeiçoada e difundida na prática clínica do fisioterapeuta. Com o aumento da disponibilidade de equipamentos portáteis, o ultrassom está se tornando uma ferramenta poderosa, com impacto significativo na avaliação do pulmão. O método é livre de radiação, não invasivo e capaz de gerar padrões de imagem reprodutíveis que podem favorecer o gerenciamento de vias aéreas superiores.[15]

Estes são os objetivos do uso da US de vias aéreas nos cuidados ao paciente crítico:

- Ajudar a identificar o risco de via aérea difícil.
- Ajudar a definir o tamanho da prótese endolaríngea a ser escolhido.
- Ajudar objetivamente na definição do correto posicionamento do TET.
- Prevenção de aspirações subglóticas.
- Identificar risco de estridor pós-extubação.
- Identificar obstrução de via aérea na apneia obstrutiva do sono (AOS).

O uso da US para avaliação de estruturas cervicais utiliza transdutores de alta frequência (transdutores lineares – 5 a 14 MHz) para explorar estruturas superficiais (osso hioide, traqueia etc.), transdutor convexo de baixa frequência (2 a 5 MHz) adaptado para estruturas não lineares (língua).[16]

Predição de via aérea difícil

A US permite a exploração da boca e de seu conteúdo, principalmente da língua. Externamente, um transdutor abdominal convexo colocado submentonalmente é usado para explorar o assoalho da boca, a língua e o palato ósseo. A língua é explorada desde a ponta até a base no osso hioide; sua largura e espessura podem ser medidas.[17]

Descobriu-se que a razão de distância hiomental (a distância entre o osso hioide e o *mentum* mandibular na posição neutra para a hiperextendida do pescoço) nos pacientes obesos mórbidos pode ser um preditor sensível de laringoscopia difícil. Pacientes com intubação difícil têm uma relação de distância hiomental mais curta, de 1 a 1,05 mm em oposição àqueles pertencentes ao grupo de intubação fácil (1,12 a 1,16 mm).[18] No mesmo exame pode ser medida a espessura máxima da língua (distância entre o plano muscular do assoalho

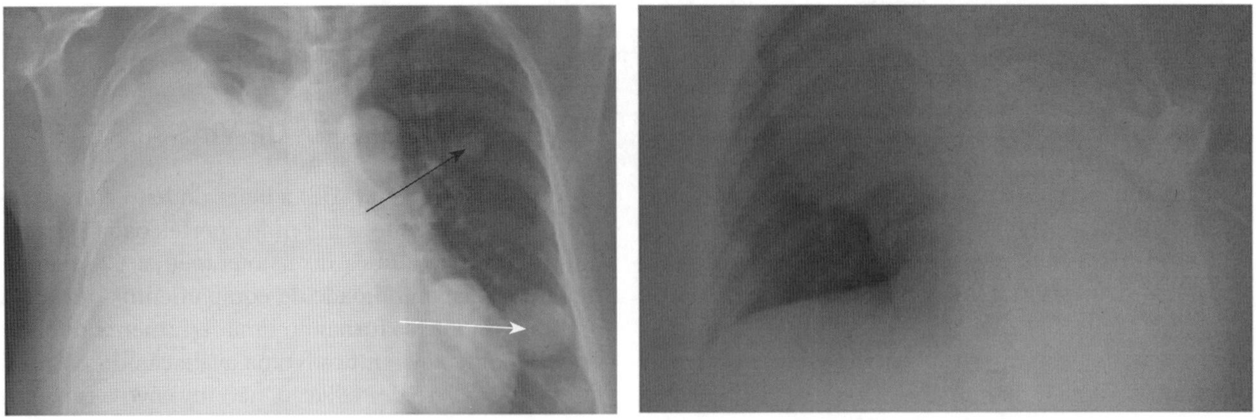

FIGURA 19 A: opacificação do hemitórax direito com desvio contralateral do mediastino por volumoso derrame pleural, com nódulos (seta preta) e massas pulmonares (seta branca) à esquerda. B: opacificação do hemitórax esquerdo com sinais de perda de volume relacionada à intubação seletiva direita e atelectasia do pulmão esquerdo.
Fonte: Wada et al.[12]

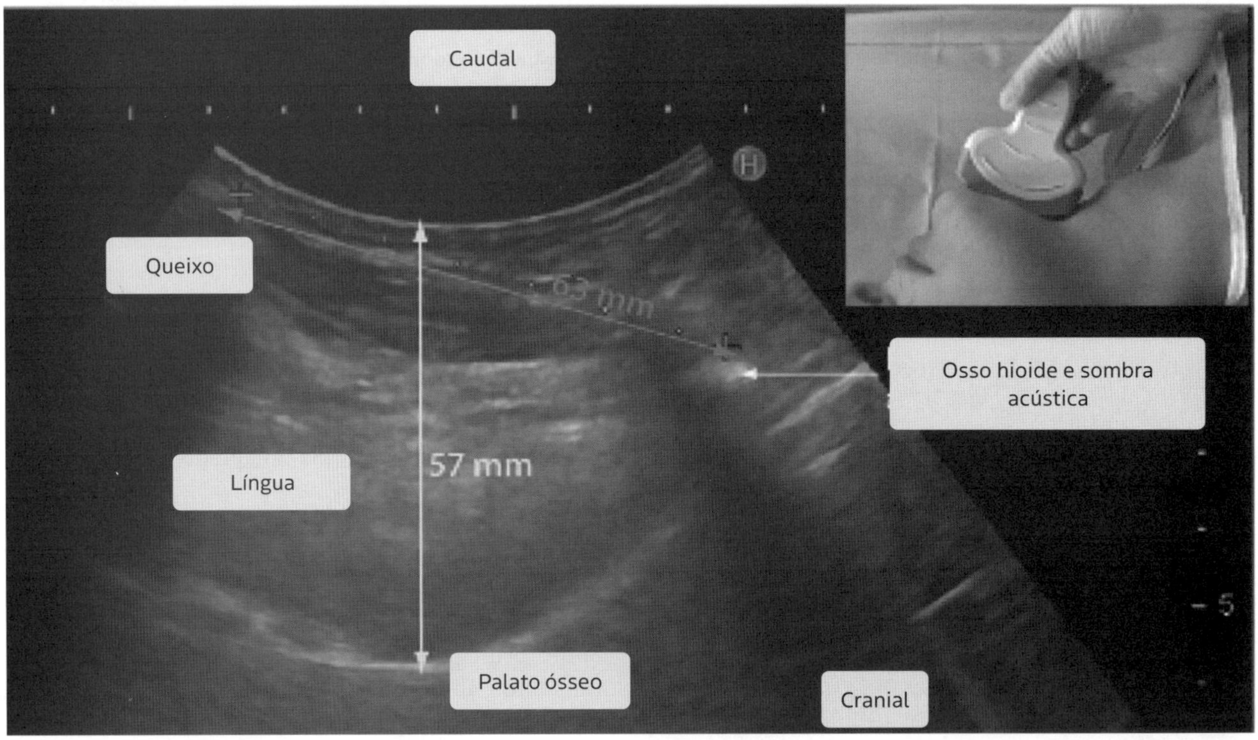

FIGURA 20 Língua e distância hiomental. Varredura sagital da linha média da língua (transdutor convexo curvo).
Fonte: Adhikari et al., 2011.[17]

da boca (musculogênio-hióideo) e o palato ósseo. Se a distância ultrapassar 60 mm (no caso da Figura 20 é 57 mm), o risco de uma via aérea difícil é alta; essa medida é usada também para quantificar a macroglossia.[19]

Tamanho do tubo endotraqueal a ser utilizado

A US traqueal permite a medição precisa do diâmetro subglótico antes da intubação traqueal (varredura transversal), com um transdutor linear superficial acima do esterno. Em crianças, se o diâmetro medido da traqueia for 5 mm, o diâmetro máximo do tubo é 4,5 mm, pois o diâmetro do TET expressa seu diâmetro interno e não seu diâmetro externo.[20]

Em casos de intubação seletiva, o valor da medida do diâmetro encontrado pode ser usado para encontrar o diâmetro do TET, usando o valor de 1/3 do diâmetro. No caso da estenose subglótica, a US (*transversal scan*) facilita a predição do diâmetro do TET, pois é possível medir o diâmetro da traqueia ao nível da estenose.[21]

O diâmetro traqueal é medido com um transdutor linear superficial ao nível do esterno de varredura transversa (Figura 21).

Posicionamento do tubo endotraqueal

Embora muitas técnicas tenham sido recomendadas para verificar a localização do TET, não há um único método confirmatório que seja ideal em todas as situações. O padrão ouro para verificação primária é a capnografia; contudo, em situações de impossibilidade ou por ausência do material ou situações que envolvem parada cardiovascular ou broncoconstrições, a US das vias aéreas superiores também pode ser vantajosa.[22]

Dois critérios são atendidos para uma intubação traqueal bem-sucedida:

1. Posição intratraqueal do tubo.
2. Intubação brônquica não seletiva ou deliberadamente seletiva.

Diretamente, o TET é visualizado em um corte transversal como um anel hiperecoico na traqueia; já na varredura sagital, o achado ecográfico é um duplo eco laminar mediano descrito como sinal de "trato duplo" ou "duplo lúmen"[23] (Figura 22).

Indiretamente, a posição traqueal do TET é confirmada com corte coronal supraesternal da traqueia pela presença de artefatos de repetições gerados pela interface ar-mucosa[24] (Figura 23).

Quando o TET está na traqueia, o esôfago permanece fechado após a intubação. Se o tubo não é intratraqueal, o esôfago dilatado pelo TET e pelo balão inflado é visto como uma "segunda traqueia", e a traqueia verdadeira é movida para a frente ou para a direita[24] (Figura 24).

A utilização de um transdutor convexo na janela de entalhe supraesternal para diagnosticar intubação esofágica demonstrou 98,9% de sensibilidade e 94,1% de especificidade para TET utilizando essa abordagem transtraqueal estática.[23]

Identificação de secreção subglótica

O acúmulo de secreções acima do manguito do TET não é facilmente removido com tubos traqueais que não possuem canais de aspiração de secreção subglótica (ASS) e, portanto, predisponentes a microaspirações e pneumonia associada ao ventilador (PAV).[25] No entanto, a técnica ASS ainda é subutilizada, devido aos custos e problemas de segurança do ASS, que podem causar prolapso da mucosa traqueal na porta de sucção, especialmente com aspiração contínua da área subglótica. Portanto, o ASS intermitente é recomendado, e sua eficiência pode ser melhorada pela sincronização da drenagem com o acúmulo de secreções subglóticas. A US pode ser útil para isso.[25]

Para aquisição da imagem se utiliza um transdutor linear de alta frequência e um corte longitudinal na li-

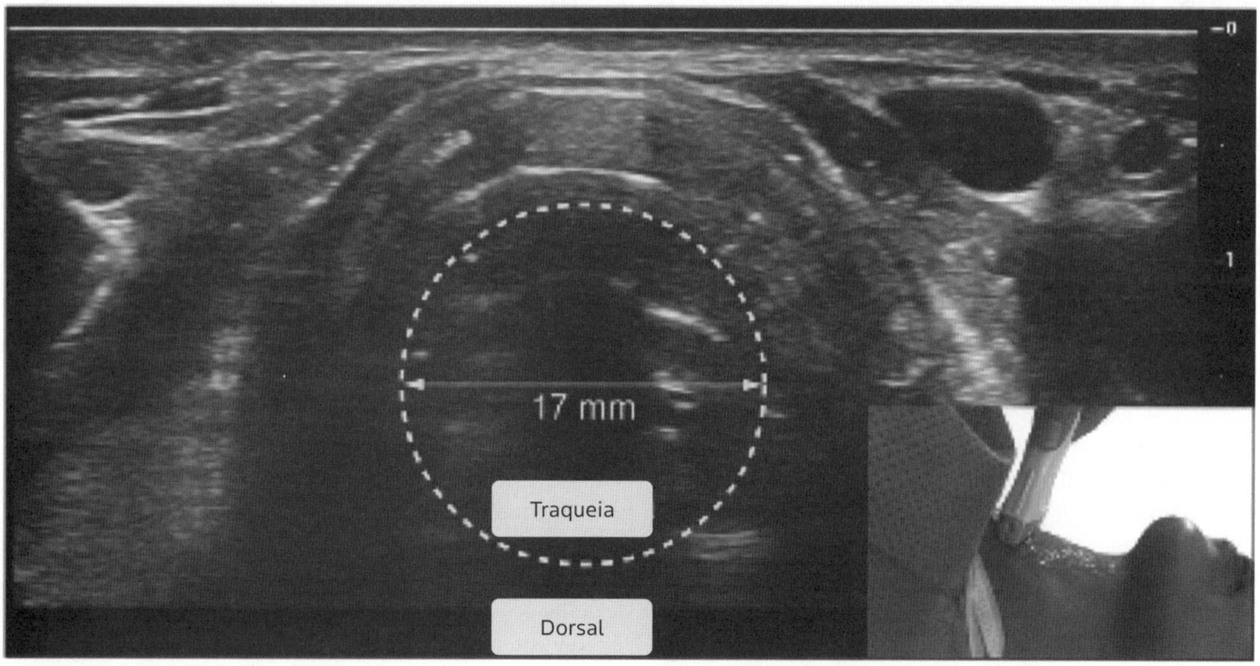

FIGURA 21 Diâmetro traqueal.
Fonte: Marciniak et al.[21]

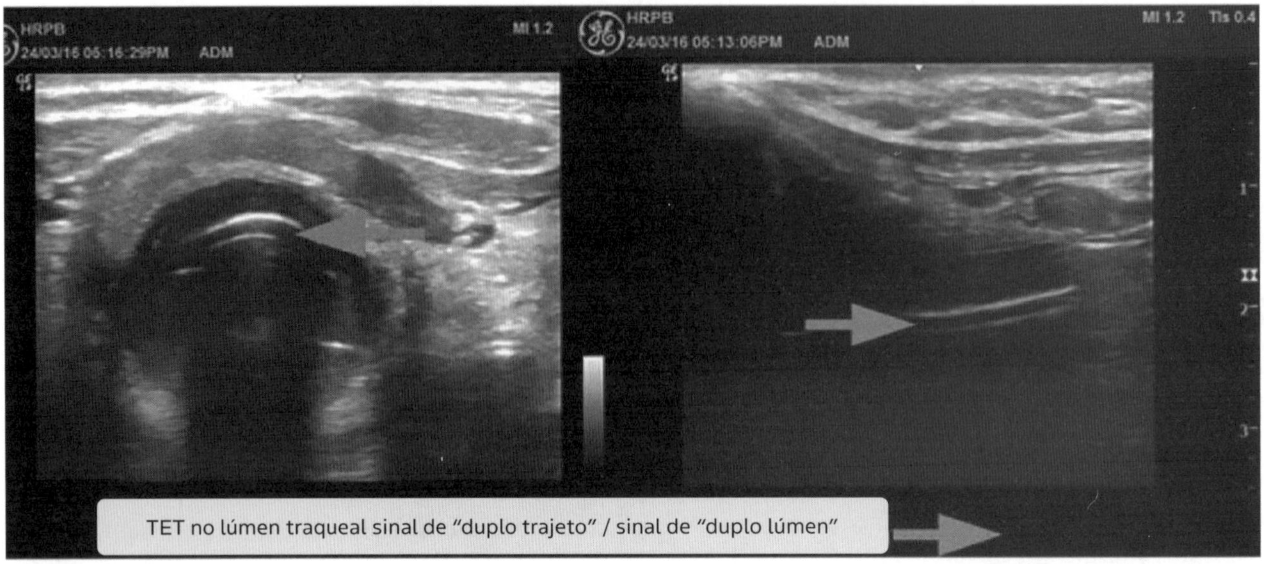

FIGURA 22 Visão transversa e longitudinal do TET na traqueia, vista como sinal de "trato duplo"/"duplo lúmen".
TET: tubo endotraqueal.
Fonte: Milling et al.[23]

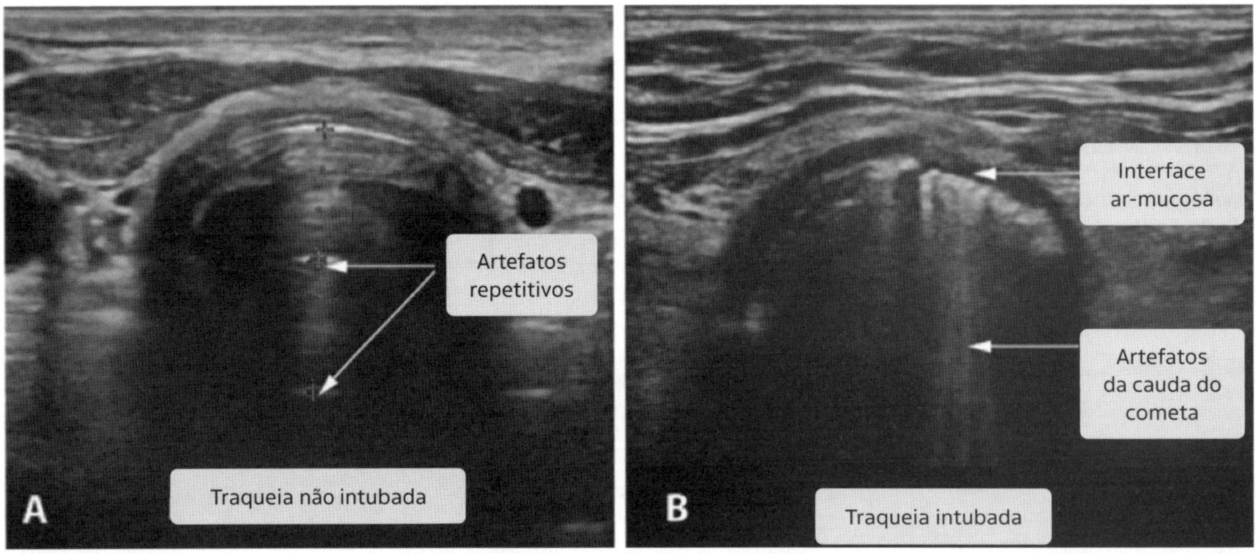

FIGURA 23 Varredura transversal supraesternal da traqueia. A: a traqueia não está intubada; artefatos repetitivos são visíveis. B: a traqueia está intubada; artefatos repetitivos não são mais visualizados devido à presença de ar no TET; artefatos da cauda do cometa são identificados. Uma interface ar-mucosa (linha preta) aparece na frente do TET.
TET: tubo endotraqueal.
Fonte: Werner et al.[24]

nha anterior do pescoço (Figura 25) e corte transversal na região cervical anterior na altura da cartilagem cricoide (Figura 26), a presença de secreções subglóticas é definida como coleções fluidas heterogêneas ou homogêneas hipoecoicas.

A US de vias aéreas tem sensibilidade de 96,7% e especificidade de 90% no diagnóstico de secreções subglóticas. Houve maior incidência de PAV em pacientes com secreções subglóticas.[26]

Predição de estridor laríngeo pós-extubação

A medição ecográfica da largura da coluna de ar ao nível das cordas vocais tem o potencial de prever o estridor pós-extubação (largura da coluna de ar pós-deflação – largura da coluna de ar pré-deflação).

A diferença média de largura da coluna de ar em pacientes com e sem estridor de pós-extubação é de 1,99 e 1,08 mm, respectivamente. Sugere-se um valor

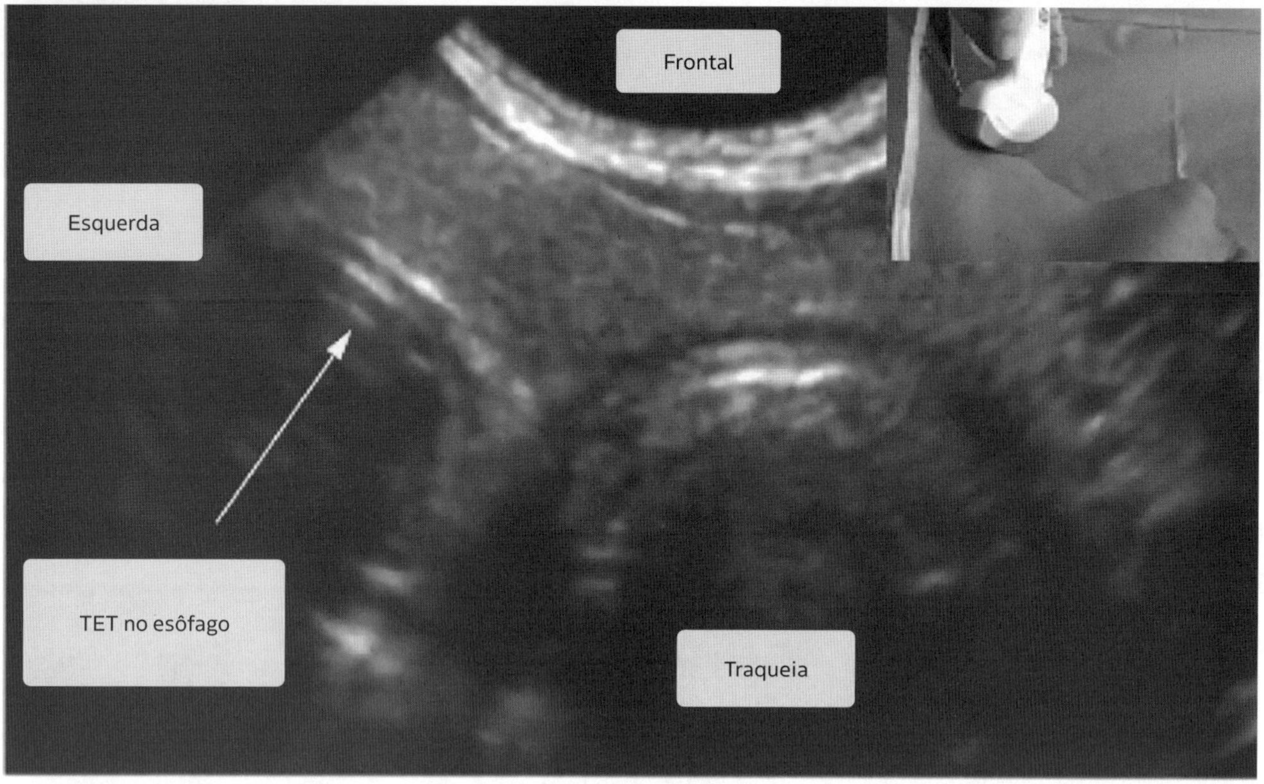

FIGURA 24 Intubação esofágica.
Fonte: Werner et al.[24]

de corte de 1,6 mm para prever o estridor de pós-extubação[27] (Figura 27).

Identificação da obstrução na apneia obstrutiva do sono

A AOS é caracterizada por episódios repetidos de colapso parcial ou completo das vias aéreas superiores que resultam em hipopneias ou apneias durante o sono e levam a hipóxia intermitente, excitações frequentes e fragmentação do sono, o que causa sintomas diurnos, como sonolência diurna excessiva e comprometimento da cognição.[28]

A terapia com pressão positiva contínua nas vias aéreas (CPAP) continua sendo a terapia de primeira linha para AOS na maioria dos casos. Atua como uma tala pneumática e fornece ar pressurizado nas vias aéreas superiores para manter a permeabilidade durante o sono. A distância excessiva (> 28 mm) entre as artérias linguais está associada à AOS[29] (Figura 28).

Além disso, serve como método avaliativo não invasivo para compreender a responsividade do paciente à eletroestimulação de músculos dilatadores, que auxiliam na terapia para AOS[30] (Figura 29).

Considerações sobre a ultrassonografia de vias aéreas

A US é um método avaliativo não invasivo, de baixo custo e seguro para estudar em caráter clínico as estruturas das vias aéreas superiores.

Vias aéreas difíceis podem ser previstas por meio de mensurações específicas de vias aéreas, podendo promover um processo de intubação orotraqueal mais seguro e com menos riscos de eventos adversos.

Sinal de duplo lúmen e presença de repetitivos artefatos no lúmen traqueal no exame de US de vias aéreas indicam intubação não traqueal.

A US de vias aéreas tem sensibilidade de 96,7% e especificidade de 90% no diagnóstico de secreções subglóticas. Houve maior incidência de PAV em pacientes com secreções subglóticas.

A diferença média de largura da coluna de ar em pacientes com estridores pós-extubação tem um

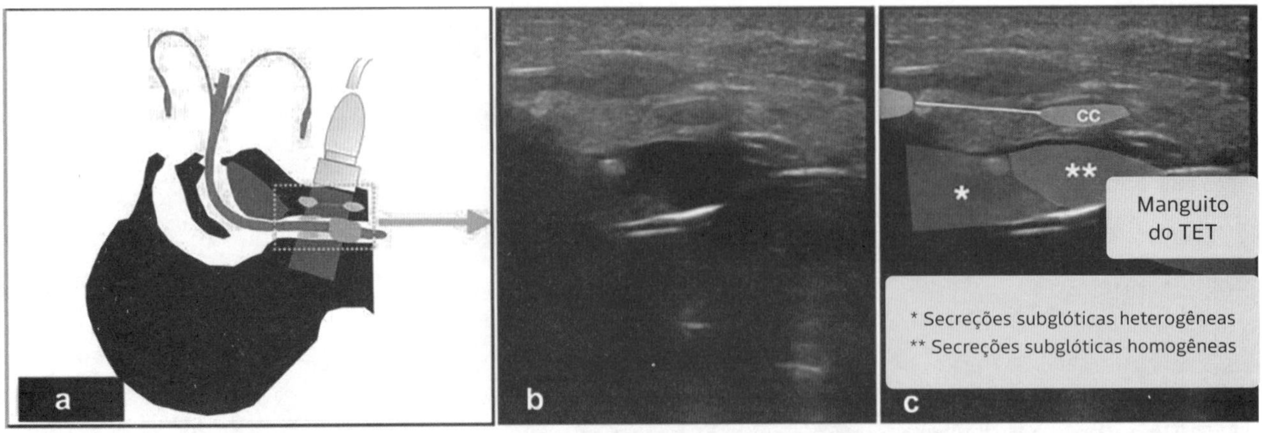

FIGURA 25 A: visão longitudinal obtida com transdutor linear na região anterior do pescoço. B: ultrassonografia de vias aéreas (visão longitudinal) mostrando secreções subglóticas. C: relações de secreções subglóticas heterogêneas (*), secreções subglóticas homogêneas (**) e cartilagem cricoide (linha branca).

Fonte: Pozuelo-Carrascosa et al.[25]

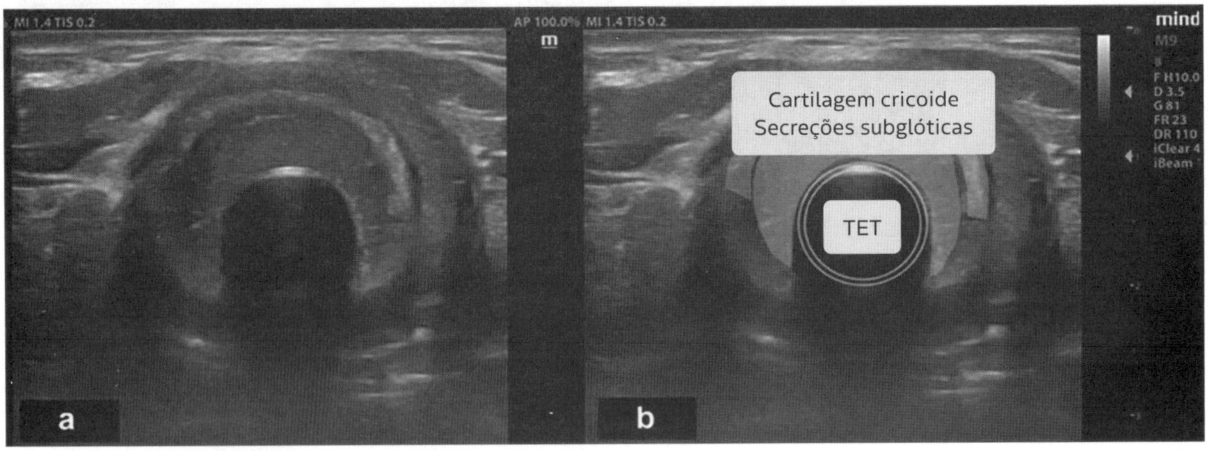

FIGURA 26 A: visão transversal obtida com transdutor colocado na superfície anterior ao nível de cartilagem cricoide. B: cartilagem cricoide (margem superior), TET (linha branca) e presença de secreções subglóticas (marca inferior).

TET: tubo endotraqueal.

Fonte: Pozuelo-Carrascosa et al.[25]

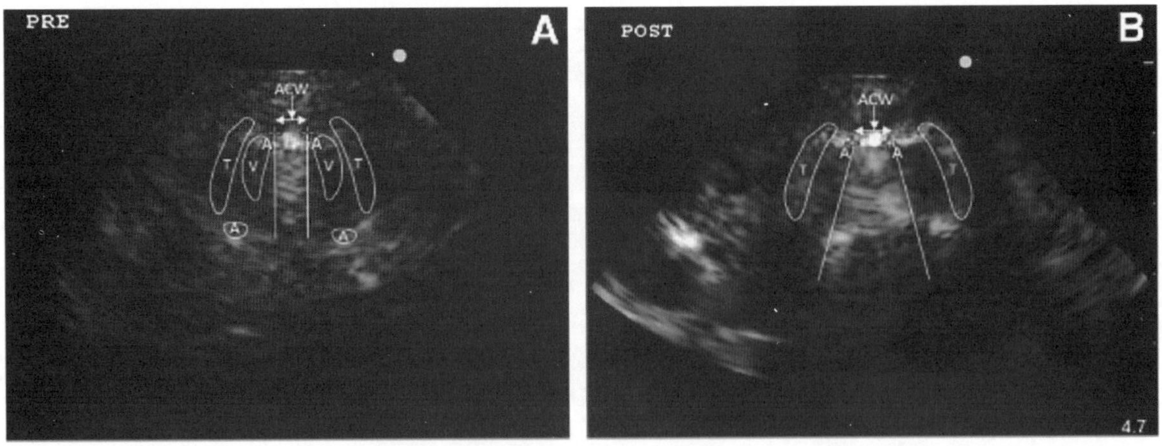

FIGURA 27 A imagem da ultrassonografia laríngea demonstra o ACW (*air column width* - largura de coluna de ar) antes (A) e depois (B) da desinsuflação do balonete do tubo endotraqueal.

A: cartilagem aritenoide; T: cartilagem tireoide; V: corda vocal.

Fonte: Ding et al.[27]

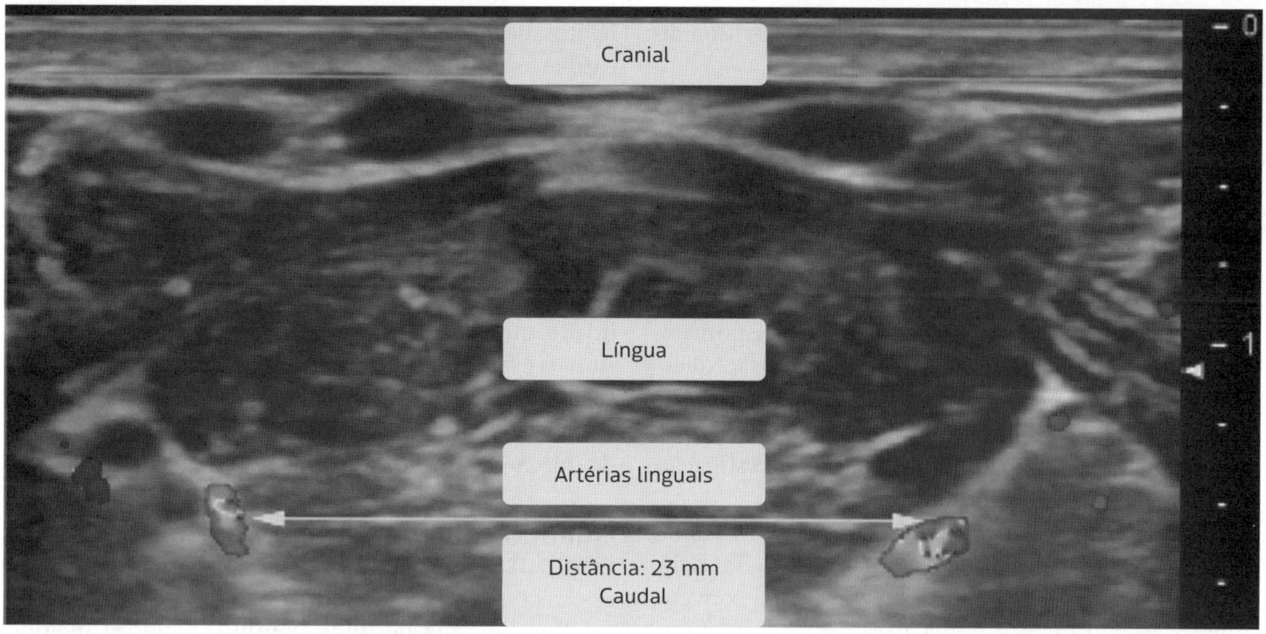

FIGURA 28 Língua e artérias linguais. Transdutor linear posicionado em região submentoniana com mensuração da distância entre as artérias linguais na porção caudal do dorso da língua.

Fonte: Lahav et al.[29]

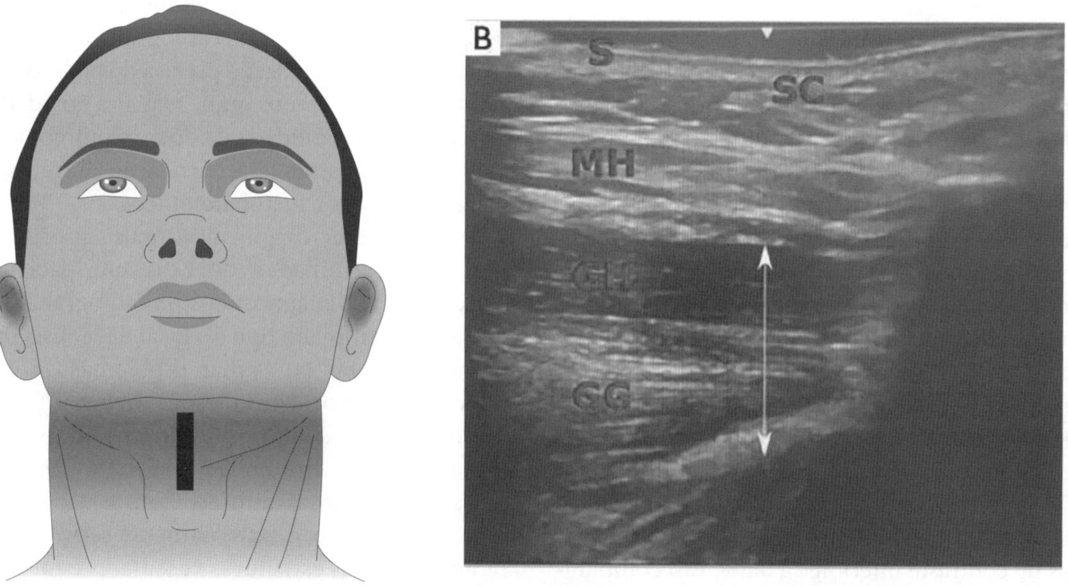

FIGURA 29 A: transdutor linear posicionado em região submentual. B: distância da margem superior GH (genogenioide) e GG (genioglosso) representa a base da língua.

MH: milo-hioide; SC: tecido subcutâneo.

Fonte: Miral et al.[30]

valor de corte de 1,6 mm para prever o estridor de pós-extubação.

TOMOGRAFIA COMPUTADORIZADA DO TÓRAX

Introdução

A TC é uma técnica de imagem que revolucionou o diagnóstico imaginológico. É amplamente disponível, de fácil e rápida aquisição e fornece uma visão detalhada dos órgãos e das estruturas internas, principalmente de compartimentos vitais, como o tórax, sendo considerado o exame padrão ouro para a investigação das alterações intersticiais pulmonares.[31]

Os dois principais tipos de TC são a TC helicoidal e a TC convencional, axial (*step-and-shoot*). A TC helicoidal é a mais prevalente, mas a técnica axial convencional *step-and-shoot* é usada para tomografia computadorizada de alta resolução (TARC) dos pulmões, escore de cálcio nas artérias coronárias e angiotomografia coronariana.[32]

Descrição geral

Os principais componentes de um tomógrafo são o tubo de raios X e um conjunto de detectores diametralmente opostos. Com isso, o tomógrafo utiliza a radiação ionizante a partir do tubo, que funciona como um canhão emissor de raios X, e, girando em sincronia com o canhão, estão presentes vários eletrodos captadores desses raios. Isso permite formar os cortes (tomo) e, diferentemente dos métodos imaginológicos de projeção, como a radiografia, evita a sobreposição de estruturas, melhorando substancialmente a qualidade da imagem.[33]

Vantagens da tomografia computadorizada em relação à radiografia

A TC é superior à radiografia convencional devido a sua excelente resolução de contraste. A TC pode detectar diferenças de contraste inferiores a 0,5%. Em comparação, a radiografia convencional pode detectar diferenças de contraste de aproximadamente 5%. Isso representa um aumento de 10 vezes na resolução de contraste. Outra vantagem da TC em relação à radiografia convencional é que estruturas anatômicas em diferentes planos são apresentadas livres de sobreposição.[34]

A TC helicoidal tem várias vantagens em relação às gerações anteriores de tomógrafos. Sua principal vantagem é a velocidade, obtendo uma imagem de varredura com tempos de 0,25 a 0,35 segundos. As consequências dessa velocidade são a redução de artefatos de movimento, a implementação de imagens cardíacas e a melhoria da cobertura do exame durante uma única apneia. O conjunto de dados volumétricos helicoidais elimina registros respiratórios incorretos, definidos como lacunas ou sobreposições, em imagens obtidas durante vários ciclos respiratórios devido à variação na profundidade das inspirações.[35]

A TC helicoidal pode reconstruir imagens de origem axial sobrepostas, quase isotrópicas e de alta qualidade, que permitem imagens reformatadas bidimensionais e tridimensionais multiplanares. Também pode ser usada para angiotomografia porque pode adquirir dados rapidamente durante o bólus ou a fase arterial da injeção intravenosa de material de contraste.[35]

Quando solicitar uma tomografia computadorizada de tórax?

A radiografia de tórax continua sendo o método imaginológico de escolha para o estudo e avaliação das alterações pulmonares e demais estruturas torácicas. No entanto, em decorrência de suas limitações, a TC deve ser solicitada em algumas situações, por exemplo:

- Para detectar doenças pulmonares em pacientes sintomáticos com uma radiografia normal do tórax.
- Para fornecer avaliação precisa do padrão e da distribuição e, em menor grau, avaliar a atividade e a potencial reversibilidade da doença pulmonar difusa.
- Para demonstrar alta correlação entre os achados radiográficos e histopatológicos.
- Para fornecer diagnóstico mais específico ou excluir determinadas doenças em pacientes com achados não diagnósticos na radiografia de tórax.
- Para determinar o tipo e o local da biópsia pulmonar.
- Para detectar ou avaliar problemas ou diagnósticos específicos, como lesões metastáticas, nódulos pulmonares solitários, enfisema, doença pulmonar bolhosa, bronquiectasia, bem como doenças parenquimatosas difusas. Com o uso do contraste venoso iodado, é extremamente sensível e útil para avaliação das estruturas vasculares e mediastinais.[8]

A TC de tórax é um método de diagnóstico por imagem que permite obter maiores detalhes anatômicos dos pulmões e das demais estruturas torácicas, sendo indicada principalmente na avaliação de doenças pulmonares intersticiais (DPI) e bronquiectasias.[8]

Janelas tomográficas

Os parâmetros de janela do exame devem ser ajustados de acordo com as estruturas que se quer avaliar.

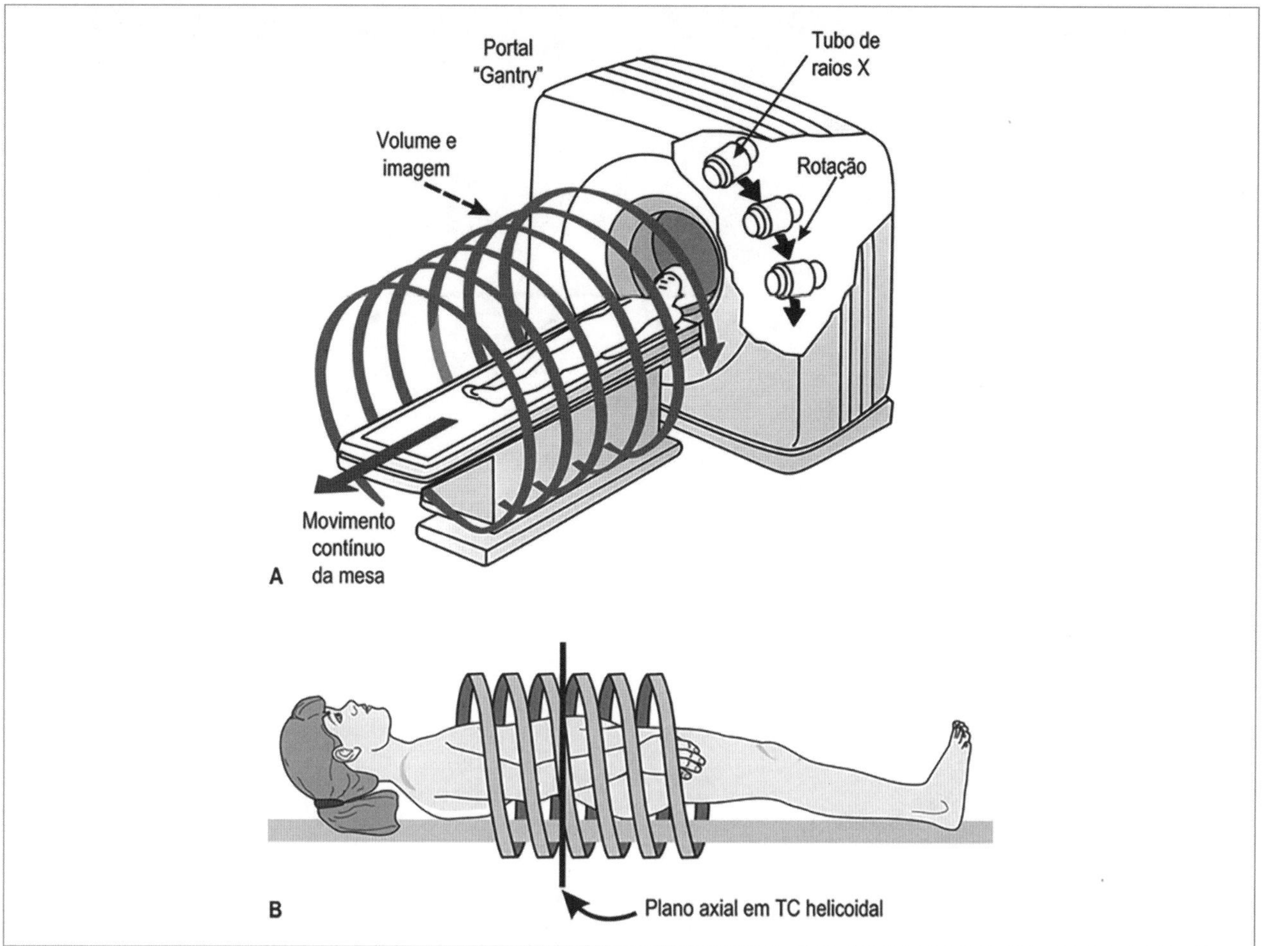

FIGURA 30 A: representação esquemática de um tomógrafo helicoidal. Imagem representativa do tomógrafo, com identificação do tubo emissor de raios X e a mesa onde o paciente se posiciona em decúbito dorsal e com inspiração máxima. B: plano axial em TC helicoidal. Representação dos cortes axiais realizados ao longo do paciente pela TC helicoidal.
TC: tomografia computadorizada.
Fonte: Carvalho AS, 2020.[8]

Assim, a escolha da janela tomográfica tem impacto significativo para demonstração da anatomia normal e de eventuais doenças da caixa torácica, mediastinais ou pulmonares. Esses parâmetros, grosso modo, funcionam como o brilho e o contraste da imagem.[33]

Para avaliar as estruturas vasculares do tórax, o mediastino e todos os tecidos moles da parede torácica, a janela de mediastino é ideal. No entanto, perceba que ela não é adequada para analisar o parênquima pulmonar (os pulmões ficam totalmente pretos), em função de sua baixa densidade tecidual. Já para avaliação de possíveis alterações parenquimatosas pulmonares, com comprometimento do interstício pulmonar, bem como das vias áreas e dos vasos sanguíneos pulmonares, a janela de pulmão (parenquimatosa) é a mais indicada.[33]

Princípios e sistematização para interpretação da tomografia computadorizada de tórax

Para que a TC de tórax tenha maior sensibilidade, especificidade e reprodutibilidade como método de diagnóstico imaginológico, é fundamental compreender alguns de seus princípios básicos, bem como buscar uma sistematização da análise. Com isso, o fisioterapeuta terá subsídios adequados para a correta interpretação do exame.

A primeira condição é que o fisioterapeuta tenha excelente conhecimento anatômico do tórax, uma vez que esse exame evidenciará as alterações morfológicas (anatômicas) das estruturas dessa cavidade. Se o paciente se posicionar adequadamente durante sua realização:

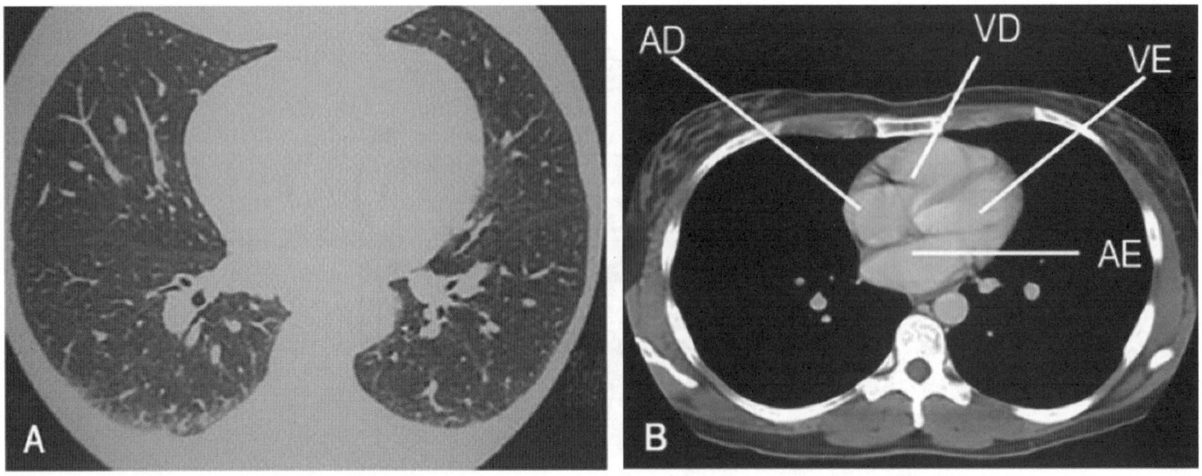

FIGURA 31 Tomografia de tórax em janela de pulmão (parenquimatosa) em A e na janela mediastínica em B.
Fonte: Carvalho SA, 2020.[8]

- Haverá simetria entre os hemitórax, tanto do gradil costal como do parênquima pulmonar.
- As estruturas de maior densidade, como ossos e possíveis calcificações, serão visualizadas como imagens brancas e brilhantes, ao passo que o ar (hipodenso) ficará preto na TC.
- O parênquima pulmonar deve se apresentar com um tom de cinza claro, já que contém ar, mas também é composto por interstício com maior densidade. Já em situações patológicas, como aprisionamento aéreo, o parênquima ficará mais próximo do preto (cinza escuro), em virtude da maior proporção de ar (baixa densidade).
- Os vasos sanguíneos e o coração, tecidos com maior densidade do que o parênquima pulmonar, aparecerão como imagem em tom de branco.[8]

A seguir será apresentado um passo a passo como forma de sistematização para otimização da interpretação da TC de tórax:

1. Identifique a janela: é uma janela de mediastino ou de pulmão (parenquimatosa)?
2. identifique se o exame foi realizado com o paciente em decúbito dorsal e em inspiração máxima (posicionamento padrão). No entanto, às vezes o exame pode ser realizado em decúbito ventral e em expiração máxima.
3. Identifique a altura do corte: cortes mais altos visualizam as escápulas e a traqueia, ao passo que EM cortes mais baixos são visualizados o coração, os ângulos ou os recessos costofrênicos e cardiofrênicos.
4. O ideal é sempre iniciar a análise da periferia para o centro, ou seja, de fora para dentro.
5. Visualize as vértebras e as costelas – estão alinhadas, simétricas, têm evidência de fraturas?
6. Analise o esterno: está em posição mediana, apresenta deformidades como o *pectus carinatum ou excavatum*?
7. Avalie a transição costela-parênquima, que deve ser uniforme (sem distorções que possam sugerir alterações pleurais – derrame pleural, por exemplo).
8. Analise os mediastinos: anterior (timo: desenvolvido na criança e em involução no adulto); mediastino médio (pericárdio, área cardíaca, vasos da base, como aorta ascendente, arco da aorta, aorta descendente, artérias pulmonares, artéria braquiocefálica, artéria carótida comum esquerda e subclávia esquerda, veia cava superior e inferior).
9. Analise a traqueia, a carina e os brônquios – isso é importante para identificar a altura do corte e o correto posicionamento do TET.
10. Visualize o mediastino posterior (esôfago e linfáticos).
11. Por fim, analise o parênquima pulmonar (atelectasias, opacidades em vidro fosco e consolidação, doenças intersticiais, aprisionamento aéreo, contusão, massas, nódulos, abscessos, enfisema, bronquiectasias).[8]

Alterações tomográficas

Alterações tomográficas com aumento da opacidade pulmonar – hiperdensas

Opacidade

Opacidade é um termo genérico para descrever uma imagem que se distingue, pelo menos parcialmente, das estruturas que a circundam ou se superpõem, por apresentar maior densidade. Na radiografia do tórax esse termo não implica sua natureza do ponto de vista patológico, de seu tamanho ou de localização específica, podendo ser de origem pulmonar, pleural, da parede torácica ou de origem externa ao paciente. Na TC as opacidades pulmonares podem obscurecer totalmente as estruturas vasculares e paredes brônquicas (como na consolidação, nos nódulos sólidos e nas massas) ou podem ter atenuação em vidro fosco (quando as estruturas vasculares e paredes brônquicas permanecem visíveis).[34]

Consolidação

Como mencionado anteriormente, a consolidação é uma opacidade que se caracteriza por preenchimento do espaço aéreo, obliterando a imagem de vasos e vias aéreas, com maior densidade, de cunho homogêneo e limites imprecisos. Sua etiologia pode ser de preenchimento por transudato (aumento da pressão hidrostática ou redução da pressão coloidosmótica), exsudato (processo infeccioso), sangue, material gástrico e neoplasia (carcinoma broncogênico).

Na consolidação pulmonar ocorre a substituição do ar dos alvéolos por líquido, células ou a combinação desses dois. Nos exames imaginológicos essas alterações se caracterizam por imagens opacas, causando apagamento dos vasos pulmonares, sem perda significativa de volume do segmento afetado. Os limites são mal definidos, exceto quando essas lesões alcançam a superfície pleural. Brônquios aerados no interior das consolidações são chamados de "broncogramas aéreos".[33]

Vidro fosco

O padrão tomográfico de vidro fosco é um achado inespecífico, podendo representar espessamento do interstício, preenchimento parcial dos alvéolos ou colapso parcial deles, aumento do aporte sanguíneo ou mesmo a associação desses achados. Radiograficamente, é definido como aumento da densidade do parênquima pulmonar, porém com preservação das marcas broncovasculares, o que o diferencia da consolidação.[35]

As causas de opacidades em vidro fosco podem ser divididas em agudas e crônicas. Dentre as causas agudas destacam-se as infecções (virais e bacterianas atípicas), a hemorragia alveolar, o edema pulmonar, o dano alveolar difuso, a embolia pulmonar e algumas neoplasias.[36]

No contexto da pandemia causada pelo coronavírus da síndrome respiratória aguda grave (SARS-CoV-2), temos a necessidade de seu diagnóstico precoce, reduzindo o risco de contágio e sua disseminação. Apesar de ser um achado frequente na doença causada pelo coronavírus (Covid-19), o vidro fosco não é patognomônico dessa infecção viral. Dessa forma, não se devem negligenciar eventuais diagnósticos diferenciais.

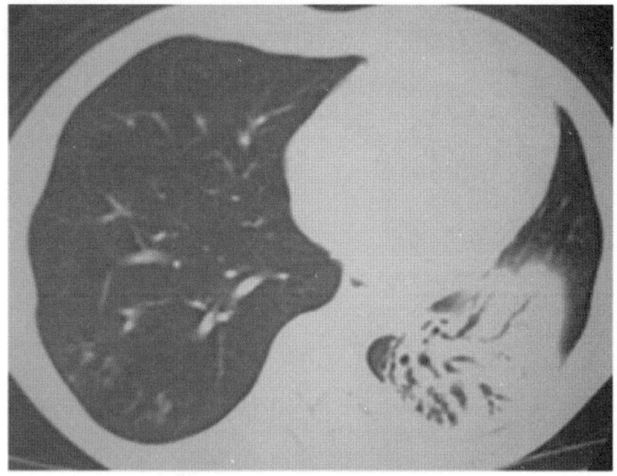

FIGURA 32 Aumento da atenuação do parênquima pulmonar (opacificação parenquimatosa) caracterizado por área de consolidação em lobo inferior esquerdo, em paciente com pneumonia bacteriana. Observar a presença de broncograma aéreo em seu interior.
Fonte: Webb e colaboradores (2009).[33]

Para um diagnóstico sugestivo a partir da TC, deve-se correlacionar esse achado com as demais características da imagem, bem como com os dados clínicos e laboratoriais de cada paciente.[37]

Pavimentação em mosaico

Este termo, também conhecido como "pavimentação maluca", do inglês "crazy paving", denota a junção de dois padrões, vidro fosco e espessamentos septais, na mesma topografia. Embora tenha sido inicialmente descrito na proteinose alveolar, são múltiplas as causas de pavimentação em mosaico, como pneumocistose, edema, SDRA, hemorragias, carcinoma bronquíolo-alveolar, entre outras.[33]

Nódulo

Opacidade focal arredondada, ou pelo menos parcialmente delimitada, menor que 3 cm de diâmetro, geralmente com densidade de partes moles ou de cálcio. Quando menor que 10 mm, sugere-se qualificá-lo como "pequeno nódulo". Se menor que 3 mm, o termo "micronódulo" pode ser empregado. Deve ser descrito de acordo com as características de suas margens (mal definidas ou bem definidas), e também quanto à localização e distribuição (randômica, perilinfática, centrolobular ou pleural). Quanto à atenuação, o nódulo pode ser classificado como sólido, quando obscurece completamente o parênquima; não sólido (atenuação em vidro fosco), quando não obscurece as margens vasculares e paredes brônquicas; ou parcialmente sólido ou semissólido (opacidade em vidro fosco com

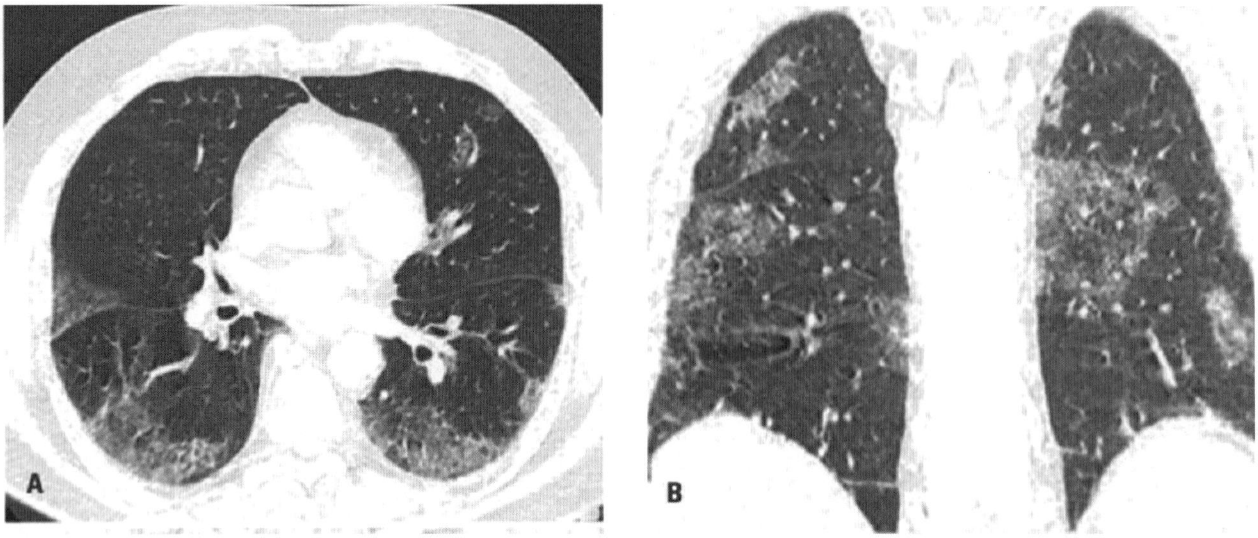

FIGURA 33 Paciente do sexo masculino, 68 anos, com queixa de tosse seca, febre, mialgia e dispneia. TC. A: axial. B: reformatação coronal: múltiplas opacidades pulmonares em vidro fosco, por vezes associadas a espessamento de septos interlobulares e reticulado de permeio, em distribuição multifocal, bilateral, predominantemente periférica e posterior. Padrão tomográfico comum na Covid-19.
TC: tomografia computadorizada.
Fonte: Matos MJ, 2021.[38]

áreas sólidas), quando obscurece parcialmente as margens vasculares e as paredes brônquicas.[39]

Alterações pulmonares com redução da opacidade pulmonar – diminuição da densidade – hipodensas

Cisto

Cisto é qualquer espaço arredondado, bem circunscrito, que é circundado por uma parede epitelizada ou fibrosa, de espessura variável. Na TC, caracteriza-se por uma área arredondada de baixo coeficiente de atenuação no parênquima pulmonar com uma interface bem definida com o pulmão normal adjacente. A espessura da parede do cisto pode variar, sendo normalmente fina (< 2 mm).

Cistos geralmente contêm ar, mas, ocasionalmente, podem conter líquido (p. ex., cisto broncogênico) ou mesmo algum material sólido. Doenças que cursam geralmente com múltiplos cistos pulmonares incluem a linfangioliomiomatose, a histiocitose de células de Langerhans, a pneumonia intersticial linfocítica e a síndrome de Birt-Hogg-Dub.[33]

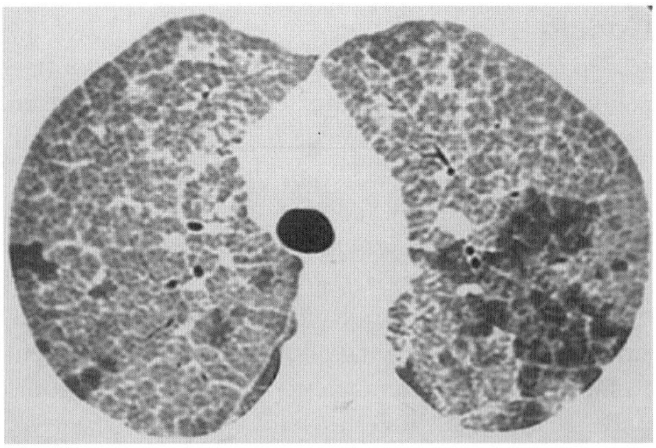

FIGURA 34 Proteinose alveolar com padrão de pavimentação em mosaico, caracterizado por espessamentos septais e opacidade em vidro fosco superpostos.
Fonte: Webb, 2009.[33]

Enfisema

É definido como o alargamento permanente de espaços aéreos distais aos bronquíolos terminais, acompanhado de destruição de paredes alveolares. Quando maiores que 1 cm, as áreas de enfisema são chamadas de bolhas. Pode ser caracterizado como enfisema centrolobular, parasseptal e panlobular, de acordo com sua distribuição e comprometimento de estruturas anatômicas.

Os achados radiográficos do enfisema pulmonar são múltiplos, sendo os mais úteis: retificação do diafragma, pobreza vascular (principalmente em lobos superiores) e aumento do volume pulmonar. À TC podem-se identificar áreas hipertransparentes sem parede definida nos pulmões e, geralmente, com imagens de vasos no centro dessas lesões no caso do enfisema centrolobular, que é mais acentuado nos segmentos

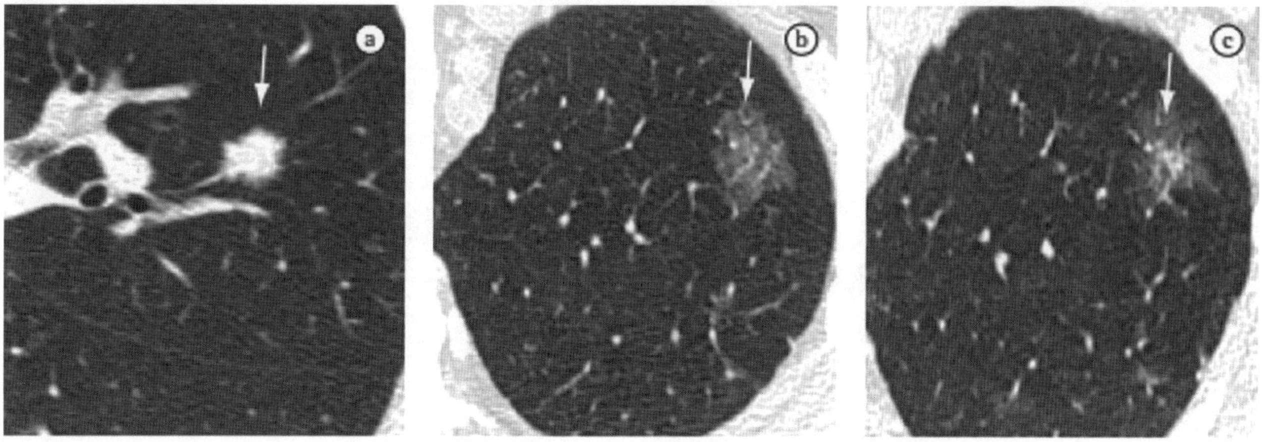

FIGURA 35 Cortes axiais de TCAR do tórax em três pacientes demonstrando nódulos pulmonares (setas) com consistências diferentes. A: sólido. B: não sólido (atenuação em vidro fosco). C: parcialmente sólido ou semissólido.
TC: tomografia computadorizada de alta resolução.
Fonte: Silva et al.[9]

apicais e posteriores dos lobos superiores e nos segmentos superiores dos lobos inferiores.[40]

Bronquiectasias

São definidas como dilatação permanente de brônquios como resultado da destruição dos componentes elástico e muscular da parede brônquica. Múltiplas são as causas das bronquiectasias, como infecções virais e bacterianas necrotizantes na infância, fibrose cística, síndrome dos cílios imóveis, síndrome da imunodeficiência adquirida (Sida), dentre outros. Os sinais mais característicos das bronquiectasias são: brônquios com diâmetro maior que a artéria adjacente (sinal do anel de sinete), perda do afilamento brônquico, que deve ser progressivo das porções centrais até a periferia pulmonar, e visualização de brônquios a menos de 2 cm da superfície pleural.

O diagnóstico, a extensão e a presença de lesões associadas às bronquiectasias é feito por meio da TC, considerada o exame padrão ouro para manejo dessa entidade clínica. As radiografias do tórax são de pouco valor nessa situação.[40]

Perfusão em mosaico e aprisionamento aéreo

O termo perfusão em mosaico indica uma alteração na relação ventilação/perfusão, causando uma modificação na atenuação parenquimatosa, com áreas hipoatenuantes e hiperatenuantes em mosaico no parênquima pulmonar. As áreas hipoatenuantes (mais escuras) têm vasos de menor calibre, recebendo menor fluxo sanguíneo, enquanto as hiperatenuantes (mais claras) têm vasos de calibre normal ou aumentado. Esse achado pode indicar doença vascular, como tromboembolismo pulmonar crônico, ou das vias aéreas, como asma. Um modo de diferenciar as duas alterações é por meio da fase expiratória na TCAR: caso haja aprisionamento de ar, a doença deve ser das vias aéreas; em caso contrário, do leito vascular.[40]

Faveolamento alveolar

O faveolamento alveolar são cistos pulmonares criados pela destruição de espaços aéreos distais, por fibrose do parênquima pulmonar, com desarranjo da arquitetura de ácinos e bronquíolos.[41]

Os cistos de faveolamento são revestidos por epitélio bronquiolar metaplásico e representam o estágio terminal de várias doenças pulmonares. Na TCAR, caracteriza-se por múltiplos cistos, em geral de localização subpleural, com diâmetros semelhantes (tipicamente de 0,3 a 1 cm), agrupados sem camadas e compartilhando paredes bem definidas de 1 a 3 mm de espessura (Figura 40). Representam um marcador tomográfico da fibrose pulmonar idiopática.[41]

Alterações pleurais

Derrame pleural

A TC de tórax demonstra claramente derrames pleurais, mas não tem indicação na avaliação de derrames simples que podem ser diagnosticados pela radiografia ou US. A TC pode auxiliar na investigação de derrames pleurais loculados ou intrafissurais simulando massas pulmonares na radiografia de tórax.[8]

Pneumotórax

A presença de ar na cavidade pleural é diagnosticada normalmente pela radiografia simples do tórax ou pela

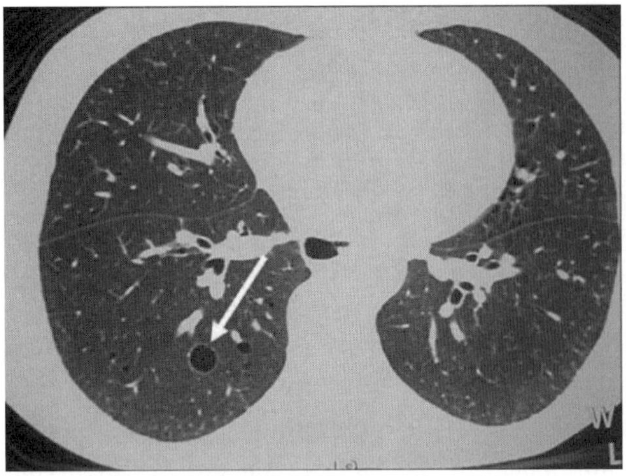

FIGURA 36 Tomografia computadorizada de tórax evidenciando cisto pulmonar (seta) em paciente com pneumonia intersticial linfoide (LIP).

Fonte: Webb, 2009.[33]

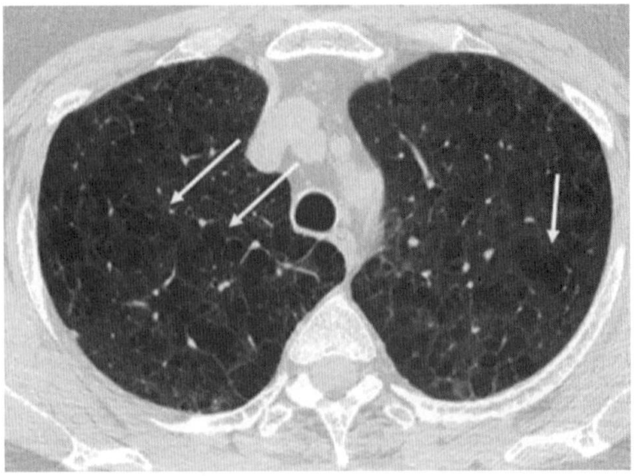

FIGURA 37 Tomografia computadorizada de tórax em paciente com DPOC. As setas apontam para áreas de enfisema pulmonar, caracterizadas como regiões hipoatenuantes, sem paredes definidas.

DPOC: doença pulmonar obstrutiva crônica.

Fonte: Webb, 2009.[33]

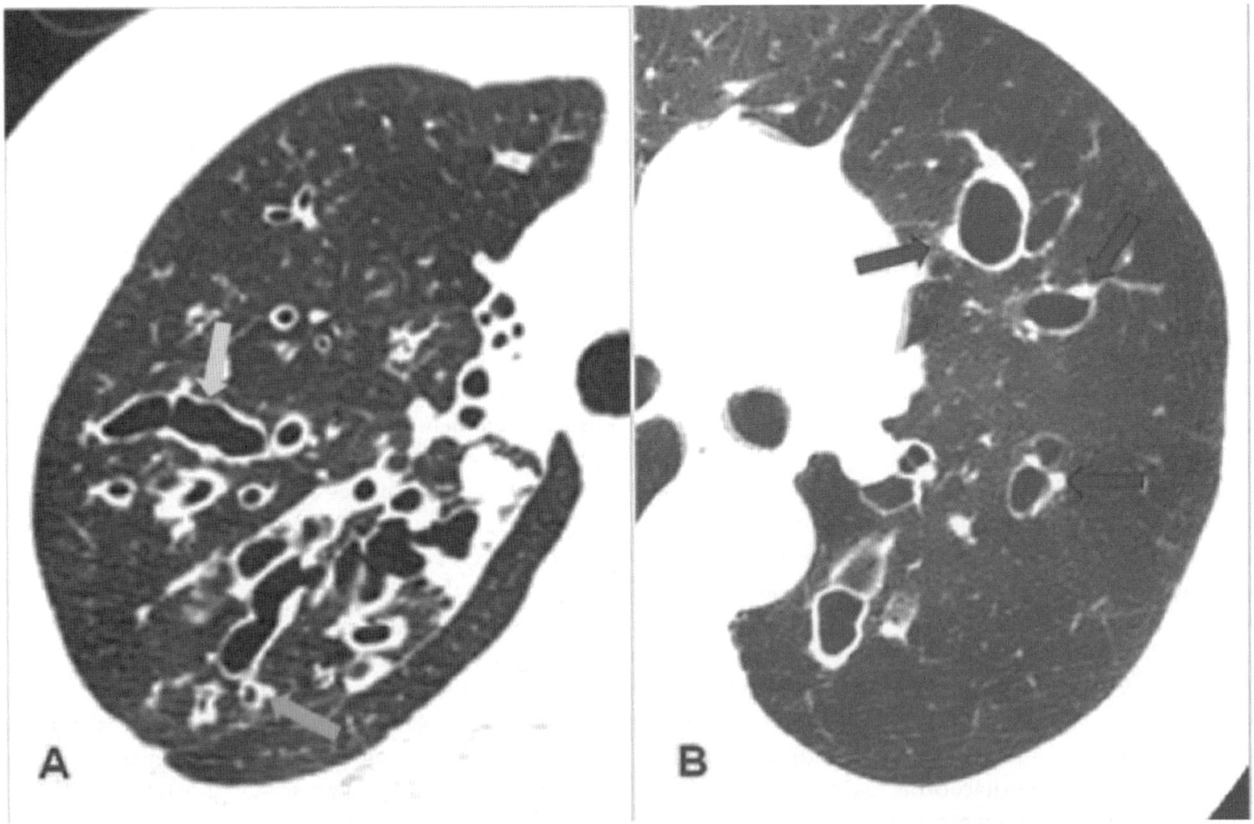

FIGURA 38 Cortes axiais de TC em paciente com bronquiectasia mostram brônquios dilatados, havendo perda do afilamento brônquico habitual (seta branca), brônquio visto junto à superfície pleural (seta preta) e imagens em anel de sinete (setas pretas).

TC: tomografia computadorizada.

Fonte: Müller et al.[40]

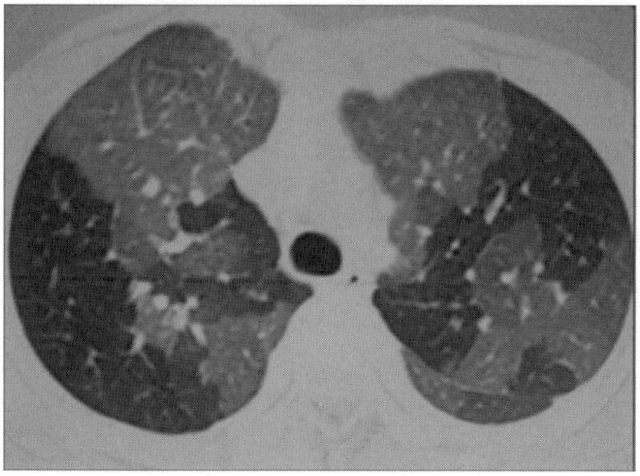

FIGURA 39 Perfusão pulmonar em mosaico em paciente asmático, com áreas hipo e hiperatenuantes. As hipoatenuantes (mais escuras) têm vasos de calibre reduzido. Fonte: Müller et al.[40]

US. A TC de tórax é necessária para pacientes em que o diagnóstico é incerto, com suspeita de **pneumotórax loculado**, ou aqueles com trauma estável, que requerem a realização desse exame para avaliar a extensão de outras lesões. **Pneumotórax acidental** pode ser encontrado na TC do tórax realizada por outro motivo.[8]

Alterações vasculares

A angiotomografia computadorizada de tórax (ângio-TC) tem papel significativo na avaliação diagnóstica de alterações vasculares como a hipertensão pulmonar (HP), tromboembolismo pulmonar (TEP) e dissecções vasculares como a dissecção da aorta.[8]

Hipertensão pulmonar

O diâmetro do tronco da artéria pulmonar está significativamente aumentado em pacientes com HP quando comparado com o de indivíduos normais e apresenta boa correlação com as medidas de pressão na artéria pulmonar (Figura 43).

Tromboembolismo pulmonar

A ângio-TC é mais eficaz do que a cintilografia, além de estar disponível na maior parte dos grandes centros, inclusive em situações de emergência. É um método rápido, minimamente invasivo devido à injeção de contraste, com boa sensibilidade e especificidade na avaliação do TEP. Por essas razões, tem sido considerada por muitos o método de imagem de escolha na avaliação dessa condição clínica.[42]

No TEP, as principais vantagens da TC são:[43]

- Demonstração direta do trombo na luz vascular.
- Avaliação de alterações pleurais e pulmonares associadas.
- Pesquisa de diagnósticos alternativos.
- Detecção de trombose venosa profunda.
- Avaliação da extensão e da gravidade do TEP.

Os sinais de TEP agudo na ângio-TC são a demonstração do trombo, caracterizado como falha de enchimento vascular, geralmente apresentando ângulo agudo com a luz do vaso, além da parada abrupta da contrastação da artéria e do aumento do calibre vascular.[43]

Dissecção de aorta

A dissecção da aorta caracteriza-se por clivagem longitudinal da camada média da aorta por uma coluna dissecante de sangue, formando uma luz falsa e uma verdadeira. A luz falsa comunica-se com a verdadeira por um orifício de laceração da camada íntima. A TC tem como vantagens a disponibilidade, a agilidade e a precisão na avaliação da aorta como um todo, diferenciando a luz, a parede e o entorno de todo o seu trajeto e seus ramos, bem como as variações anatômicas. A TC está indicada nas seguintes situações:[44,45]

- Dor torácica aguda suspeita de dissecção da aorta.
- Avaliação e seguimento de pacientes já diagnosticados pela ecografia que necessitam de avaliação mais detalhada.
- Avaliação do resultado terapêutico intervencionista, cirúrgico ou endovascular.
- Seguimento de pacientes crônicos em tratamento clínico.

Considerações sobre a tomografia computadorizada de tórax

A TC de tórax é amplamente disponível em hospitais que possuem UTI, de fácil e rápida aquisição e fornece uma visão detalhada dos órgãos e das estruturas internas, principalmente de compartimentos vitais, como o tórax. No entanto, a ferramenta inicial de imagem para estudo e avaliação do parênquima pulmonar e das demais estruturas anatômicas do tórax permanece sendo a radiografia, devendo-se, pois, lançar mão da TC em situações específicas, em que terá maior acurácia, ou quando os demais métodos de diagnóstico por imagem forem inconclusivos ou incompatíveis com a clínica do doente crítico.

CONSIDERAÇÕES FINAIS

Os métodos de diagnóstico por imagem são ferramentas importantes para o seguimento de pacientes

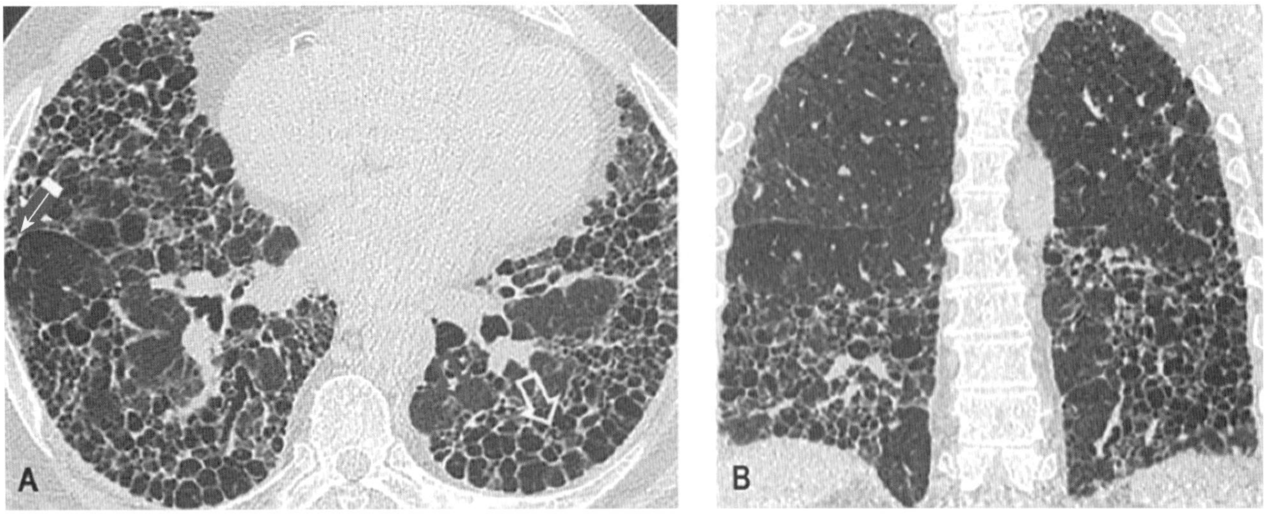

FIGURA 40 A: imagem axial de TCAR do tórax. B: reformatação coronal. Em A, opacidades reticulares finas (seta cheia) e cistos de faveolamento (seta vazada). Em B, padrão de distribuição predominantemente periférico e basal, comum em pacientes com fibrose pulmonar idiopática.

TCAR: tomografia computadorizada de alta resolução.

Fonte: Oliveira et al. (2018).[46]

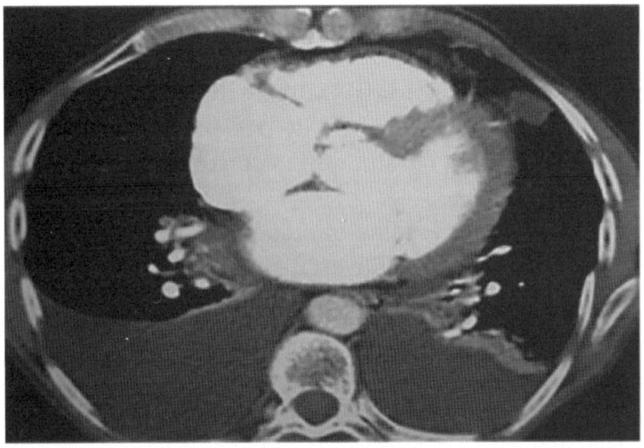

FIGURA 41 Tomografia computadorizada de tórax evidenciando derrame pleural bilateral na parte posterior em paciente cardiopata com insuficiência cardíaca congestiva.

TC: tomografia computadorizada.

Fonte: McLoud (1998).[47]

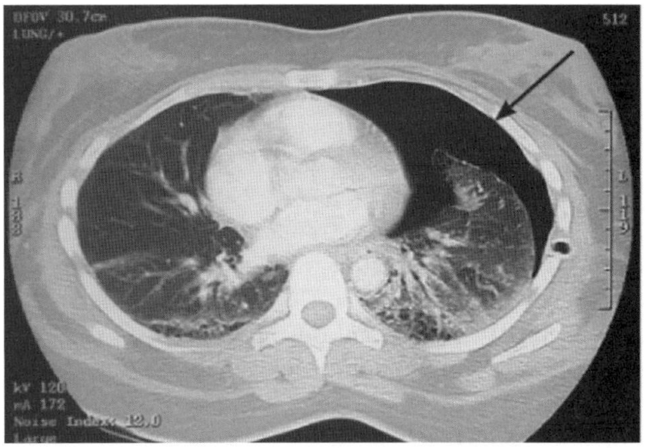

FIGURA 42 Tomografia computadorizada de tórax em janela parenquimatosa evidenciando pneumotórax à esquerda (seta). Note redução da densidade e ausência de trama vascular. Outra observação é a presença de dreno torácico à esquerda (área arredondada e escura entre as costelas na parede torácica ipsilateral ao pneumotórax).

Fonte: Dimov e Randhawa (2004).[48]

criticamente enfermos em UTI, tanto para investigação de sinais e sintomas clínicos e confirmação ou descarte de hipóteses diagnósticas como para o seguimento de doenças já sabidamente conhecidas e avaliação das respostas ao tratamento.

O fisioterapeuta deve ter conhecimento desses métodos para uma correta escolha do exame que terá maior sensibilidade e especificidade na avaliação, assim como para melhor relação custo-benefício, visando sempre à otimização da aplicabilidade desses métodos nos pacientes assistidos nas UTI.

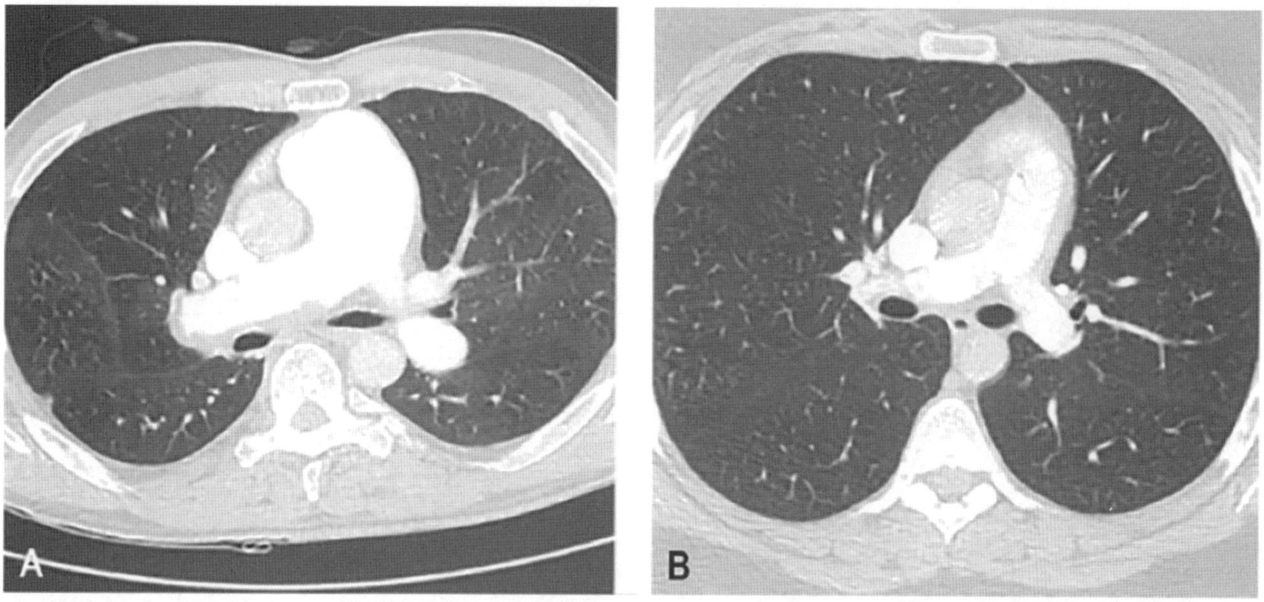

FIGURA 43 Ângio-TC de paciente com HP (A) comparado com indivíduo sem HP (B). Imagens axiais de TC de tórax demonstrando a diferença na atenuação pulmonar de paciente com HP (A) e paciente-controle (B). Note o aumento significativo do diâmetro do tronco da artéria pulmonar (A) quando comparado com o controle sem HP (B).
HP: hipertensão pulmonar; TC: tomografia computadorizada.
Fonte: Wada et al.[12]

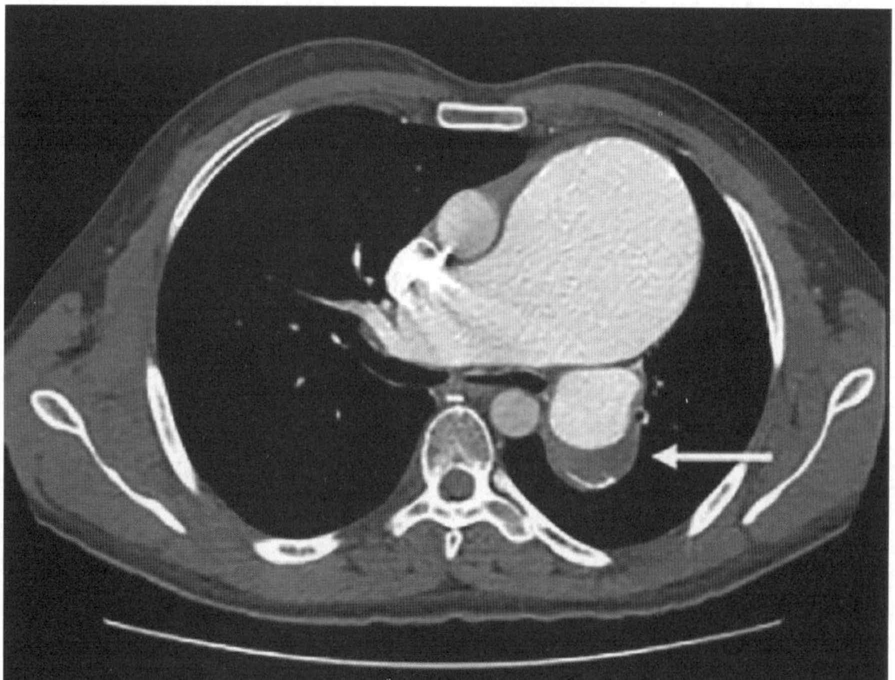

FIGURA 44 Tomografia computadorizada de tórax com contraste de paciente com TEP crônico e hipertensão da artéria pulmonar. A seta aponta para falha de enchimento da artéria pulmonar e dilatação das artérias pulmonares.
TEP: tromboembolismo pulmonar.
Fonte: Remy-Jardin et al.[49]

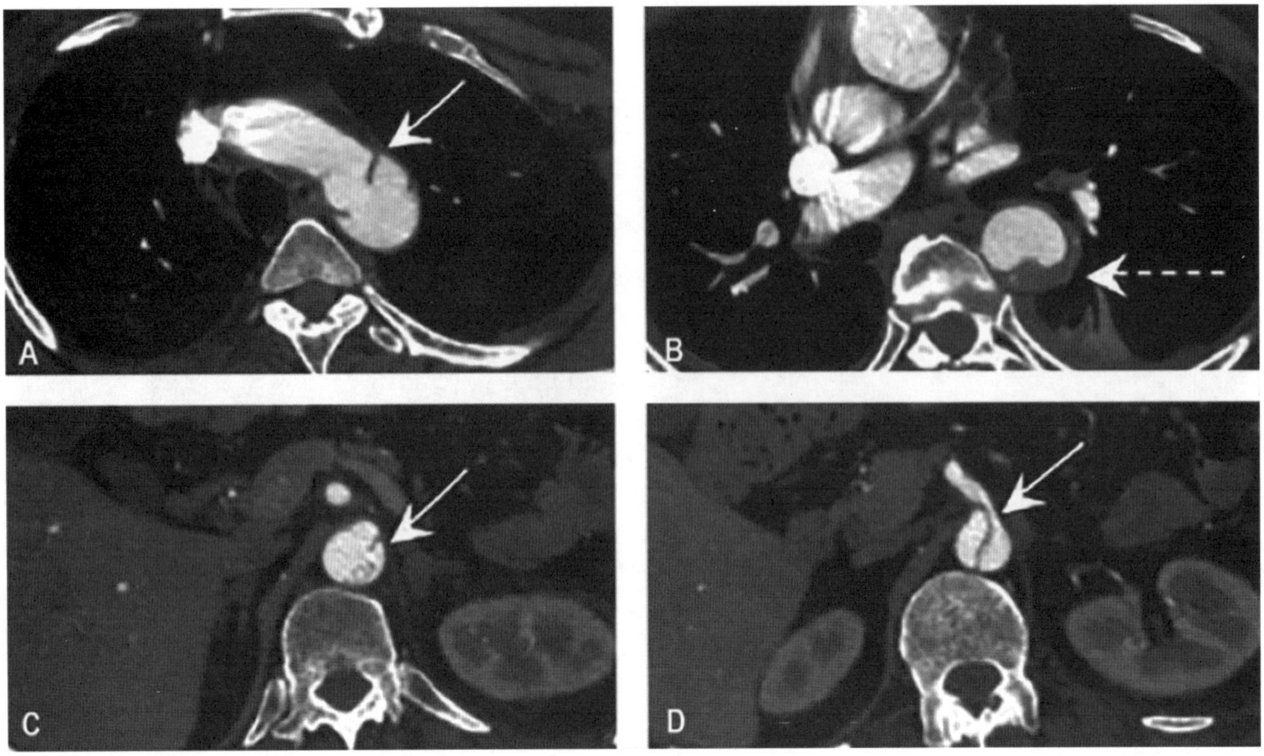

FIGURA 45 Tomografia computadorizada de tórax com contraste em paciente com dissecção de aorta. As setas contínuas indicam a dissecção, enquanto a seta tracejada indica hematoma intramural.
Fonte: Hagan et al.[44]

REFERÊNCIAS BIBLIOGRÁFICAS

1. Sigakis CJG, Mathai SK, Suby-Long TD, Restauri NL, Ocazionez D, Bang TJ, et al. Radiographic review of current therapeutic and monitoring devices in the chest. RadioGraphics. 2018 Jul-Aug;38(4):1027-45
2. 2. Sampaio RF, Mancini MC, Goncalves GCP, Bittencourt NFN, Miranda AD, Fonseca, ST. Aplicação de Classificação Internacional de Funcionalidade, Incapacidade e Saúde (CIF) na prática clínica do fisioterapeuta. Rev Bras Fisioter. 2005;9(2):129-36.
3. Hansell DM, Bankier AA, MacMahon H, McLoud TC, Muller NL, Remy J. Fleischner Society: glossary of terms for thoracic imaging. Radiology. 2008;246(3):697-722.
4. Lacey G De, Morley S, Berman L. Radiografia do tórax: um guia prático. Elsevier; 2010.
5. 5. Souza Jr. AS, Araujo Neto C, Jasinovodolinsky D, Marchiori E, Kavakama J, Irion KL, et al. Terminologia para a descrição de tomografia computadorizada do tórax: sugestões iniciais para um consenso brasileiro. Radiol Bras. 2002;35(2):125-8.
6. Bontrager KL, Lampignano J. Tratado de posicionamento radiográfico e anatomia. 7.ed. Elsevier; 2010.
7. Wada DT, Rodrigues JAH, Santos MK. Aspectos técnicos e roteiro de analise da radiografia de tórax. Revusp Medicina (Ribeirão Preto). 2019;52(Suppl 1):5-16.
8. Carvalho SA, Silva E. Tomografia computadorizada de tórax e crânio: o que o fisioterapeuta deve saber. In: Associação Brasileira de Fisioterapia Cardiorrespiratória e Fisioterapia em Terapia Intensiva; Martins JA, Reis LFF, Andrade FMD (orgs.). Profisio – Programa de Atualização em Fisioterapia em Terapia Intensiva Adulto: ciclo 11. Porto Alegre: Artmed Panamericana; 2020 (Sistema de Educação Continuada a Distância, v.2). p.11-88.
9. Silva CIS, Marchiori E, Souza Júnior AS, Muller NL. Consenso brasileiro ilustrado sobre a terminologia dos descritores e padrões fundamentais da TC de tórax. J Bras Pneumol. 2010;36(1):99-123.
10. Kjeldsberg KM, Oh K, Murray KA, Cannon G. Radiographic approach to multifocal consolidation. Semin Ulrasound CT MRI. 2002;23(4):288-301.
11. Marshall GB, Farnquist BA, MacGregor JH, Burrowes PW. Signs in thoracic imaging. J Thorac Imaging. 2006;21(1):76-90.
12. Wada DT, Rodrigues JAH, Santos MK. Semiologia radiológica e terminologia da radiografia de tórax. Revusp Medicina (Ribeirão Preto). 2019;52(Suppl 1):31-43.
13. Franco A, Mody NS, Meza MP. Imaging evaluation of pediatric mediastinal masses. Radiol Clin North Am. 2005;43(2):325-53.
14. Dahnert W. Radiologia: manual de revisão. Rio de Janeiro: Revinter; 2001.
15. Neusa L, Diana V, Joana D, Claudia D, Tiago J, Telmo S, Carlos C. Acesso às vias aéreas guiado por ultrassom. Rev Bras Anestesiol. 2018;68(6):624-32.
16. Papaleo R, Souza D. Ultrassonografia: princípios físicos e controle da qualidade. Revista Brasileira de Física Médica. 2019;13(1):14-23.
17. Adhikari S, Zeger W, Schmier C, Crum T, Craven A, Frokaj I, et al. Pilot study to determine the utility of point-of-care ultrasound in the assessment of difficult laryngoscopy. Acad Emerg Med. 2011;18:754-8.
18. Falcetta S, Cavallo S, Gabbanelli V, Pelaia P, Sorbello M, Zdravkovic I, et al. Evaluation of two neck ultrasound measurements as predictors of difficult direct laryngoscopy: a prospective observational study. Eur J Anaesthesiol. 2018;35:605-12.

19. Zheng BX, Zheng H, Lin XM. Ultrasound for predicting difficult airway in obstetric anesthesia: protocol and methods for a prospective observational clinical study. Medicine (Baltimore). 2019;98:e17846.
20. Stafrace S, Engelhardt T, Teoh WH, Kristensen MS. Essential ultrasound techniques of the pediatric airway. Paediatr Anaesth. 2016;26:122-31.
21. Marciniak B, Fayoux P, Hébrard A, Krivosic-Horber R, Engelhardt T, Bissonnette B. Airway management in children: ultrasonography assessment of tracheal intubation in real time? Anesth Analg. 2009;108:461-5.
22. Hoffmann B, Gullett JP. Emergency ultrasound for the detection of esophageal intubation. Acad Emerg Med. 2010;17:464-5.
23. Milling TJ, Jones M, Khan T, Tad-y D, Melniker LA, Bove J, et al. Transtracheal 2-D ultrasound for identification of esophageal intubation. J Emerg Med. 2007;32:409-14.
24. Werner SL, Smith CE, Goldstein JR, Jones RA, Cydulka RK. Pilot study to evaluate the accuracy of ultrasonography in confirming endotracheal tube placement. Ann Emerg Med 2007;49:75-80.
25. Pozuelo-Carrascosa DP, Herráiz-Adillo Á, Alvarez-Bueno C, Añón JM, Martínez-Vizcaíno V, Cavero-Redondo I. Subglottic secretion drainage for preventing ventilator-associated pneumonia: an overview of systematic reviews: and an updated meta-analysis. Eur Respir Rev Off J. 202029(155):190107.
26. Adi O, Fong CP, Sallehuddin RM, Ahmad AH, Sum KM, Yusof ZM, et al. Airway ultrasound to detect subglottic secretion above endotracheal tube cuff. Adi et al. The UltrasoundJournal (2023) 15:23
27. Ding LW, Wang HC, Wu HD, Chang CJ, Yang PC. Laryngeal ultrasound: a useful method in predicting post-extubation stridor: a pilot study. Eur Respir J. 2006;27:384-9.
28. Shu CC, Lee P, Lin JW, Huang CT, Chang YC, Yu CJ, et al. The use of sub-mental ultrasonography for identifying patients with severe obstructive sleep apnea. PLoS One. 2013;10:8-12.
29. Lahav Y, Rosenzweig E, Heyman Z, Doljansky J, Green A, Dagan Y. Tongue base ultrasound: a diagnostic tool for predicting obstructive sleep apnea. Ann Otol Rhinol Laryngol. 2009;118:179-84.
30. Al-Sherif M, He B, Schwarz EI, Cheng M, Said AF, AbdelWahab NH, et al. Ultrasound assessment of upper airway dilator muscle contraction during transcutaneous electrical stimulation in patients with obstructive sleep apnoea. J ThoracDis2020;12(Suppl 2):S139-S152.
31. McCollough CH, Leng S, Yu L, Fletcher JG. Dual and multi-energy CT: principles, technical approaches and clinical applications. Radiology. 2015 Sep;276(3):637-53.
32. Otrakji A, Digumarthy SR, Lo Gullo R, Flores EJ, Shepard JA, Kalra MK. Dual-energy CT: spectrum of thoracic abnormalities. Radiographics. 2016;36(1):38.
33. Webb WR, Muller NL, Naidich DP. High-resolution CT of the lung. 3.ed. Philadelphia: Lippincott Williams & Wilkins; 2001.
34. Silva CI, Marchiori E, Souza Júnior AS, Müller NL; Comissão de Imagem da Sociedade Brasileira de Pneumologia e Tisiologia. Illustrated Brazilian consensus of terms and fundamental patterns in chest CT scans. J Bras Pneumol. 2010;36(1):99-123.
35. Hansell DM, Bankier AA, MacMahon H, McLoud TC, Müller NL, Remy J. Fleischner Society: glossary of terms for thoracic imaging. Radiology. 2008; 246(3):697-722.
36. Koo HJ, Lim S, Choe J, Choi SH, Sung H, Do KH. Radiographic and CT features of viral pneumonia. Radiographics. 2018;38(3):719-39. Review.
37. Ye Z, Zhang Y, Wang Y, Huang Z, Song B. Chest CT manifestations of new coronavirus disease 2019 (covid-19): a pictorial review. Eur Radiol. 2020;30(8):4381-9. Review.
38. Matos MJ, Rosa ME, Brito VM, Amaral LT, Beraldo GL, Fonseca EK, et al. Differential diagnoses of acute ground-glass opacity in chest computed tomography: pictorial essay. Einstein (São Paulo). 2021;19:eRW5772.
39. Silva CI, Marchiori E, Souza Júnior AS, Müller NL; Comissão de Imagem da Sociedade Brasileira de Pneumologia e Tisiologia. Consenso brasileiro ilustrado de termos e padrões fundamentais em exames de TC de tórax. J Bras Pneumol. 2010 Jan-Feb; 36(1):99-123.
40. Müller NL, Frase RS, Colman NC, Paré PD. Diagnóstico radiológico das doenças do tórax. Rio de Janeiro: Guanabara-Koogan; 2003.
41. Primack SL, Hartman TE, Hansell DM, Müller NL. End-stage lung disease: CT findings in 61 patients. Radiology. 1993 Dec;189(3):681-6.
42. Coche E, Verschuren F, Keyeux A, Goffette P, Goncette L, Hainaut P, et al. Diagnosis of acute pulmonary embolism in outpatients: comparison of thin-collimation multi-detector row spiral CT and planar ventilation perfusion scintigraphy. Radiology. 2003 Dec;229 (3):757-65.
43. Han D, Lee KS, Franquet T, Muller NL, Kim TS, Kim H, et al. Thrombotic and nonthrombotic pulmonary arterial embolism: spectrum of imaging findings. Radiographics. 2003 Nov-Dec;23(6):1521-39.
44. Hagan PG, Nienaber CA, Isselbacher EM, Bruckman D, Karavite DJ, Russman PL, et al. The International Registry of Acute Aortic Dissection (IRAD). New insights into an old disease. JAMA. 2000 Feb;283(7):897-903.
45. Shiga T, Wajima Z, Apfel CC, Inoue T, Ohe Y. Diagnostic accuracy of transesophageal echocardiography, helical computed tomography, and magnetic resonance imaging for suspected thoracic aortic dissection: systematic review and meta-analysis. Arch Intern Med. 2006 Jul;166(13):1350-6.
46. Oliveira DS, Araújo Filho JA, Paiva AFL, Ikari ES, Chate RC, Nomura CH. Pneumonias intersticiais idiopáticas: revisão da última classificação da American Thoracic Society/European Respiratory Society. Radiol Bras. 2018 Set-Out;51(5):321-7.
47. McLoud TC. CT and MR in pleural disease. Clin Chest Med. 1998 Jun;19(2):261-76.
48. Dimov V, Randhawa S. Tension pneumothorax [internet]. Chicago: Clinical Cases and Imagem; 2004 [acesso em: out 15, 2020]. Disponível em: http://clinicalcases.blogspot.com/2004/02/tension-pneumothorax.html.
49. Remy-Jardin M, Remy J, Giraud F, Wattinne L, Gosselin B. Computed tomography assessment of ground-glass opacity: semiology and significance. J Thorac Imaging. 1993 Fall;8(4):249-64.

6

Exames laboratoriais na unidade de terapia intensiva

Augusto Gomes Teixeira da Cruz
Amanda da Silva Reis

INTRODUÇÃO

Rotineiramente, os pacientes hospitalizados são submetidos a uma série de avaliações para monitorização da criticidade clínica e/ou confirmação das hipóteses diagnósticas. Essa rotina é frequente na unidade de terapia intensiva (UTI), em vista das complicações que expõem os pacientes a riscos clínicos e funcionais, que devem ser identificados o mais precocemente possível para desaceleração ou interrupção da evolução da doença.

Apesar de complementares, os exames laboratoriais são fundamentais para o controle clínico e a identificação da progressão clínica dos pacientes, sendo uma ferramenta que contribui para a melhor tomada de decisão, ou até mesmo a mudança de terapia proposta.

Os principais métodos de coleta dos exames são:

- Coleta de sangue.
- *Swab* de superfície e análise de fluido excretado pelo paciente.

Esses exames podem identificar alteração do padrão de normalidade de variáveis corporais, assim como a identificação da presença de microrganismos não desejados, tais como bactérias, vírus ou fungos. A associação de dois ou mais exames é essencial para a melhor proposta terapêutica por parte da equipe multidisciplinar.

Além do diagnóstico, os resultados dos exames laboratoriais contribuem para análise da segurança de terapias prescritas, indicando se há estabilidade clínica para submissão do paciente a diferentes estímulos e garantindo que não haja complicações ou eventos adversos no decorrer da terapia indicada. Isso garante que os profissionais escolham o melhor e mais seguro recurso de acordo com o panorama clínico evidente na coleta desses exames.

Assim, o fisioterapeuta tem como responsabilidade o acompanhamento dos resultados dos exames laboratoriais e suas atualizações, de acordo com as coletas e recoletas eventuais durante o dia. Esse profissional terá autonomia para interpretar os resultados e participar da tomada de decisão multidisciplinar, baseando suas justificativas nos achados laboratoriais, avaliação clínica e conhecimento da fisiologia humana.

De acordo com as Resoluções n. 80/1987 e 402/2011 do Conselho Federal de Fisioterapia e Terapia Ocupacional (Coffito), o fisioterapeuta tem autonomia para solicitar exames complementares.

É importante enfatizar que os resultados laboratoriais, sozinhos, não são suficientes para a tomada de decisão, e que os profissionais devem associar os resultados clínicos aos achados da avaliação detalhada, utilizando mais métodos para compreensão plena do quadro clínico e funcional do paciente.

Os exames laboratoriais mais comuns podem ser listados da seguinte forma: hemograma, leucograma, coagulograma, imuno-hematologia, exames bioquímicos, eletrólitos, gasometrias, bacteriologia, enzimas sistêmicas, análise de secreções e urinálise. É importante o profissional compreender os achados de cada exame e correlacioná-los com a história clínica, hipótese diagnóstica e propedêutica para interpretação correta de suas variações.

Neste capítulo serão apresentados os principais exames coletados na UTI, suas influências clínicas, assim como os valores de referência esperados para cada análise.

HEMOGRAMA

O hemograma é um exame de coleta sanguínea que tem por objetivo quantificar o número de células presentes no sangue. Esse exame avalia especificamente os achados relacionados aos eritrócitos (glóbulos vermelhos), nos quais o profissional observará os resultados de números de células como hemácias, hemoglobinas, hematócritos, assim como os índices hematrimétricos como a hemoglobina corpuscular média (HCM), volume corpuscular médio (VCM), concentração de hemoglobina corpuscular média (CHCM) e a largura de distribuição das células vermelhas, comumente apresentada na língua inglesa como *red cell distribution width* (RDW).

Hemácias

Conhecidas como células vermelhas ou eritrócitos, as hemácias são responsáveis pelo carreamento (transporte) da hemoglobina pelo sangue. A análise laboratorial avalia o número dessas células por milímetro cúbico (mm^3). Os valores de referência são:

- Crianças: entre 3,5 e 4,5 milhões de células/mm^3.
- Sexo biológico feminino: entre 4 e 5 milhões de células/mm^3.
- Sexo biológico masculino: 4,5 a 5,5 milhões de células/mm^3.

Valores abaixo da referência (hipoglobulia) estão associados a anemia, entretanto, na hospitalização, a diluição sanguínea dada pela constante infusão de líquido intravascular pode reduzir o número de hemácias proporcionais ao volume de sangue. Nesses casos, não se considera anemia, mas dá-se o nome de hemodiluição, extremamente comum entre os pacientes críticos. A diluição apresenta redução gradual dos resultados das hemácias, de acordo com o volume de infusão e o número de dias em que o paciente foi submetido a ela. Por isso, quedas abruptas do número de hemácias podem indicar hemorragia.

Valores acima de 6 milhões de células/mm^3 são chamados de policitemia ou poligloblulia. Essa condição está associada com a hipertrofia da unidade responsável pela produção das hemácias, comumente encontrada em pacientes hipoxêmicos crônicos, produção essa que foi aumentada para compensar o baixo carreamento de oxigênio pelo corpo, a fim de aumentar a oferta de oxigênio aos tecidos.

Hemoglobina

Metaloproteína conjugada que contém quatro braços responsáveis pela ligação de moléculas de gases, tais como o oxigênio (O_2) e o dióxido de carbono (CO_2). A ligação permite o transporte desses gases pelo sangue, garantindo a eficiência do metabolismo energético, o controle ácido-básico corporal, assim como a excreção do produto desse metabolismo através da ventilação.

É a hemoglobina que dá a coloração vermelha ao sangue, de acordo com a quantidade de O_2 ligado a ela. Essa coloração é visível nas extremidades, assim como na boca e no tórax, podendo ser um achado de inspeção para indicar a normalidade da ligação de O_2 nas hemoglobinas. A coloração também é utilizada para avaliação da oximetria de pulso, indicando o valor percentual de células que apresentam ligação com a molécula de oxigênio. Sua avaliação também é dada de acordo com a diluição, entretanto os valores são apresentados em gramas para cada decilitro de sangue (g/dL). Os valores de referência são:

- Crianças: 13 a 16 g/dL.
- Sexo biológico feminino: 11,5 a 14 g/dL.
- Sexo biológico masculino: 11 a 13 g/dL.

As alterações dos valores de hemoglobina seguem o mesmo raciocínio dos achados do número de hemácias, sofrendo a influência de fatores comuns como volume de sangue, ou diluição. Entretanto, o ferro pode ter influência na produção da hemoglobina, sendo um dos fatores responsáveis por sua alteração.

Hematócrito

Achado que indica hemossedimentação, ou percentual de células sanguíneas dentro de um volume de líquido. Na avaliação das hemácias e hemoglobinas, observamos o volume ou o peso das células de acordo com os mm^3 ou dL de sangue. O hematócrito, por sua vez, vai indicar o percentual disso, evidenciando se há mais líquido ou mais células nesse volume total e complementando o achado de hemodiluição de acordo com a infusão de líquido intravascular, ou de perda de células, no caso de hemorragias ou anemia. Esse resultado pode ser influenciado também pela desidratação grave. Os valores de referência são:

- Recém-nascidos: 60 a 62%.
- Crianças: 35 a 39%.
- Sexo biológico feminino: 37 a 43%.
- Sexo biológico masculino: 40 a 53%.

Índices hematrimétricos

Hemoglobina corpuscular média (HCM)

Indica o volume médio de hemoglobina para cada hemácia. Os valores de referência são:

- Todas as populações: 27,7 pg.

Volume corpuscular médio (VCM)

Indica o peso da hemoglobina para um volume de 100 mL de hemácias. Os valores de referência são:

- Sexo biológico feminino: 83,1 a 96,8 fL.
- Sexo biológico masculino: 81,7 a 95,3 fL.

Concentração de hemoglobina corpuscular média (CHCM)

Relação entre hemoglobina e hematócrito. Os valores de referência são:

- Sexo biológico feminino: 32 a 35,2 g/dL.
- Sexo biológico masculino: 32,4 a 36 g/dL.

Largura de distribuição das células vermelhas (RDW)

Indicador da largura e distribuição das hemácias. Os valores de referência são:

- Sexo biológico feminino: 11,8 a 14,2%.
- Sexo biológico masculino: 11,8 a 14,1%.

LEUCOGRAMA

O leucograma é um exame realizado por coleta sanguínea, que, por sua vez, tem por objetivo quantificar o número de leucócitos.

Os leucócitos, conhecidos pela população como glóbulos brancos, são células responsáveis pelo combate de agentes agressores como bactérias, vírus e/ou fungos, contribuindo para a prevenção ou a cura de doenças infectocontagiosas. A apresentação desses leucócitos no exame indica o número geral de células de defesa do corpo, não as dividindo de acordo com diferentes características e funções específicas, assim como a idade de formação e a importância no combate de diferentes agentes agressores. Essas células somadas resultam no valor total de leucócitos, indicando que estes nada mais são do que a soma de todas as células descritas detalhadamente no exame. Elas são divididas em duas classificações, granulócitos e agranulócitos, e essa diferenciação se dá pela presença de grânulos em seu citoplasma. Dos granulócitos, podemos citar neutrófilos, eosinófilos e basófilos; dos agranulócitos, podemos citar linfócitos e monócitos.

Leucócitos

Valores de referência: 4.000 a 11.000 células/mm^3 (podendo apresentar breve variação de acordo com o sexo biológico e a idade do indivíduo, variação essa maior na neonatologia e na lactência).

Outros fatores também podem influenciar na ação de resposta do sistema imunológico que aumenta o número de leucócitos. Pacientes submetidos a diálise, ou até mesmo a procedimentos cirúrgicos, apresentam elevação do nível de leucócitos na corrente sanguínea. O aumento do número de leucócitos indica produção aumentada dessas células, sendo a evidência de algum tipo de agressão e, portanto, parte da tomada de decisão da terapêutica mais indicada baseada em outros métodos de avaliação para identificação da causa. Não somente o aumento mas também as diferenciações dos tipos de leucócitos podem indicar o tempo em que o agente agressor está em ação.

COAGULOGRAMA

O coagulograma é o exame de análise sanguínea que observa o comportamento da cascata de coagulação, indicando a eficiência do sangue em fechar vazões hemorrágicas presentes em lesões vasculares traumáticas, contusas ou cortocontusas. O exame se baseia em uma série de variáveis que observam diferentes momentos da cascata de coagulação ou até mesmo comportamentos esperados nesse evento.

Os resultados encontrados são: tempo de protrombina (TP), tempo de tromboplastina ativada (TTPA), plaquetas, fibrinogênio e razão normalizada internacional (INR). Esses resultados são avaliados, na maioria dos casos, no pré e no pós-operatório de pacientes, assim como em manifestações clínicas que possam alterar a coagulação sanguínea dos pacientes, expondo-os a riscos de hemorragias ou formação de trombos.

- Tempo de protrombina (TP): medida avaliada em segundos.
- Valores de referência: 10,1 a 12,8 segundos.

A razão normalizada internacional (INR) é um meio de aferição do tempo de protrombina que visa à redução da variação no resultado de TP, indicando a relação do resultado do paciente sobre os valores esperados pela referência e facilitando, assim, a observação e interpretação dos profissionais. Esses resultados são apresentados de acordo com a proporção do TP do paciente:

- Resultados iguais a 1 indicam que o TP encontrado está dentro do intervalo esperado.
- Valores maiores do que 1 indicam tempo excessivo.
- Valores inferiores a 1 indicam a formação de protrombina em tempo menor do que o esperado.

Tempo de tromboplastina ativada: medida também avaliada em segundos, indica uma fase mais tardia da cascata de coagulação, que antecede a formação do trombo. Os valores de referência são:

- Crianças até 17 anos e 11 meses: 22,3 a 35,7 segundos.
- Maiores de 18 anos: 25,4 a 33,4 segundos.

Os resultados que superam os valores de referência indicam atraso na formação da tromboplastina ativada, por sua vez, evidenciando ineficiência na cascata de coagulação e maior risco de hemorragias. Os resultados inferiores aos valores de referência indicam celeridade na formação do trombo, podendo indicar risco de formação de trombos intravasculares, capazes de obstruir trajetos vasculares.

Plaquetas

Células também chamadas de trombócitos, são elas as responsáveis pela formação do trombo, que desencadeia o início da cascata de coagulação e até mesmo a formação completa do trombo que fechará a saída da hemorragia. Essas células são quantificadas na análise sanguínea e indicadas no exame em números de células por mm^3 de sangue. Os valores de referência são:

- Recém-nascidos a crianças: variação entre 144.000 e 597.000 células por mm^3 (grande variação de acordo com sexo biológico e idade).
- Adultos:
  - Sexo biológico masculino: 151.000 a 304.000 células por mm^3.
  - Sexo biológico feminino: 163.000 a 343.000 células por mm^3.

Valores abaixo da referência indicam baixo número de células responsáveis pela coagulação, apresentando possível risco de hemorragias. Valores acima da referência indicam produção aumentada dessas células, elevando o risco da formação de trombos.

EXAMES BIOQUÍMICOS

O corpo humano depende da química para garantir seu equilíbrio e funções íntegras. As células são excitadas mediante reações químicas, e por meio destas a polaridade da membrana permite o início ou fim da ação de uma célula. Os eletrólitos, apresentados a seguir, são minerais que carregam uma carga positiva ou negativa, tendo um papel relevante no mantenimento da homeostase no organismo.

Sódio

Elemento químico representado pelo símbolo Na^+, o sódio tem influência em muitas funções, como despolarização e repolarização da célula, fisiologia da contração muscular estriada esquelética e controle hídrico do corpo, já que a molécula de água é atraída por sua presença. Sua medida é dada em mol/L ou mEq/L, indicando a quantidade de matéria microscópica para cada litro de sangue. Os valores de referência são: 135 a 145 mEq/L.

Valores acima da referência são chamados de hipernatremia, e têm grande sensibilidade na desidratação, no diabetes *insipidus* e nos comas osmolares. Valores abaixo da referência são chamados de hiponatremia e podem indicar hipervolemia, assim como perda de eletrólitos na diarreia, sudorese intensa ou até mesmo vômitos constantes.

Potássio

Elemento químico representado pelo símbolo K^+, o potássio é o elemento presente em maior quantidade dentro da membrana citoplasmática, assim como o elemento que tem maior permeabilidade por essa membrana, até 50 vezes mais do que outros elementos. É por isso que o potássio é protagonista na dinâmica de despolarização e repolarização da membrana celular, tendo influência na funcionalidade de todas as células e tecidos. Sua medida é dada em mEq/L, e os valores de referência do potássio são:

- Recém-nascidos até 7 dias: 3,2 a 5,7 mEq/L.
- 8 a 30 dias de vida: 3,4 a 6,2 mEq/L.
- 1 a 6 meses de vida: 3,5 a 5,8 mEq/L.
- 6 meses a 1 ano: 3,5 a 6,3 mEq/L.
- Acima de 1 ano: 3,5 a 5,1 mEq/L.

Valores acima da referência são chamados de hipercalemia ou hiperpotassemia e podem ser responsáveis pelo atraso na despolarização e repolarização da membrana, tendo impacto sobre a eficiência da contração muscular, ou até mesmo a excitabilidade cardíaca. Podem levar o paciente a parada cardiorrespiratória. Valores abaixo da referência são chamados de hipocalemia ou hipopotassemia, e sob influência do descrito anteriormente, podem acelerar o processo de fadiga dos músculos estriados esqueléticos, assim como aumentar a excitabilidade e expor o coração a arritmias e parada cardiorrespiratória.

Vale ressaltar que durante a prática da atividade física o indivíduo perde eletrólitos; por isso, cabe ao fisioterapeuta a observação dos níveis de eletrólitos previamente às condutas de reabilitação do doente crítico.

Cloro

Elemento químico representado pelo símbolo Cl–, o cloro é um dos poucos elementos de carga negativa, também tendo participação na despolarização da membrana celular, mas principalmente sendo responsável pelo ânion *gap* do equilíbrio ácido-básico, compondo junto com outras bases a sustentação de íons negativos do pH sanguíneo. Sua medida é dada em mEq/L, e os valores de referência são: 98 a 107 mEq/L.

Valores acima da referência são chamados de hipercloremia e são comumente encontrados em pacientes vítimas de intoxicação por cloro, causando um desequilíbrio metabólico com aumento do nível do pH sanguíneo. Valores abaixo da referência são chamados de hipocloremia e são encontrados nas induções de diuréticos, sendo associados a acidoses importantes, chamadas de acidoses com ânion *gap* negativo, dadas pela baixa dos níveis dos íons de cloro.

Fósforo

Elemento químico representado pelo símbolo P+, o fósforo é parte da cadeia de formação de energia do corpo, a adenosina trifosfato (ATP). Por isso, os níveis de fósforo podem estar associados com limitação na quantidade de energia disponível aos tecidos, tendo correlação inclusive com taxas de insucesso de desmame e extubação da ventilação mecânica. Sua medida é dada em peso por volume e a unidade utilizada é mg/dL; os valores de referência são: 2,5 a 4,5 mg/dL.

Cálcio

Elemento químico representado pelo símbolo Ca+, o cálcio tem participação essencial na estrutura óssea, assim como na contração muscular estriada esquelética e na cascata de coagulação, sendo um dos principais e mais preocupantes eletrólitos na condução do paciente hospitalizado. Suas variações podem gerar diversas manifestações em múltiplas funções, expondo o paciente a riscos clínicos. Sua avaliação é dada em mg/dL e os valores de referência são:

- Recém-nascidos prematuros: 6,2 a 11 mg/dL.
- 0 a 10 dias: 7,6 a 10,4 mg/dL.
- 10 dias a 24 meses: 9 a 11 mg/dL.
- 24 meses a 12 anos: 8,8 a 10,8 mg/dL.
- 12 anos a 18 anos: 8,4 a 10,2 mg/dL.
- Maiores de 18 anos: 8,6 a 10,3 mg/dL.

Valores acima da referência são chamados de hipercalcemia, e valores abaixo, de hipocalcemia. Cabe ao fisioterapeuta a interpretação deste e dos outros eletrólitos para identificação da integridade bioquímica das funções que garantirão a plena funcionalidade celular do paciente.

Enzimas bioquímicas

As enzimas são proteínas que atuam como catalisadoras de reações químicas no corpo humano. Apesar de presentes em todas as células, algumas enzimas compõem especificamente um grupo de células, tornando determinadas enzimas, proteínas específicas de determinados sistemas, por exemplo, a gamaglutamiltransferase (enzima característica do pâncreas). Ainda assim, algumas enzimas fazem parte de quase todos os tecidos, tornando sua avaliação um resultado de baixa especificidade, por exemplo, a desidrogenase lática (DHL). As enzimas mais comumente avaliadas na UTI são:

- Creatinofosfoquinase (CPK): bom grau de relevância na avaliação da integridade do músculo estriado cardíaco. Valores de referência são: 30 a 200 U/L (unidades por litro) no sexo biológico masculino e 29 a 168 U/L no sexo biológico feminino.
- Transaminases hepáticas (TGO e TGP): aspartato transaminase e alanina aminotransferase são enzimas específicas da função hepática. Os valores de referência são: 5 e 40 U/L e 7 e 56 U/L, respectivamente.
- Gamaglutamiltransferase (GGT ou gama-GT): enzima característica do tecido pancreático, tendo papel fundamental no diagnóstico de pancreatite. Os valores de referência são: até 38 U/L no sexo biológico feminino e até 85 U/L no sexo biológico masculino.

MARCADORES DE FUNÇÃO RENAL

A disfunção renal pode acarretar sobrecarga volêmica intravascular, aumentando, por sua vez, a tensão superficial sobre os alvéolos. É de extrema importância que o fisioterapeuta esteja atento aos marcadores de função renal para observar possíveis complicações respiratórias.

Ureia

Substância produzida pelo fígado, mas excretada nos rins. Isso permite que a ureia seja um fator de observação da capacidade de excreção dos rins. Os valores de referência são: 10 a 45 mg/dL.

Creatinina

Substância produzida pelos músculos estriados e excretada nos rins, assim como a ureia, tem papel fundamental na monitorização da função renal. Os valores de referência são: 0,6 a 1,2 mg/dL.

PROTEÍNA C REATIVA (PCR)

A proteína C reativa é um marcador de inflamação tecidual. Apesar de sua importância e sensibilidade às menores lesões, a inespecificidade dessa proteína a torna um recurso limitado para indicação de lesão em determinado órgão ou sistema. O valor de referência é: menor de 0,3 mg/dL.

LACTATO

O lactato ou ácido lático é o produto do metabolismo substrativo da quebra da molécula de glicose ou glicólise. Sua formação se dá com a ausência da molécula de oxigênio que desencadearia o metabolismo aeróbio, produzindo ATP em maior quantidade. Na ausência dessa molécula, o piruvato se liga ao H+ livre, produzindo então o lactato. Por isso, o lactato é um forte marcador que indica a não chegada da molécula de oxigênio ao tecido, sendo um marcador de possível hipóxia tecidual. Por ser um ácido e conter o íon de H+ em sua composição, o lactato pode afetar os níveis de pH sanguíneo a depender de sua quantidade. O valor de referência do lactato é: 1 a 1,5 mmol/L.

COLETA DE SECREÇÃO TRAQUEAL

Um dos exames mais comumente realizados nos pacientes acometidos por afecções respiratórias é a coleta de secreção traqueal. Esse exame consiste em análise laboratorial do conteúdo excretado ou aspirado das vias aéreas do paciente. É importante lembrar que, de acordo com o Acórdão n. 477/2016 do Coffito, não é atribuição do fisioterapeuta coletar a secreção para cultura laboratorial. Esse exame busca conhecer qual é o microrganismo que foi responsável pela infecção respiratória.

GASOMETRIA

Análise dos gases presentes no sangue, assim como outros componentes que influenciam o equilíbrio ácido-básico do sangue. Das gasometrias existentes e avaliadas, podemos listar a arterial e a venosa, sendo coletada na circulação sistêmica nos vasos correspondentes a cada tipo de gasometria requerida. Dos elementos que são responsáveis pelo controle do pH sanguíneo e que são encontrados na análise gasométrica, observamos o dióxido de carbono (pressão de CO_2), o bicarbonato e o excesso de base, assim como o valor do próprio pH. Além dessas variáveis, as gasometrias também observam a presença do oxigênio no sangue, avaliando seus resultados com base na pressão de oxigênio e na saturação de oxigênio.

- **Oxigenação:** os valores esperados de oxigenação sanguínea são diferentes na gasometria arterial e na gasometria venosa, pelo fato de os diferentes vasos estarem posicionados antes ou depois da entrega do O_2 aos tecidos. Por isso, ao avaliarmos as variáveis de oxigenação das gasometrias, encontraremos os seguintes valores de referência:
  - Pressão arterial de oxigênio (PaO_2): 80 a 100 mmHg.
  - Pressão venosa de oxigênio (PvO_2): 30 a 40 mmHg.
  - Saturação arterial de oxigênio (SaO_2): 91 a 96% (em uso de oxigênio).
  - Saturação arterial de oxigênio (SaO_2): 95 a 98% (em ar ambiente).
  - Saturação venosa de oxigênio (SvO_2): 65 a 75%.
  - Saturação venosa central de oxigênio ($SvcO_2$): 70 a 72%.

Valores arteriais abaixo da referência estão associados a distúrbios de troca gasosa, indicando a hipoxemia sanguínea. Valores arteriais acima da referência são chamados de hiperóxia e podem causar piora clínica dos pacientes, por liberação de radicais livres e estresse oxidativo. Nos casos de pacientes que são submetidos a oxigenoterapia com fração inspirada de oxigênio (FiO_2) controlada, é de praxe o cálculo da relação PaO_2/FiO_2 para observação da competência de troca gasosa baseada não somente no achado gasométrico, mas também a concentração de O_2 entregue nos pulmões; esse cálculo aumenta a percepção do profissional com relação à gravidade do distúrbio de troca gasosa.

Valores venosos abaixo da referência sugerem desequilíbrio entre a entrega e o consumo de oxigênio nos tecidos, podendo sofrer influência não somente da demanda tecidual, mas também da velocidade em que o fluxo sanguíneo passa pelas células. A gasometria venosa central, coletada no acesso venoso central, é mais indicada para observação desses resultados sistêmicos. Valores acima da referência também podem indicar uma velocidade de fluxo aumentada, causada por vasodilatação, comumente observada na fase hiperdinâmica da sepse, por exemplo.

- **Equilíbrio ácido-básico:** o pH sanguíneo avalia o coeficiente de H+ no sangue, sendo o indicativo numérico de quão ácido ou alcalino está esse fluido. É ele o responsável pela garantia das reações químicas do sangue e do corpo, tendo influência direta sobre a homeostase e a sobrevida. Os valores de referência do pH sanguíneo também diferem nas gasometrias arteriais e venosas, e são eles:
  - Gasometria arterial: 7,35 a 7,45.
  - Gasometria venosa: 7,33 a 7,43.

Valores acima das referências são chamados de alcalose, e valores abaixo das referências são chamados de acidose. Ambas as alterações são relevantes à clínica dos pacientes, podendo ter influência na sobrevida, de acordo com grau de alteração desses resultados. Valores acima de 7,80 e abaixo de 6,80 são considerados incompatíveis com a vida.

A gasometria também apresenta os resultados de variáveis que têm influência sobre o pH sanguíneo. Já é de conhecimento da fisiologia que o os sistemas tampão são fundamentais nesse controle, e os principais elementos que contribuem para esse controle são o dióxido de carbono (apresentado na gasometria por meio da PCO_2), o bicarbonato (HCO_3) e o excesso de outras bases encontradas no sangue (*base excess* ou excesso de base).

A ventilação é uma das funções pulmonares, responsável pelo controle dos níveis de CO_2 no sangue, exercendo impacto direto sobre a pressão de dióxido de carbono. Assim como no oxigênio, observamos diferentes níveis de PCO_2 na gasometria arterial e venosa, devido ao fato da prévia ou posterior entrega do CO_2, fruto da produção de ATP no metabolismo aeróbio das células. Os valores de referência do CO_2 sanguíneo são:

- Gasometria arterial: $PaCO_2$ – 35 a 45 mmHg.
- Gasometria venosa: $PvCO_2$ – 38 a 50 mmHg.

A influência do CO_2 sobre o pH é inversamente proporcional, devido ao fato de o CO_2 ser responsável pela ligação que resultará em retirada do H+ da água. Essa ligação do CO_2 e da água inicialmente produzirá o ácido carbônico (H_2CO_3), possibilitando a quebra dessa molécula para retirada do H+, que reduzirá o pH sanguíneo. Por isso, quando observamos elevação nos níveis do CO_2, notamos que há forte tendência à redução dos níveis de pH; e, quando observamos queda dos níveis de CO_2, notamos tendência a elevação dos níveis de pH.

O controle renal sobre o pH sanguíneo se dá pela manutenção ou perda de substâncias alcalinizantes através das membranas renais. Dessas substâncias, destaca-se o HCO_3, devido a sua grande influência em dos principais sistemas tampão. O bicarbonato presente no sangue é responsável pela elevação dos níveis de pH, e sua redução favorece a tendência da acidose.

Os valores de referência do HCO_3 são: 22 a 28 mEq/L.

Outras bases também podem ser observadas, mas em menor quantidade em comparação ao bicarbonato; por isso, são consideradas em grupo por meio da monitorização do chamado excesso de base. Sua variação tem impacto semelhante ao do bicarbonato, porém com menor influência sobre o pH, sendo um resultado importante na monitorização e identificação da cronicidade do distúrbio metabólico. O valor de referência do excesso de base é: entre –2 e +2 mEq/L.

É de suma importância que o fisioterapeuta tenha domínio da interpretação da gasometria e dos fatores que influenciam seu manejo, podendo ou não usar da ventilação como um recurso para seu controle. Para tanto, é necessário primeiro que o profissional identifique o distúrbio, diferenciando-o entre acidose e alcalose e posteriormente identificando a variável responsável por essa alteração, concluindo se o paciente apresenta acidose ou alcalose, seguida da descrição da causa: respiratória (para casuísticas influenciadas pela alteração da PCO_2) ou metabólica (para casuísticas influenciadas pela alteração do HCO_3 ou excesso de base). Por fim, o profissional destaca a presença de distúrbio de oxigenação de acordo com os achados de PO_2 e saturação de oxigênio.

Muitos outros exames laboratoriais podem ser analisados no decorrer da condução clínica de cada paciente. Essas variações podem acontecer em diferentes perfis patológicos, assim como na amplitude de investigação da causa que levou o paciente à manifestação patológica. Cabe ao profissional sempre estar atento a essas variações e incansavelmente buscar conhecimento e atualizações de tudo o que for avaliado em seus pacientes. Esses resultados podem influenciar não somente a percepção clínica, mas também contribuir para a tomada de decisão segura de condutas propostas.

Os exames descritos neste capítulo são apenas os mais comuns no ambiente hospitalar, e que fazem parte da rotina de toda equipe interdisciplinar.

BIBLIOGRAFIA

1. Araújo ACO, Domingues RB, van Bellen B. Comparison between the conventional method and a portable device for determination of INR. J Vasc Bras. 13(2):88-93.
2. Azevedo LCP, Taniguchi LU, Ladeira JP, Martins HS, Velasco IT. Medicina intensiva: abordagem prática. Barueri: Manole; 2018; 5:1400.
3. Brasil. Ministério da Saúde. Secretaria de Atenção à Saúde. Departamento de Atenção Hospitalar e de Urgência. Imunohematologia laboratorial. *Brasília, DF, 2014.*

4. Campana GA, Oplustil CP, Faro LB de. Tendências em medicina laboratorial. J Bras Patol Med Lab. 2011;47(4):399-408.
5. Guyton AC, Hall ME, Hall JE. Tratado de fisiologia médica. GEN Guanabara Koogan; 2021;14:1121.
6. Justiniano AN. Interpretação de exames laboratoriais para o fisioterapeuta. Editora Rubio; 2012;2:304.
7. McPherson RA, Pincus MR, Henry JB. Diagnósticos clínicos e tratamento por métodos laboratoriais de Henry. Barueri: Manole; 2012;21:1664.
8. Rao LV, Snyder LM. Wallach: interpretação de exames laboratoriais. Guanabara Koogan; 2022;11:1288.
9. Rizzuti A, Feiden L. Interpretando exames laboratoriais: além dos valores de referência. 2020.
10. Schwartz JS. Understanding laboratory test results: conditions for appropriate use of laboratory tests. Med Clin North Am. 1987;71(4):639-52.
11. Toulon P, Berruyer M, Brionne-François M, Grand F, Lasne D, Telion C, et al. Age dependency for coagulation parameters in paediatric populations: results of a multicentre study aimed at defining the age-specific reference ranges. Thromb Haemost. 2016;116(1):9-16.
12. West JB. Fisiologia respiratória: princípios básicos. Artmed; 2013;9:240.

7

Ultrassonografia cinesiológica pulmonar e diafragmática

Marcelo Farani
Daniel França
Bruno Souza

INTRODUÇÃO

O uso da tecnologia de ultrassom para aplicações na área de saúde teve início nos anos 1950 e demonstrou ser uma ferramenta eficaz, segura e economicamente acessível para avaliar as características morfológicas e a integridade estrutural de órgãos internos e tecidos moles. No contexto da fisioterapia, a utilização do ultrassom para avaliar a morfologia muscular e orientar a tomada de decisões na reabilitação começou a se desenvolver nos anos 1960, ganhando destaque nas últimas décadas e apresentando-se cada vez mais integrada na prática fisioterapêutica.[1,2]

A ultrassonografia cinesiológica, conforme definida por Teyhen (2006),[3] é um procedimento empregado por fisioterapeutas para avaliar a morfologia e a função muscular, bem como os tecidos moles relacionados, durante o exercício e atividades físicas.

Atualmente, diversas áreas da fisioterapia no Brasil utilizam esse recurso de imagem, e assim o conceito pode ser ampliado para: "a Ultrassonografia Cinesiológica é um procedimento de avaliação e monitorização que permite ao fisioterapeuta investigar a morfologia e a funcionalidade das estruturas com fins de diagnósticos fisioterapêuticos, auxiliando no direcionamento de condutas e respostas terapêuticas. É uma ferramenta de avaliação que vem crescendo no mundo e garantindo o acompanhamento em tempo real das estruturas tratadas, **quantificando** e **qualificando** a coleta de dados indispensáveis para as evidências clínicas e científicas".

Além disso, a ultrassonografia cinesiológica tem sido defendida como uma ferramenta que melhora a compreensão da relação entre o controle motor e a função, auxilia na identificação de pacientes que podem se beneficiar de abordagens terapêuticas com exercícios específicos, aprimora a eficácia do tratamento por meio do fornecimento de *feedback* adicional (*feedback* extrínseco) e documenta os benefícios de abordagens específicas de exercícios terapêuticos.[4]

ULTRASSONOGRAFIA PULMONAR

A ultrassonografia pulmonar (LUS, do inglês *Lung Ultrasound Score*) está se tornando uma ferramenta de avaliação cada vez mais importante para os fisioterapeutas que atuam na unidade de terapia intensiva (UTI) e no escopo da reabilitação cardiorrespiratória e cardiovascular. Essa aplicabilidade auxilia na identificação de patologias, orientação de intervenções, apoio ao raciocínio clínico e como um indicador de eficácia das intervenções. O LUS tem-se destacado por sua notável precisão em comparação com a radiografia simples de tórax na detecção de derrame pleural, consolidação pulmonar, síndrome intersticial e pneumotórax.

A capacidade de diferenciar as causas de hipoxemia e do aumento do trabalho respiratório em pacientes com comprometimento respiratório é essencial para aprimorar o atendimento, reduzir complicações associadas à ventilação mecânica, reduzir o tempo na ventilação mecânica e a permanência na UTI.[5]

No entanto, embora existam evidências crescentes do potencial do LUS para melhorar o cuidado ao paciente em várias áreas clínicas, a extensão da aceitação e sua aplicação por fisioterapeutas intensivistas ainda são pouco abordadas na literatura. As experiências parecem variar significativamente entre diferentes regiões do mundo e UTI, a depender das práticas locais e dos recursos disponíveis. Além disso, poucas são as informações sobre as barreiras enfrentadas pelos fisioterapeutas intensivistas durante sua prática.[5]

O LUS é uma inovação relativamente recente no ambiente hospitalar. Anteriormente se acreditava que o ar, não sendo visível por ultrassom, representava um desafio significativo na obtenção de imagens úteis. No entanto, hoje é amplamente reconhecido que os artefatos gerados pela interação entre ar e líquido no tecido pulmonar e no espaço pleural são consistentes e interpretáveis.[6,7]

Os padrões observados na análise pulmonar são compatíveis com as alterações ocasionadas pela mudança no estado físico dentro do parênquima pulmonar e no espaço pleural, quando ocorre o comprometimento da aeração pulmonar. O padrão de aeração normal é a aparência das linhas A, linhas horizontais equidistantes que surgem do eco pleural e são artefatos de reverberação. Nas síndromes intersticiais ocorre o surgimento das linhas B, artefatos de reverberação verticais que iniciam no eco pleural e formam um feixe luz até o final da imagem, movimentando-se com os ciclos respiratórios. Quanto mais linhas B são observadas numa área de avaliação, maior é o comprometimento da aeração pulmonar nessa região. Já o padrão C sugere que as consolidações pulmonares, com aparência de tecido, são áreas hipoecogênicas e nos casos de pneumonia e atelectasias apresentam linhas hiperecoicas no permeio, denominadas broncogramas aéreos. A Figura 1 apresenta algumas representações dos padrões da ultrassonografia pulmonar.[6-8]

O LUS demonstrou alta sensibilidade e especificidade no diagnóstico de patologias pulmonares comuns, especialmente em ambientes de cuidados críticos. As estatísticas de desempenho diagnóstico do LUS, em comparação com a tomografia computadorizada (TC) na UTI, são resumidas na Tabela 1. A sensibilidade e a especificidade do LUS, em comparação com a TC, atingiram uma média de 94 e 97% para detectar derrame pleural, 96 e 91% para detectar síndrome intersticial, 94 e 92% para consolidação pulmonar, 88 e 93% para detectar contusão pulmonar, e 83 e 96% para identificar pneumotórax, respectivamente.[9]

Além da precisão aprimorada, o LUS oferece várias outras vantagens como ferramenta de avaliação e monitoramento. A maior vantagem do LUS é a capacidade de ser utilizado à beira do leito, fornecendo *feedback* em tempo real para o profissional e o paciente. Isso significa a oportunidade de o fisioterapeuta poder monitorar o antes, durante e pós-intervenção, por exemplo, nas manobras de expansão manual ou ventilatória em um pulmão colapsado.[10]

Adicionalmente, o LUS não emite radiação ionizante e não requer o transporte do paciente como numa TC, o que nem sempre é viável tratando-se de pacientes críticos ou em deterioração clínica.

Embora existam situações em que a aplicação do LUS pode ser tecnicamente desafiadora ou impos-

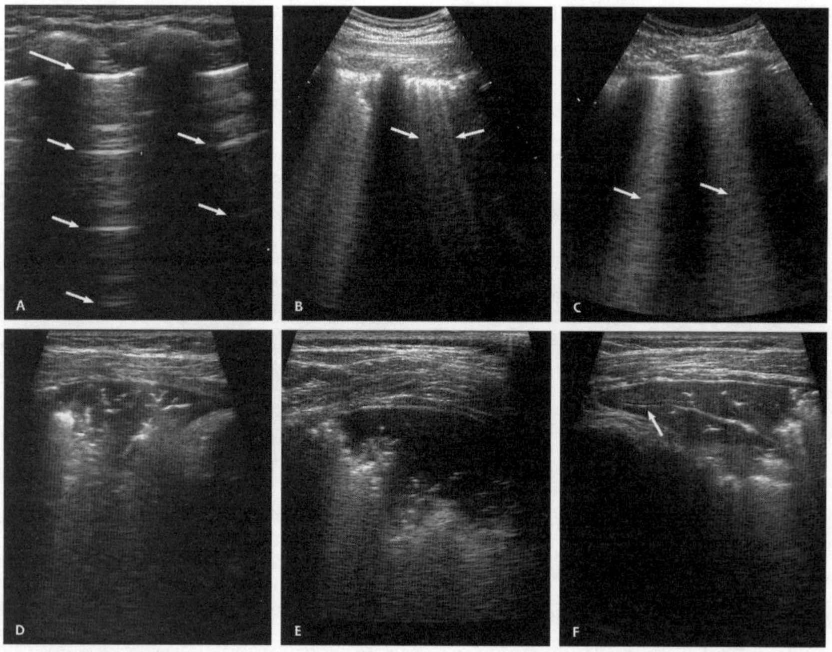

FIGURA 1 Padrões de imagem na ultrassonografia pulmonar. A: ultrassonografia pulmonar normal mostrando padrão de linhas A, com linha pleural bem definida (seta longa) e linhas A paralelas (setas curtas). B e C: padrões patológicos de linhas B mostrando linhas B múltiplas e separadas (setas no painel B) e linhas B coalescentes (setas no painel C). D, E e F: imagens de consolidações, evidentes como áreas hipoecogênicas subpleurais com broncogramas aéreos hiperecogênicos. F: broncograma aéreo (seta).
Fonte: Rodríguez-Contreras et al.[8]

TABELA 1 Desempenho diagnóstico do LUS comparado com TC ou outro padrão de referência válido em UTI

	Sensibilidade (%)	Especificidade (%)	Referência
Derrame pleural	92-94	95-99	(Rocco et al., 2008)
	93 (95 CI, 89-96)	96 (95 CI, 95-98)	(Grimberg et al., 2010)
	100	100	(Xirouchaki et al., 2011)
	92	93	(Lichtenstein et al., 2004a)
Síndrome intersticial	94	93	(Xirouchaki et al., 2011)
	98	88	(Lichtenstein et al., 2004a)
Consolidação pulmonar	90	98	(Lichtenstein et al., 2004b)
	100	78	(Xirouchaki et al., 2011)
	93	100	(Lichtenstein et al., 2004a)
Contusão pulmonar	86-89	89-97	(Rocco et al., 2008)
Pneumotórax	90,9 (95 CI, 86,5-93,9)	98.2 (95 CI, 97-99)	(Alrajhi et al., 2012)
	75	93	(Xirouchaki et al., 2011)

LUS: escore de ultrassonografia pulmonar (*Lung Ultrasond Score*); TC: tomografia computadorizada.
Fonte: adaptada de Leech et al.[9]

sível (p. ex., devido à obesidade mórbida, queimaduras extensas, curativos ou enfisema subcutâneo), na maioria dos pacientes os fisioterapeutas podem facilmente realizar a avaliação para identificar patologias e, assim, orientar o planejamento terapêutico. Nos casos em que são detectados edema agudo de pulmão, derrame pleural ou pneumotórax, o LUS pode ser usado para avaliar rapidamente a eficácia potencial da fisioterapia, bem como direcionar a avaliação médica adicional. Por outro lado, nos casos em que um colapso pulmonar pode ser revertido, o fisioterapeuta pode fornecer tratamento monitorado "em tempo real", influenciando diretamente a gestão da fisioterapia.[9]

O grau de aeração pulmonar usualmente é classificado com base em um escore proposto, o LUS (*Lung Ultrasound Score*) ou LUS *Score*. Para aquisição desse escore são avaliadas 12 áreas pulmonares, 6 em cada hemitórax, conforme a Figura 2.

Com base na análise das imagens obtidas em cada região, será determinado o escore de cada região pelo pior comprometimento de aeração, sendo ao final to-

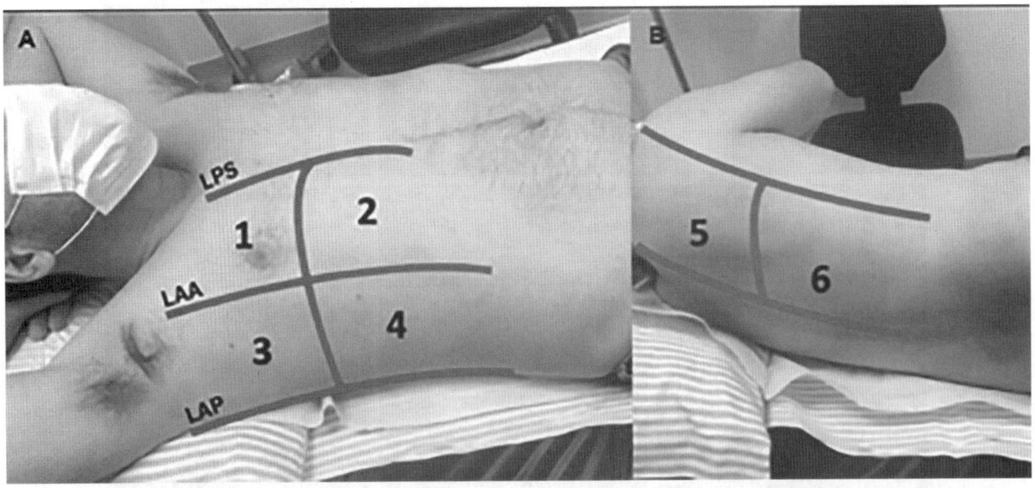

FIGURA 2 Regiões para varredura pleuropulmonar com LUS. Posicionamento do paciente para o exame, referências anatômicas e regiões avaliadas. A: decúbito dorsal horizontal. B: decúbito lateral esquerdo. 1: região anterossuperior. 2: região anteroinferior. 3: região lateral superior. 4: região lateral inferior. 5: região posterossuperior. 6: região posteroinferior.

LAA: linha axilar anterior; LAP: linha axilar posterior; LPS: linha paraesternal; LUS: escore de ultrassonografia pulmonar (*Lung Ultrasond Score*).
Fonte: Oliveira et al.[11]

talizado o escore global (12 regiões), com variação de zero a 36 pontos.

Escores de aeração são empregados em diversos contextos na prática clínica, ajudando no diagnóstico, monitorizando o comprometimento da aeração em quadros de pneumonias, atelectasias, síndrome do desconforto respiratório agudo (SDRA), entre outros.

Vale destacar papel importante na identificação de pacientes mais suscetíveis a falha de desmame ventilatório, assim como pacientes que desenvolvem edema

Pontuação	Graus de aeração pulmonar	Padrões ultrassonográficos	
0 (zero)	Aeração normal	Presença de linhas A com deslizamento pleural (podem aparecer até 2 linhas B por espaço intercostal)	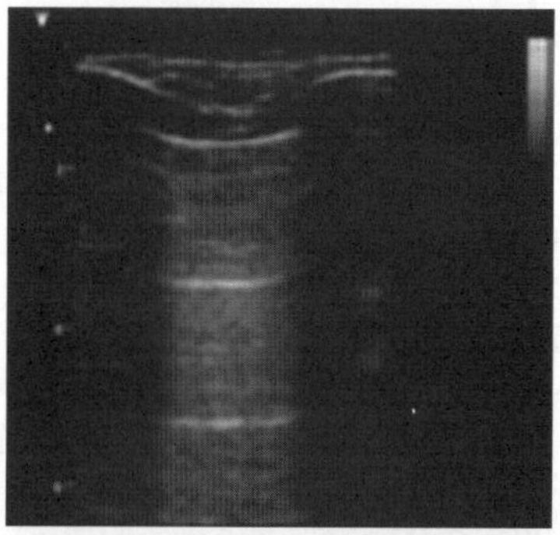
1 ponto	Moderada perda de aeração	Três ou mais linhas B bem espaçadas	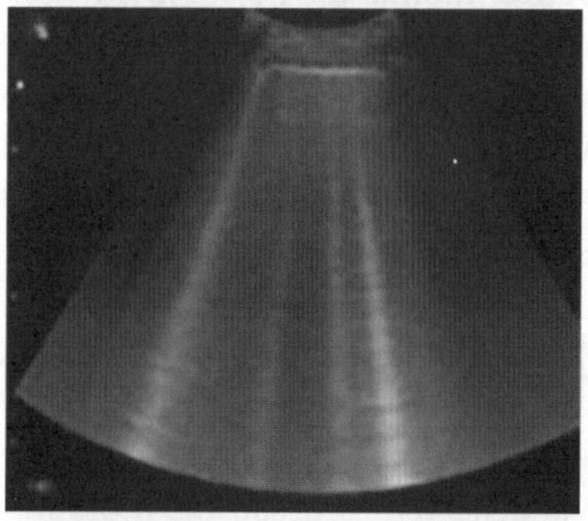
2 pontos	Severa perda de aeração	Múltiplas linhas B coalescentes – em um ou mais espaços intercostais	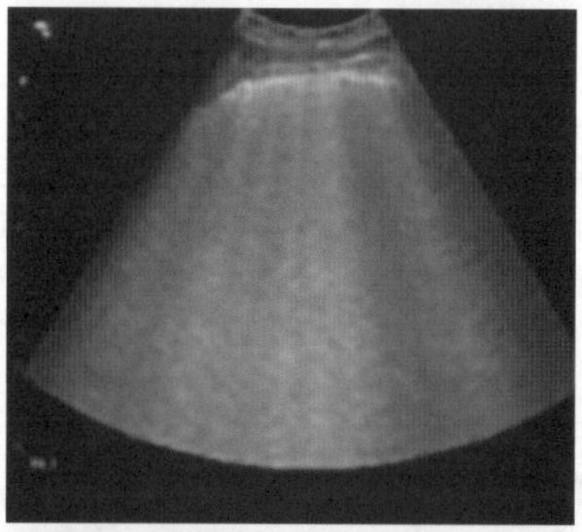
3 pontos	Completa perda de aeração	Consolidação pulmonar – com ou sem broncogramas aéreos	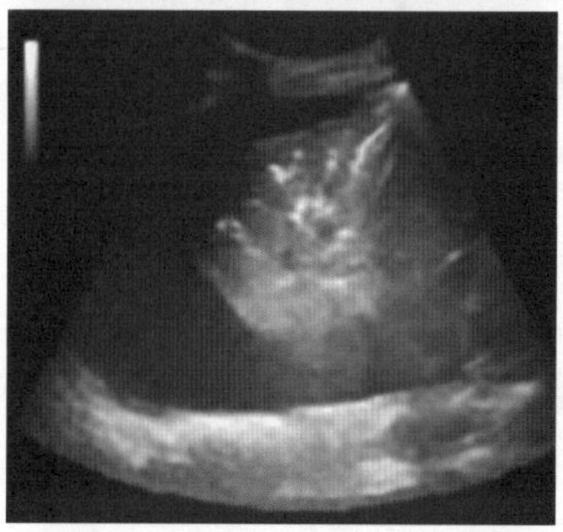

FIGURA 3 Escore ultrassonográfico pulmonar e padrões correspondentes.
Fonte: adaptada de Mayo et al.[12]

pulmonar induzido pelo desmame. Um LUS global < 13 pontos e um LUS regional (anterior e lateral – 8 zonas) < 5 estão associados a maior taxa de desmame.[13] Assim como o aparecimento de 6 ou mais linhas B em 4 pontos anteriores no tórax, após o teste de respiração espontânea, está fortemente associado com o diagnóstico de edema pulmonar induzido pelo desmame (Wipo – *weaning-induced pulmonary oedema*).[14]

ULTRASSONOGRAFIA DIAFRAGMÁTICA

A ultrassonografia diafragmática faz parte do escopo de avaliações que o fisioterapeuta pode utilizar para avaliar a morfologia e a funcionalidade dos músculos respiratórios, principalmente do diafragma, músculo vital para o funcionamento da bomba ventilatória e consequentemente do sistema respiratório.[15,16]

Crescentes evidências sugerem que a ultrassonografia diafragmática pode ser implementada com efetividade em diferentes momentos no curso da insuficiência respiratória aguda (IR_pA), visando orientar o fisiodiagnóstico, o prognóstico e até mesmo a terapia proposta.[16,17]

Duas avaliações são descritas com muita robustez quanto à análise da morfologia e função do diafragma. São elas:

- Avaliação da excursão ou mobilidade diafragmática.
- Avaliação da espessura e espessamento.[18]

A avaliação da excursão ou mobilidade tem como objetivo fundamental analisar o funcionamento diafragmático do ponto de vista **biomecânico**. Já a avaliação da espessura, bem como do espessamento, tem foco na **morfologia e atividade contrátil do músculo** em seu espessamento. Ambas as aplicações fornecem informações importantes tanto em pacientes ventilando espontaneamente quanto sob suporte ventilatório invasivo.[18]

AQUISIÇÃO DAS IMAGENS E PARÂMETROS

Para obtenção das imagens e subsequente análise, utilizam-se duas janelas acústicas muito bem definidas:

- **Janela subcostal**, que utiliza o fígado ou baço (lado direito e esquerdo), respectivamente, como referência.
- **Janela intercostal**, em que se pode observar o diafragma na zona de aposição.

A descrição técnica de cada avaliação virá a seguir.[15,19,20]

Na análise da **excursão diafragmática** (ED) será usada a janela subcostal anterior como método de preferência, posicionando a sonda entre as linhas hemiclavicular e axilar anterior. Será usada então a janela hepática e esplênica, com transdutor direcionado medialmente, cranialmente e dorsalmente, e o hemidiafragma aparece como uma linha hiperecoica curvada e espessa. É então utilizado o modo M para observação do comportamento de movimento e para mensuração ED (Figura 4).[15,19,20]

A análise da excursão do hemidiafragma esquerdo pode ser dificultada pela pequena janela do baço e pela interferência da presença de gás no estômago. Apesar de a biomecânica diafragmática ser equivalente em ambas as hemicúpulas, deve-se realizar a avaliação do hemidiafragma esquerdo em situações de suspeita de paralisia diafragmática unilateral.[15,19,20]

Já a medida da espessura diafragmática é realizada na zona de aposição do diafragma, ainda sobre o gradil costal, entre a 8ª e a 9ª costela (ou entre a 9ª e a 10ª costela), geralmente entre a linha axilar anterior e a média bilateralmente. Trata-se de exame com necessidade de pouca profundidade (1,5 a 3 cm no adulto), sendo observado o diafragma entre duas membranas hiperecoicas, a pleura e o peritônio (Figura 5). Por meio dos recursos de medidas, tanto no modo B quanto no modo M, pode-se mensurar a espessura diafragmática (TDi) tanto no final da fase expiratória (TDi exp) como no final da fase inspiratória (TDi insp). E com base nessas duas variáveis pode-se calcular a fração de espessamento diafragmático (DTF, *do inglês diaphragm thikening fraction*) como na equação a seguir:[15,19,20]

$$\text{DTF} = \text{TDi insp} - \text{Tdi exp} / \text{TDi exp} \times 100$$

Em virtude da portabilidade do equipamento, a ultrassonografia diafragmática é um procedimento que pode ser facilmente realizado ambulatorialmente ou à beira do leito na UTI ou pronto-socorro. Como há menos variabilidade e maior reprodutibilidade na posição supina, essa é a posição preferida para avaliação.

As análises obtidas podem orientar o fisioterapeuta nos seguintes cenários:[16-20]

- Mapeamento da perda de massa muscular.
- Adequação do suporte ventilatório.
- Quantificação do esforço ventilatório.
- Detecção de disfunção e paralisia.
- Manejo das assincronias ventilatórias.

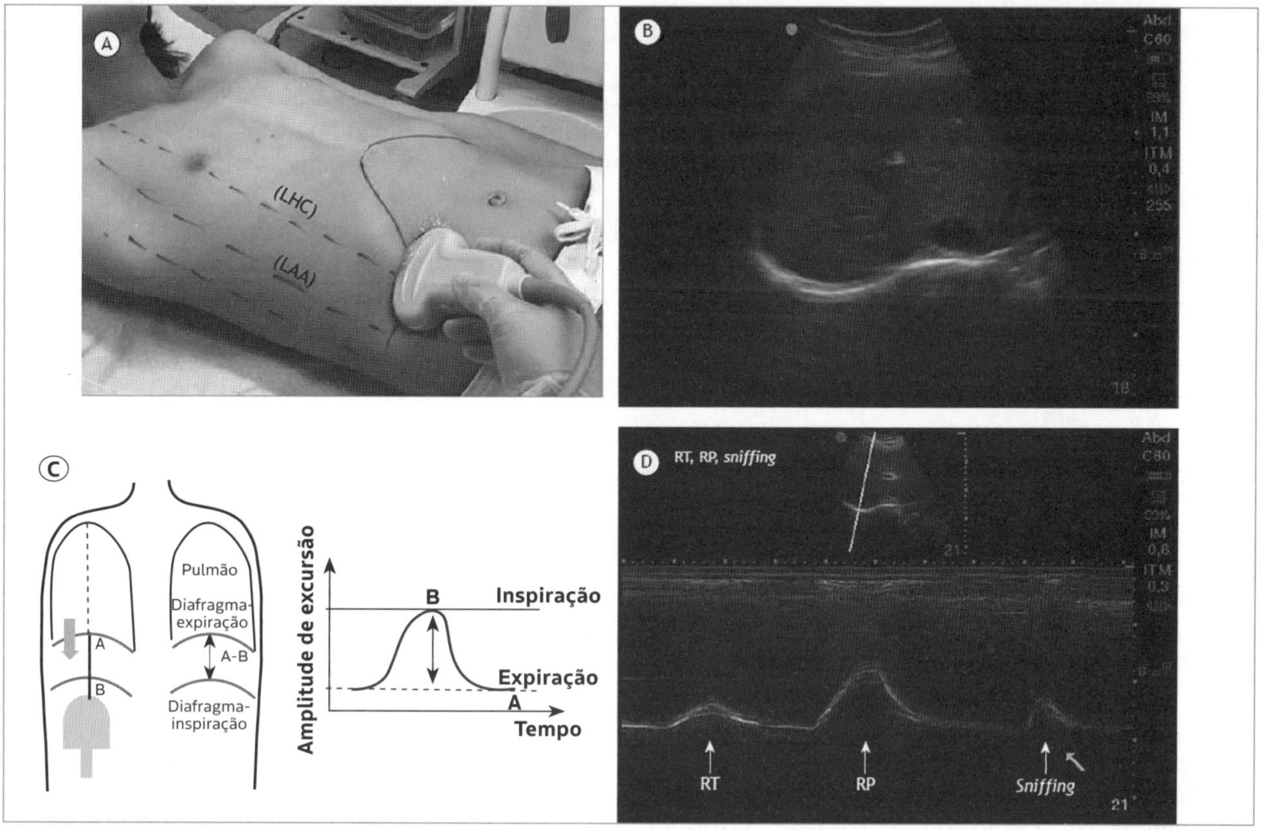

FIGURA 4 Análise da excursão diafragmática. Na imagem A, observa-se o local da avaliação subcostal anterior do hemidiafragma direito para análise da excursão diafragmática com a sonda convexa posicionada entre a linha hemiclavicular (LHC) e a linha axilar anterior (LAA). Na imagem B, aspecto ultrassonográfico no modo B com a visualização caudal-cranial e a presença do hemidiafragma direito (linha hiperecoica abaixo do parênquima hepático). Em C, representação esquemática da medida da excursão diafragmática e a medida do ponto A-B da excursão diafragmática. Em D, no modo M, as mensurações da excursão diafragmática, na parte inferior, durante respiração tranquila (RT), respiração profunda (RP) e manobra de *sniffing* (fungada voluntária).

Fonte: Santana et al.[15]

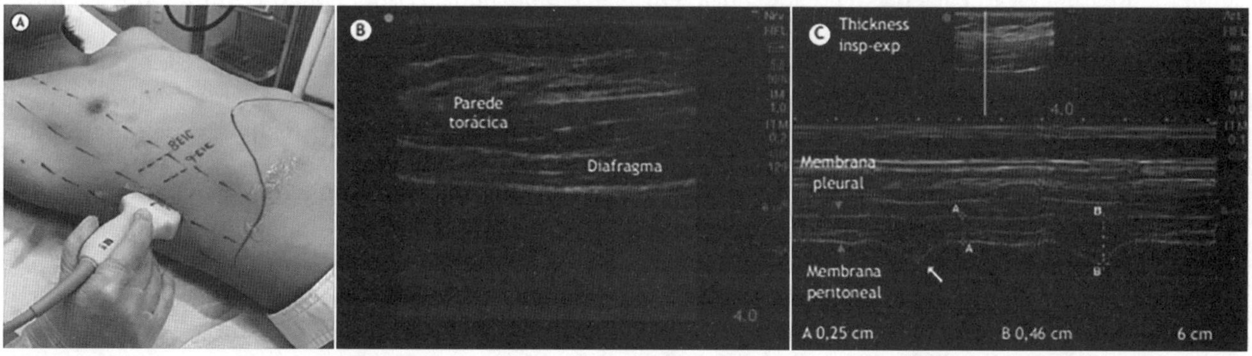

FIGURA 5 Análise da espessura diafragmática. Na foto A observa-se o posicionamento da sonda linear para aquisição da espessura do hemidiafragma direito na zona de aposição (ZA) no nono espaço intercostal, entre as linhas axilar anterior e axilar média. Na imagem B, coletada no modo B, observa-se o diafragma entre as duas membranas hiperecoicas. Em C, medição da espessura do diafragma no modo M com medidas no fim da expiração (exp), ou distância A-A, e a espessura do diafragma no fim da inspiração (insp), ou distância B-B.

Fonte: Santana et al.[15]

- Previsão do desmame ventilatório e extubação orotraqueal.

O mapeamento da perda de massa muscular diafragmática já é muito bem documentado a partir dos trabalhos de Goligher et al., que mostraram que valores > 10% de redução na espessura muscular se correlacionaram com atrofia do diafragma e piores desfechos, o que justifica o monitoramento evolutivo de sua espessura durante o curso da ventilação mecânica.[21,22]

No mesmo sentido, o monitoramento do espessamento diafragmático durante o suporte ventilatório, garantindo a **normoassistência**, tem recebido cada vez mais importância. A manutenção da fração de espessamento durante a ventilação assistida e/ou espontânea em uma faixa ótima (15 a 30% de DTF) foi associada a menor tempo de ventilação mecânica.[21,22]

A DTF também pode auxiliar o fisioterapeuta nos quadros de aumento do trabalho ventilatório e IR_pA na ausência de suporte ventilatório invasivo, por exemplo, durante o suporte ventilatório não invasivo (SVNI), no qual o objetivo fundamental é a redução do trabalho ventilatório. A hipótese de a DTF refletir a magnitude do esforço ventilatório foi demonstrada por Vivier et al., que observaram em pacientes sob SVNI uma excelente correlação entre a DTF e o produto pressão-tempo diafragmático (PTPdi) em resposta aos ajustes ventilatórios.[23] Ou seja, foi observada redução de ambos após aumento gradual do suporte pressórico, sugerindo redução da carga muscular respiratória.

O manejo das assincronias ventilatórias é outro aspecto crucial durante o suporte ventilatório. A garantia de uma interação paciente-ventilador ideal em resposta aos estímulos respiratórios faz parte do conceito de proteção pulmonar e diafragmática, que tem a normoassistência ventilatória como um dos pilares.[19-21] A assincronia ventilatória mantém relação direta com a fraqueza muscular respiratória e está associada a piores desfechos e aumento da mortalidade hospitalar.[19,24]

A ultrassonografia pode oferecer informações valiosas quanto à intensidade da contração muscular, natureza e seu impacto ao nível muscular na presença do evento assincrônico. Contudo, a inspeção visual e a análise gráfica das curvas do ventilador mecânico são mais acessíveis e constituem o método de referência junto da pressão esofágica (Pes), que enfrenta algumas limitações para análise da atividade e esforço muscular durante o suporte ventilatório.[19,20,24]

As principais assincronias ventilatórias e sua apresentação e correlação com a ultrassonografia estão dispostas na Figura 6.

A detecção de disfunção e paralisia pode ser facilmente identificada por meio da ultrassonografia. Sua utilização iniciou em 1975, e atualmente se difundiu para essa finalidade na UTI, mostrando-se mais atraente em relação a técnicas utilizadas, por exemplo, radiografia simples, fluoroscopia, entre outras.[16] A disfunção pode ser definida como um distúrbio da função de um órgão, e pela ultrassonografia é caracterizada pela redução da mobilidade e do espessamento diafragmático, ausência ou movimento paradoxal durante a respiração profunda, esforço ou *sniff test*. No ambiente de terapia intensiva e em pacientes críticos, a maioria das literaturas utiliza como critério valores < 1 cm de ED e < 20% de DTF.[15,17,19]

Outro cenário em que a ultrassonografia tem-se mostrado uma excelente opção é durante o desmame ventilatório, não somente para o diagnóstico das disfunções, mas como índice previsor do desmame e extubação orotraqueal (EOT).[17,19,20]

Tendo em vista os impactos e desfechos negativos da falência de EOT, tem crescido o número de produções acerca da ultrassonografia diafragmática. Os principais índices descritos são ED, DTF e índice de respiração rápido e superficial diafragmático (D-IRRS).[19,25-27]

Uma ED menor que 1 cm, valor que configura uma mobilidade disfuncional, está associada a maior taxa de reintubação e tempo de desmame da ventilação mecânica.[16,19] Duas recentes revisões sistemáticas com metanálises reforçam a acurácia da ED com excelente sensibilidade e especificidade para predizer sucesso no desmame.[26,28]

O D-IRRS, índice derivado da análise da ED e análogo ao tradicional IRRS, tem-se mostrado melhor predito quando comparado ao tradicional índice (IRRS). As áreas sob as curvas ROC (do inglês *receiver operator characteristic*) para o D-RSBI e o IRRS foram 0,89 e 0,72, respectivamente (P = 0,006) no trabalho original. Seu valor de corte é < 1,3 para a população geral.[24] Embora o estudo tenha mostrado resultados promissores, essa abordagem ainda precisa ser validada em maiores ensaios.

Para cálculo do D-IRRS, utiliza-se a frequência respiratória (FR) do ciclo respiratório (60" / tempo total [Tins + Texp]) visualizado no modo M, dividido pelo valor da ED em milímetros (Figura 7).

Já DTF é o previsor de desmame mais estudado. Valores maiores que 30% durante o teste de respiração espontânea nos pacientes intubados e 36% para desmame via traqueostomia têm acurácia em predizer sucesso na extubação e desmame respectivamente. Vale ressaltar que essa avaliação necessita de uma manobra volitiva ao nível da capacidade pulmonar total (CPT).[25,26]

A Tabela 2 apresenta um resumo dos principais preditores de desmame ultrassonográficos.

Assincronias	Interpretação	Gráfico x US
Esforço ineficaz	Esforço não identificado apesar da contração muscular	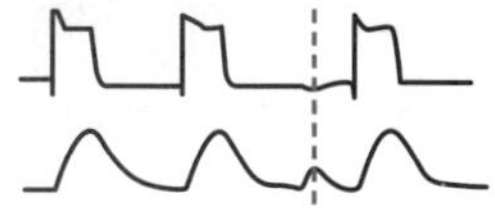
Autodisparo	Ventilador acionado, sem atividade (espessamento) muscular	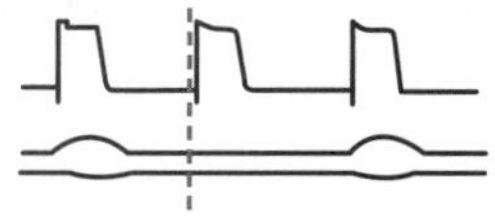
Atraso no disparo	O disparo ocorre muito após a contração diafragmática	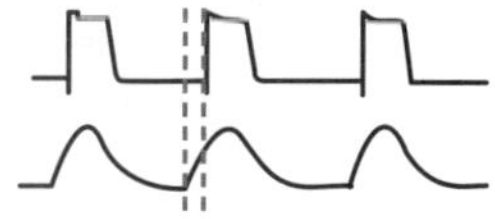
Duplo disparo	Dois disparos observados dentro de um único ciclo	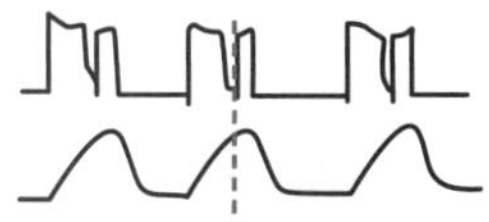
Disparo reverso	Ventilador realiza disparo reflexo no meio do ciclo	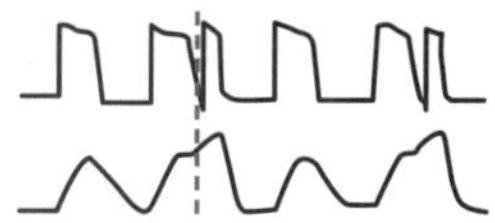

FIGURA 6 Na primeira coluna, têm-se as principais assincronias ventilatórias. Na coluna do meio, sua interpretação, e na terceira coluna a correlação gráfica (parte de cima) com a apresentação no modo M da ultrassonografia (parte de baixo).

US: ultrassom.

Fonte: adaptada de Tuinman et al.[20]

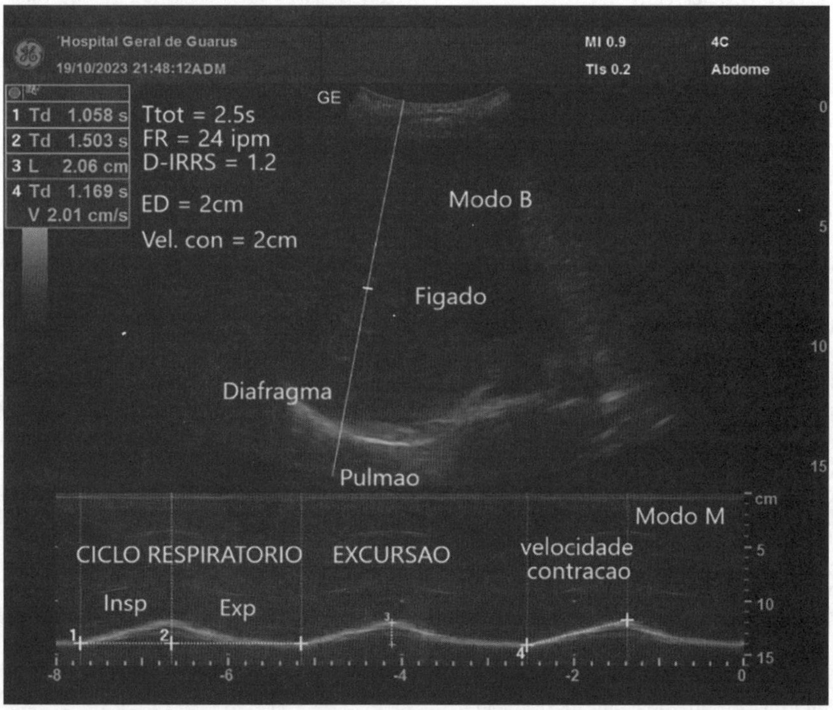

FIGURA 7 Mensuração e índices derivados da excursão diafragmática. Na imagem se observa a análise diafragmática no modo M. No primeiro ciclo tem-se o tempo total do ciclo respiratório diafragmático (2,5 s). No segundo ciclo tem-se a mensuração da ED (2 cm), parâmetro também utilizado para cálculo do D-IRRS.

ED: excursão diafragmática; D-IRSS: índice de respiração rápido e superficial diafragmático.

Fonte: acervo dos autores.

TABELA 2 Principais índices preditivos*

	Indicação	Valores de referência
Excursão diafragmática	TRE	> 10 mm (respiração basal) > 25 mm (respiração profunda)
Fração de espessamento diafragmático	Estratégia protetora diafragmática	15-30%
	TRE	> 30-36%
D-IRRS	TRE	< 1,3-1,6

* Resumo dos principais índices previsores de desmame, com os respectivos valores de referência.
D-IRRS: índice de respiração rápido e superficial diafragmático; TRE: teste de respiração espontânea.
Fonte: elaborada pelos autores.

CONCLUSÃO

Este capítulo descreveu os principais aspectos práticos relacionados à aplicabilidade da ultrassonografia pulmonar e diafragmática no paciente crítico, em diferentes contextos clínicos que fazem parte da jornada do paciente na terapia intensiva.

A ultrassonografia é uma ferramenta de avaliação do fisioterapeuta útil e versátil, que fornece informações valiosas para integração e formulação do diagnóstico fisioterapêutico, prognóstico e apoio às decisões.

REFERÊNCIAS BIBLIOGRÁFICAS

1. Whittaker JL, Teyhen DS, Elliot JM, Cook K, Langevin HM, Dahl HH, et al. Rehabilitative ultrasound imaging: understanding the technology and its application. J Orthop Sports Phys Ther. 2007 Aug;37(8):434-49.
2. Potter CL, Cairns MC, Stokes M. Use of ultrasound imaging by physiotherapists: a pilot study to survey use, skills and training. Manual Therapy. 2012;17:39-46.
3. Teyhen DS. Rehabilitative Ultrasound Imaging Symposium San Antonio, TX. J Orthop Sports Phys Ther. 2006;36:A1-3.
4. Teyhen DS. Rehabilitative ultrasound imaging: the roadmap ahead. J Orthop Sports Phys Ther. 2007 Aug;37(8):431-3.
5. Lau YH, Hayward S, Ntoumenopoulos G. An international survey exploring the adoption and utility of diagnostic lung ultrasound by physiotherapists and respiratory therapists in intensive care. J Intensive Care Soc. 2023;24(4):364-71.
6. Lichtenstein DA. Ultrasound in the management of thoracic disease. Critical Care Medicine. 2007;35:S250-61.
7. Volpicelli G. Lung sonography. J Ultrasound Med. 2013;32:165-71.
8. Rodríguez-Contreras FJ, Calvo-Cebrián A, Díaz-Lázaro J, Cruz-Arnés M, León-Vázquez F, Del Carmen Lobón-Agúndez M, et al. Lung ultrasound performed by primary care physicians for clinically suspected community-acquired pneumonia: a multicenter prospective study. Ann Fam Med. 2022 May-Jun;20(3):227-36.
9. Leech M, Bissett B, Kot M, Ntoumenopoulos G. Lung ultrasound for critical care physiotherapists: a narrative review. Physiother Res Int. 2015 Jun;20(2):69-76.
10. Cavaliere F, Biasucci D, Costa R, Soave M, Addabbo G, Proietti R. Chest ultrasounds to guide manual reexpansion of a postoperative pulmonary atelectasis: a case report. Minerva Anestesiologica. 2011;77:750-3.
11. Oliveira RR, Rodrigues TP, Savoia P, Gomes AC, Chammas MC. Ultrassonografia pulmonar: uma ferramenta adicional na covid-19. Radiol Bras. 2020 Jul/Ago;53(4):241-51.
12. Mayo PH, Copetti R, Feller-Kopman D, Mathis G, Maury E, Mongodi S, et al. Thoracic ultrasonography: a narrative review. Intensive Care Med. 2019;45:1200-11.
13. Santangelo E, Mongodi S, Bouhemad B, Mojoli F. The weaning from mechanical ventilation: a comprehensive ultrasound approach. Curr Opin Crit Care. 2022;28:322-30.
14. Ferré A, Guillot M, Lichtenstein D, Mezière G, Richard C, Teboul J-L, et al. Lung ultrasound allows the diagnosis of weaninginduced pulmonary oedema. Intensive Care Med. 2019;45:601-8.
15. Santana PV, Cardenas LZ, Albuquerque ALP, Carvalho CRR, Caruso P. Diaphragmatic ultrasound: a review of its methodological aspects and clinical uses. J Bras Pneumol. 2020;46(6):e20200064.
16. Zapata L, Blancas R, Conejo-Márquez I, García-de-Acilu M. Role of ultrasound in acute respiratory failure and in the weaning of mechanical ventilation. Med Intensiva (Engl Ed). 2023 Sep;47(9):529-42.
17. Morris IS, Goligher EC. A window into the future: the diagnostic and prognostic utility of respiratory muscle ultrasound in optimizing mechanical ventilation. Respir Care. 2022 Nov;67(11):1489-92.
18. Haaksma ME, Smit JM, Boussuges A, Demoule A, Dres M, Ferrari G, et al. Expert consensus on diaphragm ultrasonography in the critically ill (Exodus): a Delphi consensus statement on the measurement of diaphragm ultrasound-derived parameters in a critical care setting. Crit Care. 2022 Apr 8;26(1):99.
19. Santana PV, Cardenas LZ, Albuquerque ALP. Diaphragm ultrasound in critically ill patients on mechanical ventilation-evolving concepts. diagnostics (Basel). 2023 Mar 15;13(6):1116.
20. Tuinman PR, Jonkman AH, Dres M, Shi ZH, Goligher EC, Goffi A, et al. Respiratory muscle ultrasonography: methodology, basic and advanced principles and clinical applications in ICU and ED patients-a narrative review. Intensive Care Med. 2020 Apr;46(4):594-605.
21. Goligher EC, Brochard LJ, Reid WD, Fan E, Saarela O, Slutsky AS, et al. Diaphragmatic myotrauma: a mediator of prolonged ventilation and poor patient outcomes in acute respiratory failure. The Lancet. 2019;7(1):90-8.
22. Goligher EC, Fan E, Herridge MS, Murray A, Vorona S, Brace D, et al. Evolution of diaphragm thickness during mechanical ventilation: impact of inspiratory effort. Am J Respir Crit Care Med. 2015 Nov 1;192(9):1080-8.

23. Vivier E, Mekontso Dessap A, Dimassi S, Vargas F, Lyazidi A, et al. Diaphragm ultrasonography to estimate the work of breathing during non-invasive ventilation. Intensive Care Med. 2012 May;38(5):796-803.
24. Soilemezi E, Vasileiou M, Spyridonidou C, Tsagourias M, Matamis D. Understanding patient-ventilator asynchrony using diaphragmatic ultrasonography. Am J Respir Crit Care Med. 2019 Aug 15;200(4):e27-e28.
25. DiNino E, Gartman EJ, Sethi JM, McCool FD. Diaphragm ultrasound as a predictor of successful extubation from mechanical ventilation. Thorax. 2014;69:431-5.
26. 26. Ferrari G, De Filippi G, Elia F, Panero F, Volpicelli G, Aprà F. Diaphragm ultrasound as a new index of discontinuation from mechanical ventilation. Crit Ultrasound J. 2014 Jun 7;6(1):8.
27. Spadaro S, Grasso S, Mauri T, Dalla Corte F, Alvisi V, Ragazzi R, et al. Can diaphragmatic ultrasonography performed during the T-tube trial predict weaning failure? The role of diaphragmatic rapid shallow breathing index. Crit Care. 2016 Sep 28;20(1):305.
28. Parada-Gereda HM, Tibaduiza AL, Rico-Mendoza A, Molano-Franco D, Nieto VH, Arias-Ortiz WA, et al. Effectiveness of diaphragmatic ultrasound as a predictor of successful weaning from mechanical ventilation: a systematic review and meta-analysis. Crit Care. 2023 May 5;27(1):174.
29. Goligher EC, Jonkman AH, Dianti J, Vaporidi K, Beitler JR, Patel BK, et al. Clinical strategies for implementing lung and diaphragm-protective ventilation: avoiding insufficient and excessive effort. Intensive Care Med. 2020 Dec;46(12):2314-26. Epub 2020 Nov 2.
30. Mahmoodpoor A, Fouladi S, Ramouz A, Shadvar K, Ostadi Z, Soleimanpour H. Diaphragm ultrasound to predict weaning outcome: systematic review and meta-analysis. Anaesthesiol Intensive Ther. 2022;54(2):164-74.

8

Ultrassonografia musculoesquelética do aparelho locomotor

Marcelo Azeredo Terra
Michele Vaz Pinheiro Canena
Gabriela Jaroceski Rapkievicz

INTRODUÇÃO À ULTRASSONOGRAFIA MUSCULOESQUELÉTICA NO PACIENTE CRÍTICO

Os exames de imagem desempenham um papel importante na elaboração do diagnóstico funcional, especialmente para os fisioterapeutas. A tomografia computadorizada (TC), a ressonância magnética (RM), a radiografia e a ultrassonografia (US) são exemplos de exames de imagens disponíveis no ambiente hospitalar. É fundamental que os profissionais do ambiente hospitalar, saibam interpretar os exames de imagem e todas as suas características, a fim de reconhecer padrões de normalidade e anormalidade e de garantir a assertividade em uma avaliação de qualidade.

A US é um dos métodos de diagnóstico por imagem mais versáteis, de aplicação simples, quando realizada por um profissional habilitado que conhece sua aplicabilidade, e com excelente relação custo-benefício. Os métodos de análise por US progrediram muito nas últimas décadas, não só na melhora da aquisição e no processamento de imagem, mas também na questão da portabilidade, ampliada diante do desenvolvimento de aparelhos pequenos e móveis, somados a uma qualidade de imagem avançada e diversas possibilidades de medidas.

Várias são as vantagens da US, e a principal delas vem do fato de não emitir radiação ao paciente e ao profissional que está realizando o exame, além de ser um procedimento não invasivo, com possibilidade de utilização na beira do leito de forma dinâmica, evitando o transporte do paciente para ambiente externo e permitindo ao examinador realizar avaliações seriadas, em tempo real, para escolha adequada de suas condutas, além de acompanhar a efetividade destas.

Assim, essa ferramenta vem sendo utilizada para auxiliar na elaboração do fisiodiagnóstico e na monitorização de intervenções fisioterapêuticas destinadas a melhorar a funcionalidade e fornecer *feedback* visual ao paciente e ao fisioterapeuta para melhor direcionamento das condutas (Figura 1).

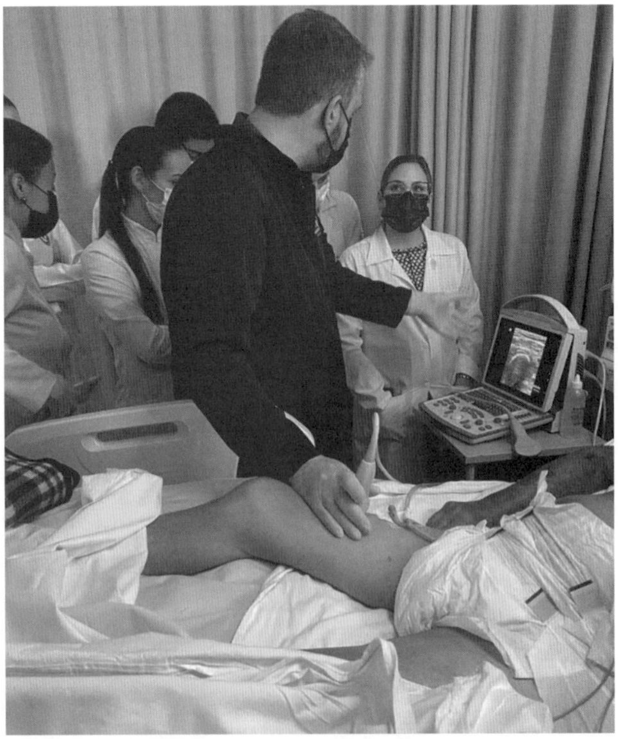

FIGURA 1 Avaliação ultrassonográfica beira-leito realizada pelo fisioterapeuta na unidade de terapia intensiva.
Fonte: acervo dos autores.

PRINCÍPIOS BÁSICOS DA ULTRASSONOGRAFIA MUSCULOESQUELÉTICA NA AVALIAÇÃO FISIOTERAPÊUTICA

Antes de iniciar qualquer exame de US é imprescindível que o fisioterapeuta estude e conheça o aparelho e suas principais funções. A operação do aparelho de US tem os mesmos princípios básicos em todos os fabricantes; o ideal é que o profissional se familiarize com o aparelho que irá utilizar em seu dia a dia. O conhecimento e o ajuste de alguns parâmetros durante a realização da US são fundamentais para a melhor aquisição das imagens e para uma avaliação eficiente.

Na US a energia elétrica é transformada em energia sonora pelos transdutores. Essa energia sonora retorna ao aparelho e forma imagens em tons de cinza, porém as imagens são formadas a partir da interação das ondas com os tecidos e podem sofrer atenuações. Na propagação do feixe de ultrassom ocorre uma redução da amplitude em função da distância percorrida, ou seja, quanto maior a distância, maior a atenuação. A atenuação também depende da natureza do meio e da frequência do transdutor.

A onda ultrassonográfica se propaga bem através de líquidos, partes moles e órgãos sólidos com alto teor de água. A propagação através do ar se dá em velocidade muito baixa, o que dificulta a formação das imagens. A profundidade depende do tecido avaliado e do ajuste do equipamento pelo fisioterapeuta. Quanto menor for a frequência do transdutor, maior será a profundidade do tecido observado. O pulso é gerado por cristais piezoelétricos presentes no transdutor, originando ondas sonoras que são transmitidas, atenuadas e refletidas pelos tecidos.

O ganho amplifica os sinais ultrassonográficos, tornando a imagem mais clara ou mais escura conforme a necessidade do examinador. A intensidade do brilho no monitor é proporcional à intensidade do eco, sendo que este depende da diferença entre as impedâncias de dois meios. Quanto maior o eco, mais branca (ou hiperecoica) aparecerá a imagem; ao contrário, quanto menor o eco, mais preta (ou hipoecoica ou anecoica) será a imagem (Figura 2).

Os transdutores são os dispositivos que convertem a energia elétrica em energia sonora através de cristais piezoelétricos contidos em seu interior, que ao vibrar produzem a onda sonora. Eles fazem a varredura na pele, transmitindo ao aparelho a imagem encontrada, e variam em tamanho e frequência. Quanto menor for a frequência do transdutor, maior será a profundidade que ele atingirá; transdutores com maior frequência atingem profundidades menores e são utilizados para estruturas mais superficiais.

A Figura 3 apresenta exemplos de transdutores lineares ou retilíneos considerados de alta frequência que trabalham em uma faixa que varia de 7 a 20 MHz, curvilíneo ou convexo – considerado de alta frequência, que trabalha em uma faixa que varia de 2 a 8 MHz – e setorial ou cardiológico – considerado de alta frequência, que trabalha em uma faixa que varia de 1 a 5 MHz.

ULTRASSONOGRAFIA MUSCULOESQUELÉTICA NA VISÃO DO FISIOTERAPEUTA NO PACIENTE CRÍTICO

Durante o período de internação na unidade de terapia intensiva (UTI), diversos fatores podem afetar a qualidade de vida do paciente, decorrentes do imobilismo e dos fatores ambientais. Além da patologia

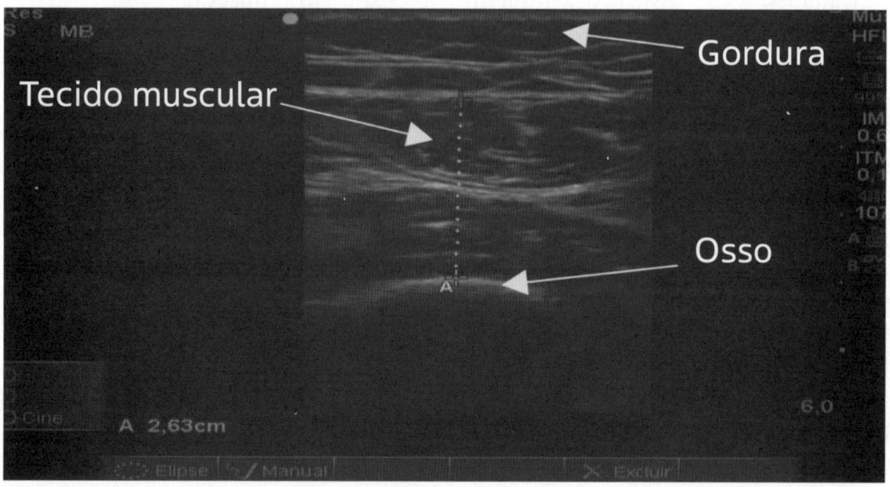

FIGURA 2 Intensidade do eco na imagem do ultrassom. As fáscias de tecido conjuntivo e o osso (hiperecoico), tecido muscular (hipoecoico) e gordura no subcutâneo (anecoico).
Fonte: acervo dos autores.

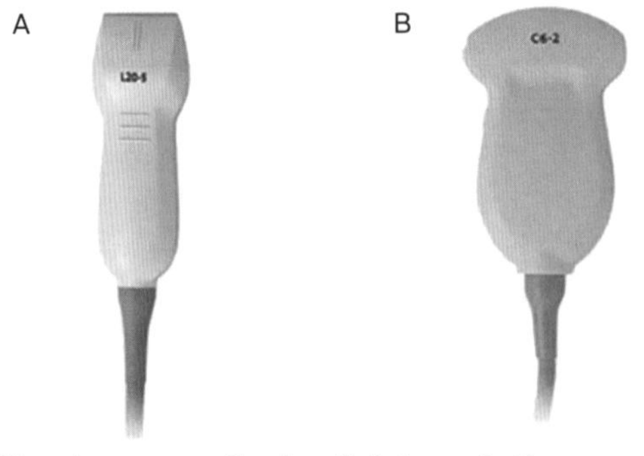

FIGURA 3 Transdutores mais utilizados nas avaliações fisioterapêuticas em pacientes na UTI. A: transdutor retilíneo ou linear de alta frequência. B: transdutor convexo ou curvilíneo, de baixa frequência.

responsável pela internação, pode ocorrer uma série de complicações graves que aumentam o tempo de permanência hospitalar e a mortalidade. Entre os fatores que podem causar complicações no quadro do paciente podemos observar: imobilismo e permanência aumentada no leito, deficiência nutricional, ações medicamentosas, alterações do sono, *delirium* hiperativo, alterações respiratórias e principalmente perda de massa e qualidade muscular, com consequente perda de força muscular.

A perda de massa muscular devido ao imobilismo no leito é um achado comum em pacientes internados na UTI. Além da imobilização, a sepse e a falência de múltiplos órgãos, entre outros fatores, estão associadas a significativa perda da massa muscular. Esses fatores são independentes para o surgimento da fraqueza muscular adquirida na UTI (FAUTI) – uma consequência da doença crítica. A FAUTI é um preditor importante de morbidade e mortalidade e de incapacidades funcionais durante a internação e após a alta hospitalar.

Nos casos não tratados, essas disfunções podem permanecer por anos, mesmo após o período de internação. Os resultados a longo prazo em populações heterogêneas da FAUTI incluem incapacidade transitória em aproximadamente 30% dos pacientes e incapacidades persistentes, que podem ocorrer mesmo em pacientes com recuperação funcional quase completa.

Contudo, até pouco tempo a avaliação da arquitetura muscular à beira-leito era difícil de ser realizada na prática clínica, tornando-a pouco viável. Tentativas iniciais para avaliação da massa muscular por meio de medidas antropométricas (perimetria) mostraram grandes limitações. A perimetria sofre importante influência do balanço hídrico do paciente e não se mostra acurada quando comparada aos métodos não invasivos, considerados padrão ouro, como a TC e/ou a RM.

No entanto, a logística para o transporte dentro do hospital de um paciente instável é complexa e apresenta inúmeros riscos, além da dose de radiação ionizante e do custo elevado desses exames. A US dos músculos apendiculares apresentou um interesse crescente há alguns anos na prática assistencial e surge como alternativa aos métodos tradicionais de elevado custo e riscos ao paciente.

A ferramenta tem boa acurácia quando comparada com os métodos de referência, não é invasiva, apresenta baixo custo e possibilita quantificar e qualificar a massa magra de indivíduos de forma a facilitar a tomada de decisão à beira-leito e auxiliar nas avaliações hospitalares. Demonstra ser um bom instrumento de avaliação da FAUTI que ocorre rapidamente nos primeiros 10 dias de internação e pode afetar cerca de 50 até 100% dos sobreviventes da UTI.

Na avaliação ultrassonográfica realizada pelo fisioterapeuta à beira do leito é possível visualizar e classificar as características da arquitetura muscular, que são definidas pelas seguintes variáveis:

- Espessura muscular.
- Área de secção transversa.
- Ecointensidade ou ecogenicidade.
- Ângulo de fascículo ou de penação.

Com esses parâmetros é possível medir a perda de massa muscular, inferir a diminuição da força muscular e detectar a presença de necrose com deposição de colágeno e gordura no músculo.

MÉTODO DE AVALIAÇÃO MUSCULOESQUELÉTICA POR MEIO DA ULTRASSONOGRAFIA PELO FISIOTERAPEUTA

Para avaliação da arquitetura muscular, os planos transversal e longitudinal são comumente os escolhidos. A espessura, a área de secção transversa e a ecogenicidade podem ser avaliadas tanto no plano transversal quanto no longitudinal. Entretanto, o ângulo e o comprimento do fascículo são avaliados no plano longitudinal (Figura 4).

A avaliação ultrassonográfica dos músculos do aparelho locomotor preferencialmente é realizada com transdutores lineares e, em caso de músculos mais profundos (ou ausência da sonda linear), realizada com sonda convexa, com variação da frequência a depender do músculo que será avaliado. Geralmente o grupo muscular mais avaliado dos pacientes internados na UTI é o quadríceps femoral, composto pelos músculos reto femoral e vastos medial, lateral e intermédio. Nesse grupamento muscular pode-se realizar todas as análises para acompanhamento das características musculares durante o período de internação.

Para a realização dessa avaliação, a menor compressão possível do transdutor com a pele do paciente deve ser respeitada, para não interferir na espessura do músculo ou em qualquer outra medida, aplicando quantidade adequada de gel para gerar imagens adequadas. É preciso lembrar que edema e tecido adiposo muito extensos podem dificultar a visualização da imagem.

Durante a avaliação ultrassonográfica dos músculos é imprescindível que o fisioterapeuta obtenha o registro de 3 imagens com os valores mensurados e faça a média dos valores encontrados. Além disso, a comparação dos resultados deve ser seriada, ou seja, compara-se a progressão dos resultados do paciente com ele mesmo.

AVALIAÇÃO ULTRASSONOGRÁFICA DA ESPESSURA MUSCULAR

Na avaliação ultrassonográfica da espessura muscular, o principal objetivo é acompanhar a perda ou aumento de massa muscular do paciente (antes e após um programa de reabilitação, durante o imobilismo, por exemplo). Medidas regionais também podem revelar diagnóstico de sarcopenia, a espessura muscular parece apresentar alta sensibilidade e especificidade para mudanças regionais de massa muscular.

O transdutor utilizado para avaliação é o linear (5 a 12 MHz), e o grupamento mais utilizado na avaliação é o quadríceps femoral. A camada muscular do eixo anterior do quadríceps, composta pelos músculos reto femoral e vasto intermédio, é facilmente detectada, apresenta alta reprodutibilidade e boa confiabilidade na literatura, e também é o músculo que parece ser mais afetado pelo envelhecimento (Figura 5).

Protocolos de acompanhamento e identificação da sarcopenia em adultos já foram descritos na literatura como o protocolo STAR. Nesse estudo os autores realizaram medidas superiores (antebraço anterior, posterior e lateral, região subescapular) e inferiores (coxa e perna anterior e posterior) e observaram correlação da espessura com a massa corporal e com a altura. Os autores ainda propõem uma razão de espessura individualizada: espessura da porção anterior da coxa/IMC, onde índices ≤ 1 para o sexo feminino e ≤ 1,4 para o sexo masculino auxiliam no diagnóstico precoce de sarcopenia.

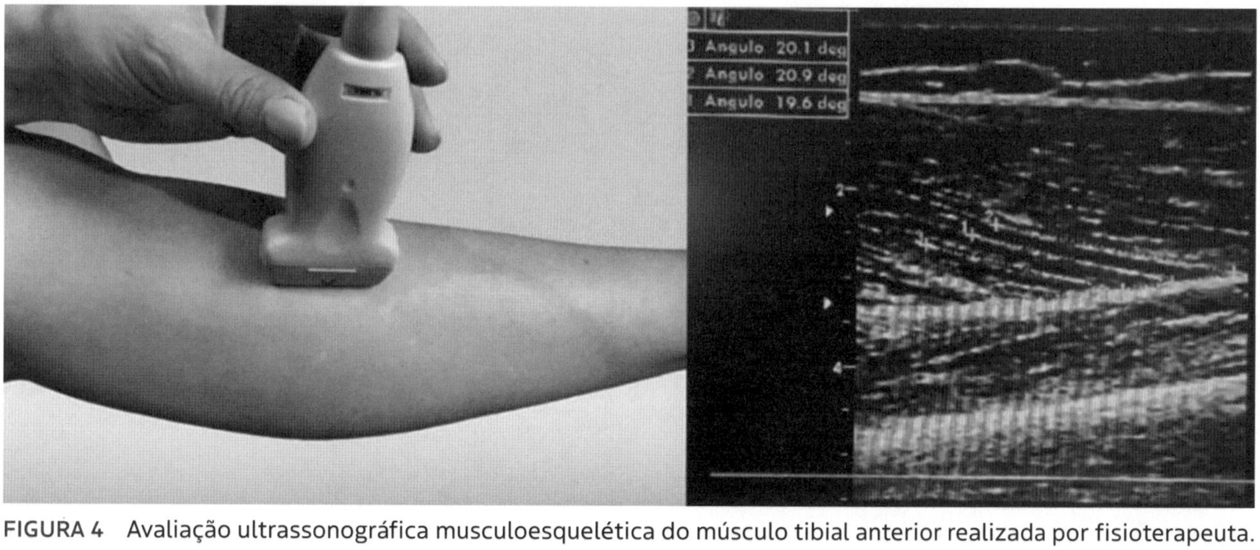

FIGURA 4 Avaliação ultrassonográfica musculoesquelética do músculo tibial anterior realizada por fisioterapeuta.
Fonte: acervo dos autores.

O acompanhamento da perda da massa muscular é realizado, em geral, em até 72 horas após a análise inicial. Perdas maiores de 20% na espessura muscular, 10% na área de secção transversa e 5% do ângulo de penação com aumento de 8% na ecointensidade têm relação direta com a FAUTI nessa população.

AVALIAÇÃO DA ÁREA DE SECÇÃO TRANSVERSA MUSCULAR

A avaliação ultrassonográfica da área de secção transversa do músculo tem o mesmo objetivo da espessura muscular, que é acompanhar o volume muscular durante a internação na UTI.

A localização e a posição do transdutor também são iguais, porém na escolha da unidade de medida o fisioterapeuta deve selecionar a opção traço ou área dependendo da marca do aparelho.

O músculo reto da coxa é preferencialmente escolhido. Deve ser centralizado na tela do ultrassom com ajuste da profundidade de visualização adequada, que permita observar e contornar toda a borda do músculo em sua porção distal (Figura 6).

AVALIAÇÃO DO ÂNGULO DE PENAÇÃO MUSCULAR

Na avaliação ultrassonográfica do ângulo de penação muscular o fisioterapeuta deverá optar por avaliar músculos conhecidos como bipenados (p. ex., tibial anterior e gastrocnêmios), no entanto o vasto lateral também pode ser avaliado fazendo ângulo com o reto

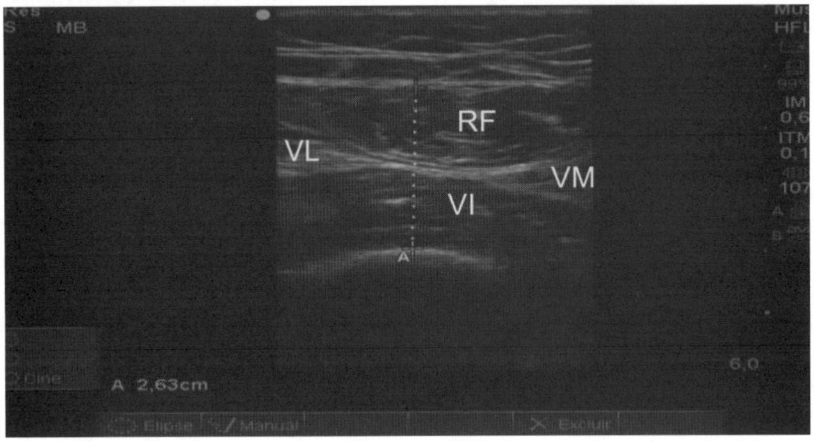

FIGURA 5 Mensuração da espessura do músculo quadríceps femoral com ultrassonografia.
VI: músculo vasto intermédio; VL: músculo vasto lateral; VM: músculo vasto medial. RF: músculo reto femoral.
Fonte: acervo dos autores.

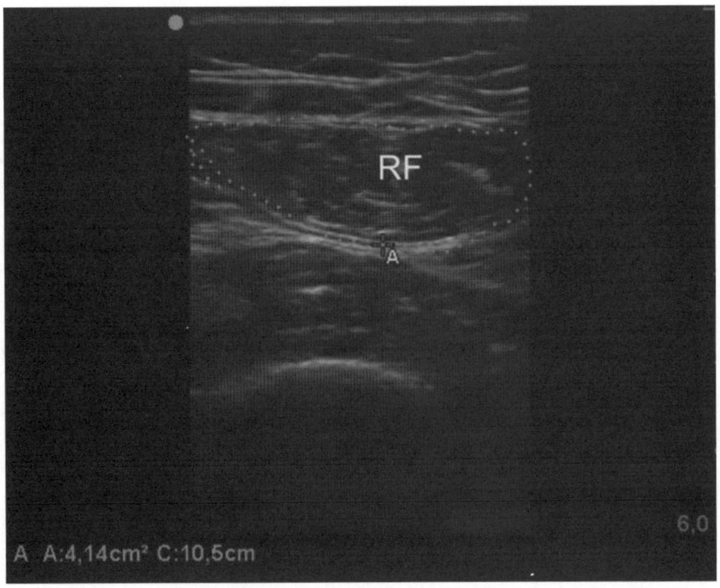

FIGURA 6 Imagem do músculo reto femoral (RF) e a mensuração da área de secção transversa do músculo.
Fonte: acervo dos autores.

femoral e o vasto intermédio. Três medidas devem ser realizadas, e o valor médio, identificado.

A posição anatômica das fibras e a angulação com relação à aponeurose central do músculo definem a medida do ângulo de penação. Essa medida apresenta associação com a força muscular. A baixa espessura, nessa medida, indica ângulos mais fechados e por consequência mais hipotrofia. As situações em que observamos ângulos mais abertos, podemos caracterizar como perda da transmissão da força muscular (Figura 7). A maioria dos músculos humanos tem uma variação do ângulo de penação entre 0 e 30 graus.

AVALIAÇÃO DA ECOGENICIDADE MUSCULAR

Na avaliação ultrassonográfica da ecogenicidade ou ecointensidade muscular, qualquer músculo poderá ser selecionado; basta padronizar a área que será abordada em cada músculo. Prioritariamente, o ideal é selecionar um músculo visualizado por inteiro na tela do ultrassom, onde possa ser contornado como na área de secção transversa. O músculo mais avaliado quanto à ecogenicidade é o reto femoral (Figura 8).

O objetivo dessa avaliação é determinar a composição ou qualidade muscular com base em uma escala de cinza (*pixels*) que tem valores entre 0 e 255 *pixels*, por meio do *software* de histograma de alguns equipamentos ou do *software* ImageJ (disponível para computadores). Quanto mais ecogênico, mais próximo da escala de branco estará o valor médio de *pixels*, ou seja, valores mais próximos a 255, pior a qualidade muscular; quanto menos ecogênico, mais próximo da escala de preto estará o valor médio de *pixels*, ou seja, valores mais próximos a 0, melhor será qualidade muscular.

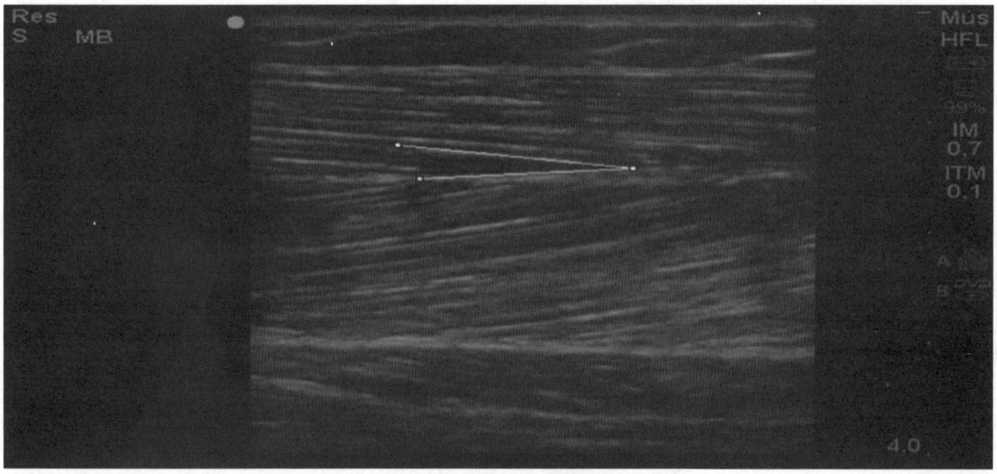

FIGURA 7 Avaliação do ângulo de penação do músculo tibial anterior.
Fonte: acervo dos autores.

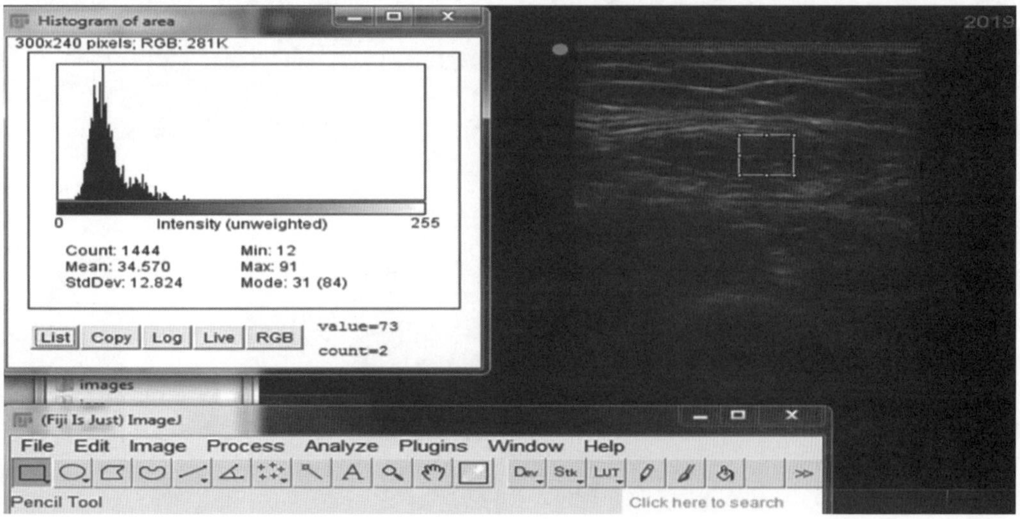

FIGURA 8 Avaliação da ecogenicidade do músculo reto femoral.
Fonte: acervo dos autores.

Outra forma de análise da ecogenicidade muscular de pacientes críticos é a avaliação pela Escala de Heckmatt. A escala possui quatro pontos e avalia o sinal muscular normal aumentado, acentuado e muito aumentado e o eco ósseo preservado, com redução ou perda completa.

AVALIAÇÃO MUSCULOESQUELÉTICA POR ELASTOGRAFIA

O tempo de imobilização associado aos demais fatores, como terapia medicamentosa, infecções, comprometimento de órgãos, entre outros, no paciente crítico, como vimos, tem impacto direto na qualidade e arquitetura muscular, resultando em fraqueza e, nos casos mais graves, em paralisias.

Parâmetros de medidas de qualidade muscular podem auxiliar na identificação precoce de prejuízos musculares e na aplicação de condutas eficazes de tratamento e prevenção, de modo a resultar em desfechos clínicos favoráveis.

Na atualidade, muitos aparelhos de US contam com uma ferramenta capaz de verificar medidas mecânicas musculares, a elastografia. A abordagem por elastografia é capaz de fornecer informações sobre a elasticidade e a rigidez muscular e, dessa forma, contribuir para a avaliação e o acompanhamento da qualidade do tecido muscular, durante o período de internação em UTI.

A elastografia é uma medida muito utilizada na medicina para evidenciar alterações no fígado, em mamas e potenciais nódulos cancerígenos. Mais recentemente, seu uso na avaliação musculoesquelética cresceu e, hoje, sua aplicação se dá em diversas áreas. Na fisioterapia, sua utilização cresceu na análise de qualidade muscular de atletas, pacientes com baixa tolerância ao esforço, pacientes com alterações neuromusculares e pacientes que passam por períodos de imobilidade.

Essa análise parte do princípio de que cada tecido apresenta uma elasticidade específica, e as ondas sonoras do ultrassom podem medir essa elasticidade e/ou rigidez por métodos comparativos de tecidos saudáveis e doentes ou por análise de progressão ao longo do tempo. Existem vários tipos de avaliação por elastografia; a análise pode ser realizada por ondas de cisalhamento, por ondas transitórias e por força de radiação acústica, ou pelo método mais utilizado, de

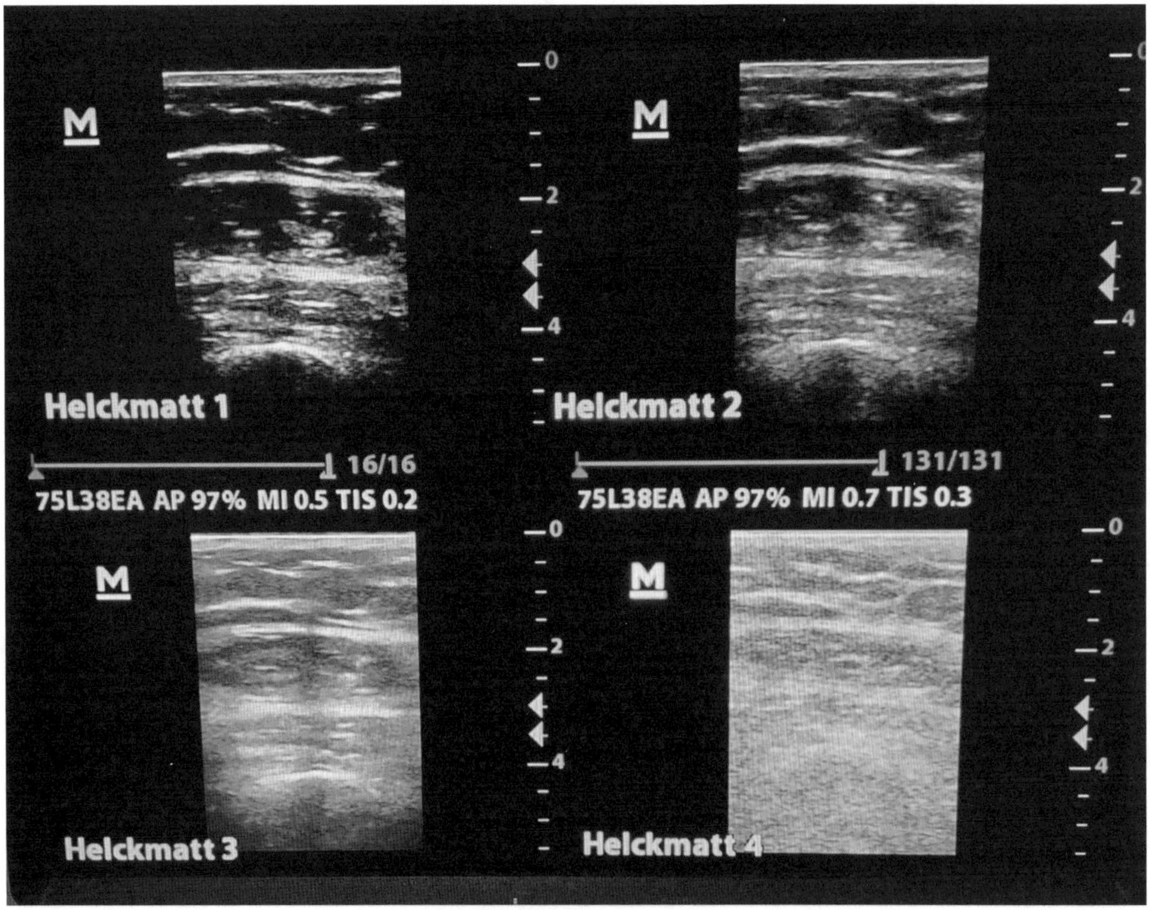

FIGURA 9 Avaliação da ecogenicidade por meio do método da Escala de Heckmatt.
Fonte: acervo dos autores.

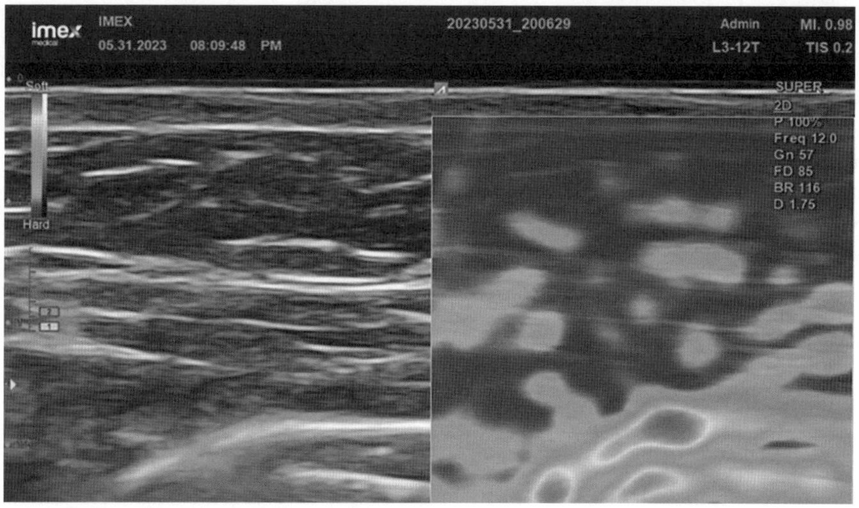

FIGURA 10 Exame de ultrassonografia por elastografia.
Fonte: acervo dos autores (imagem gentilmente sediada pelo Dr. Wagner Haun, fisioterapeuta brasileiro).

compressão ou deformação. Nesse método é realizada uma compressão em tempo real, pelo transdutor do aparelho de ultrassom, de forma a causar uma deformação, e então se observa a qualidade muscular antes e depois em escala de cores. As escalas de cores são definidas no aparelho de ultrassom; as mais utilizadas são vermelhas para tecidos mais elásticos e azuis para tecidos mais rígidos.

A técnica apresenta algumas limitações, principalmente o fato de ser operador-dependente, portanto é preciso ter *expertise* no assunto e treinamento prévio para sua realização, Além disso, a elasticidade muscular é variável dependendo do músculo em avaliação, da situação de repouso ou exercício, e há relatos na literatura de alterações de propriedade elástica entre os sexos.

AVALIAÇÃO MUSCULOESQUELÉTICA POR ULTRASSONOGRAFIA PANORÂMICA

Os métodos tradicionais de avaliação com o ultrassom apresentam um campo de visão muscular reduzido e equações, utilizadas para medida de comprimento do fascículo, superestimadas. Com o avanço tecnológico dos aparelhos de ultrassom, atualmente é possível observar músculos periféricos em um campo estendido (varredura). Na avaliação por US panorâmica é possível observar músculos maiores, em diferentes porções, sem a limitação do tamanho do transdutor.

O comprimento do fascículo muscular está associado à velocidade de contração e amplitude de movimento. Dessa forma, esse tipo de avaliação pode contribuir para a análise da qualidade muscular, efeitos de um programa de treinamento ou resistência, pré e pós-cirurgias e também os efeitos da hipomobilidade.

A US panorâmica requer que o operador movimente a sonda durante a avaliação, o que exige preparo adequado por parte do operador. Diversos músculos podem ser avaliados pela técnica, como trapézio, interósseo, multífidos, tríceps sural, porém o músculo mais comumente avaliado é o quadríceps.

Na avaliação do quadríceps, o paciente é posicionado em decúbito dorsal (pode-se adaptar uma almofada na panturrilha), é possível realizar um período de descanso para avaliação inicial e entre as medidas para acomodação e relaxamento dos tecidos.

O transdutor linear (10 a 12 MHz) é escolhido, com profundidade média de 6 cm e ganho médio 68 a 72 dB. Uma marcação entre o trocânter maior do fêmur e a borda superior da patela é frequentemente utilizada, e também se pode utilizar um suporte bilateral para deslizamento da sonda como uma espécie de trilho.

Uma vez selecionado e posicionado o paciente, inicia-se uma varredura sob o músculo. Durante a aquisição das imagens a velocidade e o movimento do transdutor devem ser constantes e a pressão sob o músculo, minimizada. O músculo é então observado em diferentes porções em uma única imagem. A avaliação muscular pode ser realizada no eixo longitudinal e no horizontal.

BIBLIOGRAFIA

1. Drakonaki EE, Allen GM, Wilson DJ. Ultrasound elastography for musculoskeletal applications. Br J Radiol. 2012 Nov;85(1019):1435-45.
2. Formenti P, Umbrello M, Coppola S, Froio S, Chiumello D. Clinical review: peripheral muscular ultrasound in the ICU. Ann Intensive Care. 2019;9:57.
3. Guzmán-David CA, Ruiz-Ávila HA, Camargo-Rojas DA, Gómez-Alegría CJ, Hernández-Álvarez ED. Ultrasound assessment of

muscle mass and correlation with clinical outcomes in critically ill patients: a prospective observational study. J Ultrasound. 2023 Oct 2. Epub ahead of print. PMID: 37783892.

4. Harmon B, Wells M, Park D, Gao J. Ultrasound elastography in neuromuscular and movement disorders. Clin Imaging. 2019 Jan--Feb; 53:3542. Epub 2018 Oct 6. PMID: 30308432.
5. Heckmatt JZ, Leeman S, Dubowitz V. Ultrasound imaging in the diagnosis of muscle disease. J Pediatr. 1982 Nov;101(5):656-60.
6. Klauser AS, Miyamoto H, Bellmann-Weiler R, Feuchtner GM, Wick MC, Jaschke WR. Sonoelastography: musculoskeletal applications. Radiology. 2014 Sep;272(3):622-33.
7. Kara M, Kaymak B, Ata AM, Özkal Ö, Kara Ö, Baki A, et al. Star – Sonographic Thigh Adjustment Ratio: a golden formula for the diagnosis of sarcopenia. Am J Phys Med Rehabil. 2020 Oct;99(10):902-8.
8. Li H, Bhatt M, Qu Z, Zhang S, Hartel MC, Khademhosseini A. Deep learning in ultrasound elastography imaging: a review. Med Phys. 2022;49:5993-6018.
9. Soares AL, Gomes PS. Muscle fascicle length obtained by panoramic ultrasound and estimated by prediction equations. Rev Bras Fisiol Exerc. 2023;21:246-54.10.33233/rbfex.v21i4.5337.
10. Yao Q, Zhang Y, Wu J, Shu H, Ye X, Li A. Quantitative evaluation of gastrocnemius medialis mass in patients with chronic heart failure by grayscale ultrasound and shear wave elastography. Front Cardiovasc Med. 2023 Mar;10. Sec. General Cardiovascular Medicine.

9

Umidificação e aquecimento de vias aéreas

Flaviana Santos de Sousa Silva
Jéssica de Carvalho de Morais
Pollyany Pereira da Costa

INTRODUÇÃO

A umidificação do ar inspirado é uma das principais funções das vias aéreas superiores. Para que o ar seja umidificado, é necessária a saída constante de água de dentro do fluido de revestimento das vias aéreas e dos tecidos que as circundam em direção à superfície.

ANATOMIA E MECANISMOS FISIOLÓGICOS DA UMIDIFICAÇÃO DAS VIAS AÉREAS

A via aérea humana é composta pelo nariz, seios paranasais, faringe, laringe, traqueia e pulmões; estes podem ser divididos ainda em brônquios, bronquíolos e alvéolos. Tal sistema divide-se em vias aéreas superiores, que incluem as regiões de passagem do ar, localizadas entre cabeça e pescoço, e vias aéreas inferiores, referentes às vias que levam o ar da traqueia aos alvéolos. Estas podem ainda ser funcionalmente divididas em zonas de condução e respiratórias, sendo ramificadas em até 23 gerações da traqueia aos alvéolos. São revestidas por uma camada contínua de epitélio pseudoestratificado composto por aproximadamente 1.010 células, cobrindo uma área de superfície de 2.500 cm^2.

O epitélio das vias aéreas é composto por células ciliadas, secretoras, intermediárias e basais indiferenciadas, que revestem a membrana basal (Figura 1):

- Células basais: células-tronco/progenitoras que respondem ao envelhecimento celular e às lesões à estrutura.
- Células intermediárias indiferenciadas: geradas a partir das células basais.
- Células ciliadas e secretoras: geradas pela diferenciação das células intermediárias em uma proporção de 7-8 para 1 em ambas as grandes vias aéreas (0 a 5 gerações) e as pequenas vias aéreas (≥ 6 gerações).

As células ciliadas são estruturas que contribuem para a manutenção da osmolaridade normal do líquido periciliar, incluindo o canal de sódio epitelial (ENaC) e o regulador de condutância transmembrana da fibrose cística (CFTR), que controlam o movimento da água através do epitélio, promovendo a absorção adequada de líquidos e consequentemente a adequada hidratação da superfície epitelial.

No pulmão humano saudável, os cílios batem de 12 a 15 Hz em ondas coordenadas de movimento metacrônico que impulsiona o muco cefálico a 4 a 20 mm/min. As pontas dos cílios entram em contato com a camada de muco apenas no movimento para a frente, enquanto, no movimento reverso, uma curvatura na haste dos cílios faz com que a ponta passe por baixo da camada de muco, de modo que o muco seja impulsionado apenas para a frente (Figura 1), impulsionando o conteúdo através das cordas vocais até a faringe, onde aproximadamente 30 mL de muco respiratório são expectorados ou engolidos diariamente.

Umidificação e aquecimento das vias aéreas

Na passagem pelas vias aéreas, o gás é condicionado para atingir o nível alveolar em condições ideais. A principal área onde ocorre o aquecimento do ar inspirado é o nariz. O tecido conjuntivo nasal possui um sistema vascular rico de veias numerosas e paredes finas. Além disso, o nariz tem ainda um grande poten-

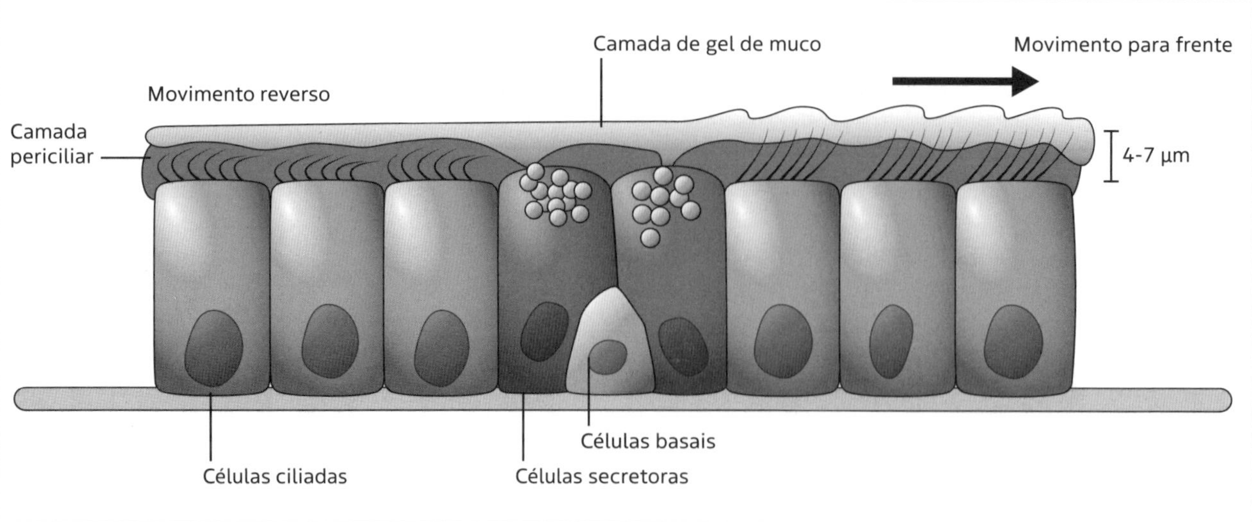

FIGURA 1 Epitélio das vias aéreas humanas.
Fonte: Tilley et al. (2014).

cial para regular a perfusão sanguínea e, assim, equilibrar a perda de calor durante a inspiração.

> Umidade consiste na quantidade de água em estado de vapor contida em um gás. Pode ser classificada como relativa e absoluta:
> - Umidade relativa (UR): razão entre a massa real de vapor-d'água em um volume de gás e a massa de vapor-d'água necessária para saturar esse volume de gás a uma determinada temperatura, expressa em porcentagem.
> - Umidade absoluta (UA): peso de água em um determinado volume de gás dado em mg/L.

O ar inspirado pode variar em diferentes temperaturas e umidades; porém, para que a função pulmonar seja mais eficiente, o ar que chega aos alvéolos deve estar equilibrado com a temperatura corporal (37°C) e com a umidade relativa de 100%.

O deslocamento de água dentro e ao redor do fluido de revestimento das vias aéreas ocorre pelas diferenças de pressão osmótica existentes acima e abaixo de uma camada de muco, através do epitélio das vias aéreas e entre a camada periciliar, pelos cílios presentes nas vias aéreas.

Durante a respiração normal à temperatura ambiente, o ar é expirado pelo nariz a uma temperatura de 32°C e umidade relativa de 100% (33,8 mg H_2O/L). Como a temperatura do ar nos alvéolos está a 37°C e a UR é de 100% (44 mg H_2O/L), o ar libera 5°C e 10,3 mg H_2O/L à mucosa traqueal à medida que passa ao longo do vias aéreas superiores (Figura 2A).

Durante a inspiração, o ar ambiente mais frio e seco (20°C e 50% de UR, correspondendo a uma UA de 8,7 mg H_2O/L) entra em contato com a mucosa mais quente e úmida, onde o ar passa a ser aquecido progressivamente ao longo de seu curso. Quando o ar chega cerca de 5 cm abaixo da carina da traqueia é levado à temperatura corporal (UR: 100%, UA: 44 mg H_2O/L) (Figura 2B).

No sistema respiratório essas condições são alcançadas no limite de saturação isotérmica, que ocorre geralmente 5 cm abaixo da carina. Acima do limite de saturação isotérmica, a via aérea funciona como um local de troca de calor e umidade facilitado por um fluxo turbulento de gás; abaixo desse ponto, níveis de calor e umidade permanecem constantes e o fluxo de gás se torna laminar. É importante que esse limite seja atingido para evitar danos à mucosa e ao epitélio.

Os gases medicinais entregues pelo fluxômetro ou ventilador mecânico são secos, com umidade relativa geralmente de 0 a 5%. A inalação desses gases secos esgota o teor normal de umidade da mucosa, aumentando a viscosidade da manta de muco e danificando os cílios.

A intubação endotraqueal anula a maior parte das áreas normais de troca de calor e umidade, reduzindo sua capacidade de condicionar o gás inspirado, de modo que mais calor e umidade são perdidos durante a ventilação. Nessa situação o limite de saturação isotérmica desloca-se mais abaixo na árvore respiratória para o parênquima pulmonar (Figura 2C).

Estado de hidratação das vias aéreas e sua interferência na produção do muco

Estima-se que aproximadamente um quarto das necessidades diárias de água de um ser humano é

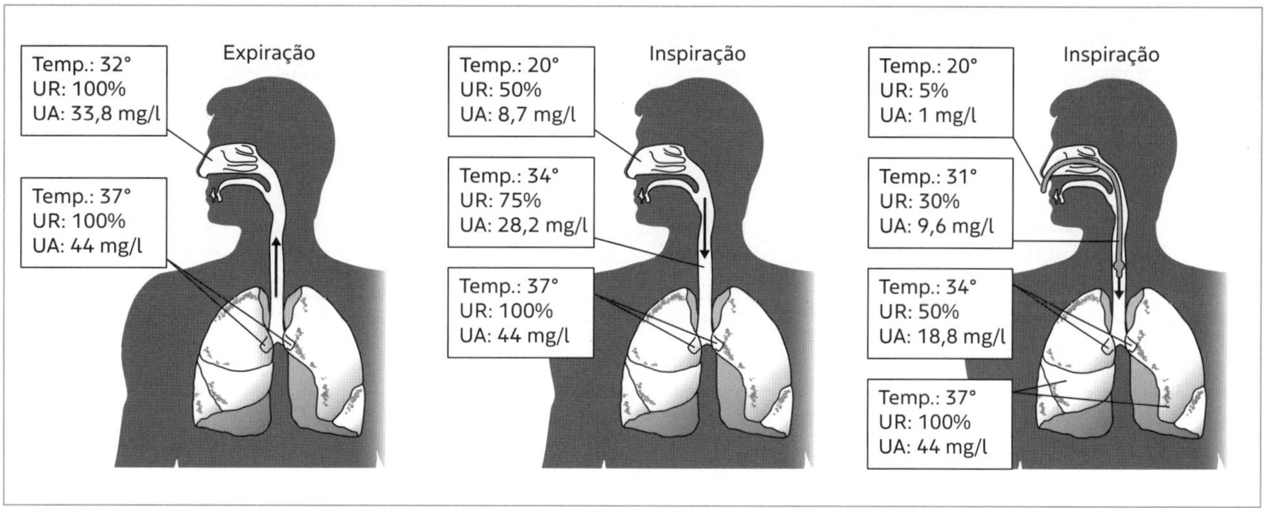

FIGURA 2 Limite de saturação isotérmica.
Temp.: temperatura; UA: umidade absoluta; UR: umidade relativa.
Fonte: adaptada de Jackson C (1996).

consumido pela perda de água durante a respiração. Assim, assumindo que um ser humano de 70 kg necessita de aproximadamente 2.900 mL de água/dia, aproximadamente 725 mL/dia dessa água serão perdidos pela respiração. Essa fração de água se origina principalmente do fluido nos alvéolos, e ainda assim o volume do fluido alveolar é mantido constante. Isso indica que o volume de líquido alveolar é reposto cerca de 20 vezes/dia. Claramente, a perda de água devido à respiração e sua reposição a partir do conteúdo interno de água no corpo são um processo dinâmico que deve ser rigorosamente regulado.

Em condições fisiológicas, a mucosa das vias aéreas funciona como um reservatório de água, doando ou aceitando líquido adicionado, para manter a aposição da superfície interna da camada mucosa com as pontas dos cílios. Essa regulação serve para preservar o estado de hidratação da camada líquida periciliar, necessária para a lubrificação da superfície celular e para o batimento ciliar eficiente.

O muco produzido nas vias aéreas é composto por uma camada de hidrogel com aproximadamente 97,5% de água, 1% de sal e 1,1% de proteínas globulares e 0,5% de polímero de mucinas de alto peso molecular. As mucinas são substâncias secretadas pelas glândulas submucosas das vias aéreas proximais e distais, e sua depuração é necessária para proteger as grandes vias aéreas proximais (brônquicas) e as menores distais (bronquiolares) contra estimadas 10^6 a 10^{10} bactérias e outras partículas inaladas diariamente (Figura 3).

Dessa forma, o estado de hidratação corporal reflete diretamente a constituição de muco das vias aéreas.

O componente água e sal do muco depende do transporte ativo de íons e das propriedades de permeabilidade à água do epitélio subjacente das vias aéreas. Em estado de repouso, o líquido da superfície das vias aéreas é isotônico em relação ao plasma, refletindo em alta permeabilidade à água.

A composição iônica do líquido da superfície das vias aéreas e do fluido do muco difere modestamente do plasma: sódio (Na^+) = ~110 mM (plasma ~ 140 mM); potássio (K^+) = ~30 mM (plasma ~5 mM); cloro (Cl^-) =~110 mM (plasma ~100 mM); bicarbonato ($HCO3^-$) = ~30 mM (plasma ~25 mM) e cálcio (Ca^{2+}) = ~4 mM (2 mM ligado; 2 mM livre) (plasma Ca^{2+} ~ 8 a 10 mM).

A perda evaporativa de água nas superfícies proximais das vias aéreas que ocorre durante a respiração pode aumentar a osmolalidade/tonicidade da superfície das vias aéreas. O resultado desse aumento induzido pela evaporação é a atração osmótica da água do interstício para o lúmen a fim de substituir a perda de água por evaporação.

As concentrações de cloreto de sódio (NaCl) na camada líquida da superfície das vias aéreas é principalmente isotônica com o plasma. Quanto mais o sal for secretado na superfície pelo epitélio, a água seguirá passivamente e o volume da superfície aumentará rapidamente, mantendo a isotonicidade. No entanto, se o NaCl for absorvido, a água seguirá passivamente na direção oposta, resultando na diminuição da hidratação da superfície das vias aéreas. Tais condições determinam o estado de hidratação dessa superfície.

Já quanto ao conteúdo de líquido nos pulmões, este é distribuído em três compartimentos diferentes: (1) capilares, (2) espaço intersticial e (3) espaço aéreo alveolar, conforme representado na Figura 4. A maior parte do líquido extravascular preenche os espaços intersticiais, enquanto apenas uma pequena fração está

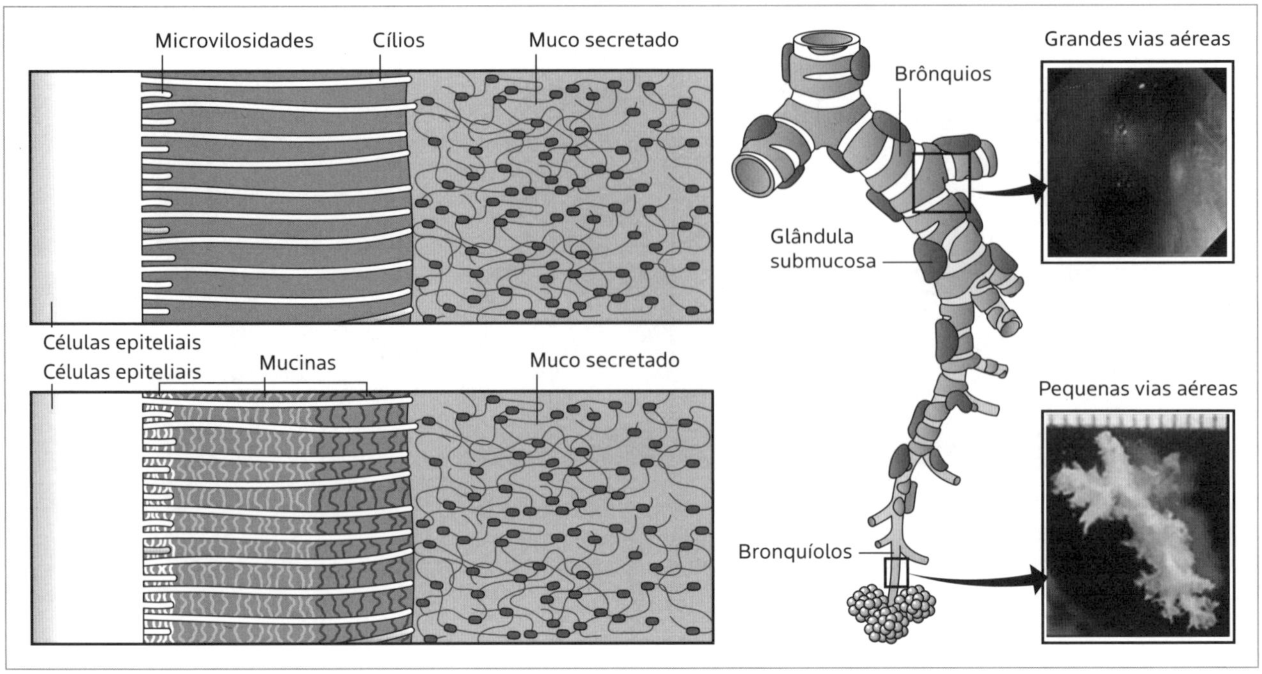

FIGURA 3 Composição da camada de hidrogel das vias aéreas e estruturas onde estão presentes.
Fonte: adaptada de Hill et al. (2022).

localizada nos alvéolos. O fluido dentro dos alvéolos faz parte da rede de superfície alveolar e pode ser considerado como uma espuma feita de surfactante e água. A espuma forma uma rede dentro dos alvéolos e tem uma relação volume gás:fluido de 900:1.

A água dentro dos alvéolos origina-se dos capilares pulmonares. A água é drenada do interstício pulmonar (1) através do sistema linfático pulmonar e, assim, devolvida ao sistema vascular. Uma pequena porção do fluido do espaço intersticial entra nos alvéolos (2). Do fluido de dentro dos alvéolos, uma parte evapora e é exalada durante a respiração (3). Para equilibrar o conteúdo de líquido dos pulmões, outra parte do líquido alveolar é reabsorvida (4) pela atividade das células epiteliais alveolares de volta ao espaço intersticial, de onde pode ser drenado, (1) retornando ao sistema vascular.

O comprometimento do estado de hidratação das vias aéreas resulta em depuração mucociliar defeituosa, levando à hiperplasia de células caliciformes, estase de muco e propensão ao desenvolvimento de infecções com manifestações subsequentes de doenças como a fibrose cística e a bronquite crônica.

MECANISMOS QUE ALTERAM O *CLEARANCE* MUCOCILIAR X ESPESSAMENTO DA SECREÇÃO

Durante a respiração há exposição a diversos fatores nocivos, tais como poeira, microrganismos e poluentes atmosféricos que inevitavelmente atingem as vias respiratórias. O sistema mucociliar funciona como mecanismo de defesa contra esses agentes e tenta garantir um bom funcionamento do sistema respiratório.

A maior parte das vias de condução é composta por um epitélio pseudoestratificado, cilíndrico ciliado entremeado por glândulas submucosas e células caliciformes. As glândulas seromucosas localizam-se na submucosa da cavidade nasal e são as principais produtoras de muco; já nos seios paranasais a predominância é de células caliciformes.

O êxito do sistema mucociliar depende da composição do muco e do funcionamento ciliar adequado. O comprometimento desses processos pode resultar no sistema respiratório desprotegido, facilitando o acesso de microrganismos, dificultando a eliminação de agentes patógenos e resultando em infecções do trato respiratório.

Disfunção ciliar

As estruturas ciliares revestem todo o trato respiratório humano. Existem aproximadamente 200 cílios por célula, que possuem cerca de 6 μm de comprimento. Totalizam-se cerca de 10^9 cílios/cm^2 ao longo da superfície das vias áreas, sendo estes mais longos e densos nas vias aéreas superiores do que nos bronquíolos. Em indivíduos saudáveis, os cílios batem em ondas coordenadas e direcionais, direcionando muco

Volume aproximado de fluido nos pulmões		
Capilares ~65 mL	Espaço intersticial < 500 mL	Alvéolo ~36 mL

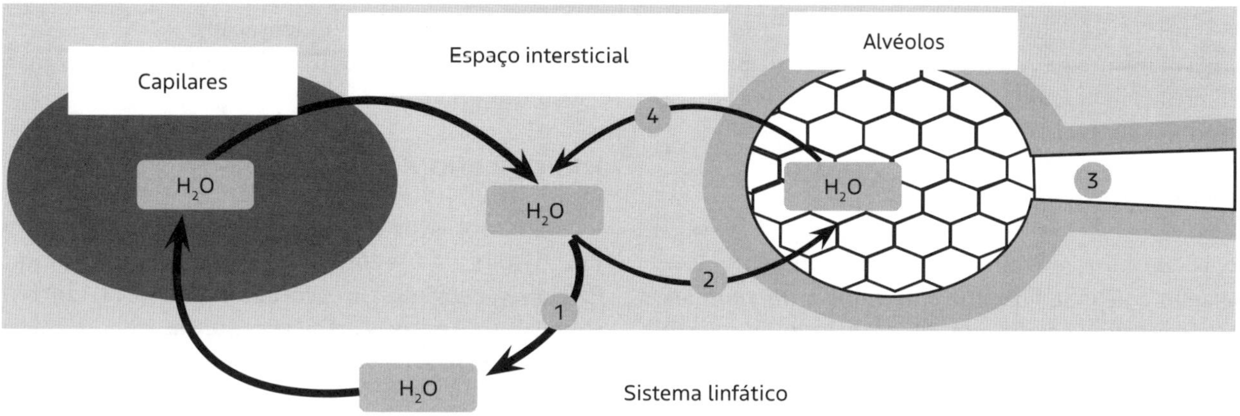

FIGURA 4 Conteúdo de líquido nos pulmões e distribuição por compartimentos.
Fonte: adaptada de Fronius et al. (2012).

e partículas aderidas a ele para a faringe e garantindo a depuração das vias aéreas.

Condições que afetam o movimento ciliar do trato respiratório podem ser classificadas em discinesia ciliar primária e secundária.

A discinesia ciliar primária compreende distúrbios genéticos que geram a estrutura ou função ciliar anormal, podendo ser observadas alterações na frequência, coordenação, força ou direção do batimento. Outras alterações incluem a imotilidade ou a ausência total de cílios.

Já a discinesia ciliar secundária é mais comum e compreende alterações adquiridas pelo contato com fatores extrínsecos, tais como componentes ambientais (poluentes atmosféricos e fumaça de cigarro), ou infecções virais e bacterianas que surtem efeitos diretos ou indiretos sobre a função ciliar normal.

Disfunção do muco

O tecido das vias aéreas é a primeira linha de defesa contra os estímulos irritativos e inflamatórios externos. O revestimento interno é formado em sua maior parte por células secretoras, que secretam moléculas antimicrobianas, imunomoduladoras e glicoproteínas, que se conectam a grandes quantidades de água, gerando o muco. Este é facilmente mobilizado pela ação ciliar.

A transformação de muco saudável em muco patológico pode ocorrer por diversos mecanismos que tenham efeito sobre a hidratação ou a composição bioquímica, como hiperprodução de mucinas, secreção anormal de sal e água, aumento da permeabilidade broncovascular e infiltração de muco com células inflamatórias. O persistente acúmulo de muco favorece os processos inflamatórios e infecciosos, proporcionando um ambiente propício ao crescimento microbiano.

Uma adequada hidratação da superfície das vias aéreas com muco é essencial para a manutenção da transportabilidade da camada mucosa. A desidratação acarreta aumento na concentração de mucinas secretadas, o que ocasiona aumento da pressão osmótica gerada pela camada de muco que recobre os cílios. Quando acima de um limiar crítico (≥ 6% de sólidos), a pressão osmótica da camada de muco excede a pressão da camada periciliar, resultando na compressão progressiva dos cílios e na desaceleração do transporte ciliar, podendo chegar até a completa estase do muco.

UMIDIFICAÇÃO E AQUECIMENTO ARTIFICIAL DAS VIAS AÉREAS

A umidificação e o aquecimento do gás inalado ficam comprometidos nos pacientes em uso de via aérea artificial (tubo orotraqueal ou traqueostomia), nos quais a presença dessa instrumentação prejudica o condicionamento do gás inspirado.

Além disso, a administração de altos fluxos desses gases medicinais, frios e secos, que os pacientes podem experimentar em uso de ventilação mecânica invasiva e não invasiva, aumenta o risco de alterar o *clearance* e a mucosa. Assim, é necessária a utilização de dispositivo externo para condicionamento dos gases liberados, mesmo em tratamentos de curta duração.

Existem dois tipos de dispositivos para condicionar os gases inspirados, na presença ou ausência de via aérea artificial: trocadores de calor e umidade (HME) e umidificadores ativos.

Umidificadores ativos

Na umidificação ativa é conectado um reservatório de água aquecida no ramo inspiratório do ventilador e o ar inspirado passa por ele, chegando ao paciente umidificado e aquecido.

Nesse tipo de umidificação é necessário instituir coletores de água, reservatórios com sistemas de circulação unidirecional que permitem a deposição do excesso de condensação sem vazamento de ar. É preciso providenciar o esvaziamento constante desses coletores para evitar o risco de contaminação do circuito.

Entre outros problemas, o acúmulo excessivo de água no circuito pode levar ao autodisparo, leitura incorreta do monitoramento do ventilador ou até mesmo drenagem de material contaminado para as vias aéreas do paciente.

Recomendações

- Monitorar frequentemente o dispositivo umidificador ativo (nível de água, nível de temperatura, verificar a presença de condensação).
- Não drenar a condensação em direção à câmara do umidificador.

Umidificadores passivos

Os dispositivos trocadores de calor e umidade são um método de umidificação passiva comumente utilizado em pacientes em ventilação mecânica, também chamados de narizes artificiais, porque imitam a ação da cavidade nasal na umidificação dos gases.

O princípio básico baseia-se na capacidade do dispositivo de reter calor e umidade durante a expiração, ou seja, o vapor de água da expiração se condensa e aquece uma membrana especialmente projetada, e assim fornece pelo menos 70% dessa umidade e calor retidos para o gás durante a próxima inspiração.

Classificação dos umidificadores passivos

Baseada em seus mecanismos de funcionamento:

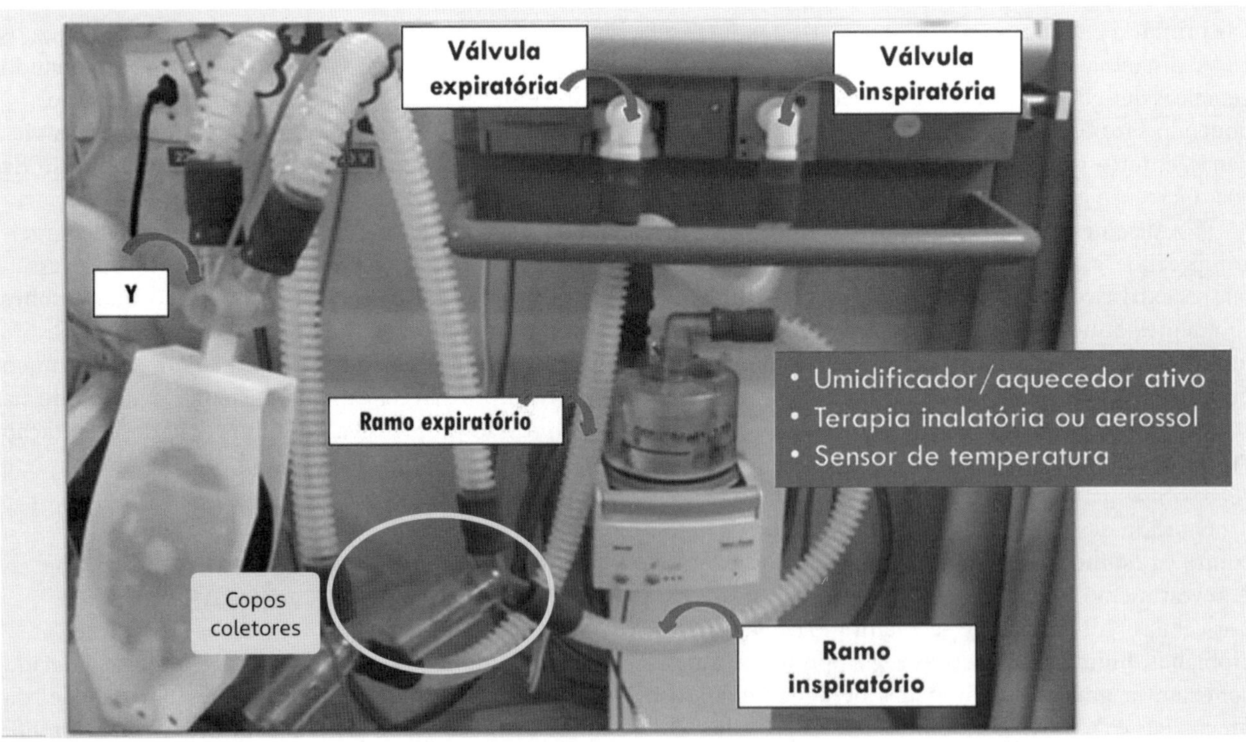

FIGURA 5 Circuito de ventilação mecânica associado à umidificação ativa.
Fonte: acervo das autoras.

- Hidrofóbicos: o condensador é feito de um elemento repelente de água com baixa condutividade térmica que mantém gradientes de temperatura mais elevados.
- Higroscópicos: possuem apenas o compartimento higroscópico. Durante a expiração, o vapor condensa no elemento, bem como nos sais higroscópicos.
- Higroscópicos hidrofóbicos combinados: um sal higroscópico (cloreto de cálcio ou lítio) é adicionado dentro do HME hidrofóbico. Esses sais possuem afinidade química para atrair partículas de água e assim aumentar a capacidade de umidificação.

Trocadores de calor e umidade (HME)

São condensadores simples, construídos com elementos feitos de fibra sintética ou papel, espuma descartável, com uma área superficial que pode gerar um gradiente de temperatura efetivo.

Trocadores higroscópicos de calor e umidade (HHME)

São confeccionados com fibra sintética revestida por um produto químico higroscópico (cloreto de cálcio ou cloreto de lítio), que absorve o vapor de água expirado e o entrega ao gás inspirado, otimizando o fornecimento de umidade. A fibra sintética também ajuda a diminuir o acúmulo de condensação na posição dependente do dispositivo.

Trocadores de calor e umidade com filtro (HMEF)

São fabricados com materiais necessários para hidratação e aquecimento baseado no princípio de funcionamento hidrofóbico ou higroscópico; além disso, contêm um filtro eletrostático, que são camadas planas de material fibroso que atuam como barreira ao fluxo de gás. Ao mesmo tempo, o desempenho da filtração contra bactérias e vírus é otimizado pela aplicação de material com carga eletrostática.

Trocadores combinados de calor e umidade por higroscopia (HHMEF)

Elementos higroscópicos e hidrofóbicos são usados combinados para criar um HME combinado com filtro.

QUADRO 1 Tipos de trocadores de calor e umidade

	Função	Umidade absoluta
HME	Hidrofóbico	10-14 mgH_2O/L
HMEF (filtro trocador de calor e umidade)	Hidrofóbico + filtro	18-28 mgH_2O/L
HHME (trocador de calor e umidade por higroscopia)	Hidrofóbico + higroscópico	22-34 mgH_2O/L
HHMEF (trocador de calor e umidade por higroscopia)	Hidrofóbico + higroscópico + filtro	23-35 mgH_2O/L

Fonte: Cerpa et al. (2015).

Filtro de partícula de ar de alta eficiência (Hepa)

Possui alta eficiência na filtração de vírus e bactérias através de fibras de vidro, ou seja, é um dispositivo usado para proteger pacientes, equipamentos e/ou o ambiente de patógenos.

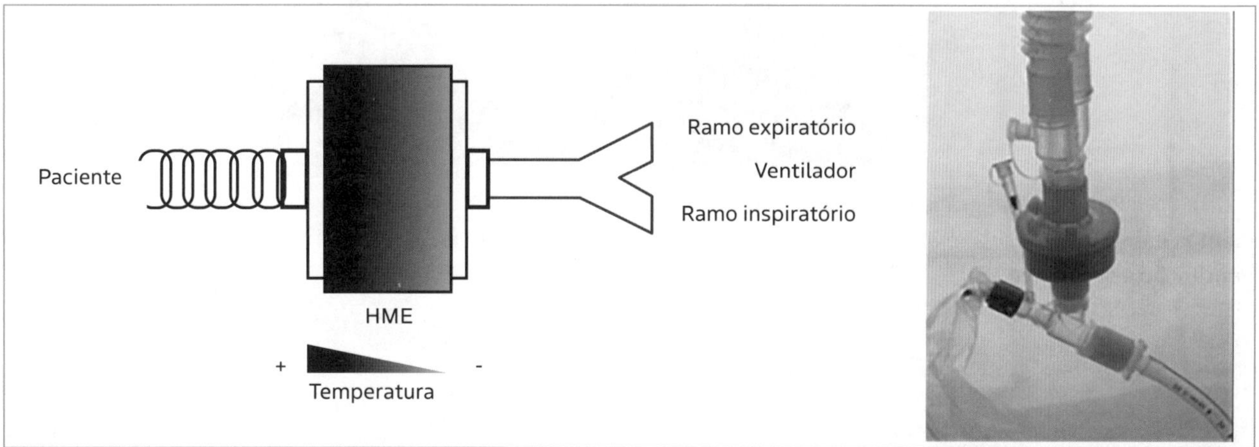

FIGURA 6 Descrição esquemática do princípio de funcionamento de um trocador de calor e umidade e colocação no circuito do ventilador.
HME: trocador de calor e umidade.
Fonte: adaptada de Plotnikow et al. (2018).

Considerações quanto ao espaço morto e à resistência

O umidificador passivo deve ser sempre colocado antes da conexão Y do circuito, permitindo dessa forma o contato do aparelho com o ar inspirado e expirado, o que torna o umidificador passivo parte do espaço morto instrumental. Quanto maior for o volume de material condensador, melhor será o desempenho do dispositivo.

Recomenda-se que o espaço morto "ideal" para um umidificador seja de aproximadamente 50 mL. A resistência promovida por esses dispositivos é considerada insignificante, porém pode sofrer alteração se houver a presença de condensação, impactação por secreção ou sangue.

Fatores que podem alterar o desempenho dos trocadores de calor e umidade

Volume-minuto alto, condensação em excesso, impactação por secreção ou sangue.

Quando realizar a troca do filtro HMEF

- A cada 48 horas em pacientes com doença pulmonar obstrutiva crônica (DPOC).
- De 24 horas até 7 dias nos demais pacientes.
- Em decorrência da condensação excessiva que aumenta a resistência, ou impactação visível com secreções ou sangue.

Quanto ao tipo de umidificação a ser utilizado

A decisão sobre qual tipo de umidificação deve ser usado vai depender do cenário clínico do paciente. Em algumas situações a umidificação passiva está contraindicada, sendo recomendada a instituição da umidificação ativa nos seguintes casos:

- Pacientes com secreção espessa e em grande quantidade no tubo orotraqueal (TOT).
- Paciente com secreção sanguinolenta do TOT.
- Paciente com ventilação-minuto > 10 L/min.
- Paciente hipotérmico com temperatura < 32°C.
- Paciente com fístula broncopulmonar (volume corrente expirado < 70% do volume corrente inspirado).
- Pacientes com síndrome do desconforto respiratório agudo (SDRA) tratados com estratégia de proteção pulmonar de baixo volume corrente (uma contraindicação para HME devido ao aumento do espaço morto).

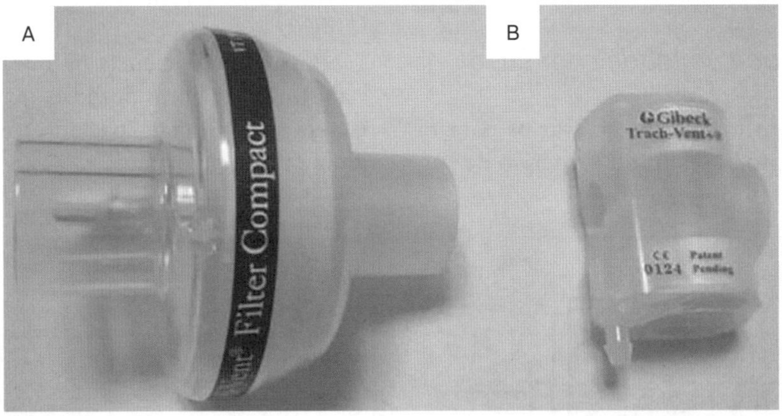

FIGURA 7 Comparação gráfica entre volumes de um trocador de calor e umidade convencional para uso em pacientes com via aérea artificial em ventilação mecânica (A) e outro para uso em pacientes traqueostomizados com ventilação espontânea (B).
Fonte: adaptada de Plotnikow et al. (2018).

QUADRO 2 Umidificadores passivos e ativos: vantagens e desvantagens

	Vantagens	Desvantagens
Passivos	▪ De uso simples. ▪ Não apresentam riscos relacionados ao equipamento de tratamento. ▪ São leves e mais baratos. ▪ Estão mais facilmente disponíveis na UTI.	▪ São contraindicados em algumas patologias ou condições clínicas. ▪ Por serem colocados antes do "Y" no circuito, aumentam o espaço morto instrumental. ▪ Aumentam a resistência (insignificante na maioria dos casos). ▪ Têm desempenho ou eficiência inferior em comparação com um umidificador ativo. ▪ Devem ser retirados para poder aplicar a aerossolterapia.
Ativos	▪ Não têm contraindicações. ▪ Não acrescentam espaço morto instrumental. ▪ Se usados corretamente, não aumentam a resistência. ▪ Possuem sistemas de alarme. ▪ São mais eficientes e podem fornecer temperaturas precisas.	▪ Possibilidade de eletrocussão do paciente e do operador. ▪ Expõem a lesão das vias aéreas a temperatura excessiva. ▪ A presença de água no circuito pode limitar o fluxo de ar. ▪ A condensação gera alterações na pressão das vias aéreas e pode levar a assincronias. ▪ Colonização do circuito. ▪ Exigem mais monitoramento para garantir o desempenho correto.

UTI: unidade de terapia intensiva.
Fonte: adaptado de Plotnikow et al. (2018).

BIBLIOGRAFIA

1. Al Ashry HS, Modrykamien AM. Humidification during mechanical ventilation in the adult patient. Biomed Res Int. 2014.
2. American Association for Respiratory Care; Restrepo RD, Walsh BK. Humidification during invasive and noninvasive mechanical ventilation: 2012. Respir Care. 2012 May;57(5):782-8.
3. Bustamante-Marin XM, Ostrowski LE. Cilia and mucociliary clearance. Cold Spring Harb Perspect Biol. 2017 Apr 3;9(4):a028241.
4. Button B, Boucher RC; University of North Carolina Virtual Lung Group. Role of mechanical stress in regulating airway surface hydration and mucus clearance rates. Respir Physiol Neurobiol. 2008 Nov 30;163(1-3):189-201.
5. Cerpa F, Cáceres D, Romero-Dapueto C, Giugliano-Jaramillo C, Pérez R, Budini H, et al. Humidification on ventilated patients: heated humidifications or heat and moisture exchangers? Open Respir Med J. 2015;Jun 26;9:104-11.
6. Edwards DA, Chung KF. Mouth breathing, dry air, and low water permeation promote inflammation, and activate neural pathways, by osmotic stresses acting on airway lining mucus. QRB Discov. 2023 Feb 14;4:3.
7. Fahy JV, Dickey BF. Airway mucus function and dysfunction. N Engl J Med. 2010 Dec 2;363(23):2233-47.
8. Fronius M, Clauss WG, Althaus M. Why do we have to move fluid to be able to breathe? Front Physiol. 2012 May 22;3:146.
9. Ghosh A, Boucher RC, Tarran R. Airway hydration and COPD. Cell Mol Life Sci. 2015 Oct;72(19):3637-52.
10. Gudis D, Zhao KQ, Cohen NA. Acquired cilia dysfunction in chronic rhinosinusitis. Am J Rhinol Allergy. 2012 Jan-Feb;26(1):1-6.
11. Hill DB, Button B, Rubinstein M, Boucher RC. Physiology and pathophysiology of human airway mucus. Physiol Rev. 2022 Oct 1;102(4):1757-836.
12. Hollenhorst MI, Richter K, Fronius M. Ion transport by pulmonary epithelia. J Biomed Biotechnol. 2011 Oct.;174306.
13. Jackson C. Humidification in the upper respiratory tract: a physiological overview. Intensive Crit Care Nurs. 1996 Feb;12(1):27-32.
14. Livraghi A, Randell SH. Cystic fibrosis and other respiratory diseases of impaired mucus clearance. Toxicol Pathol. 2007;35(1):116-29.
15. Marieb E, Wilhelm P, Mallatt J. Anatomia humana. São Paulo: Pearson Education do Brasil; 2014.
16. Munkholm M, Mortensen J. Mucociliary clearance: pathophysiological aspects. Clin Physiol Funct Imaging. 2014;34:171-7.
17. Plotnikow GA, Accoce M, Navarro E, Tiribelli N. Humidification and heating of inhaled gas in patients with artificial airway: a narrative review. Rev Bras Ter Intens. 2018 Mar;30(1):86-97.
18. Porth CM, Grossman S. Fisiopatologia. 9.ed. Rio de Janeiro: Guanabara Koogan; 2016.
19. Sabherwal S, Chaku D, Mathur U, Sangwan VS, Majumdar A, Gandhi A, et al. Are high-efficiency particulate air (Hepa) filters and laminar air flow necessary in operating rooms to control acute post-operative endophthalmitis? Indian J Ophthalmol. 2020 Jun;68(6):1120-5.
20. Shim E, Jang JP, Moon JJ, Kim Y. Improvement of polytetrafluoroethylene membrane high-efficiency particulate air filter performance with melt-blown media. Polymers (Basel). 2021 Nov 23;13(23):4067.
21. Stanfield CL. Anatomia humana. São Paulo: Pearson Education do Brasil; 2013.
22. Tilley AE, Walters MS, Shaykhiev R, Crystal RG. Cilia dysfunction in lung disease. Annu Rev Physiol. 2015;77:379-406.
23. Trindade SHK, Mello Júnior JF, Mion OG, Lorenzi-Filho G, Macchione M, Guimarães, ET, et al. Métodos de estudo do transporte mucociliar. Rev Bras Otorrinolaringol. 2007;73(5):704-12.
24. Wiesmiller K, Keck T, Leiacker R, Lindemann J. Simultaneous in vivo measurements of intranasal air and mucosal temperature. Eur Arch Otorhinolaryngol. 2007 Jun;264(6):615-9.
25. Zhou-Suckow Z, Duerr J, Hagner M, Agrawal R, Mall MA. Airway mucus, inflammation and remodeling: emerging links in the pathogenesis of chronic lung diseases. Cell Tissue Res. 2017;367(3):537-50.

10

Oxigenoterapia

Luis Felipe da Fonseca Reis
Nathalia Ramos da Silva

INTRODUÇÃO

O oxigênio (O_2) é um gás incolor e inodoro que representa cerca de 21% da atmosfera, essencial para sustentar todos os tipos de vida. A oxigenoterapia é definida como a oferta de O_2 em frações inspiradas acima das encontradas na atmosfera ($FiO_2 > 21\%$). O O_2 é amplamente disponível e comumente prescrito por profissionais de saúde no contexto hospitalar, sendo esse talvez o recurso terapêutico mais utilizado universalmente para o tratamento de rotina de pacientes criticamente enfermos.

Em virtude do descomedimento, do fácil acesso e da rotina clínica, o O_2 é muitas vezes ofertado sem uma avaliação cuidadosa de seus reais benefícios potenciais diante da vasta gama de efeitos colaterais. Como qualquer outro recurso terapêutico, existem indicações claras para seu suporte terapêutico e métodos apropriados para sua oferta, necessitando assim de rigoroso treinamento e guias clínicos para sua correta prescrição e administração. A prescrição inadequada e a incapacidade de monitorizar a eficácia do tratamento podem trazer consequências graves para o paciente.

Este capítulo elucidará as reais indicações, os tipos de equipamentos para oferta de O_2 e propor um algoritmo clínico para sua correta e judiciosa prescrição.

OXIGENAÇÃO

A oxigenação é o processo de difusão do O_2 do alvéolo para o capilar pulmonar, em que se liga à hemoglobina, nas hemácias, ou se dissolve no plasma. A oxigenação insuficiente no sangue arterial é denominada **hipoxemia**. A entrega de O_2 às células do corpo é um processo que depende da interação dos sistemas pulmonar, hematológico e cardiovascular. Especificamente, os processos envolvidos incluem ventilação, troca de gases alveolares, transporte e entrega de O_2 e respiração celular.

Ventilação

O primeiro passo no processo de oxigenação é a ventilação, que é o movimento do ar para dentro e fora dos pulmões com a finalidade de fornecer O_2 aos alvéolos. A ventilação é regulada por centros de controle respiratório na ponte e no bulbo, que estão localizados no tronco cerebral e/ou voluntariamente sob controle do córtex motor primário (p. ex., comando verbal para um paciente inspirar profundamente).

A frequência e a amplitude da ventilação são constantemente ajustadas em resposta a mudanças nas concentrações de íon hidrogênio (H^+) e dióxido de carbono (CO_2) nos fluidos corporais. Uma diminuição aguda na pressão arterial de oxigênio no sangue arterial (PaO_2) (hipoxemia aguda) também estimulará a ventilação, mas em menor grau e secundariamente ao estímulo dos quimiorreceptores periféricos localizados nos corpos carotídeos e aórticos.

Hipoventilação

A hipoventilação alveolar é caracterizada por uma elevação na pressão arterial de dióxido de carbono ($PaCO_2$), já que uma ventilação adequada é necessária para a remoção de CO_2. A ventilação também é necessária para a oxigenação, e a hipoventilação leva a uma redução da pressão alveolar de oxigênio (PAO_2) e subsequente baixa PaO_2. Outra característica única da hipoventilação é o gradiente normal de diferença alveoloarterial de oxigênio $D[A - a]O_2$, pois a membrana alveolocapilar pode estar íntegra em algumas condições clínicas (ex.: doenças neuromusculares). A hipoventilação não produz hipoxemia significativa no pulmão saudável, mas na presença de doenças pulmonares, a hipoxemia secundária a hipoventilação alveolar pode ser grave.

São características da hipoventilação alveolar:

- Hipoxemia secundária com boa resposta à oxigenoterapia.
- $D(A - a)O_2$ geralmente é normal.
- $PaCO_2$ é alta.
- PaO_2 e $PaCO_2$ se movem na direção oposta na mesma extensão.

Hipoxemia causada por hipoventilação

A hipoventilação alveolar é uma causa comum de hipoxemia arterial. Ao respirar ar ambiente, o CO_2 ocupa espaço nos alvéolos, deixando menos espaço disponível para o O_2. A concentração de O_2 nos alvéolos pode ser calculada usando a equação de gás alveolar:

$$PAO_2 = FiO_2\ (PB - PH_2O) - PACO_2 / R$$

Digamos que um paciente chegue a uma emergência com *overdose* de narcóticos, ao nível do mar e respirando em ar ambiente e tenha uma $PACO_2$ de 80 mmHg. Esse CO_2 ocupa espaço e deixa menos espaço para o O_2. Usando a equação de gás alveolar, o cálculo da PAO_2 é:

$$PAO_2 = 0{,}21\ (760 - 47) - 80 / 0{,}8 = \mathbf{49\ mmHg}$$

A PAO_2 normal é cerca de 100 mmHg, e isso demonstra que uma PAO_2 de 49 mmHg representa uma hipoxemia grave, principalmente porque o PAO_2 alveolar é sempre maior que a PaO_2 arterial. Se não fosse, o O_2 não se difundiria (lei de Dalton) dos alvéolos para o sangue – ficaria nos alvéolos.

Agora vamos tratar esse paciente com oxigenoterapia, com uma fração inspirada de oxigênio (FiO_2) de 50%, e ver o que acontece:

$$PAO_2 = 0{,}5\ (760 - 47) - 80 / 0{,}8 = \mathbf{256\ mmHg}$$

Isso é um aumento de 5 vezes nos níveis da PAO_2 sem alterar a ventilação. Colocar o paciente no O_2 lhe dará tempo para o tratamento. Se esse for um processo rapidamente reversível, como uma *overdose* de narcóticos, talvez uma intubação orotraqueal seja evitada. No entanto, se não for rapidamente reversível, o O_2 protegerá o cérebro e o coração enquanto você ventila ou enquanto o paciente é intubado. Este também é um bom momento para salientar que um paciente pode ter uma saturação arterial de oxigênio (SaO_2) e até mesmo uma concentração normal de oxigênio arterial e ainda estar em sofrimento ou falha ventilatória porque a ventilação e a eliminação de CO_2 estão falhando. No exemplo acima, a SaO_2 do paciente tratado seria 100%, mas, com uma $PaCO_2$ de 80 mmHg, o pH seria cerca de 7, uma acidose respiratória grave e potencialmente fatal.

Agora, exemplifiquemos um paciente com as mesmas condições acima, mas com enfisema e retenção crônica de CO_2 e que depende de hipoxemia – que, a propósito, é apenas uma pequena minoria (< 10%) dos pacientes com doença pulmonar obstrutiva crônica (DPOC) grave. Esse paciente encontrava-se em desconforto respiratório devido a pneumonia e exacerbação da DPOC, com PaO_2 arterial de 65 mmHg na chegada ao hospital. O fisioterapeuta institui oxigenoterapia com uma FiO_2 de 50%. Após a oxigenoterapia, sua PAO_2 está agora em 256 mmHg e sua $PaCO_2$ em 80 mmHg e ele está ficando sonolento, provavelmente pelo alto nível de CO_2. Os altos níveis de O_2 parecem estar diminuindo o *drive* neural para ventilação, e esse paciente pode evoluir para uma parada respiratória. Nesse caso, o mais adequado seria ofertar O_2 de forma gradativa e controlando a PaO_2 e os sinais de carbonarcose para evitar que o centro respiratório deixe de ser estimulado, e não interromper a oferta de O_2, já que o paciente está hipoxêmico.

Como vimos no cálculo acima, a suspensão da oxigenoterapia fará com que a PAO_2 caia abruptamente para 49 mmHg com essa mudança. Não podemos permitir que o receio da retenção de CO_2 (pouco frequente) impeça que um paciente com DPOC seja tratado com O_2 suplementar na emergência. Reforçamos que a grande maioria dos pacientes com DPOC não retém CO_2. E, mesmo se o paciente que você está tratando seja retentor crônico de CO_2, o pior cenário é que você implemente ações que aliviem a hipoxemia, protegendo o cérebro e o coração, mas que também auxiliem temporariamente a ventilação (p. ex., ventilação não invasiva). Além disso, a razão pela qual uma FiO_2 alta pode elevar a $PaCO_2$ em um paciente com DPOC não é apenas porque a suplementação de O_2 reduz o *drive* neural hipóxico, mas porque um aumento modesto na $PaCO_2$ ocorre principalmente porque o O_2 extra parece alterar as relações V/Q nos pulmões, criando mais espaço morto fisiológico. Assim a resposta fisiológica de um aumento na $PaCO_2$ devido à oxigenoterapia com altas FiO_2 tem sido demonstrada não apenas nas exacerbações estáveis e agudas da DPOC, mas também na asma grave, nas doenças neuromusculares, na pneumonia adquirida na comunidade e na síndrome de hipoventilação e hipopneia da obesidade.

Mecanismos propostos para a hipercapnia induzida por O_2 incluem aumento do desequilíbrio da relação V/Q devido à redução da vasoconstrição pulmonar hipóxica, redução do *drive* ventilatório, atelectasia por absorção e o efeito de Haldane, compreendendo que a contribuição de cada um desses fatores dependerá de cada situação clínica.

Desequilíbrio da relação ventilação--perfusão (relação V/Q)

A relação ventilação-perfusão é a relação entre a quantidade de ar que chega aos alvéolos (ventilação alveolar, V, em mL/min) e a quantidade de sangue sendo enviada para os pulmões (ejeção do ventrículo direito ou Q - também em mL/min). Calcular a relação V/Q é muito fácil:

$$V/Q = \text{ventilação alveolar/débito cardíaco} \therefore V/Q = (4\ L/min)/(5\ L/min) \therefore V/Q = 0{,}8$$

- Quando V/Q > 0,8, afirma-se que a ventilação excede a perfusão (**espaço morto**).
- Quando V/Q < 0,8, há um desequilíbrio na relação V/Q causada por má ventilação (*shunt*).

A troca gasosa alveolar depende não apenas da ventilação alveolar, mas também da perfusão sanguínea. Quando o equilíbrio entre os alvéolos ventilados e o bom fluxo sanguíneo através dos pulmões é perdido, diz-se que existe desequilíbrio na relação ventilação/perfusão (V/Q). O desequilíbrio da relação V/Q é comum e frequentemente afeta a ventilação e a oxigenação do paciente, sendo a principal causa de hipoxemia aguda. Existem dois tipos de incompatibilidade ou desequilíbrio dessa relação: espaço morto e *shunt* pulmonar.

Espaço morto é o volume de uma respiração que não participa das trocas gasosas. É ventilação sem perfusão, seja porque (1) permanece nas vias aéreas condutoras ou mesmo alveolares (mas que não participam da hematose), ou ainda (2) atinge alvéolos que não são perfundidos ou mal perfundidos. Em outras palavras, nem todo o ar em cada respiração está disponível para a troca gasosa.

Existem duas maneiras diferentes de definir o espaço morto: anatômico e fisiológico. O espaço morto anatômico é o volume total das vias aéreas condutoras desde o nariz ou a boca até o nível dos bronquíolos terminais e é, em média, cerca de 150 mL em adultos. Em indivíduos saudáveis, os espaços mortos anatômicos e fisiológicos são aproximadamente equivalentes, uma vez que todas as áreas do pulmão são bem perfundidas. Contudo, em alterações patológicas em que porções pulmonares são mal perfundidas, o espaço morto fisiológico pode ser consideravelmente maior do que o espaço morto anatômico. Portanto, o espaço morto fisiológico é um conceito clinicamente mais útil do que o espaço morto anatômico.

Um *shunt* pulmonar é uma condição patológica que resulta quando os alvéolos dos pulmões são perfundidos normalmente, mas a ventilação alveolar é falha em suprir a região perfundida. Um *shunt* pulmonar geralmente ocorre quando os alvéolos se enchem de líquido ou mesmo em grandes áreas de atelectasias, e faz com que partes do pulmão não sejam ventiladas, embora ainda estejam perfundidas. O *shunt* intrapulmonar é a principal causa de hipoxemia no edema pulmonar, nas atelectasias ou pneumonias nas quais os pulmões estão consolidados. A má resposta à oxigenoterapia é a característica que diferencia o *shunt* de outros mecanismos de hipoxemia. A falta de melhora da PaO_2 pela oxigenoterapia se deve à incapacidade do O_2 em melhorar o PAO_2 em unidades pulmonares não ventiladas. A hipercapnia é incomum no *shunt* até que a fração de *shunt* alcance 50%. A relação PaO_2/FiO_2 é uma estimativa aproximada da fração de *shunt*. Se PaO_2/FiO_2 for < 200, a fração de *shunt* é superior a 20%, enquanto PaO_2/FiO_2 de mais de 200 indica uma fração de *shunt* < 20%.

Entendendo a ventilação *vs.* oxigenação

Ventilação e oxigenação são processos fisiológicos distintos e parcialmente separados. Ventilação é o ato ou processo de entrada e saída do ar do sistema respiratório. Se você hiperventilar em ar ambiente, diminuirá a $PaCO_2$ significativamente, mas seus níveis de PaO_2 não mudarão muito. Por outro lado, se você respirar uma alta concentração de O_2 mas não aumentar ou diminuir sua frequência respiratória, a PaO_2 aumentará muito, mas sua $PaCO_2$ não mudará. A oxigenação muda principalmente a PaO_2 e a ventilação muda principalmente a $PaCO_2$.

Como dito, a hipoventilação alveolar leva ao aumento da $PaCO_2$, e valores agudos acima de 50 mmHg são significativos e requerem tratamento; valores acima de 70 mmHg podem colocar a vida em risco por causa da acidose respiratória, entre outras coisas. Se o CO_2 subir para a faixa dos 70 a 80 mmHg, produzirá carbonarcose, com piora da hipoventilação, que aumenta ainda mais os níveis de $PaCO_2$. A frequência respiratória diminui e o paciente pode evoluir para uma parada respiratória. Por isso, é importante perceber que, fornecendo O_2 suplementar, você pode adiar o início da hipoxemia ou mesmo corrigi-la, mas também pode retardar a percepção e assim o diagnóstico precoce de hipoventilação alveolar.

Para avaliar a ventilação, devemos atentar para os movimentos do tórax, a complacência do sistema respiratório e a frequência respiratória. Esses são sinais clínicos que devem ser utilizados para avaliar a adequação da ventilação. Os níveis de $PaCO_2$ na gasometria arterial ou na capnografia são há muito tempo utilizados como padrão para avaliar a ventilação em pacientes hospitalizados ou criticamente enfermos.

A capnografia é utilizada para avaliar a concentração ou tensão do CO_2 expirado ($EtCO_2$). Os valores normais de $EtCO_2$ são de 35 a 37 mmHg, e, nos pulmões normais, o $EtCO_2$ se aproxima da $PaCO_2$ com um valor geralmente menor, entre 2 e 5mmHg. O uso da capnografia não se limita aos pacientes intubados; cânulas nasais e máscaras podem ser modificadas e adaptadas para detectar $EtCO_2$. Oxigenação refere-se ao processo de absorver, transportar e utilizar o O_2 fisiologicamente. Não há como medir com segurança a oxigenação arterial por meio de sinais clínicos isolados. Cianose, palidez e outros achados físicos não são tão confiáveis. A oximetria de pulso tem várias limitações. Hipovolemia, baixo débito cardíaco, vasoconstrição, doença vascular periférica podem causar falsas leituras e artefatos avaliativos. Idealmente, a monitorização da ventilação e a oxigenação em ambiente hospitalar deveriam ser feitas pela combinação da capnografia com a oximetria de pulso. Com a capnografia, seríamos capazes de detectar precocemente alterações ventilatórias relevantes e assim capazes de instituir intervenções precoces, evitando hipoxemia secundária. Integrar as informações da avaliação clínica e da monitorização para tomar decisões clínicas corretas é a chave para o sucesso da prescrição e administração da oxigenoterapia. Dessa forma, saber a diferença entre ventilação e oxigenação é um conceito-chave para esse processo de decisão terapêutica e que deve ser profundamente compreendido.

Intercâmbio gasoso alveolar

A troca de O_2 do espaço alveolar para o sangue capilar pulmonar é denominada hematose, também conhecida como respiração externa. O O_2 se difunde através da membrana alveolar em resposta a um gradiente de concentração; isto é, ele se move de uma área de maior concentração (os alvéolos) para uma área de menor concentração (o sangue capilar pulmonar), buscando o equilíbrio. Ao mesmo tempo, o CO_2 se difunde do sangue para o espaço alveolar, também em resposta a um gradiente de concentração. A troca de gases entre os alvéolos e o sangue ocorre por difusão simples.

As paredes dos alvéolos são revestidas com um filme fino de água (condensação do ar inspirado), e isso cria um problema em potencial. Moléculas de água, incluindo aquelas nas paredes alveolares, são mais atraídas umas pelas outras do que ao ar, e essa atração cria uma força chamada tensão superficial. Essa tensão superficial aumenta à medida que as moléculas de água se aproximam, o que acontece quando expiramos e nossos alvéolos se tornam menores (como o ar saindo de um balão). Potencialmente, a tensão superficial poderia causar o colapso dos alvéolos e, além disso, dificultaria a reexpansão dos alvéolos na inspiração subsequente. Ambas representariam sérios problemas: se os alvéolos colapsassem, não conteriam ar nem O_2 para se difundir no sangue, e, se a reexpansão fosse mais difícil, a inalação seria muito, muito difícil, se não impossível. Felizmente, nossos alvéolos não colapsam e a inalação é relativamente fácil, porque os pulmões, através dos pneumócitos do tipo 2, produzem uma substância chamada surfactante que reduz a tensão superficial.

Alterações difusionais

Ocorre quando o transporte de O_2 através da membrana alveolocapilar é prejudicado. A limitação da difusão pode ser devida à diminuição da área de superfície pulmonar disponível para difusão, inflamação e fibrose da membrana alveolocapilar, PAO_2 baixa e tempo de trânsito capilar extremamente curto. Como o transporte de O_2 e CO_2 ocorre através da membrana alveolocapilar, teoricamente deveria causar hipoxemia e hipercapnia. Entretanto, a hipercapnia é incomum devido à limitação da difusão. Como o CO_2 é 20 vezes mais solúvel em água que o O_2, é menos provável que seja afetado pela limitação da difusão. Outro motivo pode ser a estimulação da ventilação mediada pela hipoxemia, levando à lavagem do CO_2 alveolar. O tempo normal de trânsito capilar pulmonar é de 0,75 segundo e o tempo necessário para completar a troca gasosa é de 0,25 segundo.

Uma característica importante da limitação da difusão é o desenvolvimento ou agravamento da hipoxemia durante o exercício. Durante o exercício, o tempo de trânsito capilar é encurtado devido ao aumento do débito cardíaco. Além disso, o nível de O_2 venoso misto também cai devido ao aumento da extração de O_2 pelos tecidos. No entanto, a hipoxemia geralmente não se desenvolve devido às seguintes razões: recrutamento de capilares, distensão dos capilares e elevação do O_2 alveolar. Pacientes com fibrose pulmonar ou DPOC mais graves não recrutam capilares adicionais e assim desenvolvem hipoxemia induzida por exercício.

São características das alterações difusionais:

- Hipoxemia mostra boa resposta à oxigenoterapia.
- $D(A - a)O_2$ é elevado.
- $PaCO_2$ é geralmente normal.

Transporte de oxigênio no sangue

Uma vez que a difusão do O_2 através da membrana alveolocapilar ocorre, as moléculas de O_2 são dissolvidas no plasma sanguíneo. Três fatores influenciam a capacidade do sangue de transportar O_2: a quantidade de O_2 dissolvido no plasma, a quantidade de hemoglobina e a tendência da hemoglobina a se ligar ao O_2. No entanto, o plasma não é capaz de transportar O_2 dissolvido o suficiente para atender às necessidades metabólicas do corpo. A capacidade de transporte de O_2 do sangue é grandemente aumentada pela presença de hemoglobina nos eritrócitos. A quantidade de O_2 transportada em uma amostra de sangue é medida de duas maneiras. O O_2 dissolvido no plasma é expresso como PaO_2. A PaO_2 normal no sangue arterial é de cerca de 80 a 100 mmHg. O O_2 dissolvido no plasma, no entanto, representa apenas cerca de 1 a 2% do teor total de O_2 do sangue. A grande maioria do O_2 no sangue é levada para a molécula de hemoglobina. A quantidade de O_2 ligado à hemoglobina é expressa como a porcentagem de hemoglobina saturada com oxigênio (SaO_2), com 100% totalmente saturada. Como a SaO_2 é uma porcentagem que indica a relação entre o O_2 e a hemoglobina, devemos analisar sempre a medida da SaO_2 do paciente em função do nível de hemoglobina. A SaO_2 é de 96 a 98%. As moléculas de hemoglobina têm a capacidade de formar uma ligação reversível com moléculas de O_2 (oxi-hemoglobina), de modo que a hemoglobina rapidamente absorve O_2 nos pulmões, enquanto também libera prontamente O_2 para as células do corpo nos leitos capilares sistêmicos. Essa mudança aparentemente paradoxal na afinidade da hemoglobina pelo O_2 é representada pela curva de dissociação da oxi-hemoglobina, que é uma representação gráfica da relação entre a PaO_2 e a SaO_2 (Figura 1).

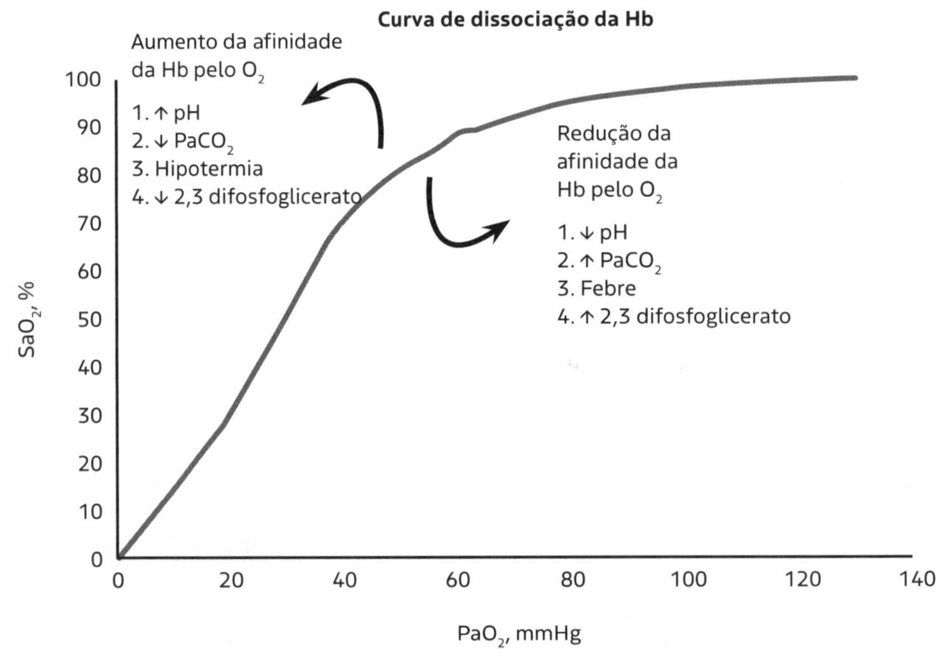

FIGURA 1 Curva de dissociação da hemoglobina.
Hb: hemoglobina; $PaCO_2$: pressão arterial de dióxido de carbono; SaO_2: saturação arterial de oxigênio.

A afinidade da hemoglobina pelo O2 é maior quando a PaO_2 é de 70 mmHg ou mais; nessa porção da curva, aumentos adicionais na PaO_2 resultam em pouca mudança na SaO_2. Essa característica da curva de dissociação da oxi-hemoglobina é responsável pela rápida captação de O_2 pela hemoglobina na circulação pulmonar e permite alguma diminuição na PaO_2 (como pode ocorrer com a doença ou em altas altitudes) sem sacrificar significativamente a SaO_2. À medida que o sangue saturado de O_2 é circulado para os leitos capilares periféricos, o O_2 dissolvido se difunde para fora do sangue. Essa diminuição no O_2 dissolvido faz com que a hemoglobina perca sua afinidade pelo O_2, então ele é liberado para as células do corpo. Quando a PaO_2 cai abaixo de 60 mmHg, a hemoglobina libera O_2 com muita facilidade. Essa liberação é representada na parte inferior esquerda da curva, também conhecida como porção venosa, e permite o rápido descarregamento de O_2 para as células.

Vários fatores fisiológicos podem alterar a afinidade da hemoglobina pelo O_2, e esses desvios podem ser representados na curva de dissociação da hemoglobina. Um deslocamento para a esquerda ocorre quando a afinidade é aumentada, de modo que, para uma determinada PaO_2, a SaO_2 associada será maior. Isso significa que, embora o sangue arterial possa estar transportando O_2 adequado, pouco dele está sendo liberado para os tecidos. Um desvio para a esquerda pode ser causado pelo aumento do pH, hipotermia ou diminuição da enzima 2,3-difosfoglicerato (2,3-DPG), que pode ocorrer após múltiplas transfusões, por exemplo. Um desvio para a direita da curva de dissociação da hemoglobina significa que, para uma dada PaO_2, a SaO_2 será menor. Esse fenômeno representa uma afinidade diminuída da hemoglobina pelo O_2, de modo que ele será prontamente liberado para os tecidos. Essa mudança ocorre em resposta a acidose, hipertermia e hipóxia (que induz o aumento da produção de 2,3-DPG) e resulta em melhor entrega de O_2 aos tecidos.

Capacidade de transporte de oxigênio do sangue

A maior parte do O2 é transportada no sangue ligado à hemoglobina, com apenas uma pequena quantidade (tipicamente menos de 2%) dissolvida no plasma. Apesar disso, a concentração ótima de hemoglobina em pacientes gravemente enfermos é de 10 a 11g/dL, o que representa o equilíbrio entre a maximização do conteúdo de oxigênio e os efeitos adversos da microcirculação associados ao aumento acentuado da viscosidade que ocorre em volumes mais altos.

Circulação

Uma vez que o O_2 esteja ligado à hemoglobina, ele é entregue às células do corpo pelo processo de circulação. Circulação do sangue é a função do coração e dos vasos sanguíneos.

Respiração interna

Durante a hematose, o O_2 inspirado é difundido nos alvéolos e o produto residual CO_2 do corpo se difunde pelos alvéolos para ser exalado de volta para o ambiente. Com a ajuda do sistema cardiovascular, o sangue rico em O_2 recém-inalado é transportado para os tecidos do corpo. Nesse ponto, o estágio final da respiração ocorre quando o tão necessário O_2 é absorvido pelos tecidos e o CO_2 residual que os tecidos criam é difundido de volta ao sangue e transportado de volta para os pulmões para ser exalado. Essa troca de gases no nível dos tecidos é chamada de troca gasosa periférica. A troca de gases periférica também é conhecida como "respiração interna", pois envolve os processos respiratórios que ocorrem dentro dos tecidos do corpo e não nos pulmões.

São fatores que afetam a entrega de O_2 aos tecidos:

- Concentração inspirada de O_2 (FiO_2).
- Ventilação alveolar.
- Distribuição de ventilação-perfusão nos pulmões.
- Concentração de hemoglobina.
- Concentrações de agentes que podem se ligar à hemoglobina, como monóxido de carbono.
- Influências na curva de dissociação da hemoglobina.
- Débito cardíaco e aterosclerose dos vasos sanguíneos.
- Distribuição do fluxo sanguíneo capilar nos tecidos.

São medidas de oxigenação utilizadas clinicamente:

- Saturação arterial de oxigênio (SaO_2).
- Saturação periférica de oxigênio (SpO_2).
- Pressão parcial de oxigênio no sangue arterial (PaO_2).
- Diferença alveoloarterial de O_2 ($D(A–a)O_2$).
- Relação PaO_2/FiO_2.
- Índice de oxigenação ($[FiO_2/PaO_2]$ x pressão média das vias aéreas).
- Conteúdo arterial de oxigênio (CaO_2).

A Tabela 1 descreve as variáveis de adequação e eficiência da oxigenação com seus respectivos valores de referência.

A PaO_2, SaO_2/SpO_2 e o CaO_2 são todos relacionados, mas são fisiologicamente diferentes. A PaO_2 é um dos principais determinantes da SaO_2, e a relação é

TABELA 1 Variáveis clínicas de adequação e eficiência da oxigenação e seus valores de referência

Medidas da avaliação da oxigenação		
Avaliação	**Variável**	**Referência**
Adequação da oxigenação	PaO_2	80-100 mmHg
	SaO_2	≥ 90%
	SpO_2	≥ 89%
Eficiência da oxigenação	$D(A - a)O_2$	< 350 mmHg
	$D(A - a)O_2 / PaO_2$	< 5
	PaO_2 / PAO_2	> 0,6
	PaO_2 / FiO_2	≥ 300
	(FiO_2 / PaO_2) x pressão média das vias aéreas	< 25. Entre 25-40 a chance de morte é > 40%. IO > 40 - 1.000 considerar ECMO.
	CaO_2	17-20 mL/dL
	Qs/Qt	< 15-20%

CaO_2: conteúdo arterial de oxigênio; ECMO: oxigenação por membrana extracorporal; FiO_2: fração inspirada de oxigênio; PaO_2: pressão arterial de oxigênio; PAO_2: pressão alveolar de oxigênio; SaO_2: saturação arterial de oxigênio; SpO_2: saturação periférica de oxigênio.

a conhecida curva de dissociação do O_2. A SaO_2 é a porcentagem de locais de ligação disponíveis na hemoglobina que estão ligados ao O_2 no sangue arterial. No entanto, a SaO_2 não é afetada pelo conteúdo de hemoglobina, portanto a anemia não afeta a SaO_2. O conteúdo arterial de oxigênio (CaO_2), diferentemente da PaO_2 ou da SaO_2, reflete diretamente o número total de moléculas de O_2 no sangue arterial, tanto ligadas quanto não ligadas à hemoglobina. O CaO_2 depende do teor de hemoglobina, da SaO_2 e da quantidade de O_2 dissolvido. Unidades para CaO_2 são mL de oxigênio/100 mL de sangue. A medida do CaO_2 também fornece um excelente indicador da DO_2 (oferta de O_2) aos tecidos, pois representa o volume de O_2 transportado pela hemoglobina e o pequeno volume dissolvido no plasma de 100mL de sangue arterial. O valor de normalidade do CaO_2 varia de 17 a 20 mL/dL, e é obtido clinicamente pela fórmula a seguir:

$$CaO_2 = SaO_2 (\div 100) \times Hb \times 1{,}34 + (0{,}0031 \times PaO_2)$$

Saturação arterial de O_2 (SaO_2), quando medida por análise de gás e saturação periférica de O_2 (SpO_2), quando medida por oximetria de pulso. A faixa normal de SpO_2 ao nível do mar é 97 a 99%, com um limite inferior de 94%. Na prática, o limiar em que a oxigenoterapia está indicada é frequentemente uma SpO_2 < 90%, que corresponde à parte plana da curva de dissociação de hemoglobina. Pequenas reduções na SpO_2 abaixo de 90% podem representar uma queda perigosa na PaO_2 (parte inclinada da curva). A oxigenoterapia em limiares mais altos do que 90% da SpO_2 é necessária em algumas condições, como grave comprometimento da liberação de O_2 dos pulmões para os tecidos do corpo e quando os órgãos vitais são particularmente suscetíveis a baixos níveis de O_2, como nas injúrias cerebrais agudas com hipertensão intracraniana, anemia grave, insuficiência cardíaca grave, sepse. Nessas condições, especialmente durante a fase de ressuscitação, a oxigenoterapia está indicada se a SpO_2 for < 94%.

A SpO_2 de 100% é normal? É o desejado clinicamente? Não, não é. De modo geral, sua SpO_2 corresponde a sua PaO_2 da seguinte maneira:

- 90% de SpO_2 = 60 PaO_2 (esse é o seu intervalo normal, e normalmente não é necessária terapia de O_2).
- 80% de SpO_2 = 50 PaO_2 (essa é a sua faixa hipoxêmica, o que significa que a terapia com O_2 é necessária).
- 70% de SpO_2 = 40 PaO_2 (isso é hipoxemia grave, é necessário tratamento imediato para prevenir danos nos tecidos e morte).

Diferença alveoloarterial de oxigênio [$D(A - a)O_2$]

A $D(A - a)O_2$ é representada matematicamente pela diferença entre a PAO_2 e a PaO_2. A $D(A - a)O_2$ indica a integridade da membrana alveolocapilar e a eficácia das trocas gasosas. Patologias que afetam a integridade da unidade alveolocapilar aumentam a $D(A - a)O_2$. Portanto, hipoxemia por incompatibilidade V/Q, limitação de difusão e *shunt* terá $D(A - a)O_2$ aumentada, enquanto hipoxemia por hipoventilação terá gradiente normal. Ao contrário da PaO_2, a PAO_2 não é medida, mas calculada usando a equação do gás alveolar. Em jovens, a $D(A - a)O_2$ é < 10 mmHg e aumenta com a idade. A queda na PaO_2 após os 70 anos é de cerca de 0,43 mmHg por ano. Altas FiO_2 aumentam tanto o nível de PaO_2 quanto da PAO_2, mas não acontecem de forma linear, pois o nível de O_2 no sangue arterial não alcança a mesma proporção que o nível de O_2 alveolar devido à sua mistura com sangue não oxigenado proveniente das veias brônquicas, veias mediastinais e veias de Thebesius, e assim há um aumento na $D(A - a)O_2$.

Índice de oxigenação

O índice de oxigenação (IO) é um melhor representante da disfunção da oxigenação. É utilizado para avaliar a intensidade do suporte ventilatório necessário para manter a oxigenação. À medida que a oxigenação de uma paciente melhora, ela será capaz de atingir uma PaO_2 mais alta a uma FiO_2 mais baixa.

Índice de oxigenação = $(FiO_2/PaO_2) \times$ pressão média das vias aéreas

Transporte e *clearance* de dióxido de carbono

O CO_2 é um subproduto natural do metabolismo da glicose, encontra-se normalmente como um gás é transportado das células do corpo de volta para os pulmões como:

- Bicarbonato $[HCO_3^-]$ – 60% – formado quando o CO_2 liberado pelas células que produzem adenosina trifosfato (ATP) se combinam com H_2O devido à enzima presente nas células vermelhas do sangue chamada anidrase carbônica.
- Carbo-hemoglobina – 30% –, formada quando o CO_2 combina com a hemoglobina (o CO_2 se liga em sítios distintos de ligação na molécula de hemoglobina em relação ao O_2).
- Dissolvido no plasma – 10%.

Nos pulmões, o CO_2 é liberado nos alvéolos por difusão, e, quando o indivíduo exala, o CO_2 sai para a atmosfera. Nos fluidos corporais, o CO_2 funciona como um ácido porque, combinado com a água, produz ácido carbônico (H_2CO_3). Os íons de hidrogênio (H^+) que são liberados nesse processo estimulam os centros de controle respiratório na ponte e bulbo para aumentar a frequência respiratória e a amplitude da ventilação; mais CO_2 é então liberado pelos pulmões e o pH sanguíneo é trazido de volta ao normal. Da mesma forma, o aumento da produção de CO_2, como pode estar associado a febre ou exercício, é frequentemente uma causa de aumento da frequência ventilatória (taquipneia) e da profundidade (hiperpneia). Níveis sanguíneos elevados de CO_2 (hipercapnia) indicam ventilação alveolar inadequada.

Conceitos de hipóxia e hipoxemia

Hipóxia significa, de forma literal, "deficiente em O_2", uma disponibilidade anormalmente baixa de O_2 para atender às demandas celulares. A hipóxia é a deficiência de O_2 nos níveis teciduais. Hipoxemia refere-se à redução da PaO_2 no sangue arterial, levando assim a baixos níveis de O_2 no sangue (baixa saturação de O_2 no sangue ou conteúdo). A hipóxia pode resultar da hipoxemia, ou não. A hipoxemia ocorre frequentemente em doenças como infecção do trato respiratório inferior (pneumonia grave ou bronquiolite viral aguda), obstrução das vias aéreas superiores, asma grave, sepse, síndrome do desconforto respiratório agudo (SDRA), insuficiência cardíaca, parada cardíaca, traumatismo e intoxicação por monóxido de carbono.

Como todas as funções do corpo humano requerem O_2, a privação desse gás pode ter efeitos adversos graves sobre as células que desempenham importantes processos biológicos. A falta de O_2 leva rapidamente à disfunção dos sistemas orgânicos e à morte. Portanto, a hipoxemia é uma condição com risco de vida que requer detecção e tratamento precoces e eficazes.

Alterações na difusão

A hipoxemia em decorrência de desequilíbrio da relação V/Q, hipoventilação, alta altitude (hipobarismo – baixa PO_2) ou comprometimento da difusão pode ser revertida pela oxigenoterapia.

Existem quatro tipos de hipóxia:

1. **Hipóxia hipoxêmica:** (hipóxia hipóxica): ocorre quando há troca de gases deficiente entre os alvéolos e os capilares.
2. **Hipóxia isquêmica:** ocorre quando há obstrução ao fluxo sanguíneo, atendendo a áreas do corpo
3. **Hipóxia histotóxica:** as células do corpo são incapazes de usar o O_2 mesmo se houver O_2 suficiente

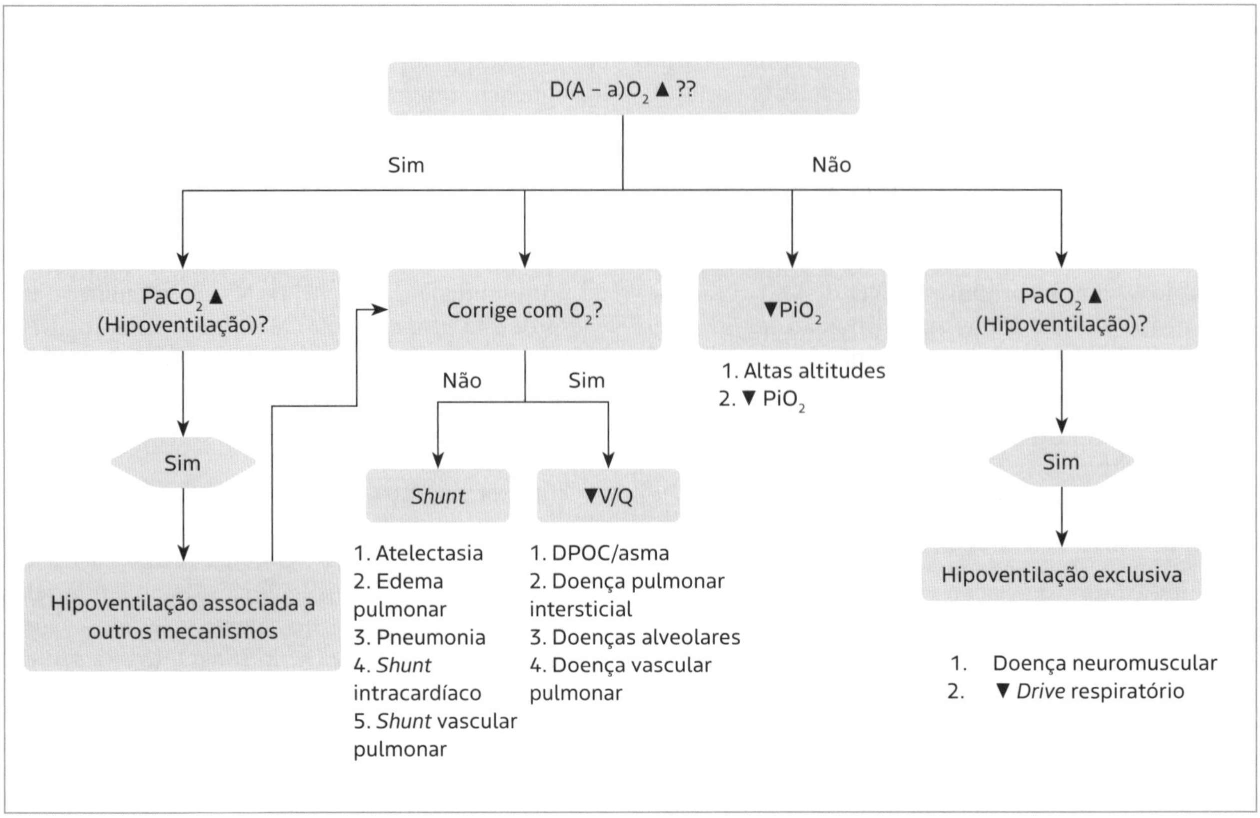

FIGURA 2 Algoritmo para diagnóstico clínico da hipoxemia.
DPOC: doença pulmonar obstrutiva crônica; $PaCO_2$: pressão arterial de dióxido de carbono; PiO_2: pressão inspirada de oxigênio.
Fonte: adaptada de Hess et al. (2011).

circulando. É provável que isso ocorra em alguns casos de envenenamento

4. **Hipóxia anêmica:** ocorre quando a capacidade de transportar O_2 é prejudicada devido à falta de hemoglobina ou hemoglobina ineficiente.

As indicações indiscutíveis para oxigenoterapia incluem $SaO_2 < 90\%$, $PaO_2 < 60$ mmHg em ar ambiente, instabilidade cardíaca ou hipoventilação alveolar persistente. A hipoventilação também precisa de ventilação assistida para remover o excesso de CO_2 do sangue.

A insuficiência respiratória aguda (IRpA) resulta da troca inadequada de gases pelo sistema respiratório, o que significa que o O_2 arterial, o CO_2 ou ambos não podem ser mantidos em níveis normais. Os valores de referência da pressão parcial **normal** são: $PaO_2 > 80$ mmHg e $PaCO_2 < 45$ mmHg. A insuficiência respiratória tipo 1 ou hipoxêmica é definida como hipoxemia primária sem aumento do nível de $PaCO_2$ no sangue (hipercapnia), e, de fato, a $PaCO_2$ pode ser normal ou baixa. É tipicamente causada por um desequilíbrio da relação V/Q. A insuficiência respiratória tipo 2 ou hipercápnica, a hipoxemia é secundária à hipoventilação alveolar e assim sempre cursa com hipercapnia ($PaCO_2 > 50$ mmHg). A insuficiência respiratória tipo 2 é causada por uma ventilação alveolar inadequada; O_2 e CO_2 são afetados. É definido como o acúmulo de níveis de $PaCO_2$ que foi gerado pelo corpo, mas não pode ser eliminado. Ocasionalmente, a insuficiência respiratória tipo 2 pode ter níveis de O_2 próximos do normal, mas a $PaCO_2$ sempre permanece alta no sangue.

Existem cinco causas de hipoxemia. PaO_2 diminuída pode ser causada por: hipoventilação, baixa PiO_2 (pressão inspirada de O_2), alterações na difusão, diminuições da relação V/Q ou *shunt*. Em contraste com outras causas, a hipoxemia devida ao *shunt* responde de forma inadequada ao aumento da FiO_2, e desequilíbrios de relação V/Q e *shunt* são, de longe, as causas mais comuns de hipoxemia aguda. A hipoventilação e desequilíbrios da relação V/Q também prejudicam a remoção de CO_2, mas a magnitude do efeito na $PaCO_2$ é menor e modificada pela resposta ventilatória à hipercapnia.

OXIGENOTERAPIA

A oxigenoterapia é uma condição mandatória para o tratamento da hipoxemia aguda, e o modo de oferta depende de vários fatores, incluindo as necessidades específicas do paciente e a disponibilidade de equipamento. Ela é aplicada por meio de uma ampla variedade de máscaras que permite a entrega de O_2 inspirado de 22 a 100%.

Para indicar o uso terapêutico do O_2 existem três formas básicas:

1. Hipoxemia comprovada por medidas laboratoriais (PaO_2, SaO_2 e SpO_2, PaO_2/FiO_2, $D(A - a)O_2$ e pelo IO).
2. Condição clínica do paciente: pós-operatórios, pneumonia etc.
3. Sintomas de hipoxemia: agitação, taquicardia, taquipneia, cianose, dispneia, desorientação etc.

Para fornecer O_2 para tratamento da hipoxemia aguda são necessários:

- Uma fonte de oxigênio (rede ou cilindros).
- Um regulador de pressão com manômetro e/ou fluxômetro.
- Um dispositivo de entrega, como uma cânula nasal, máscaras com reservatório etc.

Sabendo que a suplementação de O_2 está associada a riscos comuns, sua administração e titulação devem ser cuidadosas, com decisões terapêuticas estabelecidas em critérios definidos. Entre os riscos comuns da exposição ao O_2 encontram-se:

- Toxicidade ao O_2 por espécies reativas de oxigênio.
- Atelectasia de absorção.
- Depressão da ventilação.
- Retinopatia da prematuridade.

Estudos demonstram que uma $FiO_2 \geq 50\%$, ao nível do mar, por tempo superior a 24 horas, tem sido associada à piora radiológica, à redução da complacência pulmonar, ao aumento da $D(A - a)O_2$ e à piora da difusão. Esse declínio gradativo da função pulmonar está associado, em primeiro lugar, às altas concentrações de O_2 ofertadas, as quais, por meio da produção dos radicais livres subprodutos do O_2, advindos do metabolismo celular, agridem o epitélio pulmonar e o endotélio vascular. Esses radicais livres, se não inativados por enzimas, como a superóxido dismutase, danificam o endotélio capilar, alterando sua permeabilidade, o que ocasiona edema intersticial e espessamento da membrana alveolocapilar. A persistência dessa agressão (tempo de exposição) destrói os pneumócitos do tipo I (células permeáveis ao O_2) e fornece estímulo proliferativo aos pneumócitos do tipo II (sintetizadores de surfactante e impermeáveis ao O_2). Esse mecanismo evolui para uma fase exsudativa, com edema alveolar, o que produz desequilíbrio da relação V/Q e *shunt* fisiológico, agravando a hipoxemia.

As altas concentrações de O_2, por tempo de exposição superior a 5 dias, desencadeiam a formação de membrana hialina, fibrose e hipertensão pulmonar, o que agrava a hipoxemia. Nesse caso, a oferta de mais O_2 para compensar a piora da oxigenação do sangue acarretaria ainda mais lesão. As concentrações de O_2 acima de 50% também aumentam significativamente o risco de atelectasia de absorção, visto que reduzem a concentração de nitrogênio no gás alveolar e no sangue venoso. Essa redução drástica dos níveis de nitrogênio no sangue produz a diminuição da pressão total dos gases no sangue venoso, favorecendo a difusão dos gases das cavidades para o sangue venoso. Em alvéolos obstruídos, o gás existente difunde-se por completo, que, sem fonte de reabastecimento, produz colapso alveolar, aumentando o *shunt* e piorando a oxigenação sanguínea. Em alguns grupos de pacientes, especialmente os retentores crônicos de CO_2, que dependem do O_2 como estímulo principal, a oferta de altas concentrações de O_2 induz a supressão do estímulo hipoxêmico nos quimiorreceptores periféricos (carotídeos e aórticos), o que pode produzir depressão da ventilação, agravando a hipercapnia.

A suplementação de O_2 em bebês pré-termo ou de baixo peso ao nascer pode ocasionar a retinopatia da prematuridade, uma condição patológica ocular, também denominada fibroplasia retrolental. A retinopatia da prematuridade é uma doença bilateral da retina periférica relacionada à formação anômala dos vasos sanguíneos, e sua gravidade apresenta relação inversa à idade gestacional e ao peso da criança ao nascimento. As altas concentrações de O_2 no sangue produzem vasoconstrição retiniana, o que pode levar à necrose desses vasos. Essa condição clínica afeta, com frequência, os recém-nascidos até aproximadamente 1 mês de idade; após esse período, as artérias retinianas já atingiram sua maturidade, diminuindo o risco de perpetuação dessa patologia.

Prescrição de oxigênio

Os avanços tecnológicos e as inovações do setor médico-hospitalar têm trazido ao mercado diversas opções para a administração terapêutica de O_2. Dessa forma, as características dos equipamentos e seus respectivos desempenhos devem ser minuciosamente compreendidos. A FiO_2 terapêutica pode ser feita de forma não invasiva ou invasiva, sendo seus equipamentos de oferta categorizados em sistemas de baixo fluxo, sistemas com reservatórios e sistemas de alto fluxo.

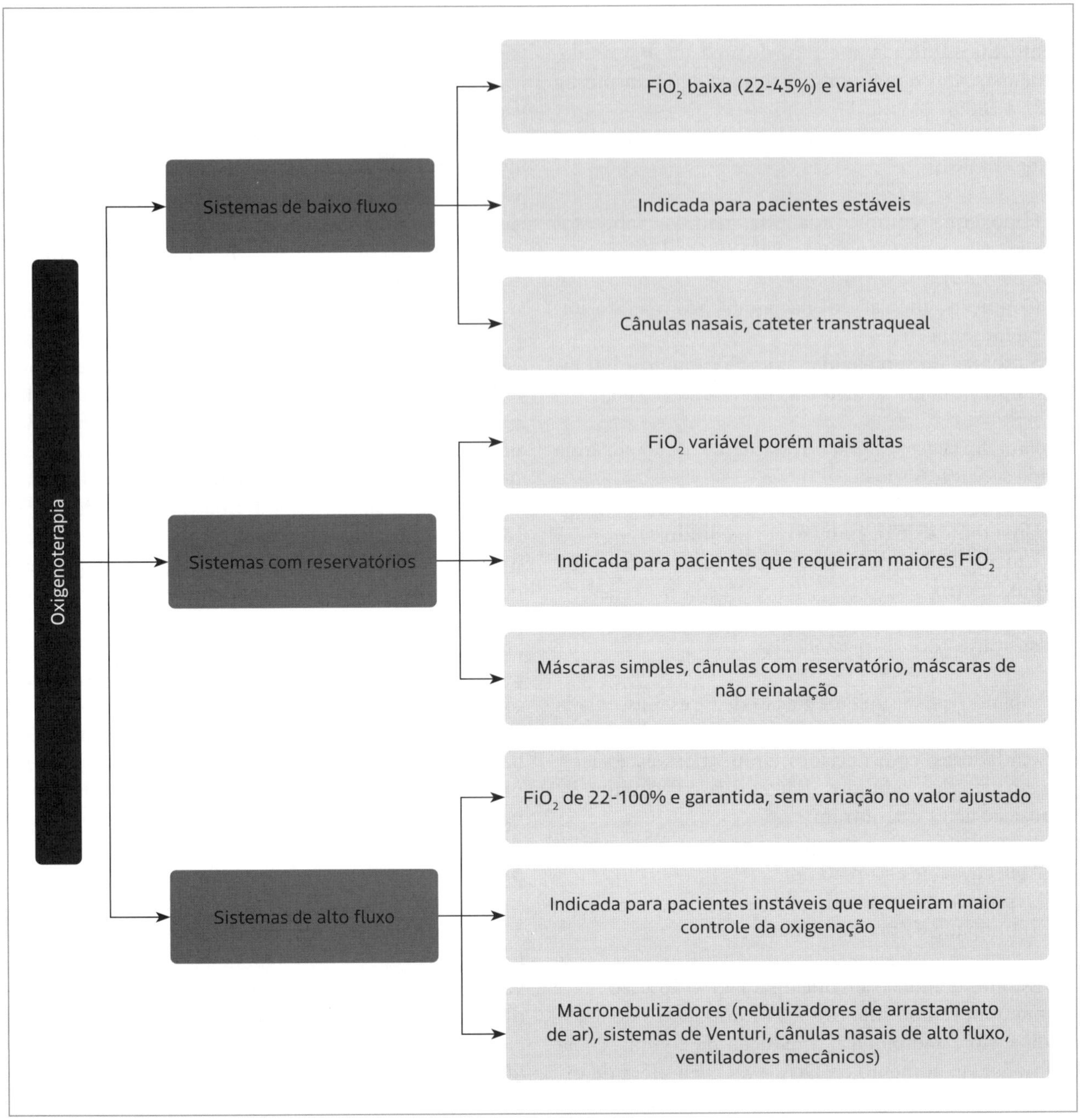

FIGURA 3 Representação esquemática dos sistemas de oferta de oxigênio e suas interfaces principais.
FiO_2: fração inspirada de oxigênio.

Para a decisão da melhor forma de ofertar o O_2, três perguntas precisam ser respondidas:

1. Qual a FiO_2 necessária (ideal) para o paciente?
2. Quanto de FiO_2 (qual a faixa) os sistemas disponíveis podem ofertar?
3. A FiO_2 será ofertada de forma fixa ou variável?

Dessa forma, para melhor eleição da interface terapêutica a ser utilizada, é preciso buscar a menor FiO_2 capaz de manter a SaO_2 entre 92 e 96%. Outra forma, muito questionada atualmente, busca calcular a FiO_2 necessária para atender às demandas do paciente. Existem duas formas utilizadas para o cálculo da FiO_2 ideal:

FiO_2 (ideal) = PaO_2 ideal × FiO_2 conhecida (na qual a gasometria foi coletada) / PaO_2 conhecida (obtida na gasometria arterial) ou;

$$FiO_2 \text{ (ideal)} = (PaO_2 \text{ ideal / relação } PaO_2 / PAO_2 + PaCO_2 \times 1,25) \times 1 / PB - PH_2O$$

Essas duas fórmulas tem sido cada vez menos utilizadas para titulação do suporte de O_2 em unidades de terapia intensiva (UTI), devendo-se sempre reforçar que, se em contextos gerais seu uso é criticado e muito duvidoso, em pacientes com SDRA não podem ser utilizadas de forma nenhuma, advogando-se inclusive pela possibilidade de certo grau de hipoxemia nessa população. Nesses casos, utiliza-se a menor FiO_2 possível para manter uma $PaO_2 \geq 65$ mmHg com SaO_2 entre 92 e 96%.

Estimando a FiO_2 necessária pelo alvo de SaO_2, deve-se verificar que faixas de FiO_2 os equipamentos disponíveis podem ofertar com segurança e acurácia. Para tanto, os equipamentos são categorizados em três grupos, a partir da DO_2:

1. Sistemas projetados para baixa oferta de O_2 ($FiO_2 \leq 35\%$).
2. Concentração moderada ($FiO_2 > 35\%$ e $\leq 60\%$).
3. Alta concentração de O_2 ($FiO_2 > 60\%$).
4. Alguns equipamentos disponibilizam uma faixa completa de O_2 (21 a 100% de FiO_2), como os ventiladores microprocessados.

Além da classificação dos equipamentos, a precisão e a garantia de FiO_2 também devem ser objeto de reflexão crítica, uma vez que, em cuidados intensivos, a garantia da FiO_2 é, muitas vezes, necessária. Essa classificação separa os equipamentos em sistemas de baixo fluxo, alto fluxo e sistemas com reservatórios. Uma característica básica dos sistemas de baixo fluxo é a diluição do O_2 inspirado pelo ar ambiente. Como resultado dessa mistura, a FiO_2 é reduzida e variável. Os principais sistemas de oferta de O_2 de baixo fluxo são o cateter nasal, a cânula nasal e o cateter transtraqueal.

Na modalidade oferta de O_2 de baixo fluxo, existe uma regra básica para o conhecimento da FiO_2 ofertada, que é: para cada 1 L/min de O_2, a FiO_2 aumenta 4%. Por exemplo: um paciente em pós-operatório de colecistectomia por videolaparoscopia é admitido com cânula nasal com fluxo de 3L/min. Qual a FiO_2 (aproximada) ofertada para esse paciente?

Ar ambiente: 21% ∴ Oferta de oxigênio: 3L/min = 3 × 4% = 12%

FiO_2 (aproximada): 21% + 12% = 33%

Os sistemas com reservatório possuem um mecanismo para armazenar o O_2 entre as incursões respiratórias. Dessa forma, durante a inspiração, parte do ar é proveniente do fornecimento contínuo de O_2 e parte do reservatório, que armazenou O_2 durante a última expiração, proporcionando menor diluição do ar inspirado e, consequentemente, maior FiO_2. Entre os sistemas com reservatório disponíveis, os mais utilizados são a máscara simples (Figura 4A), as máscaras de reinalação parcial (Figura 4B) e as máscaras de não reinalação (Figura 4C).

A característica básica que diferencia os sistemas de alto fluxo dos demais é a capacidade de ofertar FiO_2 fixa, a fluxos iguais ou superiores, ao pico de fluxo exigido pelos pacientes. Um sistema de admissão de ar (arrasto) ou mesmo um misturador são utilizados, desde que a oferta do fluxo de saída supere as demandas exigidas pelo paciente, assegurando que não há diluição (além da prevista pelo fabricante a partir da vazão de seus orifícios), mantendo-se a FiO_2 prevista. Outra característica da modalidade de oferta de O_2 de alto fluxo é o princípio da mistura dos gases que misturam (por meio de arrastos ou misturadores) ar e O_2 para alcançar e garantir uma determinada FiO_2. Essa mistura de ar e O_2 respeita a equação de diluição dos gases, dada por:

$$VF \times CF = V_1 \times C_1 + V_2 \times C_2$$

onde V_1 e V_2 são os volumes dos dois gases e C_1 e C_2 são a concentração de O_2 nesses dois volumes. Após a mistura, tem-se VF e CF, que são o volume e a concentração finais resultantes, respectivamente. Uma variação dessa equação pode ser utilizada para calcular o percentual de O_2 em uma mistura de ar e O_2:

Percentual de oxigênio = (Fluxo de ar × 21) + (Fluxo de oxigênio × 100) / fluxo total

Os principais sistemas de alto fluxo disponíveis são os sistemas de incorporação de ar, conhecidos como sistema de Venturi, e os sistemas microprocessados dos ventiladores mecânicos de terceira e quarta gerações. Os equipamentos de incorporação de ar direcionam uma fonte de O_2 em altas pressões através de um pequeno bucal ou jato circundado por aberturas para entrada (arrasto) do ar. A quantidade de ar "arrastado" irá variar em função do tamanho da abertura e da velocidade (fluxo) de O_2 no jato. Quanto maiores as aberturas de entrada e quanto mais alto o fluxo de O_2 (velocidade do gás), mais ar é incorporado, sendo maior o fluxo de saída total e menor a FiO_2 ofertada. Como esses equipamentos sempre diluem o O_2 pelo ar arrastado, eles sempre oferecem $FiO_2 < 100\%$.

A máscara de arrastamento (incorporação) de ar (sistema de Venturi) foi descrita inicialmente por Barach e Eckman em 1941. Depois, Campbell desenvolveu uma máscara de incorporação que fornecia baixa FiO_2, controlada, denominando o equipamento máscara de Venturi. Embora a máscara de Venturi tenha seu funcionamento atribuído ao princípio de mesmo nome, essa suposição parece incorreta, pois, em vez de ter um tubo de Venturi clássico, que incorpora ar, esse equipamento proposto por Campbell tem orifícios simples pelo qual o O_2 passa em alta velocidade. Nesse caso, a incorporação do ar ocorre por forças de estresse e não por pressões reduzidas nos orifícios laterais. Quanto menor o orifício, maior o fluxo de O_2 e, assim, mais ar é arrastado.

A máscara de Venturi foi projetada para ofertar uma faixa de 24 a 50% de FiO_2. A FiO_2 é fixa, sendo regulada por mudança e seleção dos adaptadores do jato. A peça de maior orifício produz o menor jato e, assim, menor fluxo de O_2, que proporciona menor arrasto e menor diluição do ar inspirado, aumentando, obviamente, a FiO_2 ofertada (Figura 6).

Os nebulizadores de arrastamento de ar (incorporação) apresentam características físicas semelhantes às das máscaras de arrastamento de ar, com capacidade adicional de umidificação e possibilidade de aquecimento do ar inspirado, se acoplados a um sistema de aquecimento. Esse tipo de equipamento é comumente utilizado em pacientes com vias aéreas artificiais em tubo T ou alternativamente por meio de máscaras faciais (máscara de Hudson) ou tendas traqueais (Figura 7).

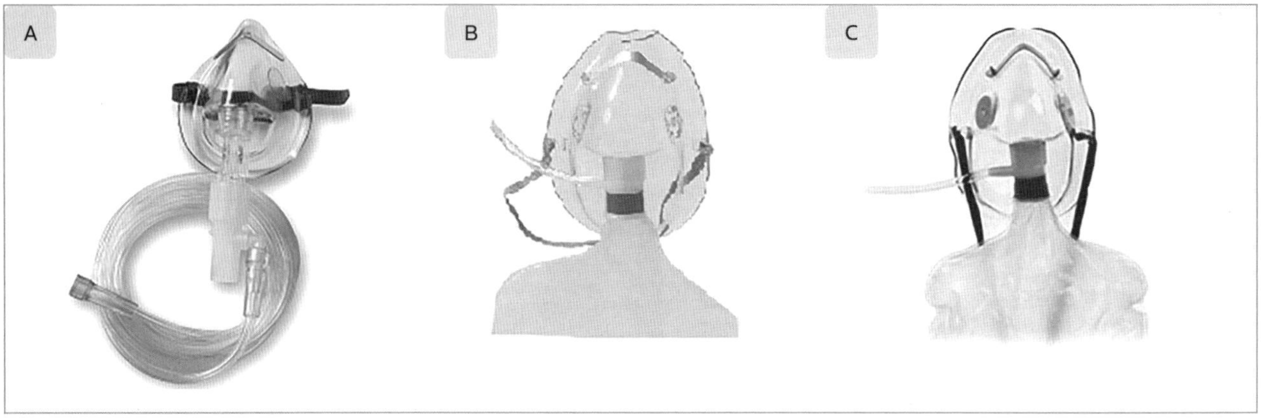

FIGURA 4 A: máscara simples. B: máscara de reinalação parcial. C: máscara de não reinalação.

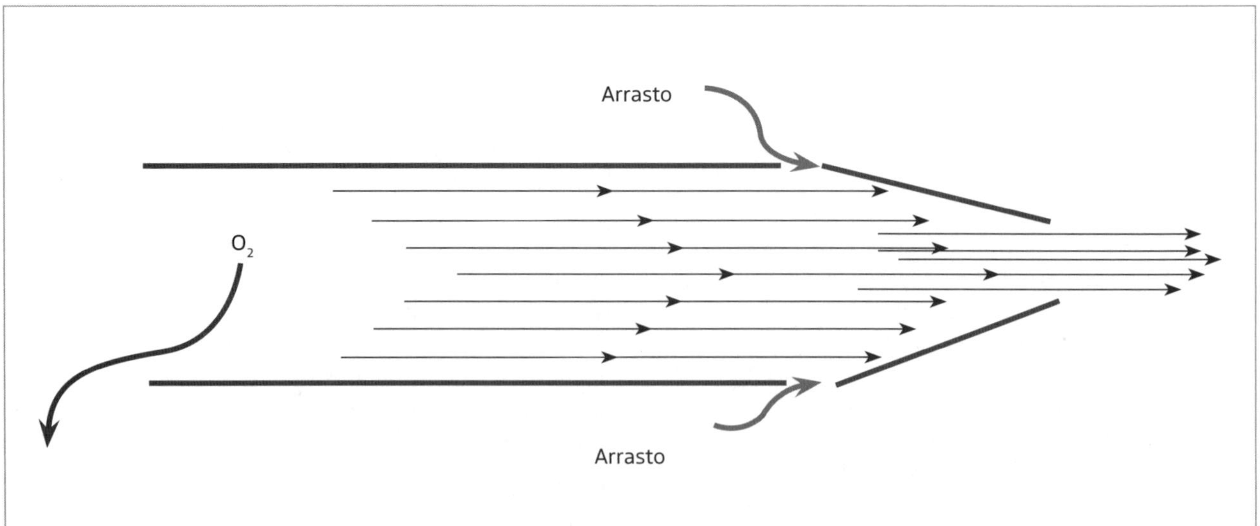

FIGURA 5 Princípio de Venturi. Quanto maior o fluxo (velocidade), maior o arrasto, maior a diluição e, assim, menor fração inspirada de oxigênio.

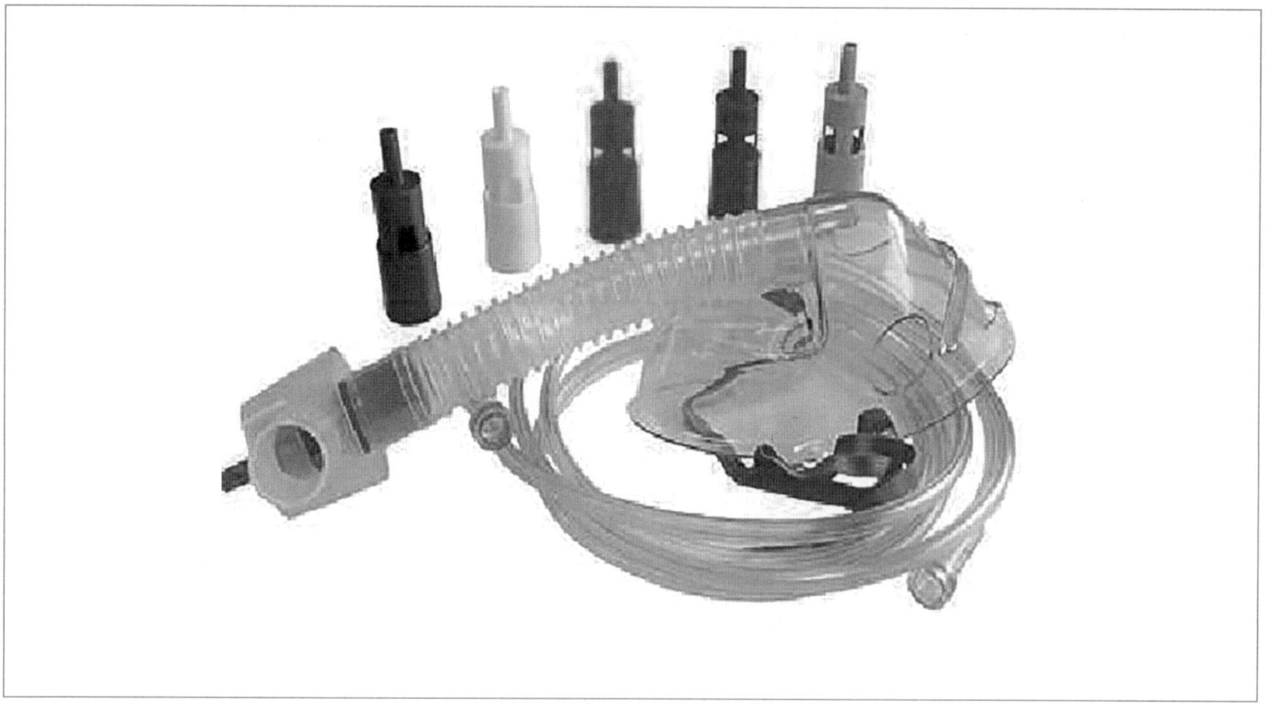

FIGURA 6 Modelo de um sistema de Venturi. Cada peça colorida exige um fluxo de entrada predeterminado e assim fornece uma fração inspirada de oxigênio fixa.

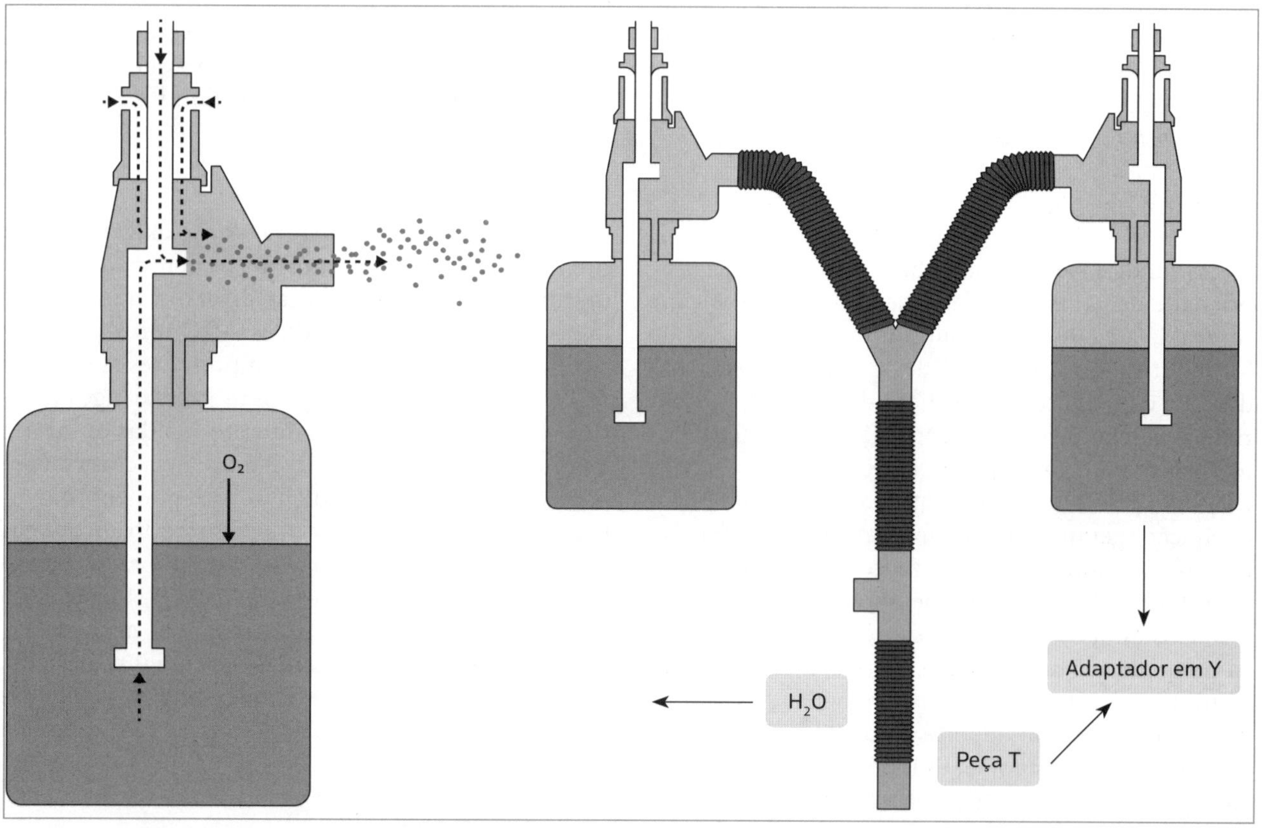

FIGURA 7 Modelos de um sistema unitário (esquerda) e combinado (para maiores frações inspiradas de oxigênio) de macronebulizador mecânico. Este sistema pode ser utilizado com máscaras de Hudson, tendas de traqueostomia ou com peças T em pacientes em desmame do suporte ventilatório.
Fonte: adaptada de Vender e Clemency (2002).

A diferença básica entre os nebulizadores de arrastamento de ar e as máscaras de Venturi reside na característica fixa do orifício de entrada de oxigênio, podendo a relação entre ar/oxigênio ser alterada exclusivamente pelo tamanho das aberturas para o arrasto. Nesse tipo de equipamento, para obtenção de FiO_2 mais altas, adota-se a estratégia de interligar dois equipamentos por meio de uma peça Y.

Em pacientes ventilados mecanicamente, a prescrição de O_2 está intimamente ligada aos níveis de pressão positiva ao final da expiração (Peep), já que eles apresentam relações inversas e funções complementares. A Peep, sendo um valor positivo, garante que a linha de base supere a pressão atmosférica durante toda a fase expiratória. Diante disso, aumenta a capacidade residual funcional (CRF), melhorando a oxigenação (requerendo menores FiO_2) e prevenindo o colapso das unidades alveolares, que se tornam instáveis durante condições clínicas adversas. Os ventiladores mecânicos podem liberar concentrações de O_2 de 21 a 100%. Como resultado de um ajuste correto, as PaO_2 podem ser restauradas ao normal, dependendo da(s) causa(s) da hipoxemia. Em pacientes ventilados mecanicamente, normalmente a FiO_2 é iniciada ou com 100% ou na faixa de 40 a 50%, até que a PaO_2 possa ser mensurada. Em seguida, a FiO_2 é titulada para manter a PaO_2 ideal (pacientes com SDRA, $PaO_2 \geq 55$ mmHg com $SaO_2 >$ 90% – ARDSnet) ou $PaO_2 \geq$ 60-65 mmHg com $SaO_2 >$ 90% (*Open Lung Approach*).

Cânulas nasais de alto fluxo

As cânulas nasais de alto fluxo (CNAF) têm a propriedade de garantir a oferta de O_2 com fluxos contínuos de até 60 L/min, aquecidos e umidificados de forma ativa. Essa modalidade terapêutica tem sido descrita como eficaz na melhora da oxigenação arterial pelos seguintes motivos: redução do espaço morto anatômico e consequente lavagem do CO_2, efeito *Peep-like* pelo alto fluxo contínuo que se antepõe à expiração, gerando um retardo expiratório, aquecimento e umidificação otimizados que favorecem a difusibilidade do O_2 pela membrana alveolocapilar. Diversos estudos têm demonstrado sua eficácia clínica no manuseio da IRpA, em especial na IRpA hipoxêmica, embora também existam evidências de que essa modalidade de suporte respiratório também é útil para pacientes com IRpA hipercápnica. É consensual que a melhor estratégia para tratamento da IRpA hipercápnica seja a assistência ventilatória invasiva (VMI) ou não invasiva (VNI). Entretanto, a VMI apresenta piores desfechos clínicos em longo prazo e custos significativamente maiores dos cuidados com a saúde, enquanto a VNI muitas vezes esbarra na adaptação às interfaces e no aumento do espaço morto produzido por elas. Assim, a CNAF surge como alternativa também para esses pacientes, uma vez que a interface é confortável e que um de seus principais racionais fisiológicos é a redução do espaço morto anatômico pelo alto fluxo contínuo ofertado.

Além disso, os dispositivos tradicionais de oxigenoterapia, limitam-se a fornecer fluxos de até 15 L/min, que por vezes, situam-se aquém da demanda ventilatória dos pacientes em desconforto respiratório, que frequentemente requerem fluxos inspiratórios na faixa de 30 a 100 L/min.

A CNAF é composta por um misturador de ar/oxigênio fornecendo FiO_2 entre 21 e 100% com fluxos de saída de até 60 L/min. O ar é aquecido e umidificado pelo umidificador ativo, e o gás é entregue através de um circuito aquecido e que evita a troca de calor com o meio. Entretanto quando suplementamos O_2 por sistemas de baixo fluxo, mesmo com umidificadores de bolhas, a umidade absoluta do gás inspirado permanece seco ou mal umidificado, o que pode provocar queixas do paciente, como ressecamento do nariz, garganta seca e dor nasal, e consequente intolerância à oxigenoterapia. Sabe-se que inspiração de ar seco e pouco aquecido reduz a depuração mucociliar e a difusibilidade do O_2 no espaço alveolar.

Efeitos fisiológicos

A oferta de uma mistura de ar/oxigênio, com fluxos de até 60 L/min, adequadamente aquecido e umidificado pode apresentar diversos efeitos fisiológicos: *clearance* de CO_2 do espaço morto anatômico; fluxos altos e contínuos impõem resistência ao fluxo expiratório e criam pressão nasofaríngea positiva (*Peep-like*). Essas pressões produzidas durante a expiração são relativamente baixas, mas contribuem para recrutar alvéolos colapsados e aumentar a capacidade residual funcional, melhorando a troca gasosa; a oferta de um fluxo alto atende ao aumento da demanda ventilatória dos pacientes, fornecendo uma FiO_2 relativamente constante; e o gás inspirado é aquecido a 37°C e completamente umidificado, garantindo que as funções mucociliares permaneçam boas e otimizando o ecossistema para uma boa troca gasosa.

Indicações da CNAF

As condições clínicas que mais se beneficiam da utilização da CNAF estão sumarizadas no Quadro 1.

QUADRO 1 Indicações clínicas da CNAF

Indicações	Evidências
IRpA hipoxêmica	☺☺☺☺
IRpA hipercápnica	☺☺
Pré-intubação orotraqueal	☺☺☺
Pós-extubação orotraqueal	☺☺☺
Apneia obstrutiva do sono	☺☺
Insuficiência cardíaca aguda	☺
Durante o procedimento de broncoscopia	☺

CNAF: cânula nasal de alto fluxo; IAM: infarto agudo do miocárdio; IrpA: insuficiência respiratória aguda.

ALGORITMO CLÍNICO BASEADO EM EVIDÊNCIAS

Em recente revisão clínica publicada por Reed Siemieniuk et al. em 2018, fica evidente a preocupação da comunidade científica com os malefícios da hiperóxia e com a frequente "overprescrição" de suplementação de O_2 em pacientes criticamente enfermos ou hospitalizados. Dessa forma, os autores propuseram recomendações clínicas para guiar a prescrição da oxigenoterapia, apresentadas na Figura 8.

CONCLUSÃO

O uso do suporte terapêutico do O_2 para o manejo clínico da hipoxemia, na terapia intensiva, parece ser ainda controverso, uma vez que seus riscos e danos (sustentados pela literatura) superam os benefícios outrora advogados. Embora alguns autores ainda recomendem o uso terapêutico do O_2 em algumas situações clínicas, até com altas FiO_2, atualmente se reforça o conceito da *hipoxemia permissiva*, afirmando-se, com embasamento científico, que os danos provocados por períodos de hipóxia tecidual são menores do que os apresentados por semelhantes períodos de hiperóxia ou mesmo normoxemia (à custa de altas FiO_2) em algumas situações clínicas.

O diagnóstico adequado da hipoxemia, com sua causa primária identificada, o conhecimento pormenorizado dos efeitos deletérios do uso terapêutico do O_2, a precisa titulação da oferta de O_2 (o mínimo necessário para uma oxigenação aceitável), a escolha da melhor interface para sua utilização, o perfeito equilíbrio entre os níveis de Peep e o suporte de O_2 em pacientes ventilados mecanicamente são algumas das variáveis imprescindíveis para a correta prescrição de O_2 em terapia intensiva.

SpO_2									
100%	98%	96%	95%	94%	93%	92%	90%	88%	> 88%
Suspender a oxigenoterapia, com algumas exceções, p. ex., hipertensão intracraniana grave			Evitar indicar a oxigenoterapia principalmente em casos de IAM e síndromes cerebrovasculares agudas		Pensar em indicar a oxigenoterapia. Cuidados no IAM e nas síndromes cerebrovasculares agudas		Indicar fortemente a oxigenoterapia		

FIGURA 8 Recomendações clínicas para guiar a prescrição da oxigenoterapia.

BIBLIOGRAFIA

1. Abdelsalam M, Cheifetz IM. Goal-directed therapy for severely hypoxic patients with acute respiratory distress syndrome: permissive hypoxemia. Respir Care. 2010 Nov;55(11):1483-90.
2. Abdelsalam M. Permissive hypoxemia: is it time to change our approach? Chest. 2006 Jan;129(1):210-1.
3. Allison BJ, Crossley KJ, Flecknoe SJ, Davis PG, Morley CJ, Hooper SB. Ventilation and oxygen: dose-related effects of oxygen on ventilation-induced lung injury. Pediatr Res. 2010 Mar;67(3):238-43.
4. Altemeier WA, Sinclair SE. Hyperoxia in the intensive care unit: why more is not always better. Curr Opin Crit Care. 2007 Feb;13(1):73-8.
5. Andrade Júnior DR, Souza RB, Santos AS, Andrade DR. Os radicais livres de oxigênio e as doenças pulmonares. J Bras Pneumol. 2005 Jan-Feb;31(1):60-8.
6. Barach AL, Eckman MB. A Physiologically controlled oxygen mask apparatus. Anesthesiology. 1941 Jul;2(4):421-6.
7. Barach AL. The therapeutic use of oxygen. JAMA. 1922 Aug;79(9):693-9.
8. Benditt JO. Adverse effects of low-flow oxygen therapy. Respir Care. 2000 Jan;45(1):54-61.

9. Branson RD, Robinson BR. Oxygen: when is more the enemy of good? Intensive Care Med. 2011 Jan;37(1):1-3.
10. Bräunlich J, Beyer D, Mai D, Hammerschmidt S, Seyfarth H-J, Wirtz H. Effects of nasal high flow on ventilation in volunteers, COPD and idiopathic pulmonary fibrosis patients. Respiration. 2013;85:319-25.
11. Cairo JM, Pilbeam SP: Respiratory care equipament. 7.ed. St. Louis: Mosby; 2004.
12. Campbell EJ. A method of controlled oxygen administration which reduces the risk of carbon-dioxide retention. Lancet. 1960 Jul;2(7140):12-4.
13. Care. Crit Care Res Pract. 2012;2012:473507.
14. Chang DW. Respiratory care calculations. 3.ed. Stamford: Cengage Learning; 2011.
15. Cohen JL, Demers RR, Saklad M. Air-entrainment masks: a performance evaluation. Respir Care. 1977 Mar;22(3):277-82.
16. Downs JB. Has oxygen administration delayed appropriate respiratory care? Fallacies regarding oxygen therapy. Respir Care. 2003 Jun;48(6):611-20.
17. Dunn WF, Nelson SB, Hubmayr RD. Oxygen induced hipercarbia in obstructive pulmonary disease. Am Rev Respir Dis. 1991 Sep;144(3 Pt 1):526-30.
18. Eastwood GM, Reade MC, Peck L, Jones D, Bellomo R. Intensivists' opinion and self-reported practice of oxygen therapy. Anaesth Intensive Care. 2011 Jan;39(1):122-6.
19. Emsley J. Nature's building blocks: an A-Z guide to then elements. New York: Oxford University; 2001.
20. Fauci AS, Kasper DL, Braunwald E, Hauser SL, Longo DL, Jamerson JL, et al. Harrison's principles of internal medicine. 17.ed. New York: McGraw-Hill; 2008.
21. Foust GN, Potter WA, Wilons MD, Golden EB. Shortcomings of using two jet nebulizers in tandem with aerosol face mask for optimal oxygen therapy. Chest. 1991 Jun;99(6):1346-51.
22. Heffener JE. The story of oxygen. Respir Care. 2013 Jan;58(1):18-31.
23. Hess D. Detection and monitoring of hypoxemia and oxygen therapy. Respir Care. 2000 Jan;45(1):65-80.
24. Hess DR, Macintyre NR, Mishoe SC, Galvin WF, Adams AB. Respiratory care: principles and practice. 2.ed. Sudbury: Jones & Barnett Learning; 2011.
25. Jenkinson SG. Oxygen toxicity in acute respiratory failure. Resp Care. 1983;28:614-17.
26. Joosten SA, Koh MS, Bu X, Smallwood D, Irving LB. The effects of oxygen therapy in patients presenting to an emergency department with exacerbation of chronic obstructive pulmonary disease. Med J Aust. 2007 Mar;186(5):235-8.
27. Jubran A, Tobin MJ. Monitoring gas exchange during mechanical ventilation. In: Tobin MJ (ed.). Principles and practice of mechanical ventilation. 3.ed. New York: McGraw-Hill; 2012.
28. Kipnis E, Ramsingh D, Bhargava M, Dincer E, Cannesson M, Broccard A, et al. Monitoring in intensive care. Crit Care Res Pract. 2012:2012:473507.
29. Kleen M, Messmer K. Toxicity of high PaO2. Minerva Anestesiol. 1999 Jun;65(6):393-6.
30. Leigh JM. The evolution of oxygen therapy apparatus. Anaesthesia. 1974 Jul;29(4):462-85.
31. Lenglet H, Sztrymf B, Leroy C, Brun P, Deyfuss D, Ricard J-D. Humidified high flow nasal oxygen during respiratory failure in the emergency department: feasibility and efficacy. Respir Care. 2012;57:1873-8.
32. Mao C, Wong DT, Slutsky AS, Kavanagh BP. A quantitative assessment of how Canadian intensivists believe they utilize oxygen in the intensive care unit. Crit Care Med. 1999 Dec;27(12):2806-11.
33. Martin DS, Grocott MP. Oxygen therapy in critical illness: precise control of arterial oxygenation and permissive hypoxemia. Crit Care Med. 2013 Feb;41(2):423-32.
34. Millar J, Lutton S, O'Connor P. The use of high-flow nasal oxygen therapy in the management of hypercarbic respiratory failure. Ther Adv Respir Dis. 2014;8(2):63-4.
35. Neff TA. Routine oximetry: a fifth vital sign? Chest. 1988 Aug;94(2):227.
36. O'Driscoll BR, Howard LS, Davison AG; British Thoracic Society. BTS guideline for emergency oxygen use in adult patients. Thorax. 2008 Oct;63(Suppl 6):vi1-68.
37. Ozyilmaz E, Ozsancak A, Nava S. Timing of noninvasive ventilation failure: causes, risk factors, and potential remedies. BMC Pulm Med. 2014;14:19.
38. Pierson DJ. Oxygen in respiratory care: a personal perspective from 40 years in the field. Respir Care. 2013 Jan;58(1):196-204.
39. Poitiers University Hospital. Clinical effect of the association of noninvasive ventilation and high flow nasal oxygen therapy in resuscitation of patients with acute lung injury (Florali study). http://clinicaltrials.gov/ct2/show/record/NCT01320384
40. Rampal T, Jh anji S, Pearse RM. Using oxygen delivery targets to optimize resuscitation in critically ill patients. Curr Opin Crit Care. 2010 Jun;16(3):244-9.
41. Respiratory Care Journal Conference. Oxygenation in the critically ill patient. Part 1 and Part 2. Respir Care J. 1993;38(6):587-704 and 38(7):739-846.
42. Severinghaus JW, Honda Y. History of blood gas analysis. VII. Pulse oximetry. J Clin Monit. 1987 Apr;3(2):135-8.
43. Sinclair SE, Altemeier WA, Matute-Bello G, Chi EY. Augmented lung injury due to interaction between hyperoxia and mechanical ventilation. Crit Care Med. 2004 Dec;32(12):2496-501.
44. Siemieniuk RAC, Chu DK, Kim LH, Güell-Rous MR, Alhazzani W, Soccal PM, et al. Oxygen therapy for acutely ill medical patients: a clinical practice guideline. BMJ. 2018 Oct 24;363:k4169. doi:10.1136/bmj.k4169. PubMed PMID: 30355567.
45. Slain KN, Shein SL, Rotta AT. Uso de cânula nasal de alto fluxo no departamento de emergência pediátrica. J Pediatr (Rio J). 2017; 93(Suppl 1):36-45.
46. Tobin MJ. Respiratory monitoring in the intensive care unit. Am Rev Respir Dis. 1988 Dec;138(6):162542.
47. Torres A, Gatell JM, Aznar E, El-Ebiary M, Puig de la Bellacasa J, González J, et al. Re-intubation increases the risk of nosocomial pneumonia in patients with needing mechanical ventilation. Am J Respir Crit Care Med.1995;152(1):137-41.
48. Tremper KK, Barker SJ. Pulse oximetry. Anesthesiology. 1989 Jan;70(1):98-108.
49. Vender JS, Clemency MV. Oxygen delivery systems, inhalation therapy, and respiratory care. In: Benumof JL (ed.). Clinical procedures in anesthesia and intensive care. Philadelphia: JB Lippincott; 2002.
50. Ward JJ. History of the respiratory care profession. In: Hess DR, MacIntyre NR, Mishoe SC, Galvin WF (eds.). Respiratory care: principles and practice. 2.ed. Sudbury: Jones & Bartlett Learning; 2011. p.1392-400.
51. Whiteley JP, Gavaghan DJ, Hahn CE. Variation of venous admixture, SF6 shunt, PaO2, and the PaO2/ FIO2 ratio with FIO2. Br J Anaesth. 2002 Jun;88(6):771-8.
52. Wilkins RL, Stoller JK, Scanlan CL (eds.). Egan's fundamentals of respiratory care. St. Louis: Mosby; 2003.
53. Zaloga GP. Evaluation of bedside testing options for the critical care unit. Chest. 1990 May;97(5 Suppl):185S-190S.

11

Abordagem no paciente com insuficiência respiratória aguda

Luiza Martins Faria
Kelly Cattelan Bonorino
Felipe Moreira Mortimer

INTRODUÇÃO

Uma oferta de oxigênio adequada à demanda metabólica dos tecidos, assim como a manutenção de um pH normal, é fundamental para o funcionamento celular. Essa função resulta de interações complexas entre os sistemas respiratório, cardiovascular, o sistema nervoso central (SNC), o metabolismo celular e o transporte de gases no sangue.

A insuficiência respiratória aguda (IRpA) é definida como a incapacidade de o sistema respiratório manter a ventilação e/ou a oxigenação do organismo humano, ou seja, pode ser conceituada como uma incapacidade do sistema respiratório em captar oxigênio (PO_2) e/ou remover o gás carbônico (PCO_2) do sangue e dos tecidos do organismo.

Os vários tipos de insuficiência respiratória (IR) são associados a diferentes graus de hipoxemia e hipercapnia, dependendo do caso apresentado. Não há uma definição absoluta dos níveis de PO_2 e PCO_2 arteriais para a IR. Números frequentes citados são uma pressão arterial de oxigênio (PaO_2) inferior a 60 mmHg ou uma PCO_2 superior a 50 mmHg. Na prática, o significado desses valores dependerá muito da história do paciente.

Várias condições podem levar à IR, sendo que a IRpA não é considerada uma doença, mas uma síndrome. Diversos fatores podem estar associados a sua presença, como disfunções do *drive* respiratório, disfunções neuromusculares e da caixa torácica, disfunções das vias aéreas e do parênquima pulmonar, assim como disfunções cardíacas, vasculares, entre outras. Isso se deve à própria complexidade do sistema respiratório e de seus vários componentes; a respiração requer o funcionamento harmônico entre diversos órgãos e aparelhos. Os sinais e sintomas de IRpA ou crônica agudizada refletem o processo de doença associados a hipoxemia e a hipercapnia. Uma vez que os mecanismos etiológicos da IR são diversos, alguns sinais e sintomas podem ser comuns independentemente de qual tenha sido a forma de início desse processo.

Clinicamente, o paciente com IRpA poderá apresentar-se dispneico, com alterações da frequência respiratória (FR), ativação da musculatura acessória, cianose, taquicardia, alterações do estado de consciência (sonolência ou agitação), entre outros.

Destaca-se que as emergências respiratórias, como a IRpA ou crônica agudizada, estão entre as causas mais frequentes de internação hospitalar. Dessa forma, é essencial o reconhecimento precoce para a realização de ações imediatas de tratamento. Assim, torna-se imprescindível a busca da causa da IRpA para o entendimento de sua fisiopatologia e a adequação da atuação terapêutica, na tentativa de reversão do quadro.

ETIOLOGIA E CLASSIFICAÇÃO DA INSUFICIÊNCIA RESPIRATÓRIA

Pode-se considerar que a falha de um ou mais componentes do sistema respiratório pode levar à IR. Os componentes se referem àqueles que constituem a "bomba respiratória" (SNC, nervos periféricos, músculos respiratórios e caixa torácica) e os que constituem o sistema de transporte de gases aos tecidos (vias aéreas superiores e inferiores, parênquima pulmonar, sistema vascular e hemoglobina).

A etiologia da IRpA pode ser multifatorial, e seu tratamento deve ser imediato. Para tanto, ratifica-se a importância da avaliação da história clínica, do exame físico e de exames complementares. A classificação da IR pode ser baseada tanto nas trocas gasosas (Tabela 1) como no curso clínico (Figura 1).

TABELA 1 Classificação da insuficiência respiratória baseada nas trocas gasosas

Classificação	Características	Mecanismos envolvidos	Principais causas
Tipo I ou hipoxêmica	▪ Hipoxemia grave (PaO_2 < 60 mmHg) com PCO_2 normal ou diminuída. ▪ Hipoxemia refratária à suplementação de O_2.	▪ Baixa pressão parcial de O_2 inspirado. ▪ Comprometimento da difusão. ▪ Relação V/Q alterada. ▪ • Derivação cardíaca da direita para a esquerda.	▪ Pneumonia. ▪ Broncoaspiração. ▪ SDRA. ▪ Edema pulmonar. ▪ Atelectasia. ▪ Inalação de partículas tóxicas.
Tipo II ou hipercápnica	▪ Aumento da concentração de CO_2 no sangue arterial ($PaCO_2$ > 50 mmHg), podendo ser seguida de hipoxemia. ▪ Redução da ventilação alveolar para uma determinada produção de CO_2.	▪ Aumento do trabalho respiratório por obstrução ao fluxo de ar. ▪ Diminuição da complacência do sistema respiratório. ▪ Diminuição da forma muscular respiratória.	▪ Asma grave aguda. ▪ Obstrução das vias aéreas superiores. ▪ DPOC. ▪ Bronquiectasia. ▪ AOS. ▪ Trauma torácico. ▪ Doenças neuromusculares. ▪ Redução do *drive* respiratório.
Tipo III ou mista	▪ Ocorrência simultânea dos mecanismos tipo I e tipo II.	▪ Deficiência de oxigenação e ventilação.	▪ Traumatismo cranioencefálico. ▪ Contusão pulmonar. ▪ Insuficiência respiratória tipo I associada à fadiga muscular respiratória.

AOS: apneia obstrutiva do sono; DPOC: doença pulmonar obstrutiva crônica; PaO_2: pressão arterial de oxigênio; PCO_2: pressão parcial de gás carbônico; SDRA: síndrome do desconforto respiratório agudo.

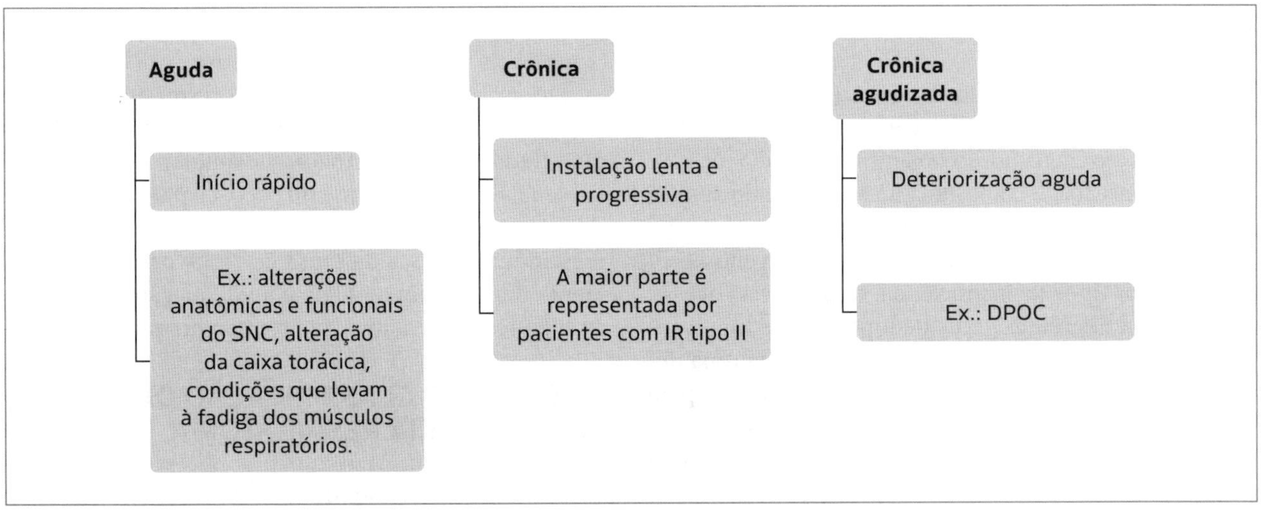

FIGURA 1 Classificação da insuficiência respiratória baseada no curso clínico.
DPOC: doença pulmonar obstrutiva crônica; IR: insuficiência respiratória; SNC: sistema nervoso central.

TRATAMENTO E SUPORTE

Os objetivos do tratamento de pacientes com IRpA incluem: alívio do desconforto respiratório com resolução dos sinais e sintomas relacionados à hipoxemia e/ou hipercapnia, reversão da acidose respiratória e da hipoxemia, além de uma oferta de oxigênio adequada aos tecidos. O tratamento é de suporte (pode-se utilizar oxigenoterapia, cateter nasal de alto fluxo e ventilação mecânica não invasiva e invasiva – VNI –, nos casos mais graves) enquanto é buscada a causa da IRpA para correção do fator causal e a terapia da doença de base.

OXIGENOTERAPIA

Indicações de oxigenoterapia

A oxigenoterapia é indicada para corrigir a hipoxemia aguda, reduzir os sintomas associados à hipoxemia crônica e reduzir a carga de trabalho imposto pela hi-

Importante: os dispositivos de oxigenoterapia e as taxas de fluxo de oxigênio devem ser ajustados para manter a saturação de oxigênio na faixa alvo. Em decorrência de uma situação de queda no nível da saturação, uma avaliação clínica imediata é necessária.

póxia ao sistema cardiovascular. A hipoxemia em adultos é definida pela presença de uma PO_2 < 60 mmHg ou uma saturação de oxigênio ($SatO_2$) < 90%, em indivíduos que estejam respirando em ar ambiente.

Outras indicações são traumatismos severos, infarto agudo do miocárdio (IAM), angina instável, na recuperação pós-anestésica de procedimentos cirúrgicos e IRpA crônica.

A oxigenoterapia desempenha papel fundamental no tratamento da hipoxemia, especialmente na IR. Entretanto, os pacientes apresentam variabilidade considerável na resposta ao oxigênio, e vários riscos são associados a sua administração. Dessa maneira, é necessário um conhecimento claro dos princípios fisiológicos envolvidos na administração de oxigênio, com o objetivo de evitar abusos durante a utilização desse agente terapêutico.

Nesse sentido, documentos referentes ao *guideline* de oxigenoterapia foram publicados a fim de elucidar e trazer esclarecimentos sobre os melhores alvos da oxigenioterapia.

Os principais pontos são:

- Pacientes gravemente doentes que necessitam de oxigenoterapia suplementar devem manter os níveis periféricos de saturação capilar de oxigênio (SpO_2) em 96% ou menos (recomendação forte). Níveis mais altos têm sido associados a um risco elevado de mortalidade.
- Para pacientes com IAM ou acidente vascular cerebral (AVC), não iniciar oxigenoterapia nos que apresentem $SpO_2 \geq 90\%$ (para ≥ 93% de recomendação forte, para 90 a 92% de recomendação fraca).
- Uma faixa alvo de SpO_2 de 90 a 94% parece razoável para a maioria dos pacientes, e 88 a 92% para pacientes com risco de IR hipercápnica; usar a quantidade mínima de oxigênio necessária.
- A maioria dos pacientes não hipoxêmicos não se beneficia de oxigenoterapia. Pode-se considerar que uma redução súbita de ≥ 3% da saturação de oxigênio, com base na faixa alvo de saturação, necessita de uma avaliação mais completa, pois esta pode ser a primeira evidência de uma condição aguda.

TABELA 2 Dispositivos para oxigenoterapia

Dispositivos de oxigenoterapia	FiO_2	Principais indicações
Cateter nasal de O_2	Cada L/min aumenta em média 3-4% a FiO_2 Ex.: 3 L/min sugere FiO_2 de 30-4% Uso de baixos fluxos	Casos menos graves Qualquer IRpA sem *shunt* como mecanismo predominante
Máscara facial de Venturi	Mistura ar-oxigênio FiO_2 precisa (24-50%) Uso de altos fluxos	Necessidade de precisão de titulação de FiO_2 Maior demanda de O_2
Máscara facial	Combinações variáveis de O_2 e fluxos moderados	Qualquer IRpA hipoxêmica não refratária a O_2
Máscara facial com reservatório	Alta concentração (90-100%) de O_2 e altos fluxos	IRpA hipoxêmica com predomínio de *shunt* (p. ex., pneumonia grave)

FiO_2: fração inspirada de oxigênio; IRpA: insuficiência respiratória aguda.

Além disso, em algumas situações existe necessidade de alvos menores ou maiores de $SatO_2$. Destaca-se, ainda, que algumas condições específicas podem se beneficiar de limites de saturação de oxigênio maiores ou menores:

- Alvo inferior (como SpO_2 88 a 92%):
  - Pacientes com risco de IR hipercápnica, por exemplo.
  - Doença pulmonar obstrutiva crônica (DPOC).
  - Hipoventilação da obesidade.
  - Doenças respiratórias neuromusculares.
  - Apneia obstrutiva do sono (AOS).

- Diminuição do *drive* respiratório central (como *overdose* sedativa, AVC, encefalite).

Importante: a oxigenoterapia deve ser considerada para tratamento da hipoxemia, não para a dispneia. Não existe evidência que o oxigênio tem efeito consistente em pacientes não hipoxêmicos que apresentem dispneia.

- Alvo mais alto (como SpO_2 se aproximando de 100%):
  - Envenenamento por monóxido de carbono.
  - Cefaleia em salvas.
  - Crise falcêmica.
  - Pneumotórax.

A resposta à oxigenoterapia deve ser avaliada e interpretada visando estabelecer a causa predominante de hipoxemia (diferenciando *shunt* de desequilíbrio V/Q) e para determinação da gravidade nos casos de lesão pulmonar aguda. O indicador mais utilizado na prática é a relação PaO_2/FiO_2, e $SatO_2$ periférica. Outros índices podem ser utilizados, como a diferença alveoloarterial de oxigênio (calculada pela diferença entre a pressão parcial de oxigênio no alvéolo (PAO_2) e a pressão parcial de oxigênio no sangue arterial ($D[A - a]\ O_2 = PAO_2 - PaO_2$).

O fornecimento de oxigênio deve ser descontinuado assim que o paciente consiga manter indicadores de oxigenação adequados, dentro ou acima da faixa alvo, respirando ar ambiente. A suplementação pode-se manter prescrita para os casos de nova deteriorização.

CATETER NASAL DE ALTO FLUXO NA INSUFICIÊNCIA RESPIRATÓRIA

A oxigenoterapia por meio de cânulas nasais de alto fluxo (CNAF) representa um importante avanço nas alternativas para o suporte ventilatório não invasivo em doentes com IRpA. Nesse sentido, muitos estudos evidenciam a CNAF como alternativa válida em indivíduos com IRpA. Essa técnica, inicialmente desenvolvida para populações neonatais e pediátricas com bons resultados de eficácia e segurança, tem sido cada vez mais empregada em adultos, após estudos validarem sua eficácia, em especial na IRpA hipoxêmica, no manejo pós-extubação e no pós-operatório de cirurgias cardíacas e torácicas de pacientes com alto risco.

A CNAF é um dispositivo que fornece oxigênio aquecido e umidificado por meio de cânulas nasais a altas taxas de fluxo, podendo atingir até 60 litros por minuto (L/min). Essas taxas são projetadas para atender à demanda inspiratória do paciente e assim impedir que este realize um trabalho respiratório para gerar seu próprio fluxo inspiratório e diluir a fração inspirada de oxigênio (FiO_2) do ar ambiente.

A concentração de oxigênio fornecida pode ser de até 100%. Em adição, o fluxo de ar aquecido e umidificado fornecido torna o sistema mais confortável e bem tolerado por diversos pacientes. Assim, a CNAF é um dispositivo que atua com a combinação de uma alta taxa de fluxo inspiratório e suplementação de oxigênio, sendo capaz de:

- Fornecer baixos níveis de pressão positiva dinâmica nas vias aéreas superiores.
- Permitir ajuste mais precisos na FiO_2.
- Atender às altas demandas de fluxos inspiratórios impostas pele IRpA.
- Reduzir o espaço morto anatômico, facilitando a remoção do dióxido de carbono nasofaríngeo da parte superior da via aérea.

Dessa forma, melhora a oxigenação, atendendo às demandas de fluxo inspiratório do paciente, reduzindo a dispneia, os sinais e sintomas de desconforto respiratório e melhorando a depuração da secreção das vias aéreas.

Principais indicações e cuidados na utilização da CNAF

A principal recomendação da utilização da CNAF em adultos é na IRpA hipoxêmica, com benefícios superiores aos da oxigenoterapia tradicional. Vale ressaltar que seu uso em pacientes com IRpA hipercápnica não se demonstrou eficaz para evitar intubação, reduzir mortalidade ou reduzir o tempo de intenção na UTI. Sua utilização pode ser indicada, condicionalmente, em pacientes que não toleram a VNI.

O CNAF é indicando no pós-operatório de cirurgias cardíacas e torácicas de pacientes de alto risco e/ou obesos em detrimento da oxigenoterapia convencional para prevenção de IR, pois reduz as taxas de reintubação. O mesmo racional é valido após a extubação de pacientes de baixo ou moderado risco, mas não se deve utilizar o CNAF em detrimento da VNI nesse perfil de doentes.

As situações em que o CNAF pode ser utilizado com benefícios são descritas a seguir:

- Em IRpA hipoxêmica, sem falência de órgão extrapulmonar.
- Após extubação em pacientes de baixo risco.
- No pós-operatório de cirurgias cardíacas e torácicas em pacientes de alto risco e/ou obesos.
- Em pacientes imunocomprometidos com IRpA.
- Em exacerbação aguda de DPOC.
- Na pré-oxigenação para intubação de pacientes hipoxêmicos.
- Após extubação em pacientes cirúrgicos.

Apesar do avanço no número de estudos, com melhora da evidência e segurança de sua aplicação, a utilização do CNAF demostra evidência mais forte na

IRpA hipoxêmica. Nas demais situações clínicas ainda demanda ensaios clínicos mais robustos e estudos de melhor qualidade para estabelecer sua eficácia e indicações de utilização.

O CNAF não pode ser utilizado em:

- IRpA hipoxêmica com critérios para intubação.
- IRpA hipoxêmica com falência de órgão extrapulmonar.

Oxigenoterapia x CNAF na IRpA

O Quadro 1 demonstra os aspectos relacionados ao uso da CNAF em comparação à oxigenoterapia convencional.

QUADRO 1 Vantagens da terapia com CNAF comparada à oxigenoterapia convencional na IRpA

Os valores de FiO_2 são mais altos e mais estáveis.
O espaço morto anatômico é diminuído por lavagem (efeito washout) de CO_2 do espaço morto nasofaríngeo.
O fluxo entregue é maior que a demanda inspiratória espontânea e a diferença entre a taxa de fluxo entregue e a vazão inspiratória do paciente é menor.
O trabalho ventilatório diminui.
A sincronia toracoabdominal melhora.
Fornece taxas de fluxo que correspondem ao fluxo inspiratório do paciente e atenua acentuadamente a resistência inspiratória associada à nasofaringe, reduzindo assim o trabalho ventilatório.
O gás entregue é aquecido e umidifaicado.
O gás umidificado e aquecido melhora a função mucociliar, facilitando a depuração da secreção, diminuindo o risco de atelectasia e melhorando a relação ventilação/perfusão e oxigenação.
O gás umidificado e aquecido está associado a melhor condutância e complacência pulmonar em comparação com gás seco e frio.
A cânula nasal gera pressões positivas contínuas na faringe de até 8 cmH_2O, dependendo do fluxo e da abertura da boca.
O volume pulmonar expiratório final é maior comparado à oxigenoterapia de baixo fluxo.

CNAF: cânulas nasais de alto fluxo; IRpA: insuficiência respiratória aguda.

VENTILAÇÃO MECÂNICA NÃO INVASIVA

A ventilação mecânica não invasiva (VNI) é considerada um dos principais recursos disponíveis para o manejo da IR (aguda ou crônica agudizada) em uma variedade de etiologias. É amplamente utilizada no ambiente hospitalar (terapia intensiva, emergência, enfermarias), assim como em nível domiciliar.

Define-se VNI com pressão positiva todo suporte ventilatório administrado por meio de uma interface entre paciente e ventilador por meio de acoplamento por máscaras faciais, nasais ou capacetes.

Os principais objetivos da VNI são a correção da hipercapnia ou hipoxemia, a manutenção dos volumes pulmonares, corrigindo ou evitando atelectasias, e a redução do trabalho.

A VNI pode ser utilizada em uma variedade de situações clínicas associadas à IR, porém sua eficácia varia de acordo com a causa da IRpA. Dessa maneira, é fundamental atentar para suas limitações e reconhecer as condições em que haja evidências estabelecidas.

Indicações de VNI

As principais indicações da VNI em situações de IRpA estão apresentadas abaixo e na Tabela 3:

- DPOC: estudos randomizados e controlados, assim como metanálises, referem evidências favoráveis de que a VNI (dois níveis pressóricos) melhora o desfecho clínico (diminuição na necessidade de intubação, diminuição do tempo de internação hospitalar e diminuição da mortalidade) em pacientes com exacerbação aguda da DPOC, especialmente quando ocorre acidose respiratória (pH 7,25 a 7,35).
- Edema agudo cardiogênico: a VNI reduz a necessidade de intubação e mortalidade. Nesses casos não existem diferenças nos resultados clínicos comparando-se o CPAP ao modo *bilevel*, e a VNI facilita o trabalho do ventrículo esquerdo, reduzindo sua pós-carga.
- Asma exacerbada: a VNI pode ser utilizada em conjunto com terapia medicamentosa para melhorar a obstrução do fluxo aéreo e diminuir o esforço respiratório em pacientes com crise asmática moderada. As evidências não sustentam a indicação de VNI para asma em falência respiratória aguda para todos os pacientes.
- Pós-operatório: a VNI para o tratamento de IRpA, no pós-operatório imediato de cirurgias torácica e abdominal eletivas está associada com melhora da troca gasosa, diminuição de atelectasias e do trabalho respiratório, além da diminuição da necessidade da intubação e possivelmente da mortalidade.
- IR hipoxêmica: não foi observada redução de mortalidade em grupos de paciente com IRp hipoxêmica (trauma torácico, pneumonia e síndrome do desconforto respiratório agudo [SDRA] leve), apesar de

sua utilização O uso de VNI nesses casos é sugerido, assim como em pacientes imunodeprimidos com IRpA hipoxêmica. Porém, deve-se monitorar a evolução do paciente para que os critérios de sucesso sejam avaliados entre 30 minutos e 2 horas. No caso de insucesso, deve-se evitar o retardo da intubação.

- Pós-extubação:

1. VNI facilitadora: recomendada como facilitadora de retirada de ventilação mecânica em pacientes com DPOC, mesmo que não tenham passado no teste de respiração espontânea (TRE).
2. VNI preventiva: recomendada para pacientes de risco para falência respiratória pós-extubação (especialmente nos hipercápnicos).
3. VNI curativa: deve-se evitar o uso da VNI após quadro de IRpA instalar-se, exceto em pacientes cirúrgicos.

É essencial que o fisioterapeuta tenha conhecimento sobre as contraindicações da utilização da VNI. As principais contraindicações da VNI são: parada cardiorrespiratória, hemorragia digestiva grave, instabilidade hemodinâmica, encefalopatia grave; arritmia cardíaca grave, cirurgia facial, obstrução de vias aéreas superiores e incapacidade de proteger as vias aéreas e pacientes com alto risco para broncoaspiração.

Monitorização durante a utilização de ventilação mecânica não invasiva

O uso de VNI deve ser monitorado por profissional da saúde à beira-leito. Recomenda-se monitorar volume corrente (VC), FR, $SatO_2$, assincronias (auto-Peep, esforços ineficazes) e escapes aéreos (vazamentos). A intubação não deve ser retardada se houver instabilidade clínica, em caso de piora ou ausência de melhora após um período curto de observação.

Fatores relacionados ao insucesso na utilização da VNI:

- Diminuição ou cessação do uso de musculatura acessória da ventilação.
- Aumento da PaO_2 e/ou da SpO_2.
- Diminuição da $PaCO_2$.
- Incapacidade de tolerar a máscara
- Ausência de melhora após 30 minutos a 1 hora do início da VNI (*trial*).
- Instabilidade hemodinâmica ou eletrocardiográfica.
- Persistência do esforço respiratório.
- Ausência de melhora na troca gasosa ou na dispneia nas primeiras 1 a 2 horas de uso.
- Necessidade de intubação para proteger as vias aéreas.
- Pacientes que necessitam de $FiO_2 > 60\%$ e que apresentam queda rápida da oxigenação após a retirada da máscara.
- Hacor na primeira hora > 5, maior chance de insucesso.
- VC > 9,5 mL/kg está associado à falência da VNI.

VNI, CNAF e oxigenoterapia em doenças virais pandêmicas

O efeito da VNI e do CNAF em pacientes com condições virais pandêmicas, como na Covid-19, ainda não está totalmente elucidado. O estudo *Recovery – RS*

TABELA 3 Indicações da ventilação não invasiva em situações de insuficiência respiratória aguda

DPOC agudizada com hipercapnia e acidose	Bilevel	Forte recomendação para utilização
Edema pulmonar cardiogênico	*Bilevel* ou CPAP	Forte recomendação para utilização
Crise de asma aguda	CPAP	Sem recomendação, incerteza das evidências
IRpA no pós-operatório	*Bilevel* ou CPAP	Recomendação condicional para utilização, certeza moderada de evidências
IRpA no cuidado paliativo	-	Recomendação condicional para utilização, certeza moderada de evidências
Trauma torácico	-	Recomendação condicional para utilização, certeza moderada de evidências
Doença viral pandêmica	-	Sem recomendação, incerteza das evidências
IRpA pós- extubação	-	Recomendação condicional para não utilização, certeza moderada de evidências

CPAP: pressão positiva contínua nas vias aéreas; DPOC: doença pulmonar obstrutiva crônica; IRpA: insuficiência pulmonar aguda.

(2022) demonstrou que, entre pacientes com IR hipoxêmica aguda devido à Covid-19, uma estratégia inicial de CPAP reduziu significativamente o risco de intubação traqueal em comparação com a oxigenoterapia convencional, mas não houve diferença significativa entre estratégia inicial com o uso de CNAF e a oxigenoterapia convencional. Nenhuma das estratégias foi capaz de reduzir a mortalidade. Adicionalmente, o estudo *Soho-covid* (2022) demonstrou que a utilização de CNAF em comparação com a oxigenoterapia padrão não reduziu significativamente a mortalidade em 28 dias.

VENTILAÇÃO MECÂNICA INVASIVA

A ventilação mecânica invasiva (VMI) é realizada pela administração de suporte pressórico positivo por meio de uma prótese traqueal. É o tratamento de escolha para os casos mais graves e refratários de IRpA e aqueles em que o tratamento inicial, seja com VNI ou oxigenoterapia, não foi eficaz, a fim de reduzir o trabalho respiratório e de otimizar as trocas gasosas.

O objetivo da VMI é reduzir o trabalho respiratório, com repouso da musculatura ventilatória e melhora da troca gasosa. A indicação de VMI é bastante ampla na literatura, pois está relacionada às diversas causas de IRpA. No Quadro 2 apresentam-se as principais situações em que ela é empregada.

QUADRO 2 Indicações de ventilação mecânica invasiva em pacientes com insuficiência respiratória aguda

Parada cardiorrespiratória
Instabilidade hemodinâmica grave
Rebaixamento do nível de consciência (ECG ≤ 8)
Doença neuromuscular com capacidade vital < 15 mL/kg de peso
SDRA moderada e grave
Falha no tratamento com VNI e/ou oxigenoterapia
Fadiga muscular ventilatória
Drive ventilatório reduzido

ECG: Escala de Coma de Glasgow; SDRA: síndrome do desconforto respiratório agudo; VNI: ventilação mecânica não invasiva.

A definição dos ajustes ventilatórios iniciais após a instalação da VMI necessita da avaliação criteriosa do doente. Os modos de escolha mais comumente utilizados e recomendados são: assisto-controlado a pressão (PCV) e assisto-controlado a volume (VCV). Não há evidência na literatura de superioridade de um em relação ao outro, mas deve ser levada em consideração a doença de base e a experiência da equipe.

Os parâmetros ajustados devem ser os necessários para manter uma SpO_2 entre 90 e 93% e um volume corrente em torno de 6 mL/kg de peso corporal predito. A monitorização do paciente à beira do leito é essencial para o sucesso da terapia, com avaliação periódica da gasometria arterial, mecânica ventilatória, estado hemodinâmico, radiografia de tórax e das assincronias ventilatórias.

A VMI deve ser mantida por tempo suficiente para que haja a resolução do quadro que causou a IRpA. Tão logo haja essa melhora, deve-se iniciar os protocolos de desmame ventilatório com o intuito de reestabelecer a ventilação espontânea.

RESUMO DAS PRINCIPAIS TERAPIAS UTILIZADAS PARA IRpA

Os profissionais devem estar conscientes dos cuidados que devem ser adotados quanto à utilização de CNAF e VNI. Muitas vezes a utilização desses recursos pode "mascarar" a piora do paciente e, consequentemente, retardar a intubação.

Alguns indicadores de falha são a FR que não diminui ou a PaO_2/FiO_2 que não aumenta ao fim de 1 hora. Outros indicadores importantes são índices de gravidade (Apache II, SAPS II ou Sofa) mais elevados, o uso de vasopressores, a incapacidade de melhorar a oxigenação ou os parâmetros hemodinâmicos nas primeiras horas – fatores preditores de maior risco de falência da utilização dessas terapias.

Importante: na utilização de terapias para IRpA como CNAF e VNI, é necessário identificar os possíveis fatores preditores de falência para evitar mortalidade e morbidade.

TABELA 4 Principais vantagens e desvantagens de terapias para IRpA: oxigenoterapia convencional, CNAF, VNI, VMI

Modalidades	Benefícios	Limitações
Oxigenoterapia convencional	Várias interfaces adaptadas ao grau de IRpA e ao fluxo de O_2 fornecido (cânulas nasais, máscara de Venturi, máscara com reservatório). Fácil utilização pelo profissional de saúde.	Baixa eficácia na IRpA grave. Não fornece suporte ventilatório. Fluxo máximo limitado a 15 L/min. Imprevisibilidade de FiO_2 fornecido.
CNAF	Permite conforto e tolerabilidade, com poucos efeitos adversos. Fornece O_2 em altas frações. Sistema simples com rápida curva de aprendizagem pelos profissionais de saúde. Permite ingesta hídrica e de alimentos, sem interromper a técnica.	Não substitui a necessidade de IOT/VMI em casos de IRpA grave. Elevada tolerabilidade pode atrasar início de VMI.
VNI	Proporciona suporte ventilatório não invasivo. Recomendada em situações especiais de IRpA (exacerbação de DPOC e edema agudo do pulmão, por exemplo).	Necessita de equipe multidisciplinar experiente e monitorização adequada.
VMI	Indicada em situações de IRpA grave e falência de outras terapias. Proporciona suporte ventilatório com controle de volume, pressões e FiO_2 fornecido.	Risco de barotrauma ou volutrauma, atelectotrauma e biotrauma. Complicações infecciosas frequentes (PAV) Necessita de admissão em UTI e monitorização permanente.

CNAF: cânulas nasais de alto fluxo; DPOC: doença pulmonar obstrutiva crônica; FiO_2: fração inspirada de oxigênio; IOT: intubação orotraqueal; IRpA: insuficiência respiratória aguda; PAV: pneumonia associada à ventilação mecânica; UTI: unidade de terapia intensiva; VMI: ventilação mecânica invasiva; VNI: ventilação mecânica não invasiva.

BIBLIOGRAFIA

1. Bonorino KC, Cani KC. Cânula nasal de alto fluxo. In: Associação Brasileira de Fisioterapia Cardiorrespiratória e Fisioterapia em Terapia Intensiva; Martins JA, Karsten M, Dal Corso S (orgs.). Profisio – Programa de Atualização em Fisioterapia Cardiovascular e Respiratória: ciclo 6. Porto Alegre: Artmed Panamericana; 2020. p.81-111 (Sistema de Educação Continuada a Distância, v.4).
2. Bram R, Brochard L, Elliott MW, Hess D, Hill NS, Nava S, et al. Official ERS/ATS clinical practice guidelines: noninvasive ventilation for acute respiratory failure. Eur Respir J. 2017;50:1602426.
3. Bram R, Einav S, Chaudhuri D, Mancebo J, Mauri T, Helviz Y, et al. The role for high flow nasal cannula as a respiratory support strategy in adults: a clinical practice guideline. Intensive care Med. 2020;46:2226-37.
4. Chacko B, Peter JV, Tharyan P, John G, Jeyaseelan L. Pressure-controlled versus volume-controlled ventilation for acute respiratory failure due to acute lung injury (ALI) or acute respiratory distress syndorme (ARDS). Cochrane Database Syst Rev. 2015;(1).
5. Chu DK, Kim LH, Young PJ, Zamiri N, Almenawer SA, Jaeschke R, et al. Mortality and morbidity in acutely ill adults treated with liberal versus conservative oxygen therapy (IOTA): a systematic review and meta-analysis. Lancet. 2018;391(10131):1693-705.
6. Diretrizes brasileiras de ventilação mecânica 2013. Disponível em: http://itarget. com.br/newclients/sbpt.org.br/2011/downloads/arquivos/Dir_VM_2013/Diretrizes_VM2013_SBPT_AMIB.pdf. Acesso em: 3 jul. 2024.
7. Frat JP, Quenot J-P, Badie J, et al. Effect of high-flow nasal cannula oxygen vs standard oxygen therapy on mortality in patients with respiratory failure due to covid-19: the Soho-covid randomized clinical trial. JAMA. 2022 Sep 27;328(12):1212-22.
8. Knobel E. Condutas no paciente grave. v.1. 4.ed. São Paulo: Atheneu; 2016.
9. Lewis SR, Baker PE, Parker R, Smith AF. High-flow nasal cannulae for respiratory support in adult intensive care patients. Cochrane Database Syst Rev. 2021;3(3).
10. Neves LMT, José A, Santos MCS, Rocha RSB. Insuficiência respiratória: conceitos e implicações em fisioterapia em terapia intensiva. In: Associação Brasileira de Fisioterapia Cardiorrespiratória e Fisioterapia em Terapia Intensiva; Ma tins JA, Reis LFF, Andrade FMD (orgs.). Profisio – Programa de Atualização em Fisioterapia em Terapia Intensiva Adulto: ciclo 9. Porto Alegre: Paname- ricana; 2019. p.11-44 (Sistema de Educação Continuada a Distância, v.4).
11. Nishimura M. High-flow nasal cannula oxygen therapy in adults: physiological benefits, indication, clinical benefits, and adverse effects. Respir Care. 2016;61(4):529-41.
12. O'Driscoll BR, Howard LS, Earis J, Mak V. BTS guideline for oxygen use in adults in healthcare and emergency settings. BMJ Open Respir Res. 2017; 4(1):e000170.
13. Ovtcharenko N, Ho E, Alhazzani W, Cortegiani A, Ergan B, Scala R, et al. High-flow nasal cannula versus non-invasive ventilation for acute hypercapnic respiratory failure in adults: a systematic review and meta-analysis of randomized trials. Crit Care. 2022;26(1):348.
14. Papazian L, Corley A, Hess D, Fraser JF, Frat JP, Guitton C, et al. Use of high-flow nasal cannula oxygenation in ICU adults: a narrative review. Intensive Care Med. 2016;42(9):1336-49.
15. Parke RL, Eccleston ML, McGuinness SP. The effects of flow on airway pressure during nasal high-flow oxygen therapy. Respir Care. 2011;56(8):1151-5.
16. Perkins GD, et al. Effect of noninvasive respiratory strategies on intubation or mortality among patients with acute hypoxemic respiratory failure and covid-19: The Recovery-RS randomized clinical trial. JAMA. 2022 Feb 8;327(6):546-58.
17. Phan T, Brochard LJ, Slutsky AS. Mechanical ventilation: state of the art. Mayo Clin Proc. 2017;92(9):1382-400.
18. Siemieniuk RAC, Chu DK, Kim LH, Güell-Rous MR, Alhazzani W, et al. Oxygen therapy for acutely ill medical patients: a clinical practice guideline. BMJ. 2018 Oct 24.

12

Modos ventilatórios básicos

Ezequiel Mânica Pianezzola
Lucas Rodrigues de Moraes

INTRODUÇÃO

A ventilação mecânica (VM) é um dos recursos mais importantes para o manejo do paciente crítico no ambiente da terapia intensiva e tem como objetivo promover a assistência ventilatória, substituindo a bomba ventilatória e a otimização das trocas gasosas. Formas graves de insuficiência respiratória aguda ou agudização de distúrbios crônicos necessitarão de suporte ventilatório invasivo, e a promoção de uma assistência ventilatória segura e eficiente se faz necessária.

Os modos ventilatórios básicos, presentes na maioria dos ventiladores mecânicos, são a "porta de entrada" dos ajustes ventilatórios iniciais e utilizados na maioria dos casos. As diferentes situações clínicas encontradas requerem ajustes específicos e conhecimento dos recursos disponíveis, além das limitações de cada modo.

Atualmente pode-se encontrar nas unidades de terapia intensiva (UTI) diversos modelos de ventiladores mecânicos com nomenclaturas diferentes para modos semelhantes, porém o princípio de funcionamento básico é similar. Quem conhece a base estrutural de cada modo reconhecerá os ajustes necessários, correlacionando as variáveis do ciclo ventilatório. Obviamente é necessário o conhecimento completo do ventilador mecânico utilizado para extrair todo o potencial do dispositivo.

EQUAÇÃO DO SISTEMA RESPIRATÓRIO

Antes de explorar os modos ventilatórios é preciso fazer uma breve revisão sobre as pressões necessárias para a geração de volume. Isso é regido pela equação do movimento. Para que haja expansibilidade torácica, é necessária uma pressão motriz suficiente para vencer os componentes resistivos e elásticos do sistema respiratório.

$$P_{motriz} = P_{resistiva} + P_{elástica}$$

Presistiva é o produto da resistência pelo fluxo. Essa parte da equação reflete a resistência de vias aéreas e a viscoelasticidade do pulmão.

Pelástica é a divisão do volume corrente (Vc) pela complacência do sistema respiratório. Reflete a elasticidade dos tecidos do sistema respiratório.

Se houver alteração na $P_{resistiva}$ ou $P_{elástica}$, a pressão motriz necessária para vencer a impedância do sistema respiratório será maior e alterações ventilatórias serão observadas. Estas serão descritas ao longo deste capítulo.

O CICLO VENTILATÓRIO

Para descrever as modalidades e suas variáveis é importante reconhecer as quatro fases do ciclo ventilatório (Figura 1):

1. **Fase inspiratória:** corresponde à fase do ciclo em que o ventilador realiza a insuflação pulmonar. É nessa fase que a maioria dos modos ventilatórios controla as variáveis de fluxo, pressão ou volume que serão limitadas durante a abertura da válvula inspiratória para a liberação do ar. Elas são de grande importância para a determinação do modo ventilatório.
2. **Ciclagem:** é o encerramento da fase inspiratória, a transição entre a fase inspiratória e a expiratória.

Essa finalização pode ocorrer por variáveis de pressão, volume, fluxo ou tempo e também ajuda a caracterizar o modo ventilatório.

3. **Fase expiratória:** momento seguinte ao fechamento da válvula inspiratória e abertura da válvula expiratória, permitindo que a pressão do sistema respiratório se equilibre com a pressão expiratória final determinada no ventilador.
4. **Disparo:** corresponde à mudança da fase expiratória para a fase inspiratória. É o instante em que termina a expiração e ocorre a liberação de ar do ventilador para o paciente, iniciando nova fase inspiratória. Essa abertura pode ocorrer por tempo previamente programado ou por esforço respiratório gerado pelo paciente e reconhecido pelo ventilador mecânico.

Com base nas variáveis do ciclo ventilatório (disparo, inspiração, ciclagem e expiração) disponíveis nos ventiladores mecânicos, geralmente são oferecidas quatro modalidades de ventilação: ventilação mandatória controlada, ventilação mandatória assistida, ventilação mandatória intermitente sincronizada (SIMV: *synchronized intermitent mandatory ventilation*) e pressão positiva contínua nas vias respiratórias (CPAP: *continuous positive airway pressure)* (Figura 2).

Ventilação mandatória controlada

A ventilação mandatória controlada é caracterizada por assumir completamente a ventilação do paciente. Em situações clínicas em que se faz necessário um controle irrestrito da ventilação, essa modalidade fornecerá as variáveis necessárias para suprir as necessidades ventilatórias.

O início do ciclo ou disparo acontece quando um tempo é previamente programado por meio do ajuste da frequência respiratória. O ventilador determinará o modo de atuação das válvulas de fluxo e a exalação conforme o controle selecionado.

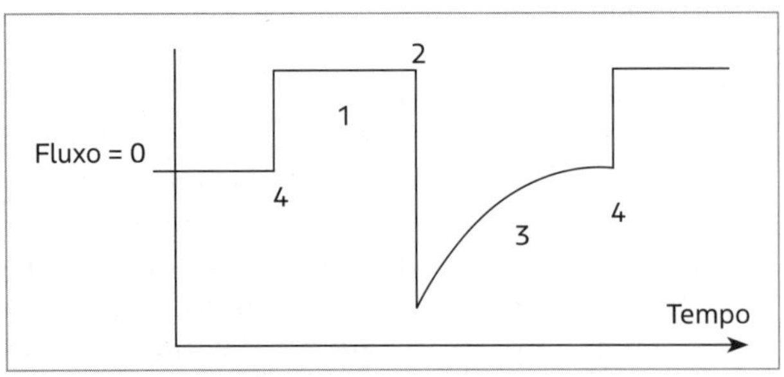

FIGURA 1 As fases do ciclo ventilatório representado na curva fluxo x tempo.
Fonte: adaptada de Carvalho et al. (2007).

O ventilador dispõe de controles de tempo inspiratório (Tinsp) e consequentemente do tempo expiratório (Texp): FR = 60 s/(Tinsp + Texp) e dispõe de controle de volume minuto (Vmin) e volume corrente (Vc): FR = Vmin/Vc.

Exemplo: se o operador ajustar a FR em 15 irpm, então: 60 segundos / 15 irpm = 4. Significa que a cada 4 segundos o ventilador mecânico iniciará um novo ciclo ventilatório.

A ciclagem dependerá da característica do modo ventilatório. O modo VCV cicla a volume. Já os modos PCV e PSV são ciclados a tempo.

São estas as principais indicações da ventilação mandatória controlada:

- Necessidade de repouso da bomba ventilatória (p. ex., fadiga da musculatura respiratória).
- Manipulação da ventilação alveolar (p. ex., necessidades de normo, hiper ou hipocapnia).
- Fase aguda de síndrome da angústia respiratória aguda (Sara), Covid-19.
- Cirurgias cardíacas e outras de grande porte.
- Disfunções neurológicas e de *drive* ventilatório (p. ex., doenças neuromusculares, acidente vascular cerebral (AVC), traumatismo raquimedular e traumatismo cranioencefálico, entre outros).

Ventilação mandatória assistida

A ventilação mandatória assistida tem a característica similar à controlada nos ajustes, porém nessa modalidade o paciente irá iniciar o ciclo respiratório com *drive* próprio, mas o controle do modo em suas variáveis e finalização são determinados pelo ventilador mecânico. O início do ciclo assistido ("disparo") se dá pelo reconhecimento do esforço inspiratório do paciente pelo ventilador, geralmente por uma alteração na pressão ou fluxo na via respiratória.

É preciso ficar atento à modalidade mandatória assistida na presença de assincronias paciente-ventilador, uma vez que a presença de *drive* iniciando o ciclo ventilatório associado ao controle das variáveis inspiratórias e de ciclagem pode causar uma discrepância nas demandas do paciente.

Nesse tipo de ventilação o ajuste de diferentes variáveis ocorre de acordo com modos específicos em que um padrão pode ser identificado e ajustado como exposto a seguir.

Ventilação controlada a volume

A principal característica do modo volume-controlado é a manutenção do fluxo e volume contro-

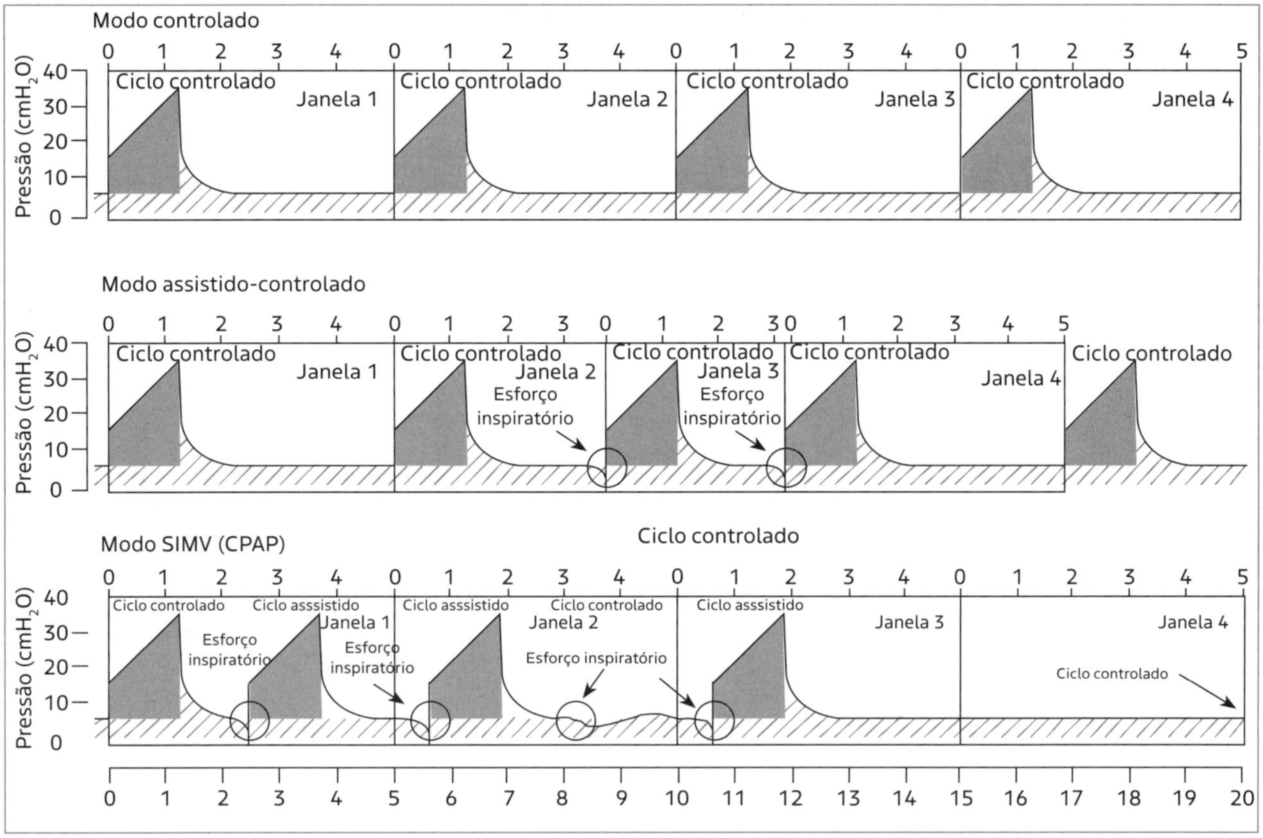

FIGURA 2 Representação da curva pressão x tempo nos modos controlados, assisto-controlado e SIMV/CPAP. Nos modos controlados, o ventilador determina a FR do paciente, portanto realizando todos os ciclos ventilatórios deste. Por meio do ajuste de FR, temos o ajuste de tempo inspiratório e expiratório. Note que a cada 4 segundos temos um ciclo ventilatório. Sendo 1 minuto igual a 60 segundos, temos que a FR é de 15. Nos modos assisto-controlado ainda há a realização de ciclos assistidos, porém não há mais FR determinada, pois o paciente realiza ciclos ventilatórios espontaneamente, o que é verificado pelo esforço respiratório. Nesta situação, devemos ter atenção para a ocorrência de assincronia paciente-ventilador. O modo SIMV trabalha com o conceito de janela de tempo. Só será realizado um ciclo controlado se dentro da janela de tempo não forem verificados ciclos assistidos. A FR segue sendo determinada, ao contrário do modo CPAP, em que a FR é zero, permitindo ao paciente ventilação totalmente espontânea.
CPAP: pressão positiva contínua nas vias respiratórias; FR: frequência respiratória; SIMV: ventilação mandatória intermitente sincronizada.
Fonte: Valiatti et al. (2016).

lados. O ventilador mecânico controla a válvula de fluxo para manter uma liberação de fluxo programado durante a fase inspiratória, ou seja, o fluxo é o parâmetro controlado ("fixo") até atingir o valor do Vc programado em que o ciclo será finalizado (critério de ciclagem). Nos ventiladores mecânicos o padrão básico de liberação do fluxo em ventilação controlada a volume (VCV) é constante ou quadrado, porém alguns ventiladores permitem outros padrões de fluxo, por exemplo, acelerado, desacelerado ou senoidal (Figura 3).

As variáveis básicas de ajuste são: volume corrente (Vc), fluxo (V'), frequência respiratória (FR), fração inspirada de oxigênio (FiO_2), pressão expiratória positiva final (Peep) além do ajuste da sensibilidade (Trigger). Alguns ventiladores não permitem ajuste de fluxo, sendo este dependente da FR. FR mais altas aumentam o fluxo e, para que este seja entregue, ocorre redução do tempo inspiratório.

A Figura 4 apresenta as curvas encontradas no VM durante o modo VCV.

A pressão de admissão ou pressão de pico (Ppico) resultante nas vias aéreas durante a fase inspiratória será "livre", dependendo da combinação de Vc, fluxo e impedância (resistência e complacência) do sistema respiratório. Em casos de piora da complacência do sistema respiratório, a Ppico aumentará proporcionalmente (Figura 5). O contrário acontece, por exemplo, em caso de diminuição da resistência de vias aéreas. Observe as Figuras 6 e 7.

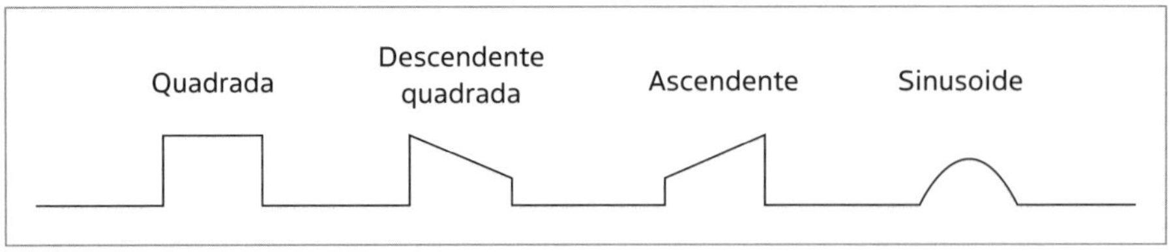

FIGURA 3 As quatro possibilidades de curva de fluxo.
Fonte: Carvalho et al. (2007).

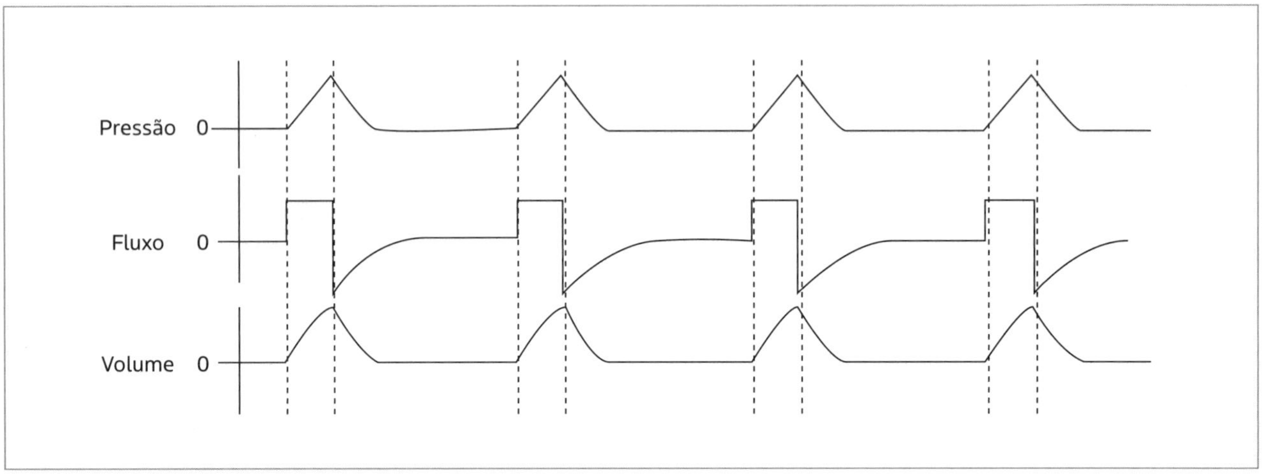

FIGURA 4 Curvas pressão x tempo, fluxo x tempo e volume x tempo. Note onda de fluxo quadrada em VCV. Esta figura não contempla situações clínicas que devem sempre ser consideradas durante análise gráfica.
VCV: ventilação controlada a volume.
Fonte: Carvalho et al. (2007).

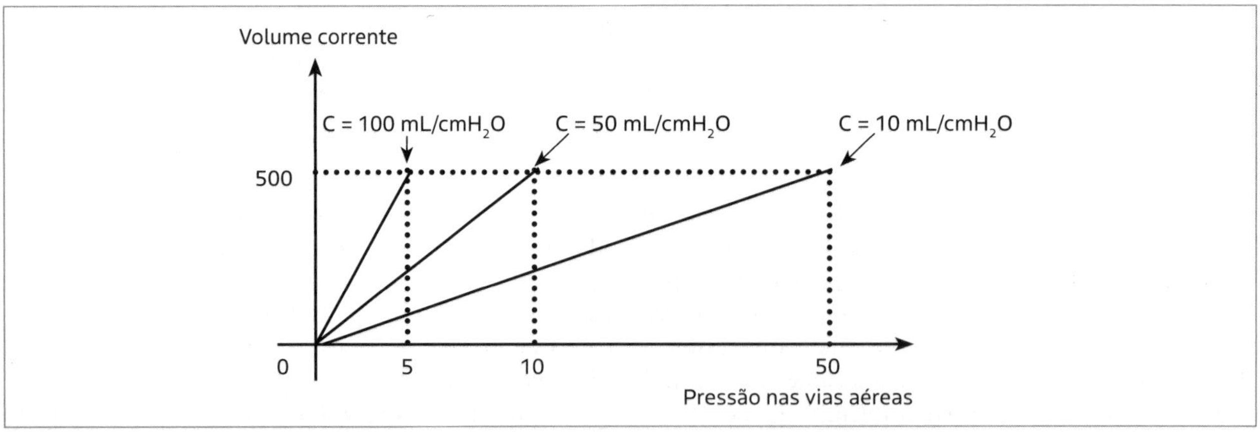

FIGURA 5 Note que para um mesmo volume corrente, caso haja alteração de complacência do sistema respiratório, a Ppico aumenta. Deve-se estar atento a essa variável, pois indica piora clínica do paciente.
Ppico: pressão de pico.

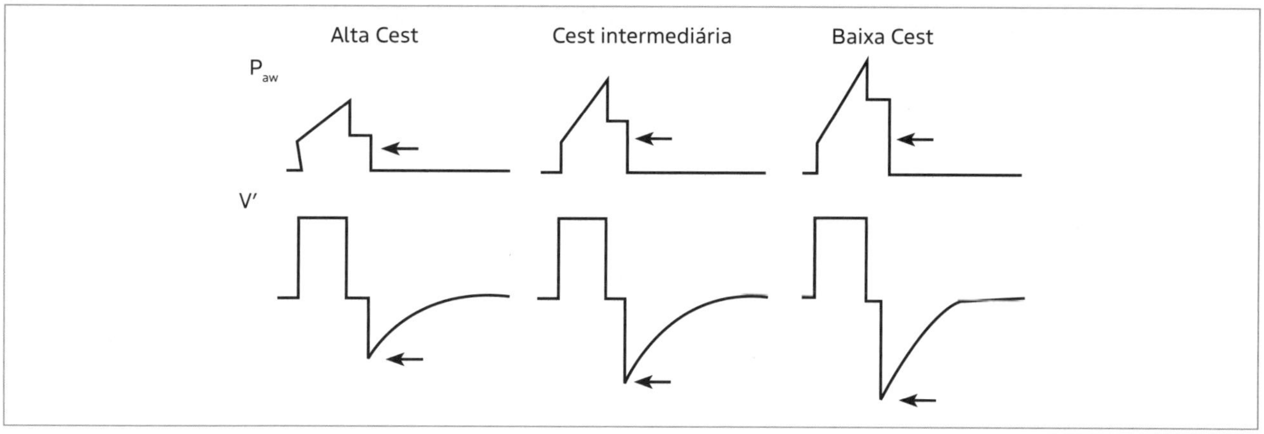

FIGURA 6 Observe variação das curvas pressão x tempo (curva superior) e fluxo x tempo (curva inferior) conforme complacência do sistema respiratório. Note aumento da pressão de pico proporcional à piora de Cest. A Pplatô também aumenta seus valores, indicando que, para um mesmo Vc, a piora de Cest aumenta a pressurização do sistema respiratório. A seta na curva pressão x tempo indica a *driving pressure*, que também se eleva conforme a piora de Cest. A seta na curva fluxo x tempo indica aumento do pico de fluxo expiratório em situações de baixa Cest.
Cest: complacência pulmonar; Paw: pressão de vias aéreas, V': fluxo.
Fonte: adaptada de Tamburrano et al. (2022).

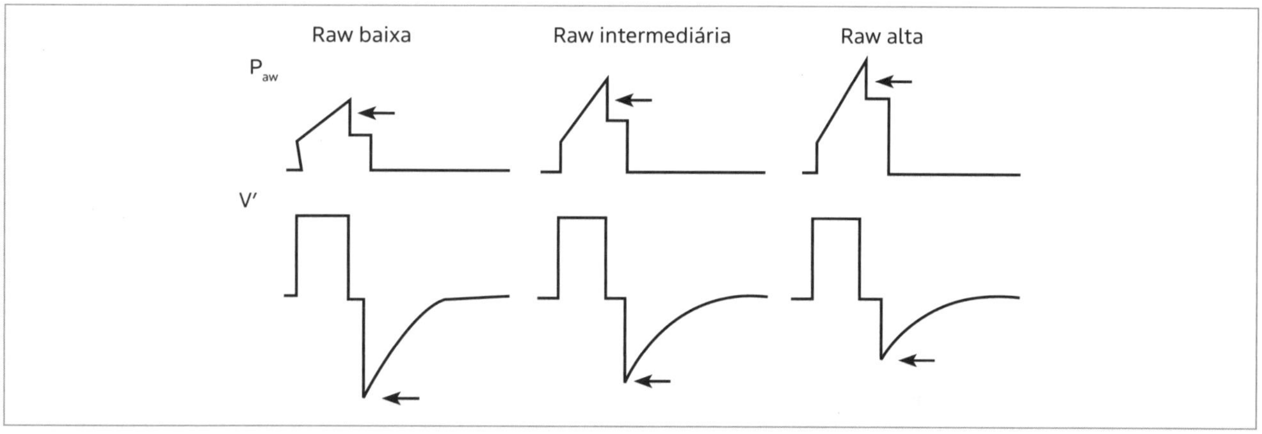

FIGURA 7 Alterações gráficas em situações clínicas de alteração de resistência de vias aéreas. Observe aumento da Ppico em quadros com aumento de resistência (p. ex., secreção, broncoespasmo grave). A Pplatô não se altera.
Raw: resistência de vias aéreas; Paw: pressão de vias aéreas, V': fluxo.
Fonte: adaptada de Tamburrano et al. (2022).

Há a possibilidade do ajuste de uma pausa inspiratória em tempo absoluto (0,1 a 0,3 segundo) ou em percentual do tempo inspiratório, que acarretará a pressão de platô (Pplatô). São importantes, pois permitem um equilíbrio na distribuição homogênea da ventilação por meio da ventilação colateral. Esse ajuste pode ser eficaz em situações de hipercapnia ($PaCO_2$ > 45 mmHg, com pH menor do que 7,35). Pausas inspiratórias maiores do que 2 segundos estão associadas a perdas pressóricas pelo sistema respiratório e podem subestimar o valor de Pplatô. Durante a realização da pausa inspiratória, o fluxo é zerado, pois a Pplatô é uma condição de fluxo zero, ou seja, elimina-se a resistência do sistema.

Em virtude da característica do modo VCV em controlar Vc e V' e apresentar em sua análise Ppico e Pplatô, essa modalidade permite o cálculo da mecânica do sistema respiratório (resistência e complacência) de forma mais acurada. Para a obtenção da Pplatô, uma pausa inspiratória curta é necessária (Figuras 8 e 9).

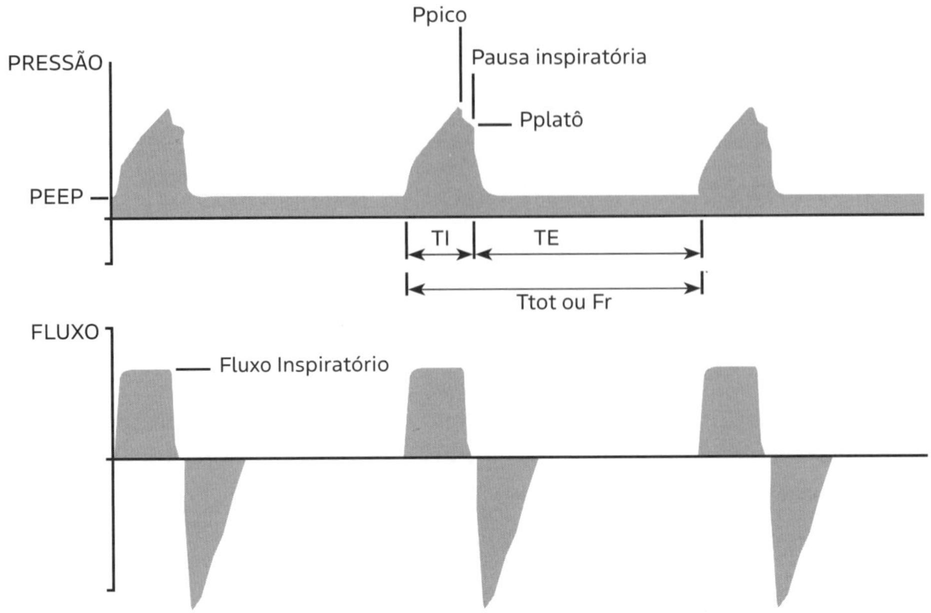

FIGURA 8 Análise gráfica da pausa inspiratória em VCV. Note condição de fluxo zero durante pausa inspiratória. Especial atenção deve ser dada ao tempo ou porcentagem de pausa aplicada, pois esse ajuste também faz parte do tempo inspiratório.

Ppico: pressão de pico; TE: tempo expiratório; TI: tempo inspiratório; Ttot = tempo total de ciclo ventilatório (TI + TE); VCV: ventilação controlada a volume.

Fonte: adaptada de Deden [s. d.].

Para a garantia de uma ventilação segura é necessário cálculo de variáveis que nos permita avaliar se a VM está protetora para o paciente. Dessa forma, o avaliador pode calcular a *driving pressure*, a complacência pulmonar e a resistência de vias aéreas.

Driving pressure (DP) é uma medida que representa o estresse aplicado aos pulmões. Indica se o Vc entregue pelo ventilador para um determinado sistema respiratório está sendo lesivo ou não. Evidências pós-Covid indicam que a DP é uma medida que representa o pulmão funcional. A literatura aponta que valores menores do que 15 cmH_2O são seguros para o pulmão.

Com base na DP, pode-se calcular a complacência pulmonar, que representa o grau de expansão pulmonar para cada aumento da pressão transpulmonar. O cálculo consiste na divisão do Vc pela DP. Trinta a 40 cmH_2O são valores toleráveis para pacientes em VM. Valores abaixo indicam doenças restritivas (p. ex., fibrose pulmonar, Covid-19 fase tardia), e valores acima destes indicam doenças de alta complacência (p. ex., doença pulmonar obstrutiva crônica – DPOC).

A resistência de vias aéreas (Raw) é calculada pela divisão entre Ppico – Pplatô por fluxo (em segundos). Valores seguros de Raw estão concentrados na faixa de 10 cmH_2O/L/segundo.

Na Tabela 1 estão correlacionados os ajustes básicos dos parâmetros do modo VCV. Os valores sugeridos não contemplam alterações clínicas, que sempre devem ser consideradas.

TABELA 1 Ajustes básicos em VCV

Parâmetros de ajustes no VCV	Valores
Volume corrente (Vc)	6-8 mL/kg predito
Fluxo (V′)	20-40 L/min
Pausa inspiratória (Pplatô)	0,2-0,4 segundo
Frequência respiratória (FR)	12-20 irpm
Pressão expiratória positiva final (Peep)	4-8 cmH_2O
Fração inspirada de oxigênio (FiO_2)	21-100 %
Sensibilidade (fluxo)	1-3 L/min

VCV: ventilação controlada a volume.

Deve-se ficar atento para a configuração de alguns ventiladores mecânicos que podem utilizar variáveis diferentes das expostas. Por exemplo, alguns ventiladores não possuem ajuste direto de V′, mas possuem ajuste na relação I:E. São detalhes que ao final terão o mesmo desfecho, uma vez que, quando se regula FR e V′, o re-

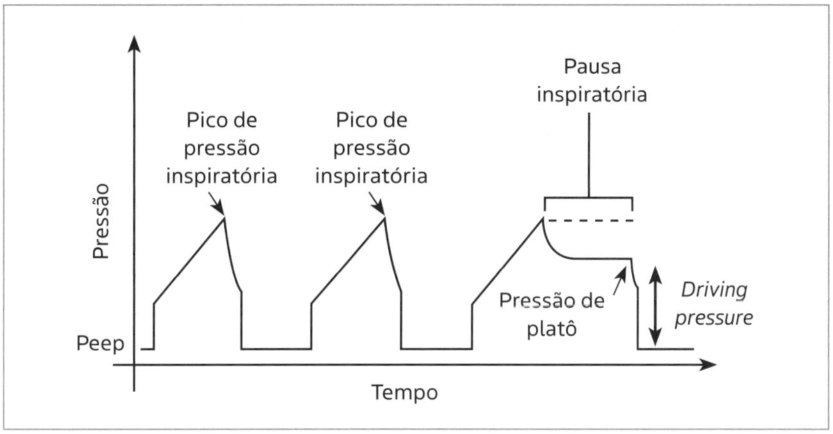

FIGURA 9 Observe a obtenção da pressão de platô durante a manobra de pausa inspiratória. A subtração da Pplatô pela Peep é a *driving pressure*.

Peep: pressão expiratória positiva final.

Fonte: adaptada de Rotta e Steinhorn (2007).

sultado ajustará a relação I:E, assim como o ajuste de FR e relação I:E resultará num ajuste da variável de V'.

Em pacientes com *drive* presente, ou seja, assistindo ao modo, o VCV pode gerar assincronia paciente-ventilador, uma vez que a demanda pode não ser suprida pelos ajustes fornecidos, tanto em relação ao Vc ou V' fornecidos quanto em relação à limitação do tempo inspiratório, sendo diferente do tempo neural do paciente. Neste caso, recomenda-se a transição do paciente para o modo ventilação por pressão de suporte (PSV). Caso não haja *drive* ventilatório suficiente (sedação excessiva ou bradipneia), é preferível colocar o paciente no modo ventilação controlada a pressão (PCV) e permitir disparos pelo paciente até ser verificado *drive* ventilatório suficiente para disparar o ventilador com FR > 12 irpm.

Recomenda-se ajustar o alarme de Ppico em até 45 cmH_2O. Valores elevados indicam situação de súbito aumento de resistência, podendo evoluir com hipoventilação e dessaturação.

Vantagens x desvantagens do modo ventilação controlada a volume

Apesar de não haver superioridade entre VCV e PCV, o modo VCV é interessante para os casos de monitorização nos níveis de $PaCO_2$, pois garante volume-minuto. Exemplos incluem: AVC e disfunções neuromusculares. As desvantagens incluem a possibilidade de baro/volutrauma em alterações de complacência pulmonar, devido à perda de controle pressórico.

Ventilação controlada a pressão

A principal característica do modo pressão controlada é a garantia de uma pressão constante durante toda a fase inspiratória. O ventilador, durante a fase inspiratória, controla a válvula de fluxo para manter a pressão na via respiratória constante, no valor programado, sendo a liberação de fluxo livre. Logo, temos o ajuste da Pinsp (variável de controle do modo) que será liberada durante a fase inspiratória por um período programado chamado de tempo inspiratório (Tinsp), sendo esta a variável de ciclagem.

O volume corrente será resultado do ajuste da Pinsp + Tinsp + impedância do sistema respiratório (resistência e complacência). Deve-se ficar atento às configurações dos ventiladores, pois alguns modelos possuem o ajuste de PC (pressão controlada) acima da Peep. A soma desses valores gera a Pinsp. Algumas fabricantes não oferecem PC, mas sim PI (pressão inspiratória). Nesse caso, não há a possibilidade de ajuste direto na pressão controlada, que deverá ser calculada pela diminuição da PI pela Peep. Assim, para que haja ajuste da PC, será necessário o ajuste da PI.

As variáveis Peep, FR, FiO_2 e sensibilidade, disponíveis no modo VCV, também são encontradas no modo ventilação controlada a pressão (PCV).

Conforme ocorre a entrada de ar nos pulmões, o fluxo que tem característica desacelerada (mais fisiológico) passa por redução da velocidade de entrada até atingir o Tinsp programado para ciclar. Se o ajuste de Tinsp for suficientemente longo, o fluxo será zero quando a pressão no interior dos pulmões atingir o valor da pressão controlada na via respiratória (Figuras 10 e 11).

Como apresentado no modo VCV, não é permitida a alteração de fluxo durante os ciclos assistidos (fluxo "fixo"), o que pode resultar em aumento de trabalho respiratório do paciente em caso de *drive* ventilatório. No modo PCV, o ventilador ajusta automaticamente o fluxo para manter constante a pressão de vias aéreas (Pva). A consequência disso é que um esforço inspiratório do paciente acarretará aumento proporcional de fluxo, favorecendo um melhor sincronismo nas modalidades assistidas.

Alterações da mecânica respiratória tendem a ocasionar alterações do volume corrente, porém jamais das pressões de admissão nas vias aéreas. Logo, a variável de monitorização deverá ser o volume corrente. Pacientes com piora de complacência pulmonar e broncoespasmo (aumento da Raw) severo sofrerão redução do volume corrente gerado (Figuras 12 a 14).

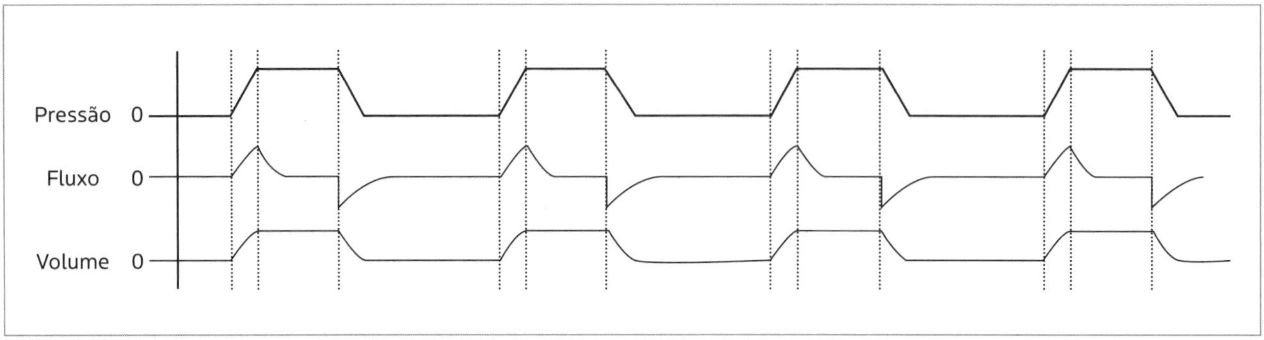

FIGURA 10 Curvas pressão x tempo; fluxo x tempo e volume x tempo no modo PCV. Esta figura não contempla situações clínicas que devem sempre ser consideradas durante análise gráfica.

PCV: ventilação controlada a pressão.

Fonte: adaptada de Carvalho et al. (2007).

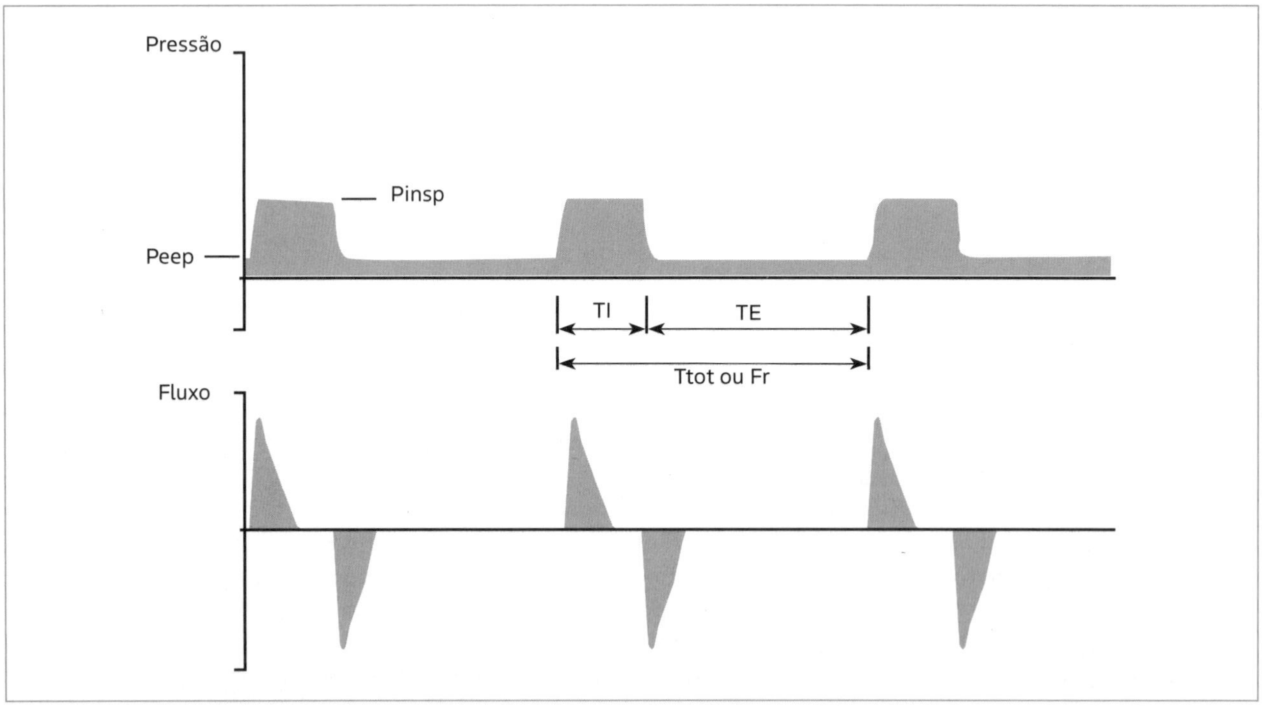

FIGURA 11 Observe as curvas pressão x tempo e fluxo x tempo em modo PCV. Note que em PCV a onda de fluxo assume formato desacelerado, permitindo um ciclo ventilatório mais próximo do fisiológico.

Fr: frequência respiratória; PCV: ventilação controlada a pressão; Peep: pressão expiratória positiva final; Pinsp: pressão inspiratória; TE: tempo expiratório; TI: tempo inspiratório; Ttot = tempo total de ciclo ventilatório (TI + TE).

Fonte: adaptada de Deden [s. d.].

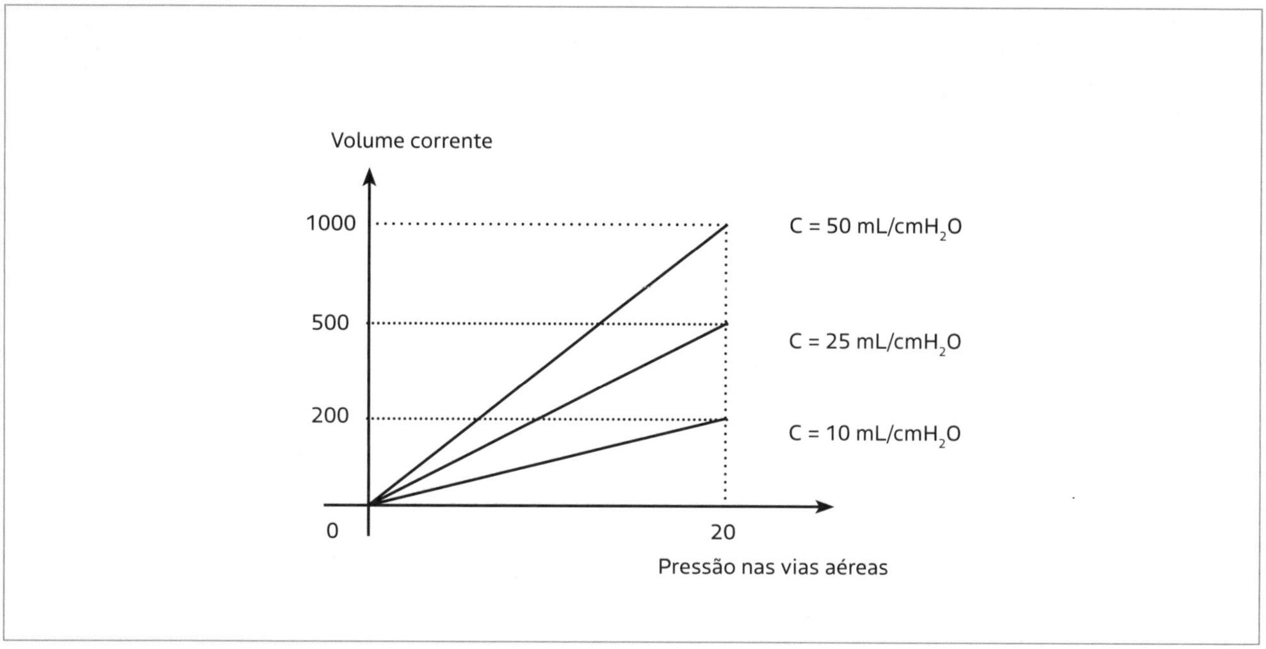

FIGURA 12 Relação entre aumento da Cest e do Vc. O aumento é diretamente proporcional ao aumento do Vc.
Cest: complacência pulmonar; Vc: volume corrente.

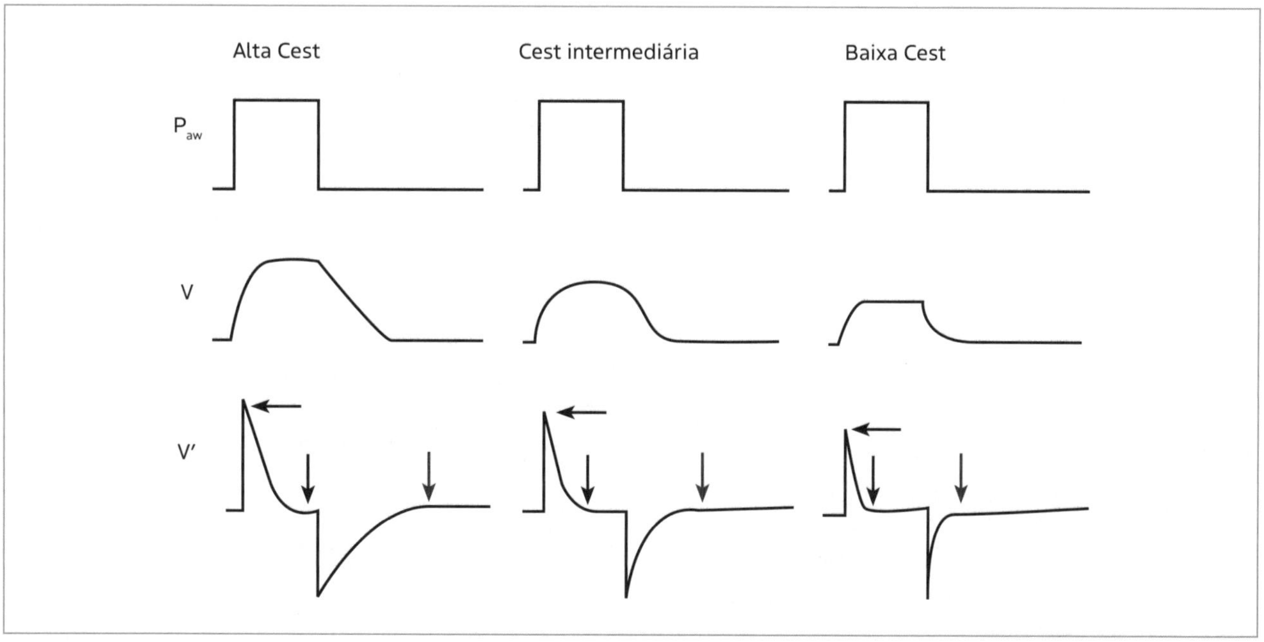

FIGURA 13 Alterações gráficas após alterações de complacência pulmonar no modo PCV. Na curva fluxo x tempo, observe a diminuição do pico de fluxo conforme a piora da complacência pulmonar. Note também redução do tempo inspiratório e redução do tempo necessário para o fluxo expiratório atingir a linha de base. O pico de fluxo expiratório não se altera. Na curva volume x tempo, ocorre redução do volume corrente.
Cest: complacência pulmonar; Paw: pressão de vias aéreas; PCV: ventilação controlada a pressão; V: volume; V': fluxo.
Fonte: adaptada de Tamburrano et al. (2022).

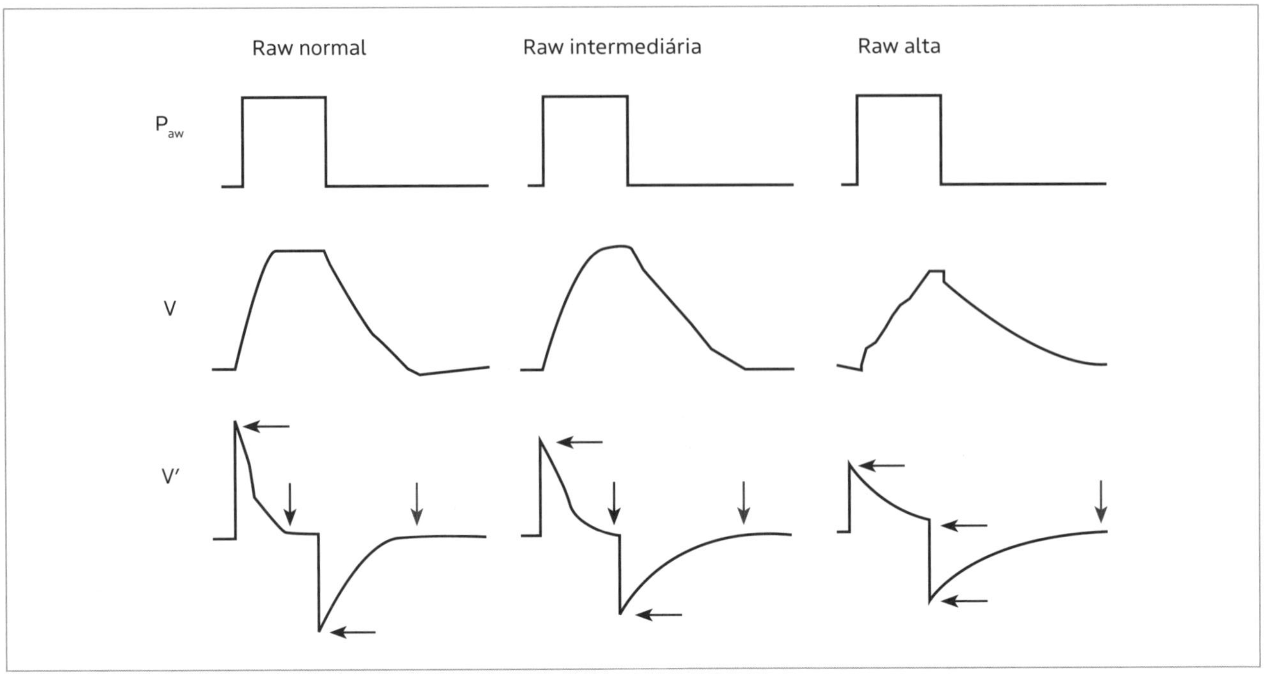

FIGURA 14 Alterações gráficas após alterações de resistência no modo PCV. Na curva fluxo x tempo, observe a diminuição do pico de fluxo inspiratório. Note aumento do tempo inspiratório. O fluxo expiratório reduz seu pico e aumenta o tempo necessário para atingir a linha base. Na curva volume x tempo, observa-se redução do volume corrente, visto que há controle volumétrico neste modo.

Paw: pressão de vias aéreas; PCV: ventilação controlada a pressão; Raw: resistência de vias aéreas; V: volume; V': fluxo.

Fonte: adaptada de Tamburrano et al. (2022).

Alguns ventiladores mecânicos permitem ajuste da rampa inspiratória (*rise time* ou tempo de reta inspiratória), que favorece a sincronia do paciente com o ventilador, permitindo que a entrega da pressão programada seja feita de forma mais ou menos rápida de acordo com a situação clínica. Pacientes com disfunções ventilatórias restritivas (fibrose pulmonar, fase tardia da Covid-19) se beneficiam de rampa mais rápida (ou seja, em menos tempo). Pacientes com complacência elevada (DPOC) se beneficiam de rampa mais lenta (ou seja, mais tempo). Veja a Figura 15.

Na Tabela 2 estão correlacionados os ajustes básicos dos parâmetros do modo PCV. Os valores sugeridos não contemplam alterações clínicas, que devem sempre ser consideradas.

Dentre as vantagens do modo PCV, destaca-se que a pressão aplicada pelo ventilador independe das características do sistema respiratório em questão. As desvantagens incluem a possibilidade de alteração abrupta do volume corrente diante de alterações de impedância do sistema respiratório, uma vez que este não é variável de controle nesse modo.

TABELA 2 Ajustes básicos em PCV

Parâmetros de ajustes no PCV	Valores
Pressão inspiratória (Pinsp)	Suficiente para gerar 6-8 mL/kg predito
Tempo inspiratório	0,8-1,2 segundo
Frequência respiratória (FR)	12-20 irpm
Pressão expiratória positiva final (Peep)	4-8 cmH_2O
Fração inspirada de oxigênio (FiO_2)	21-100%
Sensibilidade (fluxo)	1-3 L/min

PCV: ventilação controlada a pressão.

Ventilação mandatória intermitente sincronizada (SIMV)

É um modo que intercala ciclos controlados, assistidos e espontâneos. O ventilador libera ciclos previamente selecionados a volume ou a pressão, utilizando uma janela de tempo. Fora desses ciclos

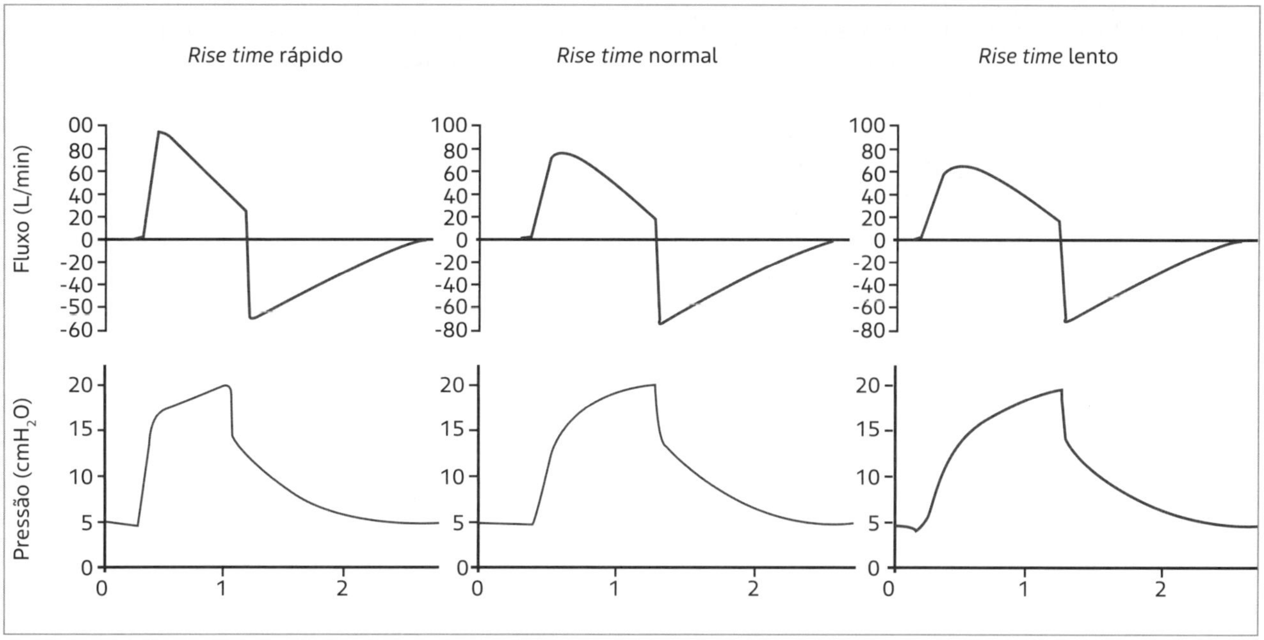

FIGURA 15 Variações da curva de fluxo x tempo e pressão x tempo. Nas três situações, não há mudança da pressão inspiratória, porém, com *rise time* rápido o tempo necessário para atingir a Ppico é menor do que com *rise time* lento. Observe que um *rise time* rápido reduz o tempo inspiratório.
Fonte: adaptada de Hess (2005).

o paciente poderá respirar espontaneamente e o ventilador mecânico respeitará a janela de tempo entre os ciclos, evitando sobreposição. Uma janela de tempo é iniciada com um ciclo controlado apenas se na janela anterior não tiver sido detectado nenhum esforço inspiratório. Caso contrário, o ventilador aguarda a ocorrência do esforço e envia um ciclo assistido. Esses ciclos espontâneos devem ser acrescidos de uma pressão de suporte para melhor conforto do paciente.

Pela característica de ser um modo ventilatório espontâneo, existe um critério baixo para indicação no desmame da VM, uma vez que estudos comparativos mostraram que pacientes desmamados em SIMV demoravam mais tempo que em pressão de suporte.

Pressão de suporte ventilatório

É um modo em que o paciente determina sua própria frequência respiratória, sendo assistido por uma pressão de suporte inspiratória previamente selecionada. O controle de pressão de suporte (PS) atua exclusivamente sobre os ciclos espontâneos nos modos básicos SIMV e CPAP.

As variáveis básicas de controle são: pressão de suporte, Peep, FiO_2 e sensibilidade. É importante um adequado ajuste dos alarmes de apneia e volume-minuto baixo para evitar hipoventilação do paciente. Em caso de apneia prolongada (conforme ajuste), o ventilador entrará em sistema de reserva (*back up*), retornando para um modo controlado e evitando, assim, complicações pela hipoventilação.

Dentre as modalidades ventilatórias, é a mais utilizada para desmame do paciente da VM. Parâmetros baixos de pressão de suporte (5 a 7 cmH_2O) são adotados em protocolos clínicos para avaliação da capacidade respiratória espontânea de vencer as resistências intrínsecas do sistema de ventilação.

O modo pressão de suporte ventilatório (PSV) permite a ventilação espontânea, favorecendo a condição muscular respiratória, preservando os músculos da hipotrofia causada pelo repouso provocado pela ventilação controlada devido a sedação e bloqueador neuromuscular.

O Vc é variável de acordo com a PSV ajustada, a impedância do sistema respiratório (complacência e resistência) e o esforço gerado pelo paciente. Assim como no modo PCV, deve-se monitorar constantemente o volume corrente. Ainda que seja uma modalidade espontânea, deve-se sempre preconizar uma PSV suficiente para gerar volume corrente protetor, ou seja, entre 6 e 8 mL/kg de peso predito.

Por exemplo: situações de hipoventilação (baixa ventilação alveolar) estão associadas a atelectasia (colabamento do pulmão), secreção (por aumento de resistência) ou fraqueza muscular diafragmática (em pacientes com disfunções neuromusculares). Situações de hiperventilação (alta ventilação alveolar com aumento da FR) estão associadas a quadro álgico intenso ou acidose metabólica. Infusão de sedativos também influencia no Vc, pois deprime *drive* ventilatório, e, dessa forma, os pacientes apresentam FR baixa (< 12) e alto volume corrente.

A liberação do fluxo é livre e a forma de entrega é desacelerada, assim como na modalidade PCV. Essa pressão de suporte atua de maneira similar ao PCV, sendo a variável de controle usada pelo modo. Como critério de ciclagem, o fluxo desacelerado será usado para finalizar a fase inspiratória (Figuras 16 e 17).

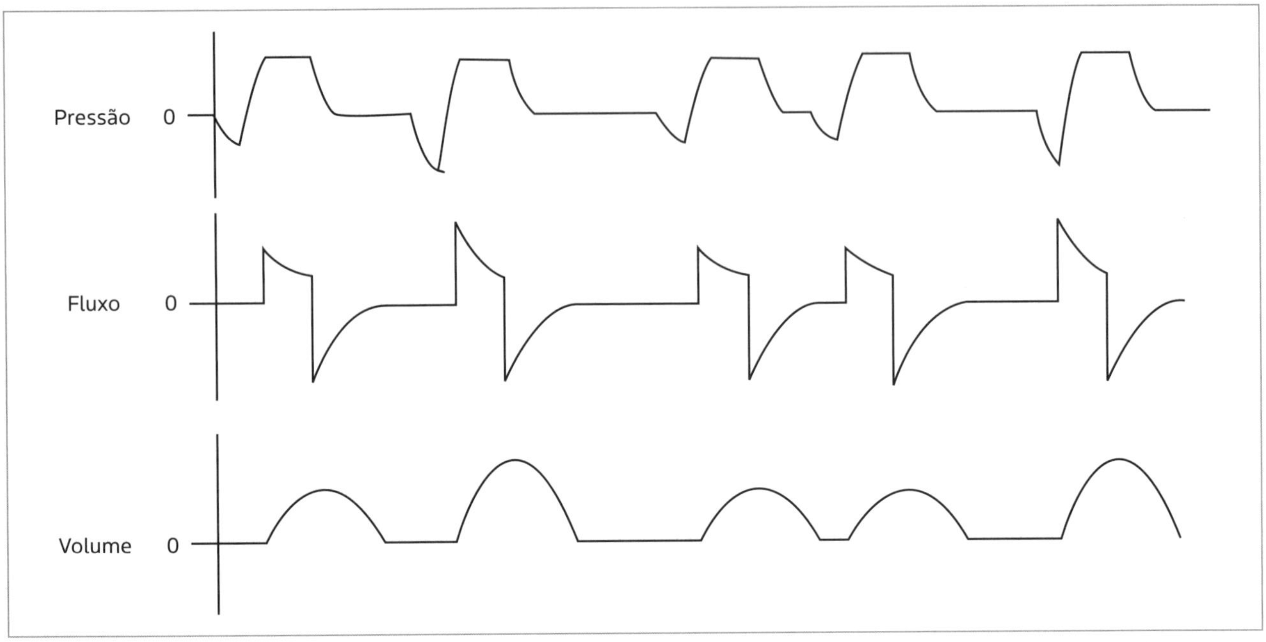

FIGURA 16 Representação das curvas pressão x tempo, fluxo x tempo e volume x tempo. Note semelhanças ao modo PCV. Observe que em cada ciclo há negativação de pressão indicando uso do diafragma. Compare a negativação pressórica entre o primeiro ciclo e o segundo e suas repercussões na geração de volume corrente e do pico de fluxo inspiratório.

PCV: ventilação controlada a pressão.

Fonte: adaptada de Carvalho et al. (2007).

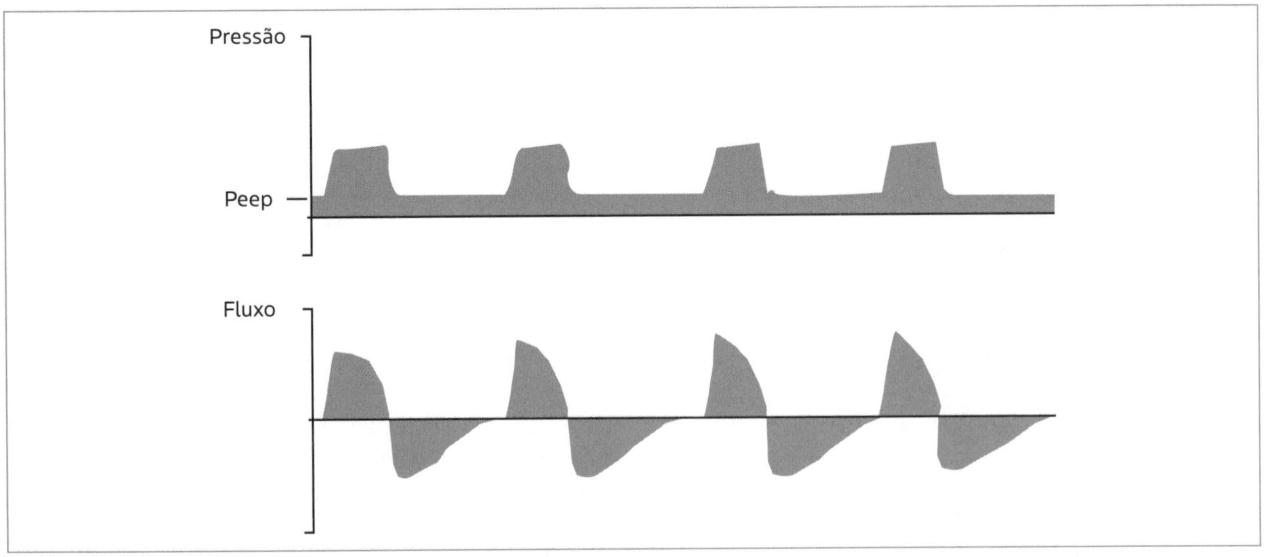

FIGURA 17 Curva pressão x tempo e fluxo x tempo no modo PSV. Observe semelhança com o modo PCV.

PCV: ventilação controlada a pressão; Peep: pressão expiratória positiva final.

Fonte: Deden [s. d.].

O modo PSV não realiza controle de tempo inspiratório como realizado em modo PCV. Pelo contrário, ajusta-se o momento da expiração, que deve estar em sincronia com o tempo expiratório neural (do paciente). Isto é realizado por meio da variável porcentagem de ciclagem (ou Esens ou *Cycling off*). Durante a fase inspiratória, uma vez que o fluxo é desacelerado, ele atingirá um pico máximo (assim como a pressão aplicada pelo ventilador) e depois reduzirá seus valores, permitindo a expiração.

A maioria dos ventiladores mecânicos ajusta a porcentagem de ciclagem em 25 a 30%, ou seja, quando o fluxo inspiratório atingir valores de 25 a 30% de seu pico, o ventilador permitirá a expiração do paciente. Esse critério de ciclagem pode ser ajustado de 5 a 80%. O ajuste da porcentagem de ciclagem permite o ajuste do tempo inspiratório do paciente. Valores menores (< 30%) aumentam o tempo inspiratório, sendo apropriados para pacientes com doenças restritivas. Pacientes com características de doença pulmonar obstrutiva se beneficiam de um critério de ciclagem > 30%, permitindo menor tempo inspiratório. Observe a Figura 18.

Na Tabela 3 estão correlacionados os ajustes básicos dos parâmetros do modo PSV. Os valores sugeridos não contemplam alterações clínicas, que devem sempre ser consideradas.

TABELA 3 Ajustes básicos em PSV

Parâmetros de ajustes no PSV	Valores
Pressão de suporte (PS)	Suficiente para gerar 6-8 mL/kg predito
Pressão expiratória positiva final (Peep)	4-8 cmH_2O
Fração inspirada de oxigênio (FiO_2)	A menor possível para garantir SpO_2: 92-96%
Porcentagem de ciclagem	A menor possível para garantir sincronia do paciente
Sensibilidade (fluxo)	1-3 L/min

PSV: ventilação por pressão de suporte.

O modo PSV permite a monitorização de esforço ventilatório. Uma forma de avaliação é a monitorização da P0.1 (pressão de oclusão de vias aéreas em 100 milissegundos). Consiste em fechar a válvula inspiratória por 100 milissegundos contra uma inspiração realizada pelo paciente. Alguns ventiladores realizam essa medida ciclo a ciclo, enquanto outros fabricantes dispõem do botão P0.1. Ao pressionar o botão, o ventilador realizará o cálculo na próxima inspiração do paciente. A P0.1 reflete a intensidade do *drive* ventilatório do paciente (Figura 19).

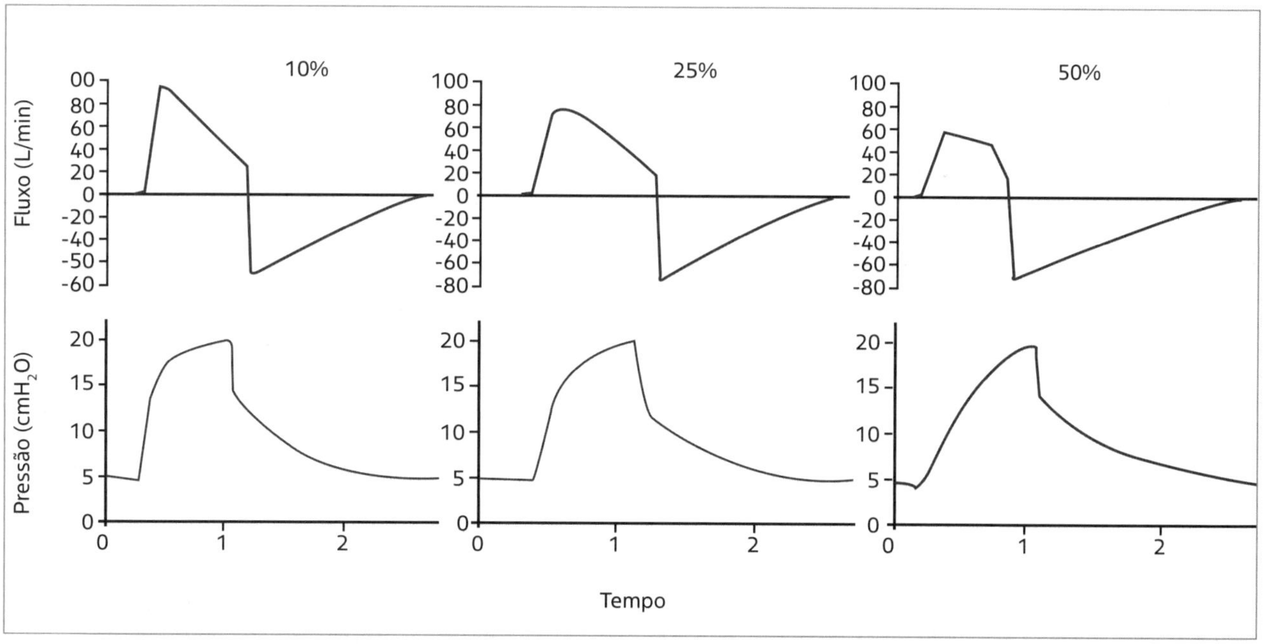

FIGURA 18 Possibilidades de ajuste do critério de ciclagem. Observe as diferentes representações da curva fluxo x tempo em diferentes ajustes da porcentagem de ciclagem.
Fonte: adaptada da Hess (2005).

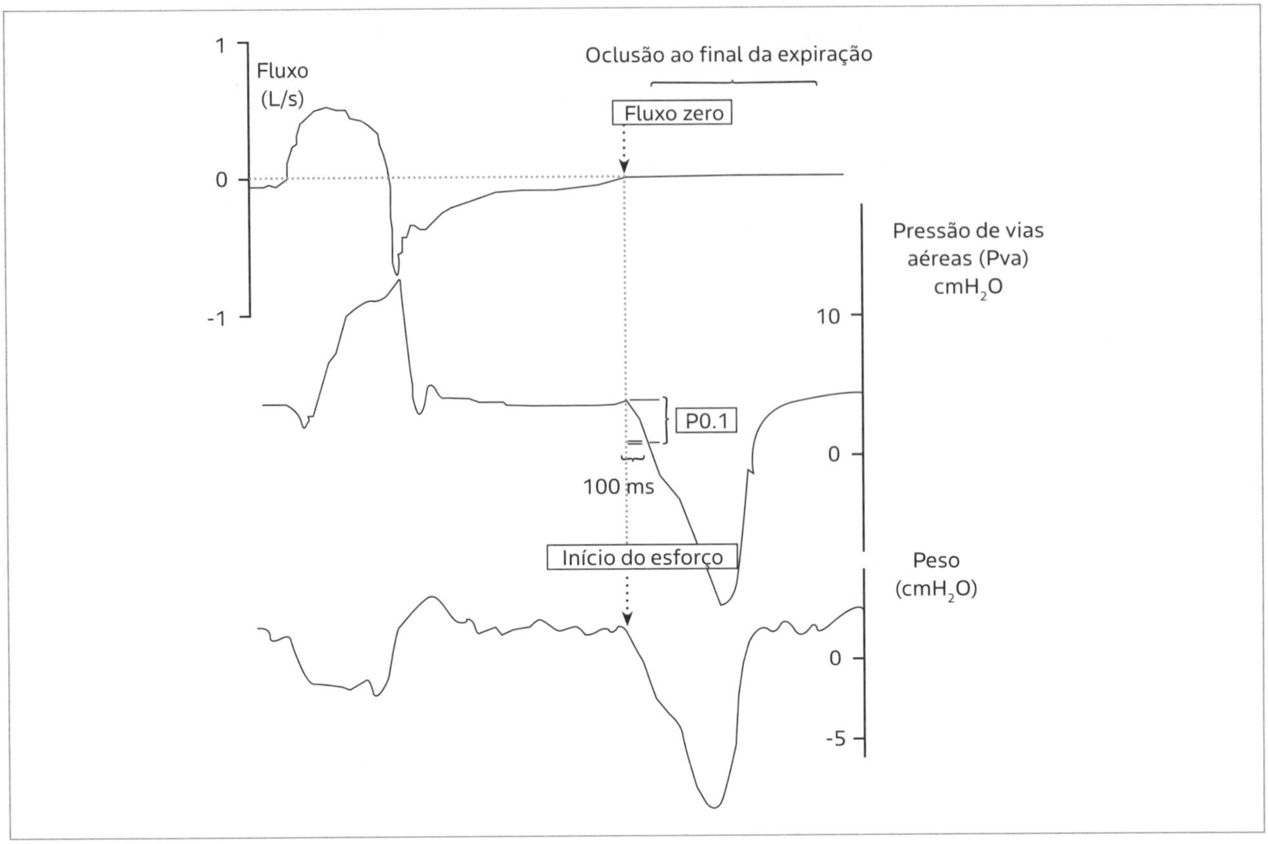

FIGURA 19 Mensuração de P0.1. Note que, durante a medida, temos a condição de fluxo zero (curva fluxo x tempo). Durante a medida, o ventilador capta os 100 milissegundos após o início do esforço ventilatório (segunda curva: pressão x tempo). A terceira curva representa a variação da pressão esofágica (peso), que é o padrão ouro de mensuração do esforço ventilatório. Essa curva somente é disponibilizada em modos de VM avançado como o modo Nava (ventilação neuralmente ajustada).
VM: ventilação mecânica.
Fonte: adaptada de Toronto Centre of Excellence in Mechanical Ventilation (2024).

Valores de segurança de P0.1 estão na faixa de 1,6 a 3,5 cmH_2O. Valores abaixo dessa faixa indicam superassistência do ventilador, ou seja, a PSV está muito elevada para o paciente. Também tem correlação com pacientes bastante sedados, permitindo grande redução do *drive* ventilatório. Por outro lado, valores de P0.1 acima dessa faixa podem indicar sobre assistência pelo ventilador, ou seja, a PSV está baixa para o paciente. Também podem indicar pacientes mal sedados e broncoespasmo.

Outra forma de monitorar o esforço ventilatório consiste na mensuração da variação da pressão de oclusão (Delta Pocc). A manobra consiste em realizar uma pausa expiratória, "impedindo" o paciente de realizar a inspiração. Nesse momento ocorrerá queda pressórica abaixo da Peep (secundária ao paciente) até atingir um valor máximo. Esse valor, subtraído da Peep, é a Delta Pocc. Alguns ventiladores permitem salvar a tela logo após a manobra, facilitando seu cálculo. Como a Delta Pocc é uma medida obtida por negativação de pressão, seu valor será sempre negativo (Figura 20).

Após o cálculo da Delta Pocc, podemos ter uma estimativa da pressão muscular (Pmusc) exercida pelo paciente. Basta realizar o seguinte cálculo: Pocc × (–0.75). Os valores de Delta Pocc abaixo de –15 e Pmusc acima de 12 indicam esforço ventilatório.

Também é possível calcular a complacência pulmonar em modo PSV por meio da pausa inspiratória. Devemos lembrar que essa manobra, no modo VCV, apresentava a Pplatô, sendo menor do que a Ppico. Isso acontecia porque o paciente se encontrava sedado e/ou bloqueado. Em modo PSV, devido ao esforço inspiratório do paciente, a Pplatô pode ser maior do que a Ppico devido ao *drive* ventilatório do paciente. A realização da manobra acontece de forma semelhante ao modo VCV. O cálculo da *driving pressure* também não sofre alterações. Deve-se lembrar que alguns fabricantes de VM desabilitam o botão pausa inspiratória em modos espontâneos, não permitindo a realização da manobra (Figura 21).

A Tabela 4 faz uma comparação entre os modos básicos.

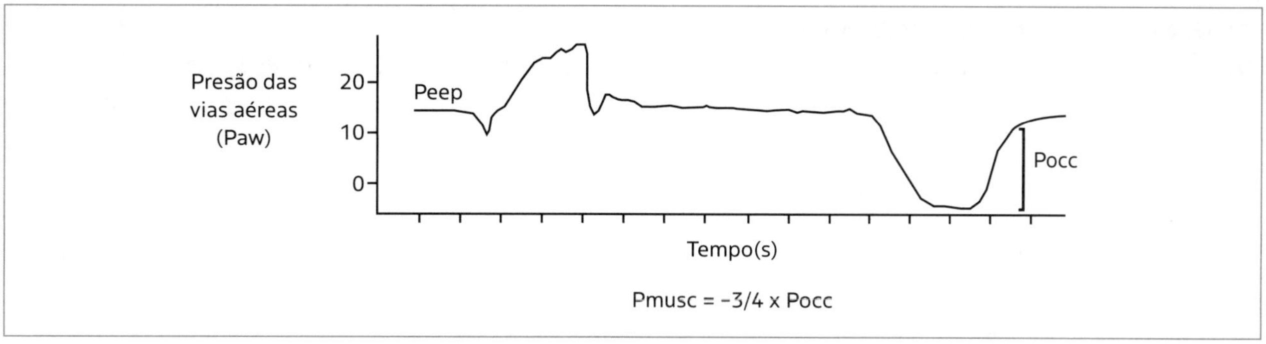

FIGURA 20 Curva pressão x tempo ilustração da manobra para obtenção do Delta Pocc. Ao pressionar o botão pausa expiratória, o fluxo retorna à linha de base.

Fonte: adaptada de Dianti et al. (2020).

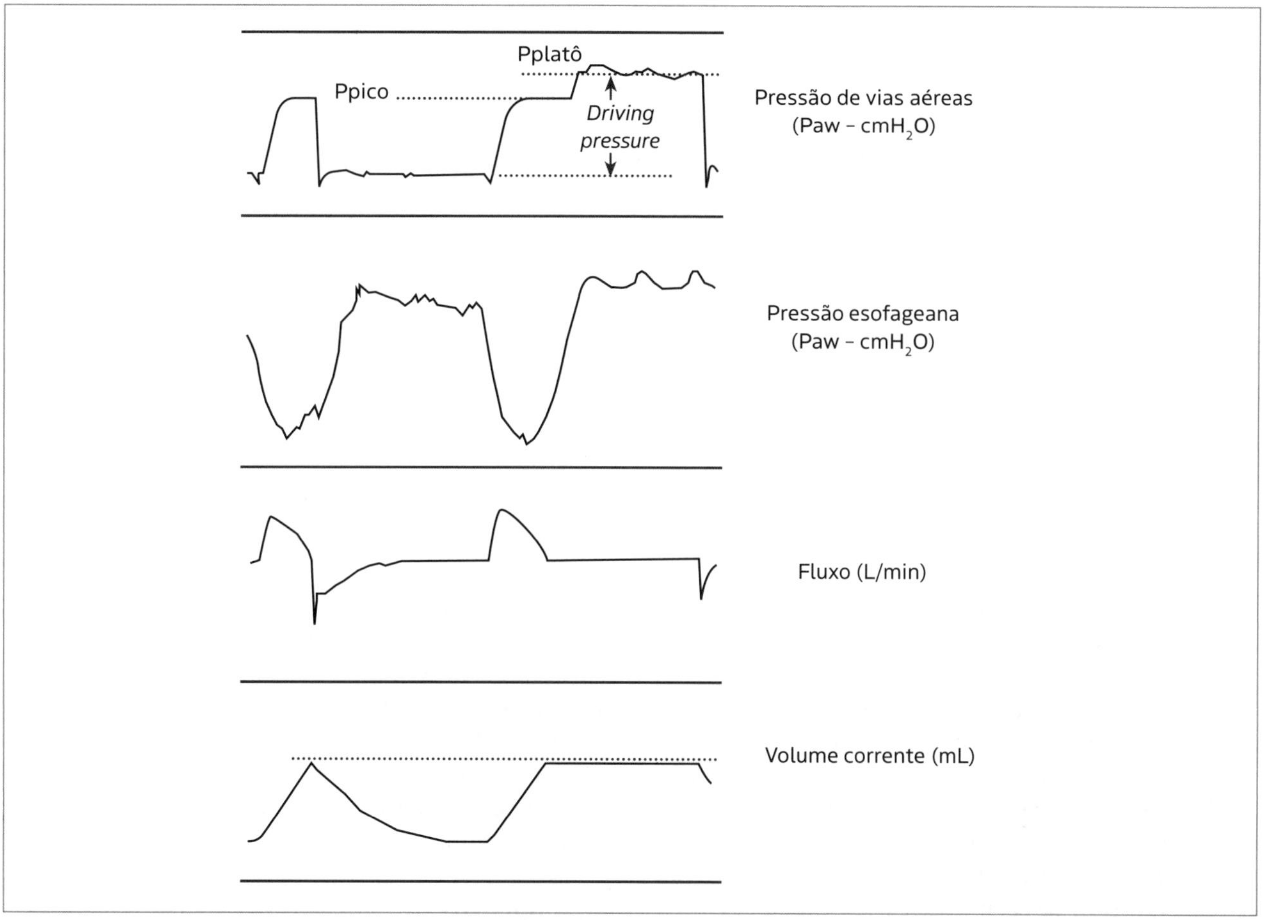

FIGURA 21 Obtenção da Pplatô. Observe o comportamento da curva de fluxo e volume semelhante ao modo PCV.

PCV: ventilação controlada a pressão.

Fonte: adaptada de Bellani et al. (2019).

TABELA 4 Comparação entre VCV, PCV e PSV

Modo	Gráfico de fluxo	Gráfico de pressão	Parâmetro de ajustes
VCV	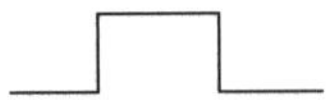	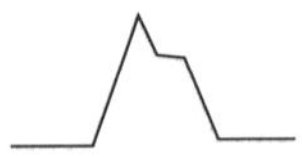	Vc, V', Fr Peep, FiO_2, sensibilidade
PCV	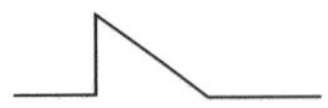	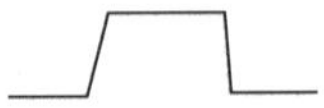	Pinsp, TI, Fr Peep, FiO_2, sensibilidade
PSV	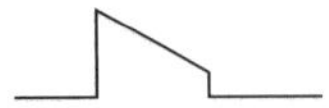	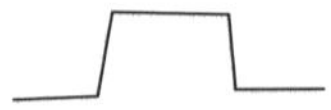	Ps, Peep, FiO_2, Esens, sensibilidade

Esens: porcentagem de ciclagem; FiO_2: fração inspirada de oxigênio; PCV: ventilação controlada a pressão; Peep: pressão expiratória positiva final; Pinsp: pressão inspiratória; PS: pressão de suporte; PSV: ventilação por pressão de suporte; Vc: volume corrente; VCV: ventilação controlada a volume.

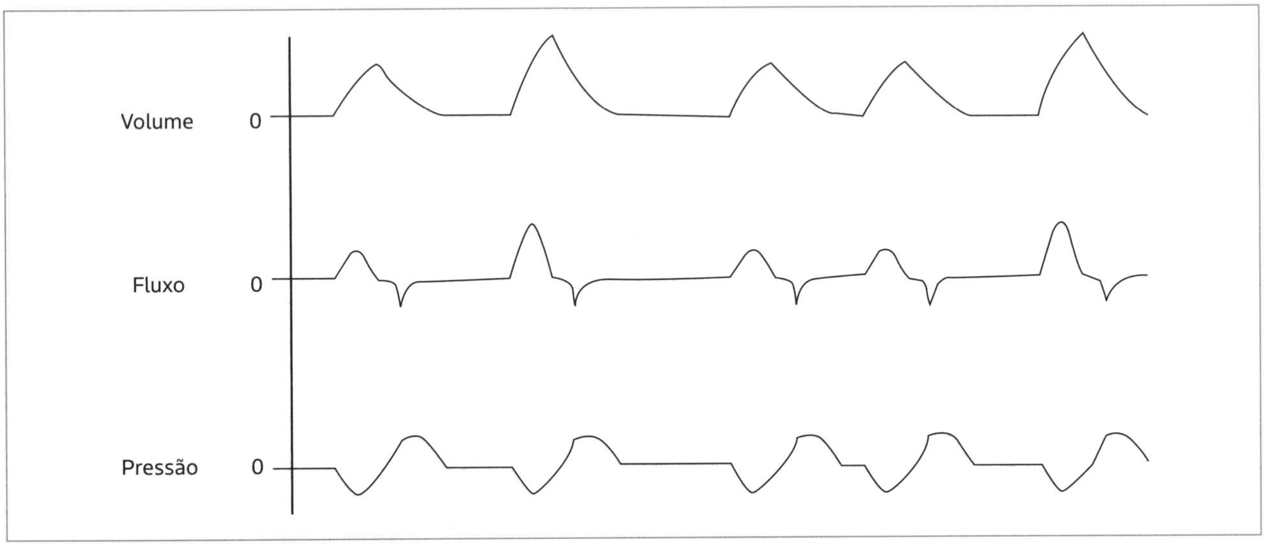

FIGURA 22 Modo CPAP.
CPAP: pressão positiva contínua nas vias respiratórias.
Fonte: III Consenso Brasileiro de Ventilação Mecânica (2007).

Pressão positiva contínua nas vias respiratórias (CPAP)

O modo CPAP é caracterizado pela manutenção de uma pressão positiva constante nas vias respiratórias. O ventilador disponibiliza apenas ciclos espontâneos, sendo necessária uma estabilidade do *drive* neural para adequação ao modo (Figura 9). Pode ser disparada a pressão ou a fluxo, e a ciclagem é determinada pelo paciente. Outras variáveis incluem sensibilidade e FiO_2.

Mecanismos de segurança como tempo de apneia e *back up* garantem a proteção em situações em que o paciente possa ficar vulnerável (p. ex., bradipneia). A possibilidade de ajuste de uma pressão de suporte favorece a tolerância e o sincronismo do paciente com esse modo.

Por não possuir pressão de suporte, o CPAP não promove aumento da ventilação alveolar e, com isso, pode gerar baixos volumes correntes. Dessa forma, deve-se ter especial atenção àquele que o paciente indicar. Pacientes neuromusculares, por possuírem baixa força muscular diafragmática, geram baixos volumes correntes. Por isso, não serão bons respondedores ao CPAP.

A literatura aponta que o CPAP associado ao uso de diurético é padrão ouro para tratamento de edema agudo de pulmão.

BIBLIOGRAFIA

1. III Consenso Brasileiro de Ventilação Mecânica. J Bras Pneumol. 2007;33(Supl 2):S 54-S 70.
2. Bellani G, Grassi A, Sosio S, Foti G. Plateau and driving pressure in the presence of spontaneous breathing. Intensive Care Med. 2019;45:97-8.
3. Carvalho CRR, Franca SA, Okamoto VN (orgs.). III Consenso Brasileiro de Ventilação Mecânica. J Bras Pneumol. 2007;33(Supl 2):S 54S 70.
4. Deden K. Ventilation modes in intensive care. [S. d.].

5. Dianti J, Bertoni M, Goligher EC. Monitoring patient-ventilator interaction by an end-expiratory occlusion maneuver. Intensive Care Med. 2020;46:2338-41.
6. Hess DR. Ventilator waveforms and the physiology of pressure support ventilation. Respir Care. 2005;50(2):166-86.
7. Rotta AT, Steinhorn DM. Conventional mechanical ventilation in pediatrics. J Pediatr (Rio J). 2007 May;83(2 Suppl):S100-8.
8. Tamburrano P, Sciatti F, Distaso E, Di Lorenzo L, Amirante R. Validation of a simulink model for simulating the two typical controlled ventilation modes of intensive care units mechanical ventilators. Appl. Sci. 2022;12:2057.
9. The Toronto Centre of Excellence in Mechanical Ventilation. Disponível em: coemv.blog/airway-occlusion-pressure-p0-1/. Acesso em: 3 jul. 2024.
10. Valiatti JLS, Amaral JLG, Falcão LFR. Ventilação mecânica: fundamentos e prática clínica. Rio de Janeiro: Roca; 2016.

13

Modos ventilatórios avançados

Balbino Rivail Ventura Nepomuceno Júnior
Diego Muniz dos Santos Chagas

INTRODUÇÃO

Desde o surgimento dos primeiros ventiladores mecânicos limitados a pressão, a tecnologia busca ferramentas para melhor interação entre o paciente e a máquina. O controle do fluxo inspiratório foi o primeiro marco para a evolução dos ventiladores mecânicos, permitindo a monitorização e o controle do volume corrente (VC) e até possibilitando a identificação da interação do paciente com o ciclo do ventilador.

Diante do aumento das variáveis monitorizadas na ventilação mecânica (VM) e buscando um tempo de resposta instantânea, na tentativa de equivaler-se ao centro respiratório, os ventiladores mecânicos tiveram a si agregados computadores microprocessados, aumentando exponencialmente sua capacidade gerencial e sua prontidão na resposta às mudanças ciclo a ciclo do sistema respiratório.[1,2]

Na atualidade, os modos ventilatórios avançados tentam usar da tecnologia para garantir o cumprimento da premissa de proteção pulmonar, eficácia ventilatória e conforto nesse processo. Na última década os estudos da VM parecem convergir no fato de que seu uso deliberado tanto lesiona o pulmão quanto leva seus usuários a desfechos desfavoráveis. Então, os modos abordados neste capítulo são opções de como ventilar, para além das estratégias já conhecidas com os modos ventilatórios tradicionais. Ter opções diversas para limitação ou abolição da *ventilator induced lung injury* (Vili), por meio de ferramentas de duplo controle (volume/pressão) ou com entrega controlada de pressões maiores milimetricamente no tempo e com possibilidade de interação no ciclo de pressão alta ou baixa, faz muita diferença na ventilação de casos desafiadores em que a estratégia convencional já parece refratária.

Ao mesmo tempo e com todo o conhecimento acumulado no estado da arte sobre o *patient-self-inflicted lung injury* (P-Sili), a gestão do esforço ventilatório e a sincronia entre o paciente e a máquina demonstram ser a "pedra angular" para a VM segura e, portanto, para o futuro desse segmento.[1-3]

VENTILAÇÃO POR LIBERAÇÃO DE PRESSÕES NAS VIAS AÉREAS OU *AIRWAY PRESSURE RELEASE VENTILATION* (APRV)

O modo ventilação por liberação de pressão nas vias aéreas (APRV) se baseia na utilização de dois níveis diferente de *continuous positive airway pressure* (CPAP) alterados periodicamente conforme a programação do operador. O modo tem disparo e ciclagem a tempo, oscilando a pressão positiva expiratória final (Peep) baixa ou *low* Peep com a alta ou *high* Peep. Uma vez que há dois níveis de CPAP, o modo permite que o paciente respire com a pressão de suporte (PS) em ambos os níveis de Peep graças à válvula expiratória ativa, adicionando conforto e potencializando o ganho de aeração pulmonar.

Para segurança do paciente, é titulado um nível máximo de pressão nas vias aéreas, programada pelo operador, e, caso a somatória do *high* Peep e da PS extrapole o limite de pressão, a válvula expiratória se abrirá, despressurizando o sistema.[4-6]

Yoshida et al.,[7] em estudo retrospectivo em unidade de terapia intensiva (UTI), aplicaram APRV e *pressure support ventilation* (PSV – ventilação com pressão de suporte) em dois grupos com 9 pacientes cada, comparando a aeração por meio de tomografia computadorizada (TC) e a troca gasosa. Em seu protocolo, foram mantidas pressões médias semelhantes entre os grupos. Como resultado, encontrou-se melhora na relação PaO_2/FiO_2 para APRV de 79 para 398 mmHg, com p = 0,008, e na PSV, de 96 para 249 mmHg, com p = 0,008. Ganhos semelhantes foram obtidos para o gradiente alveoloarterial de oxigênio em comparação à avaliação inicial para ambos os grupos, entretanto as melhoras obtidas no grupo APRV foram superiores às do grupo que recebeu PSV, 262 mmHg *versus* 409 mmHg, com p = 0,015.

Em relação à aeração pulmonar, observada com a TC, Yoshida et al.[7] observaram diminuição nas zonas pulmonares de atelectasia de 41 para 19% (p = 0,008) no grupo APRV, e as regiões normalmente ventiladas aumentaram de 29 para 43% (p = 0,008) nesse mesmo grupo, enquanto não houve alteração significante em ambas as categorias de aeração no grupo PSV.

Carsetti et al.[8] em revisão sistemática com metanálise publicada em 2019, incluindo 5 ensaios clínicos, com um total de 330 pacientes, compararam variáveis de desfecho clínico com uso da APRV e modos convencionais. Nessa revisão, foi encontrado que a APRV reduz o tempo de VM em 6,02 dias com IC95% [2,12 a 9,96], p = 0,03. Também se encontrou redução da estadia na UTI em 3,94 dias IC95% [1,44 a 6,45], com p = 0,02. O mesmo estudo apresentou redução discreta na mortalidade em UTI, RR 0,16 com IC95% [0,02 a 0,29] e p = 0,03. Não foi observada diferença entre a APRV e modos tradicionais para a relação PaO_2/FiO_2 e para ocorrência de pneumotórax, mesmo com pressão média em vias aéreas maior, em 5 mmHg, com IC95% [1,43 a 8,58], p = 0,006.

Em outra revisão, Mallory and Cheifetz[9] descreveram o histórico, perfil, vantagens e desvantagens, parecendo delimitado que o modo APRV não é frequentemente usado como modo ventilatório inicial, sendo alternativo para a tratamento da síndrome do desconforto respiratório do adulto (SDRA) ou condições de insuficiência respiratória aguda (IRpA) hipoxêmica por outras causas. Como principais benefícios do modo APRV, os autores elencaram:

- Recrutamento alveolar protetor, com o controle da pressão deliberada em vias aéreas e a minimização da perda de fluxo aéreo e pressão média por meio do uso de dois níveis de CPAP, alternados no tempo.
- Possibilidade do menor uso de sedação, assim como de respiração espontânea, pelo fato de o modo permitir a respiração no CPAP *low e high*, reduzindo a disfunção diafragmática e melhorando a interação paciente-ventilador.
- Melhor tolerância hemodinâmica em comparação aos modos ventilatórios tradicionais. Tal observância estaria relacionada ao fato de haver ventilação espontânea mesmo no momento *high* Peep, o que possibilitaria melhora no retorno venoso e no débito cardíaco.

Jain et al.[10] em estudo bem didático, revisando os 30 anos de evolução da APRV, não conseguiram chegar a consenso sobre os parâmetros de uso para essa terapia, mas ajudaram a delimitar padrões possíveis a partir dos protocolos experimentais e com humanos. Os autores trouxeram como percentual do CPAP (%CPAP) o produto entre T*high* / T*high*+T*low* x 100, em humanos. Os estudos apresentaram %CPAP entre 50 e 85%, com T*low* entre 0,5" e 1,5".

O impacto em oxigenação parece guardar relação com adoções de maiores %CPAP, com menores T*low* e ainda mais a frequência respiratória (FR) com relação à eliminação do CO_2.

VOLUME ASSEGURADO COM PRESSÃO DE SUPORTE OU *VOLUME-ASSURED PRESSURE SUPPORT* (VAPS)

Modo ventilatório que utiliza o princípio de duplo controle no mesmo ciclo, em que o ventilador varia

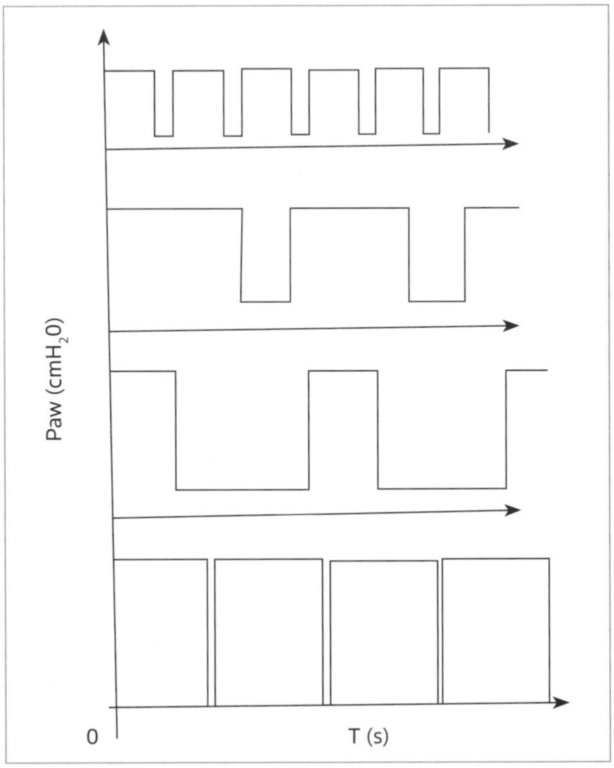

FIGURA 1 Padrões de uso do modo APRV na configuração do %CPAP e T*low*.

APRV: ventilação por liberação de pressões nas vias aéreas; CPAP: *continuous positive airway pressure*.

Fonte: adaptada de Jain et al.[10]

do controle à pressão inspiratória para o controle ao volume no mesmo ciclo, visando proporcionar eficácia ao modo ventilatório com saciedade e segurança ao paciente.[11]

O VAPS dispara a tempo em intervalo pré-programado com a FR ou disparado pela sensibilidade a fluxo ou pressão, gerado pelo esforço ventilatório do paciente. Após o disparo, o ventilador busca alcançar a pressão programada o mais rápido possível e estima rapidamente o volume alcançado. Caso o VC programado seja obtido nesse momento, a ciclagem a fluxo acontecerá conforme o padrão da PSV. Caso o VC alvo não seja alcançado, o fluxo inspiratório será desacelerado para um patamar controlado, até o volume minuto (VE) ser atingido.[11,12]

A redução do trabalho respiratório e a garantia da manutenção do VE alvo são vantagens desta modalidade. A sincronia paciente-ventilador é relatada como um diferencial do VAPS em comparação aos modos de único controle. Por sua vez, existe a necessidade de ajuste de volume e de monitorização frequente da mecânica ventilatória do paciente, pois ajustes inadequados do VC, acarretaram pressões inspiratórias elevadas ou tempos inspiratórios prolongados, favorecendo barotrauma e assincronias.[11]

Abassi et al.,[13] em estudo com 132 participantes dividido entre grupo VAPS, volume de suporte e PSV, compararam a extubação simples de pacientes pós-operatórios. Os resultados sugerem que o VAPS apresenta menor tempo de VM, além de melhores resultados no índice de Tobin e P0.1 em comparação aos demais modos. O estudo apresenta limitações que restringem suas conclusões para sua amostra. Sendo sugerido novos estudos com *n* (refente ao número amostral das estatísticas) maiores e em outras populações, para garantir a validade externa destes resultados.

VENTILAÇÃO COM SUPORTE ADAPTATIVO OU *ADAPTIVE SUPPORT VENTILATION* (ASV)

A ASV é um modo ventilatório assisto-controlado que tem como variáveis adaptativas o VE alvo, baseado no peso ideal, e a estimativa do espaço morto com base

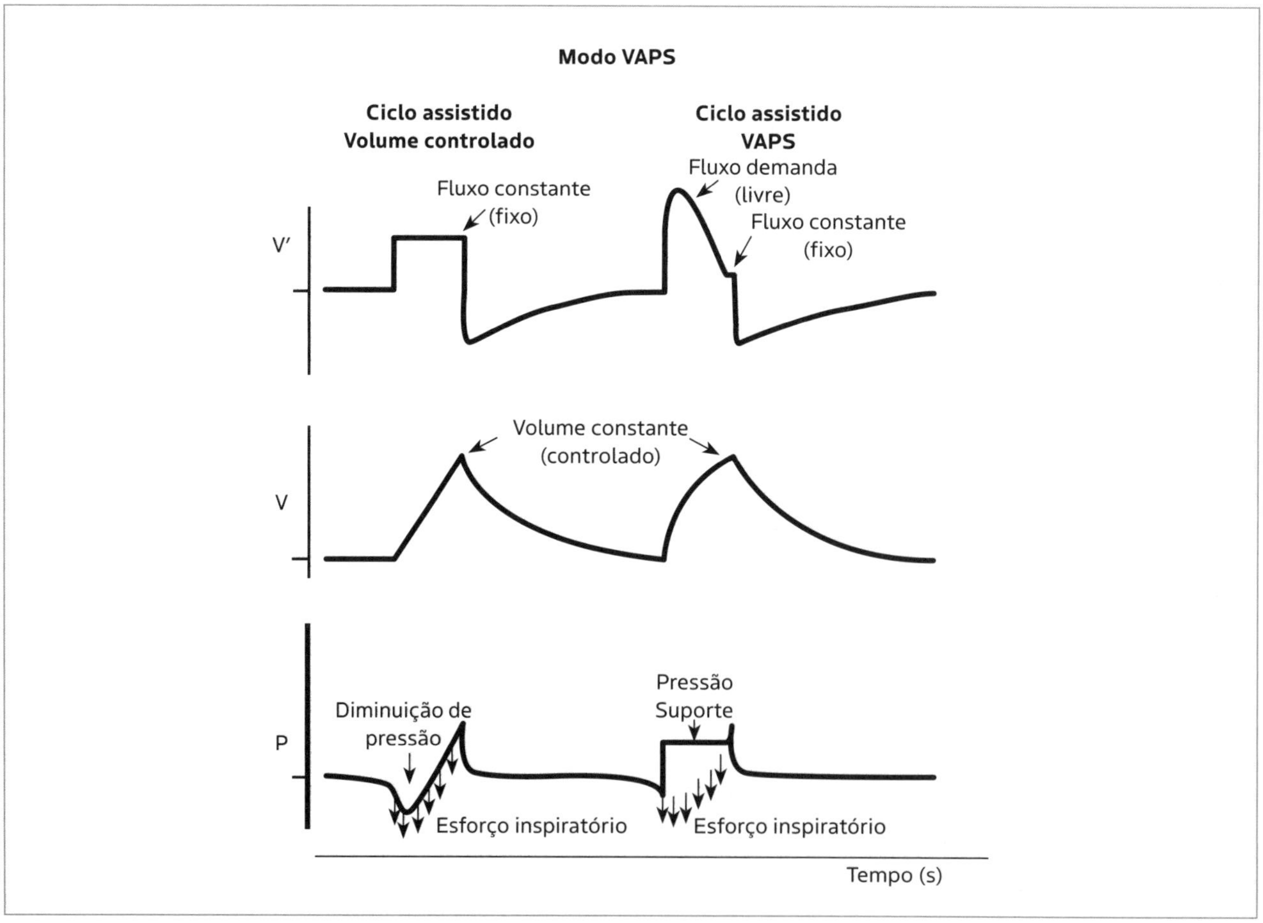

FIGURA 2 Curva de fluxo, volume e pressão com volume controlado convencional e VAPS.

VAPS: volume assegurado com pressão de suporte.

Fonte: adaptada de Ferreira et al.[12]

na constante de tempo. Esse modo se utiliza de algoritmo baseado na equação de Otis, que define a FR ideal para alcançar ventilação alveolar com menor trabalho respiratório. Sua operacionalidade se baseia na ventilação assistida com a complementação do VE alvo estipulado, por meio de frequências mandatórias de volume ou pressão controlada, automaticamente geridas pelo ventilador mecânico, sempre que necessário.[14,15]

Equação de Otis:[16]

$$FR = (1 + 4\pi^2 RC.(VA/VD) - 1)/(2\pi^2 RC)$$

sendo:

FR: frequência respiratória; RC: constante de tempo; VA: ventilação alveolar; VD: ventilação do espaço morto.

Ao operador é permitido definir qual percentual do VE ideal será auxiliado pelo ventilador. Convencionou-se que auxílios mais próximos a 100% do VE ideal são empregados em casos de sepse ou outras condições de demanda ventilatória elevada. Já percentuais de assistência ao VE mais distantes do 100% são comumente utilizados em situações de desmame ventilatório.[14]

A ASV seria, então, uma ferramenta que garantiria a ventilação minuto-alvo, com a premissa da possibilidade da participação do paciente com a VM, possibilitando a ativação diafragmática e consequentemente favorecendo melhor interação paciente-ventilador em comparação aos modos assisto-controlados tradicionais.[14,15]

Jung et al.,[17] em estudo experimental com momentos *in vivo* e *in vitro* com porcos, comparou o efeito diafragmático da ventilação com modo controlado convencional e com o modo ASV, por 72 horas. Como resultados, os autores encontraram que o grupo convencional apresentou uma diminuição de 26%, com IC95% [–17 a –32] da pressão transdiafragmática, enquanto houve uma ínfima diminuição no grupo ASV em 2%, com IC95% [–8 a 3]. Com relação à área e secção transversal do diafragma, a atrofia foi observada apenas no grupo convencional 30 a 40%, com $p < 0,05$.

SMART CARE

O *Smart Care* é uma ferramenta de gestão automatizada de assistência ventilatória e desmame ventilatório no modo PSV. Por esse motivo, seu funcionamento respeita o princípio desse modo assistido com relação ao disparo e à ciclagem. Nele o ventilador se utiliza de uma combinação de variáveis respiratórias por meio de um algoritmo próprio, composto por: VC, FR, CO_2 ao final da expiração ($EtCO_2$) e a pressão de oclusão das vias aéreas (P0.1).[18,19]

Por meio do algoritmo citado, o *Smart Care* realiza o diagnóstico da demanda ventilatória do paciente, caracterizando-a como:

- Normal (não passiva de ajuste da PS).
- Severa taquipneia ou taquipneia ou hiperventilação inexplicada ou hiperventilação (com reduções da PS).
- Ventilação insuficiente ou hipoventilação ou hipoventilação central (com aumento da PS).

Caso o *Smart Care* não tenha realizado ajuste na PS no último diagnóstico, o tempo predeterminado para um novo diagnóstico é de 2 minutos. Em caso de ajuste recente, o tempo para um novo diagnóstico é de 5 minutos. Os ajustes de PS podem corresponder a 2 ou 4 cmH_2O para mais ou para menos a depender do diagnóstico encontrado pelo *Smart Care*.[15] Em caso de redução mantida da PS ao mínimo (7 cmH_2O para tubo orotraqueal e 5 cmH_2O para traqueostomia), será mostrada na tela a mensagem "Teste Resp. Espontânea com êxito", cabendo ao operador a decisão de evoluir o desmame da VM para o paciente em questão, se convier.[19,20]

Para o bom funcionamento dessa ferramenta, é necessária a adequada "configuração clínica" de parâmetros como peso do paciente, sinalização de vigência de neuropatia ou doença pulmonar obstrutiva crônica (DPOC), para que o modo ajuste seu algoritmo com pontos de corte mais elevados para $EtCO_2$, por exemplo. Pacientes com instabilidade hemodinâmica, inibição do *drive* ventilatório e quadros hipermetabólicos não são candidatos à utilização do *Smart Care*.[18]

Em ensaio clínico com 70 pacientes, Tamiguchi et al.[20] compararam o desmame automatizado com *Smart Care* e a gestão manual da PS, associado a fisioterapia respiratória. Nesse estudo não foi encontrada diferença significante entre os dois grupos para a duração da VM e a prevalência da falha de extubação. Contudo o grupo gestão manual e fisioterapia respiratória apresentou tempo para o desmame mais curto, com média de 60 minutos, IC95% [50 a 80] *versus* 110 minutos [80 a 130] para o grupo *Smart Care*, com $p < 0,001$.

Em revisão sistemática com metanálise recente, Rose et al.[21] incluíram 21 ensaios clínicos, com um total de 1.676 pacientes, comparando sistemas de gestão automática de desmame com modos não automáticos, como a PSV. Nesse estudo foi demonstrado que os modos automatizados reduzem a duração do desma-

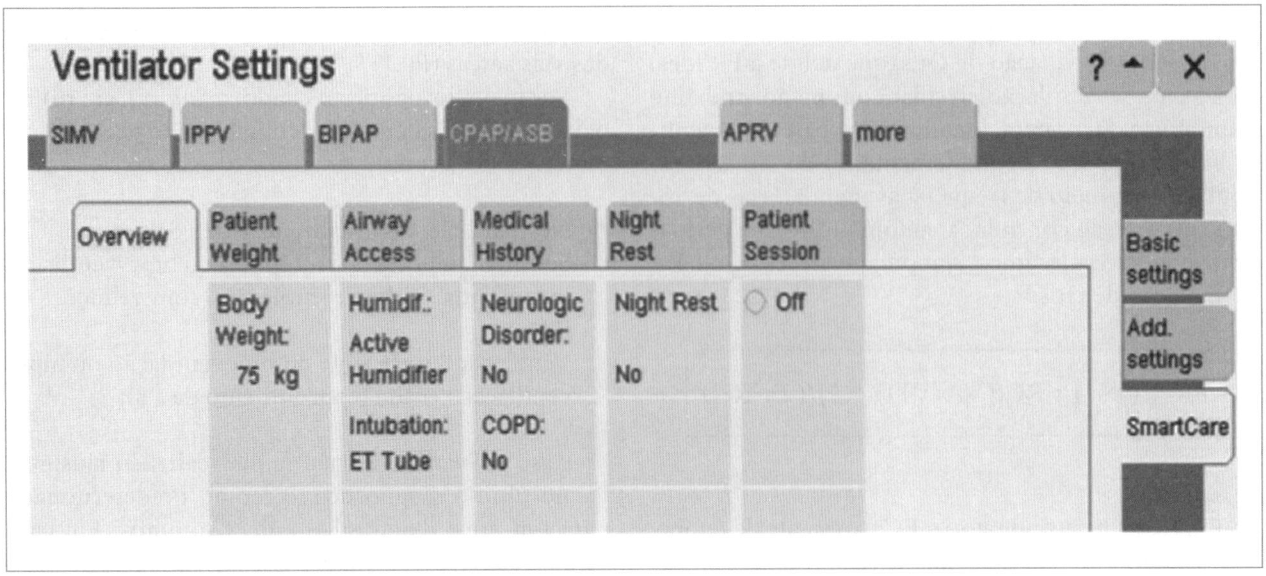

FIGURA 3 *Display* do *Smart Care/PS* para configuração clínica. Disponível em: www.draeger.com/Content/Documents/Content/smartcare-fs-9108939-pt-br.pdf.

me ventilatório em 36%, IC95% [–0,59 a –0,14], com p = 0,001. Quando os pacientes são dicotomizados em clínicos e cirúrgicos, estes últimos não reproduziram o benefício do uso do desmame automatizado como ferramenta, em comparação à PSV, apresentando 7% de redução no tempo de desmame, contudo com IC95% [–0,18 a 0,04] e p = 0,19.

Nessa mesma revisão sistemática,[21] foi feita metanálise comparando a duração do desmame entre PSV e modos automáticos isoladamente, podendo-se inferir que o *Smart Care* é responsável por uma redução de 28%, com IC95% [0,07 a 0,29] e p = 0,008, enquanto o modo ASV não apresentou redução significativa no tempo de desmame, com apenas 3%, com IC95% [–0,10 a 0,05] e p = 0,50. A heterogeneidade entre os protocolos de estudos é apontada como uma limitação dessa revisão sistemática.

VENTILAÇÃO PROPORCIONAL ASSISTIDA OU *PROPORTIONAL ASSIST VENTILATION* (PAV)

A PAV é uma modalidade ventilatória que adota a assistência proporcional ao esforço percebido do paciente, gerando ajustes automáticos nos níveis de pressão de suporte. A estratégia para percepção do esforço realizado pelo paciente por parte do ventilador ocorre por meio da equação do movimento:[22]

$$Pmus = (FI \times R_{TE}) + (FI \times R_p) + (V_T \times E_p)$$

sendo:

EP: estância pulmonar; FI: fluxo inspiratório; Pmus: pressão muscular; R_p: resistência pulmonar; RTE: resistência do tubo endotraqueal; VT: volume corrente.

Para a tomada de decisão, são ponderadas as variações entre os componentes resistivos, dependentes das variações do fluxo aéreo, e componentes elásticos do sistema respiratório, baseados em variação volumétricas. Assim, conforme as variações inerentes à mecânica respiratória e à capacidade muscular, o suporte ventilatório será automaticamente ajustado, para satisfazer um percentual do trabalho respiratório (WOB), exigido pelo sistema respiratório. A assistência em 30% do WOB, imposta pela equação do movimento, é proposta como modalidade preditiva para teste de respiração espontânea (TRE), contudo estudo de equivalência com as modalidades conhecidas é necessário.[23-25]

Operacionalmente, o disparo do paciente ocorre conforme os modos convencionais a partir das variações de fluxo inspiratório ou pressão geradas pela contração dos músculos inspiratórios, assim como a ciclagem ocorre por decréscimo percentual do pico de fluxo inspiratório (PFI). A mudança principal da PAV encontra-se na fase inspiratória, em que a cada ciclo de reavaliação do algoritmo são feitos ajustes do suporte, mantendo o nível de esforço dentro do percentual da assistência pré-programada pelo operador no *display*.[24-26]

Como a PAV se baseia na contração muscular para disparo e mecânica respiratória para ajuste do nível de suporte, tem como vantagem proporcionar maior autonomia, sincronia e conforto ao paciente, com assistência personalizada. Como desvantagem,

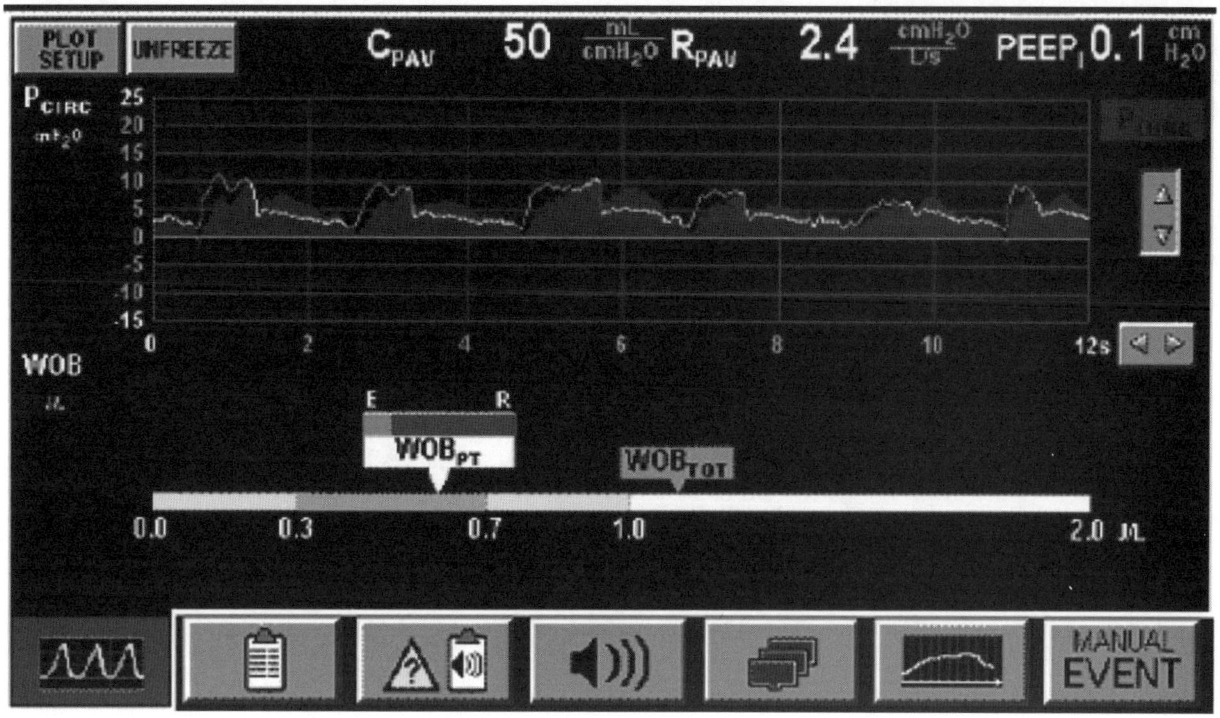

FIGURA 4 *Display* do modo PAV, demonstrando barra de WOB.
PAV: ventilação proporcional assistida.

tem-se a dependência do *drive* ventilatório e mínima capacidade muscular, por isso não está indicado para pacientes com deficiência neuromuscular ou depressão do sistema nervoso central (SNC), pois nessas condições o sistema poderá entender o baixo esforço como baixo demanda de suporte, proporcionando maior hipoventilação.[27]

Em ensaio clínico, Schmidt et al.[28] ventilaram pacientes com PAV, Nava e PSV e observaram que a prevalência de disparo ineficaz, duplo disparo, é menor durante o uso da PAV e Nava em comparação à PSV ($p < 0,05$). Em revisão sistemática com metanálise publicada em 2018,[29,30] foi encontrado que a PAV reduz falha de desmame, com RR 0,44, IC95% [0,26 a 0,75] e p = 0,003 em comparação com a PSV. Foi observado também que PAV reduz a duração de VM em 1,78 dia, com IC95% [-3,24 a -0,32] e p = 0,017.[30]

Em nova revisão sistemática com metanálise, foram estudados ensaios clínicos que comparavam os modos PAV com ventilação assistida neuralmente ajustada, PSV, *Smart Care*. Os resultados encontrados a partir dos 20 artigos afirmam que, comparado com o modo neuralmente ajustado, a PAV apresenta menor risco de morte na UTI e hospitalar e menor necessidade da ventilação mecânica não invasiva (VNI) pós-extubação. Comparado com o modo PSV, a PAV apresenta menor duração da VM e portanto menor permanência em UTI.[31]

VENTILAÇÃO ASSISTIDA NEURALMENTE AJUSTADA OU *NEURALLY ADJUSTED VENTILATORY ASSIST* (NAVA)

A Nava é uma modalidade ventilatória de suporte artificial baseada na utilização de ferramenta para captação da ativação elétrica do diafragma – *electric activity of the diaphragm* (Edi) como variável de controle da VM. A duração e a intensidade dessa ativação elétrica do diafragma refletem com precisão a demanda ventilatória do paciente.

Para a captação da ativação diafragmática o modo se utiliza de 10 eletrodos esofágicos organizados em série na porção distal do cateter Nava. Dessa forma, o disparo ventilatório se torna independente de qualquer ajuste pneumático, baseando-se na identificação direta do estímulo elétrico enviado pelo centro respiratório para controle da assistência inspiratória.[32]

Do ponto de vista operacional, após o disparo percebido pelo cateter Nava, a pressão fornecida será proporcional à magnitude da Edi, com o ciclo inspiratório limitado por uma queda proporcional da magnitude dessa ativação neural, após esse valor atingir um pico. O grande mérito do controle neural acoplado ao ventilador mecânico é identificação do esforço do paciente mais precoce que o praticado pelos modos convencionais. O esforço é percebido a partir da variação de fluxo ou pressão nas vias aéreas

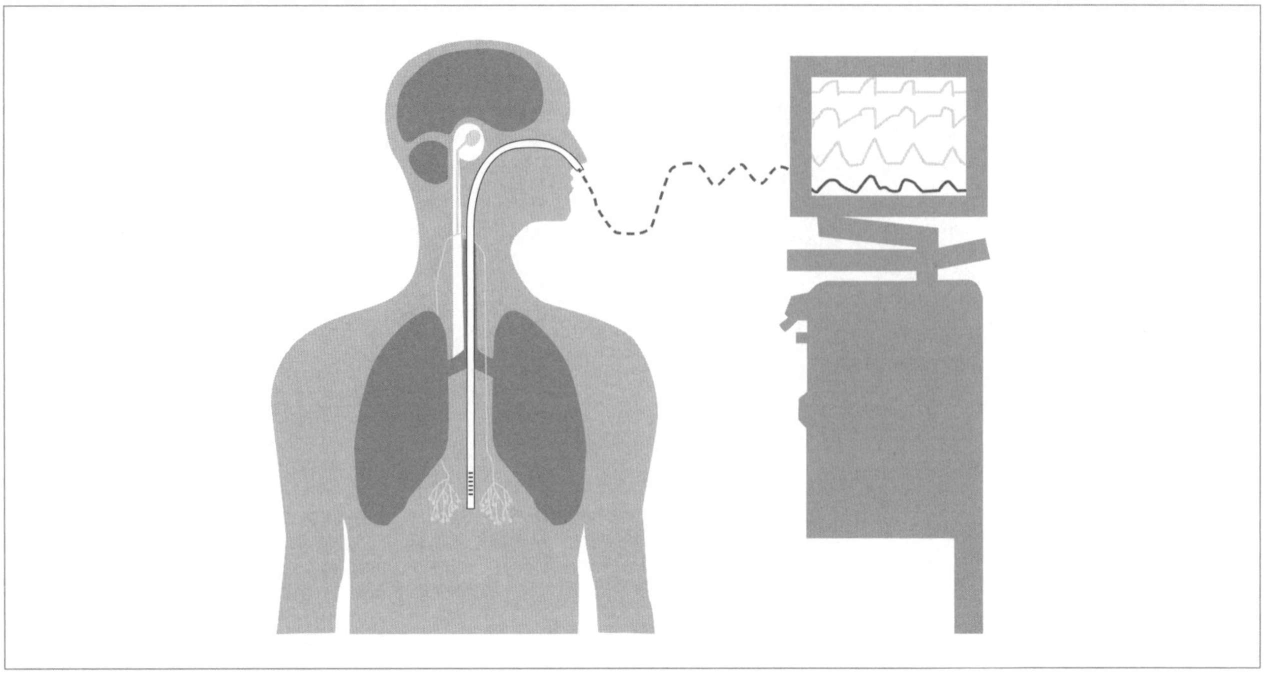

FIGURA 5 Disposição ilustrada do cateter Nava, responsável pela captação da Edi.
Edi: *electric activity of the diaphragm*; Nava: ventilação assistida neuralmente ajustada.
Fonte: disponível em: www.getinge.com/br/produtos/ventilador-mecanico-servo-i/.

do paciente (sensibilidade), condições que seriam subsequentes a:

- Geração de estímulo pelo centro respiratório no bulbo (gatilho ideal).
- Condução da eferência através do nervo frênico.
- Excitação do diafragma.
- Contração efetiva do diafragma.
- Alteração da pressão transpulmonar.
- Mudança do diâmetro da caixa torácica.

Por último, pode ocorrer a negativação da pressão na via aérea e/ou a geração de fluxo inspiratório percebido pelo ventilador mecânico e empregado na maioria dos modos ventilatórios convencionais e avançados.[33]

Colombo et al.,[34] em ensaio clínico randomizado, *cross-over* com 14 pacientes, compararam o índice de assincronia paciente-ventilador entre a PSV e a Nava. Nesse estudo não houve diferença entre os níveis gasométricos com a assistência entre as modalidades testadas. Com relação ao índice de assincronia, os pacientes assistidos com PSV apresentaram 36% contra 0% dos pacientes assistidos com a Nava com $p < 0,05$. Em síntese, o modo Nava evitou níveis de assistência excessiva, propiciando maiores pressões de suporte e maiores volumes correntes em comparação com PSV, assim como melhorou a interação paciente-ventilador.

Em revisão sistemática com metanálise de 2019, Chen et al.[35] discorreram sobre a comparação entre a Nava e a PSV. Sobre a assincronia paciente-ventilador, o estudo demonstrou redução da assincronia com a Nava –12,82 [–21,26, –4,44]. Apesar de não reduzir a mortalidade em UTI (OR 0,50, IC95% 0,23 a 1,08), a Nava reduz a duração da VM, com média da diferença –2,82 com IC95% [–0,55 a –0,08].

Em revisão sistemática com metanálise mais atual, Yuan et al. demonstram a consolidação do modo Nava em comparação com outros modos de suporte parcial. Foram incluídos 7 estudos, totalizando 693 pacientes, com a Nava apresentando menor mortalidade hospitalar (OR = 0,58; IC95% 0,40 para 0,84, $p = 0,004$), assim como reduziu o tempo de VM (MD = –2,63 dias, IC95% –4,22 a –1,03 com $p = 0,001$), maior taxa de sucesso de desmame (OR = 1,93; IC95% 1,12 a 3,32 com $p = 0,02$), assim como aumento de dias livres da VM durante o internamento hospitalar comparado com outros modos assistidos (MD = 3,38 dias; IC95% 0,97 a 6,00 com $p = 0,007$).

COMPENSAÇÃO AUTOMÁTICA DO TUBO OU *AUTOMATIC TUBE COMPENSATION* (ATC)

A compensação automática do tubo (ATC), diferentemente dos demais tópicos abordados neste capítulo, não consiste em um modo ventilatório, mas em uma ferramenta avançada atrelada à VM que tem como objetivo principal compensar o fluxo não linear, atenuado para vencer a resistência inerente a uma via endotraqueal ou traqueostomal. Seus principais benefícios estariam ligados à redução do trabalho ventilatório e à melhora da sincronia paciente-ventilador, relacionados a padrões de denteamento de fluxo e compensações inerentes.

O racional teórico do uso da ATC seria que o ventilador teria a capacidade de avaliar a pressão traqueal e alveolar, com ajuste fixo do nível de suporte ocasionando frequentemente hiperassistência ou subassistência pelas oscilações de resistência na via aérea, não desconsiderando o mesmo racional para componente elástico do sistema respiratório, com o uso da ferramenta de circuito fechado ATC, a resistência seria gerida pelo algoritmo (ΔPtubo = Paw-Ptraqueal), favorecendo uma assistência mais adequada.[36]

Em revisão sistemática recente com o uso de 7 artigos comparando o desmame com o uso do tubo T e PSV de 7 com o ATC, foi delimitado que os pacientes que realizaram ATC 100% + Peep tiveram maior probabilidade do sucesso de extubação em relação aos outros métodos (sugerindo melhor sensibilidade), contudo a superioridade não ocorreu para o sucesso no próprio TRE, possivelmente associado a maiores índices de teste falso-negativo em comparação às outras modalidades.[37]

REGULAÇÃO DE PRESSÃO COM VOLUME CONTROLADO OU *PRESSURE-REGULATED VOLUME CONTROL* (PRVC)

Neste modo de duplo controle, o VC alvo é delimitado, com o ventilador ajustando a pressão entregue nas vias aéreas a partir da elastância e resistência do sistema respiratório da incursão anterior, comparando o VC ideal e real em cada incursão para manter um volume alvo para limitar o ciclo. Nesse modo, além do VC, é ajustado um limite superior de pressão, além de FR, tempo inspiratório, Peep e fração inspiratória de oxigênio (FiO_2).[38,39]

O grande trunfo do modo é proporcionar uma estratégia de proteção na variável VC alvo e pressão limitada em vias aéreas. O uso de limites de pressão e tempo muito justos pode limitar a adequada funcionalidade desse sistema de duplo controle.[40]

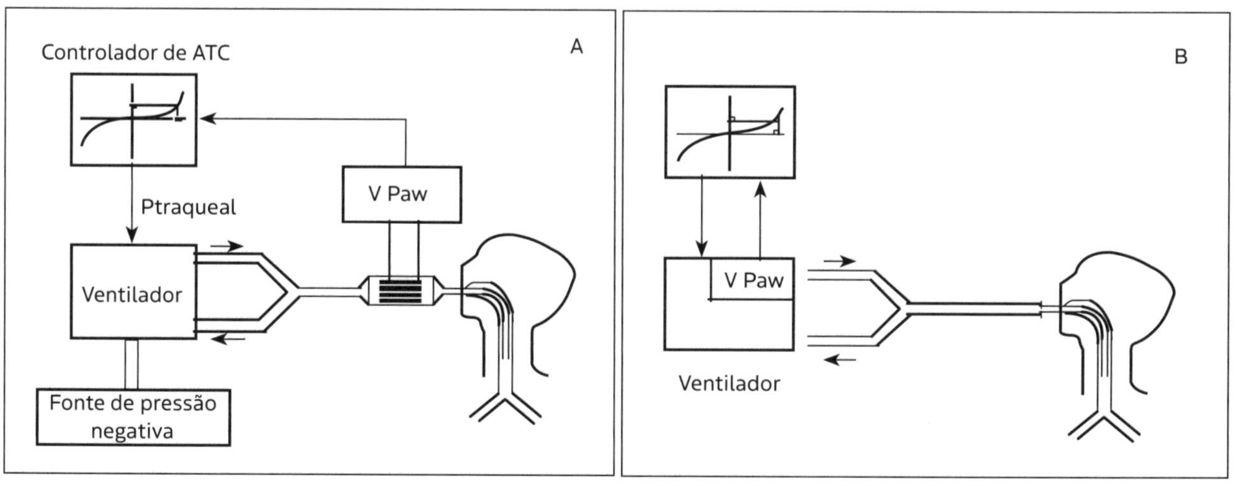

FIGURA 6 A: ventilador incapaz de acompanhar as oscilações do fluxo na Paw, gerando compensação maior do músculo respiratório em suas oscilações (subassistência) ou volumes correntes lesivos (hiperassistência). B: ventilador com ferramenta de compensação de tubo que acompanha a variação de fluxo nas vias aéreas e favorece o ajuste adequado na pressão entregue.

Fonte: Guttmann et al.[36]

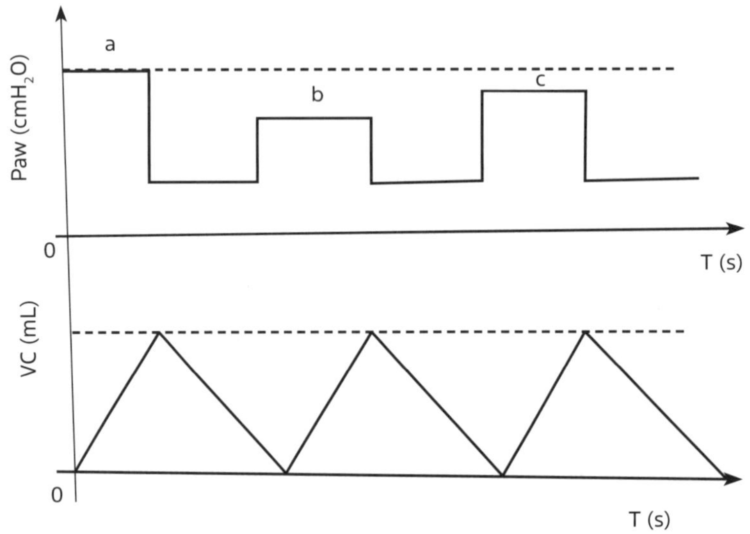

FIGURA 7 Manutenção do volume corrente na métrica estabelecida com variação da pressão entregue entre as incursões a, b e c, respeitando o limite superior estabelecido.
VC: volume corrente.

QUADRO 1 Resumo dos modos ventilatórios avançados

Modo ventilatório	Características	Vantagens
APRV	Dois níveis de pressão com magnitude e tempo controlado, possibilitando interação nos níveis *low* e *high*.	▪ Controle da pressão na via aérea. ▪ Melhora na oxigenação. ▪ Melhora da sincronia paciente-ventilador. ▪ Prevenir/minimizar disfunção diafragmática.
VAPS	Modo assistido, com volume corrente garantido. A pressão programada é garantida e o ciclo mantido até o volume corrente ou fluxo inspiratório acelerado para atingir VE alvo.	▪ Minimizar risco de barotrauma. ▪ Minimizar risco de volutrauma. ▪ Prevenir/ minimizar Vili. ▪ Melhorar a sincronia paciente-ventilador. ▪ Prevenir/minimizar disfunção diafragmática.
Smart Care	Modo assistido de gestão automatizado do suporte pelo VC, FR, $EtCO_2$ e P0.1.	▪ Melhora da sincronia paciente-ventilador. ▪ Prevenir/minimizar disfunção diafragmática. ▪ Minimizar hiperassistência/subassistência. ▪ Minimizar P-Sili.
PAV	Modo assistido de gestão automatizada do suporte ventilatório por % de trabalho respiratório pela elastância e resistência do sistema respiratório.	▪ Melhora da sincronia paciente-ventilador. ▪ Prevenir/minimizar disfunção diafragmática. ▪ Minimizar hiperassistência/subassistência. ▪ Minimizar P-Sili.
Nava	Modo assistido de gestão automatizada do suporte pela ativação diafragmática e pressão esofagiana.	▪ Melhora da sincronia paciente-ventilador. ▪ Prevenir/minimizar disfunção diafragmática. ▪ Minimizar hiperassistência/subassistência. ▪ Minimizar P-Sili.
ATC	Ferramenta de suporte ventilatório parcial, com regulação guiada por oscilações da resistência do sistema respiratório.	▪ Melhora da sincronia paciente-ventilador. ▪ Minimizar hiperassistência/ subassistência. ▪ Minimizar P-Sili.
PRVC	Modo de duplo controle com direcionamento do volume corrente controlado e limite superior de pressão.	▪ Minimizar risco de barotrauma. ▪ Minimizar risco de volutrauma. ▪ Prevenir/ minimizar Vili.

APRV: ventilação por liberação de pressões nas vias aéreas; ATC: compensação automática do tubo; $EtCO_2$: CO_2 ao final da expiração; FR: frequência respiratória; Nava: ventilação assistida neuralmente ajustada; PAV: ventilação proporcional assistida; P0.1: a pressão de oclusão das vias aéreas; PRVC: regulação de pressão com volume controlado; P-Sili: *patient-self-inflicted lung injury*; VAPS: volume assegurado com pressão de suporte; VC: volume corrente; VE: volume minuto; Vili: *ventilator induced lung injury* (Vili).

REFERÊNCIAS BIBLIOGRÁFICAS

1. Kacmarek RM, Pirrone M, Berra L. Assisted mechanical ventilation: the future is now! BMC Anesthesiology. 2015;15:117.
2. Dres M, Goligher EC, Heunks LMA, Brochard LJ. Critical illness-associated diaphragm weakness. Intensive Care Med. 2017;43(10):1441-52.
3. Younes M. Proportional assist ventilation, a new approach to ventilatory support. Theory. Am Rev Respir Dis. 1992;145(1):114-20.
4. Stock MC, Downs JB, Frolicher DA. Airway pressure release ventilation. Crit Care Med. 1987;15:464-6.
5. Zhou Y, Jin X, Lv Y, Wang P, Yang Y, Liang Get al. Early application of airway pressure release ventilation may reduce the duration of mechanical ventilation in acute respiratory distress syndrome. Intensive Care Med. 2017;43:1648-59.
6. Hirsberg EL, Lanspa MJ, Peterson J, Carpenter L, Wilson EL, Brown SM, et al. Randomized feasibility trial of a low tidal volume-airway pressure release ventilation protocol compared with traditional airway pressure release ventilation protocols. Crit Care Med. 2018;46:1943-52.
7. Yoshida T, Rinka, H, Kaji A, Yoshimoto A, Arimoto H, Miyaichi T, et al. The impact of spontaneous ventilation on distribution of lung aeration in patients with acute respiratory distress syndrome: airway pressure release ventilation versus pressure support ventilation. Anesth Analg. 2009;109:1892-900.
8. Carsetti A, Damiani E, Adrario E. Airway pressure release ventilation during acute hypoxemic respiratory failure: a systematic review and meta-analysis of randomized controlled trials. Annals of Intens Care. 2019;9(1):44.
9. Mallory P, Cheufetz I. A comprehensive review of use and understanding of airway pressure releave ventilation. Expert Rev Respir Med. 2020;14(3);307-15.
10. Sumeet BV, Kollisch-Singule JM, Sadowitz B, Dombret L, Satalin J, Andrews P, et al. The 30-year evolution of airway pressure release ventilation (APRV). Intensive Care Med Exp. 2016;4:11.
11. Amato MB, Barbas CS, Bonassa J, Saldiwa PH, Zin WA, Carvalho CR. Volume-assured pressure support ventilation (VAPSV): a new approach for reducing muscle workload during acute respiratory failure. Chest. 1992;102:1225-34.
12. Ferreira JC, Valiatti J, Schettino GPP, Bonassa J, Iwata L, de Carvalo RR. Comparação do modo VAPS com os modos de volume controlado e pressão controlada em pacientes com insuficiência respiratória aguda. RBTI. 2005;17(2):89-93.
13. Abbasi S, Alikiaii B, Kashefi P, Haddadzadegan N. Comparasion of volume support, volume-assured pressure support, and spontaneous modes in postoperative early extubated patients. Adv Biomed Res. 2022;28:11:99.
14. Campbell RS, Branson RD, Johannigman JA: Adaptive support ventilation. Respir Care Clin N Am. 2001;7:425-40, ix.
15. Jaber S, Sebbane M, Verzilli D, Matecki S, Wysocki M, Eledjam JJ, et al. Adaptive support and pressure support ventilation behavior in response to increased ventilatory demand. Anesthesiology. 2009;110:620-7.
16. Otis AB, Fenn WO, Rahn H. Mechanics of breathing in man. J Appl Physiol. 1950; 2:592-607.
17. Jung B, Constantin JM, Rossel N, Le Goff C, Sebbane M, Coisel Y, et al. Adaptive support ventilation prevents ventilator-induced diaphragmatic dysfunction in piglet. Anesthesiology. 2010;112:1435-43.
18. Abutbul A, Sviri S, Zbedat I, Linton DM, van Heerden PV. A prospective comparison of the efficacy and safety of fully closed-loop control ventilation (Intellivent-ASV) with conventional ASV and SIMV modes. S Afr J Crit Care. 2014;30:28-32.
19. Clavieras N, Wysocki M, Coisel Y, Galia F, Conseil M, Chanques G, et al. Prospective randomized crossover study of a new closed-loop control sys- tem versus pressure support during weaning from mechanical ventilation. Anesthesiology. 2013; 119:631-41.
20. Taniguchi C, Victor ES, Barbas CSV. Smart care versus respiratory physiotherapy – driven manual weaning for critically adult patients: a randomized controlled trial. Crit Care. 2015;19:246.
21. Rose L, Schultz MJ, Cardwell CR, Jouvet P, McAurey DF, Blackwood B. Automated weaning non-automated weaning for reducing the duration of mechanical ventilation for critically ill adults and children. Cochrane Database Syst Rev. 2013;6:CD009235.
22. Couto LP, Barbas CSV. Ventilação assistida proporcional plus: uma atualização. Pulmão RJ. 2011;20(3):34-8.
23. Younes M. Proportional assist ventilation, a new approach to ventilatory support: theory. Am Rev Respir Dis. 1992;145(1):114-20.
24. Sinderby C, Beck J. Proportional assist ventilation and neurally adjusted ventilatory assist: better approaches to patient ventilator synchrony? Clin Chest Med. 2008;29(2):329-42.
25. Bosma KJ, Read BA, Bahrgard Nikoo MJ, Jones PM, Priestap FA, Lewis JF. A pilot randomized trial comparing weaning from mechanical ventilation on pressure support versus proportional assist ventilation. Crit Care Med. 2016;44(6):1098-108.
26. Kataoka J, Kuriyama A, Norisue Y, Fujitani S. Proportional modes versus pressure support ventilation: a systematic review and meta--analysis. Ann Intens Care. 2018 Dec 10;8(1):123.
27. Kacmarek RM. Proportional assist ventilation and neurally adjusted ventilatory assist. Respir Care. 2011;56(2):140-8.
28. Schmidt M, Kindler F, Cecchini J, Poitou T, Morawiec E, Persichini R, et al. Neurally adjusted 35. ventilatory assist and proportional assist ventilation both improve patient-ventilator interaction. Crit Care 2015;19:56.
29. Carteaux G, Cordoba-Izquierdo A, Lyazidi A, Heunks L, Thille AW, Brochard L. Comparison between neurally adjusted ventilatory assist and pressure support ventilation levels in terms of respiratory effort. Crit Care Med. 2016;44:503-11.
30. Vaschetto R, Cammarota G, Colombo D, Longhini F, Grossi F, Giovaniello A, et al. Effects of propofol on patient-ventilator synchrony and interaction during pressure support ventilation and neurally adjusted ventilatory assist. Crit Care Med. 2014;42:74-82.
31. Kampolis CF, Mermiri M, Mavrovounis G, Koutsoukou A, Loukeri AA, Pantazopoulos I. Comparison of advanced closed-loop ventilation modes with pressure support ventilation for weaning from mechanical ventilation in adults: A systematic review and meta-analysis. J Crit Care. 2022;68:1-9.
32. Ferreira JC, Diniz-Silva F, Moriya HT, Alencar AM, Amato MBP, Carvalho CRR. Neurally adjusted ventilatory assist (NAVA) or pressure support ventilation (PSV) during spontaneous breathing trials in 31 critically ill patients: a crossover trial. BMC Pulm Med. 2017;17:139.
33. Di Mussi R, Spadaro S, Mirabella L, Volta CA, Serio G, Staffieri F, et al. Impact of prolonged assisted ventilation on diaphragmatic efficiency: Nava versus PSV. Crit Care. 2016;20:1.
34. Colombo D, Cammarota G, Bergamaschi V, De Lucia M, Corte FD, Navalesi P. Physiologic response to varying levels of pressure support and neurally adjusted ventilatory assist in patients with acute respiratory failure. Intensive Care Med. 2008 Nov;34(11):2010-8.
35. Chen C, Wen T, Liao W. Neurally adjusted ventilatory assist versus pressure support ventilation in patient-ventilator interaction

and clinical outcomes: a meta-analysis of clinical trials. Ann Transl Med. 2019;7(16):382.

36. Guttmann J, Haberthur C, Mols G, Lichtwarck-A Schoff. Automatic tube compensation (ATC). Minerva Anestesiol. 2002;68:369-77.
37. Cardinal-Fernandez P, Bougnaud J, Cour M, Argaud L, Poole D, Guérin C. Automatic tube compensation during spontaneous breathing trials. Respir Care. 2022;67(10):1335-42.
38. Guldager H, Nielsen S, Soerensen MB. A comparison of volume control and pressure regulated volume control ventilation in acute respiratory failure. Crit Care. 1997;1(2):75-7.
39. Chang S, Shi J, Fu C. A comparison of synchronized intermittent mandatory ventilation and pressure-regulated volume control ventilation in elderly patients with acute exacerbations of COPD and respiratory failure. Int J Chron Obstruct Pulmon Dis. 2016;11:1023-29.
40. Calwey MJ. Advanced modes of mechanical ventilation: introduction for the critical care pharmacist. J Pharm Pract. 2017;XX(X):1-13.

14

Desmame da ventilação mecânica

Thiago de Novaes Ferreira
Glivia Maria Barros Delmondes
Marco Aurélio de Valois Correia Junior

INTRODUÇÃO

A remoção da via aérea artificial, denominada extubação endotraqueal, é o processo final na liberação de um paciente em ventilação mecânica invasiva (VMI).[1-38] A complexidade do tema desmame da ventilação mecânica (VM) deve-se à enorme quantidade de variáveis envolvidas nesse processo e às consequências que uma falha nesse trajeto pode causar ao paciente.

Cerca de 2 a 25% dos pacientes submetidos a VM na unidade de terapia intensiva (UTI) têm falha na extubação, sendo necessária a reintubação.[1-38] No entanto, pacientes que falham na extubação têm alta probabilidade de ir a óbito e 31 vezes mais chances de passar 14 dias ou mais na UTI em comparação com pacientes nos quais a descontinuação da VM é bem-sucedida.[1-38]

Este capítulo descreve de forma sistemática e com uma literatura recente as fases do desmame da VMI. O Quadro 1 sintetiza os principais achados que devem ser avaliados antes de iniciar o desmame.[1-38]

QUADRO 1 Rotina do desmame da ventilação mecânica

Fase 1 - Pré-desmame
Bundle ABCDE
Fase 2 - Suspeita
Busca ativa do desmame
Fase 3 - Avaliação de preditores
Classificação funcional
Fase 4 - TRE
Definição de estratégia

TRE: teste de respiração espontânea.

FASE 1 (PRÉ-DESMAME)

Aplicação do *bundle* ABCDE

Envolver-se em todo o processo do desmame deve fazer parte da rotina de todo profissional em UTI. A avaliação é constante e não pode ser negligenciada. Agir proativamente pode representar um ganho de tempo crucial para o paciente e mudança de desfechos.[1-38]

A introdução do *bundle* ABCDE é um exemplo de sistematização que pode ser adotada e facilmente reproduzida. Sua aplicação inclui o despertar matinal (A – *awake*), controle da ventilação (BC – *breathing coordination*), monitorização diária do *delirium* (D) e mobilização precoce (E – *early mobilization*).[1-38] A seguir estão as cinco ações diárias sugeridas (Figura 1).

A sistematização e aplicação do *bundle* ABCDE pode ocorrer de acordo com esta sequência:

A: Acordar o paciente. Buscar junto à equipe médica a otimização dos protocolos de sedação ou de despertar matinal e avaliar diariamente o *status* cognitivo do paciente.

B: Respirar. Utilizar modalidades espontâneas o mais precocemente possível com atenção a possíveis lesões diafragmáticas induzidas pela ventilação (Vili).

C: Coordenar ações. Procurar reduzir o tempo entre a retirada das sedações e a mudança de modo.

D: Controle de *delirium*. Procurar desenvolver ou participar de ações para controle de *delirium*. Dar atenção especial às ações não medicamentosas como a retirada do leito, a mudança do ambiente e a interação com a família.

E: Exercício. Desenvolver protocolos de mobilização nos pacientes críticos.

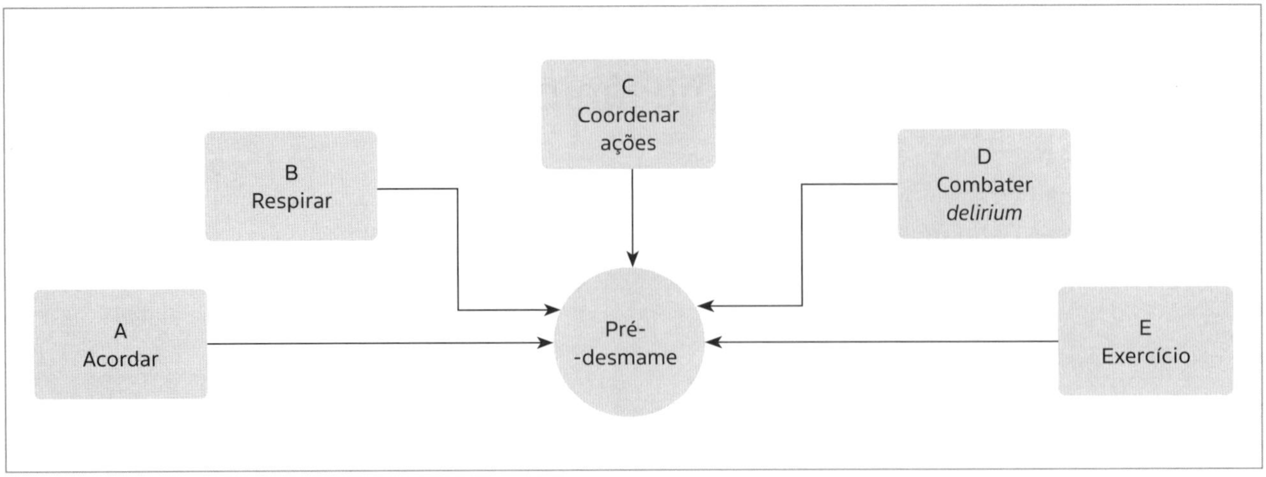

FIGURA 1 Aplicação do *bundle* ABCDE.

FASE 2 (SUSPEITA)

Busca ativa do desmame

Esta fase é marcada pelos testes de prontidão, em que critérios clínicos, entre 48 e 72 horas após a admissão na UTI,[1,2] são usados para determinar se um paciente está pronto para iniciar o desmame, uma vez que o examinador tende a subestimar a capacidade dos pacientes de respirar de forma independente.[3] Essa fase é vital e não pode ser postergada ou alongada.

A identificação precoce de pacientes que podem ser extubados evita risco de morte e complicações relacionadas à ventilação mecânica (p. ex., barotrauma pulmonar, lesão pulmonar associada à VM).[4] Os testes de prontidão também têm como objetivo identificar os pacientes que não estão prontos para o desmame, protegendo-os assim contra os riscos potenciais do desmame prematuro (p. ex., disfunção cardiovascular, fadiga muscular respiratória, sofrimento psicológico).[5]

Os critérios clínicos listados na Tabela 1 devem ser usados para identificar pacientes que estão prontos para iniciar o desmame. Embora esses critérios sejam amplamente utilizados, deve-se reconhecer que até 30% dos pacientes que nunca satisfazem tais critérios podem ser desmamados com sucesso.[6]

O teste de prontidão é imperfeito, e alguns pacientes são considerados prontos para falhar em um teste de respiração espontânea (TRE) subsequente. O fracasso do desmame não demonstrou ser prejudicial se for bem monitorado e o paciente retornar ao suporte ventilatório completo ao primeiro sinal de intolerância (ou seja, a fadiga ventilatória deve ser evitada).[8] Isso justifica repetidas avaliações diárias de prontidão e TRE naqueles considerados prontos para o desmame, desde que o motivo da falha no desmame seja investigado e tratado (p. ex., sedação excessiva, desenvolvimento de isquemia miocárdica, fraqueza neuromuscular, distúrbios eletrolíticos).

Para pacientes que não atendem aos critérios de prontidão, deve-se continuar a tratar o distúrbio subjacente ou as complicações da VM até que esses critérios possam ser eventualmente atendidos. Em muitos casos, se o paciente melhorar, poderá passar por um teste de desmame quando estiver pronto. Se não melhorarem, os pacientes evoluem para VM de longo prazo com traqueostomia. Nesses pacientes, medidas preventivas como encorajar a respiração espontânea precoce, bem como o uso controlado de sedação e a mobilização precoce, podem ajudar.[9]

FASE 3 (AVALIAÇÃO DE PREDITORES)

Classificação funcional

Índices preditivos do desmame

Quando existe incerteza sobre se os critérios de prontidão irão prever um ensaio de desmame bem-sucedido, usa-se um preditor de desmame para identificar potenciais candidatos adequados ou para confirmar a falta de prontidão para o desmame (p. ex., pacientes com sintomas limítrofes ou suspeita de fraqueza muscular respiratória).[8] O uso desses preditores é mais pertinente entre pacientes nos quais o risco associado a um ensaio espontâneo malsucedido é significativamente elevado (p. ex., pacientes com VM prolongada, pacientes com neuromiopatia em terapia intensiva).[10]

Índice de respiração rápida e superficial (IRRS)

Medição: calcula-se pela razão entre a frequência respiratória e o volume corrente (f/VT), medida durante um minuto de respiração espontânea.

TABELA 1 Critérios para considerar aptidão ao desmame

Critérios obrigatórios	
1. Melhora da condição que causou a insuficiência respiratória	Conforme evidenciado por parâmetros clínicos, radiológicos e/ou exames laboratoriais (p. ex., sobrecarga de fluidos, pneumonia, SDRA).
2. $PaO_2/FiO_2 \geq 150$ ou $SpO_2 \geq 90\%$ em $FiO_2 \leq 40\%$ e Peep ≤ 5 cmH_2O	▪ Para pacientes com hipoxemia crônica, uma relação $PaO_2/FiO_2 \geq 120$ mmHg pode ser usada. ▪ Uma FiO_2 ligeiramente mais alta ($\geq 50\%$) pode ser aceitável se houver doença pulmonar subjacente significativa. ▪ Alguns pacientes necessitam de níveis mais elevados de Peep para evitar atelectasias durante a ventilação mecânica.
3. pH > 7,25	▪ Pacientes com distúrbios ácido-básicos crônicos metabólicos ou respiratórios, tenta-se obter ou estimar os valores basais e ventilar os pacientes em um valor alvo próximo ao basal. ▪ Exceções: pacientes com agravamento do distúrbio ácido-base que não conseguem gerar ventilação minuto suficiente para compensar acidose aguda (p. ex., aqueles com fraqueza neuromuscular).
4. Estabilidade hemodinâmica (nenhuma ou baixa dosagem de medicamentos vasopressores)	▪ PAM > 60 mmHg e/ou PAS > 90 mmHg e < 180 mmHg, ou estimada como sendo a linha de base do paciente. ▪ Doses baixas e estáveis devem ser necessárias (p. ex., dopamina < 5 mcg/kg/minuto, dobutamina em dose baixa em pacientes com IC).
5. Capaz de iniciar um esforço inspiratório	Para pacientes que estão respirando na frequência definida ou abaixo dela, deve-se reduzir temporariamente a frequência definida para um valor mais baixo por um breve período e garantir que o paciente seja capaz de iniciar respirações espontâneas acima do valor recém--definido.
Critérios adicionais ou opcionais	
1. Hemoglobina ≥ 7 g/dL	Níveis de hemoglobina de aproximadamente 7-8 g/dL ou mais são metas adequadas para um desmame seguro.
2. Temperatura central ≤ 38-38,5°C	Isso se aplica a pacientes com febre atual no momento da avaliação e não se aplica a indivíduos que estão afebris por períodos entre picos intermitentes de febre.
3. Estado mental acordado e alerta ou facilmente despertável	Desde que o paciente consiga proteger suas vias aéreas, um estado mental anormal não impede o desmame (pontuação na Escala de Coma de Glasgow entre 8-15 ou Escala de Agitação-Sedação de Richmond [RASS] -2 a +1).
4. Outros critérios	Habilidades de protrusão da língua, reflexo de vômito íntegro; capacidade de proteção das vias aéreas.

FiO_2: fração inspirada de oxigênio; IC: insuficiência cardíaca; PAM: pressão arterial média; PAS: pressão arterial sistólica; PaO_2: tensão arterial de oxigênio; Peep: pressão expiratória final positiva; SDRA: síndrome do desconforto respiratório agudo; SpO_2: saturação arterial de oxigênio.
Fonte: adaptada de MacIntyre et al.;[6] Akella et al.;[7] Epstein.[8]

Pode ser avaliado por um ventilômetro acoplado ao tubo orotraqueal do paciente. No entanto, como alternativa, pode ser avaliado com o uso do pneumotacógrafo do ventilador.[12] Porém é importante lembrar que o valor do IRRS (comparado ao observado em tubo T) pode reduzir quando o TRE é realizado em ventilação de suporte de pressão (PSV). A redução ocorre de 20 a 80% quando é aplicada uma pressão de suporte entre 5 e 10 cmH_2O e de 20 a 50% devido ao uso de uma pressão expiratória final positiva (Peep) entre 5 e 10 cmH_2O.

Interpretação: é o indicador de desmame preferido,[11] porque é fácil de medir e nenhum preditor alternativo se mostrou superior. Valores maiores que ≥ 105 respirações/minuto/L predizem falha no desmame, enquanto um IRRS de teste positivo < 105 respirações/minuto/L tem maior probabilidade de passar por um desmame bem-sucedido.[13,14]. No entanto, muitos especialistas adotam uma abordagem individual para interpretar o valor-limite e levam em conta fatores que podem alterá-lo falsamente. Por exemplo, foi demonstrado que vários fatores aumentam o IRRS, incluindo um tubo endotraqueal estreito (p. ex., ≤ 7 cm), sexo feminino, sepse, febre, posição supina, ansiedade, aspiração e doença pulmonar obstrutiva crônica (DPOC).[15,16] Assim, a interpretação pode precisar ser ajustada individualmente sob essas circunstâncias.

Desfechos clínicos: o uso rotineiro do IRRS não demonstrou diminuir a duração do desmame ou da

VM, como comprovado em um estudo randomizado[17] com 304 pacientes ventilados mecanicamente, que realizaram o TRE em dois grupos, um dependente da avaliação do IRRS e outro independente do resultado do IRRS, e os autores não encontraram diferença na duração total da VM, tempo de internação ou taxa de reintubação. Uma metanálise reuniu dados de 48 estudos, e encontrou uma sensibilidade de 83% do IRRS na previsão de extubação bem-sucedida, enquanto a especificidade foi baixa (58%).[18]

Preditores não utilizados rotineiramente

Vários outros preditores de desmame foram descritos, mas têm baixa capacidade preditiva, têm limiares mal definidos ou requerem manobras complexas para cálculo.[8] Esses preditores estão listados na Tabela 2.

Medições de oxigenação e trocas gasosas: embora a oxigenação adequada seja um critério clínico essencial a considerar ao decidir se um paciente está pronto para o desmame (ver Tabela 1), é um mau preditor de desmame quando usado isoladamente para prever o resultado deste.[8]

Medições de carga no sistema respiratório e capacidade respiratória (algumas requerem equipamento especial): nenhum dos seguintes parâmetros demonstrou predizer consistentemente o sucesso do desmame ou a falha no desmame:

- Volume-minuto total.[19]
- Complacência do sistema respiratório.[20,21]
- Trabalho respiratório.[22]
- Consumo respiratório de oxigênio.[23]
- Pressão de oclusão (P0,1)[24] e (relação P0,1/PImáx).[25]
- Pressão inspiratória máxima.
- Acidose da mucosa gástrica.[26]
- Ultrassonografia diafragmática.[27,28]
- Pressão esofágica.[19]
- Pressão diafragmática durante uma respiração corrente espontânea.[19]
- Índice de tempo de tensão.[19]

Índices integrativos multicomponentes: o IRRS é o melhor exemplo de índice integrado. Embora vários dos índices integrados mais complicados parecessem promissores, nenhum foi confirmado como tendo o elevado nível de precisão inicialmente relatado. Esses incluem:

- Quociente de esforço inspiratório (IEQ).[29]
- O índice Crop (*Compliance, Rate, Oxygenation, Pressure*).[20]
- O índice Core (*Compliance, Oxygenation, Respiration, Effort*).[30]
- Índice de desmame integrativo (IWI).[25]

O índice Integrado [um acrônimo para taxa de conformidade, oxigênio e pressão (Crop)] foi descrito em 1991 com um poder preditivo superior ao dos índices anteriores.[20] No entanto, trabalhos subsequentes mostraram que o índice Crop não é mais sensível que o IRRS. O índice Crop de Tobin foi posteriormente modificado para um novo índice de desmame integrado (IWI) – Cest,rs × $SaO_2/(f/V_T)$, com IWI > 25, sendo um melhor preditor com um valor preditivo positivo de 0,99 e um valor preditivo negativo de 0,86. Um novo índice integrativo – o índice Core [Cdin (PImáx/P0,1) (PaO_2/PAO_2)]/f derivado da modificação do índice Crop foi considerado um bom preditor para o desmame quando o valor do índice era > 8.[30]

Apesar de o IRRS e a PImáx serem mais populares do que uma infinidade de outros índices de desmame individuais e compostos, a maioria dos índices não encontrou muita utilidade clínica e o desmame continua a ser em grande parte impulsionado pela avaliação clínica.

Para pacientes com suspeita de fraqueza neuromuscular, às vezes também é necessário medir a pressão inspiratória máxima e/ou ultrassonografia diafragmática à beira do leito para confirmar essa suspeita.

Papel da ultrassonografia diafragmática: os dados sugerem que a ultrassonografia diafragmática pode ajudar a diagnosticar a disfunção do diafragma e determinar se a extubação será bem-sucedida ou não. No entanto, são necessários dados mais robustos antes que a ultrassonografia possa ser usada rotineiramente para prever o sucesso do desmame. Como exemplo, uma metanálise[27] de 19 estudos demonstrou que a excursão diafragmática (sensibilidade 80%, especificidade 80%) e a fração de espessamento diafragmático (sensibilidade 85%, especificidade 75%) podem prever o sucesso do desmame.

A excursão diafragmática depende da contração diafragmática e do volume inspirado. Este último é influenciado pelo grau de suporte ventilatório. Assim, as medições da excursão diafragmática são melhores realizadas durante a respiração espontânea sem suporte. Um estudo prospectivo[36] de 50 pacientes estudados durante a respiração espontânea (tubo T) relatou que o valor de corte da excursão diafragmática preditivo de desmame foi de 10 mm com especificidade de 78% e sensibilidade de 82%. O valor de corte da espessura diafragmática preditivo do desmame foi de 21,5% com especificidade de 71% e sensibilidade de 76%.

Teste de permeabilidade do *cuff* (*cuff leak test*): é utilizado para avaliar a passagem do fluxo de ar por meio das vias aéreas superiores de pacientes intubados com o balonete de *cuff* desinsuflado. Deve ser realizado em pacientes com maiores riscos para edema laríngeo pós-extubação, como aqueles sob VM prolongada, história de intubação difícil. O vazamento é avaliado no

TABELA 2 Preditores de desmame de acordo com o *UpToDate "Weaning predictors"* (2023)

	Fórmula	Notas diversas
Medições de oxigenação e troca gasosa		
Índice de oxigenação	PaO_2/FiO_2	Preditor ruim quando usado isoladamente, mas é útil como parte da avaliação clínica.[31,32]
Índice de troca gasosa	PaO_2/PAO_2	Preditor ruim quando usado sozinho.
Gradiente (A - a)O_2	$PAO_2 - PaO_2$	Preditor ruim quando usado sozinho.
Razão entre espaço morto e volume corrente	V_D/V_T	Preditor ruim quando usado sozinho.
Medições simples de carga do sistema respiratório e capacidade muscular respiratória		
NIF ou PImáx		A PImáx pode ser medida anexando um manômetro aneroide à abertura do tubo endotraqueal e solicitando ao paciente que inspire ao máximo contra uma via aérea obstruída. Embora seja um mau preditor do resultado do desmame, pode ser útil como informação suplementar em pacientes com fraqueza neuromuscular.[20]
Complacência estática do sistema respiratório	Cest,rs = V / (Pplatô - Peep)	Capacidade preditiva inconsistente.[25,30]
Resistência do sistema respiratório	Rwa = Ppico - Pplatô / Fluxo	Capacidade preditiva inconsistente.
Volume-minuto total*	$f \times V_T$	O desmame é improvável entre pacientes cuja ventilação minuto não excede > 10 a 15 litros/minuto.[20]
Volume corrente*		Valor preditivo para falha < 5 mL/kg.
Frequência respiratória*		Valor preditivo para falha > 30 ipm.
Índices integrativos		
IRRS*	f/V_T	Valores < 105 ipm/L.
Índice Crop dinâmico*	$[Cdin \times PImáx \times (PaO_2/PAO_2)]/f$	Valores > 13.
Índice Core	$[Cdin \times (P0.1 / PImáx) \times (PaO_2/PAO_2)]/f$	Preditor preciso de sucesso/fracasso do TRE, mas é complexo e difícil de obter.[29]
IWI	$[(Cest,rs) \times SaO_2] / [f/V_T]$	< 25 mL/cmH_2O ipm/L.
IEQ	$[(0.75\ V_T/Cdin) \times (TI/TTOT)]/PImáx$	Um IEQ > 0,15 tem sido sugerido como o limiar de fadiga que prediz o fracasso do desmame.[24]
Medições complexas (podem exigir equipamento especial)		
P0,1		P_0,1 é a pressão nas vias aéreas gerada no primeiro 0,1 segundo durante um esforço inspiratório contra uma via aérea ocluída e pode ser medida por alguns ventiladores. P0,1 > 3,2 a 6 cmH_2O tem sido associado à falha no desmame.[25]
P0,1/ PI máx*		A capacidade preditiva de P0,1 é melhor quando normalizada para PImáx.[23]
Pes/Pes máx		Medido por balão esofágico. Pes é a pressão esofágica gerada durante uma respiração corrente espontânea e Pes max é a pressão máxima que pode ser gerada. Valores > 0,4 sugerem uma carga cansativa que não é sustentável.[20]
O_2COB		O_2COB é a diferença entre o consumo total de oxigênio durante a respiração espontânea e a ventilação mecânica relaxada. O_2COB é < 5% do consumo total de oxigênio na maioria dos indivíduos saudáveis. Nenhum limite foi identificado. Mudanças no consumo de oxigênio não respiratório podem confundir os medidores.
Trabalho mecânico de respiração	$V_T \times ITp$	ITp deve ser medido usando um balão esofágico. Um valor-limite não foi identificado.[33]

(continua)

TABELA 2 Preditores de desmame de acordo com o *UpToDate "Weaning predictors"* (2023) *(continuação)*

Medições complexas (podem exigir equipamento especial)		
Ultrassom diafragmático	A excursão diafragmática pode ser medida diretamente durante a inspiração em cm. DTF = [espessura diafragmática em CPT - VR] / espessura diafragmática em VR	O desmame é mais longo naqueles com descida diafragmática < 100 mm durante a inspiração.[34] Uma fração de espessamento > 30% foi associada com sensibilidade 0,88, especificidade 0,71, valor preditivo positivo 0,91 e valor preditivo negativo 0,63 para prever o sucesso da extubação.[27] A combinação do ultrassom diafragmático com o índice de respiração rápida e superficial pode aumentar ainda mais a precisão preditiva.[35]
Pdi/Pdi máx		Pdi (pressão diafragmática durante uma respiração espontânea) e Pdi máx (pressão diafragmática máxima) são medidos usando balões esofágicos e gástricos onde Pdi = P - Pes. Valores > 0,4 sugerem uma carga fatigante que não é sustentável.[20]
TTdi	TTdi = (Pdi/Pdi máx) x (TI/TTOT)	Valores > 0,15 a 0,18 indicam uma carga nos músculos respiratórios que não é sustentável.[20]
pH intramucoso gástrico ou $PgCO_2$		A acidose gástrica resulta do fluxo sanguíneo que é desviado do leito vascular esplâncnico para os músculos respiratórios durante o desmame, a fim de atender às demandas de oxigênio dos músculos respiratórios.[26]

A-a: alveoloarterial; Cest,rs: complacência estática do sistema respiratório; Cdin: complacência dinâmica; Core: complacência, oxigenação, respiração e esforço; CPT: capacidade pulmonar total; Crop: complacência, respiração, oxigenação e pressão; DTF: fração de espessamento diafragmático; f: frequência respiratória; FiO_2: fração inspirada de oxigênio; IEQ: quociente de esforço inspiratório; INF: força inspiratória negativa; IRRS: índice de respiração rápida e superficial; ITp: pressão intratorácica gerada pela contração dos músculos respiratórios; IWI: índice de desmame integrativo; O_2COB: consumo respiratório de oxigênio; P0,1: pressão de oclusão das vias aéreas 0,1 segundo após o início do fluxo inspiratório; PaO_2: pressão arterial de oxigênio; PAO_2: pressão alveolar de oxigênio; Pdi: pressão diafragmática; Peep: pressão expiratória positiva final; Pes: pressão esofágica; $PgCO_2$: pressão gástrica de dióxido de carbono; Plmáx: pressão inspiratória máxima; SaO_2: saturação arterial de oxigênio; TI: tempo inspiratório; TRE: tentativa de respiração espontânea; TTdi: índice tensão-tempo; TTOT: duração total da respiração; VD: ventilação de espaço morto; VR: volume residual; VT: volume corrente.
* Preditores considerados mais precisos em uma revisão sistemática.[13]
Fonte: Epstein.[8]

VM, no modo volume-controlado, pela diferença entre o VC inspiratório e o expiratório, após o sexto ciclo respiratório com o *cuff* desinsuflado. Diferenças menores que 110 mL ou 12% indicam risco de obstrução das vias aéreas, e deve ser considerado o uso de corticoides.[37]

FASE 4 - TESTE DE RESPIRAÇÃO ESPONTÂNEA

Definição de estratégia

Testes de respiração espontânea (TRE)

Após a fase de identificação e avaliação dos índices preditores, os pacientes podem ser submetidos ao TRE. Tolerar um TRE é um passo crucial durante a permanência do paciente na UTI e tem como objetivo facilitar a tomada de decisão sobre o momento oportuno da extubação, minimizando os riscos associados a uma nova exposição dos pacientes à ventilação invasiva por uma tentativa prematura fracassada de extubação, como também à extubação tardia com o prolongamento do tempo de VM.[39,40]

O TRE geralmente é realizado desconectando-se o paciente do ventilador a períodos de respiração espontânea fixando uma peça em T ao tubo endotraqueal ligada a uma fonte de oxigênio ou utilização do modo de ventilação com pressão de suporte (PS), sendo esta ajustada em 7 cmH_20 e a Peep ajustada em 5 cmH_2O (níveis pressóricos considerados para eliminação do trabalho respiratório adicional imposto aos músculos respiratórios pela presença da via aérea artificial e do circuito do ventilador).[41,42]

Modalidades de realização do TRE

Vários métodos são usados para realizar os TRE, os quais diferem na quantidade e tipo de suporte fornecido em inspiração e expiração supostamente para compensar a carga imposta do equipamento. Os TRE com baixo suporte ventilatório incluem PSV geralmente de até 5 a 7 cmH_2O com ou sem Peep, pressão positiva contínua das vias aéreas (CPAP), ou seja, sem suporte de pressão inspiratória, compensação automática do tubo (ATC) e peça T que não fornecem suporte ventilatório. Da mesma forma, a respiração espontânea no ventilador com PSV e/ou CPAP, todos definidos em 0 cmH_20, também não fornece suporte ventilatório.[43-45]

As técnicas de TRE que fornecem pressão durante a inspiração (p. ex., PSV + Peep, PSV/Zeep, ATC) têm como objetivo superar a resistência do tubo endotraqueal. Outras técnicas visam melhorar a mecânica respiratória ou a função cardiovascular (p. ex., CPAP) e podem superestimar a capacidade dos pacientes de respirar de forma autônoma após a extubação. Por outro lado, a peça T não fornece suporte; é percebida para aumentar o trabalho de respiração (WOB), podendo subestimar a capacidade dos pacientes de respirar espontaneamente após a extubação.[45]

Relações entre as modalidades de realização do TRE

As modalidades de TRE estão associadas principalmente aos diferentes níveis de esforço respiratório do paciente a que é submetido. A PSV + Peep auxilia as porções elásticas e resistivas do sistema respiratório, reduzindo significativamente o trabalho respiratório (WOB) em comparação com outros TRE, por exemplo, um aumento da pressão de suporte em 5 cmH_2O diminui o trabalho inspiratório em 31 a 38%, assim como o incremento de Peep pode aumentar a função ventricular esquerda. Mas a peça T e o PSV-Zeep representam uma fisiologia respiratória semelhante comparativamente com os valores de pós-extubação.[46]

Alguns autores, contudo, preferem utilizar baixos níveis de ventilação com pressão de suporte com ou sem Peep,[40,41] possivelmente porque o gasto energético muscular respiratório é maior com a peça T.[47,48] Em adição, especialmente quando a Peep é utilizada com PSV, também pode impedir o desenvolvimento de sobrecarga ventricular esquerda e, assim, atenuar os sinais e sintomas clínicos de intolerância à respiração espontânea com peça em T.

Burns et al. (2017) mostraram que as técnicas alternativas de TRE apresentam sucesso no TRE inicial, sucesso de extubação, assim como não houve diferenças nas taxas de reintubação, porém a técnica de PSV + Peep oferece maior probabilidade de sucesso nas extubação quando comparada com a peça T. Em relação aos resultados secundários, não houve superioridade de uma técnica de TRE sobre a outra, em relação a pneumonia, na mortalidade na UTI, mortalidade hospitalar ou a medida de mortalidade mais prolongada.[43]

Compreender os efeitos fisiológicos de diferentes métodos de TRE é altamente relevante para selecionar a modalidade ideal, porque a relação entre eles e os resultados clínicos é altamente confundida por questões clínicas concorrentes. De fato, a decisão de extubar incorpora avaliação da capacidade de proteção de vias aéreas, objetivos do cuidado, nível de consciência e fatores organizacionais.

Esses fatores confundem a relação entre os resultados do TRE e os resultados clínicos. Portanto, é importante separar os resultados fisiológicos dos resultados clínicos para interpretar corretamente a amplitude entre as técnicas de TRE. Além disso, a falha na extubação é rara, dificultando a realização de estudos clínicos suficientes para testar a influência das diferentes técnicas no resultado da extubação.[47,48]

Qual a modalidade mais segura e reprodutível para a realização do TRE?

Existe um debate considerável sobre a técnica de TRE que melhor simula o WOB do paciente após a extubação. Um TRE se aproxima da capacidade do paciente de respirar espontaneamente, porém não leva em conta fatores como, por exemplo, resistência das vias aéreas superiores, fadiga muscular respiratória, descompensação cardíaca, acúmulo de secreções, que podem ocorrer após a extubação.

Existem razões fisiológicas para a observação clínica de que o TRE em PSV + Peep pode levar a TRE e extubações iniciais mais bem-sucedidas. Ao superar uma parte do gradiente de pressão através do tubo endotraqueal, baixos níveis de PS ou CPAP fornecem suporte mínimo que é potencialmente importante durante um TRE e que não sobrecarregará a musculatura já comprometida para o aumento de demanda em respiração espontânea.

Uma revisão sistemática de Burns et al. (2017), já citada, sobre o efeito de diferentes TRE nos resultados fisiológicos descobriu que as métricas de esforço do paciente foram significativamente maiores durante a técnica com peça T *vs*. PSV + Peep.[46] A maioria dos pacientes, especialmente aqueles com alta probabilidade de sucesso na fase de prontidão, representa a maioria dos pacientes submetidos a TRE[14,49] e pode ser extubada facilmente após um TRE em PSV + Peep inicial.[14]

No entanto, a modalidade de TRE com peça T pode ser apropriada em pacientes selecionados (p. ex., disfunção ventricular esquerda grave, fraqueza das vias aéreas difíceis) quando a equipe está incerta quanto a sua capacidade de respirar por conta própria e quando prioriza uma baixa taxa de falsos positivos para passar por um TRE e serem extubados com sucesso devido aos riscos associados à falha de extubação.[49] Por outro lado, quando os TRE em peça T (*vs.* PSV + Peep) são usados em pacientes com alta probabilidade de sucesso da extubação, podem induzir uma alta taxa de falsos negativos.[49]

Em comparação com os TRE em peça T, Burns et al. (2017) sugerem que o TRE em PSV + Peep facilita a tomada de decisões de extubação.[50] Mesmo que essa modalidade de teste possa subestimar o WOB pós-extubação, sua conclusão bem-sucedida pode compensar a relutância da equipe clínica em extubar, resultando em extubação mais breve e bem-sucedida sem aumento da taxa de reintubação.[51,52] Esta pode ser a principal razão pela qual TRE em PSV + Peep resultam em taxas mais altas de sucesso no TRE e na extubação.[53]

No entanto, a reintubação pode estar relacionada não apenas à técnica e ao resultado do TRE, mas também à prontidão do desmame e doenças novas concomitantes. Além disso, em comparação com os TRE em peça em T, os TRE em PSV + Peep são realizados no próprio ventilador mecânico e não necessitam de montagem do circuito que garanta oxigenação necessária e desconexão da assistência ventilatória mecânica (AVM), permitindo o monitoramento adicional do paciente, o que adiciona um conjunto de segurança ao teste de desmame. Além disso, a aplicação de Peep reduz o potencial de perda de aeração pulmonar imediatamente antes da extubação.[54]

Definição da falha ou sucesso no TRE

Na maioria dos estudos, a falha no desmame é definida como a falha do TRE ou necessidade de reintubação dentro de 48 horas após a extubação.[55,56] O fracasso do TRE é caracterizado por falhas em variáveis mais objetivas, tais como taquipneia, taquicardia, hipertensão, hipotensão, hipoxemia ou acidose, arritmia; e sinais subjetivos, como agitação, depressão estado mental, sudorese e a percepção do aumento do esforço do paciente.[56,57]

O fracasso de um desmame está muitas vezes relacionado com disfunção cardiovascular ou incapacidade de o sistema respiratório manter a maior demanda da carga imposta.[58] A Tabela 3 lista os critérios de falha no teste.

Definição da falha ou sucesso de extubação

A distinção entre falha no desmame tem sido cada vez mais reconhecida. Frequentemente, a falha na extubação pode estar relacionada às mesmas causas das falhas no TRE citadas anteriormente, no entanto o TER tem menor efetividade em outras causas, tais como obstrução de vias aéreas superiores, por laringoespasmo ou excesso de secreções brônquicas.[59]

A prevalência geral de falha na extubação varia de 2 a 25% em pacientes adultos e pediátricos internados em UTI,[59,60] levando a um aumento do tempo de VM, internação hospitalar e consequente piora nos desfechos desses pacientes em relação à mortalidade.

Em pacientes cirúrgicos, apenas 5% necessitam de reintubação, embora a taxa possa aumentar quando comorbidades estão presentes, por exemplo, DPOC. Pacientes com déficits neurológicos apresentam maior risco, com taxas de reintubação altas chegando a 36%.

Outros fatores estão associados a maior prevalência de falha na extubação, incluindo idade avançada (> 70 anos), duração da ventilação antes da extubação, anemia (Hb < 10 g/dl ou hematócrito < 30%), gravidade da doença no momento da extubação, posicionamento após extubação, uso de sedação intravenosa contínua, necessidade de transporte para fora da UTI; proporcionalidade da equipe-paciente da UTI também influenciam as taxas.[59]

TABELA 3 Critérios de falha no teste de respiração espontânea

Variáveis	Valores que indicam intolerância
Sistema respiratório	
SpO_2	< 90% com FiO_2 de 50%
FR	≥ 35 ipm
IRRS	≥ 105 ipm/L ou aumento ≥ 20%
Sistema cardiovascular	
Frequência cardíaca	≥ 140 bpm ou aumento em 20% da basal.
Pressão sistólica	≥ 180 mmHg ou < 90 mmHg; ou variação de 20%. Sinais de novas arritmias. Necessidade de iniciar ou aumentar doses de drogas vasoativas.
Sinais clínicos subjetivos e de desconforto respiratório	Sudorese Agitação Sonolência e/ou redução do nível de consciência Uso excessivo dos músculos acessórios da respiração Sinal de Hoover Batimento de asas de nariz Tiragens intercostais Esforço expiratório Padrão respiratório paradoxal Cianose

FiO_2: fração inspirada de oxigênio; FR: frequência respiratória; IRRS: índice de respiração rápida e superficial; SpO_2: saturação arterial de oxigênio.

Os pacientes são considerados com sucesso no desmame da AVM quando toleram a extubação em respiração espontânea por um período mínimo de 24 a 72 horas, e as taxas de mortalidade hospitalar nesses casos ficam abaixo de 10 a 15%.[59,61]

Classificação dos pacientes quanto ao tempo do desmame

Em 2005, o Consenso Internacional de Desmame propôs uma nova classificação dos pacientes em três grupos, de acordo com a dificuldade e a duração do processo de desmame.

O grupo de desmame simples inclui pacientes que passaram com sucesso no TRE inicial e foram extubados com sucesso na primeira tentativa. Esse grupo representa 69% dos pacientes em desmame com bom prognóstico e mortalidade na UTI de 5%.

Os demais pacientes (31%) representam os grupos de desmame prolongado e desmame difícil. Nessa população, a mortalidade na UTI é de 25%. O grupo desmame difícil inclui pacientes que necessitam de até três TRE ou até 7 dias a partir do primeiro TRE para obter sucesso no desmame. O grupo desmame prolongado inclui pacientes que necessitam de mais de três TRE ou > 7 dias de desmame após o primeiro TRE.

Desmame difícil e prolongado

Pacientes que evoluem para o desmame simples apresentam menores complicações em relação aos pacientes com desmame por um tempo mais prolongado. Um número significativo de pacientes apresenta falha e tempo prolongado no desmame, apesar das múltiplas tentativas de TRE. Embora não existam dados epidemiológicos específicos, um estudo mostrou que essa população representa aproximadamente 10% das internações em UTI e consome uma quantidade significativa do total de pacientes por dia na UTI e com um gasto de 50% dos recursos financeiros. Dois outros estudos demonstraram que até 20% dos pacientes de UTI médica permaneceram dependentes de suporte ventilatório após 21 dias.[62,63]

Traqueostomia

A traqueostomia é uma intervenção que pode reduzir a necessidade de sedação, facilitar o manuseio das vias aéreas e, em alguns casos, reduzir o tempo total de VM e internação em UTI. No entanto, não parece afetar o tempo total de internação hospitalar nem a morbidade e mortalidade após a alta hospitalar.[64]

A maioria dos estudos usa um tempo médio de 14 dias de VM como critério para a indicação da traqueostomia, mas esse período pode variar de acordo com o diagnóstico e prognóstico clínico dos pacientes.[64,65]

Embora duas revisões sistemáticas e metanálises não tenham comprovado os benefícios da traqueostomia precoce em pacientes sob VM, há evidências de que pacientes com disfunções neurológicas graves podem se beneficiar com a traqueostomia precoce, reduzindo o tempo total de VM.[65]

REFERÊNCIAS BIBLIOGRÁFICAS

1. Schmidt GA, Girard TD, Kress JP, Morris PE, Ouellette DR, Alhazzani W, et al. Official executive summary of an American Thoracic Society/American College of Chest Physicians clinical practice guideline: liberation from mechanical ventilation in critically ill adults. Am J Respir Crit Care Med. 2017;195:115.
2. Girard TD, Alhazzani W, Kress JP, Ouellette DR, Schmidt GA, Truwit JD, et al. An official American Thoracic Society/American College of Chest Physicians clinical practice guideline: liberation from mechanical ventilation in critically ill adults. Rehabilitation protocols, ventilator liberation protocols, and cuff leak tests. Am J Respir Crit Care Med. 2017;195:120.
3. Blackwood B, Burns KE, Cardwell CR, O'Halloran P. Protocolized versus nonprotocolized weaning for reducing the duration of mechanical ventilation in critically ill adult patients. Cochrane Database Syst Rev. 2014:CD006904.
4. Esteban A, Anzueto A, Frutos F, Alía I, Brochard L, Stewart TE, et al. Characteristics and outcomes in adult patients receiving mechanical ventilation: a 28-day international study. JAMA. 2002;287:345.
5. Funk GC, Anders S, Breyer MK, Burghuber OC, Edelman G, Heindi W, et al. Incidence and outcome of weaning from mechanical ventilation according to new categories. Eur Respir J. 2010;35:88.
6. MacIntyre NR, Cook DJ, Ely EW Jr, Epstein SK, Fink JB, Heffner JE, et al. Evidence-based guidelines for weaning and discontinuing ventilatory support: a collective task force facilitated by the American College of Chest Physicians; the American Association for Respiratory Care; and the American College of Critical Care Medicine. Chest. 2001;120:375S.
7. Akella P, Voigt LP, Chawla S. To wean or not to wean: a practical patient focused guide to ventilator weaning. J Intensive Care Med. 2022 Nov;37(11):1417-25.
8. Epstein SK. Clinical criteria used to determine readiness for trials of spontaneous breathing *UpToDate*. Disponível em: https://www.uptodate.com/contents/weaning-from-mechanical-ventilation-readiness-testing/contributors. Acesso em: 5 jul. 2024.
9. Haas CF, Loik PS. Ventilator discontinuation protocols. Respir Care. 2012;57(10):1649-62.
10. Nemer SN, Barbas CS. Predictive parameters for weaning from mechanical ventilation. J Bras Pneumol. 2011;37(5):669-79.
11. Baptistella AR, Sarmento FJ, Silva KR, Baptistella SF, Taglietti M, Zuquello RA, et al. Predictive factors of weaning from mechanical ventilation and extubation outcome: a systematic review. 2018;48:56-62.
12. Desai NR, Myers L, Simeone F. Comparison of 3 different methods used to measure the rapid shallow breathing index. J Crit Care. 2012;27:418.e1.
13. Meade M, Guyatt G, Cook D, Griffith L, Sinuff T, Kergl C, et al. Predicting success in weaning from mechanical ventilation. Chest. 2001;120:400S.

14. Tobin MJ, Jubran A. Variable performance of weaning-predictor tests: role of Bayes' theorem and spectrum and test-referral bias. Intensive Care Med. 2006;32:2002.
15. 15. Epstein SK, Ciubotaru RL. Influence of gender and endotracheal tube size on preextubation breathing pattern. Am J Respir Crit Care Med. 1996;54:1647.
16. Seymour CW, Cross BJ, Cooke CR, Gallop RL, Fuchs BD. Physiologic impact of closed-system endotracheal suctioning in spontaneously breathing patients receiving mechanical ventilation. Respir Care. 2009;54:367.
17. Tanios MA, Nevins ML, Hendra KP, Cardinal P, Allan JE. A randomized, controlled trial of the role of weaning predictors in clinical decision making. Crit Care Med. 2006;34:2530.
18. Trivedi V, Chaudhuri D, Jinah R, Piticaru J, Agarwal A, Liu K, et al. The usefulness of the rapid shallow breathing index in predicting successful extubation: a systematic review and meta-analysis. Chest. 2022;161:97.
19. Meade M, Guyatt G, Cook D, Griffith L, Sinuff T, Kergl C, et al. Predicting success in weaning from mechanical ventilation. Chest. 2001;120:400S.
20. Yang KL, Tobin MJ. A prospective study of indexes predicting the outcome of trials of weaning from mechanical ventilation. N Engl J Med. 1991;324:1445.
21. Nemer SN, Barbas CS, Caldeira JB, Cárias TC, Santos RG, Almeida LC, et al. A new integrative weaning index of discontinuation from mechanical ventilation. Crit Care. 2009;13:R152.
22. Levy MM, Miyasaki A, Langston D. Work of breathing as a weaning parameter in mechanically ventilated patients. Chest. 1995;108:1018.
23. Hubmayr RD, Loosbrock LM, Gillespie DJ, Rodarte JR. Oxygen uptake during weaning from mechanical ventilation. Chest. 1988;94:1148.
24. Sassoon CS, Mahutte CK. Airway occlusion pressure and breathing pattern as predictors of weaning outcome. Am Rev Respir Dis. 1993;148:860.
25. Nemer SN, Barbas CS, Caldeira JB, Guimarães B, Azeredo LM, Gago R, et al. Evaluation of maximal inspiratory pressure, tracheal airway occlusion pressure, and its ratio in the weaning outcome. J Crit Care. 2009;24:441.
26. Hurtado FJ, Berón M, Olivera W, Garrido R, Silva J, Caragna E, et al. Gastric intramucosal pH and intraluminal PCO2 during weaning from mechanical ventilation. Crit Care Med. 2001;29:70.
27. Parada-Gereda HM, Tibaduiza AL, Rico-Mendoza A, Molano-Franco D, Nieto VH, Arias-Ortiz WA, et al. Effectiveness of diaphragmatic ultrasound as a predictor of successful weaning from mechanical ventilation: a systematic review and meta-analysis. Crit Care. 2023;27(1):174.
28. Llamas-Álvarez AM, Tenza-Lozano EM, Latour-Pérez J. Diaphragm and lung ultrasound to predict weaning outcome: systematic review and meta-analysis. Chest. 2017;152:1140.
29. Milic-Emili J. Is weaning an art or a science? Am Rev Respir Dis. 1986;134:1107.
30. Delisle S, Francoeur M, Albert M, Ouellett P, Bellemare P, Arsenault P, et al. Preliminary evaluation of a new index to predict the outcome of a spontaneous breathing trial. Respir Care. 2011;56:1500.
31. Girard TD, Kress JP, Fuchs BD, Thomason JWW, Schweickert WD, Pun BT, et al. Efficacy and safety of a paired sedation and ventilator weaning protocol for mechanically ventilated patients in intensive care (Awakening and breathing controlled trial): a randomised controlled trial. Lancet. 2008;371:126.
32. Krieger BP, Ershowsky PF, Becker DA, Gazeroglu HB. Evaluation of conventional criteria for predicting successful weaning from mechanical ventilatory support in elderly patients. Crit Care Med. 1989;17:858.
33. Ferrand E, Marty J; French Latasamu Group. Prehospital withholding and withdrawal of life-sustaining treatments. The French Latasamu survey. Intensive Care Med. 2006;32:1498.
34. Kim WY, Suh HJ, Hong SB, Koh Y, Lim C-M. Diaphragm dysfunction assessed by ultrasonography: influence on weaning from mechanical ventilation. Crit Care Med. 2011;39:2627.
35. Pirompanich P, Romsaiyut S. Use of diaphragm thickening fraction combined with rapid shallow breathing index for predicting success of weaning from mechanical ventilator in medical patients. J Intens Care. 2018;6:6.
36. Elsharnouby N, Ali R, Eldeeb A. Ultrasonographic evaluation of diaphragmatic thickness versus excursion as a predictor of weaning in mechanically ventilated patients. QJM. 2023;116.
37. Tanaka A, Uchiyama A, Horiguchi Y, Higeno R, Sakaguchi R, Koyama Y, et al. Predictors of post-extubation stridor in patients on mechanical ventilation: a prospective observational study. Sci Rep. 2021;11:199993.
38. Morandi A, Brummel NE, Ely EW. Sedarion, delirium and mechanical ventilation: the "ABCDE" approach. Current Opin Crit Care. 2011;17:43-9.
39. Ely EW, Baker AM, Dunagan DP, Burke HL, Smith AC, Kelly PT, et al. Effect on the duration of mechanical ventilation of identifying patients capable of breathing spontaneously. N Engl J Med. 1996;335:1864-9.
40. Brochard L, Rauss A, Benito S, Conti G, Mancebo J, Rekik N, et al. Comparison of three methods of gradual withdrawal from ventilatory support during weaning from mechanical ventilation. Am J Respir Crit Care Med. 1994;150:896-903.
41. Esteban A, Frutos F, Tobin MJ, Alia I, Solsona JF, Valverdu I, et al. A comparison of four methods of weaning patients from mechanical ventilation Spanish Lung Failure Collaborative Group. N Engl J Med. 1995;332:345-50.
42. Goldwasser R, Farias A, Freitas EE, Saddy F, Amado V, Okamoto V. III Consenso Brasileiro de Ventilação Mecânica: Desmame e interrupção da ventilação mecânica. J Bras Pneumol. 2007;33(Suppl 2):S128-S136.
43. Burns KEA, Soliman I, Adhikari NKJ, Zwein A, Wong JTY, et al. Trials directly comparing alternative spontaneous breathing trial techniques: a systematic review and meta-analysis. Crit Care. 2017;21:127.
44. Kuhlen R, Max M, Dembinski R, Terbeck S, Jürgens E, Rossaint R. Breathing pattern and workload during automatic tube compensation, pressure support and T-piece trials in weaning patients. Eur J Anaesthesiol. 2003;20(1):10-6.
45. Cabello B, Thille AW, Roche-Campo F, Brochard L, Gómez FJ, Mancebo J. Physiological comparison of three spontaneous breathing trials in difficult-to-wean patients. Intens Care Med. 2010;36:1171-9.
46. Sklar MC, Burns K, Rittayamai N, Lanys A, Rauseo M, CheN L, et al. Effort to Breathe with various spontaneous breathing trial techniques: a physiologic meta-analysis. American Journal of Respiratory and Critical Care Medicine. 2017 Jun;195(11).
47. Sassoon CS, Light RW, Lodia R, Sieck GC, Mahutte CK. Pressure-time product during continuous positive airway pressure, pressure support ventilation, and T-piece during weaning from mechanical ventilation. Am Rev Respir Dis. 1991;143:469-75.

48. Kuhlen R, Max M, Dembinski R, Terbeck S, Jurgens E, Rossaint R. Breathing pattern and workload during automatic tube compensation, pressure support and T-piece trials in weaning patients. Eur J Anaesthesiol. 2003;20:10-6.
49. Thille AW, Richard JC, Brochard L. The decision to extubate in the intensive care unit. Am J Respir Crit Care Med. 2013;187:1294-302.
50. Tobin MJ. Extubation and the myth of "minimal ventilator settings." Am J Respir Crit Care Med. 2012;185:349-50.
51. Oulette DR, Patel S, Girard TD, Morris PE, Schmidt GA, Truwit JD, et al. Liberation from mechanical ventilation in critically ill adults: an official American College of Chest Physicians/American Thoracic Society clinical practice guideline. Inspiratory pressure augmentation during spontaneous breathing trials, protocols minimizing sedation, and noninvasive ventilation immediately after extubation. Chest. 2017;151(1):166-80.
52. Afessa B, Hogans L, Murphy R. Predicting 3-day and 7-day outcomes of weaning from mechanical ventilation. Chest. 1999;116:456-61.
53. Burns KEA, Karottaiyamvelil Jacob S, Aguirre V, Gomes J, Mehta S, et al. Stakeholder engagement in trial design: a survey of citizen's preference for outcomes and treatment options during weaning. Ann Am Thorac Soc. 2016;13(11):1962-8.
54. Esteban A, Frutos F, Tobin MJ, Alía T, Solsona JF, Valverdú I, et al. A comparison of four methods of weaning patients from mechanical ventilation. Spanish Lung Failure Collaborative Group. N Engl J Med. 1995;332:345-50.
55. Vallverdu I, Calaf N, Subirana M, Net A, Benito S, Mancebo J. Clinical characteristics, respiratory functional parameters, and outcome of a two-hour T-piece trial in patients weaning from mechanical ventilation. Am J Respir Crit Care Med. 1998;158:1855-62.
56. Boles JM, Bion J, Connors A, Herridge M, Marsh B, Melot C, et al. Weaning from mechanical ventilation. Eur Respir J. 2007 May;29(5):1033-56.
57. Capdevila XMD, Perrigault P-F, Ramonatxo M, Roustan JP, Peray P, d'Athis F, et al. Changes in breathing pattern and respiratory muscle performance parameters during difficult weaning. Critical Care Med. 1998;26:79-87.
58. Epstein SK. Decision to extubate. Intensive Care Med. 2002 May;28(5):535-46. doi:10.1007/s00134-002-1268-8. Epub 2002 Apr 12. PMID: 12029399.
59. Farias JA, Retta A, Alia I, Olazarri F, Esteban A, Golubicki A, et al. A comparison of two methods to perform a breathing trial before extubation in pediatric intensive care patients. Intens Care Med. 2001;27:1649-54.
60. Epstein SK, Ciubotaru RL, Wong JB. Effect of failed extubation on the outcome of mechanical ventilation. Chest. 1997;112:186-92.
61. Seneff MG, Zimmerman JE, Knaus WA, Wagner DP, Draper EA. Predicting the duration of mechanical ventilation: the importance of disease and patient characteristics. Chest. 1996;110:469-79.
62. Kurek CJ, Cohen IL, Lambrinos J, Minatoya K, Booth FV, Chalfin DB. Clinical and economic outcome of patients undergoing tracheostomy for prolonged mechanical ventilation in New York state during 1993: analysis of 6,353 cases under diagnosis-related group 483. Crit Care Med. 1997;25:983-8.
63. Krishnan K, Elliot SC, Mallick A. The current practice of tracheostomy in the United Kingdom: a postal survey. Anaesthesia. 2005 Apr:60(4):360-4.
64. Engoren M, Arslanian-Engoren C, Fenn-Buderer N. Hospital and long-term outcome after tracheostomy for respiratory failure. Chest. 2004 Jan;125(1):220-7.
65. Durbin CG Jr. Indications for and timing of tracheostomy. Respir Care. 2005 Apr;50(4):483-7.

15

Monitorização ventilatória

Vinicius Maldaner
Gustavo Matos de Menezes
Robert Douglas Costa de Melo

INTRODUÇÃO

A **monitorização ventilatória** é fundamental para a avaliação e o direcionamento dos cuidados respiratórios e clínicos do paciente crítico. Por meio dela é possível compreender o estado e a resposta da função pulmonar com as variáveis que estão sendo definidas para aquele doente, haja vista que isso afeta diretamente os volumes e capacidades pulmonares e a troca de gases, além de definir critérios de normalidade, prescrição e resposta terapêutica, e de compreender o prognóstico e o desfecho desse doente.

Neste capítulo serão apresentados os seguintes parâmetros para monitorização à beira-leito:

- Mecânica respiratória.
- Volumes e capacidades pulmonares.
- Função muscular ventilatória.
- Estímulo do centro respiratório.

MECÂNICA RESPIRATÓRIA

A mecânica respiratória pode ser avaliada por meio da interação das medidas de pressão e fluxo. A seguir serão apresentados alguns índices para monitorização à beira-leito.

Pressão de pico e pressão de platô

A **pressão de pico** é a pressão máxima evidenciada na medida em que o ar é projetado para dentro da via aérea durante a inspiração. Essa medida tem intrínseca relação com a resistência da via aérea. **Recomenda-se limitar a 40 cmH_2O.**

A **pressão de platô** é definida como a pressão estática evidenciada ao final da inspiração completa, refletindo assim a pressão média nos alvéolos e nas pequenas vias aéreas. Para a medida, é necessário realizar uma pausa inspiratória no ventilador mecânico, e para tanto sua medição é difícil no paciente consciente, pois a musculatura precisa estar relaxada.

A monitorização rigorosa dessa pressão é crítica para a proteção pulmonar e a redução da incidência de lesão pulmonar induzida pela ventilação mecânica. **A recomendação amplamente utilizada é limitá-la a 30 cmH_2O. No entanto, há revisões sistemáticas que sugerem um corte em 27 cmH_2O. Sugerimos valores entre essas duas medidas.**

Pressão de distensão (*driving pressure*)

A pressão de distensão ou *driving pressure* (DP) é a diferença entre a pressão de platô e a pressão positiva expiratória final (Peep). Estudos indicam que essa variável é a que melhor se relaciona com a sobrevida em pacientes com síndrome do desconforto respiratório agudo (SDRA), mesmo quando comparada ao volume corrente ou Peep.

Em um estudo observacional com 2.400 pacientes com SDRA, foi evidenciado que variações de DP superiores a 14 cmH_2O foram associadas a um aumento da mortalidade.

É interessante perceber também a intrínseca relação desse cálculo com a complacência pulmonar. Assim:

- DP = Pplatô – Peep.
- Cstat = V / (Pplatô – Peep) = V / DP.
- DP = V / Cstat.

Para essas variáveis serem quantificadas, o paciente precisa estar em modo controlado, sem iniciar ciclos assistidos. Caso o doente realize disparos no ventilador, é preciso considerar a avaliação da variação da pressão de oclusão (ΔPOc), que será discutida a seguir.

Complacência

A complacência é definida como uma mudança no volume a partir de uma determinada pressão. Ela se apresenta a partir da soma das complacências dos pulmões e da caixa torácica. Qualquer alteração na complacência desses componentes também irá interferir na complacência do sistema respiratório como um todo.

A **complacência estática** informa uma medida sem fluxo de ar, portanto com uma **pausa inspiratória**. E ocorre quando a **pressão transpulmonar** é igual à pressão de recolhimento elástico dos pulmões. Ela informa apenas a resistência elástica. De forma geral, consideram-se valores entre 60 e 100 mL/cmH_2O como dentro da normalidade.

Já a **complacência dinâmica** é medida durante a respiração e é influenciada pela retração elástica e resistência das vias aéreas. Sua resposta sofre influência da viscosidade e densidade do gás, além do comprimento e raio das vias aéreas. Com exceção do raio das vias aéreas, os outros valores são normalmente constantes. **Consideram-se valores entre 100 e 200 mL/cmH_2O como dentro da normalidade.**

A seguir são apresentadas as fórmulas para cálculo das complacências:

- Complacência estática: Cstat = V / (Pplatô – Peep).
- Complacência dinâmica: Cdyn = V / (PPi – Peep).

Resistência das vias aéreas

A resistência das vias aéreas é uma medida fundamental para o entendimento da mecânica pulmonar do doente. Ela resulta da oposição do fluxo aéreo às demais forças nas vias aéreas. Fatores como a velocidade do fluxo de ar, o diâmetro e o volume pulmonar podem influenciar na medida da resistência.

Outro pressuposto importante é o **princípio de Bernoulli**. Ele afirma que, quando um gás flui através de um tubo cujo diâmetro pode sofrer alterações, haverá também alterações de velocidade, pressão e resistência. Por exemplo, se o diâmetro diminuir, a velocidade aumentará, proporcionando aumento do fluxo turbulento e aumento da resistência ao fluxo de ar. **Têm-se como valor de normalidade achados entre 4 e 8 cmH_2O/L/s.**

A seguir é apresentada a fórmula para cálculo da resistência das vias aéreas:

- Raw = PPi – Pplatô / fluxo inspiratório.

Potência mecânica (*mechanical power*)

A potência mecânica ou *mechanical power* (MP) é uma variável proposta com o intuito de correlacionar as causas já estabelecidas de lesão pulmonar associadas ao ventilador mecânico.

Deve-se compreender que durante a ventilação mecânica há interações entre a energia elétrica, potencial, cinética e térmica à medida que o ar alcança os pulmões. Essas interações favorecem a mecânica respiratória, mas também podem afetar o parênquima, com alterações celulares contribuindo para a lesão pulmonar. Chama-se a energia transferida por unidade de tempo de MP, e a unidade é descrita em joules por minuto.

Ela é composta pelos seguintes componentes:

- Volume corrente.
- *Driving pressure.*
- Fluxo.
- Peep.
- Frequência respiratória.

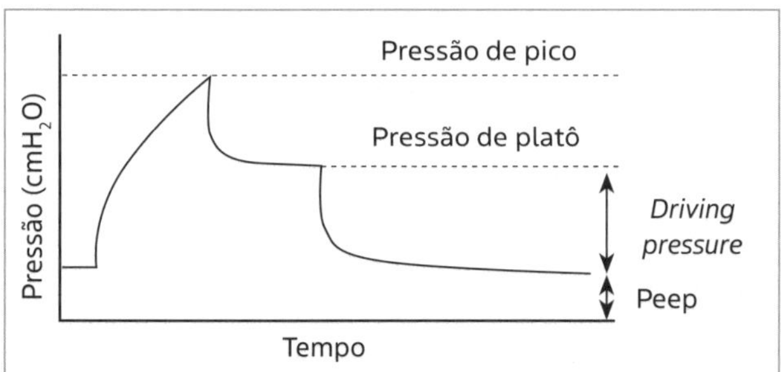

FIGURA 1 Gráfico de pressão-tempo para visualização das pressões de pico e platô e *driving pressure*.
Peep: pressão positiva expiratória final.

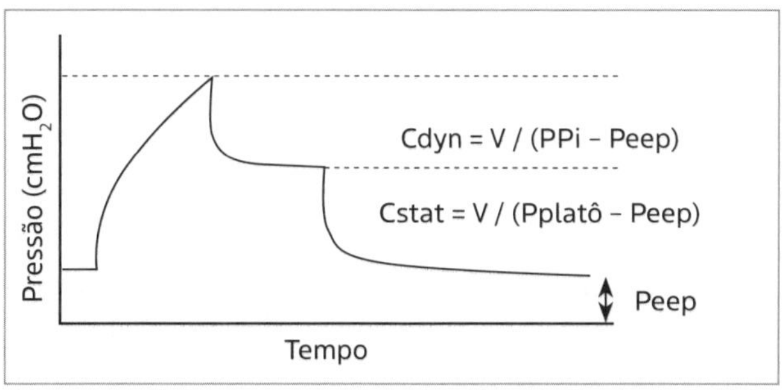

FIGURA 2 O mesmo gráfico de pressão-tempo apresentado na Figura 1, agora com as indicações de Cdyn e Cstart.
C: complacência (mL/mmHg); P: pressão (mmHg); V: volume (mL).

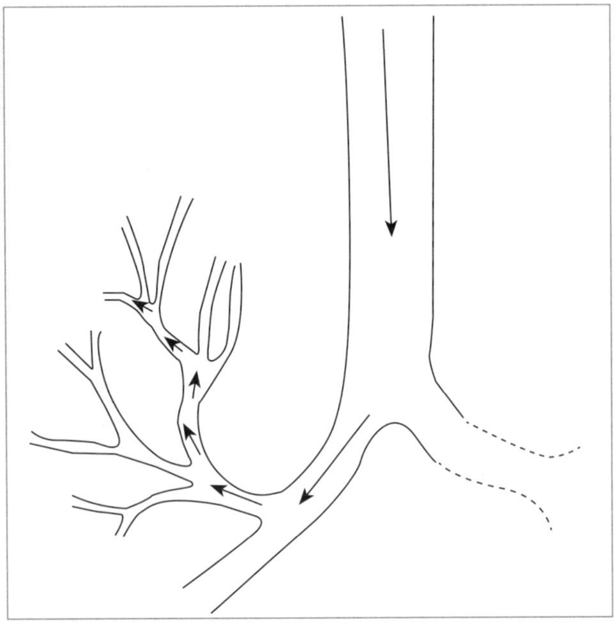

FIGURA 3 O percurso dos gases da traqueia em direção aos brônquios, que enfrenta alterações de diâmetro.

A proposta dessa descrição matemática é quantificar a contribuição de cada um desses componentes e prever os efeitos no pulmão.

Atualmente ainda é difícil definir o limiar superior de MP para redução das chances de lesão pulmonar. Há estudos que evidenciaram associação entre MP > 12 J/min com pior sobrevida em 90 dias; outro, MP > 17 J/min; e ainda um terceiro que trouxe MP > 22 J/min associado a piores desfechos.

A seguir são apresentadas duas equações para cálculo da MP:

- Gattinoni-S = 0,098 . FR . Vt . [Ppico – 0,5 (Pplatô – Peep)].
- Giosa = 0,098 . Ve . (Ppico + Peep + F / 6) / 20.

Monitorização gráfica

A monitorização dos gráficos gerados no ventilador mecânico soma-se às equações matemáticas para compreensão do comportamento daquele sistema respiratório à beira-leito. Os gráficos oferecem informações da mecânica respiratória e da interação paciente-ventilador, podendo evidenciar assincronias, mudanças de mecânica respiratória, resposta terapêutica e escapes.

A Figura 4 apresenta o gráfico do ciclo ventilatório sob ventilação mecânica controlada a volume.

As formas de onda de pressão, volume ou fluxo são conhecidas como gráficos escalares e sofrem variação ao longo do tempo.

Fluxo-tempo

Observando o gráfico de fluxo-tempo apresentado na Figura 5, pode-se analisar a interação entre o padrão de fluxo expiratório e o pico de fluxo expiratório com a complacência pulmonar e a resistência das vias aéreas. O entendimento desse gráfico é importante para observar a presença ou não de obstrução das vias aéreas, como acúmulo de secreções, resposta a algum medicamento broncodilatador ou aprisionamento de ar. Os primeiros são evidenciados quando o fluxo expiratório está diminuído e o aprisionamento pode ser visto quando a curva de fluxo expiratório não retorna a linha de base.

Volume-tempo

O gráfico de volume-tempo apresentado na Figura 6 mostra o volume inspirado, a fase inspiratória, a fase expiratória e o tempo inspiratório. Por meio da análise dessa forma de onda é possível detectar escapes aéreos no sistema. Isso é indicado quando a curva do volume expiratório cai e depois se estabiliza sem chegar a zero, e tal escape pode ser estimado medindo a distância do platô até a linha de base.

TABELA 1 Para você lembrar!

Variável	Equação	Valor de normalidade
Driving pressure	DP = Pplatô - Peep	< 14 cmH_2O
Complacência estática	Cstat = V / (Pplatô - Peep)	60 - 100 mL/cmH_2O
Complacência dinâmica	Cdyn = V / (PPi - Peep)	100-200 mL/cmH_2O
Resistência das vias aéreas	Raw = PPi - Pplatô / fluxo inspiratório	4-8 cmH_2O/L/s
Mechanical power	Gattinoni-S = 0,098 . FR . Vt . [Ppico - 0,5 (Pplatô - Peep)]	< 17 J/min
	Giosa = 0,098 . Ve . (Ppico + Peep + F / 6) / 20	
Pressão muscular	Pmusc= -3/4 x Pocc	5 e 10 cmH_2O

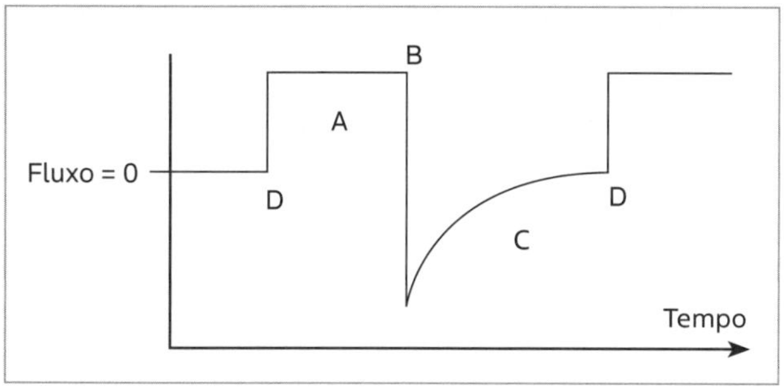

FIGURA 4 Gráfico de fluxo-tempo com identificação dos pontos de disparo e ciclagem e intervalos das fases inspiratória e expiratória. A: fase inspiratória - válvula inspiratória aberta. B: ciclagem/transição entre a fase inspiratória e a fase exalatória. C: fase expiratória - há fechamento da válvula inspiratória e abertura da válvula exalatória. D: disparo/momento em que se encerra a exalação e se inicia a inspiração.

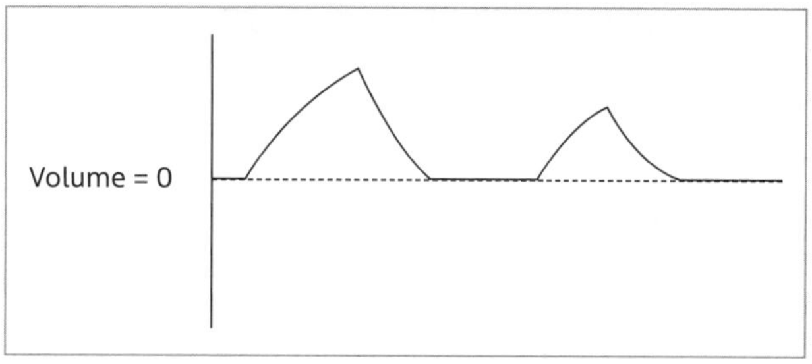

FIGURA 6 Gráfico de volume-tempo.

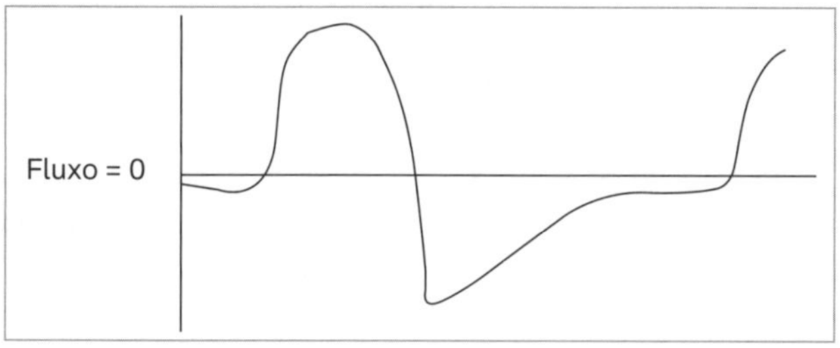

FIGURA 5 Gráfico de fluxo-tempo.

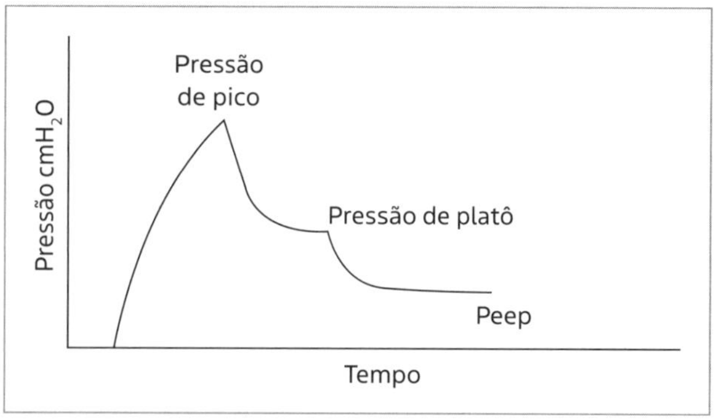

FIGURA 7 Gráfico de pressão-tempo.
Peep: pressão positiva expiratória final.

Pressão-tempo

O gráfico de pressão-tempo ilustra a pressão inspiratória e Peep de forma dinâmica, mas também se pode adicionar uma pausa inspiratória e observar as medidas estáticas, como na Figura 7. Esse gráfico mostra as seguintes variáveis: resistência das vias aéreas, fluxo inspiratório e complacência pulmonar.

Além dessas medidas, é possível a análise do ***stress index***: uma linha constante nesse gráfico indica que não há alteração na complacência; uma diminuição constante indica hipoinsuflação, sugerindo avaliação da necessidade de recrutamento pulmonar; e um aumento constante aponta para um quadro de hiperinsuflação. Para tanto, atualmente há um método de classificação visual padronizado em que um *stress index* linear não indica recrutamento pulmonar ou distensão excessiva; um *stress index* com convexidade ascendente indica recrutamento; e uma concavidade descendente indica hiperdistensão.

Medidas do estímulo neural

Pressão de oclusão das vias aéreas (P 0.1)

Definida como a pressão negativa gerada nos primeiros milissegundos nas vias aéreas do paciente no momento da inspiração, a P 0.1 tem como objetivo avaliar a atividade do centro respiratório, traduzindo assim o esforço muscular no primeiro momento da inspiração. Fatores como dor, febre, infecção, distúrbio ácido-básico e ansiedade podem alterar a atividade do centro respiratório. A monitorização desse parâmetro tem relevância para identificar se o paciente precisa de um suporte ventilatório maior ou se está superassistido. Ambas as situações podem trazer repercussões negativas, aumentando a probabilidade de lesões pulmonares e musculares.

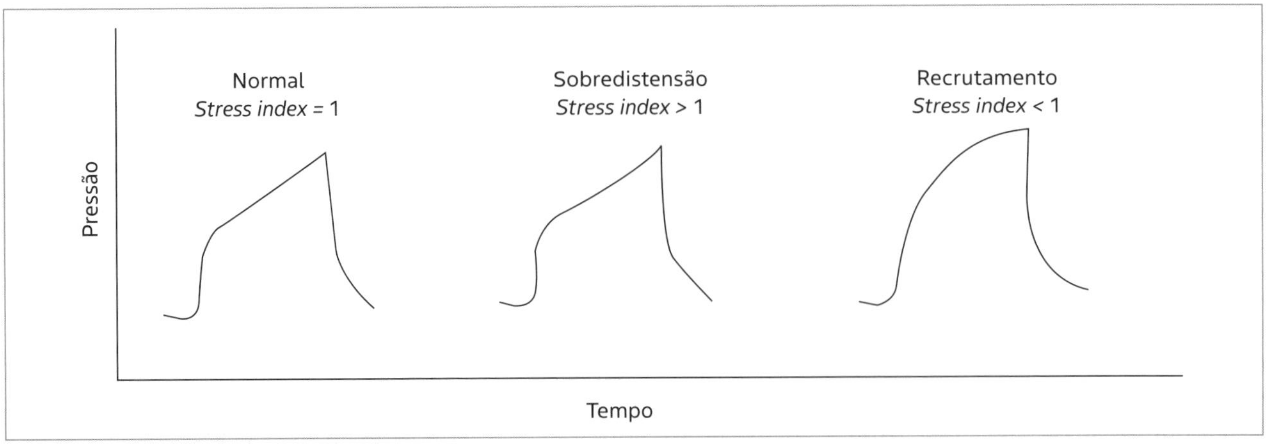

FIGURA 8 Gráfico de pressão-tempo com as curvas do *stress index*.

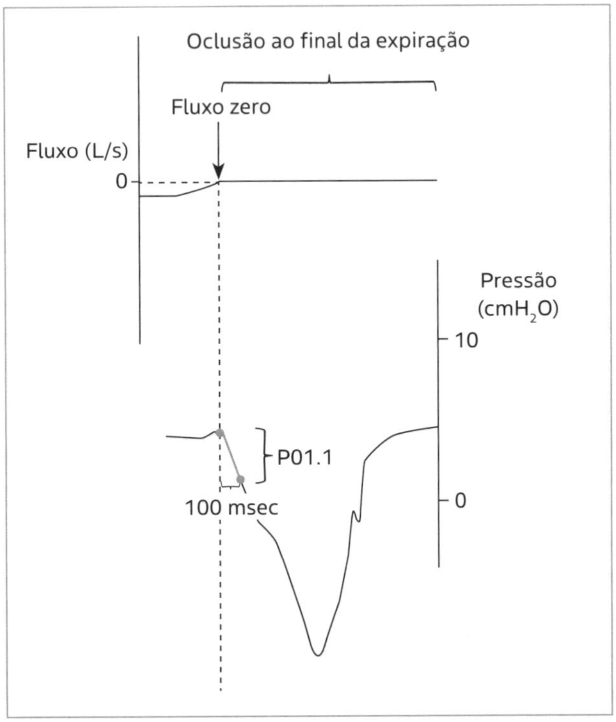

FIGURA 9 Gráficos de fluxo-tempo e de pressão-tempo para visualização da oclusão ao final da expiração da pausa dos primeiros 100 milissegundos.

A manutenção desse parâmetro dentro dos valores de normalidade visa à integridade do mecanismo respiratório. Ainda não tão bem estabelecidos, os estudos demonstram que:

- Valores entre 1,5 e 3,5 cmH_2O determinam que estímulo de contração está adequado.
- Valores abaixo de 1,5 cmH_2O traduzem esforço muscular insatisfatório.
- Superado 3,5 cmH_2O, sugere um estímulo vigoroso ou impulso respiratório exacerbado.

Na atualidade, a grande maioria dos ventiladores mecânicos apresenta *softwares* que quantificam o valor de P0.1. A depender do ventilador mecânico, esses dados podem ser obtidos quando solicitado pelo operador, no qual o respirador realiza uma oclusão expiratória final curta.

O fato de os ventiladores mais modernos terem a função de avaliação da P0.1 faz com que essa medida seja de acesso rápido e prático, sendo, assim uma forma para definir qual nível de pressão de suporte será ofertado ao paciente submetido à ventilação mecânica. Vale ressaltar que os valores mensurados independem da mecânica pulmonar ou de cargas impostas pela caixa torácica, pois é uma medida central,

FUNÇÃO MUSCULAR RESPIRATÓRIA

Deflexão da pressão negativa durante oclusão (*Delta Pocc*) e pressão muscular respiratória (Pmusc)

A monitorização e o controle do esforço respiratório nos pacientes submetidos à ventilação mecânica vêm sendo cada vez mais estudada e vivenciada nas unidades de terapia intensiva (UTI). Por meio de uma pausa expiratória das vias aéreas na fase inspiratória, a contração muscular fornecerá uma deflexão da pressão negativa denominada Delta Pocc.

Partindo da pressão positiva no final da expiração, ao realizar a pausa expiratória, pode-se observar a negativação no gráfico de pressão no tempo, gerando assim um delta de pressão. Quanto maior for o delta, maior é o esforço inspiratório gerado pelo paciente. Essa manobra também ajuda a monitorar se o uso de bloqueador neuromuscular está eficaz, no qual o Delta Pocc é igual a 0.

A oscilação de pressão nas vias aéreas auxilia a quantificar a pressão muscular (Pmusc). Para calculá-la, aplica-se o valor obtido na fórmula Pmusc = –3/4 x Pocc.

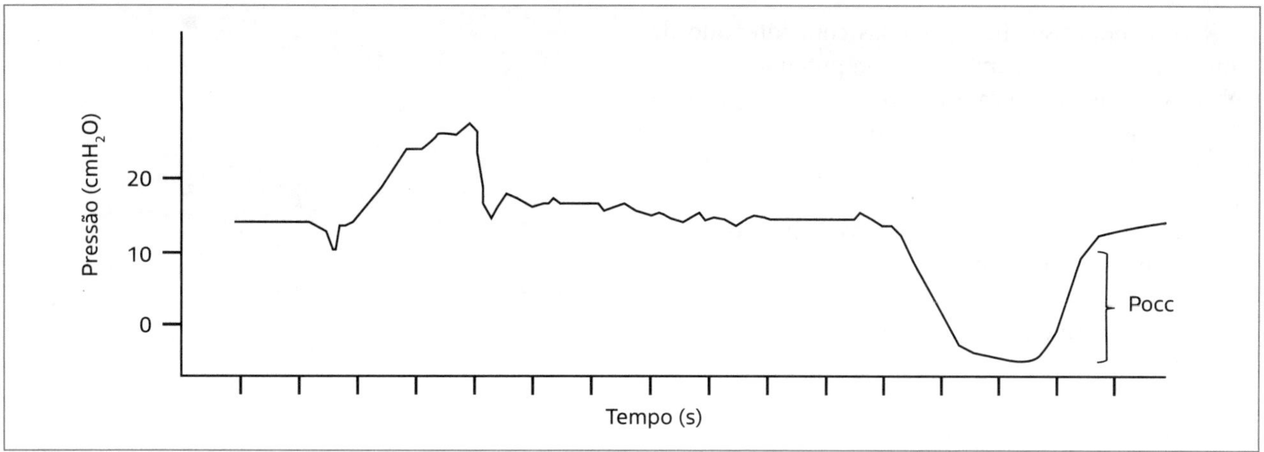

FIGURA 10 Gráfico de pressão-tempo com destaque para o desnivelamento da Pocc.

- Valores de Pmusc acima de 15 cmH_2O pode sugerir esforço excessivo do paciente.
- Os valores de normalidade estão entre 5 e 10 cmH_2O.

Avaliação da força muscular respiratória

Com o propósito de quantificar a força da musculatura respiratória de forma simples, prática e não invasiva, a manovacuometria está inserida na monitorização respiratória visando definir estratégias de fortalecimento ou manutenção de uma função respiratória. Além de ser utilizada como preditor de sucesso para o desmame da ventilação mecânica, a utilização da manovacuometria tem identificado fraqueza muscular respiratória de forma precoce, tanto em pacientes conscientes e que conseguem obedecer a comando quanto em pacientes não responsivos.

Pressão inspiratória máxima (PImáx)

A mensuração da pressão inspiratória máxima (PImáx) ocorre a partir da contração muscular do diafragma e dos intercostais externos contra a via aérea ocluída após uma expiração máxima (próximo do volume residual), seja o paciente submetido a ventilação mecânica ou a respiração espontânea sem via aérea artificial.

Quando o paciente está em respiração espontânea e consciente, a avaliação deve ser realizada:

- Preferencialmente com o paciente o mais sentado possível (próximo de 90 graus), pés e troncos apoiados, braços livres.
- Caso o paciente não tenha condições clínicas, pode ser realizado em decúbito dorsal com a cabeceira elevada (próximo de 45 graus).
- Com o posicionamento adequado, será solicitada ao paciente uma expiração forçada seguida de uma inspiração vigorosa.
- A escolha da interface é de suma importância, podendo ser realizada, nesse caso, através de um bocal e clipe nasal ou com uma máscara orofacial.

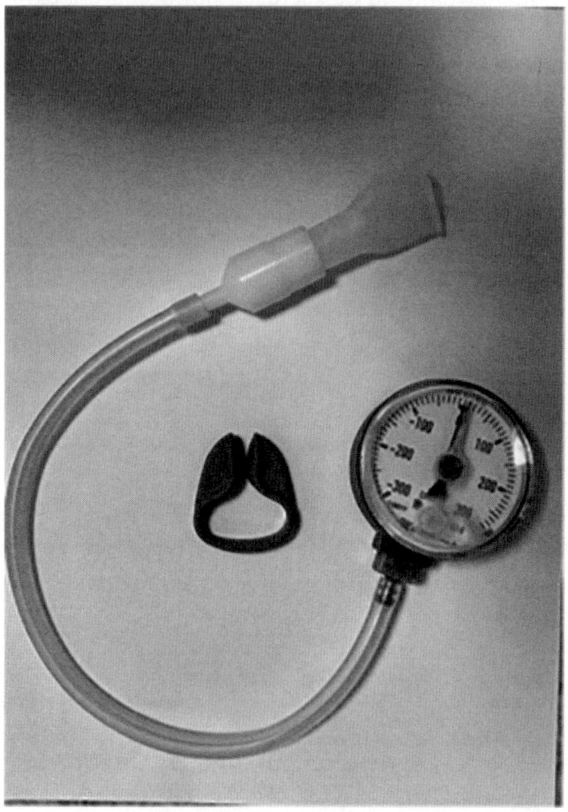

FIGURA 11 Manovacuômetro com clipe nasal e bocal.

Recomendam-se cinco medidas com intervalo de 1 minuto de descanso entre elas, computando três manobras aceitáveis (sem vazamento e com duração entre 1 e 2 segundos cada) e adotando o maior valor, sendo ao menos dois valores reprodutíveis e que não difiram mais de 10% entre si do maior valor.

Para pacientes pouco colaborativos em uso de via aérea artificial, a PImáx deverá:

- Seguir o mesmo posicionamento citado.
- Utilizar válvula expiratória unidirecional com tubo "T" entre a interface e o manovacuômetro. Por essa técnica, o paciente vai exalando o ar, aumentando o potencial de contração da musculatura inspiratória a cada ciclo, refletindo assim valores mais reais da PImáx.

Estudos mostram que o tempo de oclusão de 40 segundos é seguro e suficiente para atingir tais valores, sem necessidade de repetição, já que não tem o efeito aprendizado nesse método (Figura 12).

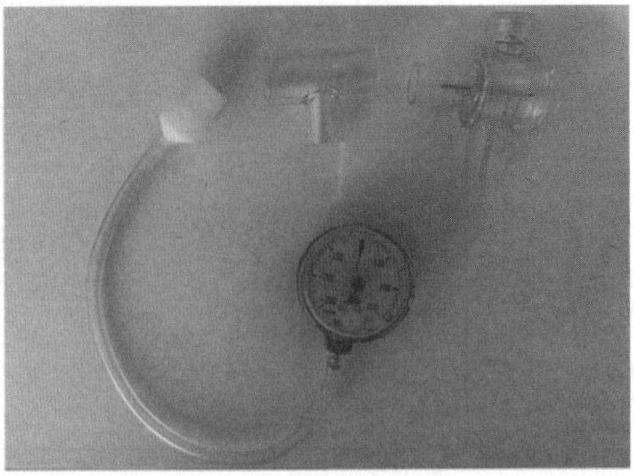

FIGURA 12 Manovacuômetro com tubo "T" e válvula unidirecional.

Pressão expiratória máxima (PEmáx)

A avaliação da força muscular expiratória máxima tem tanta relevância quanto a da PImáx. A medida está diretamente relacionada ao mecanismo de tosse, no qual a remoção da secreção pulmonar e a expiração forçada são proporcionadas pela contração dos músculos abdominais, transverso do tórax e intercostais internos.

Para a avaliação da PEmáx:

- Realizar uma inspiração máxima, até atingir a capacidade pulmonar total, seguida de uma expiração forçada contra a via aérea ocluída.
- PEmáx pode ser realizada em pacientes colaborativos ou não, em uso de via aérea artificial ou fisiológica.
- Para pacientes que não colaboram, utiliza-se a válvula inspiratória unidirecional.
- Não se recomenda ultrapassar mais que 3 segundos para cada expiração por risco de síncope por redução do débito cardíaco.

Vale ressaltar que os valores de referência adotados como preditores de falha de extubação são: PImáx < –20 ou –30 cmH_2O.

TABELA 2 Para você lembrar!

Variável	Equação	Valor de normalidade
Driving pressure	DP = Pplatô - Peep	< 14 cmH_2O
Complacência estática	Cstat = V / (Pplatô - Peep)	60-100 mL/cmH_2O
Complacência dinâmica	Cdyn = V / (PPi - Peep)	100-200 mL/cmH_2O
Resistência das vias aéreas	Raw = PPi - Pplatô / fluxo inspiratório	4-8 $cmH_2O/L/s$
Mechanical power	Gattinoni-S = 0,098 . FR . Vt . [Ppico - 0,5 (Pplatô - Peep)]	< 17 J/min
	Giosa = 0,098 . Ve . (Ppico + Peep + F / 6) / 20	
Pressão muscular	Pmusc= -3/4 x Pocc	5 e 10 cmH_2O

Peep: pressão positiva expiratória final.

BIBLIOGRAFIA

1. Amato MBP, Meade MO, Slutsky AS, Brochard L, Costa ELV, Schoenfield DA, et al. Driving pressure and survival in the acute respiratory distress syndrome. New England Journal of Medicine. 2015;372(8):747-55.
2. Bertoni M, Spadaro S, Goligher EC. Monitoring patient respiratory effort during mechanical ventilation: lung and diaphragm-protective ventilation. Crit Care. 2020;24:106. https://doi.org/10.1186/s13054-020-2777-y https://doi.org/10.1590/S0103-507X2010000100007.
3. Gattinoni L, Tonetti T, Cressoni M, Cadringher P, Hermann P, Moerer O, et al. Ventilator-related causes of lung injury: the mechanical power. Intensive Care Medicine. 2016;42:1567-75.
4. Pavez N, Damiani LF. Inspiratory and expiratory pause during pressure support ventilation: maneuvers that we should incorporate into clinical practice. Medicina Intensiva (English Edition). 2022 Apr 1;46(4):213-6. https://doi.org/10.1016/j.medine.2022.02.007.
5. West JB. Fisiologia respiratória: princípios básicos. 9.ed. Porto Alegre: Artmed; 2013.

16

Ventilação mecânica não invasiva

Daniel da Cunha Ribeiro
Clarice Vieira Pinheiro
Maxwell de Morais Silva

INTRODUÇÃO

A ventilação mecânica não invasiva (VNI) tem papel protagonista quando se trata de estratégia terapêutica e preventiva em determinadas condições de saúde.

Seu uso para o tratamento de pacientes com insuficiência respiratória aguda (IRpA), ou com insuficiência respiratória crônica agudizada, quando bem indicado e supervisionado, ocupa um espaço relevante e consolidado nas unidades de terapia intensiva (UTI), unidades de internação (UI) e em prontos atendimentos de urgência e emergência, podendo reduzir as taxas de intubação ou reintubação orotraqueal, com impacto positivo na sobrevida dos doentes e nos custos hospitalares.

Entretanto, para que a taxa de sucesso da terapia aumente, é preciso fazer o uso racional desta, seguindo critérios de elegibilidade e ilegibilidade, que estão descritos na Tabela 1.

Com base nesses critérios, a Figura 1 apresenta, de forma resumida e esquemática, o modo de realizar a avaliação e a monitorização do paciente à beira-leito.

A evolução tecnológica dos tipos de interfaces e de modos ventilatórios favorece melhor interação paciente-ventilador. Somando isso ao estudo aprofundado das doenças, pode-se aumentar a tolerância do doente à terapia e minimizar os riscos da ventilação mecânica invasiva (VMI) como:

- Lesão pulmonar induzida pela ventilação mecânica (Vili).
- Lesão pulmonar autoinfligida pelo paciente (P-Sili).

TABELA 1 Indicações e contraindicações para o uso da VNI

Indicações	Insuficiência respiratória, tipo I ou II. Uso de musculatura acessória e movimento paradoxal. Acidose respiratória moderada a grave (pH < 7,35 / $PaCO_2$ > 45 mmHg). Frequência respiratória > 25 irpm.
Contraindicações absolutas	Necessidade de intubação de emergência. Parada cardíaca ou respiratória.
Contraindicações relativas	Incapacidade de cooperar, proteger as vias aéreas, ou secreções abundantes. Rebaixamento de nível de consciência (exceto acidose hipercápnica em DPOC). Falências orgânicas não respiratórias (encefalopatia, arritmias malignas ou hemorragia digestivas graves com instabilidade hemodinâmica). Cirurgia facial ou neurológica. Trauma ou deformidade facial. Alto risco de aspiração. Obstrução de vias aéreas superiores. Anastomose de esôfago recente (evitar pressurização acima de 15 cmH_2O).

DPOC: doença pulmonar obstrutiva crônica; VNI: ventilação mecânica não invasiva.

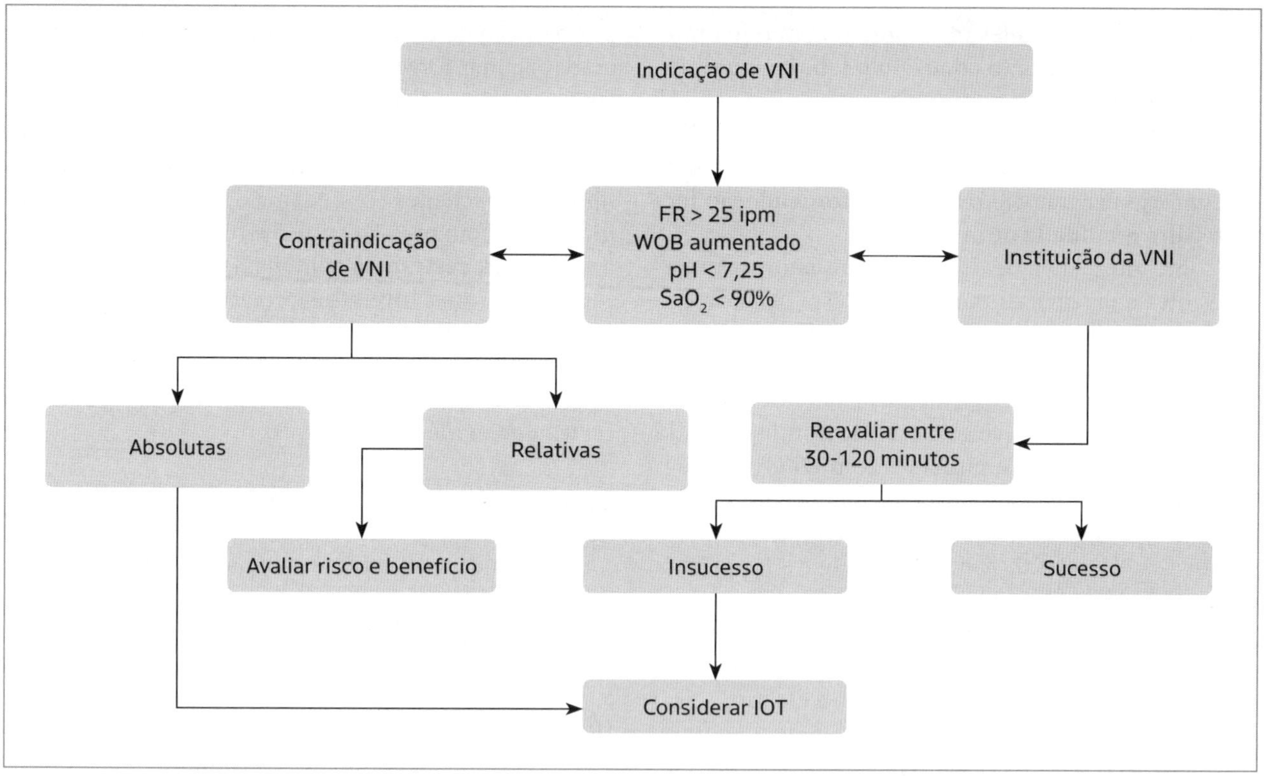

FIGURA 1 Fluxograma para instituição de ventilação mecânica não invasiva.
FR: frequência respiratória; IOT: intubação orotraqueal; pH: potencial hidrogeniônico; SaO_2: Saturação arterial de oxigênio; VNI: ventilação não invasiva; WOB: *work of breath* (trabalho respiratório).
Fonte: adaptada de Barbas et al. (2014); Carvalho et al. (2007).

- Disfunção diafragmática induzida pelo ventilador (VIDD).

Ao iniciar a VNI, o profissional deve orientar o paciente sobre a sensação que ele poderá perceber e sobre os comandos fazer para ser um sinalizador de interrupção da terapia.

É importante checar vazamentos nas interfaces e circuitos, presença de assincronias, auto-Peep, esforços ineficazes e, se disponível, ativar o mecanismo de compensação de vazamentos. Além disso, é necessário conferir a integridade da pele da face e avaliar se está ocorrendo distensão abdominal (aerofagia).

> Se após a instituição da terapia e avaliação criteriosa persistir ou aumentar o desconforto respiratório, cursando com taquipneia, uso de musculatura acessória, piora gasométrica ou piora do estado clínico do paciente, a IOT está indicada e não deve ser postergada.

EVIDÊNCIAS SOBRE O USO DA VENTILAÇÃO MECÂNICA NÃO INVASIVA

O emprego da VNI em algumas doenças específicas está bem definido na literatura há algum tempo. No Brasil, o tema foi abordado nos consensos brasileiros de ventilação mecânica no início dos anos 2000 e, posteriormente, no ano de 2013.

A última diretriz de prática clínica internacional sobre o tema foi publicada em 2017 pela European Respiratory Society juntamente com a American Thoracic Society (ERS/ATS).

VENTILAÇÃO NÃO INVASIVA NA EXACERBAÇÃO AGUDA DA DOENÇA PULMONAR OBSTRUTIVA CRÔNICA

A VNI de dois níveis pressóricos pode ser considerada em pacientes com doença pulmonar obstrutiva crônica (DPOC) com exacerbação aguda em três cenários:

1. Para prevenir a acidose respiratória aguda, quando os níveis de pressão parcial de CO_2 ($PaCO_2$)

estão normais ou elevados, porém com o pH normal. **Recomendação condicional, baixa qualidade de evidência.**

2. Para prevenir a intubação endotraqueal e a VMI em pacientes com acidose leve a moderada e desconforto respiratório relatado. **Recomendação forte, alta qualidade de evidência.**
3. Como alternativa de desmame ventilatório em pacientes que falharam no teste de respiração espontânea (TRE). **Recomendação forte, alta qualidade de evidência.**

A VNI com dois níveis de pressão continua sendo a escolha preferida para pacientes com DPOC que desenvolvem acidose respiratória aguda durante a internação hospitalar, devendo ser considerada quando o pH for $\leq 7{,}35$, a $PaCO_2$ for > 45 mmHg e a frequência respiratória (FR) for > 20 a 24 irpm.

Ressalta-se que os pacientes devem ser monitorados de perto, com acesso rápido à intubação endotraqueal e ventilação invasiva, caso seja necessário.

EDEMA AGUDO PULMONAR CARDIOGÊNICO

O edema agudo de pulmão de origem cardíaca ocorre quando há aumento da pressão hidrostática nos capilares pulmonares e extravasamento de líquido para o interstício pulmonar e espaços intra-alveolares. Esse fenômeno pode ser explicado por aumento de pós-carga do ventrículo direito (VD), levando ao aumento da resistência vascular pulmonar, ou por insuficiência do ventrículo esquerdo (VE).

O emprego da pressão positiva tem elevado grau de evidência e é capaz de melhorar o edema pulmonar por redução do retorno venoso e da pré-carga do VD e ainda facilitar a redistribuição de líquido extra-alveolar, reduzindo o *shunt* intrapulmonar.

Sugere-se utilizar o modo CPAP (pressão positiva contínua nas vias aéreas) como terapia de primeira linha nos pacientes com edema agudo pulmonar cardiogênico, com pressão entre 5 e 10 cmH_2O (**recomendação forte, certeza da evidência**).

Utilizar dois níveis de pressão (EPAP = 5 a 10 cmH_2O e IPAP = 15 cmH_2O) como alternativa para pacientes que não ventilem adequadamente e estejam com hipercapnia (**recomendação forte, moderada certeza da evidência**).

EXACERBAÇÃO DA ASMA

A evolução da asma é marcada por períodos de exacerbação que comumente variam de leve a grave.

A asma aguda grave é uma forma potencialmente fatal que leva à obstrução do fluxo aéreo devido a hiper-reatividade brônquica, levando ao quadro de IRpA, geralmente requerendo hospitalização por não responder adequadamente ao tratamento medicamentoso convencional.

O objetivo principal do manejo da asma grave é a reversão do quadro de obstrução ao fluxo de ar, entretanto a correção da hipoxemia e a redução do processo inflamatório também são fundamentais para a resolução do quadro agudo.

Um estudo de coorte retrospectivo realizado em 97 hospitais dos EUA durante 4 anos observou que o uso de VNI em pacientes com asma aguda foi de 4% e o uso de ventilação invasiva foi de 5%. Pacientes que utilizaram VNI tiveram 4,7% de falha e as taxas de mortalidade hospitalar em pacientes que tiveram sucesso

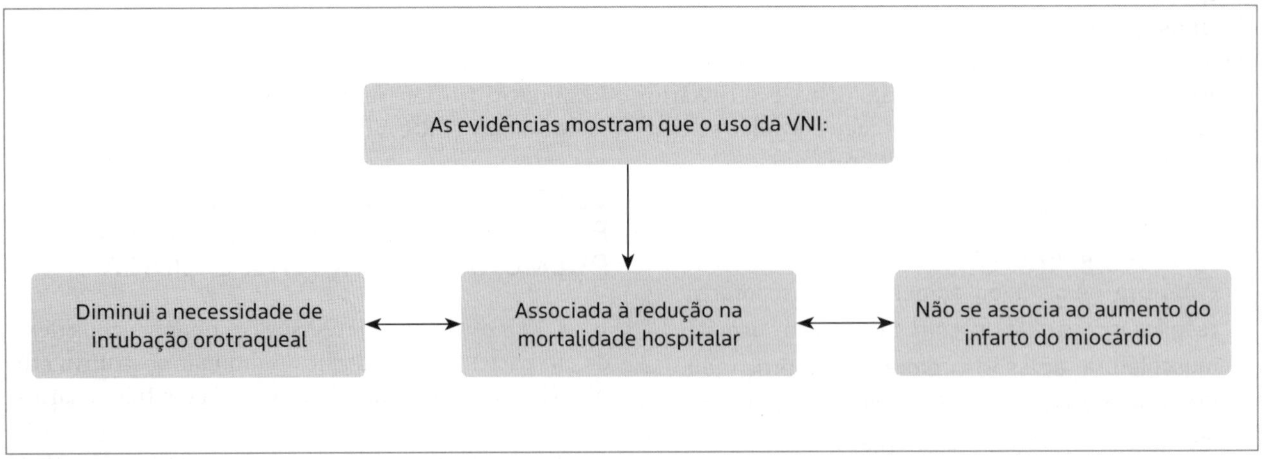

FIGURA 2 Evidências sobre o uso da ventilação mecânica não invasiva.
VNI: ventilação mecânica não invasiva.
Fonte: elaborada pelos autores.

na VNI foram de 2,3%; já em pacientes que receberam somente ventilação invasiva, foram de 14,5%.

- Pode-se concluir que o uso de VNI na exacerbação da asma aguda grave em conjunto com a terapia medicamentosa visa minimizar a obstrução do fluxo aéreo e diminuir o esforço respiratório.
- Entretanto, o nível de evidência é incerto e de acordo com as diretrizes, ainda não há nenhuma recomendação sobre o uso.

INSUFICIÊNCIA RESPIRATÓRIA HIPOXÊMICA

Há estudo que demonstram potencial para o uso da VNI em pacientes com IRpA I. Essa estratégia tem como objetivo evitar a intubação, otimizando a oxigenação e a ventilação, reduzindo o trabalho respiratório e a dispneia.

Há uma carência de dados robustos na literatura que indiquem com clareza sobre o uso da VNI em paciente com insuficiência respiratória hipoxêmica e não hipercápnica, causada principalmente por pneumonia adquirida na comunidade (PAC) ou no hospital.

Observa-se que seu uso como alternativa à intubação pode atrasá-la e piorar os desfechos da internação na UTI e no hospital, aumentando a morbimortalidade.

O uso mal supervisionado pode corroborar a subassistência ou superassistência ventilatória, aumentando as chances de lesão pulmonar induzida pelo ventilador mecânico (Vili) e de P-Sili (*patient self-inflicted lung injury*), ou lesão pulmonar induzida pelo paciente, pois combina nível elevado de pressão muscular com pressão do ventilador mecânico.

Ter cautela e monitorizar variáveis que identifiquem o grau de assistência ventilatória ao instituir esse tipo de suporte ventilatório é fundamental para a proteção pulmonar.

TRAUMA DE TÓRAX

O trauma de tórax tem maior prevalência entre a população adulta jovem, sendo uma situação rotineira para o fisioterapeuta da sala de emergência. Pode apresentar diferentes graus de severidade, seja por fratura de costela ou tórax instável, que, quando mal manejados, podem evoluir para necessidade de condutas invasivas.

O uso da VNI nessa população tem recomendação moderada com uso cauteloso. Os estudos são promissores para tratamento do que é comum entre a população estudada: a presença de hipoxemia associada ao trauma torácico.

- Um ensaio clínico randomizado (ECR) unicêntrico randomizou 69 pacientes traumatizados com pelo menos 4 fraturas unilaterais de costelas para receber CPAP ou VMI.
- Dois dos 33 pacientes do grupo CPAP morreram no hospital, em comparação com nenhum dos pacientes ventilados invasivamente ($p > 0{,}05$).

Fonte: Bolliger et al. (1990).

- Outro ECR randomizou pacientes com trauma torácico associado a insuficiência respiratória para VNI ou oxigenoterapia de alto fluxo (> 10 L/min).
- Os dados principais mostraram que os pacientes incluídos estavam hipoxêmicos (PaO_2 / FiO_2 100 ± 34,5) e que houve um número menor de intubações realizadas em pacientes randomizados para receber VNI (RR 0,20 IC95% 0,05-0,87).

Fonte: adaptado de Hernández et al. (2010).

PÓS-OPERATÓRIO

A VNI é uma alternativa plausível quando se trata de pós-operatório. A terapia pode ser utilizada tanto em dois níveis de pressão (*bilevel*) como por pressão contínua nas vias aéreas (CPAP).

Observam-se como efeitos fisiológicos melhora da aeração pulmonar, redução de atelectasias durante o período pós-operatório de pacientes submetidos a grandes cirurgias abdominais, melhora na oxigenação arterial e sem efeitos hemodinâmicos adversos durante o período de uso.

Para fins didáticos, os tipos de cirurgias serão divididos a seguir em:

- Supradiafragmática.
- Abdominal/pélvica.

Cirurgia supradiafragmática

Os estudos específicos para esse tipo de cirurgia são poucos encontrados na literatura. O ECR conduzido por Auriant et al. demonstrou que, em pacientes que desenvolveram insuficiência respiratória durante o período pós-operatório de ressecção de câncer de pulmão, a VNI reduz as taxas de intubação, infecções nosocomiais, tempo de internação, morbidade e mortalidade.

Stephan et al. compararam o uso de VNI *versus* terapia com cânula nasal de alto fluxo (CNAF) em 830 pacientes após cirurgia cardiotorácica com ou em risco de insuficiência respiratória, observando que o uso de CNAF em comparação com VNI intermitente não resultou em pior taxa de falha do tratamento, definida como necessidade de reintubação.

Cirurgia abdominal/pélvica

Cirurgias abdominais/pélvicas podem desencadear IRpA devido à grande chance de atelectasias no pós-operatório imediato, além de alterar a mecânica ventilatória, levando ao aumento da FR e à redução da expansibilidade, podendo ou não ser associado com dor ventilatório-dependente. Sugere-se o início precoce da VNI nessa população. Os dados respaldam o uso de VNI em modo *bilevel* e CPAP.

Jaber et al. conduziram um ECR multicêntrico incluindo 298 pacientes com IRA hipoxêmica após cirurgia abdominal. O uso de VNI comparado à oxigenoterapia padrão reduziu o risco de reintubação traqueal em 7 dias (46% *vs.* 33%; p = 0,03) e reduziu a incidência de infecções associadas à assistência à saúde (31% *vs.* 49%; p = 0,003).

Antes de iniciar a VNI em pacientes no pós-operatório com IRpA, complicações cirúrgicas como vazamento anastomótico ou sepse abdominal devem ser abordadas.

VENTILAÇÃO NÃO INVASIVA NO DESMAME

Desmame pode ser definido como a transição da ventilação artificial para a espontânea, ou seja, a retirada do suporte ventilatório de forma abrupta ou gradual. A retirada da ventilação invasiva deve ocorrer da forma mais rápida possível, reduzindo assim seus efeitos deletérios, diminuindo custos e melhorando desfechos.

Em situações específicas, a VNI pode ser empregada no processo de desmame, contribuindo para os resultados positivos da retirada da ventilação mecânica invasiva.

VENTILAÇÃO MECÂNICA NÃO INVASIVA FACILITADORA

A VNI ganha essa denominação quando é usada pós-extubação em pacientes que falharam no TRE. Nesses casos, o uso imediato da VNI pode facilitar a retirada do suporte ventilatório invasivo.

As Recomendações Brasileiras de Ventilação Mecânica de 2013 citam seu uso em pacientes portadores de DPOC. São os mais beneficiados com essa modalidade, desde que sob adequada condição clínica.

VENTILAÇÃO MECÂNICA NÃO INVASIVA PROFILÁTICA

De acordo com as diretrizes da ERS e da ATS, recomenda-se fazer uso de VNI imediatamente após a extubação, de forma preventiva, em pacientes selecionados como de maior risco para falência respiratória, conforme mostrado no Quadro 1.

QUADRO 1 Fatores de risco para falência respiratória

Hipercapnia após extubação ($PaCO_2$ > 45 mmHg).
Insuficiência cardíaca.
Tosse ineficaz.
Secreções copiosas.
Mais de uma falência consecutiva no desmame.
Obstrução de vias aéreas superiores.
Idade acima de 65 anos.
Falência cardíaca como causa da intubação. *Acute physiology and chronic health evaluation (Apache)* > 12 no dia da extubação.
Pacientes com mais de 72 horas de VM invasiva.

$PaCO_2$: pressão parcial de CO_2; VM: ventilação mecânica.
Fonte: elaborado pelos autores.

Nava et al. demonstraram, por meio de estudo randomizado no qual 97 pacientes foram expostos a VNI 1 hora após a extubação pós-TRE, durante no mínimo 8 horas por dia durante 1 ou 2 dias, redução da taxa de reintubação, o que resultou em redução da mortalidade na UTI.

Em revisão sistemática realizada em 2020 por Duarte et al., o uso de VNI profilática se mostra eficaz atuando nos níveis de $PaCO_2$, pressão inspiratória máxima e índice de respiração rápida superficial.

Os estudos relatam que a aplicação de VNI profilática em população heterogênea reduz o risco de desenvolver IRpA, porém parece não haver consistência referente à reintubação, mortalidade na UTI, permanência na UTI e hospitalar.

VENTILAÇÃO MECÂNICA NÃO INVASIVA CURATIVA

Deve-se evitar o uso da VNI após nova falência respiratória quando ocorrida nos pacientes extubados em até 48 horas. Nessa situação, a VNI pode ser prejudicial ao retardar a reintubação, exceto em grupos cirúrgicos que desenvolvam falência respiratória no pós-operatório.

TIPOS DE INTERFACES

O uso da interface correta é um de suma importância para a efetividade da terapia. Atualmente existe uma variedade de máscaras no mercado, e cabe ao profissional responsável identificar a mais adequada levando em consideração a morfologia do paciente, o modo e parâmetros escolhidos, o conforto e a adaptação do doente.

A escolha inadequada da máscara pode gerar lesões faciais, escape excessivo de ar e claustrofobia, reduzindo a tolerância e aumentando o insucesso da terapia.

Alguns pontos precisam ser levados em consideração na hora da escolha da máscara:

- Fácil colocação e remoção.
- Mecanismo antiasfixia.
- Fácil higienização caso não seja descartável.
- Leveza.
- Boa vedação com baixa pressão facial.
- Boa durabilidade.
- Fabricação com materiais antialérgicos.
- Permitir espaço morto mínimo.
- Variabilidade de tamanhos.
- Custo acessível.
- Compatibilidade com diversificados tipos de ventiladores.

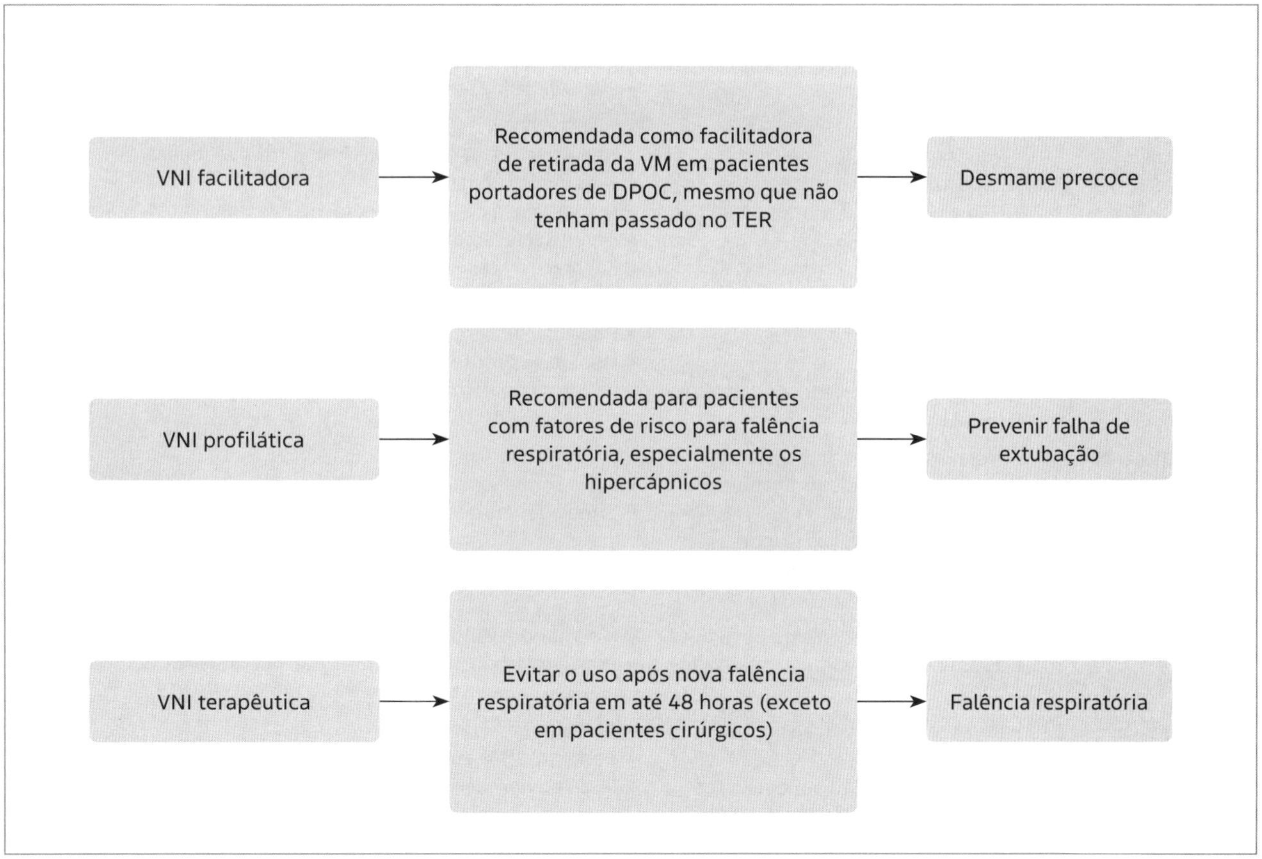

FIGURA 3 Resumo do uso da VNI no desmame da ventilação mecânica.

DPOC: doença pulmonar obstrutiva crônica; TRE: teste de respiração espontânea; V: ventilação mecânica; VNI: ventilação mecânica não invasiva.

Fonte: adaptada de Ribeiro e Faria (2016).

A Tabela 2 mostra os tipos de interfaces, suas vantagens e desvantagens.

MODOS VENTILATÓRIOS

A ventilação não invasiva pode ser realizada por meio dos ventiladores convencionais usados em UTI, hoje com modos específicos para essa finalidade com compensação de fugas, e também por meio de ventiladores portáteis específicos, comumente compostos por circuito de ramo único, válvula exalatória e compensação de vazamentos.

Sobre os modos ventilatórios, estes são escolhidos conforme a disponibilidade, a necessidade do paciente e a *expertise* da equipe. Dentre eles, pode-se citar:

- **Ventilação controlada a volume (VCV):** permite um volume corrente (VC) garantido em todos os ciclos ventilatórios, sem controle pressórico.
- **Ventilação controlada a pressão (PCV):** permite controle da pressão inspiratória, sem controle volumétrico.
- **Ventilação com pressão de suporte (PSV):** nesse modo o disparo é feito pelo paciente e a ciclagem é

TABELA 2 Vantagens e desvantagens das interfaces de VNI

Interface	Vantagens	Desvantagens
Máscara nasal	▪ Menor risco de aspiração. ▪ Facilita a mobilização de secreção. ▪ Menos claustrofobia. ▪ Permite a fala. ▪ Possibilidade de alimentação. ▪ Fácil adaptação e segurança. ▪ Menor espaço morto.	▪ Perda de pressão através da boca. ▪ Maior resistência através do conduto nasal. ▪ Menos efetiva na presença de obstrução nasal. ▪ Pode causar irritação nasal, rinorreia e ressecamento oral.
Máscara oronasal	▪ Melhor controle do vazamento oral. ▪ Efetiva para pacientes com via de entrada de ar predominantemente oral.	▪ Aumento do espaço morto. ▪ Maior claustrofobia. ▪ Risco aumentado de aspiração. ▪ Dificuldade de fala e alimentação. ▪ Risco de asfixia em caso de mau funcionamento do ventilador mecânico.
Peça bucal	▪ Pouca interferência na fala. ▪ Espaço morto muito pequeno. ▪ Não é necessário fixador cefálico.	▪ Não é efetiva se o paciente não consegue realizar o vedamento labial adequado. ▪ Requer o uso de interface oral ou nasal durante a noite. ▪ Potencial lesão ortodôntica. ▪ Favorece o ressecamento oral.
Máscara facial total	▪ Pode ser mais confortável para alguns pacientes. ▪ Fácil ajuste. ▪ Menor risco de lesão por pressão facial excessiva.	▪ Produz potencial aumento do espaço morto. ▪ Pode causar ressecamento ocular. ▪ Não pode ser utilizada para administração de medicamentos na forma de aerossóis.
Almofada nasal	▪ Mesmas vantagens da máscara nasal, porém mais confortável para alguns pacientes. ▪ Menor risco de lesão por pressão facial excessiva, quando comparada às máscaras nasais.	▪ Mesmas desvantagens da máscara nasal. ▪ Pode ser desconfortável para alguns pacientes, principalmente na vigência de altas pressões.
Máscara híbrida	Vantagens combinadas da peça bucal e do travesseiro nasal.	▪ Mesmas desvantagens da máscara oronasal. ▪ Pouco tolerada por pacientes que não toleram a almofada nasal.
Capacete	▪ Permite boa interação com o ambiente. ▪ Melhor adaptação em pacientes com deformidades anatômicas faciais ou fratura de face. ▪ Não causa lesão por pressão excessiva na face.	▪ Ruído pode ser intenso. ▪ Pode causar ressecamento ocular. ▪ Pode aumentar o espaço morto.

Fonte: adaptada de Hess (2012).

a fluxo; a frequência respiratória é livre, garantindo melhor sincronia.

- **Ventilação assistida proporcional (PAV):** também é um modo espontâneo no qual a oferta de pressão inspiratória acontece de acordo com o esforço do paciente calculado com base na medida da impedância do sistema respiratório.
- **CPAP:** fornece uma pressão positiva constante, sem assistência inspiratória específica, expandindo alvéolos colapsados e mantendo a patência das vias aéreas.
- ***Bilevel* ou binível:** esse modo conta com duas variáveis: pressão inspiratória (IPAP) e pressão expiratória (EPAP). A diferença entre as duas determina o nível de pressão de suporte.

PREDITORES DE FALÊNCIA / HACOR

A Escala Hacor foi desenvolvida por Duan et al. com o intuito de classificar o risco de falha da VNI em pacientes hipoxêmicos. Consiste na avaliação de cinco critérios:

1. Frequência cardíaca.
2. Acidose.
3. Nível de consciência pela escala de coma de Glasgow.
4. Oxigenação.
5. Frequência respiratória.

A pontuação varia de 0 a 25 pontos; pontuação mais alta indica maior chance de falência.

> Hacor > 5 em 1 hora de VNI indica risco > 80% de falha.

> Quando não há sucesso, recomenda-se imediata IOT e ventilação invasiva.

Vale salientar, conforme indicam os *guidelines*, que o uso de VNI deve ser monitorado por profissional da saúde à beira do leito de 0,5 a 2 horas. Para ser considerado sucesso, devem ser observados:

- Diminuição da FR.
- Aumento do VC.
- Melhora do nível de consciência.
- Diminuição ou cessação de uso de musculatura acessória.
- Aumento da PaO_2 e/ou da saturação periférica de oxigênio (SpO_2).
- Diminuição da pressão parcial de gás carbônico ($PaCO_2$), sem distensão abdominal significativa.

TABELA 3 Variáveis que compõem a escala Hacor

Variáveis	Categorias	Pontos
Frequência cardíaca (bpm)	≤ 120	0
	≥ 121	1
pH	≥ 7,35	0
	7,30-7,34	2
	7,25-7,29	3
	< 7,25	4
Glasgow	15	0
	13-14	2
	11-12	5
	≤ 10	10
	≤ 10	10
PaO_2 / FiO_2	176-200	2
	151-175	3
	126-150	4
	101-125	5
	≤ 100	6
Frequência respiratória (irpm)	≤ 30	0
	31-35	1
	36-40	2
	41-45	3
	≥ 46	4

Fonte: adaptada de Duan et al. (2017).

BIBLIOGRAFIA

1. Albuquerque CG, Correia Junior MAV, França EET, Lima JHM. Critérios e fatores relacionados ao sucesso da extubação. In: Associação Brasileira de Fisioterapia Cardiorrespiratória e Fisioterapia em Terapia Intensiva; Martins JA, Reis LFF, Andrade FMD (orgs.). Profisio – Programa de Atualização em Fisioterapia em Terapia Intensiva Adulto: ciclo 10. Porto Alegre: Artmed Panamericana; 2019 (Sistema de Educação Continuada a Distância, v.2). p.77-112.
2. Andrade FMD, Borges DL, Medeiros JLD, Silva LDS, Bernardes Neto SCG. Ventilação não invasiva aplicada ao desmame da ventilação mecânica. In: Associação Brasileira de Fisioterapia Cardiorrespiratória e Fisioterapia em Terapia Intensiva; Martins JA, Reis LFF, Andrade FMD (orgs.). Profisio – Programa de Atualização em Fisioterapia em Terapia Intensiva Adulto: ciclo 12. Porto Alegre: Artmed Panamericana; 2022 (Sistema de Educação Continuada a Distância, v.3). p.11-40. https://doi.org/10.5935/978-65-5848-547-6.C0005.

3. Avila MB. Interação cardiopulmonar durante a ventilação mecânica. In: Associação Brasileira de Fisioterapia Cardiorrespiratória e Fisioterapia em Terapia Intensiva; Martins JA, Reis LFF, Andrade FMD (orgs.). Profisio N Programa de Atualização em Fisioterapia em Terapia Intensiva Adulto: ciclo 12. Porto Alegre: Artmed Panamericana; 2022 (Sistema de Educação Continuada a Distância, v.3). p.71-89. https://doi.org/10.5935/978-65-5848-547-6.C0002.
4. Barbas CS, Ísola AM, Farias AMC, Cavalcanti AB, Gama AMC, Duarte ACM, et al. Recomendações brasileiras de ventilação mecânica 2013. Parte 1. Rev Bras Ter Intensiva. 2014;26(2):89-121.
5. Bolliger CT, Van Eeden SF. Treatment of multiple rib fractures. Randomized controlled trial comparing ventilatory with nonventilatory management. Chest 1990;97:943–948.
6. Carvalho CRR de, Toufen Junior C, Franca SA. Ventilação mecânica: princípios, análise gráfica e modalidades ventilatórias. J Bras Pneumol. 2007Jul;33:54-70.
7. Chiavegato LD, Nápolis LM. Indicações e evidências da ventilação não invasiva em pacientes críticos. In: Associação Brasileira de Fisioterapia Cardiorrespiratória e Fisioterapia em Terapia Intensiva. Profisio – Programa de Atualização em Fisioterapia em Terapia Intensiva Adulto: ciclo 2. Porto Alegre: Artmed Panamericana; 2011 (Sistema de Educação Continuada a Distância, v.1). p.37-50.
8. Duan J, Han X, Bai L, Zhou L, Huang S. Assessment of heart rate, acidosis, consciousness, oxygenation, and respiratory rate to predict noninvasive ventilation failure in hypoxemic patients. Intensive Care Med. 2017 Feb;43(2):192-199.
9. Gray A, Goodacre S, Newby DE, et al. Noninvasive ventilation in acute cardiogenic pulmonary edema. N Engl J Med. 2008;359:142-51.
10. Hess DR. The growing role of noninvasive ventilation in patients requiring prolonged mechanical ventilation. Respir Care. 2012 Jun;57(6):900-18; discussion 918-20.
11. Hernandez G, Fernandez R, Lopez-Reina P, Cuena R, Pedrosa A, Ortiz R, Hiradier P. Noninvasive ventilation reduces intubation in chest trauma-related hypoxemia: a randomized clinical trial. Chest. 2010 Jan;137(1):74-80.
12. Mehta S, Al-Hashim AH, Keenan SP. Noninvasive ventilation in patients with acute cardiogenic pulmonary edema. Respir Care. 2009 54:186-95.
13. Ribeiro DC, Faria ID. Ventilação não invasiva: modos, interfaces e evidências. In: Associação Brasileira de Fisioterapia Cardiorrespiratória e Fisioterapia em Terapia Intensiva; Martins JA, Andrade FMD, Beraldo MA (orgs.). Profisio – Programa de Atualização em Fisioterapia em Terapia Intensiva Adulto: ciclo 7. Porto Alegre: Artmed Panamericana; 2016 (Sistema de Educação Continuada a Distância, v.1). p.131-58.
14. Rochwerg B, Brochard L, Elliott MW, Hess D, Hill NS, Nava S, et al., members of the Steering Committee, Antonelli M, Brozek J, Conti G, Ferrer M, Guntupalli K, Jaber S, et al., members of the Task Force. Official ERS/ATS clinical practice guidelines: noninvasive ventilation for acute respiratory failure. Eur Respir J. 2017 Aug 31;50(2):1602426.
15. Stefan MS, Nathanson BH, Lagu T, Pryia A, Pekow S, Steingrub JS, et al. Outcomes of noninvasive and invasive ventilation in patients hospitalized with asthma exacerbation. Ann Am Thorac Soc. 2016;13:1096-104.

17

Assincronia paciente-ventilador

Djacyr Caetano Viana Filho
Helga Cecília Muniz de Souza
Maíra Florentino Pessoa

INTRODUÇÃO

A assistência ventilatória mecânica eficiente depende de uma interação paciente-ventilador satisfatória. A interação sincrônica ocorre quando o ventilador mecânico é sensível ao esforço respiratório do paciente, o fluxo gerado pelo ventilador é suficiente para cobrir as demandas do paciente e a fase inspiratória do ventilador atua na mesma fase da inspiração neural. Qualquer fator que altere o equilíbrio dessa interação pode causar a assincronia paciente-ventilador (APV), retardando a recuperação do paciente. A assincronia é decorrente da incoordenação entre os esforços respiratórios ou as necessidades metabólicas do paciente *versus* aquilo que é ofertado pelo ventilador.

Assincronias são eventos frequentes e podem ocorrer durante qualquer período da ventilação mecânica. Os eventos assincrônicos podem variar desde as alterações mais sutis, que necessitam da monitorização refinada para sua detecção, até a evidente "luta" entre o paciente e o ventilador. Sua identificação acurada e precoce permite a rápida resolução e minimiza o uso abusivo de sedativos e bloqueadores neuromusculares, diminui o desconforto do paciente na ventilação, reduz a ventilação mecânica (VM) prolongada e os dias de internamento na unidade de terapia intensiva (UTI).

A assincronia paciente-ventilador possui taxas de incidência que podem variar entre 10 a 85% dos pacientes ventilados. Essa variação pode ser explicada porque diferentes fatores interferem tanto em sua incidência como em sua detecção (Quadro 1).

FATORES DE RISCO PARA O SURGIMENTO DAS ASSINCRONIAS

São diversos os fatores que atuam na interação paciente-ventilador e podem contribuir para o surgimento das assincronias. Esses fatores podem ser relacionados ao paciente ou às adaptações ao próprio ventilador.

Os fatores associados ao paciente

Os fatores que favorecem o surgimento das assincronias ligados ao paciente incluem a causa/doença que levou à VM, a terapêutica utilizada e a condição da

QUADRO 1 Fatores que interferem na detecção da assincronia paciente-ventilador

Fatores relativos à ocorrência de assincronias	Fatores relativos à detecção das assincronias
Gravidade da insuficiência respiratória	Duração do período de observação
Modo ventilatório	Momento da AVM: início da assistência, fase de desmame
Ajuste dos parâmetros	Método de detecção: avaliação clínica, monitorização das curvas, balão esofágico ou detecção da atividade elétrica diafragmática
Nível de sedação	Definição de assincronia e de sua significância

AVM: assistência ventilatória mecânica.

função pulmonar basal (mecânica respiratória, função muscular e *drive* respiratório).

Independentemente do motivo para o uso da VM, quanto maior a gravidade clínica, mais presentes são as assincronias, principalmente durante a fase inicial do suporte ventilatório. Situações como acidose, sepse, dor e febre são circunstâncias que elevam a demanda ventilatória e dificultam o acoplamento entre o fluxo e o volume necessários ao paciente e os ofertados pelo ventilador, contribuindo para a ocorrência das assincronias.

Uma terapêutica medicamentosa mal administrada também pode contribuir para o quadro de instalação das assincronias. Nos pacientes instáveis, por exemplo, a sedação e/ou analgesia são necessárias para a estabilização do quadro, mas seu uso em doses abaixo do limiar pode causar desconforto, enquanto o uso excessivo prolonga o tempo de VM, provocando perda muscular e aumentando a mortalidade. Outro exemplo ocorre na terapêutica inalatória broncodilatadora, que, quando mal administrada, provoca extremo desconforto ao paciente, aumentando as assincronias.

A função pulmonar prévia também é bastante relevante na presença de APV. Por exemplo, a presença de auto-Peep dificulta o disparo do ventilador, favorecendo a ocorrência de esforços ineficazes. O padrão respiratório do tipo obstrutivo parece estar mais associado à assincronia de ciclagem tardia, agravado pelo tempo inspiratório neural curto, enquanto o perfil restritivo, que possui o tempo inspiratório mais longo, favorece as assincronias de ciclagem precoce nos modos ventilação com pressão de suporte (PSV) e ventilação proporcional assistida *plus* (PAV+).

Os fatores associados ao ventilador

Quanto aos fatores relacionados ao ventilador, a presença das assincronias sofre influência direta da escolha do modo ventilatório e de sua programação.

O modo ventilatório é um fator determinante na incidência das assincronias. Os estudos mostram uma diminuição na incidência de assincronia, como nos modos ventilatórios em que o nível de suporte ventilatório é ajustado de acordo com o esforço do paciente, como a ventilação assistida ajustada neuralmente (Nava –*neurally adjusted ventilatory assist*), ou a ventilação assistida proporcional (PAV – *proportional assist ventilation*).

No estudo de Thille et al., em 2006, avaliando 62 pacientes, foram distribuídos 11 deles no modo VCV e outros 51 pacientes no modo PSV. Como resultado, detectou-se uma média de 2,1 eventos assincrônicos por minuto, sendo a incidência significativamente maior em ventilação com volume controlado (VCV) do que em PSV (4,3 ± 4,8 eventos/minuto *versus* 1,9 ± 3,8 eventos/minuto).

Nas modalidades convencionais VCV, ventilação com pressão controlada (PCV) e PSV, o disparo pneumático pode ser fonte de assincronia, sobretudo em situações de auto-Peep, como nos pacientes portadores de doença pulmonar obstrutiva crônica (DPOC). O modo VCV é frequentemente associado a assincronias originadas pelo fluxo e/ou volume corrente (VC) inadequados à demanda do paciente. A mudança para modos em que o fluxo e o volume variam em resposta ao maior ou menor esforço do paciente, como PSV e PCV, pode melhorar o conforto. Entretanto, a escolha desses modos que permitem ao paciente certa influência sobre o fluxo inspiratório, como PCV e PSV, não é garantia de otimização da relação entre paciente e ventilador. Nesses modos, a escolha do grau de suporte a ser ofertado é fundamental e deve ser individualizada.

A AVALIAÇÃO DO ÍNDICE DE ASSINCRONIA

Uma forma amplamente utilizada de quantificar a assincronia é o índice de assincronia (IA), definido como o número de eventos assincrônicos em relação a todos os ciclos respiratórios, ou seja, tanto os ofertados pelo ventilador quanto os esforços ineficazes.

IA = número de eventos assincrônicos / frequência respiratória total x 100%

A alta incidência de assincronia é considerada como o IA maior que 10%. A associação do IA ≥ 10% está associada com prolongamento do tempo de ventilação mecânica e aumento do risco de traqueostomia. Desde então, os estudos vêm utilizando esse ponto de corte e também relataram que IA ≥ 10% está associado a pior prognóstico clínico dos pacientes sob ventilação mecânica invasiva, incluindo aumento do tempo de internação e maior taxa de mortalidade. Em um estudo pioneiro, aproximadamente um quarto dos pacientes sob ventilação apresentaram IA ≥ 10% quando verificada a incidência dos eventos em 30 minutos de monitorização contínua dos pacientes intubados.

No entanto, recentemente se tem observado que a incidência de assincronias varia ao longo do período de ventilação mecânica, de forma que as assincronias tendem a ocorrer em agrupamentos ou *clusters*, períodos relativamente curtos e que apresentam alto IA. Um desses estudos utilizou a definição de *cluster* como o período de 3 minutos com IA ≥ 50%, observando a associação da ocorrência de pelo menos um *cluster* com prolongamento do tempo de ventilação mecânica e aumento da taxa de mortalidade.

TIPOS DE ASSINCRONIAS

As APV resultam do desequilíbrio entre as demandas fisiológicas e a assistência ventilatória mecânica oferecida. Diferentes classificações de APV são descritas na literatura, desde o agrupamento de acordo com o suporte ventilatório disponibilizado (assistência excessiva ou insuficiente) até uma categorização mais tradicional, baseada na fase do ciclo respiratório. Com o objetivo de apresentar uma análise gráfica simples, direta e compreensiva, este capítulo se propõe a descrever as APV mais comuns e facilitar o entendimento de suas causas, consequências e manejo terapêutico. Dessa forma, as APV aqui abordadas serão identificadas como assincronias: de disparo, de fluxo, de ciclagem e relacionadas à auto-Peep.

Assincronias de disparo

São assim chamadas por serem observadas na fase de inicialização do ciclo respiratório por parte do ventilador em resposta ao esforço muscular do paciente. Podem ser classificadas em: disparo ou esforço ineficaz, autodisparo, duplo disparo e disparo reverso.

Disparo ou esforço ineficaz

Esforços ineficazes (EI) são o tipo mais frequente de APV, acometendo até 50% dos pacientes ventilados mecanicamente. São definidos como esforços inspiratórios não detectados pelo ventilador mecânico, causando falha na tentativa do paciente de iniciar um ciclo ventilatório. Essa assincronia só é observada durante esforços musculares espontâneos (Figura 1), por isso não pode ser detectada em pacientes profundamente sedados ou em uso de bloqueadores neuromusculares (BNM).

Os EI podem resultar de fatores relacionados ao ventilador, como ajuste inadequado ou mau funcionamento da sensibilidade, bem como por condições clínicas do paciente, como fraqueza muscular respiratória, diminuição do impulso respiratório (por sedação excessiva), pressão expiratória final positiva programada (Peep), hiperinsuflação dinâmica (auto-Peep) ou pela combinação desses fatores.

Para a resolução primária dessa assincronia de disparo, a sensibilidade deve ser ajustada para o maior valor alcançável sem geração de autodisparo e, deve-se alterar o tipo de disparo de pressão para fluxo. Essa conduta ajudará o paciente a iniciar o ciclo ventilatório com mais facilidade. Também é necessário reduzir o nível de assistência de pressão nos modos PCV e PSV (se o VC estiver elevado), reduzir o tempo inspiratório no modo VCV e/ou diminuir a hiperinflação dinâmica pela titulação correta de Peep (para compensar a auto-Peep). Otimizar a infusão de medicamentos sedativos ou depressores do impulso respiratório também são estratégias recomendadas.

Autodisparo

Pode ser descrito como o oposto ao EI: um ciclo ventilatório é iniciado sem esforço inspiratório. O ventilador reconhece erroneamente uma variação de

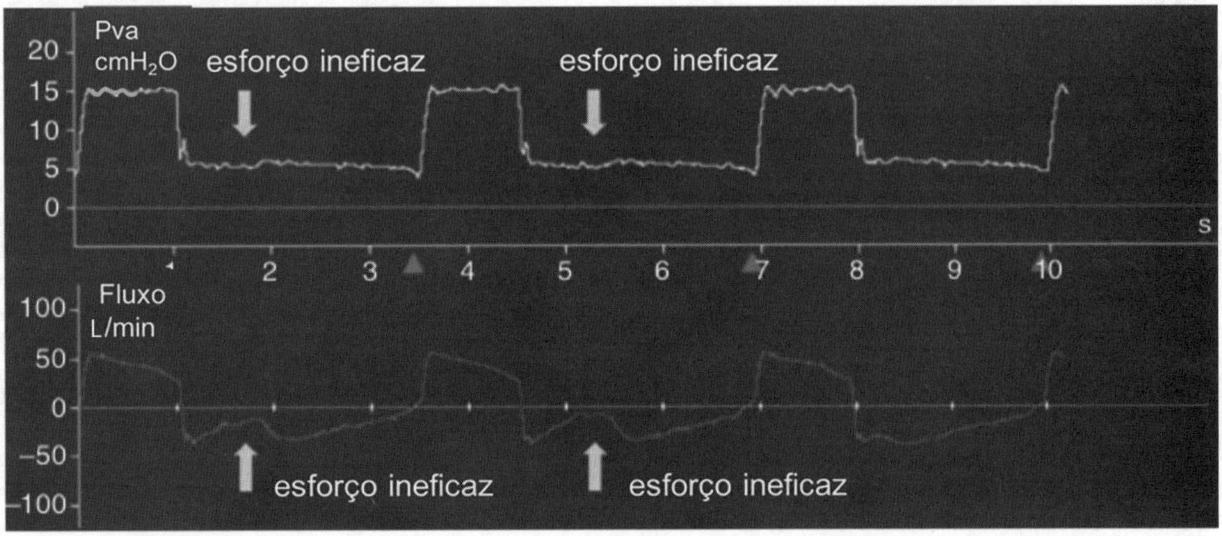

FIGURA 1 Curvas pressão-tempo e fluxo-tempo, respectivamente, ilustrando (seta) dois momentos de disparo ineficaz.
Pva: pressão nas vias aéreas.
Fonte: Arnal (2018).

fluxo ou pressão como sendo um esforço muscular respiratório espontâneo do paciente. Essa situação pode acontecer devido a mecanismos relacionados ao ventilador (Figura 2), como vazamentos de ar, ajustes de valores de sensibilidade elevados e condensação no circuito, ou por causas intrínsecas ao paciente, como a transmissão de variações de pressão intratorácica resultantes de atividade cardíaca intensa (Figura 3).

Pode ser identificada pela exibição de uma frequência respiratória (FR) total superior à programada no ventilador com modos controlados, ou uma FR mais alta sem esforço do paciente nos modos assistidos. Na fase expiratória da curva de fluxo podem ser observadas oscilações constantes e rítmicas. Para reduzir a presença de autodisparo, deve-se diminuir a sensibilidade do disparo, corrigir vazamentos e remover a condensação existente no circuito.

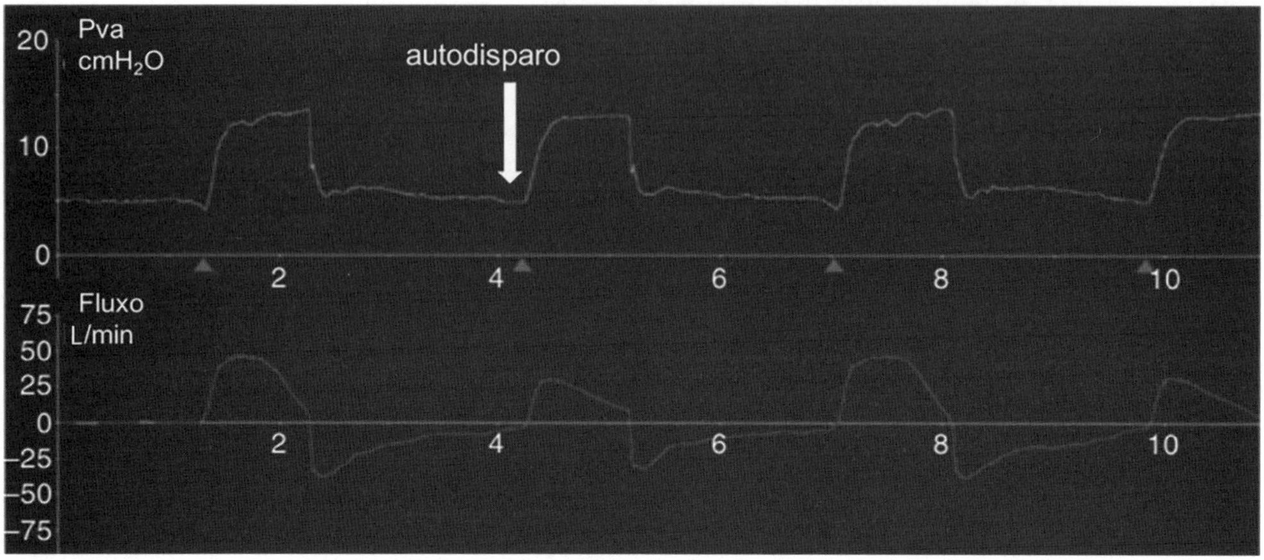

FIGURA 2 Curvas pressão-tempo e fluxo-tempo, respectivamente, ilustrando uma situação de autodisparo (seta).
Pva: pressão nas vias aéreas.
Fonte: adaptada de Arnal (2018).

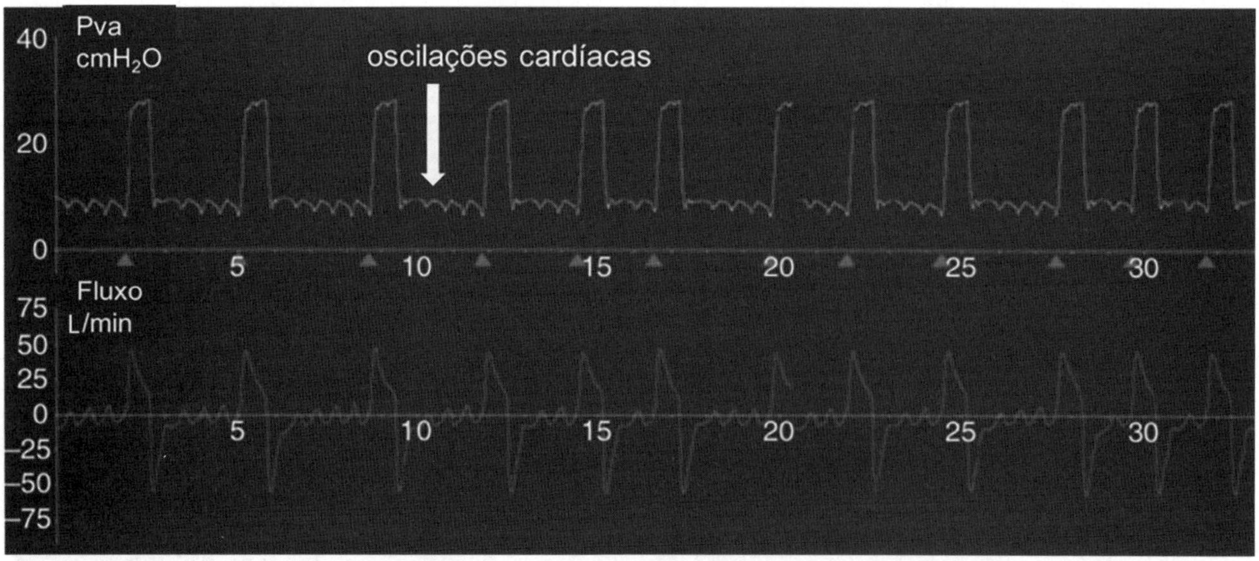

FIGURA 3 Curvas pressão-tempo e fluxo-tempo, respectivamente, ilustrando oscilação de fluxo por batimentos cardíacos (seta).
Pva: pressão nas vias aéreas.
Fonte: adaptada de Arnal (2018).

Duplo disparo

É constituído por dois esforços ventilatórios contínuos, ambos iniciados pelo paciente (diferindo do disparo reverso, explicado mais à frente), com tempo expiratório insuficiente entre eles, cerca de 50% do tempo inspiratório. Nessa APV, o tempo neural inspiratório do paciente é maior que o tempo do ciclo mecânico do ventilador. Na curva de pressão (Figura 4), duas respirações empilhadas e contínuas são observadas, recebendo a denominação de "empilhamento de ar". Deve-se considerar que o volume das respirações empilhadas pode dobrar o VC definido na ventilação controlada com fluxo constante. Por esse motivo, tem sido considerado como uma assincronia "prioritária" devido a seu impacto clínico sobre a mortalidade.

O duplo disparo pode ser gerado pelo ajuste de baixos VC, por isso geralmente é encontrado em pacientes sob estratégia de ventilação pulmonar protetora com fluxos inspiratórios inadequados ou baixos, concomitante com altos impulsos respiratórios. Outras causas podem estar relacionadas a um tempo inspiratório curto, bem como à presença de outros tipos de assincronia, como ciclagem prematura. Vale ressaltar que seu aparecimento é mais frequente no modo VCV.

A resolução dessa assincronia pode ser alcançada por níveis apropriados de sedação e analgesia. Naqueles doentes que necessitem de ventilação protetora com VC rigorosamente baixos, o uso de BNM também deve ser considerado. Nos pacientes sem necessidade de sedação profunda, modos ventilatórios espontâneos são indicados para minimizar essa APV. Outras condutas a considerar são: aumento do VC, do suporte ventilatório, do fluxo ou do tempo inspiratório, assim como, a diminuição do *rise time*.

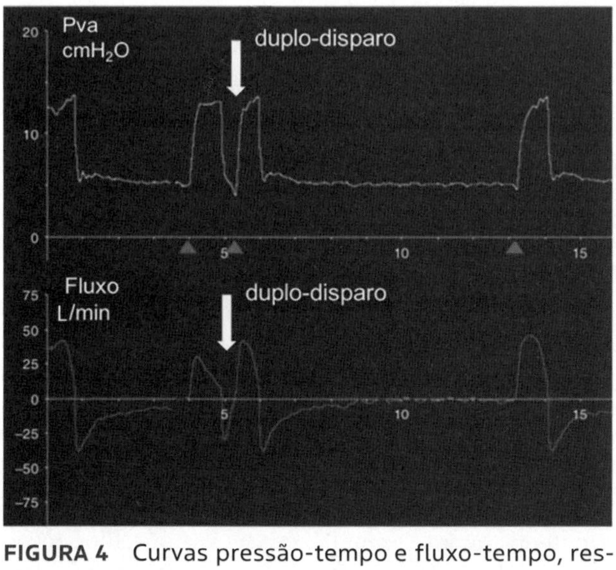

FIGURA 4 Curvas pressão-tempo e fluxo-tempo, respectivamente, ilustrando uma situação de duplo disparo (seta).

Pva: pressão nas vias aéreas.

Fonte: adaptada de Arnal (2018).

Disparo reverso

Ocorre quando um ciclo controlado pelo ventilador deflagra mecanismos reflexos devido a insuflação pulmonar mecânica, provocando uma contração muscular inspiratória. Pode ser exibido graficamente como duas respirações contínuas sem tempo expiratório suficiente entre elas, sendo o primeiro ciclo obrigatoriamente disparado pelo ventilador e o segundo por contração reflexa do diafragma.

Quando esse fenômeno ocorre periodicamente ou sincronicamente com diferentes padrões, é chamado de "arrastamento" e pode estar presente em pacientes sedados, mesmo sob uso de BNM, ocorrendo com grande frequência nas primeiras horas de ventilação mecânica em pacientes com síndrome do desconforto respiratório agudo (SDRA). O disparo reverso tem duas características principais: ocorre de forma estável, padrão repetitivo e as ventilações reflexas diferem minimamente em termos de tempo, duração e magnitude do esforço inspiratório.

Para distinguir de um duplo disparo, sugere-se avaliar a curva de pressão (Figura 5), na qual uma deflexão negativa poderia significar a presença de um duplo disparo, mas não disparo reverso. Embora as duas assincronias ocasionem o empilhamento de volumes correntes, maior distensão do parênquima pulmonar e aumento dos riscos de lesão pulmonar, para correção do disparo reverso não é sugerido aumentar os níveis de sedação como tratamento. Assim, a resolução deve estar baseada na interrupção e modificação do padrão de arrastamento: redução da sensibilidade do ventilador, aumento de VC ou redução de FR.

Assincronias de fluxo

As assincronias de fluxo podem ser de dois tipos: fluxo inspiratório insuficiente e fluxo inspiratório excessivo.

Fluxo insuficiente

Esta APV ocorre quando o fluxo recebido pelo paciente é insuficiente para sua demanda ventilatória, provocando ativação e maior gasto energético dos músculos inspiratórios. As causas dessa assincronia são um baixo fluxo inspiratório ou mesmo um baixo VC ofertado e situações que geram alto impulso respiratório, como agitação, dor e/ou febre.

Geralmente ocorre no modo VCV, já que o fluxo é ajustado pelo operador e não pode ser aumentado pelos esforços espontâneos do paciente. Graficamente é exibi-

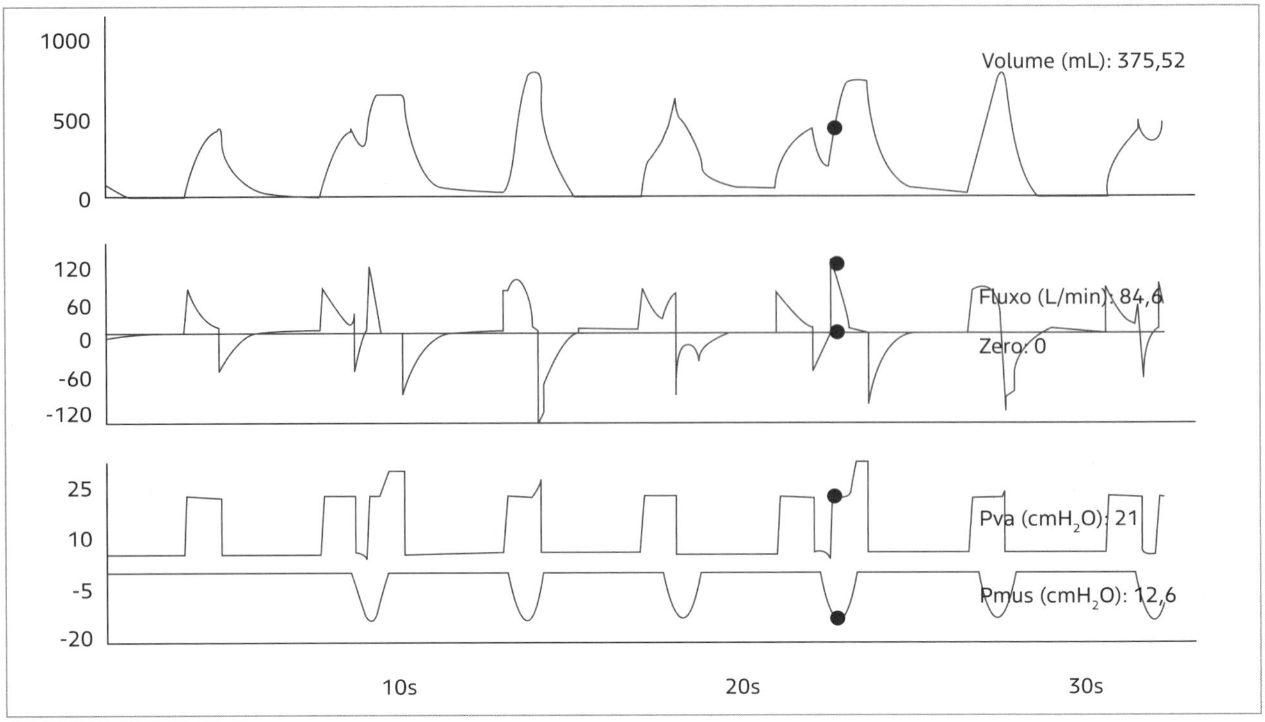

FIGURA 5 Curvas volume-tempo, fluxo-tempo e pressão-tempo, respectivamente, ilustrando o disparo reverso correspondente a esforço muscular respiratório deflagrado por mecanismos reflexos decorrentes da insuflação de um ciclo controlado pelo ventilador, no modo ventilação controlada por pressão. Os pontos indicam o momento do disparo reverso.

Pmus: pressão muscular; Pva: pressão nas vias aéreas.

Fonte: adaptada de Holanda et al. (2018).

da como uma concavidade na curva de pressão durante a fase inspiratória (Figura 6), indicando o esforço inspiratório com queda da pressão ventilatória na tentativa de atender à demanda ventilatória. Por isso é denominada assincronia de "fome de ar". Nos modos PCV e PSV, pode acontecer quando os ajustes são insuficientes em ofertar o fluxo "desejado" pelo paciente.

Para sua abordagem, deve-se acionar estratégias para reduzir a demanda ventilatória, como controle de ansiedade, analgesia adequada, correção de febre e quadros de acidose. Devem ainda ser ofertados fluxos e VC adequados que gerem minimização no uso da musculatura acessória da respiração e conformidade da curva pressão-tempo. Em termos práticos, alterar do modo VCV para os modos PCV ou PSV pode ser uma boa alternativa. Além disso, nos modos controlados por pressão o ajuste do *rise time* (tempo de subida) mais curto poderá permitir uma oferta mais rápida de fluxo, sendo recomendável diante de sinais clínicos de "fome de ar".

Fluxo excessivo

É observado principalmente no modo VCV, no qual o fluxo inspiratório é excessivo ou superior à demanda do paciente, causando supercompensação. Também pode ocorrer nos modos controlados por pressão, devido à alta programação da pressão inspiratória ou de suporte, gerando um *overshoot* de entrada de fluxo.

Uma alternativa para solucionar essa APV é reduzir o fluxo inspiratório (no modo VCV) até atender à demanda do paciente ou obter relação inspiração/expiração próxima de 1:2, sem causar aprisionamento aéreo. Nos modos controlados por pressão, diminuir a assistência e aumentar o tempo de subida são estratégias viáveis.

Assincronias de ciclagem

Ciclagem prematura

A ciclagem curta ou prematura ocorre quando o esforço inspiratório do paciente continua durante a expiração mecânica. A ativação dos músculos inspiratórios durante a deflação mecânica (alongamento) resulta em uma contração excêntrica do diafragma, que é potencialmente prejudicial para os músculos respiratórios. Quando forte o suficiente, pode desencadear uma segunda respiração mecânica (duplo disparo) antes da expiração completa da primeira, resultando em aumento do VC total. Este último fenômeno também

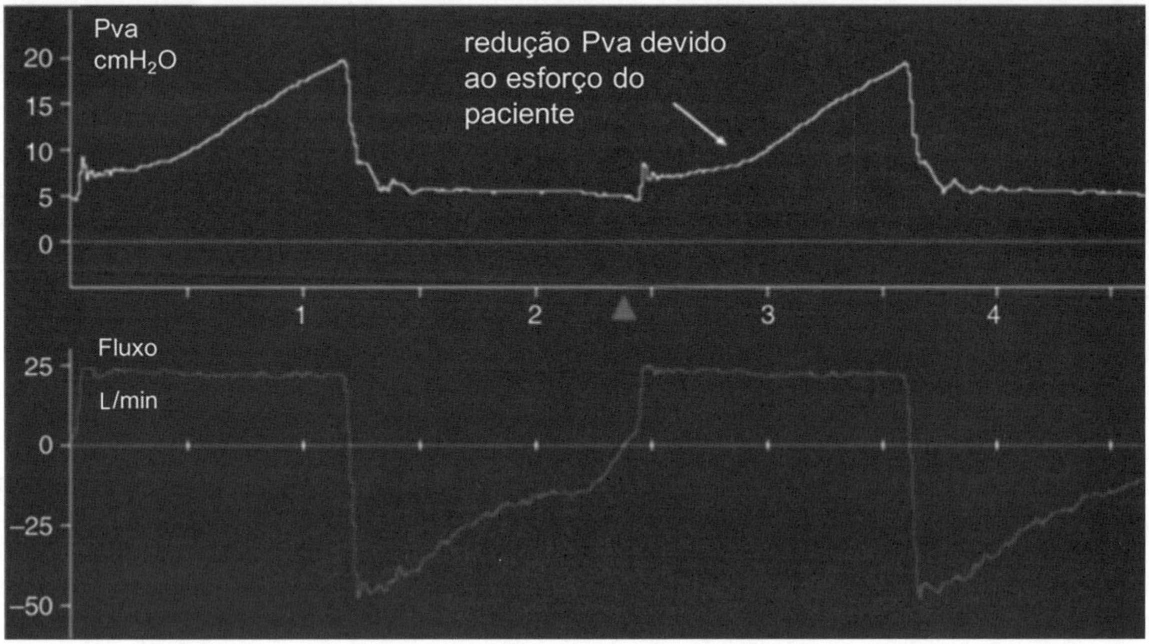

FIGURA 6 Curvas pressão-tempo e fluxo-tempo, respectivamente, ilustrando assincronia por fluxo insuficiente. Observar a concavidade na curva de pressão durante a fase inspiratória, indicando o esforço inspiratório (seta).

Pva: pressão nas vias aéreas.

Fonte: adaptada de Arnal (2018).

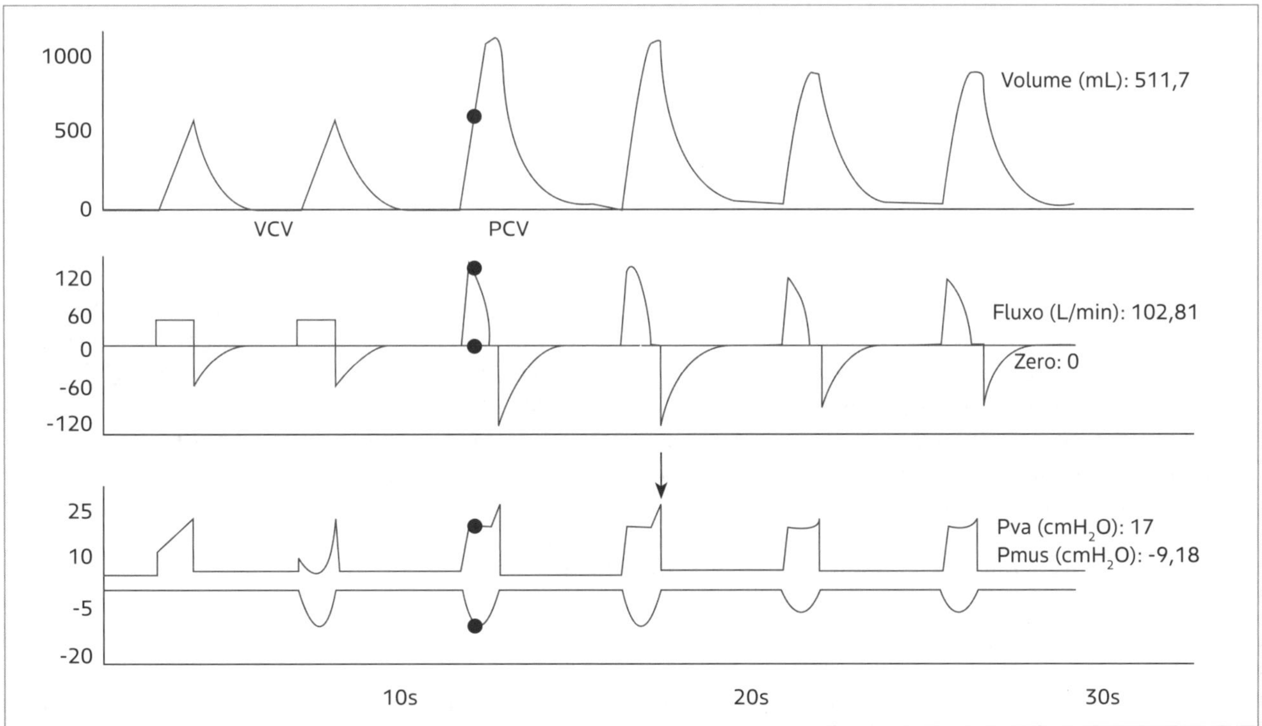

FIGURA 7 Curvas volume-tempo, fluxo-tempo e pressão-tempo, respectivamente, ilustrando assincronia de fluxo e volume no segundo ciclo ventilatório, no modo VCV. A mudança para o modo PCV a partir do terceiro ciclo liberou a oferta de fluxo e volume corrente. Ao final do quarto ciclo em modo PCV (seta), é possível observar *overshoot* de pressão na via aérea caracterizando a assincronia por fluxo excessivo.

PCV: ventilação controlada por pressão; Pmus: pressão muscular; Pva: pressão nas vias aéreas; VCV: ventilação controlada por volume.

Fonte: adaptada de Holanda et al. (2018).

é denominado *breath stacking*, devido à ocorrência de uma nova respiração em cima da anterior, um fenômeno frequente em pacientes com insuficiência respiratória aguda durante ventilação com baixo VC. Esse achado, aliado à maior FR nesses pacientes, sugere que esse tipo de assincronia ocorre com maior frequência em pacientes com pior lesão pulmonar e aumento do *drive* respiratório.

Ciclagem tardia

Também denominada ciclagem prolongada, ocorre quando a insuflação mecânica continua após o término da inspiração neural, às vezes mesmo quando o paciente está expirando ativamente. Quando isso ocorre, o paciente pode realmente lutar contra o ventilador, recrutando músculos expiratórios na tentativa de forçar a expiração. A insuflação tende a ser mais longa, com níveis mais elevados de suporte e com maior resistência ao fluxo de ar.

O tempo inspiratório durante a PSV é determinado pela mecânica pulmonar e pelos critérios do ciclo de fluxo. Com a complacência diminuída, o ciclo de fluxo é alcançado mais cedo na fase inspiratória e o resultado é o término inspiratório precoce e o potencial para disparo duplo. Com o aumento da complacência e do aumento da resistência, como ocorre na DPOC, ocorre uma descida lenta do fluxo, significando que os critérios do ciclo de fluxo serão alcançados posteriormente e a fase inspiratória será prolongada. O prolongamento da fase inspiratória pode resultar em aprisionamento de ar e hiperinsuflação dinâmica. Isso também pode resultar na ativação dos músculos expiratórios, que pode ser detectada clinicamente pela palpação do abdome do paciente ou pela observação da forma de onda de pressão para um aumento de pressão no final da fase inspiratória.

Além disso, níveis mais elevados de suporte resultam num pico de fluxo mais elevado, que pode encurtar o tempo de inspiração neural, exacerbando a incompatibilidade entre o paciente e o ventilador. Nesse cenário, o fluxo inspiratório fornecido diminui muito lentamente e o mecanismo de ciclagem de fluxo pode fazer com que o tempo inspiratório do ventilador seja maior que o tempo inspiratório neural. Essa assistência excessiva resulta em hiperventilação, hipocapnia e alcalose respiratória, reduzindo o impulso respiratório e aumentando as assincronias em um círculo vicioso. Além disso, o recrutamento contínuo dos músculos expiratórios está associado a falha nas tentativas de desmame. Finalmente, outros mecanismos não respiratórios, como vazamentos nas vias aéreas, também podem causar ciclos prolongados, por isso é importante verificar os tubos e balonetes endotraqueais, os tubos de traqueostomia e todo o circuito artificial.

ASSINCRONIA EXPIRATÓRIA

A constante de tempo expiratório (CREXP) determina o tempo necessário para a expiração completa durante qualquer modo. Assim, se o tempo expiratório for definido para menos de 5 constantes de tempo, ocorrerá aprisionamento de gás e a Peep total aumentará acima da Peep definida (ou seja, auto-Peep > 0). Para um paciente intubado com pulmões normais, a CREXP geralmente fica entre 0,5 e 0,7 segundo. Uma diminuição na complacência pulmonar e/ou da parede torácica (p. ex., SDRA) está associada a uma CREXP curta (< 0,5 segundo). Um aumento na resistência das vias aéreas e/ou do tubo endotraqueal (p. ex., DPOC) está associado a uma CREXP longa (> 0,7 segundo).

A assincronia expiratória causa desconforto aos pacientes e afeta negativamente o trabalho respiratório e a resposta do gatilho inspiratório. A assincronia expiratória é observada graficamente através do término tardio do fluxo ventilatório ou como término prematuro do fluxo ventilatório em comparação ao término do esforço inspiratório do paciente.

Pacientes com DPOC apresentam mais chances de assincronia expiratória como resultado de auto-Peep, alta resistência das vias aéreas e alta complacência respiratória (portanto, uma longa constante de tempo respiratório). A existência da auto-Peep está associada a um atraso no disparo inspiratório, que pode levar a um atraso no término do fluxo inspiratório se o tempo inspiratório da respiração mandatória for fixado em um nível selecionado pelo usuário.

Talvez a causa mais comum de falha no disparo seja a auto-Peep ou a Peep intrínseca em pacientes com doença obstrutiva das vias aéreas. Se o esforço inspiratório do paciente não for suficiente para contrabalançar a auto-Peep, o resultado será um disparo perdido.

O formato da onda do fluxo expiratório é determinado pela mecânica respiratória, pela expiração ativa e pelos esforços inspiratórios que não acionam o ventilador. A expiração normalmente é passiva. Com resistência e complacência normais, o fluxo expiratório atinge rapidamente um pico e depois diminui ao longo da expiração. O fluxo no final da expiração indica que a auto-Peep está presente, mas não indica a quantidade de auto-Peep. Embora útil, o fluxo expiratório final é, portanto, um indicador insensível e impreciso da auto-Peep. Se o paciente fizer um esforço inspiratório ineficaz, como ocorre na configuração de auto-Peep, uma linha ascendente será observada na forma de onda do fluxo expiratório com cada esforço ineficaz.

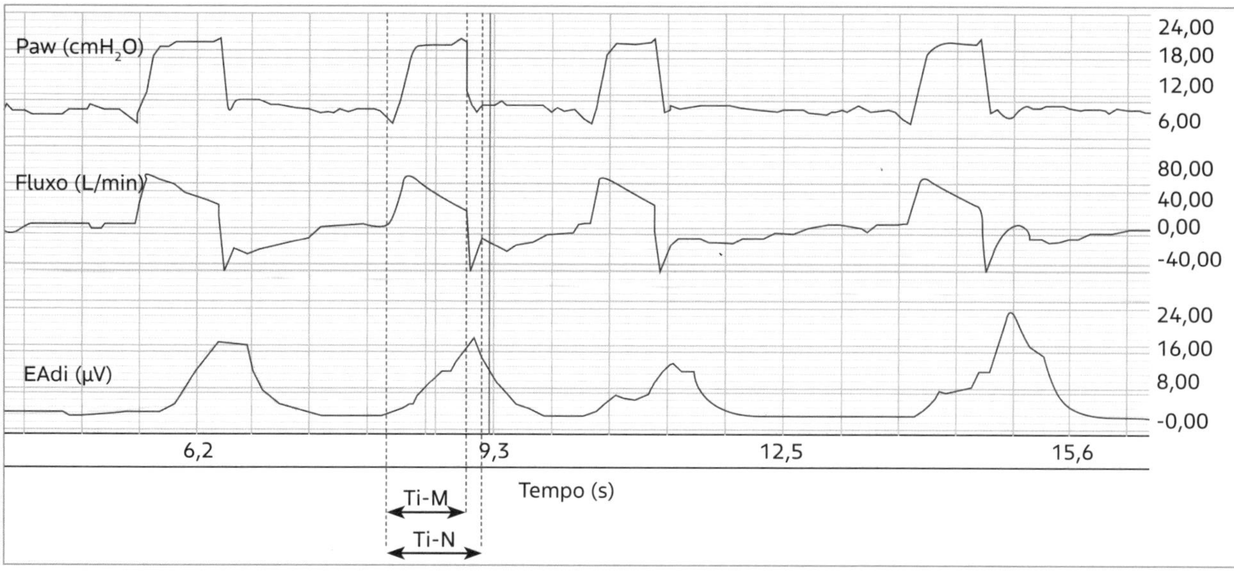

FIGURA 8 Curvas pressão-tempo, fluxo-tempo e atividade elétrica do diafragma, respectivamente, ilustrando ciclagem prematura no modo ventilação com pressão de suporte. O tempo de inspiração neural do paciente (Ti-N) ocorre desde o acionamento até o momento em que o EAdi diminui para 70% do EAdi máximo e supera o tempo de inspiração fornecida pelo ventilador (Ti-M).

EAdi: atividade elétrica do diafragma; Ti-M: tempo de insuflação da máquina; Ti-N: tempo de inspiração neural.

Fonte: adaptada de Pham et al. (2018).

IMPORTÂNCIA DA MONITORIZAÇÃO E TREINAMENTO DA EQUIPE

Conforme discutido anteriormente, apesar de sua importância nos desfechos do paciente, a incidência de assincronias é considerada como subestimada, uma vez que sua detecção à beira-leito ainda é deficiente.

Sua avaliação é influenciada pelo nível de atenção e treinamento dos profissionais. Estudos mostram que o treinamento específico em assincronias melhora a capacidade de detecção da assincronia e seu tipo, não sofrendo influência do tempo de experiência ou da categoria do profissional de saúde (médicos, enfermeiros ou fisioterapeutas).

As modalidades reconhecidas de detecção de assincronia paciente-ventilador são: a aferição da atividade elétrica diafragmática, a avaliação da pressão esofágica ou transdiafragmática, o uso de *softwares* de detecção e principalmente, a avaliação das curvas gráficas geradas no ventilador mecânico. Esta última modalidade é a que apresenta maior viabilidade, pois não requer custo adicional e nem meios invasivos, já que utiliza a mesma interface de conexão do paciente ao ventilador, além de poder ser aplicada em tempo real.

A aferição da atividade elétrica diafragmática é obtida por meio da inserção de cateter com sensores elétricos sensíveis às contrações diafragmáticas, ou pelo uso de transdutores musculares do tipo agulha, métodos considerados invasivos, que possibilitam a aferição contínua do comportamento contrátil do diafragma, permitindo uma monitorização mais acurada desse músculo, a fim de manter a sincronia o mais acurada possível entre os parâmetros ajustados na ventilação e a demanda respiratória do paciente. Tem a contrapartida de ser um método invasivo e que pode sofrer sobreposição da leitura de outros músculos além do diafragma.

A avaliação da pressão esofágica ou transdiafragmática permite monitorização direta da atividade diafragmática através de um cateter com balão esofágico, que realiza a leitura das variações pressóricas que ocorrem a cada contração do músculo diafragma. Com base nesse sinal é possível uma monitorização padrão ouro de contração diafragmática e o diagnóstico de interações específicas alteradas como disparo inefetivo, disparo reverso e todas as alterações geradas por problemas de ordem muscular. Seu aspecto negativo é que tem um custo um pouco mais elevado, além de necessitar de mais um dispositivo invasivo no corpo do paciente.

A utilização dos *softwares* é um método que tem sido cada vez mais utilizado nos estudos sobre assincronia, pois permite a análise *offline* dos gráficos de ventilação mecânica. Sua facilidade de uso tem aumentado o interesse comercial em aprimorar o algorit-

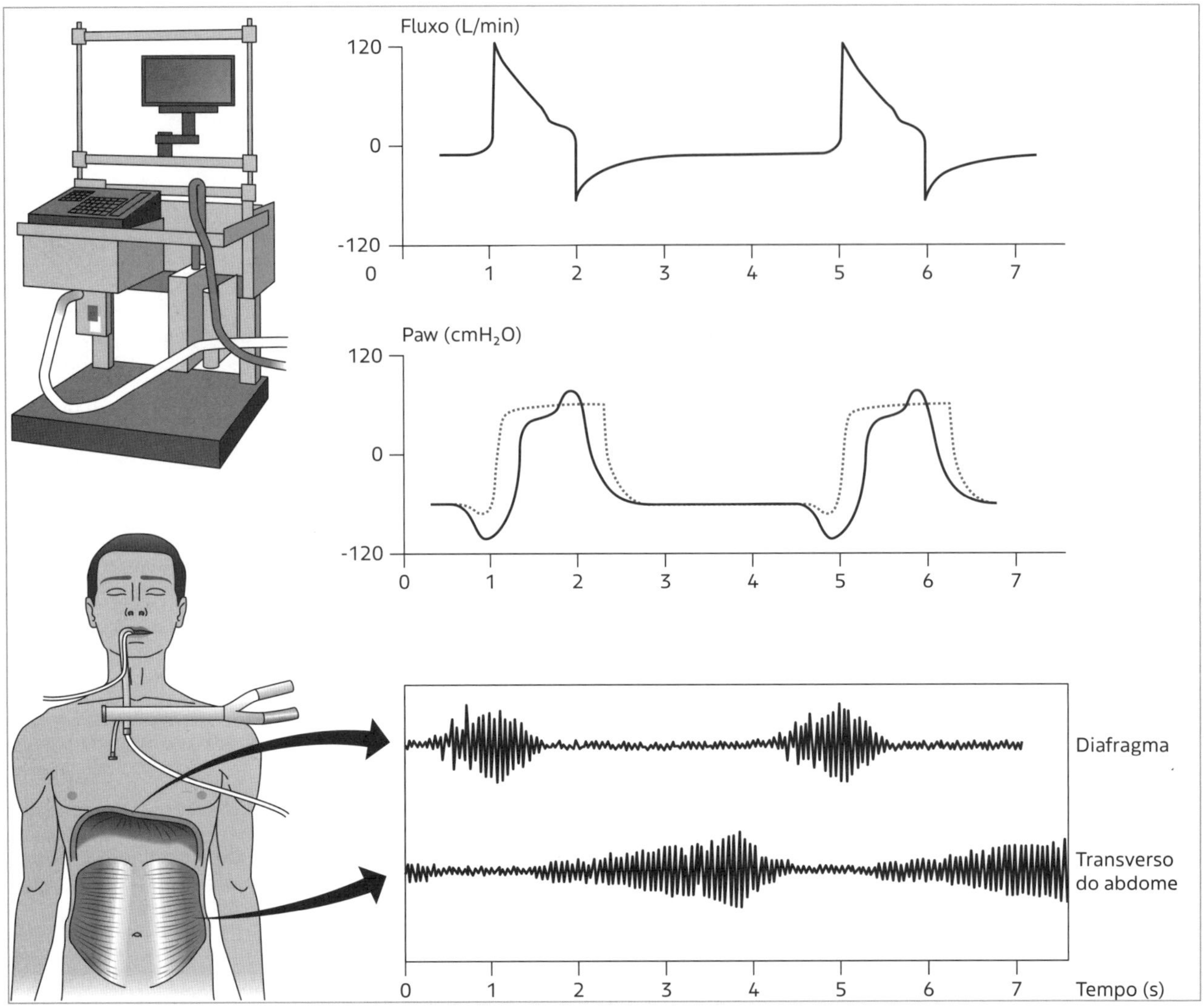

FIGURA 9 Curvas fluxo-tempo, pressão-tempo e atividade muscular inspiratória e expiratória em ventilação com pressão de suporte com ciclagem retardada ou prolongada respectivamente. A eletroneuromiografia na parte inferior da figura mostra atividade muscular inspiratória no diafragma do paciente e atividade muscular expiratória no transverso abdominal. O aumento do esforço inspiratório do paciente fez com que Paw caísse abaixo do limite de disparo definido, e o fornecimento inadequado de fluxo pelo ventilador resultou em um contorno escavado na curva Paw durante a inspiração. Observe que o tempo inspiratório neural não está associado ao tempo inspiratório da máquina; após o término da inspiração neural, o ventilador ainda fornecia fluxo de ar enquanto a expiração do paciente começava. A linha pontilhada mostra Paw em outro paciente que gerou esforço suficiente para acionar o ventilador e no qual houve fornecimento adequado de gás pelo ventilador.

Paw: pressão nas vias aéreas.

Fonte: adaptada de Esperanza et al. (2020).

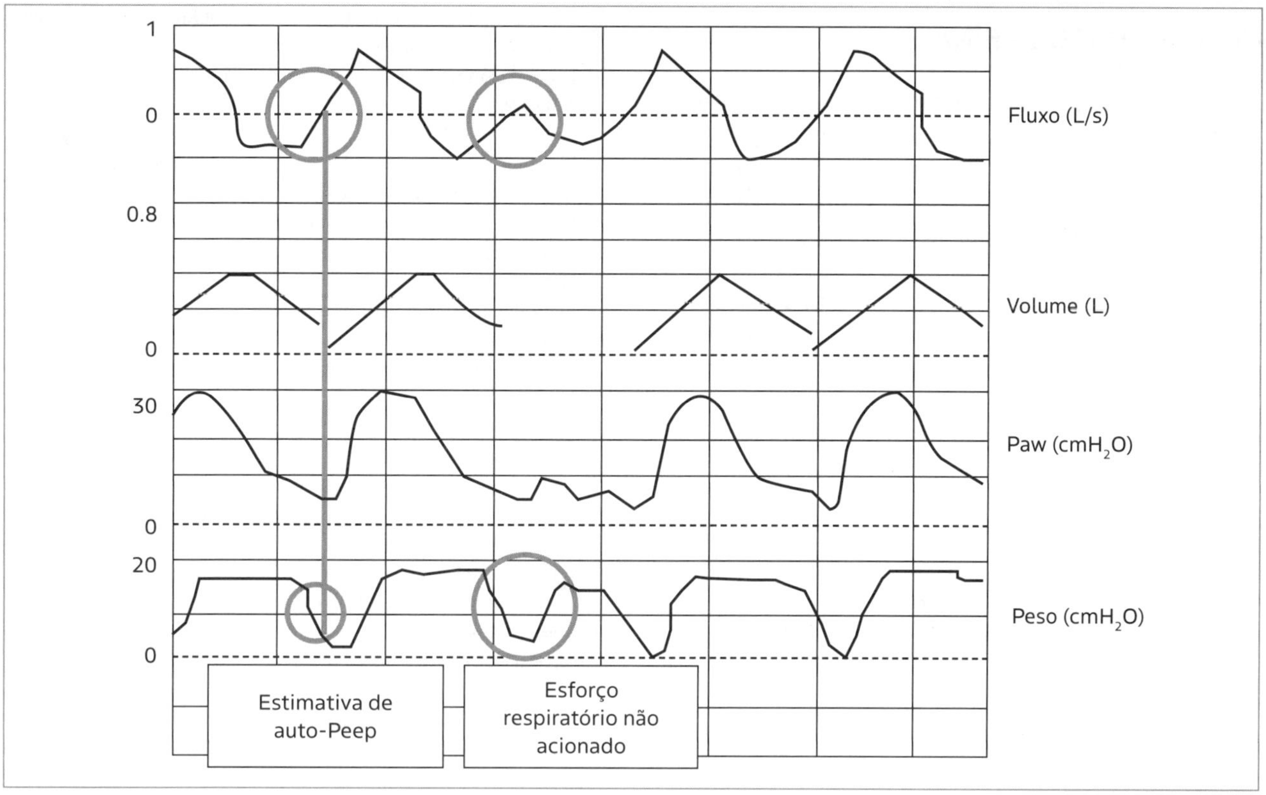

FIGURA 10 Curvas fluxo-tempo, volume-tempo, pressão nas vias aéreas e pressão esofágica em paciente com auto-Peep. Observe a diminuição da pressão esofágica necessária para acionar o ventilador, o acionamento perdido e que o fluxo não retorna a zero no final da expiração.

Paw: pressão das vias aéreas; Peep: pressão expiratória final programada; Peso: pressão esofágica.

Fonte: adaptada de Hess e Kacmarek (2014).

mo desses *softwares* para que eles sejam aplicados *online*, incentivando-os como um recurso de monitoração eficaz e contínua. Dessa forma, o desenvolvimento dos métodos de detecção automática poderia melhorar o diagnóstico de assincronias, alertar os profissionais de saúde e, potencialmente, sugerir ajustes ou até mesmo embasar a automação de ajustes ventilatórios. Vários algoritmos capazes de detectar esforços ineficientes, duplo disparo ou assincronias de modo geral já foram desenvolvidos, mas atualmente sua aplicação à beira do leito ainda está restrita aos protocolos de pesquisa.

Hoje, apenas dois *softwares* são validados na detecção de assincronias, utilizando como base a equação de movimento por sinais de volume, pressão de via aérea e pressão esofágica. Ambos os *softwares*, embora permitam a monitorização em tempo real, não são aptos a detectar todos os tipos de assincronia. O BetterCare® foi projetado visando avaliar o disparo inefetivo, enquanto o NeuroSync® consegue capturar o disparo inefetivo, o autodisparo e um tipo de assincronia anteriormente não relatado, chamado de "múltiplo-EAdi-em ciclo assistido", no qual o ventilador dispara um ciclo ventilatório após a leitura de vários subesforços inspiratórios neurais (EAdi – análise da atividade elétrica do diafragma), num processo similar ao disparo inefetivo.

Por fim, a avaliação das curvas gráficas do ventilador mecânico é ainda o melhor método de escolha na detecção das assincronias paciente-ventilador. É um método sem custo adicional e que permite a avaliação simultânea das variáveis de volume, pressão e fluxo que se correlacionam com a real atividade diafragmática, na própria tela do ventilador, diferente das modalidades antecessoras, que são semi ou invasivas e de alto custo, logo, de acesso limitado ao uso na rotina.

A principal limitação à avaliação das curvas é a inabilidade do profissional na interpretação gráfica. Todavia, é observado que programas de treinamento específico para profissionais de saúde os tornam aptos à identificação e manejo das assincronias entre paciente e ventilador de forma rápida, necessitando apenas de horas em treinamento gráfico para detectar assincronias com base na inspeção visual das alterações.

CONSIDERAÇÕES FINAIS

Os tipos mais comuns de assincronia paciente-ventilador são as assincronias de disparo, principalmente o esforço ineficaz, o autodisparo e o duplo disparo; as de fluxo insuficiente ou excessivo; e, por fim, as de ciclagem, tanto a precoce quanto a tardia.

Como são um evento relativamente comum e frequentemente associado a desfechos clínicos bastante negativos, inclusive alta mortalidade, é primordial que os profissionais de saúde busquem ativamente o conhecimento clínico para atuar em seu manejo, buscando a rápida reversão e minimização dos problemas clínicos a ela atrelados. Novos modos ventilatórios, como Nava e PAV+, *softwares* para detecção e quantificação automatizada de assincronias, mostram-se promissores, mas ainda pouco acessíveis à grande maioria dos pacientes mecanicamente ventilados.

Entretanto, a avaliação dos gráficos à beira-leito e programas de treinamento da equipe para rápida detecção das alterações gráficas que avaliam as assincronias são uma abordagem que deve ser estimulada e disseminada em larga escala.

BIBLIOGRAFIA

1. Akoumianaki E, Maggiore SM, Valenza F, Bellani G, Jubran A, Loring SH, et al. The application of esophageal pressure measurement in patients with respiratory failure. Am J Respir Crit Care Med. 2014;189(5):520-31.
2. Alexopoulou C, Kondili E, Plataki M, Georgopoulos D. Patient-ventilator synchrony and sleep quality with proportional assist and pressure support ventilation. Intensive Care Med. 2013;39(6):1040-7.
3. Arnal J-M. Monitoring mechanical ventilation using ventilator waveforms. Springer International Publishing; 2018.
4. Branson RD. Patient-ventilator interaction: the last 40 years. Respir Care. 2011;56(1):15-24.
5. Blanch L, Sales B, Montanya J, Lucangelo U, Garcia-Esquirol O, Villagra A, et al. Validation of the Better Care(r) system to detect ineffective efforts during expiration in mechanically ventilated patients: a pilot study. Intensive Care Med. 2012;38(5):772-80.
6. Casagrande A, Quintavalle F, Lena E, Fabris F. Lucangelo U. Pressure-flow breath representation eases asynchrony identification in mechanically ventilated patients. J Clin Monit Comput. 2022;36;1499-508.
7. Chao DC, Scheinhorn DJ, Stearn-Hassenpflug M. Patient-ventilator trigger asynchrony in rolonged mechanical ventilation. Chest. 1997;112(6):1592-9.
8. Colombo D, Cammarota G, Alemani M, Carenzo L, Barra FL, Vaschetto R, et al. Efficacy of ventilator waveforms observation in detecting patient-ventilator asynchrony. Crit Care Med. 2011;39(11):2452-7.
9. Hess DR, Kacmarek RM. Essentials of mechanical ventilation. 3.ed. McGraw Hill; 2014.
10. de Haro C, López-Aguilar J, Magrans R, Montanya J, Fernández-Gonzalo S, Turon M, et al. Double cycling during mechanical ventilation. Crit Care Med. 2018;46(9):1385-92.
11. de Haro C, Ochagavia A, López-Aguilar J, Fernández-Gonzalo S, Navarra-Ventura G, Magrans R, et al. Patient-ventilator asynchronies during mechanical ventilation: current knowledge and research priorities. Intensive Care Med Exp. 2019;7(Suppl 1):43.
12. Du H-L, Yamada Y. Expiratory asynchrony. Respir Care Clin. 2005;11:265-80.
13. Esperanza JA, Sarlabous L, de Haro C, Magrans R, Lopez-Aguilar J, Blanch L. Monitoring asynchrony during invasive mechanical ventilation. Respir Care. 2020;65(6):847-69.
14. Hess DR. Patient-ventilator interaction during noninvasive ventilation. Respir Care. 2011;56:153-65.
15. Holanda MA, Vasconcelos RS, Ferreira JC, Pinheiro BV. Assincronia paciente-ventilador. J Bras Pneumol. 2018;44(4).
16. Nava S, Bruschi C, Fracchia C, Braschi A, Rubini F. Patient-ventilator interaction and inspiratory effort during pressure support ventilation in patients with different pathologies. Eur Respir J. 1997;10(1):177-83.
17. Nava S, Bruschi C, Rubini F, Palo A, Iotti G, Braschi A. Respiratory response and inspiratory effort during pressure support ventilation in COPD patients. Intensive Care Med. 1995;21(11):871-9.
18. MacIntyre NR, McConnell R, Cheng KC, Sane A. Patient-ventilator flow dyssynchrony: flow-limited versus pressure-limited breaths. Crit Care Med. 1997;25(10):1671-7.
19. Marini JJ, Rodriguez RM, Lamb V. The inspiratory workload of patientinitiated mechanical ventilation. Am Rev Respir Dis. 1986;134(5):902-9.
20. Mauri T, Bellani G, Grasselli G, Confalonieri A, Rona R, Patroniti N, et al. Patient-ventilator interaction in ARDS patients with extremely low compliance undergoing ECMO: a novel approach based on diaphragm electrical activity. Intensive Care Med. 2013;39(2):282-91.
21. Nguyen QT, Pastor D, Lellouche F, L'her E. Mechanical ventilation system monitoring: automatic detection of dynamic hyperinflation and asynchrony. Conf Proc IEEE Eng Med Biol Soc. 2013;2013:520710.
22. Pham T, Telias I, Piraino T, Yoshida T, Brochard LJ. Asynchrony consequences and management. Crit Care Clin. 2018;34:325-41.
23. Piquilloud L, Jolliet P, Revelly JP. Automated detection of patient-ventilator asynchrony: new tool or new toy? Crit Care. 2013;17(6):1015.
24. Ramirez II, Arellano DH, Adasme RS, Landeros JM, Salinas FA, Vargas AG, et al. Ability of ICU health-care professionals to identify patient-ventilator asynchrony using waveform analysis. Respir Care. 2017;62(2):144-9.
25. Ramírez II, Adasme RS, Arellano DH, Rocha ARM, Andrade FMD, Núñez-Silveira J, et al. Identifying and managing patient-ventilator asynchrony: an international survey. Med Intensiva. 2021;45:138-46.
26. Ramírez II, Gutiérrez-Arias R, Damiani LF, Adasme RS, Arellano DH, Salinas FA, et al. Specific training improves the detection and management of patient-ventilator asynchrony. Resp Care. 2023;68(12):11329.
27. Saavedra SN, Barisich PVS, Maldondo JBP, Lumini RB, Gómez-Gonzalez A, Gallardo A. Asynchronies during invasive mechanical ventilation: narrative review and update. Acute and Critical Care. 2022 Nov;37(4):491-501.
28. Sinderby C, Liu S, Colombo D, Camarotta G, Slutsky AS, Navalesi P, et al. An automated and standardized neural index to quantify patient-ventilator interaction. Crit Care. 2013;17(5):R239.
29. Vaporidi K, Babalis D, Chytas A, Lilitsis E, Kondili E, Amargianitakis V, et al. Clusters of ineffective efforts during mechanical ventilation: impact on outcome. Intensive Care Med. 2017;43(2):184-91.
30. Vasconcelos RS, Sales RP, Melo LHP, Marinho LS, Bastos VP, Nogueira ADN, et al. Influences of duration of inspiratory effort, respiratory mechanics, and ventilator type on asynchrony with pressure support and proportional assist ventilation. Respir Care. 2017;62(5):550-7.

18

Interação cardiopulmonar

Saint-Clair Bernardes Neto

INTRODUÇÃO

O sistema cardiovascular é responsável por captar e transportar o oxigênio (O_2) proveniente do funcionamento do sistema respiratório para todo o corpo, bem como por conduzir o gás carbônico (CO_2) produzido constantemente nas funções celulares para eliminação na ventilação. Para que isso aconteça de maneira adequada, o coração e os pulmões precisam trabalhar interligados, continuamente e de forma complexa.[1]

A íntima relação que ambos os sistemas mantêm durante seu funcionamento leva ao entendimento de que alterações em qualquer um deles podem impactar diretamente no outro.[2]

O organismo, em condições normais, e os profissionais de saúde de unidades de terapia intensiva (UTI), nas condições patológicas, buscam um equilíbrio dessas interações para a manutenção da homeostase cardiopulmonar, e os pontos relativos ao assunto permitem acurácia na monitorização hemodinâmica.[3]

Mas por que existe tamanha interdependência entre esses órgãos e sistemas? A principal linha que pode explicar esse fenômeno refere-se a suas localizações anatômicas dentro de uma mesma cavidade e conectadas por vasos sanguíneos.[4,5] O coração é envolvido pelos pulmões na fossa cardíaca, e ambos estão contidos dentro da caixa torácica, que é rígida.[6] Isso nos leva ao entendimento de que o coração se comporta como uma câmara pressórica (que sofre variações constantes de pressão) dentro de outra câmara pressórica, que é a cavidade torácica.[4-6]

Diversos fatores podem ser determinantes nos efeitos causados pela ventilação na função do sistema cardiovascular, tais como reserva miocárdica, volume de sangue circulante, distribuição do fluxo sanguíneo, volume pulmonar, pressão intratorácica e as pressões externas que aplicam resistência à circulação.[7]

A pressão no interior da cavidade pleural, denominada pressão pleural (Ppl), sofre influência da atividade muscular na ventilação espontânea ou da pressão positiva na ventilação mecânica (VM). Ela pode ser analisada sob o conceito de pressão intratorácica (PIT), como será visto neste capítulo. Outro conceito importante é a diferença entre a pressão no interior dos alvéolos, a pressão alveolar (Palv) e essa Ppl. Essa diferença é denominada e pressão transpulmonar (Ptm), responsável, em grandeza diretamente proporcional pela insuflação dos pulmões.

Como já mencionado, o coração e os pulmões se encontram restritos à cavidade torácica, um espaço limitado. Em condições de caixa torácica intacta, as mudanças que podem e vão acontecer durante as fases da respiração na PIT levam a efeitos diretos na função cardíaca.[1,5]

De maneira geral, a PIT diminui durante a inspiração na ventilação espontânea por ação dos músculos inspiratórios e aumenta na VM por ação da pressão positiva, impactando no retorno venoso, na ejeção do ventrículo esquerdo (VE), principalmente, e na energia necessária para que os mecanismos do sistema cardiovascular aconteçam.[3,7]

A necessidade de suporte ventilatório, invasivo ou não invasivo, com pressão positiva é crescente, sendo responsável por muitas das admissões nas UTI. Só em 2013 sua prevalência aumentou 15% nos serviços médicos dos EUA.[2]

O entendimento do comportamento das pressões na ventilação espontânea requer um estudo em separado, que será realizado em uma das próximas seções. Porém, nas UTI, o elevado emprego de VM com pressão positiva reforça a necessidade de compreensões aprofundadas da interação cardiopulmonar.

As variações de pressão durante a respiração merecem destaque, uma vez que são manejadas diretamente pelos profissionais que lidam com ventilação mecânica e também pelo fato de que a função cardiovascular pode ser alterada por essas variações.

A interação cardiopulmonar é de tamanha complexidade em diversas situações clínicas que pode ser ilustrada no ajuste de um parâmetro ventilatório como a pressão positiva expiratória final (Peep). Um ajuste adequado pode melhorar as trocas gasosas, mas a programação de valores acima do ideal pode levar à prejuízo significativo da hemodinâmica e das próprias trocas gasosas.[8]

BREVE HISTÓRICO DO ESTUDO DA INTERAÇÃO CARDIOPULMONAR

O interesse pela compreensão da interação entre o sistema cardiovascular e o sistema pulmonar é antigo e pode ser destacado por estudos como os liderados por André Cournand, laureado no Prêmio Nobel de Fisiologia e Medicina em 1956. Cournand et al. evidenciaram que a aplicação de pressão positiva promovia redução do débito cardíaco do coração direito, por meio de análises com medidas invasivas.[5,7,9]

Mas o surgimento das primeiras evidências científicas a respeito do assunto data de um período bem anterior, por volta de 1733, quando Stephen Hales, fisiologista inglês, e seus colaboradores observaram que havia uma variação cíclica da circulação de cavalos durante a respiração, observado um tubo de vidro inserido na artéria carótida dos animais.[4,6]

O avanço nessas linhas de pesquisa nos levou ao conceito atual e importante de interação cardiopulmonar.

BASES FISIOLÓGICAS DA INTERAÇÃO CARDIOPULMONAR

O entendimento da interação cardiopulmonar pode ser primariamente esclarecido pela lei de conservação da massa, segundo a qual o coração pode bombear somente o que a ele é atribuído ou alimentado, ou seja, o quanto de sangue é direcionado para que ele faça o bombeamento.[5,6]

Assim o sistema cardiovascular busca manter o débito cardíaco e entregar O_2 em níveis que satisfaçam a necessidade do organismo. Portanto, pela lei da conservação da massa, o retorno venoso de sangue ao coração deve ser igual ao débito cardíaco em condições normais.[6]

Visto que o coração sofre ação direta da pressão externa que o circunda, a PIT, podemos analisar separadamente como os dois lados do coração são influenciados. No lado direito a pressão que promove o enchimento do ventrículo direito (VD) é gerada pela diferença entre a pressão do átrio direito (AD) e a PIT. Essa pressão é chamada de pressão transmural.[4]

Já no coração esquerdo, a ejeção promovida pelo VE é determinada pela diferença entre a pressão arterial e a PIT. A resistência que o VE encontra é imposta pela vasculatura arterial, em condições de ausência de obstrução à ejeção.[4,6]

Assim, entendemos que em ambos os casos as alterações da PIT vão variar as pressões de enchimento do VD e de ejeção do VE, principais observações da interação cardiopulmonar na prática clínica.

No desmame da VM, por exemplo, o aumento do trabalho respiratório e a atividade dos músculos inspiratórios promovem redução da PIT, gerando aumento da carga encontrada pelo VE para ejeção, associada a aumento do consumo miocárdico de oxigênio, podendo levar à indução de insuficiência cardíaca e edema pulmonar.[4]

Podemos então agrupar as alterações cardíacas promovidas pela VM com pressão positiva em três grandes grupos:

1. Alteração do retorno venoso para os átrios, com impacto na pré-carga.
2. Alteração da complacência das câmaras cardíacas.
3. Alteração da pós-carga dos ventrículos.[8]

Para facilitar a compreensão dos mecanismos discutidos neste capítulo, vamos conceituar pós-carga como a força de oposição à ejeção ventricular de sangue, e pré-carga como o estresse imposto à parede dos ventrículos ao final da diástole.[4,6]

VENTILAÇÃO ESPONTÂNEA

A ventilação espontânea é uma atividade, que por si só, necessita de consumo de oxigênio, que promove aumento do fluxo sanguíneo e gera produção de gás carbônico. Com isso ela demanda aumento do débito cardíaco e de estresse ventilatório.[4,7] E o aumento do volume pulmonar produzido pela respiração espontânea pode levar a efeitos hemodinâmicos.

Entender o processo de ventilação espontânea é crucial no entendimento da interação cardiopulmonar, e alguns princípios podem ser destacados:

- A ventilação espontânea promove demandas ventilatórias, circulatórias e metabólicas.

- A inspiração promove aumento do volume pulmonar e expansão da caixa torácica.
- A PIT é reduzida durante a ventilação espontânea e aumentada na VM com pressão positiva.[5]

Quando os músculos inspiratórios entram em atividade para promover a inspiração há uma redução, mais negativação, da Ppl. Tal negativação promove impacto na pressão intraventricular, com sua redução em relação à pressão sistêmica. Isso gera aumento do retorno venoso e da pré-carga, principalmente no VD, bem como aumento da pós-carga ventricular, principalmente no VE.[2,4-6]

O aumento do retorno venoso também é influenciado pela redução da pressão do AD causada por transferência da negativação da Ppl durante a inspiração espontânea. Assim, temos aumento do gradiente de pressão para o retorno venoso, causando seu aumento.[4,6]

De forma geral, podemos descrever que durante a ventilação espontânea o VD recebe uma quantidade levemente aumentada de sangue durante a inspiração e uma quantidade levemente reduzida durante a expiração, por conta das variações na PIT.[5]

Outro ponto é que o aumento do retorno venoso gera aumento do volume do VD, causando aumento do diâmetro dessa câmara cardíaca. Isso leva a um desvio do septo intraventricular em direção ao VE e à redução da complacência ventricular esquerda. Esse impacto promove redução no volume de ejeção de VE durante a inspiração espontânea na pressão de pulso, fenômeno conhecido como pulso paradoxal.[3] Também é possível identificar redução do retorno venoso para o átrio esquerdo pelo represamento de sangue nos vasos pulmonares extra-alveolares.[8]

Em situações clínicas em que a função sistólica do VE já se encontra prejudicada, como em casos de insuficiência cardíaca esquerda, o *swing* de negativação da PIT impõe ao VE sobrecarga, podendo levar a edema pulmonar e agravo da insuficiência cardíaca esquerda.[7]

Já a pós-carga do VD é reduzida durante a ventilação espontânea, pois a negativação da Ppl promove distensão da vasculatura pulmonar, reduzindo sua resistência (resistência vascular pulmonar – RVP).[4,6]

Durante a fase expiratória da respiração, temos aumento da PIT e da Ppl por cessação da atividade dos músculos inspiratórios. As alterações promovidas ao coração esquerdo, tanto na inspiração como na expiração, causam pouco impacto em indivíduos adultos saudáveis, visto que o VE tem capacidade de manter sua *performance* contra pequenos aumentos da pós-carga.[4]

VENTILAÇÃO MECÂNICA

A VM implica mudanças consideráveis da pressão pleural/intratorácica por aplicação direta de pressão positiva no sistema respiratório. Trataremos, a partir de agora, da ventilação mecânica com pressão positiva simplesmente como ventilação mecânica (VM).

A aplicação de pressão positiva promove aumento da pressão pleural e da pressão intratorácica, já tão abordada anteriormente no capítulo.[2] É importante perceber que o mecanismo é oposto ao da ventilação espontânea.

O aumento da PIT causa redução do retorno venoso e da pré-carga, principalmente no VD.[2] O coração direito é mais afetado no impacto negativo da VM por sua baixa reserva contrátil e necessidade de trabalhar em sobrecarga nessa situação. Condições graves que afetam o sistema respiratório, tais como a síndrome do desconforto respiratório agudo (SDRA), podem agravar consideravelmente esse mecanismo por aumentarem a vasoconstrição hipóxica e, consequentemente, a pós-carga do VD,[4] além de encontrarmos mais prejuízo nos indivíduos hipovolêmicos.[8]

Em relação à resistência vascular, o aumento da PIT pela pressão positiva promove aumento da RVP e diminuição da resistência vascular sistêmica por vasodilatação reflexa, dificultando o trabalho do VD e facilitando o trabalho do VE.[2]

O aumento da PIT na VM reduz a pressão transmural dos vasos sanguíneos intratorácicos, como a veia cava e a aorta torácica, gerando queda em seus volumes. Assim, temos uma caixa torácica com quantidade reduzida de volume sanguíneo nesse momento.[6,8]

Com isso é possível, de maneira geral, descrever que a aplicação de níveis elevados de uma pressão acima da atmosférica com a pressão positiva ao final da expiração (Peep), para prevenir o colapso alveolar ao final da expiração, pode diminuir o débito cardíaco (DV), uma vez que há limitação do enchimento diastólico pela pressão ao redor do coração aumentada.[1,2]

IMPACTO DA PRESSÃO POSITIVA NO VENTRÍCULO DIREITO

A VM impõe aumento da PIT, e esse aumento pressórico é transmitido ao pericárdio e, consequentemente, ao coração. O mecanismo de compressão aumenta e pressão sobre o AD, causando o impacto na redução do retorno venoso. Essa pressão do AD, segundo a interpretação das curvas de Starling, age como a pré-carga do VD.[1,2,4-7]

Já no momento da ejeção ventricular direita a VM promove aumento da pós-carga, mas pelo mecanismo de compressão dos capilares pulmonares com aumento da RVP.[2]

O ajuste da VM com O intuito de reduzir o volume corrente e a PIT promove correção do mecanismo de aumento da pós-carga, como podemos observar nas estratégias ventilatórias de proteção, favorecendo o trabalho do VD.[4]

A compressão vascular com níveis elevados de Peep pode ser observada em vasos extra-alveolares quando há hiperdistensão alveolar, com aumento da RVP. Já em níveis muito reduzidos de pressão positiva, com tendência ao colapso alveolar, observamos tendência ao colabamento dos vasos intra-alveolares e um estímulo aumentado de vasoconstrição hipóxica, aumentando também a RVP.[2,8]

Todo o estresse aumentado ao VD para a *performance* sistólica pode ser significativo a ponto de levar ao desenvolvimento de *cor pulmonale*.[3]

IMPACTO DA PRESSÃO POSITIVA NO VENTRÍCULO ESQUERDO

No coração esquerdo a aplicação da VM promove aumento da PIT, diminuindo a pós-carga do VE.[7] Esse fenômeno está associado ao fato de que os níveis de pressão e volume corrente elevados, com aumento da Ppl, promovem redução da pressão transmural do VE, contribuindo para sua *performance* de ejeção.[4]

Quando o aumento da PIT promove um aumento inicial da pressão aórtica, com compressão do vaso, há uma resposta dos barorreceptores, com subsequente vasodilatação e redução da resistência vascular sistêmica, para que se possa manter o débito cardíaco adequado para as necessidades metabólicas do organismo.[5]

A função diastólica pode ser prejudicada dentro desse fenômeno pelo prejuízo da complacência ventricular pela compressão gerada pela PIT aumentada.[8]

O impacto da redução da pós-carga do VD pode ser positivo, diminuindo o trabalho necessário por esse ventrículo, favorecendo indivíduos que estejam com o VE performando já em condições de sobrecarga. Já nos indivíduos em condições normais, valores muito elevados de PIT por conta da pressão positiva aplicada podem levar à redução significativa da pressão arterial, com comprometimento da perfusão dos órgãos e tecidos.

Essa linha tênue de entendimento e de ação da PIT no funcionamento do VE destaca a importância do domínio do conhecimento sobre as interações cardiopulmonares e sua aplicação em situações do dia a dia da prática clínica na terapia intensiva.

RESISTÊNCIA VASCULAR PULMONAR

A resistência vascular pulmonar (RVP) promove impacto significativo no coração direito, visto que o VD precisa bombear o sangue contra essa resistência. Ela pode se alterar por diversos motivos, mas merece destaque a ação dos mecanismos de vasoconstrição. O sistema respiratório promove uma autorregulação em busca de equilíbrio, promovendo redução do diâmetro dos vasos da circulação pulmonar em resposta à hipoxemia e à hipercapnia.[6,8]

Por outro lado, quando a VM é programada com frações inspiradas de O_2 em níveis elevados, cursando com pressão arterial de oxigênio (PaO_2) superior a 120 mmHg, é possível observar aumento da resistência vascular sistêmica, prejudicando a perfusão dos órgãos. E o aumento da concentração de CO_2 no sangue arterial, a hipercapnia, além de aumento da RVP, promove queda da resistência vascular sistêmica, com aumento do débito cardíaco.[8]

É possível observar que a RVP se encontra em seu menor valor ao final da expiração, com o volume pulmonar próximo da capacidade residual funcional. Nesse momento há um equilíbrio entre a resistência dos vasos intra e extra-alveolares.[1,6]

Alterações da PIT afetam fortemente a pressão transmural dos vasos pulmonares, levando à diminuição de sua luz e aumentando a resistência. Esse fenômeno promove aumento da pós-carga do VD.[6]

INTERDEPENDÊNCIA VENTRICULAR

Outro mecanismo de extrema importância no estudo das interações cardiopulmonares é a interdependência ventricular, que sofre a influência das alterações sofridas por um ventrículo no funcionamento do outro.

Para seu entendimento é preciso relembrar que a câmara cardíaca está posicionada dentro do pericárdio, que impõe limitação ao total de sangue que pode conter em seu interior. Com isso os ventrículos, que trabalham como bombas conectadas à vasculatura pulmonar e sistêmica de forma sincrônica, compartilham um mesmo septo. Assim, as pressões diastólicas exercidas em um ventrículo impactam diretamente a pressão de enchimento ventricular diastólico do outro.[1,4-6,8]

Quando o VD funciona em sobrecarga, como nos casos de aumento da sua pós-carga pela VM, há um aumento de seu diâmetro, promovendo deslocamento do septo intraventricular em direção ao VE. Isso gera redução da pré-carga do VE e, consequentemente, de seu volume de ejeção.[2]

Outras condições que podem promover a ação desse fenômeno são a hiperinsuflação pulmonar e o tromboembolismo pulmonar, pelo aumento da resistência vascular pulmonar. O VD termina por se dilatar, impactando também na redução da pré-carga do VE.[3]

REFERÊNCIAS BIBLIOGRÁFICAS

1. Verhoeff K, Mitchell JR. Cardiopulmonary physiology: why the heart and lungs are inextricably linked. Adv Physiol Educ. 2017;41(3):348-53.
2. Alviar CL, Miller PE, McAreavey D, Katz JN, Lee B, Moriyama B, et al.; ACC Critical Care Cardiology Working Group. Positive pressure ventilation in the cardiac intensive care unit. J Am Coll Cardiol. 2018;72(13):1532-53.
3. Pinsky MR. Heart-lung interactions. Curr Opin Crit Care. 2007;13(5):528-31.
4. Mahmood SS, Pinsky MR. Heart-lung interactions during mechanical ventilation: the basics. Ann Transl Med. 2018;6(18):349.
5. Avila MB. Interação cardiopulmonar durante a ventilação mecânica. In: Profisio – Programa de atualização em fisioterapia em terapia intensiva adulto: ciclo 12. Módulo 3. Secad Artmed; 2022.
6. Grübler MR, Wigger O, Berger D, Blöchlinger S. Basic concepts of heart-lung interactions during mechanical ventilation. Swiss Med Wkly. 2017;147:w14491.
7. Pinsky MR. Cardiopulmonary interactions: physiologic basis and clinical applications. Ann Am Thorac Soc. 2018;15(Suppl 1):S45-S48.
8. Barbas CSV, Bueno MAS, Amato MBP, Hoelz C, Rodrigues Junior M. Interação cardiopulmonar durante a ventilação mecânica. Rev Soc Cardiol Estado de São Paulo. 1998;8(3):406-19.
9. Cournand A, Motley HL. Physiological studies of the effects of intermittent positive pressure breathing on cardiac output in man. Am J Physiol. 1948;152(1):162-74.

LEITURA COMPLEMENTAR

Boissier F, Katsahian S, Razazi K, Thille AW, Roche-Campo F, Leon R, et al. Prevalence and prognosis of cor pulmonale during protective ventilation for acute respiratory distress syndrome. Intensive Care Med. 2013;39(10):1725-33.

Fu C, Hirota AS. Interação coração-pulmão na ventilação mecânica. In: Regenga MM (org.). Fisioterapia em cardiologia. v.1. 2.ed. São Paulo: GEN- Roca; 2012. p.49-60.

Luecke T, Pelosi P. Clinical review: positive end-expiratory pressure and cardiac output. Crit Care. 2005;9(6):607-21.

Nasi L, Torres G, Manfrói WC. Interação coração-pulmão em pacientes críticos: aplicação da ventilação mecânica como terapêutica não farmacológica na disfunção ventricular. Revista HCPA. 1999;19(3):382-7.

Pelosi P, Rocco PRM, Gama de Abreu M. Close down the lungs and keep them resting to minimize ventilator-induced lung injury. Crit Care. 2018;22(72).

Repessé X, Vieillard-Baron A. Right heart function during acute respiratory distress syndrome. Ann Transl Med. 2017;5(14):295.

See KC. Acute cor pulmonale in patients with acute respiratory distress syndrome: A comprehensive review. World J Crit Care Med. 2021;10(2):35-42.

Zin WA, Rocco PRM, Faffe DS. Mecânica respiratória. In: Aires MM. Fisiologia. 4.ed. Rio de Janeiro: Guanabara Koogan; 2012. p.619-30.

19

Ventilação de alta frequência

Alessa Castro Ribeiro
Giovanna Coutinho Paiva

INTRODUÇÃO

Nas últimas décadas os avanços tecnológicos na área da saúde possibilitaram um aumento de sobrevida da população pediátrica e neonatal. O uso da pressão positiva possibilitou o aumento de sobrevida e a possibilidade de garantir trocas gasosas eficazes na vigência de processos fisiopatológicos.[1-3]

Inúmeros estudos científicos são desenvolvidos com o objetivo de determinar a melhor forma de manejar o uso de pressão positiva intratorácica com o mínimo de complicações associadas.[4-6]

Atualmente há evidências robustas de que o uso da ventilação mecânica (VM) pode estar associado à lesão pulmonar induzida pela ventilação (em inglês, *ventilator-induced lung injury* - Vili). A fisiopatologia da Vili é complexa e amplamente estudada pela comunidade científica, e se desenvolve como consequência da abertura e fechamento cíclicos das vias aéreas distais, ductos e unidades alveolares.[6]

A Vili está relacionada a maior tempo de hospitalização, uso de VM e taxas de mortalidade.[7]

A ventilação de alta frequência (VAF) é uma estratégia ventilatória protetora desenvolvida com o objetivo de minimizar os efeitos adversos da VM com pressão positiva e melhorar os desfechos clínicos.[8] Compreende o uso de volumes correntes baixos, picos de pressão inspiratória reduzidos, pressão positiva expiratória final necessária e uso adequado de oxigênio.[8,9]

MECANISMO DE TRANSPORTE DE GASES NA VENTILAÇÃO DE ALTA FREQUÊNCIA

Inicialmente se acreditava que a VAF violava os aspectos fisiológicos da ventilação[8] e que as trocas gasosas envolviam apenas duas regiões:

- Espaço morto anatômico, por meio do transporte de gases conectivo (realizado pelo movimento dos fluidos).[10]
- Alvéolo, onde acontece a difusão molecular.[10]
- Considerando: **VA = VC - VD**, onde VA: volume alveolar, VC: volume corrente e VD: volume do espaço morto anatômico. [10]

Ao aplicar o conceito da VAF à teoria descrita acima, observamos que, ao utilizar **VC** baixos e menores que o **VD**, **VA** fica zerada e dessa forma não é possível explicar o mecanismo das trocas gasosas. Muitos trabalhos foram desenvolvidos sobre o assunto. Atualmente se acredita que o transporte de gases na VAF acontece devido à combinação de mecanismos de trocas gasosas. Os seis mecanismos serão descritos a seguir.[11]

Ventilação alveolar direta (*bulk flow*)

Os alvéolos localizados na arvore traqueobrônquica proximal recebem fluxo direto do ar. Nessa região estão presentes alvéolos de diferentes VC, e aqueles que apresentam VC > VD apresentam mecanismo de troca gasosa direta ou de convecção.[11]

Pendlluft

As regiões do pulmão sadio apresentam diferenças entre complacência e resistência e consequentemente constantes de tempo (CT) variáveis.[12] Dessa forma, as trocas gasosas acontecem em diferentes fases, insuflando e desinsuflando de forma assincrônica. Essa assincronia entre unidades alveolares próximas proporciona o mecanismo pendular ou *pendlluft*. É a mistura inter-regional de ar, proporcionando troca gasosa entre alvéolos adjacentes em diferentes CT.

Dispersão potencializada radial ou difusão axial ou dispersão de Taylor

O conceito de dispersão longitudinal de Taylor abrange os seguintes conceitos físicos:[12]

- Considerando o deslocamento de um gás por meio de um tubo reto sob um gradiente de P, apresenta uma velocidade parabólica.
- Dispersão de gás que ocorre na frente da coluna é dispersão axial.
- Dispersão de gás que acontece lateralmente é difusão radial.

Aplicando esses conceitos à árvore traqueobrônquica, observamos uma dispersão turbulenta de gás, promovendo o transporte lateral por difusão. Fluxos e velocidades diferentes na inspiração e expiração proporcionam movimento bidirecional dos gases e aumentam as trocas gasosas.

Corrente de convecção/perfis de velocidade assimétrica

O fluxo de ar que se movimenta pela via aérea sob condições de fluxo laminar apresenta perfil parabólico.[12] Esse perfil é mais evidente na fase inspiratória devido às variações de fluxo e se desloca pelo centro das vias aéreas. Já na fase expiratória o fluxo de ar se move pela parede da via aérea. O padrão assimétrico de fluxo gasoso apresenta fluxo central em direção aos alvéolos e fluxo periférico mais lento na direção oposta.

Oscilação/mistura cardiogênica

As contrações cardíacas proporcionam agitação mecânica e consequentemente aumento das trocas gasosas nas unidades pulmonares adjacentes ao coração.[12]

Difusão molecular

Mecanismo primário que promove a mistura de ar nos bronquíolos terminais e alvéolos através da membrana alveolocapilar, variando de acordo com os gradientes de concentração molecular.[14]

Considerando que em VAF utilizamos frequência respiratória (FR) variando entre 5 e 15 Hz, inspiração e expiração ativa e VC igual ou menor que VD (~2 mL/kg), podemos inferir que essa estratégia ventilatória é análoga à definição de difusão de gases.

INDICAÇÃO

A ventilação mecânica convencional (VMC) é eficaz na maioria dos casos de síndrome do desconforto respiratório pediátrico (PARDS). Entretanto, em alguns casos não proporciona oxigenação e ventilação adequadas, evoluindo com hipoxemia e hipercapnia refratárias.[15]

Nessas situações clínicas, em que há falha da VMC, a VAF é indicada como estratégia secundária de suporte ventilatório. Portanto, é um suporte ventilatório não convencional classificado como protetor que utiliza FR elevadas, volumes correntes menores que o volume do espaço morto e maiores que a capacidade residual funcional (CRF).[15]

Não há evidências científicas robustas em pediatria sobre o melhor momento para indicar a VAF, tampouco em quais situações clínicas deve ser utilizada como estratégia primária.[15]

As principais indicações de uso de VAF em neonatologia são síndrome do escape de ar, hérnia diafragmática, síndrome do desconforto respiratório neonatal, insuficiência respiratória hipoxêmica, fístula broncopleural, hipertensão pulmonar persistente e síndrome da aspiração meconial.[16-19]

A VAF de forma não invasiva em recém-nascidos de muito baixo peso tem sido utilizada com sucesso

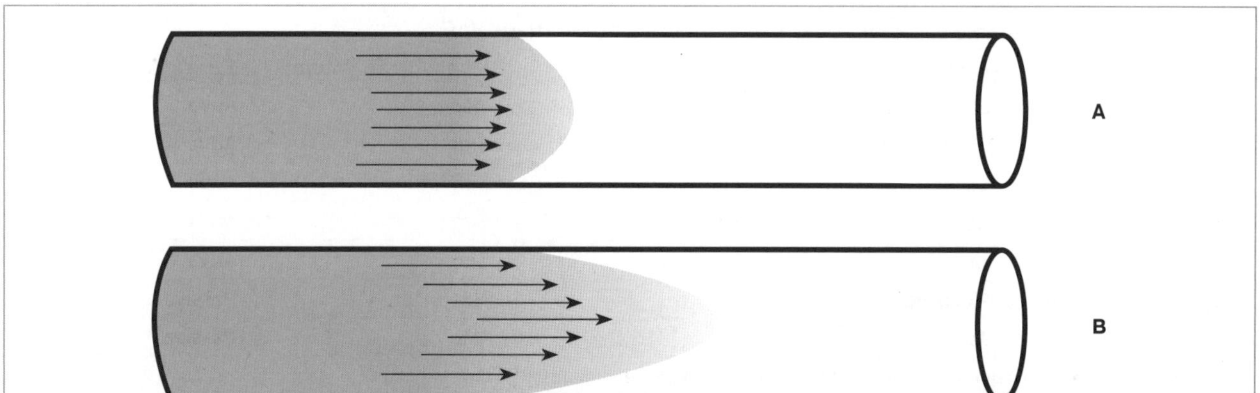

FIGURA 1 Dispersão de Taylor.
Fonte: Sarmento.[13]

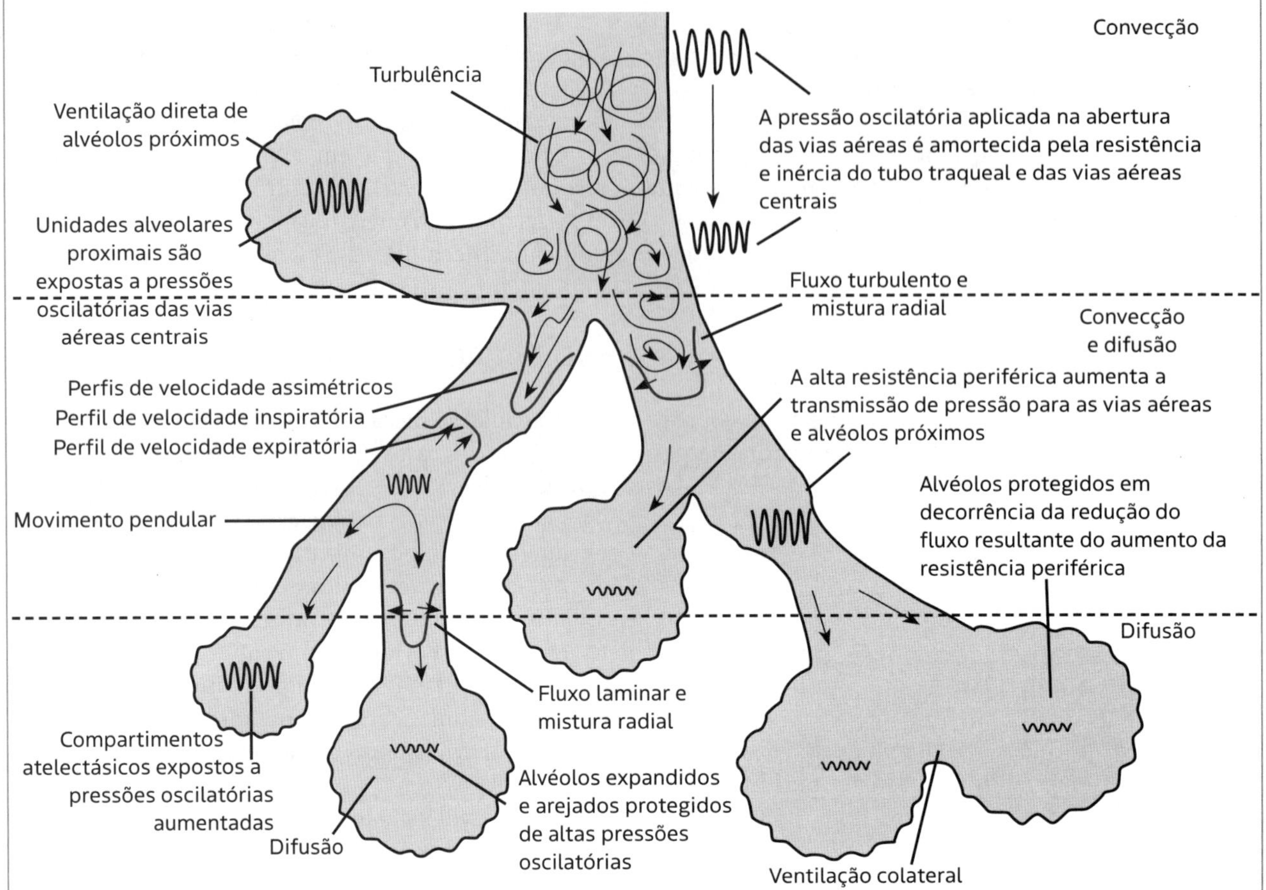

FIGURA 2 Mecanismos de transporte de gás na durante ventilação de alta frequência.
Fonte: adaptada de Goldsmith.[3]

como estratégia ventilatória após extubação. Os resultados apresentaram melhora significativa na redução da pressão arterial de dióxido de carbono ($PaCO_2$).[17]

A Tabela 1 apresenta a classificação e as características dos principais dispositivos VAF.[10]

TABELA 1 Classificação e características dos principais dispositivos VAF

Ventilador	Tipo	VMC + VAF	Mensuração volume	Expiração
Sensor Medics 3100ª	Oscilatória	Não	Não	Ativa
Dräger V500, VN500	Oscilatória	Sim	Sim	Ativa
Fabian HFO	Oscilatória	Sim	Sim	Ativa
Leoni Plus	Oscilatória	Sim	Sim	Ativa
SLE5000	Jato	Sim	Sim	Ativa
VDR-4/Bronchotron	Fluxo interrompido	Sim	Não	Passiva
Bunnell Life Pulse	Jato	Não	Não	Passiva

VAF: ventilação de alta frequência; VMC: ventilação mecânica convencional.

TIPOS DE VENTILAÇÃO DE ALTA FREQUÊNCIA

Ventilação de alta frequência por pressão positiva (VAFPP)

A VAFPP refere-se à utilização de dispositivos de VMC operando com altíssima FR (60 e 150 incursões por minuto ou 1 a 2,5 Hz) com objetivo de eliminar o gradiente de pressão da VCM e de otimizar a sincronia paciente-ventilador.[15]

Sjostrand et al. (1967), pioneiros nessa técnica, observaram que na maioria das situações clínicas a *high frequency positive-pressure ventilation* (HFPPV) proporcionou suporte respiratório adequado. Em 1980, Bland et al. obtiveram resultados positivos da VAFPP em neonatos com diagnóstico de síndrome do desconforto respiratório. Utilizaram VMC com FR em torno de 60 a 110 rpm. Ensaio multicêntrico randomizado comparou a VAFPP (60 rpm) e a VMC (40 rpm) e observou menos episódios de escape de ar no grupo VAFPP.

Atualmente os dispositivos de VMC oferecem a possibilidade de utilizar FR de até 150 rpm. Os aparelhos de VCM não são projetados para garantir eficiência máxima durante a utilização de altíssimas FR, além da maior predisposição a evoluir com aprisionamento de ar.

Trabalho realizado com diversos ventiladores (BabyBird 1, BabyBird 2, Bourns BP200, Healthdyne, Sechrist, Bourns Bear Cub, Dräger BabyLog 3000, VIP Bird, Infrasonics Infant Star, Newport Breeze, Newport Wave, Sechrist 100V e Siemens 300) em VAFPP destacou como desvantagens da VAFPP a diminuição da ventilação-minuto e o aumento da CRF de forma progressiva.

Os aparelhos de VMC que fazem VAFPP necessitam de pressões mais altas para garantir as trocas gasosas adequadas. Na Europa e no Canadá são utilizados aparelhos de VMC para VAFPP cotidianamente.

Ventilação de alta frequência a jato (VAFJ)

A VAFJ entrega pequenos pulsos de gás diretamente nas vias aéreas superiores através de uma cânula tripo lúmen ou adaptador de jato.[16-18] Ventiladores a jato de alta frequência podem ser utilizados para todas as faixas etárias de pacientes.

É utilizada de forma paralela a VMC por meio de pulsos curtos de gás pressurizado diretamente na via aérea superior através de um orifício estreito, colocado dentro da cânula traqueal. Adicionalmente, fornece respirações convencionais intermitentes (2 a 10 respirações/minuto) e pressão expiratória positiva final (Peep) com o objetivo de prevenir atelectasias.

Os ajustes dos parâmetros ventilatórios são similares aos da pressão positiva intermitente. O manejo da amplitude pressórica é realizado pela pressão inspiratória (Pi) e Peep. Deve ser ajustada a Pi para os ciclos a jato e para os ciclos convencionais, FR a jato (4 e 10 Hz ou 240 a 600 ciclos/minuto), tempo inspiratório da válvula do jato (0,02 segundos) e fração inspirada de oxigênio (FiO_2). Os volumes correntes podem variar de 2 a 5 mL/kg, a expiração é passiva e varia de acordo com as características da caixa torácica e parênquima pulmonar do paciente. A pressão varia de 8 a 50 cmH_2O e o tempo inspiratório é ajustável de 0,02 a 0,034 segundo.

O ventilador a jato Bunnell Life Pulse (Bunnell, Inc., SaltLake City, Utah) (Figura 3) foi projetado para pacientes neonatais. Através do adaptador de tubo traqueal o dispositivo fornece pulso de jato no tubo traqueal, mantendo uma pressão constante predefinida. Esse dispositivo é aprovado para uso clínico em neonatologia (Figura 4).

O posicionamento do orifício do adaptador pode ser realizado de duas formas: topo e meio da cânula traqueal. O orifício distal, pouco utilizado, deve ser de 1 a 2 cm da carina e proporciona diminuição do VC, porém apresenta predisposição a lesão do tecido epitelial adjacente. Dessa forma, o posicionamento proximal é o mais utilizado.

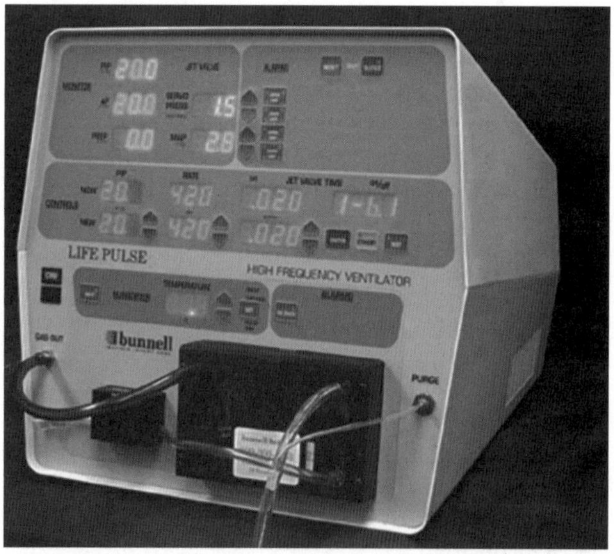

FIGURA 3 Ventilador a jato Bunnell Life Pulse. Ventilador ciclado a tempo limitado e controlado a pressão com pressão nas vias aéreas medida na ponta do tubo endotraqueal. A faixa de frequência é de 240 a 660 ciclos/minuto.
Fonte: Goldsmith.[3]

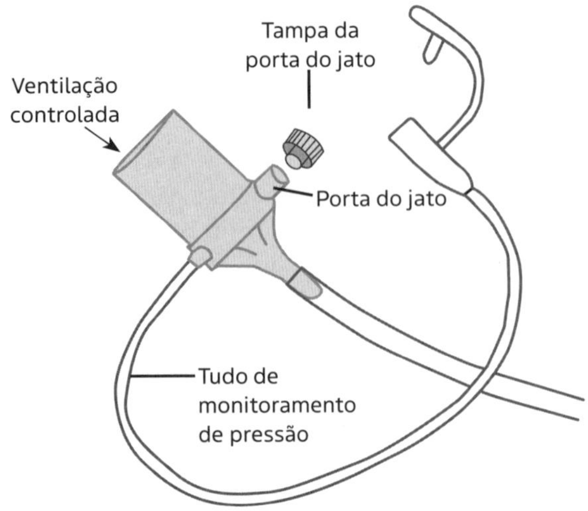

FIGURA 4 Adaptador Bunnell LifePort. HFJV o fluxo de gás é injetado através da porta do jato e a ventilação convencional é fornecida através do adaptador ETT de 22 mm. O monitoramento de pressão do tubo mede e transmite a pressão PIP, Peep para o HFJV.

HFJV: *high frequency jet ventilator*; Peep: pressão expiratória positiva final; PIP: pressão positiva inspiratória.

Fonte: adaptada de Volsko.[2]

VAFJ parece ser eficaz em doenças pulmonares com retenção de CO_2 associadas a síndrome de vazamento de ar. O benefício acontece devido ao tempo expiratório longo, e o alto fluxo do pulso do jato contribui para a resolução do vazamento de ar.

Doenças pulmonares de padrão heterogêneo também parecem se beneficiar da VAFJ. Nessa situação clínica há possibilidade de oferta de suspiros respiratórios (2 a 6 insuflações/minuto), o que auxilia na abertura de áreas com atelectrauma.

A VAFJ é segura e eficaz no transporte neonatal e pode ser usada simultaneamente com óxido nítrico inalatório (iNO).

O ventilador a jato Monsoon (Acutronic Medical Systems AG, Hirzel, Suíça) tem sido utilizado para cirurgia de ouvido, nariz e garganta e cirurgia torácica. O uso desse dispositivo em cuidados intensivos tem-se mostrado limitado. O dispositivo possui um sistema integrado de umidificação e aquecimento, opera com FR de 0,2 a 10 Hz, tempo inspiratório de 20 a 70% do ciclo respiratório e Peep 10 a 40. Entretanto, há necessidade de avaliação sistemática de segurança e eficácia desse dispositivo.

Ventilação de alta frequência oscilatória (Vafo)

A Vafo opera com FR de 180 a 1.200 ciclos/minuto (3 a 20 Hz), promovendo movimentação de pequenos volumes de gás para dentro e para fora dos pulmões. Dessa forma, na VAFO a inspiração e a expiração são ativas.

O ventilador CareFusion (anteriormente SensorMedics) 3100A (CareFusion, San Diego, Califórnia) (Figura 5) fornece fluxo contínuo de gás que passa pelo pistão eletromagnético e gera oscilações.

Esse fluxo de gás polarizado é a única fonte de gás fresco do sistema. A amplitude das oscilações de pressão dentro da via aérea determina os VC que são entregues aos pulmões de acordo com a MAP (pressão média nas vias aéreas), evitando picos de pressão, e mantém o recrutamento pulmonar, evitando Peep com valores baixos. Os dispositivos que promovem a oscilação do fluxo ventilatório são pistão, diafragmas e a série de válvulas Venturi. Este último possibilita a monitorização do VC durante a Vafo. A medição das pressões nas vias aéreas em Vafo geralmente é feita na extremidade proximal do tubo traqueal ou distalmente no próprio ventilador. Muitos profissionais questionam a relevância clínica de tais medições.

O oscilador 3100A da CareFusion (anteriormente SensorMedics) (CareFusion, San Diego, Califórnia) é aprovado para uso clínico no Brasil. Produz oscilações do fluxo de gás através de um pistão/diafragma controlado eletromagneticamente, garantindo FR de 3 a 15 Hz ou 180 a 900 ciclos/minuto. Os parâmetros porcentagem de tempo inspiratório, volume e resistência ao final do circuito devem ser determinados de forma individual para o paciente.

Variações na resistência ao final do circuito do paciente controlam a MAP. Distúrbios ventilatórios com retenção de CO_2 podem ser corrigidos pela redução da FR ou pelo aumento no VC por meio de um aumento na amplitude pressórica (ventilação = FR × VC^2).

Ventilação de alta frequência por interrupção de fluxo (Vafif)

A Vafif surgiu como forma de descrever dispositivos que não podiam ser classificados em Vafo ou VAFJ. O Infant Star HFV (Nellcor Puritan Bennett, Pleasan ton, Califórnia) já foi o Vafif mais utilizado. Utilizava um conjunto de válvulas pneumáticas, controladas por microprocessador, para alterar o fluxo inspiratório e atingir pressões determinadas pelo operador. Há o sistema Venturi na válvula expiratória, porém a expiração é em parte passiva, predispondo a aprisionamento e vazamento de ar.

Trabalho realizado comparando Vafif (Infant Star) e VMC em pacientes neonatais não mostrou superioridade da Vafif. Pacientes desse grupo apresentaram maior incidência de vazamentos de ar. No estudo *Sy-Fi*, foi comparado Vafif (Infant Star) e VMC em neonatos com extremo baixo peso ao nascer. Houve maior tendência de escape de ar nos pacientes do grupo Infant Star (36% contra 25%).

O ventilador Bronchotron® (Figura 6) é um interruptor de fluxo/ventilador percussivo acionado pneumaticamente indicado para transporte de paciente. Possibilita FR de 3 a 10 Hz, sendo o tempo inspiratório

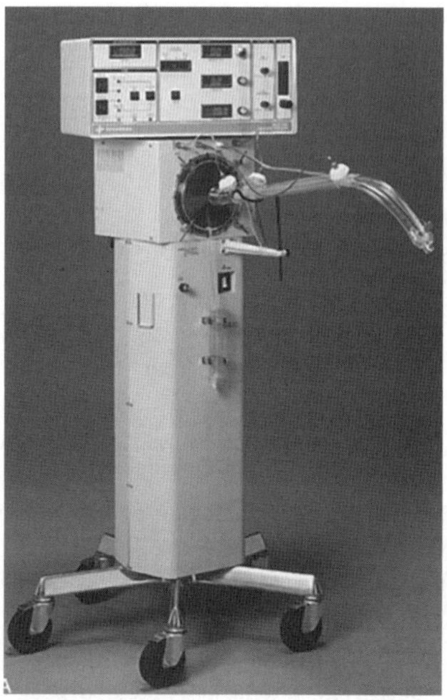

FIGURA 5 Sensor Medics.
Fonte: Goldsmith.[3]

determinado pela frequência e propriedades mecânicas do sistema respiratório. Phasitron® é o mecanismo de pistão deslizante que utiliza uma cavidade Ventturi em seu eixo central. O Phasitron® cria pulsos de fluxo de gás por meio do movimento rápido de mola que equilibra as pressões inspiratórias e expiratórias dentro dos limites predefinidos. Os parâmetros pressão, frequência e fluxo ajustam o fluxo de gás para o Phasitron® e controlam a amplitude do pulso.

A principal limitação do Bronchotron® é a falta de valores reais dos parâmetros ventilatórios, sendo todos com valores de 1 a 10. Os ajustes devem ser realizados com base na observação clínica do paciente e resposta. A FR não é exibida em Hz, e a pressão arterial média (PAM) pode ser medida intermitentemente por meio de uma chave seletora. Outra grande preocupação é a ausência de alarmes e características de segurança do ventilador.

Um estudo pré-clínico experimental comparou o Bronchotron® e o oscilador 3100A. Ambos foram ajustados para fornecer o mesmo VC através da mesma MAP e FR, porém o Bronchotron® utilizou maiores amplitudes de pressão.

O VDR-4® (Percussionaire Corp., Sagle, Idaho) (Figura 7) é um ventilador percussivo de alta frequência, ciclado a tempo, controlado por pressão e acionado pneumaticamente, semelhante ao Bronchotron®. Porém, este foi projetado para uso hospitalar.

Cartucho do sistema pneumático recebe gás pressurizado, sendo interrompido para produzir um fluxo pulsátil, que entra no circuito através do Phasitron®. O gás aquecido e umidificado é arrastado para aumentar o VC. A entrega de VC é determinada pela velocidade do fluxo, tempo inspiratório e entrada de gás.

O VDR-4® é composto por dois subsistemas: convencional e de alta frequência. O componente de alta frequência fornece FR de 0,5 a 30 Hz, amplitudes de 0 até 100 cmH_2O e relação entre tempo inspiratório e expiratório de 1:1 a 1:5. Alguns dados sugerem que esse dispositivo seria uma alternativa para administrar VAF de forma não invasiva.

A literatura sobre a segurança e eficácia deste do Bronchotron® e VDR-4® é limitada. Os estudos realizados apresentam baixa qualidade metodológica e baixo número amostral.

PRINCÍPIOS VENTILATÓRIOS NA VENTILAÇÃO DE ALTA FREQUÊNCIA

O manejo dos parâmetros ventilatórios da VAF é peculiar. Os parâmetros ventilatórios disponíveis para manejo são: FiO_2, amplitude pressórica, FR (Hz), fluxo, tempo inspiratório (Tinsp) e pressão média nas vias aéreas (MAP).[4]

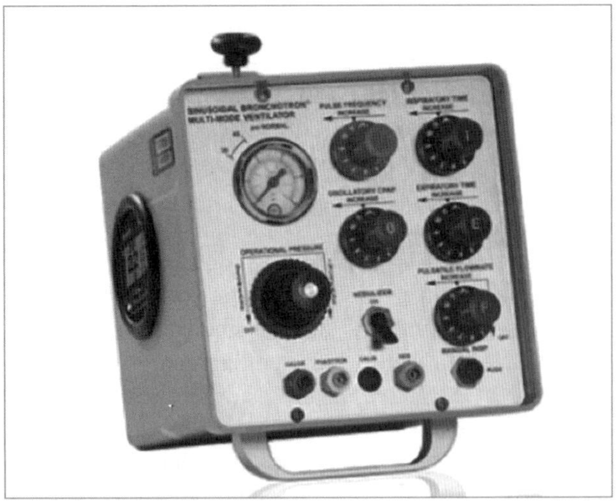

FIGURA 6 Bronchotron®.
Fonte: Volsko.[2]

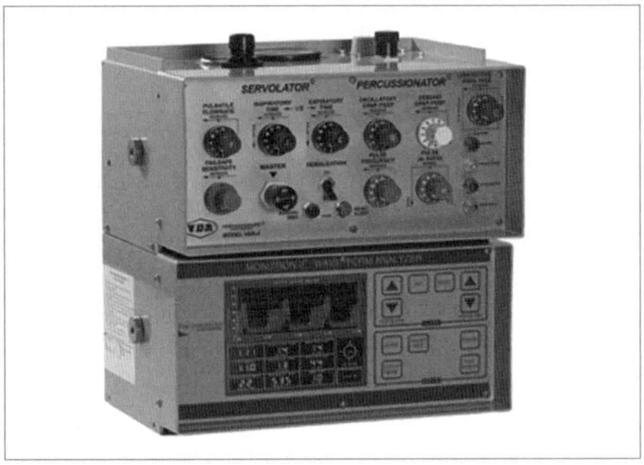

FIGURA 7 VDR-4®.
Fonte: Volsko.[2]

Fator de atenção ao instalar e manejar a VAF é garantir adequada umidificação e aquecimento ativa dos gases, evitando complicações como a traqueíte necrotizante. O uso de sedativos e bloqueadores neuromusculares muitas vezes faz parte das condutas necessárias para garantir sincronia ventilatória na VAF.[2-4]

Amplitude

Representa o volume de gás gerado pela pulsação na VAF. O valor da amplitude deve ser determinado com base na observação da vibração do tórax até a raiz da coxa, variando de 80 a 100%. Está diretamente relacionada à ventilação alveolar.[3]

Frequência

Em VAF devemos considerar 1 Hz = 60 ciclos/minuto. Dessa forma, a frequência respiratória alcança até 900 ciclos/minuto. Essa alta frequência está próxima à frequência ressonante do sistema pulmonar em crianças com valores em torno de 8 a 15 Hz (480 a 900/minuto).[4]

Pressão média (MAP)

A determinação da MAP que deve ser utilizada em VAF geralmente é definida por até 2 pontos acima do valor da Peep da VMC. A MAP tem relação direta com o recrutamento alveolar, importantíssimo em casos de hipoxemia refratária.[4]

Não existem parâmetros predeterminados da VAF na literatura. Os ajustes devem ser realizados considerando idade do paciente, fisiopatologia, evolução clínica, exames gasométricos e controle radiológico.[2-4]

TABELA 2 Guia de início de manejo ventilatório em VAF[2,3]

Parâmetros	Objetivo terapêutico	
	Recrutamento pulmonar	**Ventilação protetora**
FR (Hz)	Prematuro: 13-15 Hz Termo: 8-10 Hz	Prematuro: 13-15 Hz Termo: 10-12 Hz
MAP (cmH_2O)	2-4 pontos acima da MAP da VMC Aumentar MAP em 1 cm H_2O até atingir a SpO_2 desejado. Depois, iniciar desmame da FiO_2	Valor igual ao da VMC Aceitar $SpO_2 \geq 88\%$
FiO2 (%)	100%	100%
Amplitude (cmH_2O)	O suficiente para produzir movimento do tórax: Neonatos até o umbigo Ajuste ΔP em 2-4 para mudar ventilação (↑ΔP a ↓CO_2)	O suficiente para produzir movimento do tórax: Neonatos até o umbigo Ajuste ΔP para aceitar hipercapnia permissiva (na ausência de hipertensão pulmonar)
Tempo inspiratório	33% (nunca exceder 50%)	33% (nunca alterar)

ΔP: delta de pressão; CO_2: gás carbônico. FiO_2: fração inspirada de oxigênio; FR: frequência respiratória; MAP: pressão média nas vias aéreas; SpO_2: saturação periférica de oxigênio; VMC: ventilação mecânica convencional.
Fonte: Goldsmith.[3]

TABELA 3 Diretrizes gerais para ajustar os parâmetros do ventilador convencional e não convencional para alcançar uma mudança nos valores de gases sanguíneos[2,3]

Efeito desejado	VMC	VAFO	VAFJ
↑ PO_2	↑ FiO_2, ↑ Peep, ↑ PIP	↑ FiO_2, ↑ MAP	↑ FiO_2, ↑ PIP VAFJ, ↑ Peep convencional, FR ou PIP
↓ PO_2	↓ FiO_2, ↓ Peep, ↓ PIP	↓ FiO_2, ↓ MAP	↓ FiO_2, ↓ PIP VAFJ, ↓ Peep convencional, FR ou PIP
↑ PCO_2	↓ FR, ↓ PIP, ↓ ou definir VC	↓ amplitude	↓ PIP VAFJ, ↓ FR convencional ou PIP
↓ PCO_2	↑ FR, ↑ PIP, ↑ ou definir VC	↑ amplitude, ↓ FR	↑ PIP HFJV, ↑ FR convencional ou PIP
Observação	O VC entregue alvo deve ser 4-6 mL/kg para evitar Vili	O MAP é usado para recrutar pulmão enquanto a amplitude é usada para eliminar CO_2	A ventilação convencional é usada para fornecer Peep e o suspiro é fornecido quando uma frequência é empregada

FiO_2: fração inspirada de oxigênio; FR: frequência respiratória; HFJV: *high frequency jet ventilator*; MAP: pressão média nas vias aéreas; PCO_2: pressão parcial de CO_2; Peep: pressão positiva expiratória final; PIP: pressão positiva inspiratória; Vafo: ventilação de alta frequência oscilatória; VAFJ: ventilação de alta frequência a jato; VC: volume corrente; VCM: ventilação mecânica convencional; Vili: lesão pulmonar induzida pela ventilação; VPO_2: pressão parcial de oxigênio.
Fonte: Goldsmith.[3]

REFERÊNCIAS BIBLIOGRÁFICAS

1. Murthy PR, AK AK. High frequency ventilation. [Updated 2022 Sep 29]. In: StatPearls [Internet]. Treasure Island (FL): StatPearls Publishing; 2024 Jan.
2. Volsko TA, Barnhart SL. Foundations in neonatal and pediatric respiratory care. Burlington: Jones & Bartlett Learning; [2019].
3. Goldsmith JP, Karotkin EH, Keszler M, Suresh G. Assisted ventilation of the neonate: an evidence-based approach to newborn respiratory care. 6.ed. Philadelphia: Elsevier; [2017].
4. Ackermann BW, Klotz D, Hentschel R, Thome UH, H van Kaam A. High-frequency ventilation in preterm infants and neonates. Pediatric Research. (2023);93:1810-8.
5. Singh JM, Stewart TE. High-frequency mechanical ventilation principles and practices in the era of lung-protective ventilation strategies. Respir Care Clin N Am. 2002 Jun;8(2):247-60.
6. Hibberd J, Leontini J, Scott T, Pillow JJ, Miedema M, Rimensberger PC, et al Neonatal high-frequency oscillatory ventilation: where are we now? Archives of Disease in Childhood – Fetal and Neonatal 2023 Sep 19.
7. Al-Ayed T, Alsarhi IB, Alturki A, Aljofan F, Alofisan T, Abdulsalam MA, et al. The outcome of high-frequency oscillatory ventilation in pediatric patients with acute respiratory distress syndrome in an intensive care unit. Ann Saudi Med. 2023 Sep-Oct; 43(5):283-90.
8. Tyagi P, Tullu MS, Agrawal M. Comparison of Pediatric Risk of Mortality III, Pediatric Index of Mortality 2, and Pediatric Index of Mortality 3 in predicting mortality in a pediatric intensive care unit. J Pediatr Intensive Care. 2018 Dec;7(4):201-6.
9. Bateman ST, Borasino S, Asaro LA, Cheifetz IM, Diane S, Wypij D, et al. Early highfrequency oscillatory ventilation in pediatric acute respiratory failure: a propensity score analysis. Am J Respir Crit Care Med. 2016 Mar 1;193(5):495-503.
10. Pillow JJ. High-frequency oscillatory ventilation: mechanisms of gas exchange and lung mechanics. Crit Care Med. 2005;33:S135-S141.
11. Soll RF, Edwards EM, Badger GJ, Kenny MJ, Morrow KA, Buzas JS, et al. Obstetric and neonatal care practices for infants 501 to 1500 g from 2000 to 2009. Pediatrics. 2013;132:222-8.
12. van Kaam AH, Rimensberger PC, Borensztajn D, De Jaegere AP, Neovent Study Group. Ventilation practices in the neonatal intensive care unit: a crosssectional study. J Pediatr. 2010;157:767.e1-3.
13. Sarmento GJV. Princípios e práticas de ventilação mecânica em pediatria e neonatologia. 1. ed. Barueri: Manole; 2010. 336 p.
14. Slutsky AS, Drazen JM. Ventilation with small tidal volumes. N Engl J Med. 2002;347:630-1.
15. Donn SM, Mammel MC: Neonatal Pulmonary Graphics: A Clinical Pocket Atlas. New York, Springer, 2015.
16. Gerstmann DR, Fouke JM, Winter DC, Taylor AF, deLemos RA. Proximal, tracheal, and alveolar pressures during high-frequency oscillatory ventilation in a normal rabbit model. Pediatr Res. 1990;28:367-73.
17. Priebe GP, Arnold JH. High-frequency oscillatory ventilation in pediatric patients. Respir Care Clin N Am. 2001 Dec;7(4):633-45.
18. Muellenbach RM, Kredel M, Said HM, Klosterhalfen B, Zollhoefer B, Wunder C, et al. High-frequency oscillatory ventilation reduces lung inflammation: a large animal 24-h model of respiratory distress. Intensive Care Med. 2007 Aug;33(8):1423-33.
19. Nelle M, Zilow EP, Linderkamp O. Effects of high frequency oscillatory ventilation on circulation in neonates with pulmonary interstitial emphysema or RDS. Intensive Care Med. 1997 Jun;23(6):671-6.
20. Derdak S. High-frequency oscillatory ventilation for acute respiratory distress syndrome in adult patients. Crit Care Med. 2003 Apr; 31(4 Suppl):S317-23.
21. Belteki G, Morley CJ. High-frequency oscillatory ventilation with volume guarantee: a single-centre experience. Arch Dis Child Fetal Neonatal Ed. 2018;104:384.
22. Craft AP, Bhandari V, Finer NN. The Sy-Fi study: a randomized prospective trial of synchronized intermittent mandatory ventilation versus a high-frequency flow interrupter in infants less than 1000 g. J Perinatol. 2003;23:14.

20

Cuidados com as vias aéreas artificiais

Fabrício Olinda de S. Mesquita
Leonel Batista De Lima Neto
Pollianna Tavares De Barros
Thais Ferreira Lopes Diniz Maia

INTRODUÇÃO

A via aérea artificial consiste na inserção por via aérea nasal, oral ou transtraqueal de um tubo flexível e resistente que possibilite a passagem dos gases, permitindo a troca gasosa. As vias aéreas mais utilizadas nas unidades de terapia intensiva (UTI) são os tubos endotraqueais ou cânulas de traqueostomias.

O propósito do estabelecimento de uma via área artificial (VAA) é a manutenção das trocas gasosas pela correção da hipoxemia e da acidose respiratória associada à hipercapnia, mitigação do trabalho da musculatura respiratória, reversão ou prevenção da fadiga da musculatura respiratória, diminuição do consumo de oxigênio e aplicação de terapêuticas específicas, podendo estar associada à prevenção de aspiração.

Esse mecanismo pode ser implementado por meio da ventilação mecânica sob pressão positiva que, tem como principal indicação a correção da insuficiência respiratória, seja para melhorar a oxigenação, para adequar os valores de dióxido de carbono (CO_2) e/ou para diminuir o trabalho dos músculos respiratórios.

A ventilação mecânica (VM) é um método de tratamento para pacientes com insuficiência respiratória aguda ou crônica agudizada. Consiste no suporte ventilatório por meio do uso de uma máquina que auxilia a entrada e a saída de ar nos pulmões, permitindo a manutenção das trocas gasosas pela correção da hipoxemia e da acidose respiratória associada à hipercapnia, alívio do trabalho da musculatura respiratória, reversão ou prevenção da fadiga da musculatura respiratória, diminuição do consumo de oxigênio e aplicação de terapêuticas específicas, conforme ilustrado na Tabela 1.

Durante o manejo das vias aéreas é possível deparar com condições de maior complexidade em seu estabelecimento, também conhecidas como vias aéreas difíceis, situação que pode ocorrer tanto em procedimentos eletivos como em situações de urgência e emergência. A falência da intubação é a principal causa de morte relacionada aos procedimentos para anestesias, entre outros, as complicações na manipulação da via aérea, considerando morte, lesão cerebral, emergência de via aérea cirúrgica, admissão inesperada ou permanência prolongada em UTI.

O manejo de uma via aérea, antes percebida como difícil, inevitavelmente terá um custo emocional e produzirá um sentimento de ansiedade ao profissional em execução, podendo interferir diretamente em seu resultado final. O primeiro passo para lidar com o estresse é desenvolver uma forma natural de autovigilância, visto que sua frequência é imprevisível no cenário da emergência.

Diante da incapacidade do paciente de manter sua via aérea patente, os profissionais de saúde devem proceder a seu controle de forma artificial, evitando assim as complicações decorrentes de sua falha. Entre as agressões causadas pela hipóxia tecidual ou inadequação de técnica encontram-se: lesão neurológica, aspiração de conteúdo gástrico, trauma de vias aéreas, pressões intracranianas aumentadas, intubação esofágica, hipotensão ou hipertensão, arritmia e parada cardíaca. Segundo o *Pre-Hospital Trauma Life Support* (PHTLS) 2020, a insuficiência do sistema respiratório de prover oxigênio às células ou a incapacidade das células de usar o oxigênio fornecido tem como resultado o metabolismo anaeróbico, levando à morte rápida. A não remoção de dióxido de carbono pode levar ao coma e à acidose.

O estabeleciento de uma VAA é atribuição médica, salvo em situações de urgência e emergência, diante da ausência do profissional médico e da habilidade atestada de outro profissional de saúde sob a regência de cada categoria.

Nas condições em que são utilizadas cânulas ou cateteres para o estabelecimento de uma VAA, é indispensável sua fixação para evitar a remoção acidental ou migração não intencional, o monitoramento da posição do tubo, a manutenção da permeabilidade, regulação adequada da pressão do *cuff* entre 25 e 34 cmH_2O ou 18 a 25 mmHg, segundo a Sociedade Brasileira de Pneumologia e Tisiologia (SBPT) 2007, umidificação e aquecimento. Tanto a extubação não planejada como a intubação seletiva têm consequências graves, incluindo barotrauma, aspiração, lesão das vias aéreas e morte.

INDICAÇÃO DAS VIAS AÉREAS ARTIFICIAIS

As vias aéreas artificiais apresentam quatro finalidades: estabelecimento de uma via aérea pérvia, proteção da via aérea com o balão insuflado, provisão de assistência ventilatória contínua e facilitação da limpeza das vias aéreas.

PRINCIPAIS TIPOS DE VIAS AÉREAS ARTIFICIAIS

Dispositivo tipo bolsa-válvula-máscara (BVM)

Refere-se à unidade manual de respiração artificial, conhecida como Ambu. Consiste em um saco autoinflável e um dispositivo de não absorção que podem ser usados com dispositivos básicos (orofaringe, nasofaríngeo) ou avançados (endotraqueal, nasotraqueal). A maioria dos dispositivos do tipo BVM com aplicação em adultos tem um volume de 1.600 mL e pode fornecer uma concentração de oxigênio de 90 a 100%. Para que se possa atingir elevados níveis de oxigenação é necessária a aplicação de técnicas corretas que permitam a criação de um selo facial apertado e a insuflação correta da bolsa.

Máscara laríngea

É um tipo de dispositivo supraglótico que tem como objetivo ventilar o paciente, fornecendo oxigênio e anestésicos acima do nível das cordas vocais, excluindo algumas das desvantagens da intubação orotraqueal, dentre as quais podemos citar a necessidade

TABELA 1 Indicações da ventilação mecânica invasiva

Proteção de vias aéreas e do parênquima pulmonar	Prevenção de aspiração maciça de conteúdo gástrico.
Correção de obstrução de vias aéreas superiores	Deslocamento posterior da base da língua e tecidos moles adjacentes, trauma ou tumor de via aérea superior, formação de hematomas em indivíduos com distúrbio de coagulação, inalação de fumaça, reações alérgicas ou abcessos.
Facilitação da higiene brônquica	Facilita o acesso às vias aéreas em casos de hipersecreção pulmonar (fibrose cística, bronquiectasia), a intubação endotraqueal prejudica o mecanismo da tosse. Portanto, deve ser muito bem indicado nesse caso.
Redução do consumo de oxigênio pela musculatura respiratória	Em casos de instabilidade hemodinâmica grave, como o choque séptico ou choque cardiogênico, por exemplo, o aumento dos níveis de lactato e a acidose metabólica estimulam o *drive* respiratório. O resultado é o aumento da demanda da musculatura respiratória, que faz com que o consumo seja 30-50% do oxigênio disponível.
Situações de risco	Situações clínicas cuja gravidade deixa clara a indicação de VI. São elas: apneia, parada respiratória, parada cardiorrespiratória, cianose central persistente, fadiga muscular com uso de musculatura respiratória acessória e que tem grande risco de evoluir para parada respiratória ou cardiorrespiratória.
Insuficiência respiratória	Devido à doença pulmonar intrínseca e hipoxemia, causando diminuição da PaO_2, resultado das alterações da ventilação/perfusão (até a expressão mais grave, o *shunt* intrapulmonar); função anormal da bomba ventilatória decorrente de impulso nervoso central (*drive* ventilatório) inadequado, incompetência dos músculos ventilatórios e demanda ventilatória excessiva.

PaO_2: pressão arterial de oxigênio; VI: ventilação invasiva.
Fonte: Sarmento et al. (2022).

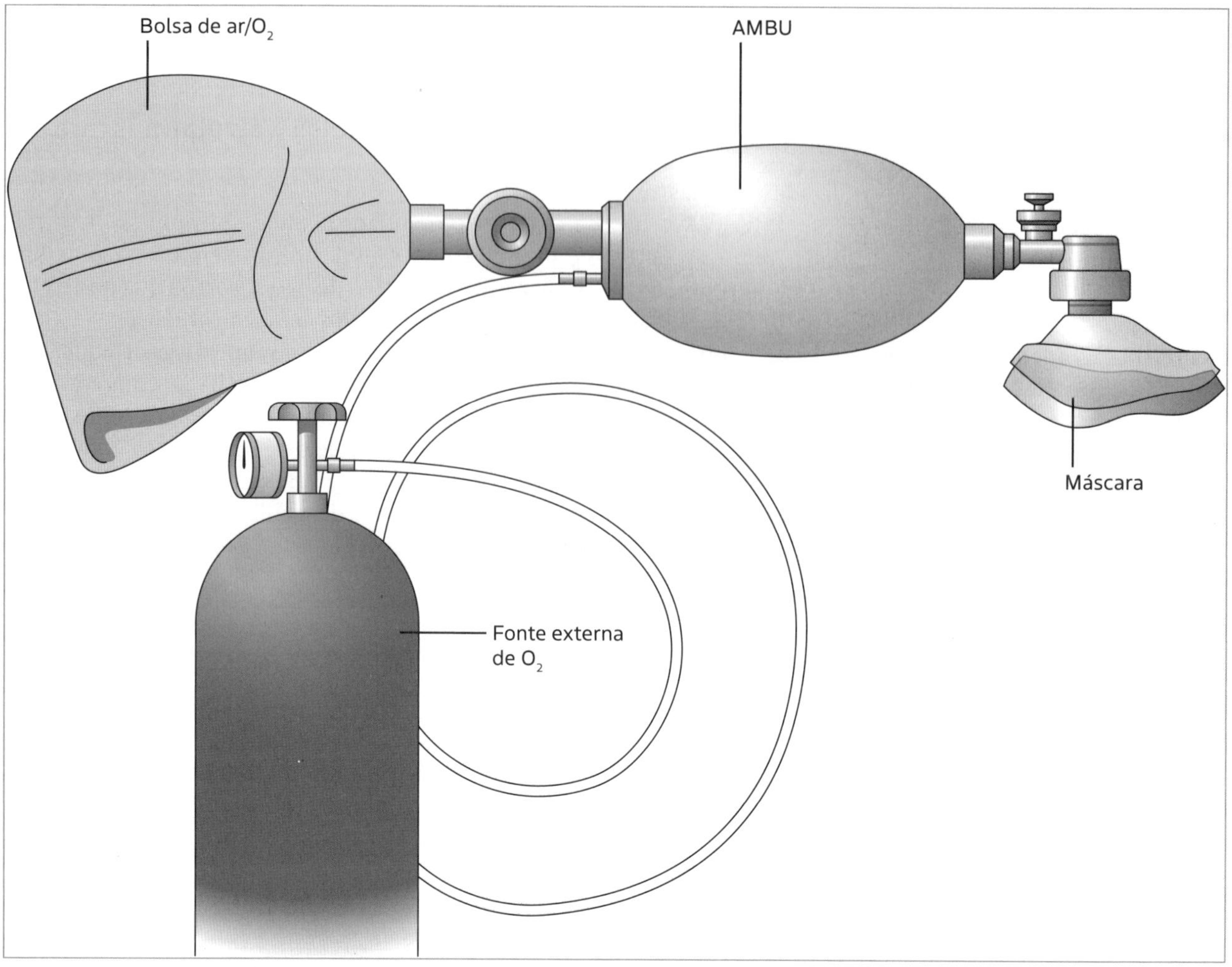

FIGURA 1 Unidade manual de respiração artificial.
Ambu: unidade manual de respiração artificial.
Fonte: adaptada de Fortes (2007).

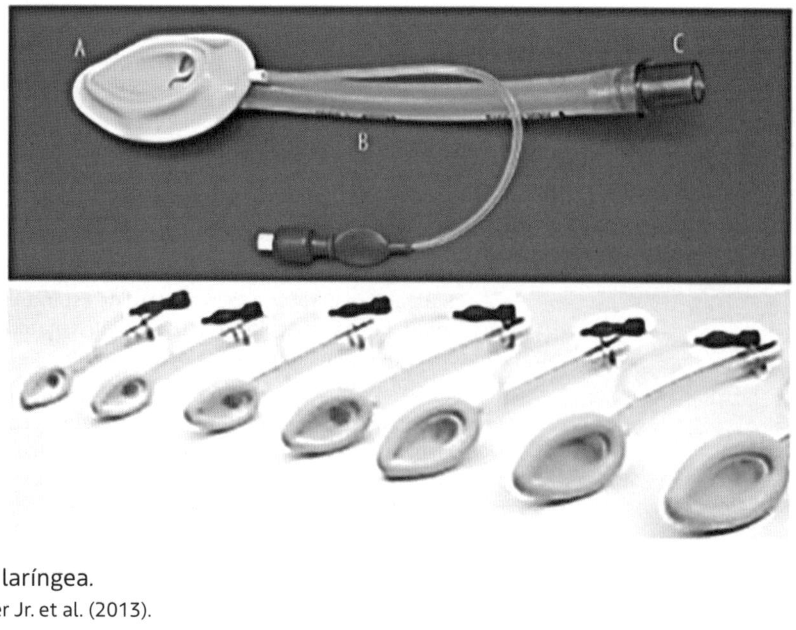

FIGURA 2 Máscara laríngea.
Fonte: adaptada de Auler Jr. et al. (2013).

de laringoscopia, a resposta hemodinâmica exacerbada e a possibilidade de lesão de arcada dentária, cordas vocais e partes moles.

Dispositivo orofaríngeo (cânula de Guedel)

Trata-se de um acessório para oxigenoterapia que mantém abertas as vias aéreas, garantindo um livre fluxo de ar. A cânula também mantém a língua distante da parede posterior da faringe, impedindo a obstrução, além de evitar que o paciente morda e corte o tubo.

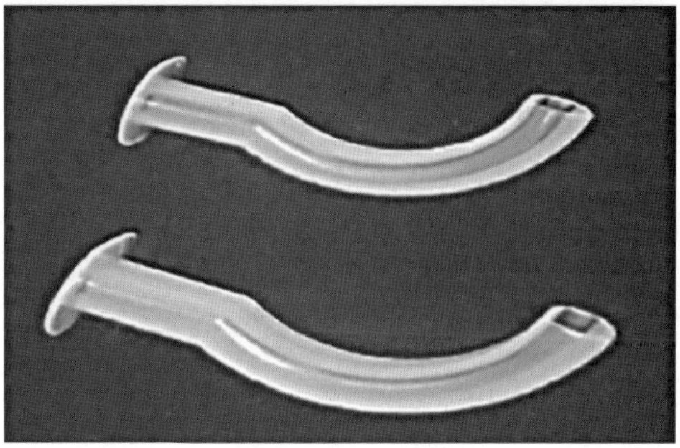

FIGURA 3 Cânula de Guedel.
Fonte: adaptada de Auler Jr. et al. (2013).

Combitube

Dispositivo tilizado em condições em que o paciente apresenta via aérea de acesso difícil. É um tubo de duplo lúmen que é introduzido às cegas pela boca. Seu desenho permite ventilar os pulmões se locado na traqueia ou no esôfago. O lúmen mais longo tem uma abertura distal, e o outro possui um fundo cego, com múltiplas pequenas aberturas no nível supraglótico. Um pequeno balonete distal e um grande proximal foram desenhados para obliterar o esôfago/traqueia e a hipofaringe, respectivamente.

É considerado um substituto efetivo da intubação traqueal nos casos de falta de experiência ou familiaridade com intubação orotraqueal, na incapacidade de intubar causada por uma anatomia difícil ou em pacientes que se apresentam em posição não usual.

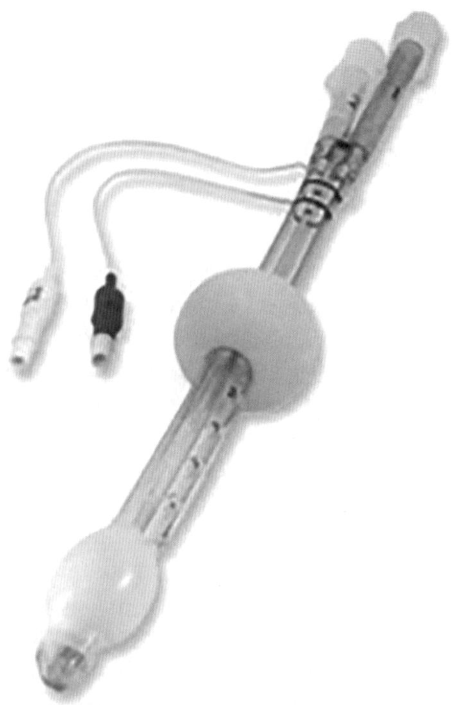

FIGURA 5 Combitube.
Fonte: Boundtree.

Tubo orotraqueal/nasotraqueal

É o dispositivo utilizado para proteger e controlar definitivamente a via aérea do paciente contra aspiração e permitir a ventilação adequada. Também pode ser utilizado para administrar determinados fármacos pela via inalada. Os tubos traqueais apresentam determinada curvatura para adaptação à anatomia da boca, da orofaringe e da laringe.

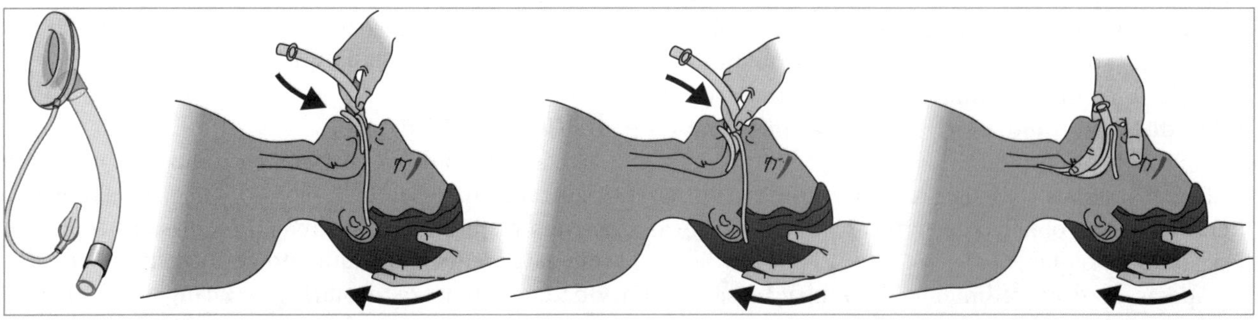

FIGURA 4 Técnica de aplicação da cânula.
Fonte: adaptada de Auler Jr. et al. (2013).

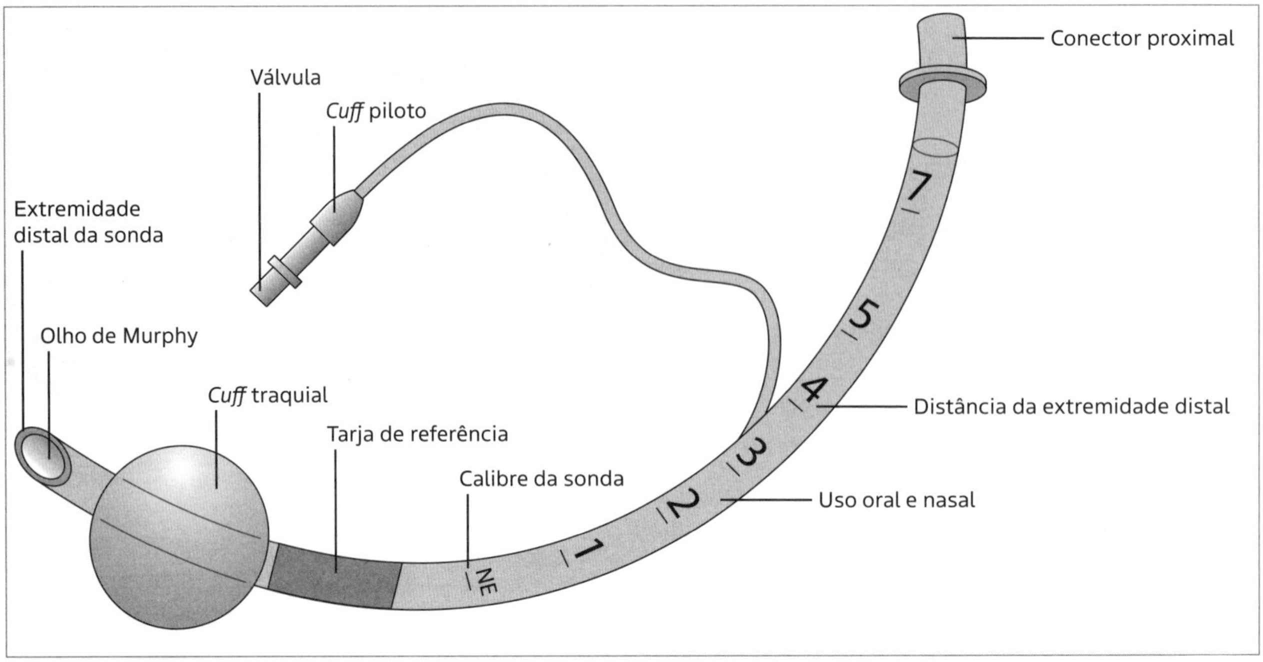

FIGURA 6 Tubo orotraqueal.
Fonte: adaptada de Amaral et al. (2011).

A intubação traqueal é um procedimento invasivo, necessário em pacientes com situações de dificuldade em manter a ventilação pulmonar e as vias aéreas. Essa técnica consiste na introdução de tubo endotraqueal na orofaringe ou nasofaringe, a uma profundidade apropriada dentro da traqueia, e permite a ventilação pulmonar por pressão positiva. É a técnica mais comumente utilizada na prática clínica. Por outro lado, a intubação nasotraqueal é geralmente indicada para procedimentos cirúrgicos na região da cabeça e pescoço. No entanto, a escolha da técnica a ser utilizada depende principalmente da experiência do médico.

Embora seja considerada uma manobra relativamente simples e amplamente realizada nos ambientes hospitalares, a execução inadequada, como a colocação do tubo no esôfago, pode resultar em complicações graves para o paciente. Estima-se que cerca de 40% das intubações traqueais realizadas em UTI possam levar à hipoxemia, com o risco de parada cardíaca e óbito.

Quanto ao correto posicionamento do tubo na traqueia, a técnica adequada envolve a inserção da ponta distal do tubo e sua posição 4 cm acima da carina traqueal.

Diversos sinais clínicos e técnicos são descritos na literatura com o objetivo de verificar a adequada localização do tubo (Tabela 2).

Apesar de o procedimento de intubação ser realizado exclusivamente por profissionais médicos, nas UTI o fisioterapeuta pode auxiliar na assistência ao procedimento juntamente com os demais profissionais da equipe multiprofissional. Algumas das funções que podem ser realizadas pelos fisioterapeutas durante o procedimento de intubação estão citadas na Tabela 3.

Vias aéreas cirúrgicas

Durante a assistência a pacientes com imediata necessidade de oferta de oxigênio suplementado e em condições que exijam o estabelecimento de via aérea avançada, diante de condições em que existam situações como emergências cardiológicas, rebaixamento do nível de consciência, ação convulsiva prolongada, obstrução da passagem de ar e a necessidade de proteger a parte inferior das vias aéreas da aspiração de sangue ou vômito, quando todas as técnicas avançadas não cirúrgicas ou diante de grave lesão que impeça o trajeto das cânulas, mostra-se eficiente o acesso a via aérea com técnica cirúrgica, garantindo o livre fluxo de ar ou permitindo a oferta de oxigênio sob pressão positiva.

Traqueostomia

É a criação de um estoma (orifício) traqueal com maturação na pele que tem como objetivo dar acesso às vias respiratórias nas mais diversas situações em que as porções mais altas do trato respiratório (cavidade nasal, boca, orofaringe e laringe) se mostram pouco ou não permeáveis à passagem de ar para a adequada função respiratória, além de promover me-

TABELA 2 Sinais e testes utilizados para avaliar o adequado posicionamento do tubo endotraqueal

Métodos utilizados para identificar a colocação do tubo traqueal	
Sinais clínicos	
Ausculta dos sons pulmonares	Observação e palpação dos movimentos torácicos
Ausculta epigástrica	Observação de distensão abdominal
Testes baseados em diferenças anatômicas	
Radiografia de tórax	Manobra de *cuff* e palpação cervical
Uso de broncoscópios flexíveis de fibra óptica	Iluminação transtraqueal
Dispositivos detectores esofágicos	
Testes baseados em diferenças fisiológicas	
Oximetria de pulso e presença de cianose	Identificação de gás inalável de dióxido de carbono (capnografia)

TABELA 3 Assistência fisioterapêutica durante a intubação enodotraqueal

Atuação do fisioterapeuta durante o procedimento de intubação endotraqueal	
Teste do *cuff* do tubo a ser utilizado	Insuflação do *cuff* após a inserção do tubo na traqueia. Monitorização da pressão de *cuff* (manter entre 25-34 cmH_2O)
Ventilação pulmonar com auxílio do hiperinsuflador manual pós-intubação (Ambu)	Inspeção e ausculta pulmonar para averiguar o correto posicionamento do tubo no sistema respiratório

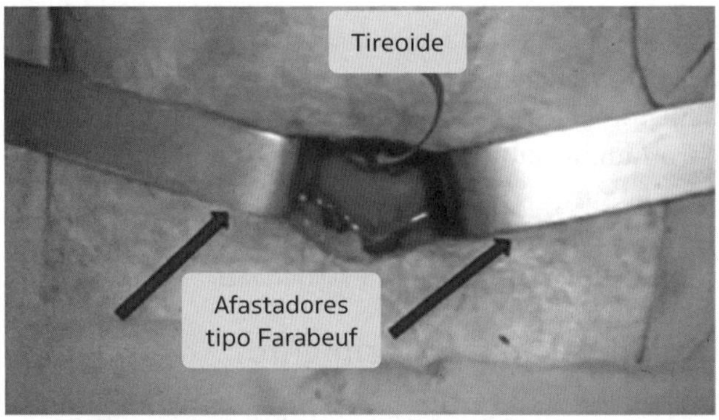

FIGURA 7 Incisão cervical longitudinal.
Fonte: Auler Jr. et al. (2013).

lhor conforto ao paciente crítico quando comparada à intubação traqueal.

A utilização do traqueóstomo pode ser temporária ou permanente, de acordo com a condição clínica do paciente. Assim, alguns podem utilizá-la apenas durante o período em que estiver internado no hospital ou para o resto da vida.

Essa técnica proporciona importantes benefícios para os pacientes, como redução do trabalho respiratório, menor necessidade de sedação, redução do risco de pneumonia associada à VM, diminuição do tempo de internação em UTI e da mortalidade, redução da taxa de autoextubação, viabilidade de fonação e ingestão oral e melhor realização da higiene oral.

Entretanto, apesar de ser considerado um procedimento de baixo risco e de proporcionar diversos benefícios, a traqueostomia pode acarretar complicações para o paciente crítico, dentre elas a presença de hemorragia, enfisema subcutâneo, infecção de estoma, pneumomediastino e pneumotórax.

Em pacientes que se encontram em VM, a traqueostomia pode ser realizada de forma precoce, até o terceiro dia de VM, ou eletiva, em um período maior ou igual a 14 dias.

A realização da traqueostomia é realizada pela equipe de cirurgiões capacitados e em locais que permitam a segurança em situações de possíveis emergências intraoperatórias. Na literatura, duas técnicas são descritas: cirurgia convencional, a mais comumente realizada, e traqueostomia percutânea.

Na cirurgia convencional, a realização da incisão é iniciada pela pele e subcutâneo e posteriormente pelo músculo platisma até se localizar, geralmente entre o primeiro e o segundo anel da traqueia. Em seguida, após ultrapassar o istmo, a fáscia pré-traqueal é rompida e os anéis traqueias são visualizados. Já na técnica percutânea, a inserção do traqueóstomo é realizada por dilatação mediante técnica minimamente invasiva, rápida execução e melhor estética. Entretanto, não

TABELA 4 Fatores que indicam a necessidade de traqueostomia

Indicação de traqueostomia	
Condições clínicas congênitas	
Estenoses glóticas ou subglóticas	Estenose de traqueia superior
Cistos laríngeos	Hemangioma de laringe
Infecções	
Epiglote aguda e laringotraqueobronquite recorrente	Tumores avançados de laringe, tonsilas, faringe ou traqueia superior com estridor e colapsos mecânicos
Disfunções laríngeas	
Paralisia abdutora das cordas vocais	
Traumas	
Lesões maxilofaciais graves	Fraturas ou transecções da laringe ou traqueia
Lesões cervicais	Lacerações traqueais
Suporte ventilatório	
Ventilação mecânica prolongada ≥ 14 dias	Traqueomalácia
Proteção de vias aéreas	
Estado de coma	Cirurgia de vias aéreas, pescoço e cavidade oral

há relato de superioridade de uma técnica em relação à outra, assim o sucesso da realização do procedimento depende da experiência do profissional e serviço.

Cricotireoidostomia

Procedimento invasivo que pode ser realizado por meio de cricotireoidostomia cirúrgica ou por punção. Pode ser necessária, principalmente em episódio em que a cânula orotraqueal ou a máscara laríngea não obtiveram sucesso ou não puderam ser utilizadas e foi preciso um acesso rápido e seguro à via aérea. As principais indicações são diante de obstrução por corpo estranho, trauma facial ou laringotraqueal, lesão por queimadura inalatória ou cáustica de via aérea alta, edema ou hemorragia de via aérea, epiglotite e crupe.

Mesmo apresentando eficiência, além de baixa perda sanguínea, observam-se significativos riscos de danos a cartilagens cricóidea e tireóidea e às cordas vocais. Recomenda-se uma radiografia de tórax após o procedimento devido ao risco de pneumotórax durante o procedimento de emergência (Velasco, 2021).

Ventilação transtraqueal a jato

É um método de oferta de oxigênio sob pressão de jato por meio da cânula de cricotireoidostomia ou utilizando um cateter plástico n. 14G, que deve ser introduzido por punção percutânea na membrana cricotireóidea em sua linha média, formando um ângulo de 45 graus em relação à pele, em direção caudal; o dispositivo de ventilação a jato é, então, acoplado. Deve-se ativar o sistema pressionando a válvula de fluxo de oxigênio, mantendo a relação inspiração/expiração 1:4 psi. A pressão máxima não pode ultrapassar o valor de 25 psi, além de não ser permitida sua conexão diretamente à fonte de oxigênio, que terá como consequência o risco de lesão.

Entre as complicações da ventilação transtraqueal a jato estão aquelas relacionadas à punção e à técnica de ventilação, como punção arterial, punção esofágica, hematoma, lesão das cartilagens cricóidea e tireóidea, barotrauma, enfisema subcutâneo ou mediastinal e pneumotórax.

CUIDADOS COM VIAS AÉREAS

Umidificação e aquecimento

O nariz, a faringe e a traqueia têm funções de aquecimento e umidificação do ar inspirado. Ademais, devido à superfície irregular, essas estruturas exercem a função de filtro, uma vez que impedem que partículas maiores que 5 μm cheguem à traqueia.

Em pacientes ventilados mecanicamente, por meio de tubo endotraqueal ou traqueostomia, é imprescindível garantir a umidificação e o aquecimento dos gases.

Devido ao uso da via aérea artificial, o tecido epitelial que reveste as vias aéreas superiores fica isolado, não contribuindo dessa forma para a troca de calor natural e umidade no processo de inspiração dos gases. Esses gases, se não condicionados, são aquecidos e umidificados pelas vias aéreas inferiores, porém sofrendo perdas importantes de aquecimento e umidificação da mucosa respiratória. Isso cursa com danos graves para o epitélio respiratório e mudanças nas funções respiratórias.

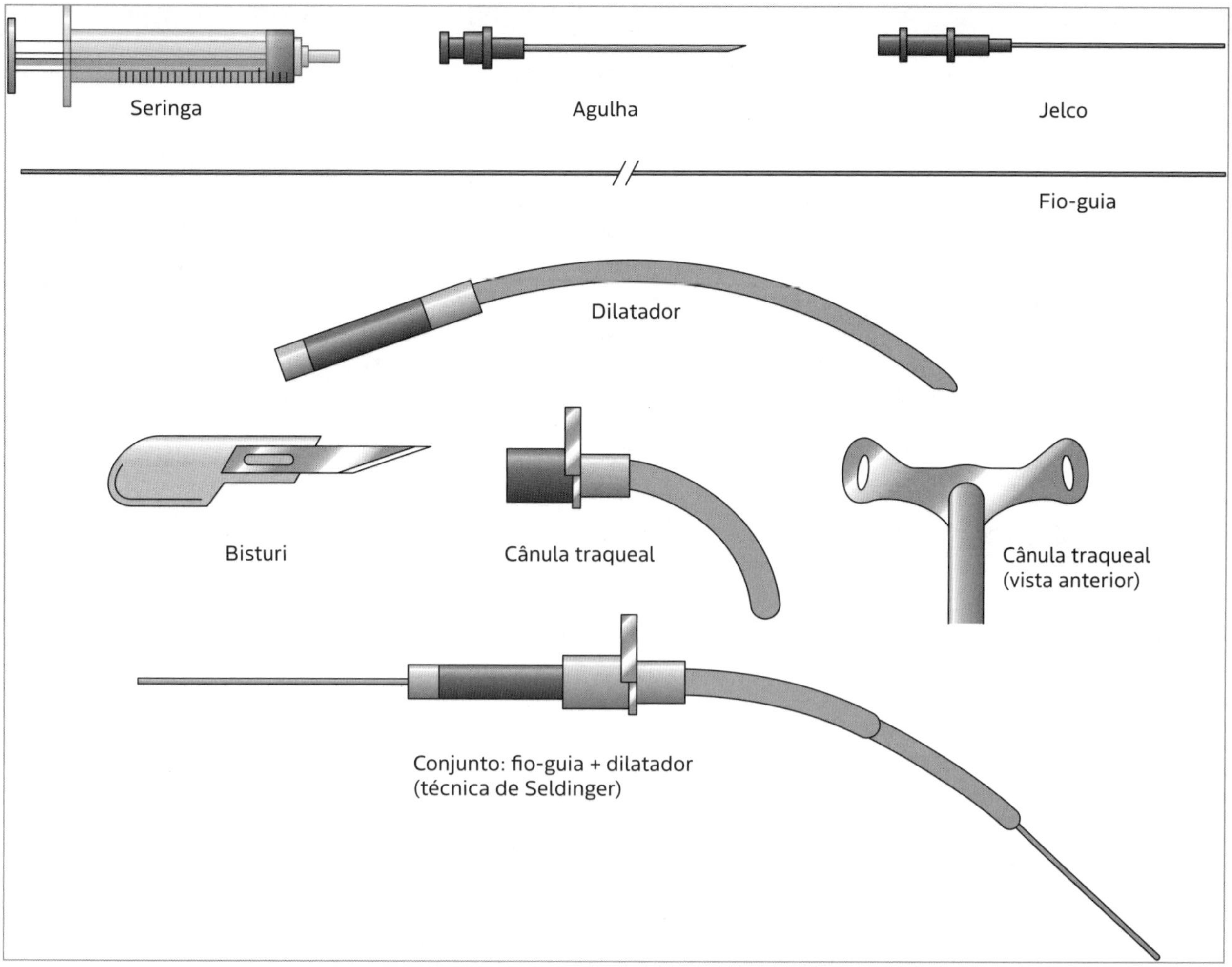

FIGURA 8 Cânula, cateter e dispositivos para cricotireoidostomia.
Fonte: adaptada de Velasco et al. (2021).

Dessa forma, o uso de dispositivo externo com o intuito de realizar o condicionamento dos gases administrados é necessário em tratamentos com uso de gases medicinais mesmo que em curto prazo, pois esses gases são frios e secos.

Diante disso, os principais dispositivos umidificadores relatados na literatura em pacientes com vias aéreas artificiais são: filtros trocadores de calor e umidade, umidificadores aquosos e nariz artificial. Suas principais vantagens e desvantagens são descritas a seguir.

Filtros trocadores de calor e umidade:

- Vantagens:
  - Menor custo.
  - Simplicidade no uso.
  - Maior aquecimento e umidificação (2 a 4 mgH_2O/L).
- Desvantagens:
  - Não permite monitorização da temperatura.
  - Maior resistência.
  - Potencial para oclusão.

Umidificador aquecido:

- Vantagens:
  - Aplicação em adultos e neonatos.
  - Possibilidade de ajustar temperatura e umidificação.
  - Monitorização da temperatura.
  - Maior segurança.
  - Eliminação do condensado com o fio aquecido no circuito.
- Desvantagens:
  - Custo elevado.
  - Cuidado para a reposição de água.

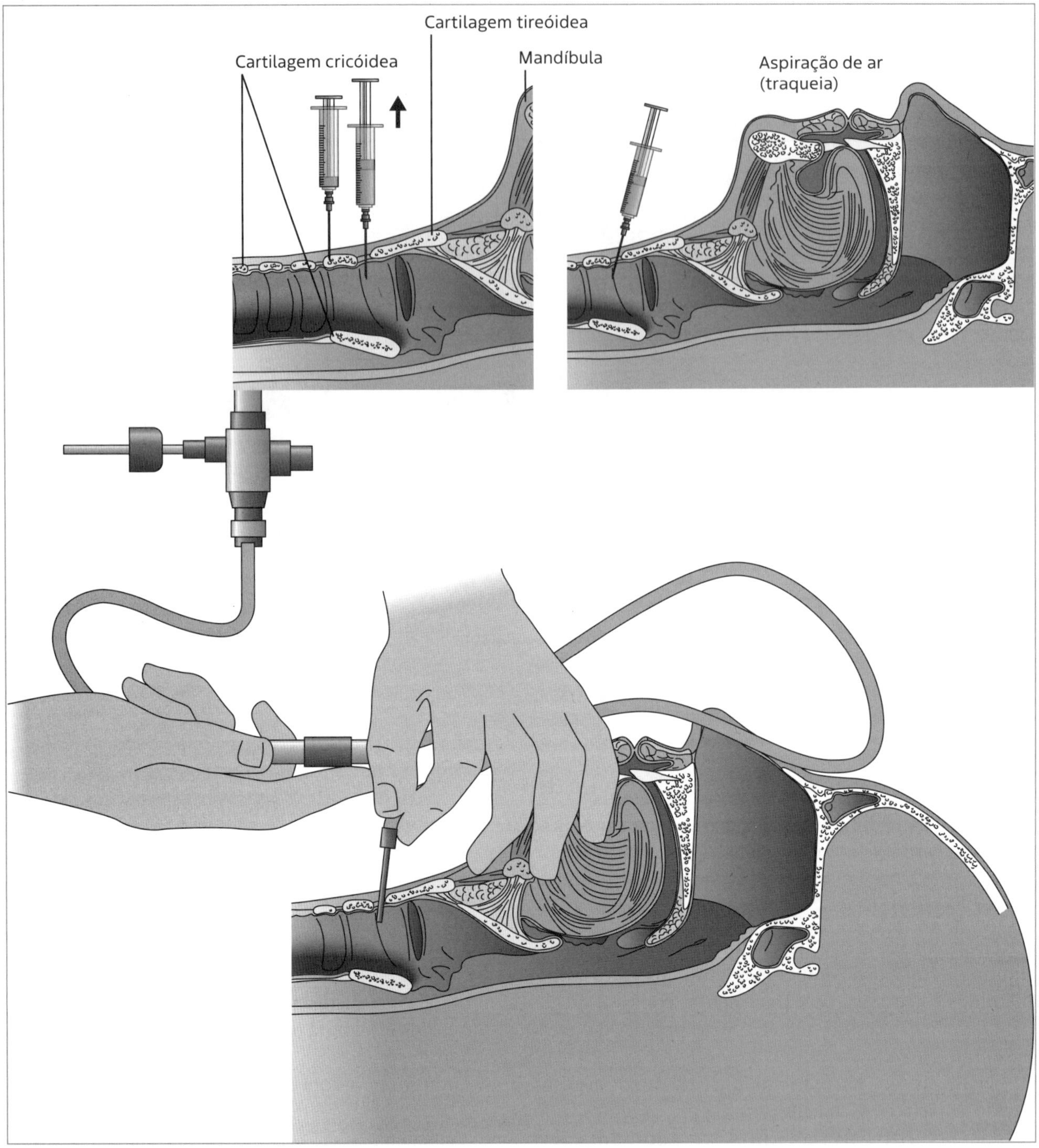

FIGURA 9 Ventilação transtraqueal a jato.
Fonte: adaptada de Auler Jr. et al. (2013).

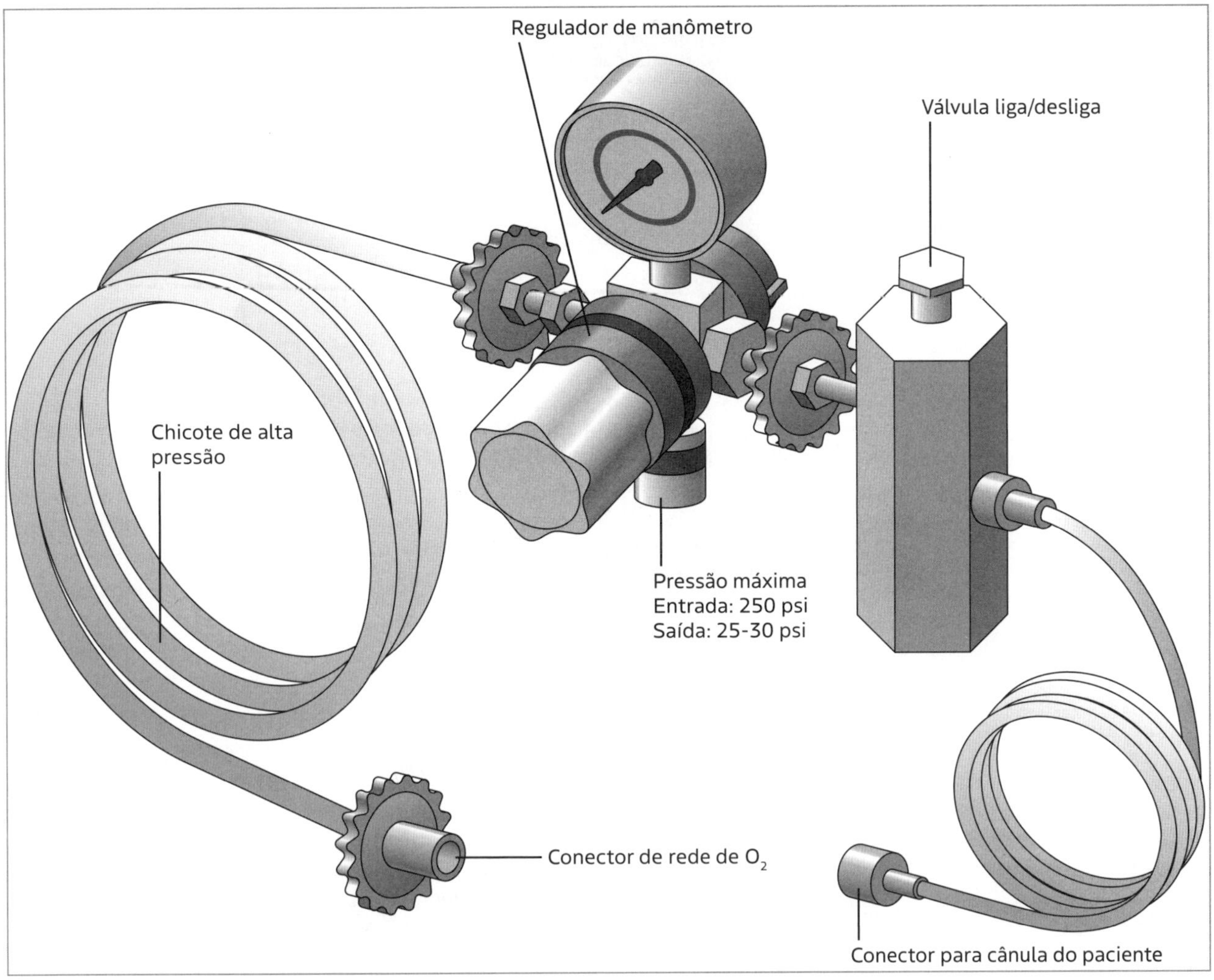

FIGURA 10 Sistema de ventilação a jato.
Fonte: adaptada de Auler Jr. et al. (2013).

- Possibilidade de maior formação de água.
- Superaquecimento.
- Maior incidência de colonização do circuito.

Nariz artificial:

- Vantagens:
  - Custo acessível.
  - Uso simples.
  - Portabilidade
  - Eliminação do condensado.
- Desvantagens:
  - Maior espaço morto.
  - Não tem aplicabilidade para todos os pacientes.
  - Maior resistência.
  - Elevado potencial para oclusão.

Os umidificadores podem ainda ser classificados em passivos e ativos. Os dispositivos de umidificadores passivos retêm calor e umidade durante a expiração e são responsáveis por devolver aproximadamente 70% ao gás inalado durante a próxima inspiração. Diferentemente, os umidificadores ativos consistem em um aquecedor elétrico que é colocado em um invólucro de plástico e base metálica. Ao aquecer a base, a temperatura da água aumenta por convecção.

De acordo com a Associação Americana de Cuidados Respiratórios, independentemente do dispositivo eleito para substituir a função da via área superior, ele deverá cumprir os requisitos mínimos necessários:

- 30 mg/L de umidade absoluta, 34ºC e 100% de umidade relativa para o filtro trocador de calor e umidade.

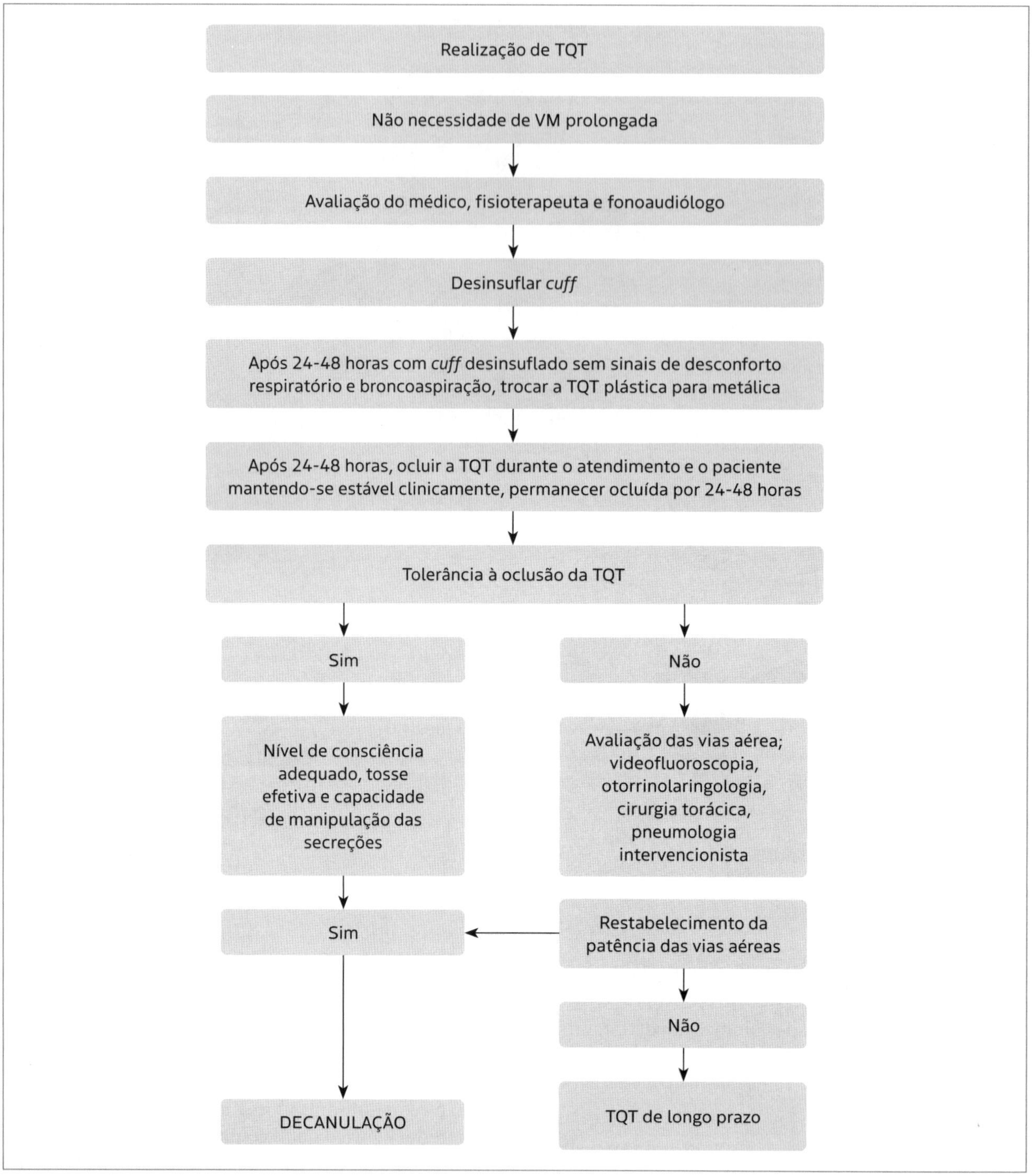

FIGURA 11 Protocolo de decanulação.

TQT: traqueostomia; VM: ventilação mecânica.

Fonte: adaptada de O'Connor e White (2010); Mendes et al. (2013).

Lembrar: a troca dos umidificadores passivos deve ser realizada de acordo com as seguintes recomendações:

- Presença de condensação excessiva que possibilita o aumento da resistência.
- Presença visível de secreção traqueal ou outros fluidos.
- A cada 48 horas em pacientes com presença de doença pulmonar obstrutiva crônica.
- A cada 96 horas nos demais pacientes.

- 33 a 44 mg/L de umidade absoluta; entre 34 e 41°C e 100% de umidade relativa para os umidificadores ativos (umidificadores aquecidos).

Traqueostomia prolongada

Contudo, a presença da traqueostomia causa broncorreia, alterações no mecanismo de deglutição, aumenta o risco de infecções e sangramentos das vias aéreas e dificulta a vocalização. As complicações tardias são diagnosticadas em 65% dos pacientes, sendo o granuloma a mais frequente, seguido de lesões com grande morbimortalidade como traqueomalácia, estenose, fístulas vasculares e esofágicas. A análise para retirada da cânula por vezes tem sido negligenciada e o paciente pode evoluir com os efeitos deletérios supracitados. Assim, para evitar essas complicações, a decanulação deve ser analisada e realizada o mais precocemente possível quando o paciente for elegível.

A avaliação clínica multidisciplinar criteriosa associada à avaliação anatômica e fisiológica da laringe e traqueia contribui para selecionar com maior chance de êxito os pacientes que podem ser decanulados. A decisão deve ser um consenso entre a equipe médica, o fisioterapeuta e o fonoaudiólogo.

A decanulação está indicada quando há resolução da condição de base que levou à realização da traqueostomia, resolução do distúrbio de deglutição, sem haver necessidade de VMI e recuperação do nível de consciência. O procedimento geralmente ocorre nas enfermarias e ambulatorialmente; dificilmente é realizado nas UTI.

Diversos protocolos são documentados na literatura sobre o processo de decanulação. A redução progressiva do diâmetro é o método mais prolongado, mas de maior experiência entre os profissionais. Os maiores obstáculos encontrados são a incidência aumentada de infecções e o desconforto na substituição frequente de cânulas. A oclusão progressiva da cânula é um método frequente na maioria dos casos dos pacientes hospitalizados. O paciente deve ser acompanhado pelo fisioterapeuta e fonoaudiólogo na tolerância à oclusão. A utilização de videofluoroscopia está em ascensão por favorecer a precocidade e a segurança na decanulação. Alguns empecilhos são enfrentados: indisponibilidade do exame, inexperiência dos profissionais em sua indicação e custo elevado.

Algumas alternativas estão disponíveis em casos de insucesso da decanulação. Há cirurgias para implantação de próteses endotraqueais (tubo de Montgomery) e a utilização de VNI para pacientes que toleram máscaras e dependem de ventilação mecânica.

Extubação acidental

Quanto à intubação endotraqueal, apesar de ser considerada uma prática segura, a sua manutenção exige cuidados. Há riscos de eventos adversos, a exemplo da extubação acidental, que consiste na retirada da via aérea artificial de forma prematura e não programada durante o período de internação.

Entre as causas do evento estão: agitação do paciente, problemas de insuflação do *cuff* (balonete hipoinsuflado que facilita o deslocamento da prótese), manejo da equipe de saúde (transporte, mudança de decúbito, banho no leito, aspiração, posicionamento inadequado do paciente ou fixação inadequada do tubo endotraqueal). Também pode vir a acontecer a autoextubação, em que o próprio paciente retira o dispositivo ventilatório.

Apesar de a ventilação mecânica ser uma forma de tratamento terapêutico, seu uso prolongado pode trazer danos ao paciente, sendo necessário sempre avaliar a retirada do suporte ventilatório de forma planejada.

A prevenção das complicações associadas com o tubo endotraqueal (como disfagia, estridor), o risco de gerar trauma através do aumento de pressão intrapulmonar, pneumonia associada à VM, desconforto do paciente e alteração do mecanismo de defesa das vias aéreas são fatores que fazem programar a retirada da via aérea artificial assim que possível.

O desmame da VM é um procedimento delicado, que precisa ser conduzido por profissionais capacitados com base em evidências científicas, buscando maiores índices de sucesso na retomada da respiração espontânea. Atualmente, sabe-se que o empirismo é insuficiente e inadequado para a condução desse processo, necessitando-se, assim, da padronização do desmame com baixa morbimortalidade por meio do uso de protocolos.

A extubação acidental não perpassa por esse processo planejado de desmame como indicado na literatura. É considerada, portanto, um incidente que precisa de maior atenção, devido aos possíveis danos que podem agravar o quadro clínico do paciente crítico e aumentar os custos de reparo do agravo.

Algumas vezes o paciente ainda não se reestabeleceu da causa que levou à intubação endotraqueal. Complicações maiores podem ocorrer, principalmente quando a retirada do dispositivo ventilatório ocorre em pacientes com estímulo respiratório diminuído, paciente sedado ou com lesões neurológicas devido ao fato de levar à rápida retenção de gás carbônico e diminuição de oxigênio. Os transtornos gerados nesses casos, em virtude do comprometimento neurológico dos pacientes, podem ser ainda maiores: lesões do trato respiratório superior, aspiração de substâncias gástricas ou traqueais e hipóxia grave consequente de insuficiência respiratória, sendo sempre necessária a reintubação.

A necessidade de nova intubação deve ser evitada, pois poderá trazer graves desfechos ao paciente, como aumento do tempo de VM, aumento do tempo de internação na UTI, aumento do risco de hipoxemia, atelectasia, pneumonia associada à VM, trauma de vias aéreas, instabilidade hemodinâmica, arritmias, parada cardiorrespiratória ou até mesmo a morte. Diante desses agravos é importante investir na segurança do paciente, uma vez que a extubação acidental é um incidente evitável.

É necessário também levar em consideração que eventos adversos devem ser compreendidos em sua magnitude, em um olhar mais amplo: conhecer o que existe além de sua ocorrência, ou seja, sobrecargas de trabalho, a falta de conhecimento dos profissionais, falta de comunicação, precária infraestrutura institucional, falhas no processo organizacional, entre outros.

BIBLIOGRAFIA

1. Alekar CR, Udy AA, Boots RJ, Lipman J, Cook. Tracheal cuff pressure monitoring in the ICU: a literature review and survey of current practice in Queensland. Anaesth Intensive Care. 2014;42(6):761-70.
2. Amaral JLG, Geretto P, Tardelli MA, Machado FR, Yamashi AM. Guia de anestesiologia e medicina intensiva. Barueri: Manole; 2011. E-book.
3. American Association for Respiratory Care. Restrepo RD, Walsh BK. Humidification during invasive and noninvasive mechanical ventilation: 2012. Respir Care. 2012;57(5):782-8.
4. Associação de Medicina Intensiva Brasileira (Amib). Diretrizes brasileiras de ventilação mecânica. 2013.
5. Auler Jr JOC, Wen CL, Posso IP, Vieira JET. Manejo de vias aéreas. Barueri: Manole; 2013. E-book.
6. Ayhan H, et al. Normal saline instillation before endotracheal suctioning: "What does the evidence say? What do the nurses think?": multimethod study. J Crit Care. 2015;30(4):762-7.
7. Babic SA, Chatburn RL. Laboratory evaluation of cuff pressure control methods. Respir Care. 2020 Jan;65(1):62-7.
8. Branson RD. Humidification for patients with artificial airways. Respir Care. 1999;44(6):630-41.
9. Branson RD, Goma D, Rodriquez D. Management of the artificial airway discussion. Respiratory Care. 2014;59(6):974-90.
10. Castellões TMFW, Silva LD. Ações de enfermagem para a prevenção da extubação acidental. Revista Brasileira de Enfermagem. 2009;62(4):540-5.
11. Conselho Federal de Fisioterapia e Terapia Ocupacional (Coffito). Acórdão n. 475, de 20 de maio de 2016. Brasília, DF, 2016.
12. Corinne T, Cazati DC, Timenetsky KT, Saghabi C, Azevedo CAS, Correa NG, et al. Implementation of an educational program to decrease the tidal volume size in a general intensive care unit: a pilot study. 2016;2:1185-6.
13. El-Anwar WM, Nofal AA-F, El Shawadfy MA, Maaty M, Khazbak AO. Tracheostomy in the intensive care unit: a university hospital in a developing country study. Int Arch Otorhinolaryngol. 2017;21(1):33-7.
14. Folino TB, Mckean G, Parks LJ. Nasotracheal intubation. 2022 Sep 26. In: StatPearls [Internet]. Treasure Island (FL): StatPearls Publishing; 2023 Jan. PMID: 29763142.
15. Fortes AB. Sala de emergência. MedBook Editora; 2007. E-book.
16. Freitas EE, et al. Desmame e interrupção da ventilação mecânica. Jornal Brasileiro de Pneumologia. 2007;33(Suppl 2):128-36.
17. Girard TD, Alhazzani W, Kress JP, Ouellette DR, Schmidt GA, Truwit JD, et al. An official American Thoracic Society / American College of Chest Physicians clinical practice guideline: liberation from mechanical ventilation in critically Ill adults. Rehabilitation protocols, ventilator liberation protocols, and cuff leak tests. Am J Respir Crit Care Med. 2017 Jan;195(1):120-33.
18. Gobert F, Yonis H, Tapponnier R, Fernandez R, Labaune MA, Burle JF, et al. Predicting extubation outcome by cough peak flow measured using a built-in ventilator flow meter. Respir Care. 2017 Dec;62(12):1505-19.
19. Harada N. Closed suctioning system: critical analysis for its use. Jpn J Nurs Sci. 2010 Jun;7(1):19-28.
20. Hu H, Zhang J, Wu F, Chen E. Application of the Montgomery T-tube in subglottic tracheal benign stenosis. J Thorac Dis. 2018; 0(5):3070-7.
21. Laranjeira LN, Regenga MM, Corrêa DCT, Guimarães HP. Guia de urgência e emergência para fisioterapia. Atheneu; 2012.
22. Lee B Park WK1, Yun SY, Kang S, Kim HJ. Insertion depth of nasotracheal tubes sized to fit the nostril: an observational study. J Int Med Res. 2019 Jan;47(1):235-43.
23. Lee TW, Hong JW, Yoo J-W, Ju S, Lee SH, Lee SJ, et al. Unplanned extubation in patients with mechanical ventilation: experience in the medical intensive care unit of a single tertiary hospital. Tuberculosis and Respiratory Diseases. 2015;78(4):336-40.
24. Maia IWA, Amoroso D, Brandão Neto RA, et al. Manual de via aérea em emergência. Santana de Parnaíba: Manole; 2023.
25. Matsumoto T, de Carvalho WB. Tracheal intubation. J Pediatr (Rio J). 2007;83(2 Suppl):S83-90.
26. Mendes F, Ranea P, Oliveira ACT. Protocolo de desmame e decanulação de traqueostomia. Revista Unilus Ensino e Pesquisa. 2013;10(20).

27. Mota LAA, Cavalho GB, Brito VA. Complicações laringeas por intubação orotraqueal: revisão da literatura. Int Arch Otorhinolaryngol. 2012;16(2):236-45.
28. Nakagawa KN. Efeitos dos sistemas de umidificação artificial em cascata. São Paulo: Escola Paulista de Medicina da Universidade Federal de São Paulo; 1997.
29. O'Connor HH, White AC. Tracheostomy decanulation. Respir Care. 2010;55(8):1076-81.
30. Oliveira LRC, José A, Dias ECP, Ruggero C, Molinari CV, Chiavone PA. Padronização do desmame da ventilação mecânica em unidade de terapia intensiva: resultados após um ano. Revista Brasileira de Terapia Intensiva. 2006;18:131-6.
31. Özden D, Görgülü RS. Effects of open and closed suction systems on the haemodynamic parameters in cardiac surgery patients. Nurs Crit Care. 2015 May;20(3):118-25.
32. Paes TR. Ventilação mecânica. São Paulo: Saraiva; 2021.
33. Paiva MC, Paiva SAR, Bert HW. Eventos adversos: análise de um instrumento de notificação utilizado no gerenciamento de enfermagem. Revista da Escola de Enfermagem. 2010;44(2):287-94.
34. Patton J. Tracheostomy care. Br J Nurs. 2019 Sep 12;28(16):1060-1062.
35. Park DH, Lee CA, Jeong CY, Yang HS. Nasotracheal intubation for airway management during anesthesia. Anesth Pain Med (Seoul). 2021 Jul;16(3):232-47.
36. Plotnikow GA, Accoce M, Navarro E, Tiribelli N. Humidification and heating of inhaled gas in patients with artificial airway: a narrative review. Rev Bras Ter Intensiva. 2018;30(1):86-97.
37. Roque KE, Tonini T, Melo ECP. Adverse events in the intensive care unit: impact on mortality and length of stay in a prospective study. Cadernos de Saúde Pública. 2016;32(10):1-14.
38. Salem MR1. Verification of endotracheal tube position. Anesthesiol Clin North Am. 2001 Dec;19(4):813-39.
39. Sarmento GJV, Carr AMG, Scatimburgo MM. Princípios e práticas da ventilação mecânica em adultos. Barueri: Manole; 2022. E-book.
40. Schults J, Micthel ML, Cooke M, Schibler A. Efficacy and safety of normal saline instillation and paediatric endotracheal suction: an integrative review. Aust Crit Care. 2018;31(1):3-9.
41. Semler MW, Janz DR, Lentz RJ, Matthewes DT, Norman BC, Assad TR, et al. Randomized trial of apneic oxygenation during endotracheal intubation of the critically ill. Am J Respir Crit Care Med. 2016;193:273-80.
42. Semler MW, Janz DR, Russell DW, Casey JD, Lentz RJ, Zouk AN, et al. A multicenter, randomized trial of ramped position vs sniffing position during endo-tracheal intubation of critically ill adults. Chest. 2017;152:712-22.
43. Singh RK, Saran S, Baronia AK. The practice of tracheostomy decannulation: a systematic review. J Intensive Care. 2017 Jun;5:38.
44. Thille AW, Harrois A, Schortgen F, Brun-Buisson C, Brochard L. Outcomes of extubation failure in medical intensive care unit patients. Critical Care Medicine. 2011;39(12):2612-8.
45. Velasco IT, et al. Medicina intensiva: abordagem prática. 4.ed. atual. Covid-19. Barueri: Manole; 2021. E-book.
46. Vianna A, Palazzo RF, Aragon C. Traqueostomia: uma revisão atualizada. Pulmão RJ. 2011;20(3):39-42.
47. Wang CH, Tsai J-C, Chen S-F, Su C-L, Chen L, Lin C-C, et al. Normal saline instillation before suctioning: a meta-analysis of randomized controlled trials. Aust Crit Care. 2017;30(5):260-5.

21

Transporte de pacientes críticos

Jocimar Avelar Martins
Júnea Pinto Fontes

INTRODUÇÃO

O transporte intra-hospitalar (TIH) pode ser definido como o deslocamento – temporário ou definitivo – de um paciente de um local físico para outro, dentro das dependências hospitalares, com objetivo diagnóstico ou terapêutico.

Configura uma atividade complexa, requerendo planejamento, principalmente de pacientes críticos. Infelizmente, na maioria das vezes é realizado de forma automática, favorecendo a ocorrência de eventos adversos, que podem ocasionar complicações no quadro clínico do paciente.

De acordo com a Associação Brasileira de Fisioterapia Cardiorrespiratória, Fisioterapia Cardiovascular e Fisioterapia em Terapia Intensiva (Assobrafir), o fisioterapeuta deve compor a equipe de TIH, quando este necessitar de suporte ventilatório mecânico invasivo ou não invasivo, devendo esse profissional ser exclusivo da equipe de transporte, sem que haja o deslocamento do fisioterapeuta que se encontra de plantão na unidade de terapia intensiva (UTI).

A incidência dos eventos adversos é variável, e os estudos apresentam grande heterogeneidade. Considerando as possíveis complicações decorrentes do TIH, é importante que esse transporte somente ocorra quando os benefícios superarem os riscos.

EVENTOS ADVERSOS E COMPLICAÇÕES DO TRANSPORTE INTRA-HOSPITALAR

São considerados eventos adversos quaisquer eventos que ocasionem alterações temporárias da estabilidade ou complicações no quadro clínico do paciente. Podem ser classificados em:

- Leves: produzem alterações temporárias e maiores que 20% nas variáveis fisiológicas, sem ou com danos mínimos.
- Moderados: geram alterações duradouras, com agravamento da lesão prévia e/ou alterações do quadro clínico que requerem intervenção terapêutica.
- Graves: trazem risco de vida ao paciente e requerem intervenção terapêutica para suporte de vida ou cirúrgica/clínica de grande porte.

A incidência de complicações decorrentes dos eventos adversos associados ao TIH é variável, com uma média de 60 a 70%. Estão relacionados primeiramente com alterações fisiológicas, seguidos de falhas nos equipamentos e/ou técnicas (humanas), e são na grande maioria de gravidade moderada.

A taxa reduz drasticamente para aproximadamente 8% se forem consideradas eventos adversos apenas as alterações dos sinais vitais, extubações não programadas ou paradas cardiorrespiratórias.

Eventos adversos graves evoluindo com mortalidade resultantes do TIH são poucos frequentes. A última revisão sistemática e metanálise disponível na literatura, com 24 artigos, identificou frequência agrupada de morte de 1,47%, frequência agrupada de morte devido a complicações do transporte de 0% e frequência de todos os eventos adversos de 26,2%.

Os eventos independem do tempo da internação, mas mantêm relação direta com a distância percorrida, a qualidade da assistência, o estado clínico do paciente, além do tempo total do transporte e do uso de sedativos e drogas vasoativas, e ventilação mecânica.

O Quadro 1 apresenta as possíveis complicações de um TIH.

QUADRO 1 Complicações do transporte intra-hospitalar

Respiratórias:
- Hipoxemia
- Atelectasia
- Pneumotórax
- Broncoespasmo
- Tromboembolismo pulmonar
- Pneumonia
- Deslocamento da via aérea artificial ou extubação acidental

Hemodinâmicas:
- Hipotensão
- Hipertensão
- Taquicardia
- Arritmia
- Parada cardíaca

Agravamento da lesão prévia:
Endócrinas:
- Hiperglicemia
- Hipoglicemia
- Distúrbios ácido-base
- Hiponatremia

Fonte: elaborado pelas autoras.

Complicações respiratórias

As complicações respiratórias no TIH mantêm relação direta com o uso de vias aéreas artificiais e com o equipamento utilizado para ventilação. Dessa forma, os pacientes internados no centro de tratamento intensivo (CTI), setores de emergência e blocos cirúrgicos têm maior suscetibilidade, considerando a proporção relativamente alta do uso desses dispositivos.

As complicações respiratórias mais frequentes nos pacientes submetidos ao TIH são o pneumotórax, a atelectasia, a extubação acidental e a pneumonia.

Uma das causas relacionadas às atelectasias e pneumotórax é o deslocamento da via aérea artificial durante o transporte, gerando hiper ou hipoinsuflação pulmonar local. A impossibilidade de aspiração traqueal, o funcionamento inadequado do ventilador de transporte ou o uso da ventilação manual com reanimador associado a seu manejo por um profissional não qualificado aumentam as possibilidades dessas complicações.

A ausência de monitorização da pressão inspiratória ofertada, as oscilações provocadas pelos desníveis do piso e a velocidade do deslocamento podem ocasionar grandes aumentos das pressões intrapulmonares, principalmente durante a ventilação manual, provocando pneumotórax.

A presença de profissionais qualificados, como o fisioterapeuta especialista em terapia intensiva, para o manejo da via aérea artificial e dos materiais de oxigenoterapia e ventilação está relacionada à diminuição dos eventos adversos respiratórios. Supõe-se que essa redução esteja associada à maior familiaridade com os equipamentos e à capacidade de antecipar possíveis complicações.

A extubação acidental é pouco frequente – correspondendo em média a 1% dos eventos adversos –, porém tem desfecho de maior gravidade, já que o risco de morte é alto. Dessa forma, sua prevenção requer grande atenção. A presença de equipe experiente, apta à realização de intubação das vias aéreas, ao fornecimento de ventilação e ao preparo prévio do paciente para o transporte, incluindo a checagem da via aérea artificial e de sua fixação, minimiza não somente a incidência das extubações acidentais, mas de todas as complicações respiratórias.

O risco de pneumonia associada ao TIH tem resultados conflitantes na literatura, com aumento da chance de aquisição de quase 1,4 vez em pacientes com via aérea artificial e assistência ventilatória mecânica, contra nenhuma diferença encontrada. Durante o uso de rampas no trajeto do transporte, a cabeça do paciente deve ser posicionada sempre no lado mais alto, para diminuição do risco de broncoaspiração.

Complicações hemodinâmicas

As alterações hemodinâmicas como a hipotensão e a hipertensão arterial, a taquicardia, as arritmias e a descompensação cardíaca são complicações observadas no TIH e parecem ocorrer em uma população mais vulnerável, como portadores de doenças coronarianas, pacientes de pós-operatório imediato, pacientes vítimas de trauma e/ou com via aérea artificial e uso de ventilação mecânica com pressão positiva expiratória final (Peep) elevada e uso de drogas vasoativas.

As mais frequentes são as alterações pressóricas e da frequência cardíaca. A parada cardíaca constitui a complicação hemodinâmica mais grave, com incidência variando entre 0,34 e 1,6%. Seu risco, como o das complicações respiratórias, também está aumentado na ausência de uma equipe experiente, associado ao monitoramento inadequado.

Agravamento da lesão prévia

O transporte de pacientes ortopédicos com fraturas de extremidades em uso de dispositivos de tração ou estabilização, ou pacientes neurocirúrgicos com lesões da coluna com dispositivos estabilizadores, requer atenção especial. Esses dispositivos de imobilização e estabilização não imobilizam totalmente as fraturas, possibilitando deslocamento dos segmentos lesados, com consequente lesão secundária. Apesar da baixa probabilidade, o risco de agravamento da lesão deve ser considerado.

Nos pacientes com lesões cerebrais e monitorização da pressão intracraniana (PIC) os TIH devem ser avaliados com critério, pois ocasionam interrupção dos cuidados intensivos. A ocorrência de um evento adverso, como deslocamento da PIC, hipertensão intracraniana, broncoespasmo, dessaturação, assincronia ventilatória e alterações hemodinâmicas, pode interferir no tempo de tratamento, prolongando o tempo de permanência na UTI.

A segurança do transporte desses perfis de pacientes envolve a presença de uma equipe multidisciplinar experiente, com atenção extrema nas transferências, manipulações e reposicionamento.

Complicações endócrinas

Durante o transporte, hipoglicemias ou hiperglicemias podem ocorrer em decorrência da interrupção das infusões contínuas de insulina, com probabilidade duas vezes maior quando comparado com pacientes não submetidos ao transporte. Para maior segurança, durante o transporte deve ser incluído o controle glicêmico no protocolo de TIH.

Como consequência de algumas possíveis complicações – tipo ou falha no equipamento de ventilação, alterações na infusão de drogas vasoativas e fluidos intravenosos –, associadas a alterações na dinâmica circulatória e à perfusão dos órgãos e tecidos corporais, pode ocorrer desequilíbrio ácido-base. O TIH pode ocasionar alterações não triviais nos valores de pressão arterial de dióxido de carbono ($PaCO_2$) e pH.

A limitação de alguns aparelhos de ventilação mecânica (somente fornecem oxigênio a 100%) pode ocasionar alcalose respiratória e consequente aumento do pH.

FATORES DE RISCO PARA COMPLICAÇÕES NO TRANSPORTE INTRA-HOSPITALAR

Os fatores de risco associados às complicações nos TIH podem ser organizados e relacionados:

- Ao paciente.
- Ao sistema e à organização do transporte.
- Aos técnicos.

A ausência de uma avaliação clínica prévia do paciente ponderando os riscos e benefícios e possibilitando a organização e o planejamento dos equipamentos e do pessoal necessários para o transporte, o não seguimento do protocolo e a falta de um coordenador aumentam o número de eventos adversos durante o transporte relacionados ao paciente.

O Quadro 2 expõe os fatores que contribuem para o aumento do risco de complicações durante o transporte hospitalar.

QUADRO 2 Fatores de risco para complicações durante o transporte intra-hospitalar

Fatores relacionados ao paciente:
▪ Estado clínico ▪ Uso de Peep > 6 cmH_2O ▪ Doença coronariana ▪ Pós-operatório imediato ▪ Uso de drogas vasoativas/múltiplas/infusão contínua ▪ Modificação do tratamento clínico para o transporte
Fatores associados ao sistema/organização do transporte:
▪ Distância entre a unidade de origem e a de destino ▪ Falha na inspeção do equipamento de transporte ▪ Ausência de *checklist* ▪ Ventilação manual ▪ Falta de procedimentos de segurança ▪ Instalações e equipamentos inadequados
Fatores associados questões técnicas (pessoas/equipe):
▪ Equipe com treinamento inadequado ▪ Equipe inexperiente e sem familiarização com o equipamento ▪ Falta de pessoal ▪ Ausência ou falha de comunicação entre as unidades de origem e de destino

Peep: pressão positiva expiratória final.
Fonte: adaptado de Knight et al. (2015).

Fatores relacionados ao paciente

Considerando que as condições clínicas do paciente crítico podem variar entre o momento do planejamento, o início e durante o transporte, um processo de triagem clínica frequente é recomendado para avaliação do risco-benefício, e a necessidade de cancelamento.

Fatores relacionados ao sistema e à organização do transporte

As falhas nos equipamentos e na monitoração são responsáveis por uma grande proporção das complicações no TIH, e muitas vezes somente são identificadas quando na chegada ao local de destino. As principais falhas de equipamento durante o transporte são:

- 23% documentação do eletrocardiograma.
- 14% falta de bateria do monitor.

- 10% combinação dos dois itens anteriores.
- 9% perda do acesso intravenoso.
- 5% desconexão da infusão de medicação.
- 3% de desconexões do ventilador.

A prevenção inclui a conferência dos materiais com o uso de *checklist* e a avaliação da logística, incluindo as condições do setor de destino e a avaliação da necessidade de inclusão de materiais não padronizados no transporte. Nos casos, por exemplo, do transporte para o setor de ressonância magnética, é necessária a disponibilidade de ventiladores especiais sem componentes magneticamente sensíveis, ou o uso de ventiladores manuais.

É de extrema importância a verificação da disponibilidade e adequação de todos os equipamentos necessários para o transporte. O uso de materiais e aparelhos que não foram desenvolvidos especificamente para o transporte aumenta o risco de complicações e falhas.

A Resolução da Diretoria Colegiada (RDC) n. 7 publicada no *Diário Oficial da União* (*DOU*) de 24 de fevereiro de 2010, dispõe sobre a obrigatoriedade dos equipamentos específicos para transporte nas UTI.

Fatores relacionados às questões técnicas

Do ponto de vista técnico, há evidências da relação entre a cultura de segurança, processos da equipe e a ocorrência de eventos adversos no TIH. Os processos influenciam parcialmente na segurança, o que gera efeito direto na redução da ocorrência de eventos adversos.

Os eventos adversos mais comumente identificados são as falhas de comunicação entre os setores de origem e destino, que podem chegar a 60%. Uma das grandes barreiras de comunicação é a falta de interação entre as equipes. A maioria dos profissionais não utiliza o tempo necessário para obter e/ou passar informações clínicas a respeito do paciente, gerando perda de dados e interferindo na capacidade de antecipação de possíveis complicações.

Outros fatores humanos, como falta de conhecimento, ausência de rotinas, imperícia e falta de protocolos, contribuem para os incidentes. Erros de julgamento, problemas no reconhecimento ou antecipação do problema, pressa, falta de atenção, preparação inadequada do paciente e dos equipamentos podem ser agrupados como falta de conhecimento.

A equipe de transporte deve ser composta por no mínimo duas pessoas, com variação do número de acordo com a gravidade e o número de equipamentos necessários para o TIH.

A presença de uma equipe capacitada e experiente composta por médico, fisioterapeuta intensivista e enfermeiro diminui a ocorrência de eventos adversos, pois reflete na segurança do TIH. Veigas et al. (2019) encontraram uma taxa de 7,2% de eventos adversos decorrentes de falha da técnica quando a equipe é treinada.

Num estudo mais recente, foram identificados problemas relacionados à pouca cooperação da equipe e à falta de consciência afetiva sobre a situação do paciente. A falta de um coordenador/líder pode agravar ainda mais essa situação. Uma das barreiras para o trabalho em equipe é a indefinição dos papéis de cada membro. Considerando que as funções e responsabilidades podem variar conforme a composição da equipe, a presença de uma liderança torna-se crucial para a resolução dessa questão.

A prevenção dessas falhas está embasada no treinamento frequente da equipe com ênfase na necessidade de verificação dos equipamentos e de monitoração constante antes, durante e após o transporte. A instituição de estratégias visando antecipar problemas, como avaliar o nível ideal de sedação e a fixação do ventilador na maca, pode reduzir os incidentes.

Ling et al. (2023) observaram a redução dos acidentes relacionados ao TIH de 23,81 para 11,32%, após a introdução e o treinamento de um modelo de transporte interdisciplinar destinado a todos os membros da equipe da UTI envolvidos no transporte dos pacientes.

A segurança do transporte com a prevenção de eventos adversos requer medidas que envolvam a elaboração de instrumentos contendo:

- O planejamento (preparo do paciente, equipamentos e materiais).
- A transferência e o transporte propriamente dito.
- O regresso do paciente.

PROTOCOLOS E/OU *CHECKLIST* PARA PROMOÇÃO DE UM TRANSPORTE INTRA-HOSPITALAR SEGURO

Os protocolos e/ou *checklists* têm como objetivo a padronização e sistematização das equipes no planejamento e organização do transporte, nas condutas durante o transporte e na regulamentação das responsabilidades dos profissionais envolvidos.

A instituição de protocolos/*checklist* promove avanços na comunicação e planejamento dos TIH, reduzindo a taxa de eventos adversos. Williams et al. (2020) verificaram uma melhora nas falhas de comunicação entre os setores de origem e destino (83,7% *vs.* 100%, p. 0,010) e no conhecimento da classificação de Cormacke-Lehane (classificação laringoscópica) pelos médicos (60,5% *vs.* 84,2%, p. 0,021). Ling et al. (2023) observaram redução significante dos eventos adversos e melhora da eficiência e redução do tempo do transporte após a implantação de um protocolo de transporte.

Cada instituição de saúde deve discutir e elaborar instrumentos de orientações para o TIH, baseados em sua estrutura física, disponibilidade de equipamentos, profissionais e serviços.

São importantes a notificação e o registro de todos os eventos adversos ocorridos durante o transporte, para que ações corretivas possam ser discutidas e elaboradas, prevenindo novas ocorrências.

A equipe deve ser treinada e estimulada a participar do processo de elaboração do protocolo, já que esse processo motiva a aquisição de conhecimento, a interação e a comunicação interpessoal, proporcionando maior harmonia e sincronia nos cuidados ao paciente. Os treinamentos devem incluir não somente habilidades técnicas, mas de comunicação e liderança e coordenação da ação do transporte.

Investimentos em treinamento e formação de equipe especializada em transporte, com aplicação de protocolos, é uma medida simples que reduz a ocorrência de eventos adversos.

A Tabela 1 apresenta as principais medidas preventivas para complicações durante o TIH, com os níveis de recomendação e evidência que podem ser usados pelas instituições como base para o desenvolvimento do protocolo e/ou *checklist* para TIH.

TABELA 1 Estratégias de prevenção de eventos adversos nas fases do TIH, com nível de recomendação e evidência

Categoria	Planejamento	Transferências e transporte	Regresso pós-transporte
Comunicação	▪ Obter informações sobre o quadro clínico do paciente (NR/GE:1B) para avaliação pelo médico do risco/benefício do transporte (NR/GE: 2A). ▪ Planejar os equipamentos necessários, considerando os equipamentos existentes no local de destino. ▪ Conhecer o trajeto, existência de elevador ou rampa para estimar o tempo do transporte. ▪ Confirmar a chegada com o setor de destino.	▪ Comunicação com a equipe das questões que devem receber maior atenção. ▪ Divisão das tarefas com a equipe (NR/GE: 2B).	Avaliar juntamente com a equipe, todo o procedimento do transporte, discutindo falhas e melhorias para o processo.
Hemodinâmico	▪ Testar desfibrilador e pás, conferindo a bateria. ▪ Conferir monitor e cabo de oximetria, e baterias. ▪ Conferir maleta com medicamentos de reanimação. ▪ Calibrar as linhas de mensuração da pressão arterial e pulmonar invasivas, ou escolher a braçadeira adequada do aparelho de pressão arterial manual. ▪ Monitorização eletrocardiográfica contínua. ▪ Desconectar todas as linhas de monitorização invasiva e não invasiva e reconectá-las no monitor portátil. ▪ Conferir se o monitor portátil é o adequado para o transporte e se a bateria está carregada.	Avaliar de forma frequente e rotineira os dados vitais (NR/GE: 1A).	Reconectar as linhas de monitorização no monitor do leito do paciente.

(continua)

TABELA 1 Estratégias de prevenção de eventos adversos nas fases do TIH, com nível de recomendação e evidência *(continuação)*

Categoria	Planejamento	Transferências e transporte	Regresso pós-transporte
Respiratórias	**Material**: ▪ Conferir maleta de intubação (NR/GE:1B). ▪ Conferir aspirador de secreção e reanimador (de preferência com válvula de Peep) e máscara adequada ao tamanho do paciente. ▪ Conferir a pressão do cilindro de oxigênio suficiente para o tempo do transporte (NR/GE: 2 A) e cilindro extra. ▪ Conferir a fixação e a pressão do balonete da via aérea artificial. **Ações**: ▪ Conectar o sensor de oximetria no paciente. ▪ Avaliar as condições de proteção das vias aéreas e realizar aspiração das vias aéreas artificiais. ▪ Testar o ventilador de transporte e conferir se a bateria está carregada. ▪ Adaptar o paciente ao ventilador de transporte ou reanimador (ventilação manual).	▪ Desconectar a via aérea do equipamento de ventilação para evitar deslocamento e autoextubação. ▪ Reconectar e fixar adequadamente a via aérea artificial e o circuito do ventilador. ▪ Avaliar continuamente o funcionamento do ventilador portátil ou ventilador manual e as condições respiratórias (NR/GE: 1A), incluindo o posicionamento da via aérea artificial.	▪ Reconectar ao ventilador mecânico do leito e auscultar. ▪ Conferir o posicionamento da via aérea artificial, fixação e pressão do balonete. ▪ Avaliar a necessidade de mudanças nos parâmetros ventilatórios.
Gastrointestinal	▪ Fechar e proteger as sondas gastro ou entéricas. ▪ Respeitar o intervalo de 30 minutos da última dieta, e avaliar a necessidade de esvaziamento do conteúdo gástrico para evitar broncoaspiração. ▪ Garantir que os curativos, no caso de gastrostomia, estejam secos e firmes.	Conferir de rotina o posicionamento das sondas, ostomias.	▪ Reconectar as sondas gastro ou entérica. ▪ Posicionamento adequado para o correto monitoramento.
Geniturinário	▪ Conferir o posicionamento e a fixação das sondas urinárias ou coletores. ▪ Esvaziar e fixar o frasco coletor de urina na maca de transporte.	Conferir de rotina o posicionamento das sondas.	Posicionamento adequado para o correto monitoramento.
Acessos venosos e medicações	▪ Garantir e conferir medicação para reposição e para emergências (NR/GE: 1B). ▪ Checar acessos venosos. ▪ Transferir e fixar as bombas de infusão ou frascos para a maca de transporte (NR/GE: 2B). ▪ Conferir a bateria das bombas de infusão. ▪ Avaliar as medicações que podem ser suspensas temporariamente, e a necessidade de sedação/ansiolítico/analgésico.	▪ Atenção para que não ocorra tração nos acessos e consequente perda. ▪ Manter as linhas de infusão pérvias, avaliando a necessidade de "lavagem" frequente. ▪ Avaliar as doses dos medicamentos.	▪ Restituir as infusões interrompidas e avaliar a suspensão das iniciadas para o transporte. ▪ Reposicionar as bombas de infusão ou frascos para o leito, conferindo o funcionamento. ▪ Conferir a perviabilidade das linhas de infusão.
Drenos	Clampar somente no momento da transferência, posicionar e fixar na maca, num nível abaixo do ponto de inserção do dreno no tórax.	Prevenir deslocamento.	Posicionamento adequado para o correto monitoramento.
Material de imobilização (colar cervical, fixadores ortopédicos)	Manter a estabilidade durante a transferência para a maca.	Garantir estabilidade.	Manter a estabilidade durante a transferência para o leito.

(continua)

TABELA 1 Estratégias de prevenção de eventos adversos nas fases do TIH, com nível de recomendação e evidência *(continuação)*

Categoria	Planejamento	Transferências e transporte	Regresso pós-transporte
Transferências	Rever com a equipe a técnica de transferência a ser utilizada. No caso do uso de guindastes, testar previamente.	Auxiliar o paciente para que se sinta confortável durante o transporte.	Rever com a equipe a técnica de transferência a ser utilizada.
Equipe	▪ Treinamento e aperfeiçoamento constante da equipe (NR/GE: 1A). ▪ Manutenção periódica e programada (NR/GE:2C).		
Equipamentos	▪ Uso de macas convencionais, ventiladores manuais e capnógrafo (NR/GE: 2B). ▪ Uso de macas de transporte, bombas de infusão e ventiladores de transporte (NR/GE: 1A).		

GE: graus de evidência; NR: níveis de recomendação; Peep: pressão positiva expiratória final; THI: transporte intra-hospitalar.
Fonte: adaptada de Almeida et al. (2012); Brunsveld-Reinders et al. (2015); Knight (2015); Martins (2010).

Em relação à equipe, a RCD n. 7 preconiza o acompanhamento contínuo de pelo menos um enfermeiro e um médico durante todo o TIH, bem como a disponibilidade do prontuário do paciente durante esse procedimento. A presença de outros profissionais, como o fisioterapeuta, será imprescindível para a segurança de transporte que envolva paciente com quadro clínico grave e em ventilação mecânica.

A falta do conhecimento e a indefinição do papel de cada membro podem aumentar o risco das complicações. As responsabilidades de cada profissional envolvido no transporte variarão conforme a composição da equipe, que é definida, na maioria dos protocolos, com base na gravidade clínica do paciente.

Nos transportes com a presença do fisioterapeuta, esse profissional assume, juntamente com o médico e enfermeiro, a responsabilidade pela avaliação prévia do paciente, e pelo cálculo da estimativa do tempo de transporte e de permanência no local de destino. Durante o transporte, o fisioterapeuta é o responsável pela programação e instalação do ventilador de transporte, e pela avaliação frequente dos dados vitais, padrão respiratório e ausculta respiratória.

Programas de melhoria da qualidade devem ser ofertados de forma contínua a toda a equipe hospitalar, com um trabalho paralelo de conscientização da importância das rotinas institucionais, garantindo a aderência dos profissionais e o sucesso do TIH.

BIBLIOGRAFIA

1. Almeida ACG, Neves ALD, Souza CLB, Garcia JH, Lopes JL, Barros ALBL. Transporte intra-hospitalar de pacientes adultos em estado crítico: complicações relacionadas à equipe, equipamentos e fatores fisiológicos. Acta Paul Enferm. 2012;25(3):471-6.
2. Associação Brasileira de Fisioterapia Cardiorrespiratória e Fisioterapia em Terapia Intensiva (Assobrafir). Parecer n. 001/2015. Ementa: Fisioterapia em Terapia Intensiva. Competência do Fisioterapeuta. Ventilação Mecânica. Assistência. Unidade de Terapia Intensiva. Atuação Profissional. Transporte Intra e Extra-Hospitalar. 2015.
3. Bach JA, Leskovan JJ, Scharschmidt T, Boulger CT, Papadimos TJ, Russell S, *et al.* The right team at the right time: multidisciplinary approach to multi-trauma patient with orthopedic injuries. Opus 12 Scientist. 2012;6:6-10.
4. Bergman LM, Pettersson ME, Chaboyer WP, Carlström ED, Ringdal ML. Safety hazards during intrahospital transport: a prospective observational study. Crit Care Med. 2017;45:e1043-e1049.
5. Berube M, Bernard F, Marion H, Parent J, Thibault M, Williamson DR, et al. Impact of a preventive programme on the occurrence of incidents during the transport of critically ill patients. Intensive Crit Care Nurs. 2013;29(1):9-19.
6. Brasil. Ministério da Saúde. Resolução-RDC n. 7, de 24 de fevereiro de 2010. Dispõe sobre os requisitos mínimos para funcionamento de Unidades de Terapia Intensiva e dá outras Providências. Diário Oficial da União. 25 fev 2010. Seção 1:48. Disponível em: http://www.saude.mg.gov.br/images/documentos/RDC-7_ANVISA%20240210.pdf. Acesso em: 5 jul. 2024.
7. Brunsveld-Reinders AH, Arbous MS, Kuiper GS, de Jonge E. A comprehensive method to develop a checklist to increase safety

of intra-hospital transport of critically ill patients. Crit Care. 2015 May 7;19:214.
8. Choi HK, Shin SD, Ro YS, Kim do K, Shin SH, Kwak YH. A before- and after-intervention trial for reducing unexpected events during the intrahospital transport of emergency patients. Am J Emerg Med. 2012;30:1433-40.
9. Conrad BP, Rossi GD, Horodyski MB, Prasarn ML, Alemi Y, Rechtine GR. Eliminating log rolling as a spine trauma order. Surg Neurol Int. 2012;3(Suppl 3):188-97.
10. Day D. Keeping patients safe during intrahospital transport. Crit Care Nurs 2010;30(4):18-32.
11. Fanara B, Manzon C, Barbot O, Desmettre T, Capellier G. Recommendations for the intrahospital transport of critically ill patients. Crit Care 2010;14:R87
12. Gimenez FMP, Camargo WHB, Gomes ACB, Nihei TS, Andrade MWM, Valverde MLAFS. Analysis of adverse events during intrahospital transportation of critically ill patients. Crit Care Res Pract. 2017:1-8.
13. Hospital de Clínicas da Universidade Federal do Triângulo Mineiro (HC-UFTM), administrado pela Empresa Brasileira de Serviços Hospitalares (Ebserh) – Ministério da Educação. Protocolo Assistencial Multiprofissional: Transporte intra-hospitalar de clientes, Uberaba: HCUFTM/Ebserh, 2017. Versão 3.
14. Jia L, Wang H, Gao Y, Liu H, Yu K. High incidence of adverse events during intra-hospital transport of critically ill patients and new related risk factors: a prospective, multicenter study in China. Crit Care. 2016;20:12.
15. Knight PH, Maheshwari N, Hussain J, Scholl M, Hughes M, Papadimos TJ, et al. Complications during intrahospital transport of critically ill patients: focus on risk identification and prevention. Int J Crit Illn Inj Sci. 2015;5:256-64.
16. Kue R, Brown P, Ness C, Scheulen J. Adverse clinical events during intrahospital transport by a specialized team: a preliminary report. Am J Crit Care. 2011;20:153-61.
17. Latzke M, Schiffinger M, Zellhofer D, Steyrer J. Soft factors, smooth transport? The role of safety climate and team processes in reducing adverse events during intrahospital transport in intensive care. Health Care Management Rev. 2017.
18. Jia L, Wang H, Gao Y, Liu H, Yu K. High incidence of adverse events during intra-hospital transport of critically ill patients and new related risk factors: a prospective, multicenter study in China. Crit Care 2016;20:12.
19. Latzke M, Schiffinger M, Zellhofer D, Steyrer J. Soft Factors, Smooth Transport? The role of safety climate and team processes in reducing adverse events during intrahospital transport in intensive care. Health Care Manage Rev. 2020;45(1):32-40.
20. Ling L, Xia X, Yuan H, Liu S, Guo Z, Zhang C, Ma J. Effectiveness of the graded transport mode for the intrahospital transport of critically ill patients: a retrospective study. Front Public Health. 2023.
21. Martins JA. Transporte intra-hospitalar do paciente crítico. In: Martins JA, Reis LFF, Andrade FMD (orgs.). Profisio – Programa de Atualização em Fisioterapia em Terapia Intensiva Adulto: ciclo 1. Porto Alegre: Artmed Panamericana; 2010. p.153-75.
22. Mazza BF, Amaral JL, Rosseti H, Carvalho RB, Senna AP, Guimarães HP, et al. Safety in intrahospital transportation: evaluation of respiratory and hemodynamic parameters: a prospective cohort study. Sao Paulo Med J. 2008;126:319-22.
23. McLean B, Thompson D. MRI and the critical care patient: clinical, operational, and financial challenges. Crit Care Res Pract. 2023. doi.org/10.1155/2023/2772181.
24. Morais SA, Almeida LF. Por uma rotina no transporte intra-hospitalar: elementos fundamentais para a segurança do paciente crítico. Revista Hupe. 2013;12:138-46.
25. Murata M, Natsuki N, Kawasaki T, Yasuo S, Yoshida T, Ando K, et al. Adverse events during intrahospital transport of critically ill patients: a systematic review and meta-analysis. Am J Emerg Med. 2022;52:13-9.
26. Nakayama DK, Lester SS, Rich DR, Weidner BC, Glenn JB, Shaker IJ. Quality improvement and patient care checklists in intrahospital transfers involving pediatric surgery patients. J Pediatr Surg. 2012;47:112-8.
27. Ong MS, Coiera E. Safety through redundancy: a case study of in-hospital patient transfers. Qual Saf Health Care. 2010;19(5):e32.
28. Pappada SM, Cameron BD, Tulman DB, Bourey RE, Borst MJ, Olorunto W, et al. Evaluation of a model for glycemic prediction in critically ill surgical patients. PloS One. 2013;8:e69475.
29. Parmentier-Decrucq E, Poissy J, Favory R, Nseir S, Onimus T, Guerry MJ, et al. Adverse events during intrahospital transport of critically ill patients: incidence and risk factors. Am Intensive Care. 2013;3:10.
30. Pesanka DA, Greenhouse PK, Rack LL, Delucia GA, Perret RW, Scholle CC, et al. Ticket to ride: reducing handoff risk during hospital patient transport. J Nurs Care Qual. 2009;24:109-15.
31. Picetti E, Antonini MV, Lucchetti MC, Pucciarelli S, Valente A, Rossi I, et al. Intra-hospital transport of brain-injured patients: a prospective, observational study. Neurocrit Care. 2013;18:298-304.
32. Pires OS, Gentil RC. Transporte de pacientes críticos. In: Padilha KG, Vattimo MFF, Silva SC, Kiamura M. Enfermagem em UTI: cuidando do paciente crítico. Barueri: Manole; 2010. p.917-43.
33. Schwebel C, Clec'h C, Magne S, Minet C, Garrouste-Orgeas M, Bonadona A, et al. Safety of intrahospital transport in ventilated critically ill patients: a multicenter cohort study. Crit Care Med. 2013;41:1919-28.
34. Meneguin S, Alegre PHC, Luppi CHB. Caracterização do transporte de pacientes críticos na modalidade intra-hospitalar. Acta Paul Enferm. 2014;27(2):115-9.
35. Stawicki SP, Gerlach AT. Polypharmacy and medication errors: stop, listen, look, and analyze. Opus 12 Scientist. 2009;3:6-10.
36. Venkategowda PM, Rao SM, Mutkule DP, Taggu AN. Unexpected events occurring during the intra-hospital transport of critically ill ICU patients. Indian J Crit Care Med. 2014;18:354-7.
37. Veiga VC, Postalli NF, Alvarisa TK, Travassos PP, Vale RTS, Oliveira CZ, et al. Adverse events during intrahospital transport of critically ill patients in a large hospital. Rev Bras Ter Intensiva. 2019;31(1):15-20.
38. Voigt LP, Pastores SM, Raoof ND, Thaler HT, Halpem NA. Review of a large clinical series: Intrahospital transport of critically ill patients: outcomes, timing, and patterns. J Intensive Care Med. 2009;24:108-15.
39. Williams P, Karuppiah S, Greentree K. A checklist for intrahospital transport of critically ill patients improves compliance with transportation safety guidelines. Australian Critical Care. 2019. https://doi.org/10.1016/j.aucc.2019.02.004.
40. Zuchelo LT, Chiavone PA. Intrahospital transport of patients on invasive ventilation: cardiorespiratory repercussions and adverse events. J Bras Pneumol. 2009;35(4):367-74.

22

Atuação do fisioterapeuta na parada cardiorrespiratória

Daniel Lago Borges
Mayara Gabrielle Barbosa Borges
João Vyctor Silva Fortes

INTRODUÇÃO

A parada cardiorrespiratória (PCR) é caracterizada pela interrupção da atividade mecânica do coração, evidenciada pela ausência de sinais de circulação. Embora a etiologia mais comum da PCR seja de origem cardíaca, ela pode igualmente resultar de diversas outras causas, como traumas, afogamentos, *overdoses*, asfixia e hemorragias.[1] A restauração da circulação espontânea do paciente depende da pronta execução das manobras de ressuscitação cardiopulmonar (RCP), realizadas de maneira ágil, adequada, coordenada e padronizada, visando ao sucesso em sua reversão.[2,3]

Durante a RCP, é de suma importância identificar as causas subjacentes da PCR, a fim de direcionar a estratégia terapêutica para tratar as causas reversíveis. Nesse contexto, é imprescindível realizar uma avaliação completa do paciente, incluindo a coleta de informações do prontuário médico e, sempre que possível e apropriado, a comunicação com os familiares. O diagnóstico diferencial nem sempre é simples, mesmo para um profissional capacitado, requerendo reavaliações periódicas.

O Quadro 1 apresenta a maioria das causas de PCR, resumidas na memorização mnemônica “5 Hs e 5 Ts”.

O diagnóstico da PCR é estabelecido na presença de inconsciência, ausência de pulso nas grandes artérias e apneia ou respiração agônica (*gasping*). Na monitorização cardíaca por eletrocardiógrafo, é possível observar um dos quatro ritmos específicos: assistolia, atividade elétrica sem pulso (Aesp), taquicardia ventricular sem pulso (TVSP) ou fibrilação ventricular (FV)[4] (Figura 1). Dentre esses ritmos, os dois últimos são considerados “chocáveis”, o que significa que podem ser revertidos por meio de cardioversão elétrica.

A incidência atualmente relatada de PCR intra-hospitalar varia consideravelmente entre diferentes instituições e países em todo o mundo. Os bancos de dados nacionais apresentam taxas que oscilam entre 1,2 e 9-10 por mil internações,[6] e cerca de 52% dos casos ocorrem em unidades de terapia intensiva (UTI).[7] A taxa geral de sobrevida é de aproximadamente 18,4%, com variação significativa, situando-se em torno de 10,5% para ritmos não chocáveis e alcançando até 49% para ritmos chocáveis.[8]

No Brasil, os dados quanto a incidência de PCR são escassos. Entretanto, há relatos de que os ritmos de PCR mais frequentes são Aesp ou assistolia, com pior prognóstico e taxas de sobrevida inferiores a 17%.[9]

QUADRO 1 Causas de parada cardiorrespiratória: regra dos 5 Hs e 5 Ts

5 Hs	5 Ts
Hipovolemia	Tensão no tórax (pneumotórax)
Hipóxia	Tamponamento cardíaco
Hipocalemia (ou hipercalemia)	Tóxicos (drogas)
Hidrogênio (acidose)	Trombose pulmonar (embolia pulmonar)
Hipotermia	Trombose coronária

Fonte: Gonzalez et al.[4]

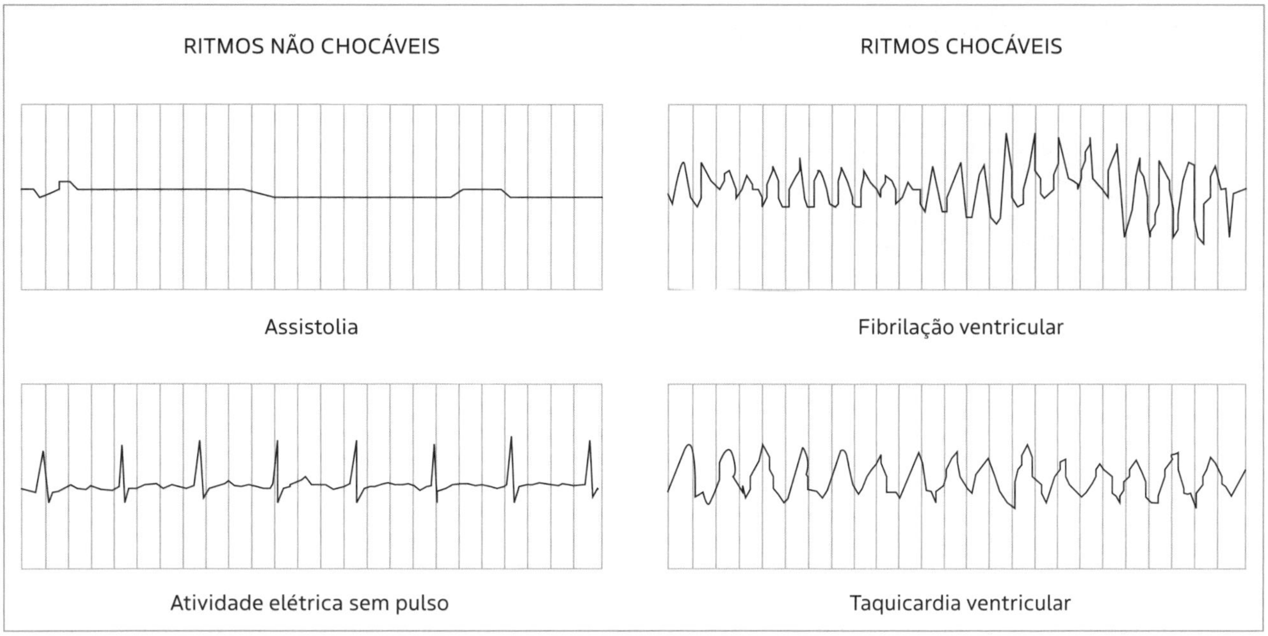

FIGURA 1 Ritmos da parada cardiorrespiratória.
Fonte: adaptada de Advanced Life Support Group.[5]

COMPONENTES DAS MANOBRAS DE RESSUSCITAÇÃO CARDIOPULMONAR

Compressão torácica

Os principais aspectos a serem observados durante as compressões torácicas incluem a frequência, a profundidade, o retorno do tórax após cada compressão e a minimização das interrupções. Para garantir uma oxigenação adequada dos tecidos, é crucial reduzir ao máximo as pausas nas compressões torácicas e maximizar o tempo em que essas compressões mantêm o fluxo sanguíneo.[9]

Para realizar as compressões torácicas, recomenda-se:[9]

- Colocar a região hipotenar de uma mão sobre a metade inferior do esterno do paciente e a outra mão sobre a primeira, entrelaçando-as.
- Estender os braços e mantê-los cerca de 90 graus acima do paciente.
- Realizar frequência de 100 a 120 compressões por minuto.
- Manter profundidade de compressão de no mínimo 5 cm, evitando ultrapassar 6 cm.
- Permitir o retorno completo do tórax após cada compressão, evitando apoiar-se no paciente.
- Realizar revezamento com outro profissional a cada 2 minutos para evitar fadiga e garantir compressões de qualidade.

Durante a realização da RCP, é fundamental a verificação do pulso a cada intervalo de 2 minutos, durante as pausas entre os ciclos de compressões torácicas. Essa verificação deve ser conduzida de maneira cuidadosa e não deve exceder o tempo-limite de 10 segundos. Os pontos de verificação principais incluem o pulso carotídeo e o pulso femoral. No caso em que não seja possível detectar o pulso do paciente durante essa verificação, é imperativo reiniciar imediatamente os ciclos de compressões torácicas e ventilação.[10]

Ventilação

A ventilação desempenha um papel crucial na RCP, e sua aplicação deve ser precisa e imediata ao final de uma série de compressões torácicas. A relação padrão entre compressões e ventilação é de 30 compressões para 2 ventilações, por meio da bolsa-válvula-máscara (*artificial manual breathing unit* – Ambu), com cada ventilação tendo a duração de 1 segundo (Figura 3). É importante garantir que a quantidade de ar fornecida seja suficiente para elevar o tórax do paciente.[9]

Quando uma via aérea avançada, como um tubo orotraqueal (TOT), está em uso, a recomendação é realizar uma ventilação a cada 6 segundos, totalizando 10 ventilações por minuto, sem interromper as compressões, por meio do Ambu[9] ou ventilador mecânico (Tabela 1).[11] Essa abordagem visa manter uma ventilação eficaz e contínua, preservando o fluxo sanguíneo e otimizando as chances de sucesso na ressuscitação.

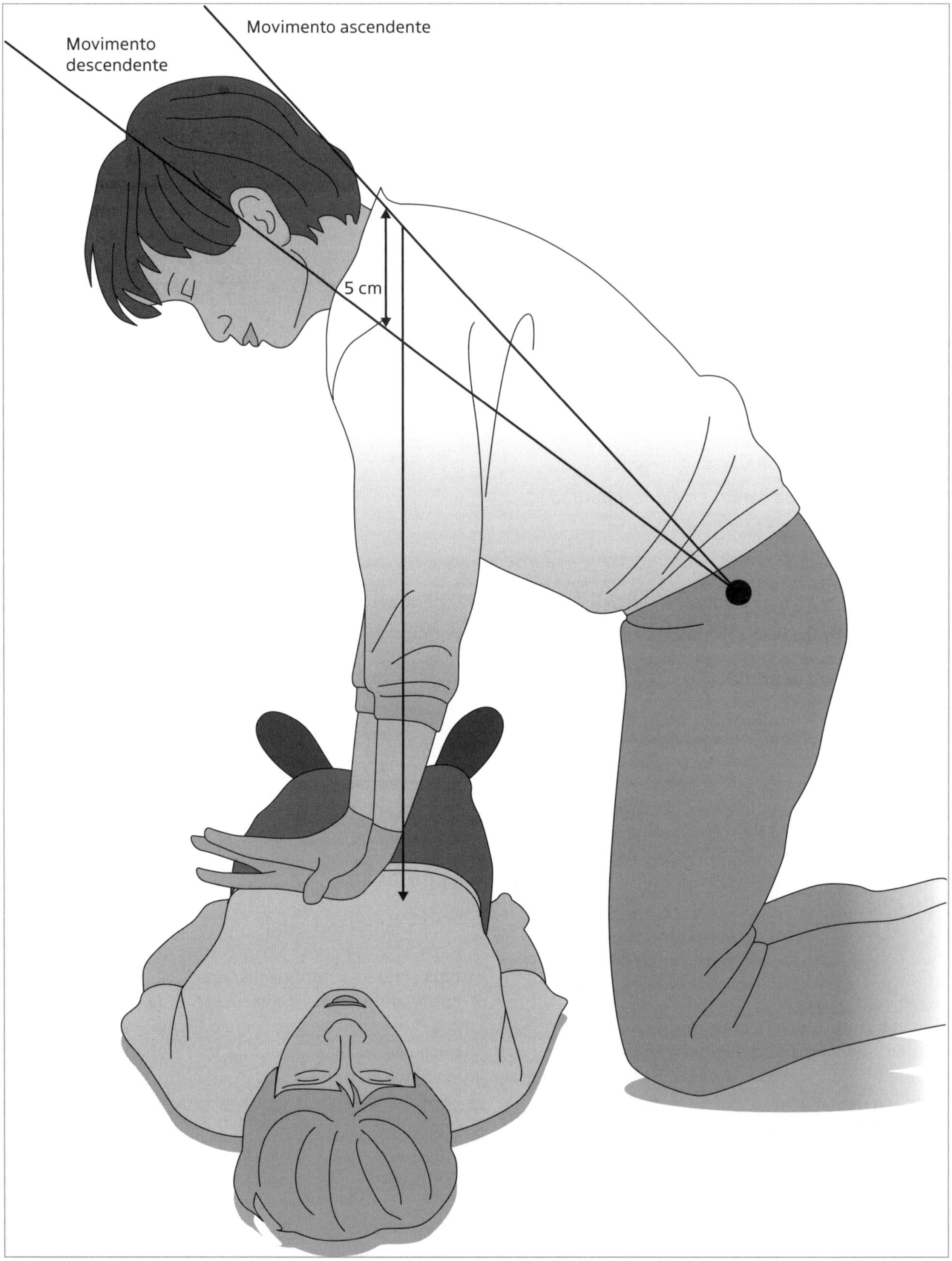

FIGURA 2 Posicionamento durante manobras de compressão torácica.
Fonte: adaptada de Gonzalez et al.[2]

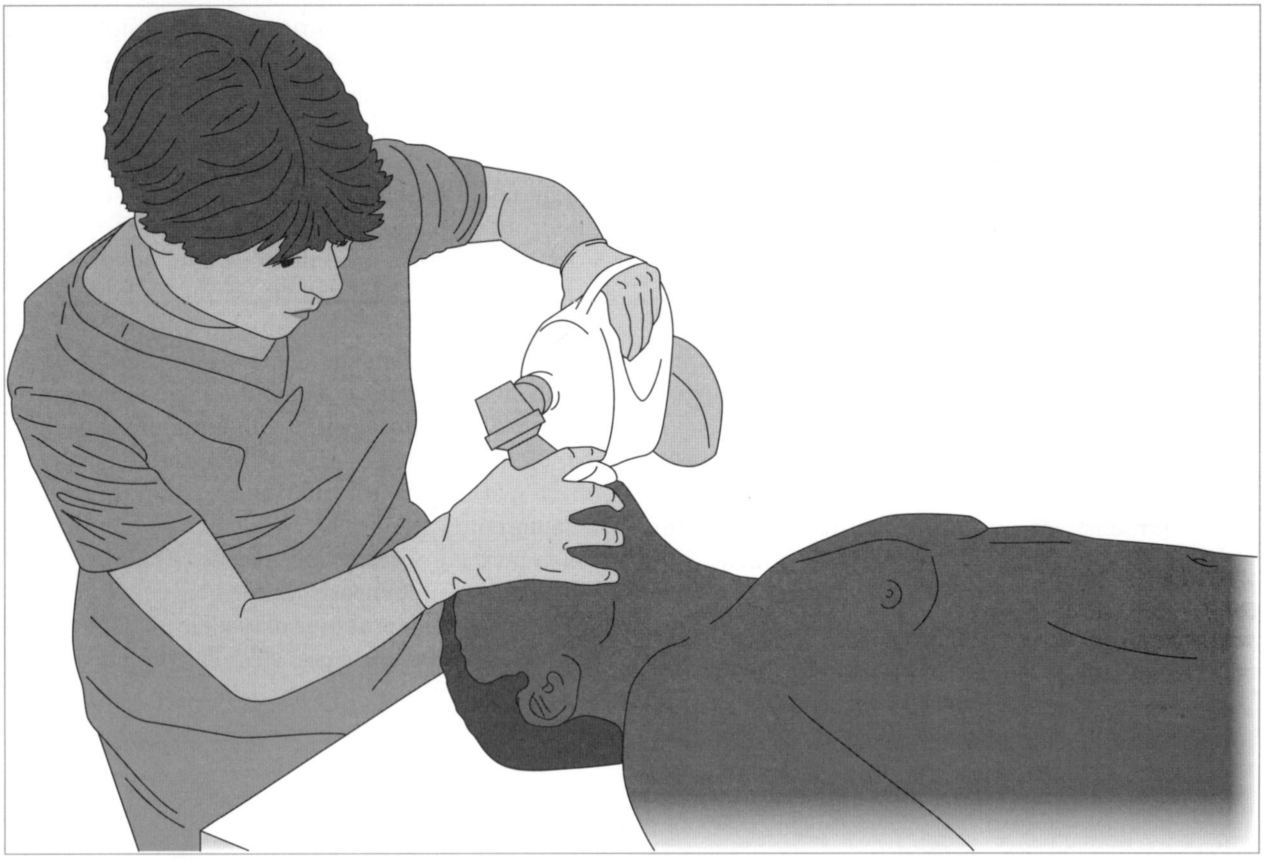

FIGURA 3 Demonstração da ventilação com bola-válvula-máscara.
Fonte: adaptada de Gonzalez et al.[2]

TABELA 1 Parâmetros do ventilador mecânico durante as manobras de ressuscitação cardiopulmonar

Parâmetros	Valores	Objetivos
VC	8 mL/kg de peso predito	Garantir adequada oxigenação
FiO_2	100%	
Peep	0 cmH_2O	Permitir o retorno venoso
FR	10 ipm	Garantir adequada ventilação
Pressão inspiratória máxima (alarme)	60 cmH_2O	Permitir entrega do VC durante as compressões
Sensibilidade	Desligada	Evitar autodisparo
Relação I:E	1:5	Manter adequado tempo inspiratório

FiO_2: fração inspirada de oxigênio; FR: frequência respiratória; I:E: inspiração:expiração; Peep: pressão expiratória positiva final; VC: volume corrrente.
Fonte: Sahu et al.[11]

Desfibrilação e cardioversão elétrica

São procedimentos que envolvem a aplicação de corrente elétrica de alta energia com o objetivo de reverter arritmias cardíacas originadas pelo mecanismo de reentrada.

Na desfibrilação, essa corrente elétrica pode ser aplicada em qualquer momento do ciclo cardíaco. Está indicada no tratamento da FV, TVSP e na reversão da taquicardia ventricular polimórfica sustentada. No aparelho monofásico, a aplicação do impulso elétrico deve ser de 360 joules, enquanto no bifásico, entre 120 e 200 joules.[9]

Por outro lado, na cardioversão elétrica (CVE), a aplicação da corrente elétrica é sempre sincronizada com os complexos QRS do eletrocardiograma, evitando que seja administrada durante o período vulnerável da repolarização ventricular (onda T), prevenindo o desencadeamento de uma FV. Está indicada para reverter taquiarritmias com instabilidade hemodinâmica, caracterizada pela presença de ao menos um dos quatro sinais: hipotensão e sinais de choque circulatório, dor torácica anginosa, dispneia associada à congestão pulmonar e rebaixamento do nível de consciência.[9] Os níveis de energia estão padronizados para o cardioversor monofásico, considerando a sequência crescente de energia: 100, 200, 300 e 360 J. Para o aparelho bifásico, os níveis de energia não estão bem padronizados.

Existem dois tipos principais de dispositivos para desfibrilação e CVE:[12]

- **Manuais**: nesse tipo, o reconhecimento da arritmia e a administração do choque elétrico dependem inteiramente do operador, geralmente o médico. O operador deve interpretar o ritmo cardíaco do paciente e decidir se é necessário administrar o choque, bem como determinar a energia adequada.
- **Semiautomáticos ou desfibriladores externos automáticos (DEA):** têm a capacidade de reconhecer automaticamente o ritmo cardíaco do paciente e determinar se um choque elétrico é necessário. Embora o DEA forneça orientações verbais ou visuais ao operador, a decisão final de aplicar o choque ainda depende do profissional que está manuseando o dispositivo.

Existem duas formas de posicionamento de pacientes amplamente utilizadas no processo de desfibrilação e CVE: anterolateral e anteroposterior. Na abordagem anterolateral, as pás são instaladas na região do ápice cardíaco e abaixo da clavícula direita do paciente. No entanto, não há um tamanho específico recomendado para as pás, e não há preferência clara entre o uso de pás autocolantes ou pás posicionadas manualmente.[2]

É importante observar que, quando se utiliza um desfibrilador manual, é aconselhável aplicar gel nas interfaces entre as pás e o tórax (que deve estar desnudo), a fim de reduzir a resistência à passagem da corrente elétrica. Por outro lado, no caso de um DEA, as pás são adesivas, portanto não é necessário utilizar gel (Figura 4).[2]

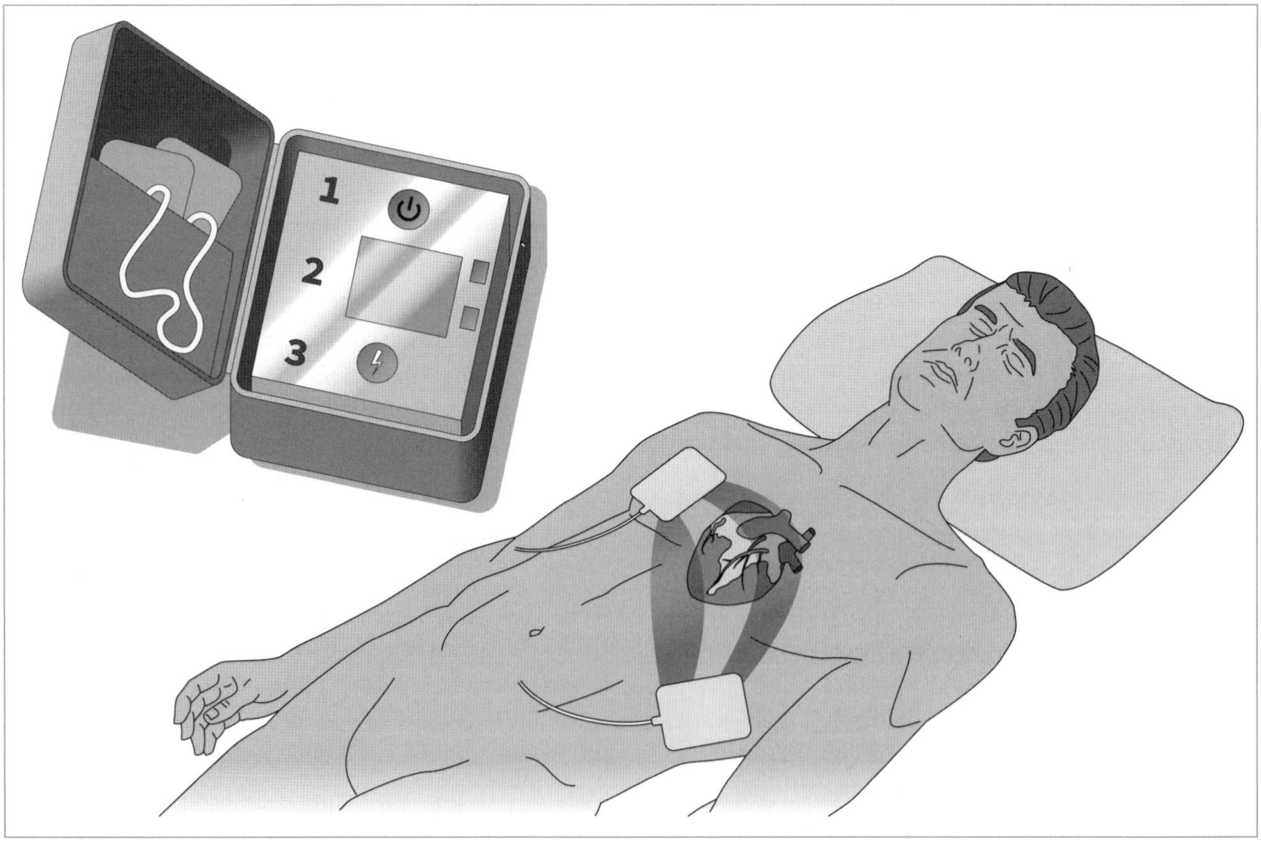

FIGURA 4 Desfibrilador externo automático e posicionamentos das pás.
Fonte: adaptada de Gonzalez et al.[2]

Posição do tubo orotraqueal

Após a instalação da via aérea artificial (tubo orotraqueal), podem ocorrer algumas complicações, como seu deslocamento ou sua obstrução, que comprometem a ventilação do paciente. A checagem clínica inclui ausculta de cinco pontos: epigástrico (excluir intubação esofágica), base esquerda (excluir intubação seletiva à direita, mais provável), base direita e ápices, e deve ser realizada em no máximo 10 segundos.[9]

Capnografia

A capnografia contínua com forma de onda é recomendada após avaliação clínica para confirmação e monitorização do posicionamento correto do tubo orotraqueal. Além disso, pode ser adjunto de monitorização da qualidade da RCP. Valores superiores a 10 mmHg indicam manobras adequadas, enquanto valores inferiores a 10 mmHg por mais de 20 minutos, mesmo após a aplicação de compressões adequadas, constitui informação que deve ser considerada para a decisão de manter ou não a RCP, porém não de maneira isolada.[9]

Pressão arterial invasiva

A pressão arterial média (PAM) ou pressão arterial invasiva (PAI) é uma monitorização da pressão arterial de forma contínua, com mensuração das pressões sistólica, média e diastólica. Pode ser instalada nas artérias radial, femoral, braquial ou pediosa.[13] Admite-se que uma PAM ideal seja de $\geq$ 65 mmHg.[2]

A utilização desse dispositivo invasivo pode reduzir o tempo de interrupção da RCP com checagem de pulso, principalmente naqueles que possuem atividade elétrica organizada. Seus valores refletem a perfusão coronária e a recuperação da circulação espontânea (RCE).[9]

Segundo Maurício et al.,[14] não há consenso sobre os valores ideais de PAM, no entanto é de grande importância a instalação dessa monitorização invasiva, pois ela permite um monitoramento rigoroso da RCE, a fim de evitar hipotensão constante.

CUIDADOS PÓS-PARADA CARDIOPULMONAR

A síndrome pós-PCR refere-se a um complexo processo fisiopatológico que se caracteriza por lesão tecidual secundária a isquemia, com injúria adicional de reperfusão.[2]

Indivíduos que sobrevivem a uma PCR podem evoluir com disfunção múltipla de órgãos mesmo após a RCE precoce. A gravidade dessa disfunção depende de diversos fatores, tais como:[2]

- Doença causadora.
- Estado de saúde pregresso.
- Duração da isquemia.

Após a ressuscitação cardíaca, a reperfusão contribui para ocorrência tanto de isquemia quando de edema cerebral. Ocorre a ativação de cascatas bioquímicas que ocasionam migração do cálcio intracelular, pela produção e liberação de radicais livres de oxigênio e aminoácidos excitatórios, especialmente o glutamato.[15]

A maioria dos óbitos ocorre nas primeiras horas após a RCE, em virtude da apoptose desencadeada pelos mecanismos previamente descritos. O risco de isquemia se torna aumentado em função da produção de lactato e de trombose da microcirculação. Tais eventos ocorrem por aproximadamente 48 a 72 horas após a recuperação do ritmo cardíaco e da circulação.[16]

Uma série de medidas deve ser adotada a fim de otimizar a perfusão de órgãos vitais e as funções cardiorrespiratórias e neurológicas, prevenindo e tratando a disfunção de múltiplos órgãos.[17]

Após a PCR, os principais objetivos clínicos consistem em:[17]

- Controle da temperatura: 32 a 36°C por pelo menos 24 horas; prevenção de febre por pelo menos 72 horas.
- Manutenção da normoxia e da normocapnia; ventilação protetora.
- Evitar hipotensão.
- Ecocardiografia.
- Manutenção da normoglicemia.
- Diagnóstico/tratamento de convulsões (eletroencefalograma, sedação, drogas antiepilépticas).
- Avaliação funcional antes da alta hospitalar.
- Promoção de reabilitação aos sobreviventes.

SUPORTE VENTILATÓRIO PÓS-PARADA CARDIOPULMONAR

As estratégias de suporte ventilatório incluem ajustes adequados de parâmetros ventilatórios, visando otimizar as trocas gasosas e limitar a lesão pulmonar induzida pelo ventilador, minimizando complicações sistêmicas. A ventilação mecânica deve ser direcionada para limitar a hipoxemia e a hiperoxemia e manter níveis normais de dióxido de carbono, que são possíveis causas de danos cerebrais secundários e de reperfusão, danos pulmonares e baixa sobrevivência.[18]

São descritas 10 regras relacionadas ao suporte ventilatório mecânico personalizado após manobras de RCP:[18]

1. Manter VC entre 6 e 8 mL/kg de peso predito.
2. Manter pressão de platô $\leq$ 20 cmH_2O.
3. Manter Peep $\geq$ 5 cmH_2O.
4. Manter *driving pressure* (DP) < 13 cmH_2O.
5. Manter FR entre 8 e 16 ipm.
6. Manter *mechanical power* < 17 J/minuto: (4 × DP) + FR.
7. Manter pressão parcial de oxigênio arterial (PaO_2) entre 70 e 100 mmHg.
8. Manter pressão parcial de dióxido de carbono ($PaCO_2$) entre 35 e 50 mmHg.
9. Manter temperatura < 37,7°C.
10. PAM individualizada.

ASPECTOS ÉTICOS

A ética desempenha um papel fundamental em todas as ações de saúde, incluindo a tomada de decisões no final da vida.[19] Portanto, é crucial que os profissionais de saúde compreendam os princípios éticos antes de se envolverem em situações em que decisões sobre ressuscitação se tornem necessárias.[19,20]

As considerações éticas relacionadas às decisões no final da vida visam alcançar os melhores resultados para pacientes, familiares e a sociedade em geral. Os princípios éticos fundamentais na área da saúde incluem:[21-23]

- **Autonomia do paciente:** implica respeitar as preferências do paciente e tomar decisões alinhadas com suas vontades, crenças e valores.
- **Beneficência:** qualquer intervenção clínica deve ser benéfica para o paciente, levando em consideração os riscos e benefícios, com base em diretrizes clínicas e evidências científicas.
- **Não maleficência:** no contexto da RCP, significa reconhecer que as manobras não devem ser realizadas quando há pouca chance de sucesso.
- **Justiça e igualdade de acesso:** os recursos de saúde devem ser alocados de maneira justa e equitativa, independentemente da condição social do paciente.

Os aspectos éticos relacionados às decisões sobre quando iniciar ou interromper a RCP são complexos e variam conforme o contexto (hospitalar ou extra-hospitalar), a *expertise* dos profissionais (suporte básico ou avançado de vida) e o perfil do paciente (neonatal, pediátrico ou adulto).[20]

CONCLUSÃO

É fundamental destacar que o conhecimento e a experiência são fundamentais para que o fisioterapeuta possa atuar eficazmente diante de situações clínicas como a PCR. O papel do fisioterapeuta nesse contexto é de extrema importância, com foco principal na manutenção adequada da ventilação e oxigenação do paciente, bem como na habilidade de realizar compressões torácicas de forma adequada.

Além disso, o fisioterapeuta desempenha um papel essencial na avaliação e gerenciamento de eventos adversos durante a ressuscitação. Isso inclui a identificação de complicações potenciais e a adoção de medidas corretivas para minimizar riscos adicionais ao paciente.

A atuação do fisioterapeuta não se limita ao momento da PCR, mas se estende aos cuidados pós-RCP. Nesse sentido, o fisioterapeuta pode contribuir significativamente para otimizar a recuperação do estado clínico do paciente. Isso envolve a continuidade da assistência ventilatória e a mobilização precoce do paciente, bem como a implementação de estratégias de reabilitação para minimizar sequelas e melhorar a qualidade de vida após a recuperação da PCR.

REFERÊNCIAS BIBLIOGRÁFICAS

1. Jacobs I, Nadkarni V, Bahr J, Berg RA, Billi JE, Bossaert L, et al. International Liason Committee on Resuscitation. Cardiac arrest and cardiopulmonary resuscitation outcome reports: update and simplification of the Utstein templates for resuscitation registries. A statement for healthcare professionals from a task force of The International Liaison Committee on Resuscitation (American Heart Association, European Resuscitation Council, Australian Resuscitation Council, New Zealand Resuscitation Council, Heart and Stroke Foundation of Canada, InterAmerican Heart Foundation, Resuscitation Council of Southern Africa). Resuscitation. 2004;63(3):233-49.
2. Gonzalez MM, Timerman S, Gianotto-Oliveira R, Polastri TF, Canesin MF, Schimidt A, et al. I diretriz de ressuscitação cardiopulmonar e cuidados cardiovasculares de emergência da Sociedade Brasileira de Cardiologia. Arq Bras Cardiol. 2013;101(2 Supl 3):1-221.
3. Link MS, Berkow LC, Kudenchuk PJ, Halperin HR, Hess EP, Moitra VK, et al. Part 7: Adult advanced cardiovascular life support: 2015 American Heart Association guidelines update for cardiopulmonary resuscitation and emergency cardiovascular care. Circulation. 2015;132(18 Suppl 2):S444-64.
4. Gonzalez MM, Timerman S, Oliveira RG, et al. I guideline for cardiopulmonary resuscitation and emergency cardiovascular care – Brazilian Society of Cardiology: executive summary. Arq Bras Cardiol. 2013;100(2):105-13.
5. Advanced Life Support Group [homepage]. The management of cardiac arrest. Disponível em: https://www.alsg.org/en/files/Ch06_CA2006.pdf. Acesso em: 5 jul. 2024.
6. Penketh J, Nolan JP. In-hospital cardiac arrest: the state of the art. Critical Care (2022). 26:376.

7. Mozaffarian D, Benjamin EJ, et al. Heart Disease and Stroke Statistics – 2016 Update: a report from the American Heart Association. Circulation. 2016;133(4):e38-360.
8. Nolan JP, Soar J, Smith GB, Gwinnutt C, Parrott F, Power S, et al. Incidence and outcome of in-hospital cardiac arrest in the United Kingdom National Cardiac Arrest Audit. Resuscitation. 2014;85(8):987-92.
9. Bernoche C, Timerman S, Polastri TF, et al. Atualização da diretriz de ressuscitação cardiopulmonar e cuidados de emergência da Sociedade Brasileira de Cardiologia – 2019. Arq Bras Cardiol. 2019;113(3):449-66
10. Olasveengen TM, Caen AR, Mancini ME, et al. 2017 International Consensus on Cardiopulmonary Resuscitation and Emergency Cardiovascular Care Science with Treatment Recommendations Summary. Circ. 2017;136:424-40.
11. Sahu AK, Timilsina G, Mathew R, et al. "Six-dial Strategy": mechanical ventilation during cardiopulmonary resuscitation. Indian Journal of Critical Care Medicine. 2020;24(6):487-9.
12. Neumar RW, Shuster M, Callaway CW, Gent LM, Atkins DL, Bhanji F, et al. Part 1: executive summary: 2015 American Heart Association guidelines update for cardiopulmonary resuscitation and emergency cardiovascular care. Circulation 2015;132(18 Suppl 2):S315-67
13. Tallo FS, Moraes Júnior R, Guimarães HP, Lopes R, Lopes AC. Atualização em reanimação cardiopulmonar: uma revisão para o clínico. Rev Bras Clin Med. 2012;10(3):194-200.
14. Maurício ECB, Lopes MCBT, Batista REA, Okuno MFP, Campanharo CRV. Resultados da implementação dos cuidados integrados pós-parada cardiorrespiratória em um hospital universitário. Rev Latin-Amer Enf. 2018;26:1-8.
15. Pereira JCRG. Abordagem do paciente reanimado, pós-parada cardiorrespiratória. Rev Bras Ter Intensiva. 2008;20(2):190-6.
16. Callaway CW, Donnino MW, Fink EL, Geocadin RG, Golan E, Kern KB, et al. Part 8: post-cardiac arrest care. 2015 American Heart Association guidelines update for cardiopulmonary resuscitation and emergency cardiovascular care. Circulation. 2015;132(Suppl 2):S465-82.
17. Nolan JP, Sandroni C, Bottiger BW, Cariou A, Cronberg T, Friberg H, et al. European Resuscitation Council and European Society of Intensive Care Medicine guidelines 2021: post-resuscitation care. Intensive Care Med. 2021;47:369-421.
18. Battaglini D, Pelosi P, Robba C. Ten rules for optimizing ventilatory settings and targets in post-cardiac arrest patients. Crit Care. 2022;26:390.
19. Bossaert LL, Pearkins GD, Askitopoulou H, Raffay VI, Greif R, Haywood KL, et al. European Resuscitation Council guidelines for resuscitation 2015 Section 11. The ethics of resuscitation and end-of-life decisions. Resuscitation. 2015 Oct;95(10):302-11.
20. Mancini ME, Diekema DS, Hoadley TA, Kadlec KD, Leveille MH, McGowan JE, et al. Part 3: Ethical issues. 2015 American Heart Association guidelines update for cardiopulmonary resuscitation and emergency cardiovascular care. Circulation. 2015 Nov;132(18 Suppl):S383-96.
21. Beauchamp TL, Childress JF. Principles of biomedical ethics. 6.ed. New York: Oxford University Press; 2009.
22. British Medical Association. Medical ethics today: the BMA's handbook of ethics and law. 2.ed. London: BMJ Books; 2004.
23. Marco CA. Ethical issues of resuscitation: an American perspective. Postgrad Med J. 2005;81:608-12.

23

Cateter nasal de alto fluxo

Karina T. Timenetsky

INTRODUÇÃO

A insuficiência respiratória aguda (IRpA) é um quadro comum e sério nos pacientes hospitalizados, e o motivo mais frequente de admissão na unidade de terapia intensiva (UTI). A oxigenoterapia é o tratamento de primeira linha para pacientes hipoxêmicos, no entanto seu custo é relevante.

Normalmente, para suporte inicial, o oxigênio é administrado utilizando dispositivos de oxigenoterapia convencional não invasivos de baixo fluxo (até 15 L/min) como cateter nasal, máscara não reinalante e bolsa-válvula-máscara. Em caso de falha da oxigenoterapia convencional em resolver a situação, a ventilação não invasiva (VNI) é aplicada.

No entanto, a VNI tem diversas limitações, como risco de lesão de pele, intolerância à máscara, limitação de comunicação e suporte nutricional oral, que podem limitar a aplicação da VNI e levar a 25% de falha nos pacientes com insuficiência respiratória hipoxêmica.

Adicionalmente, o oxigênio fornecido através dos dispositivos de oxigenoterapia convencional tem diversas limitações, como a real fração de oxigênio fornecida, assim como a umidade do gás inspirado e sua temperatura.

Há diferentes fatores que influenciam a fração inspiratória de oxigênio (FiO_2) efetiva durante a oxigenoterapia convencional, como o fluxo de oxigênio, o pico de fluxo inspiratório do paciente, o sistema de fornecimento, as características do dispositivo e a frequência respiratória. Por exemplo, quando o pico de fluxo inspiratório do paciente é maior que 40 L/min, o ar do ambiente se mistura e reduz rapidamente a FiO_2.

Dispositivos clássicos com sistema de baixo fluxo fornecem concentração de oxigênio significativamente reduzida com frequências respiratórias elevadas, algo que não ocorre com sistemas de alto fluxo. A variação da oferta de FiO_2 é também influenciada pelo volume corrente e o fluxo de oxigênio ajustado. Essas limitações usualmente não apresentam consequências clínicas porque o fluxo de oxigênio fornecido é suficiente para corrigir a hipoxemia na maioria dos casos.

No entanto, em alguns pacientes podem ocorrer problemas sérios, como baixa tolerância devido a umidificação e aquecimento insuficiente do fluxo de oxigênio ou por conta da limitação de fluxo de oxigênio de no máximo 15 L/min (máximo de fluxo fornecido pelas máscaras faciais).

Nesses cenários, o dispositivo de cateter nasal de alto fluxo (CNAF) é indicado por ser um dispositivo que oferta alto fluxo de oxigênio, assim como oferta de gás umidificado e aquecido.

Historicamente, o CNAF iniciou nos pacientes em UTI neonatal e nos últimos anos vem aumentando seu uso dentro de cuidados críticos pediátricos e adultos, assim como durante exercício, e o uso domiciliar como um suporte respiratório alternativo em pacientes com diferentes cenários de insuficiência respiratória.

OBJETIVOS DO CNAF

O primeiro objetivo do CNAF é fornecer benefícios fisiológicos comparado à oxigenoterapia convencional. A oferta constante de alto fluxo de oxigênio fornece uma FiO_2 estável e diminui a diluição do oxigênio. Outro efeito seria lavar o espaço morto fisiológico e gerar a pressão positiva expiratória final (Peep), que melhora a ventilação e a complacência pulmonar. A umidificação aquecida facilita a liberação de secreção, diminui o broncoespasmo e mantém a integridade da mucosa. Esses benefícios fisiológicos diminuem o trabalho respiratório.

MECANISMOS DO CNAF

O uso do CNAF está associado a redução do trabalho respiratório devido à redução do espaço morto, menor diluição da FiO_2 ofertada, melhora da hipoxemia e da complacência pulmonar decorrente da pressão positiva de via aérea gerada.

O alto fluxo de ar oferecido pelo CNAF ajuda a lavar o dióxido de carbono (CO_2) remanescente, reduz o espaço morto fisiológico e o CO_2 reinalante. Ocorre também aumento do volume corrente, o que resulta em melhora da ventilação pulmonar, reduz o esforço muscular respiratório e consequentemente reduz o trabalho respiratório total. Esse mecanismo pode explicar a menor prevalência de lesão pulmonar em relação ao volume corrente excessivo quando comparado à VNI em pacientes com insuficiência respiratória hipoxêmica. O aumento de volume corrente resulta em redução da frequência respiratória, que também colabora com a redução do trabalho respiratório.

O CNAF fornece fluxo de ar aquecido e umidificado dentro da nasofaringe do paciente, resultando em maior distensibilidade dessa região, reduzindo a resistência do fluxo de ar e também o trabalho respiratório do paciente.

A redução na diluição da FiO_2 é um mecanismo muito interessante na redução do trabalho respiratório, pois garante uma oferta adequada de O_2 e melhora a troca gasosa com menor esforço muscular inspiratório. Durante um episódio de IRpA, o paciente gera altos fluxos inspiratórios para manter uma adequada ventilação e troca gasosa. Sistemas de alto fluxo de oxigênio convencional, fornecido através de máscara de Venturi ou máscaras não reinalantes (até 15 L/min), não garantem a oferta da FiO_2. Essa discrepância entre o que é ajustado e o que é de fato fornecido ao paciente depende do fluxo inspiratório gerado. Nesse sentido, 15 L/min de O_2 suplementar em um paciente com fluxo inspiratório de 30 L/min resultará em uma diferença de 15 L/min que será ofertada pelo ar ambiente com menor FiO_2 devido à mistura de ar, resultando em menor oferta de FiO_2. O CNAF permite o ajuste do fluxo inspiratório conforme a demanda do paciente ou até mesmo maior que sua demanda, evitando a diluição da FiO_2 e permitindo uma adequada e conhecida oferta de FiO_2.

A melhora da complacência pulmonar ocorre devido ao efeito Peep gerado decorrente do uso de altos fluxos. O efeito Peep é semelhante ao efeito gerado pela pressão contínua de vias aéreas (CPAP), mas com menor magnitude, promovendo aumento do volume expiratório final. Alguns estudos sugerem que cada 10 L/min de fluxo fornecido com o CNAF podem gerar até 0,69 cmH_2O nas vias aéreas, que pode variar caso o paciente respire com a boca aberta. O efeito de pressão promovido, mesmo com altos fluxos, parece não influenciar em mudanças hemodinâmicas quando comparado aos efeitos da VNI, o que poderia ser uma alternativa interessante para pacientes cardíacos ou com risco de instabilidade hemodinâmica.

Outro efeito interessante devido à oferta de alto fluxo com temperatura e umidificação adequada seria a melhora nas propriedades de secreção pulmonar, ajudando na depuração, diminuindo a resistência de via aérea e melhorando a troca gasosa. É importante mencionar que os efeitos gerados pelo uso do CNAF são bem tolerados pelos pacientes, por ser um suporte respiratório muito confortável quando comparado às terapias de oxigênio convencionais e à VNI.

A Figura 1 apresenta um resumo sobre os efeitos fisiológicos do CNAF conforme publicado por Ricard et al.

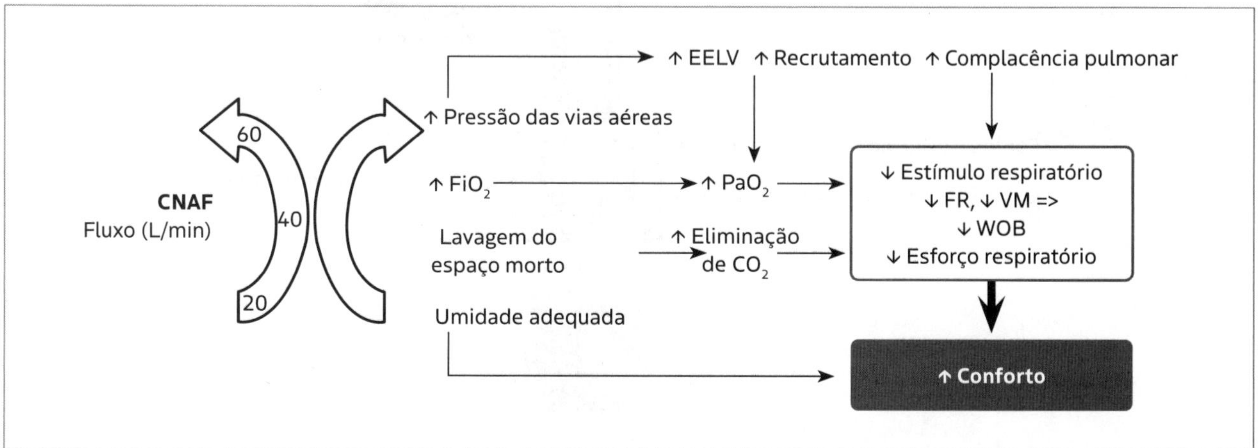

FIGURA 1 Esquema representando os efeitos fisiológicos do cateter nasal de alto fluxo.

CNAF: cateter nasal de alto fluxo; EELV: volume expiratório final; FiO_2: fração inspirada de oxigênio; FR: frequência respiratória; PaO_2: pressão arterial de oxigênio; VM: volume minuto; WOB: trabalho respiratório.

Fonte: adaptada de Ricard et al. (2020).

TIPOS DE EQUIPAMENTO DE CNAF

O CNAF pode ser fornecido por meio de diversos dispositivos. De forma geral, os dispositivos utilizam um *blender* de oxigênio que varia de 21 a 100% de oferta de O_2 e gera até 60 L/min de fluxo de ar. A mistura do ar e oxigênio é aquecida (37ºC) e umidificada (44 mg/L) por meio de um umidificador aquecido com uma única saída de circuito inspiratório aquecido até um *prong* nasal para ofertar o fluxo de oxigênio ao paciente. Um esquema do equipamento de CNAF é apresentado na Figura 2.

Existem três dispositivos geradores de fluxo: *blender* de oxigênio, turbinas e Venturi. O *blender* com mistura de ar e oxigênio é o mais comum. Por meio do uso de um *blender* de oxigênio mecânico e de um fluxômetro, a concentração de oxigênio e fluxo fica constante. Já nos modelos de Venturi, o oxigênio é fornecido por um sistema de baixa pressão e gera maior ruído, sendo um pouco mais desconfortável para o paciente. Na Figura 3 é possível observar alguns modelos descritos na literatura.

INDICAÇÕES E CONTRAINDICAÇÕES DO CNAF

Com todos os benefícios do uso do CNAF descritos, como redução do trabalho respiratório, redução do espaço morto, menor diluição da FiO_2 ofertada, melhora da hipoxemia e da complacência pulmonar decorrente da pressão positiva de via aérea gerada, existem diversas indicações para seu uso.

As principais indicações de uso seriam: IRpA (hipoxêmica e hipercápnica), pós-extubação de pacientes com alto risco de desenvolver IRpA, alternativa ao uso da VNI (quando contraindicado, não tolerância do paciente ou para intercalar o uso), antes de procedimentos para pré-oxigenação (como intubação, broncoscopia, por exemplo) e suporte ventilatório durante o exercício.

As contraindicações do uso do CNAF são: indicação de ventilação mecânica pela IRpA, instabilidade hemodinâmica, epistaxe ou lesões nasais, alergia ou hipersensibilidade ao material do cateter.

COMO AJUSTAR OS PARÂMETROS DE USO DO CNAF?

Após a indicação de uso do CNAF é importante ajustar adequadamente os parâmetros ventilatórios e monitorá-los durante o uso. Na Figura 4 é possível visualizar o passo a passo de ajuste para o uso do CNAF.

Primeiramente, a escolha do tamanho da cânula é fundamental para garantir adequado uso do dispositivo, uma vez que o tamanho do diâmetro da cânula interfere na saída de ar pelas narinas. O diâmetro da cânula deve garantir adequado acoplamento à narina do paciente, para minimizar a saída de ar entre a câ-

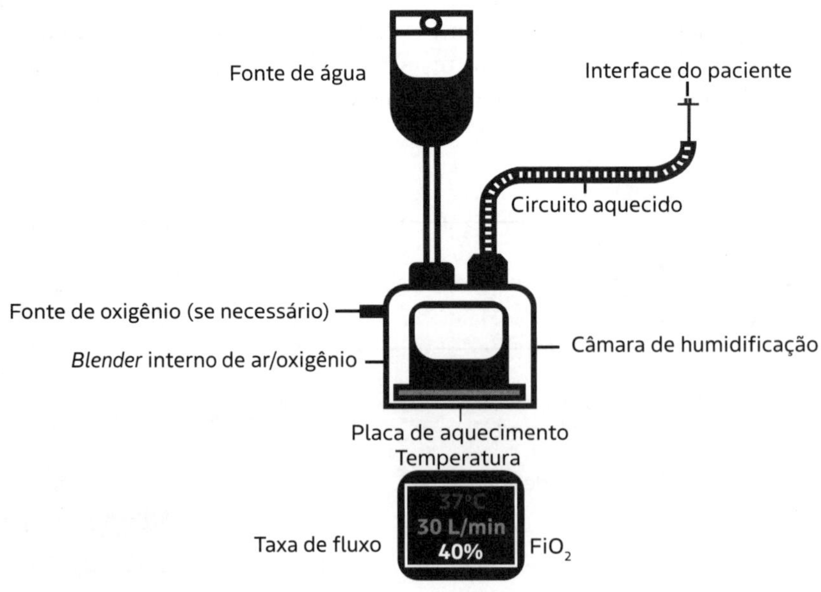

FIGURA 2 Esquema ilustrativo de um equipamento de cateter nasal de alto fluxo.
FiO_2: fração inspirada de oxigênio.
Fonte: adaptada de D'Cruz et al. (2020).

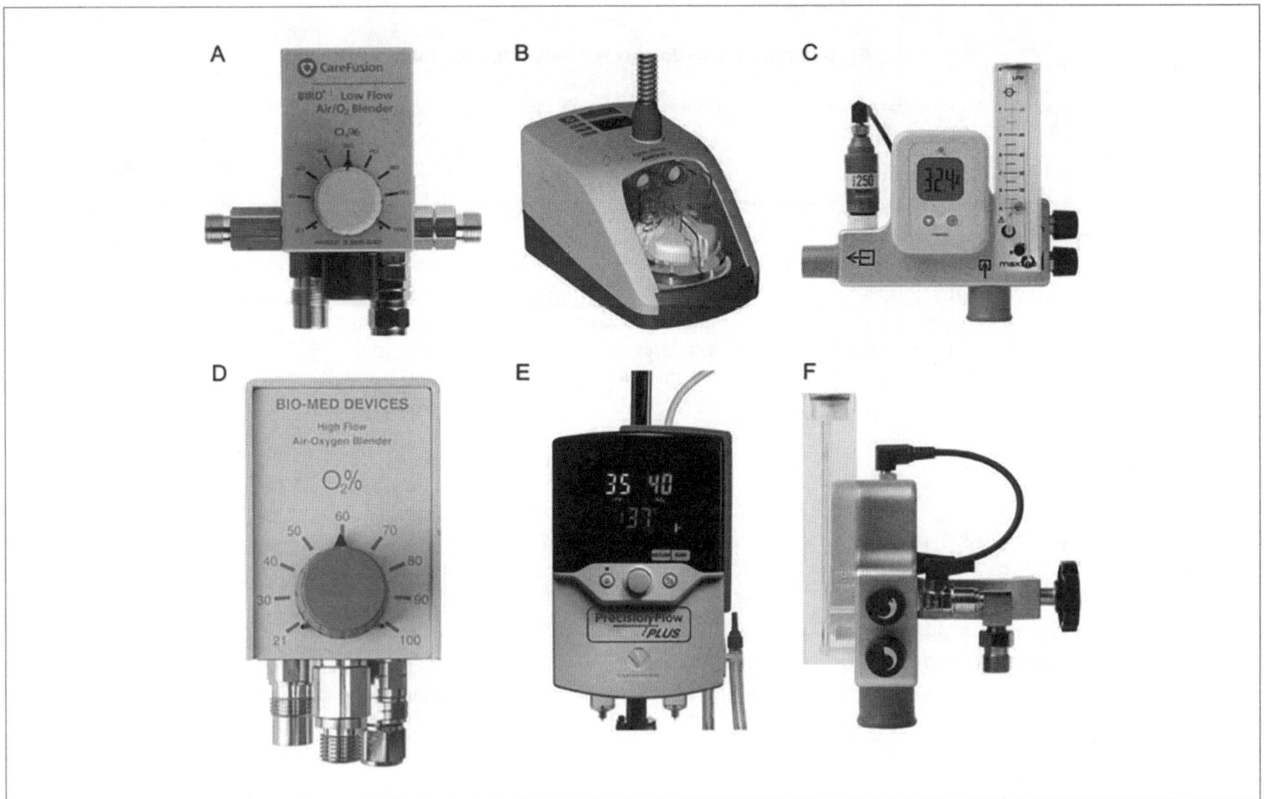

FIGURA 3 Modelos de equipamentos de cateter nasal de alto fluxo disponíveis no mercado.
Fonte: Nishimura (2019).

TABELA 1 Indicação do uso de CNAF e seus efeitos esperados

Indicações	Efeitos
IRpA hipoxêmica	▪ Taxas semelhantes de intubação comparadas a VNI e oxigenoterapia convencional. ▪ Menor risco de intubação em pacientes com hipoxemia moderada-grave ($PaO_2/FiO_2 \leq 200$). ▪ Menor mortalidade em UTI e em 90 dias.
IRpA hipercápnica	Pode ajudar na redução da $PaCO_2$, reduzir o trabalho respiratório, mas não é inferior a VNI – faltam mais evidências.
Prevenção de IRpA pós-extubação	▪ Pacientes de baixo risco: CNAF superior à oxigenoterapia convencional. ▪ Pacientes de alto risco: CNAF não é inferior a VNI.
Intercalando com VNI	▪ Permite oferta oral de medicamento e alimentação, e comunicação. ▪ Mais confortável que cânula nasal convencional e VNI.
Oxigenação durante procedimentos em via aérea	▪ Pré-oxigenação antes ou durante a intubação. ▪ Melhora a oxigenação durante a broncoscopia comparado a oxigenioterapia convencional.
Durante o exercício	Maior tolerância ao exercício, com menor dispneia, menor hiperinsuflação, melhor oxigenação comparado a oxigenoterapia convencional em pacientes DPOC em programas de reabilitação.

CNAF: cateter nasal de alto fluxo; DPOC: doença pulmonar obstrutiva crônica; IRpA: insuficiência respiratória aguda; $PaCO_2$: pressão arterial de dióxido de carbono; PaO_2/FiO_2: relação da pressão arterial de oxigênio com a fração inspirada de oxigênio; UTI: unidade de terapia intensiva; VNI: ventilação não invasiva.

nula e narina, garantindo maiores níveis pressóricos. O paciente não pode permanecer desconfortável para soltar o ar, caso contrário abrirá a boca para soltar o ar e perderá o efeito de pressão durante o uso. Recomenda-se que o diâmetro da cânula oclua em torno de 50 a 60% para melhor resultado e maior conforto.

O fluxo de ar ajustado irá interferir na pressão gerada, no volume corrente, na complacência pulmonar

Etapas para o uso do cateter nasal de alto fluxo

Indicação de uso →	Escolha do tamanho da cânula →	Ajuste dos parâmetros (fluxo e FiO_2) →	Monitorização →	Desmame
• IRpA (hipoxêmica e hipercápnica) • Prevenção de IRpA pós--extubação. • Intercalando com VNI. • Oxigenação pré--procedimentos. • Durante o exercício.	• Escolher diâmetro cobrindo em torno de 50-60% da narina.	• Iniciar com fluxo em 40 L/min e ajustar conforme demanda do paciente. • Evitar fluidos excessivos. • FiO_2 conforme SpO_2 alvo (evitar hiperóxia).	• Dos parâmetros ajustados. • Umidificação e aquecimento adequado. • Índice de ROX maior que 4,88. • SpO_2 alvo. • Frequência respiratória.	• Melhora do desconforto respiratório agudo. • Melhora da oxigenação ($SpO2 > 90\%$ e $FiO2$ 40%) • Frequência respiratória > 25 rpm. • Índice de ROX > 4,88.

FIGURA 4 Etapas para o uso do cateter nasal de alto fluxo.

FiO_2: fração inspirada de oxigênio; IRpA: insuficiência respiratória aguda; ROX: índice de oxigenação respiratória; SpO_2: saturação periférica de oxigênio.

e no espaço morto. Quanto maior o fluxo, maior será a pressão na via aérea, o volume corrente, a complacência pulmonar, menor espaço morto com menor reinalação do CO_2, redução do trabalho respiratório e melhora da oxigenação.

Para atingir os objetivos esperados, o recomendado é ofertar um fluxo de ar maior ou igual ao pico de fluxo inspiratório que o paciente está realizando. Para minimizar a mistura de oxigênio com o ar ambiente, o fluxo precisa ser ajustado próximo ou maior que a demanda de fluxo do paciente para garantir adequada oferta da FiO_2. No entanto, fluxos excessivos podem gerar incômodo, dificultando a respiração e a manutenção da boca fechada, perdendo os benefícios do alto fluxo.

A literatura recomenda iniciar o fluxo em torno de 40 L/min para pacientes com IRpA, e a partir desse valor ajustar conforme a demanda do paciente. Alguns aparelhos possuem gráficos que permitem avaliar melhor se a oferta de fluxo ajustada está de acordo com a demanda do paciente, como nos equipamentos de ventilação mecânica. É preciso monitorar a frequência respiratória do paciente para ajudar no ajuste do fluxo de ar.

A FiO_2 deve ser ajustada conforme a SpO_2 alvo desejada para aquele paciente, minimizando tanto a hipóxia quanto a hiperóxia. Para pacientes de maneira geral, tolerar uma SpO_2 alvo de 92 a 95%; para pacientes hipoxêmicos crônicos, tolerar entre 88 a 92%. Vale lembrar que ao alterar o fluxo de ar ocorrerá alteração da FiO_2 ofertada de fato ao paciente, sendo importante a monitorização contínua durante seu uso.

MONITORIZAÇÃO DURANTE O USO DO CNAF

Conforme mencionado, a monitorização é fundamental durante o uso do CNAF. Deve-se monitorar continuamente os seguintes parâmetros:

- Fluxo de ar ajustado: avaliar se está de acordo com a demanda do paciente, avaliando sua frequência respiratória.
- FiO_2: garantir o uso da menor oferta de FiO_2 avaliando a SpO_2 (manter dentro do alvo desejado para cada paciente).
- Índice de ROX: leva em consideração a troca gasosa (SpO_2/FiO_2) e o trabalho respiratório (frequência respiratória).

Alguns trabalhos mencionam a avaliação e reavaliação do índice de ROX em 2, 6 e 12 horas após a instalação do CNAF para avaliar o risco de falha. Valores do índice acima de 4,88 são indicativos de sucesso, enquanto valores abaixo de 2,85 para 2 horas, 3,47 para 6 horas e 3,85 para 12 horas são indicativos de falha da terapia e necessidade de intubação orotraqueal. O índice de ROX também é interessante ser reavaliado em torno de 30 minutos após ajustes de algum dos parâmetros.

DESMAME DO CNAF

Para iniciar o processo de desmame do CNAF é necessário avaliar alguns critérios, sendo o primeiro a melhora do desconforto respiratório agudo, assim como a melhora da oxigenação (SpO_2 > 90% com FiO_2 < 40%), frequência respiratória menor que 25 respirações por minuto, estabilidade hemodinâmica (frequência cardíaca menor que 120 bpm e pressão arterial sistólica > 90 mmHg), pH arterial > 7,35, índice de ROX > 4,88.

Com os critérios acima adequados, pode-se reduzir os parâmetros (fluxo de 30 L/min e FiO_2 de 30%) até a retirada do CNAF e o início da oxigenoterapia convencional.

A literatura não é clara em relação a como realizar o desmame, que parâmetro reduzir primeiro, mas, levando em consideração os efeitos fisiológicos do CNAF, parece mais interessante reduzir primeiramente a FiO_2 e na sequência reduzir o fluxo.

BIBLIOGRAFIA

1. Corley A, Caruana LR, Barnett AG, Tronstad O, Fraser JF. Oxygen delivery through high-flow nasal cannulae increase end-expiratory lung volume and reduce respiratory rate in post-cardiac surgical patients. Br J Anaesth. 2011;107(6):998-1004.
2. D'Cruz RF, Hart N, Kaltsakas G. High-flow therapy: physiological effects and clinical applications. Breathe. 2020;16:200224.
3. Di Mussi R, Spadaro S, Stripoli T, Volta CA, Trerotoli P, Pierucci P, et al. High-flow nasal cannula oxygen therapy decreases postextubation neuroventilatory drive and work of breathing in patients with chronic obstructive pulmonary disease. Crit Care. 2018;22:180.
4. Gallardo A, Dévoli A, Gigliotti C, López EZ, Nieto ORP, Silveira JMN. High flow nasal cannula in critically ill patients: a narrative review. Respirar. 2023;15(1):44-73.
5. Gallardo A, Gigliotti C, Saavedra S, Zamarrón-López EI, Guerrero-Gutiérrez MA, Pérez-Nieto OR. Strategies for monitoring and predicting failure to high-flow nasal cannula therapy in the ED. Am J Emerg Med. 2022;57:183-4.
6. Li J, Scott JB, Fink JB, Reed B, Roca O, Dhand R. Optimizing high-flow nasal cannula flow settings in adult hypoxemic patients based on peak inspiratory flow during tidal breathing. Ann Intensive Care. 2021;11:164.
7. Maggiore SM, Grieco DL, Lemiale V. The use of high-flow nasal oxygen. Intensive Care Med. 2023;20:1-4.
8. Möller W, Celik G, Feng S, Bartenstein P, Meyer G, Oliver E, Schmid O, et al. Nasal high flow clears anatomical dead space in upper airway models. J Appl Physiol. 2015;118(12):1525-32.
9. Nishimura M. High-flow nasal cannula oxygen therapy devices. Respir Care. 2019 Jun;64(6):735-42.
10. Perales JMC, Llorens P, Brouzet B, Albert Jiménez AR, Cañadas JMF, Dalmau JC, et al. High-flow therapy via nasal cannula in acute heart failure. Rev Esp Cardiol. 2011;64(8):723-5.
11. Pinkham M, Tatkov S. Effect of flow and cannula size on generated pressure during nasal high flow. Crit Care. 2020;24(1):248.
12. Ricard J-D, Roca O, Lemiale V, Corley A, Braunlich J, Jones P, et al. Use of nasal high flow oxygen during acute respiratory failure. Intensive Care Med. 2020;46(12):2238-47.
13. Roca O, Caralt B, Messika J, Samper M, Sztrymf B, Hernández G, et al. An index combining respiratory rate and oxygenation to predict outcome of nasal high-flow therapy. Am J Respir Crit Care Med. 2019;199(11):1368-76.
14. Roca O, Messika J, Caralt B, García-de-Acilu M, Sztrymf B, Ricard JD, et al. Predicting success of high-flow nasal cannula in pneumonia patients with hypoxemic respiratory failure: the utility of the ROX index. J Crit Care. 2016;35:200-5.

24

Tomografia de impedância elétrica

Vanessa Marques Ferreira

INTRODUÇÃO

A tomografia de impedância elétrica (TIE) é uma ferramenta alternativa aos métodos convencionais e invasivos de monitorização da função pulmonar e da mecânica ventilatória em tempo real e à beira do leito.

O aparelho consiste em uma cinta com 32 eletrodos dispostos em paralelo, de modo a formar uma circunferência que é colocada na superfície do tórax no plano axial (Figura 1).

Por esses eletrodos, as correntes são emitidas e captadas, criando uma verdadeira malha elétrica que, ao passar pelas estruturas internas do tórax, encontram oposição à corrente (impedância);

A atenuação dos diferentes tecidos é expressa em unidades de Hounsfield (HU). Esse valor varia de acordo com a densidade de cada tecido: tecido ósseo possui a maior densidade (+1.000 HU) e o ar apresenta atenuação de -1000 HU.

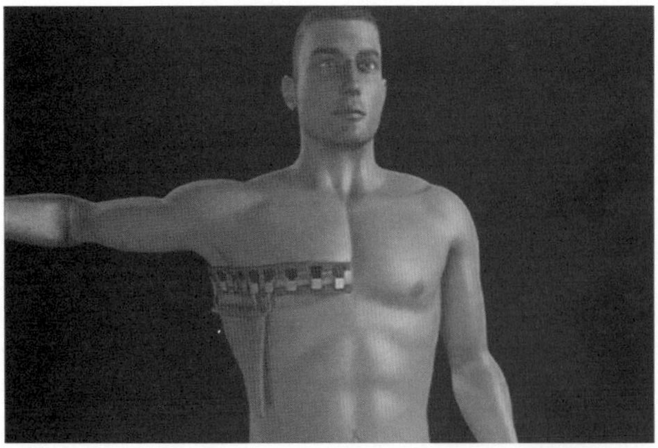

FIGURA 1 O aparelho consiste em 32 eletrodos colocados de forma circular na superfície do tórax, formando um plano axial em torno do sexto espaço intercostal.
Fonte: acervo da autora.

Após ser processada, a impedância sofrida pela corrente se transforma em imagem (Figura 2), na qual cada *pixel* representa então a impedância ou condutividade dos pontos internos.

O processamento desse algoritmo de reconstrução de imagens possibilita criar um padrão de cores para gerar imagens dos pulmões, permitindo analisar o padrão de ventilação pulmonar regional, em tempo real e de forma contínua, pela análise das variações de impedância.

A resolução espacial das imagens da TIE é baixa, não resultando em uma imagem anatômica do pulmão (Figura 3), porém apresenta alta resolução temporal, permitindo a formação de uma imagem dinâmica da distribuição da ventilação e da perfusão pulmonar regional (50 *frames*/segundo).

Se adicionado um pneumotacógrafo, os sinais de fluxo e pressão são integrados, o que permite o cálculo da mecânica pulmonar regional e a detecção simultânea de zonas de colapso e hiperdistensão das regiões pulmonares dependentes e não dependentes, respectivamente.

A mensuração da distribuição da perfusão pulmonar regional também é útil para caracterizar a etiologia da hipoxemia (casos de trombos ou falha na perfusão), com consequente avaliação da relação ventilação/perfusão.

PLETISMOGRAFIA

O pletismograma da TIE é um sinal gráfico resultante da variação da impedância elétrica ao longo do tempo, que pode ser de toda a área torácica ou de

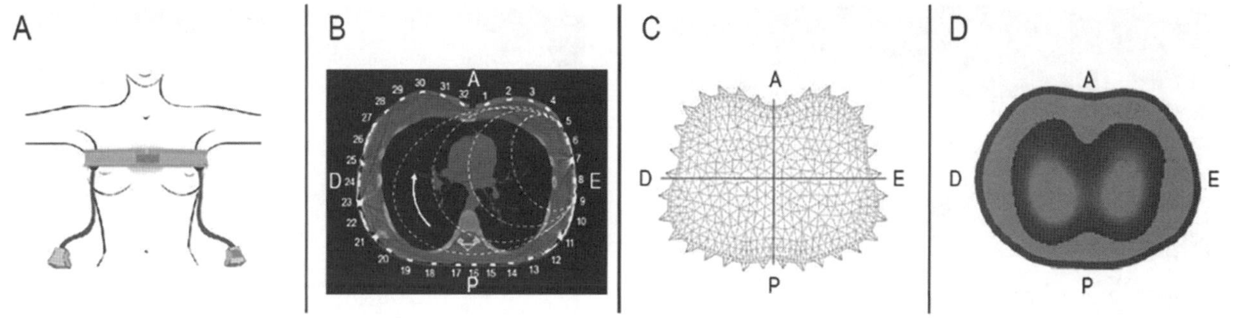

FIGURA 2 A: posicionamento da cinta de eletrodos no tórax. B: padrão de injeção da corrente elétrica. Um par de eletrodos injeta a corrente elétrica, enquanto os demais fazem a leitura das tensões produzidas. O par injetor é alternado em sequência rotacional, intercalando um padrão de injeção. C: malha de elementos finitos utilizada para reconstrução da imagem. D: imagem funcional reconstruída pela TIE usando uma escala de cores (não unificada entre os fabricantes). Nesse exemplo, as cores cinza-escuro e cinza-claro representam, respectivamente, áreas com menor e maior variação da ventilação pulmonar.

D: direito; E: esquerdo; A: anterior; P: posterior; TIE: tomografia de impedância elétrica.

Fonte: acervo da autora.

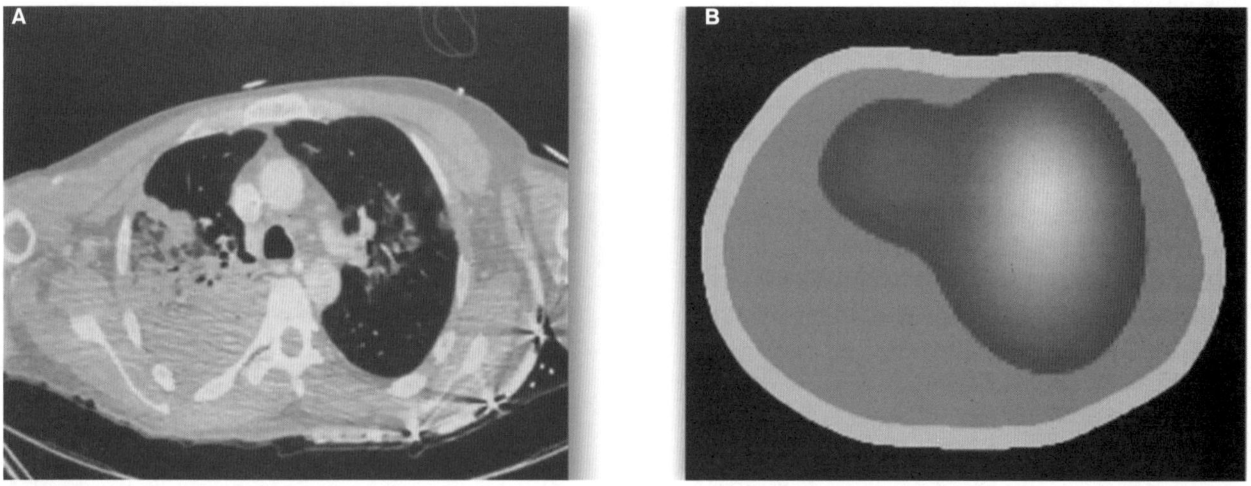

FIGURA 3 A: tomografia convencional. Características: estática, anatômica, emite radiação e necessita de transporte. B: tomografia por impedância elétrica. Características: é dinâmica, funcional, em tempo real, livre de radiação, e pode ser feita à beira do leito.

Fonte: acervo da autora.

uma região específica. Se analisada em cada ciclo, pode ser associada com a ventilação pulmonar.

O tórax é dividido em zonas, aqui denominadas regiões de interesse (ROI), e o equipamento oferece a possibilidade de observar o pletismograma em variadas regiões (Figura 4).

A oscilação da pletismografia em cada ciclo respiratório, chamado delta-Z ou variação de impedância elétrica, está estreitamente correlacionada com a variação de volume pulmonar, podendo-se considerá-la próxima do volume corrente.

Abaixo da linha inicial do delta-Z (linha de base), pode-se assumir que é o volume pulmonar abaixo do volume corrente (ao final da expiração), denominado *end-expiratory lung volume* – EELV) que tem associação com a pressão positiva expiratória final (Peep). Portanto, mudanças na aeração pulmonar provocadas pela abertura ou colapso pulmonar causam alterações no EELV. Assim se observa se, após incrementos na Peep ou outras técnicas de melhora da abertura de unidades pulmonares distais, determinadas regiões realmente aumentaram sua aeração (Figura 5).

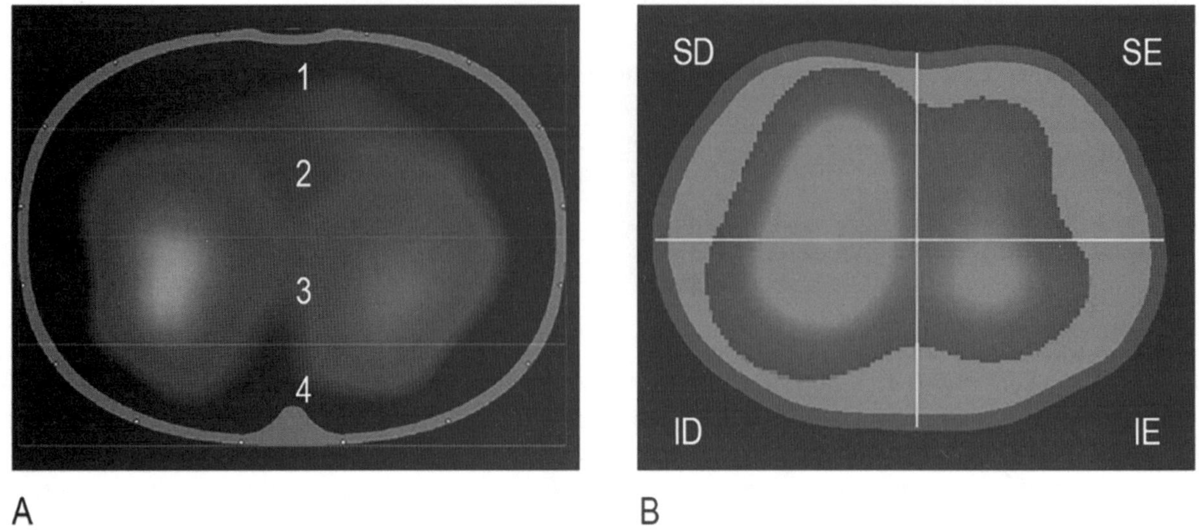

FIGURA 4 Mapa da ventilação dividido em ROI verticais (A) e em quadrantes (B). A: ROI 1 = região mais ventral do paciente; ROI 2 e ROI 3 = zonas intermediárias; ROI 4 = região mais dorsal. B: SD = superior direito; ID = inferior direito; SE = superior esquerdo; IE = inferior esquerdo.

ROI: região de interesse.

Fonte: acervo da autora.

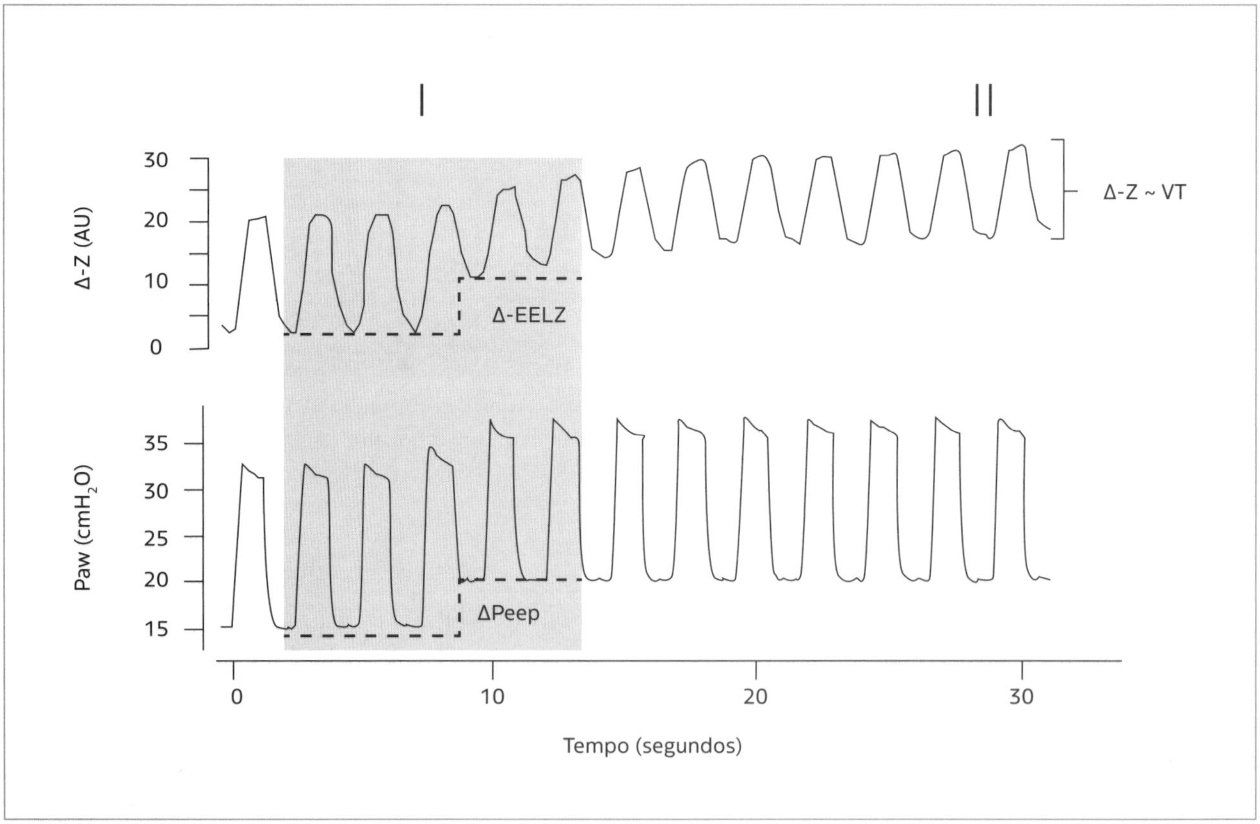

FIGURA 5 Curvas do pletismograma global e da PVA. Gráfico superior: observe que o incremento da Peep aumentou o delta-EELZ. Gráfico inferior: a variação cíclica ventilatória (delta-Z) equivale ao VC.

EELZ: impedância elétrica ao final da expiração; Peep: pressão positiva expiratória final; PVA: pressão nas vias aéreas; UA: unidade arbitrária; VC: volume corrente.

Fonte: acervo da autora.

ESTIMATIVA DO COLAPSO E HIPERDISTENSÃO PULMONAR

A heterogeneidade na distribuição da ventilação, em geral, está associada à existência de mecanismos físicos lesivos, como colapso e abertura cíclica de pequenas vias aéreas e alvéolos. e se mantida por tempo razoável contribui para piores desfechos.

A TIE estima o colapso e a hiperdistensão pulmonar utilizando informações regionais (complacência em cada pixel da TIE): complacência/pixel = delta-Z/*pixel* / (Pplatô – Peep).

Essas informações são entregues após a escolha de dois pontos ao longo do tempo, cores na imagem (referência – ponto inicial; cursor ponto distal na linha do tempo) com delimitação na imagem, como é possível ver na Figura 6, na qual a cor cinza-escuro demonstra melhora da complacência e a cor cinza-claro redução da complacência.

TITULAÇÃO DA PEEP

Com essa ferramenta, durante a titulação da Peep de forma decremental, o equipamento realiza a cada passo da redução Peep a mensuração da complacência e a associa por meio dos *pixels* ao colapso e hiperdistensão; e ao final exibe uma curva com os três valores plotados.

Dessa forma, fica a titulação enriquecida com as informações em porcentagem do colapso e hiperdistensão, sendo possível escolher a melhor Peep, que seria o ponto de cruzamento das três linhas: maior complacência com a menor hiperdistensão e menor colapso (Figura 7), fato esse ausente quando a Peep é titulada apenas com dados da mecânica respiratória.

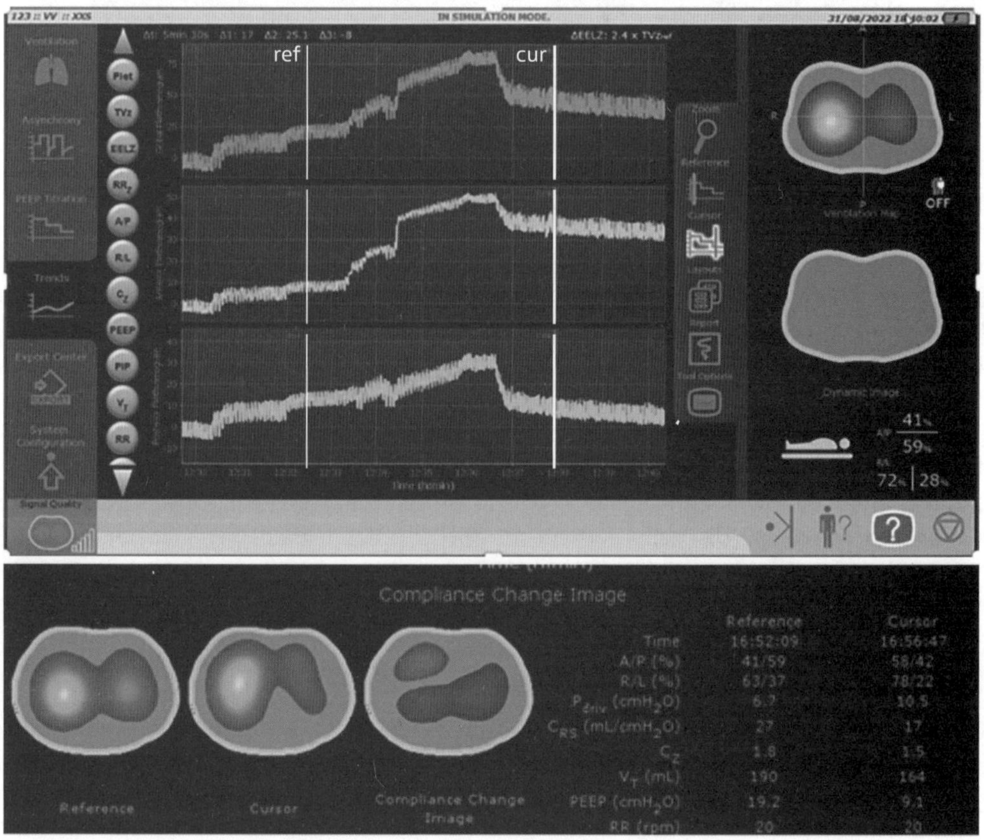

FIGURA 6 Estimativa do colapso e da hiperdistensão pulmonar. Na figura superior vemos, na tela de tendências (*Trends*), três curvas: superiores, a pletismografia total do pulmão; centrais, a pletismografia da região anterior e inferiores, a curva da pletismografia posterior. Ao escolhermos um ponto anterior na linha do tempo (linha branca *"ref"* - referência) e um ponto posterior (linha branca *"cur"* - cursor), entre os quais foram feitas intervenções para melhora da função pulmonar, uma vez que o paciente apresenta 72% de aeração no pulmão direito (veja canto inferior direita a relação R/L (*right* = direito / *left* = esquerdo) e 28% no pulmão esquerdo. Na figura inferior à esquerda vemos a imagem no momento escolhido como referência e no momento onde está o cursor, e na terceira imagem, delineando as alterações na complacência, em cinza mais claro houve melhora da complacência e em cinza mais escuro piora.
Fonte: acervo da autora.

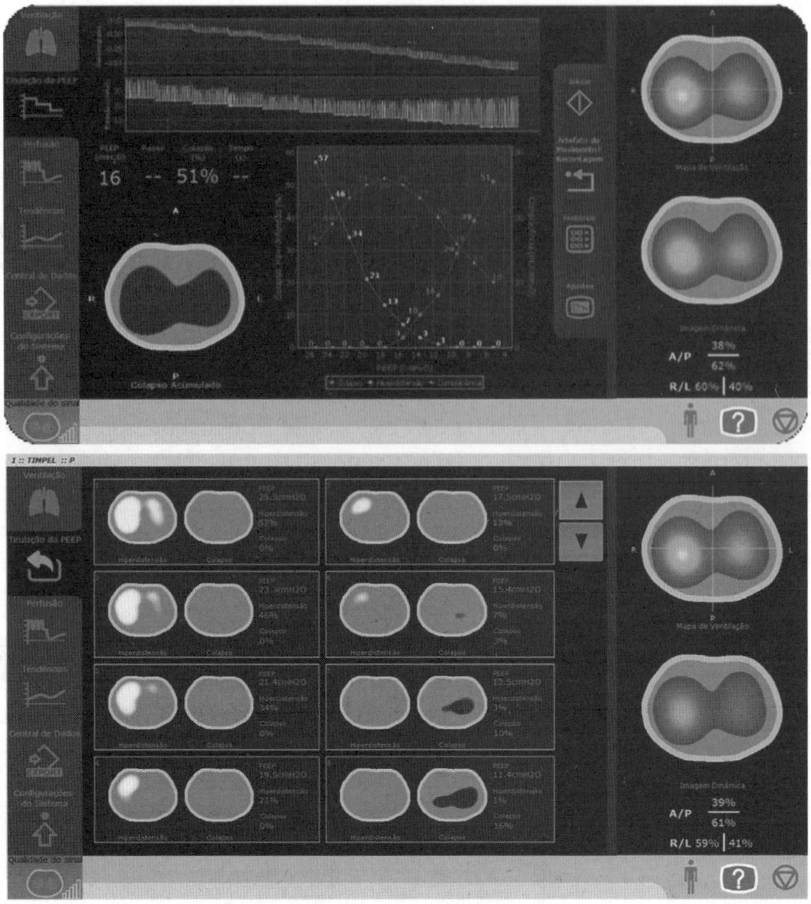

FIGURA 7 Tela da ferramenta de titulação da Peep. Para o uso dessa ferramenta é necessário realizar a manobra decremental da Peep. Figura superior: na porção superior está o pletismograma (curva mais fina) em cada etapa da Peep (curva mais grossa). Note a redução da EELZ (curva mais fina) e a melhor ventilação (aumento do delta-Z). Na porção inferior vê-se um gráfico da complacência do sistema respiratório (linha curva), do colapso (linha crescente) e da hiperdistensão (linha decrescente) em cada etapa da manobra decremental da Peep. Note que a Peep de melhor complacência (17 cmH_2O) não coincide com a que minimiza o colapso e a hiperdistensão estimados pela TIE (15 cmH_2O). Figura inferior: mapas de hiperdistensão e colapso em cada valor de Peep. Observe o aumento progressivo de colapso pulmonar com a redução da Peep a partir de 15 cmH_2O, predominante na região dependente da gravidade.
EELZ: impedância elétrica ao final da expiração; Peep: pressão positiva expiratória final; TIE: tomografia de impedância elétrica.
Fonte: imagens do acervo da autora, geradas pelo tomógrafo por impedância elétrica Enlight (Timpel SA, São Paulo).

ASSINCRONIA

Assincronias são responsáveis pelo aumento do tempo de ventilação mecânica e da mortalidade. Podem ser mensuradas com o cálculo do número de ciclos com assincronias dividido pelo número total de ciclos em determinado período.

A análise de curto prazo em tempo real permite uma visão detalhada de cada ciclo respiratório nos últimos 2 minutos. A tela tempo real mostra áreas sombreadas ao longo dos ciclos em que o empilhamento foi identificado (Figura 8).

O índice de assincronia (IA) é definido como o número de eventos de duplo disparo e disparo reverso nos últimos 2 minutos, dividido pelo total de ciclos respiratórios no mesmo período, expresso em porcentagem

O gráfico compara o volume corrente (mL/kg) dos ciclos normais com os ciclos empilhados, destacando o volume adicional entre eles

PERFUSÃO PULMONAR

Utilizando uma injeção de solução salina hipertônica como meio de contraste (possui impedância elétrica

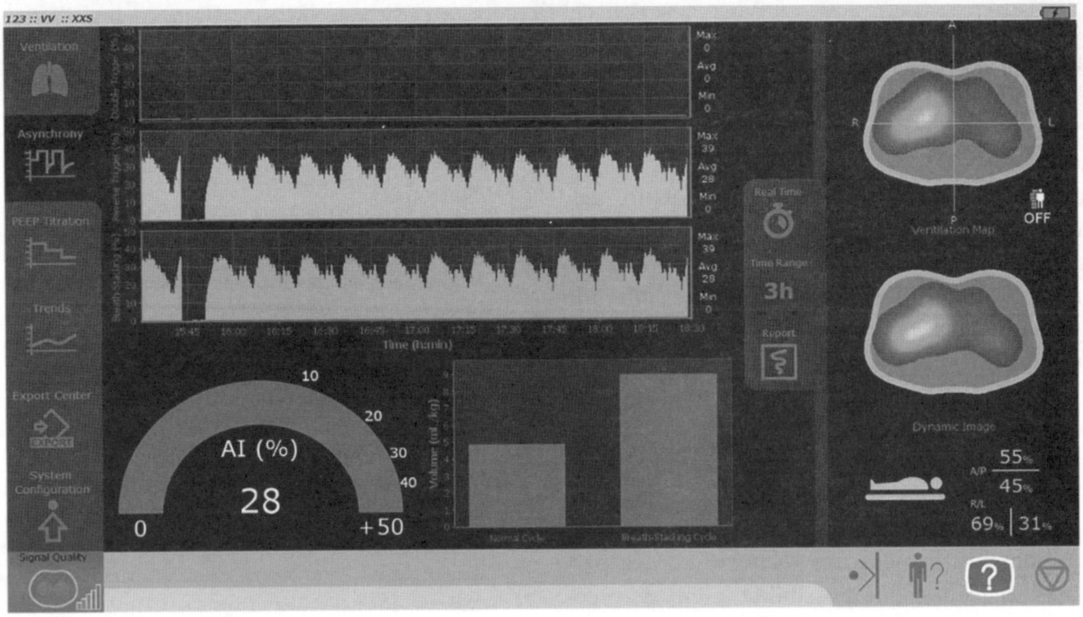

FIGURA 8 Ferramenta de assincronia. Nessa ferramenta temos três assíncronas apresentadas em porcentagem: gráfico superior (linha contínua mostrando ausência) *double trigger* (duplo disparo), segundo gráfico *reverse trigger* (disparo reverso); e *breath stacking* (empilhamento). Embaixo à esquerda é apresentada uma imagem do índice de assincronia (AI%) e à direita um gráfico com o volume pulmonar em ciclos normais e nos ciclos em que houve empilhamento de ar.

Fonte: acervo da autora.

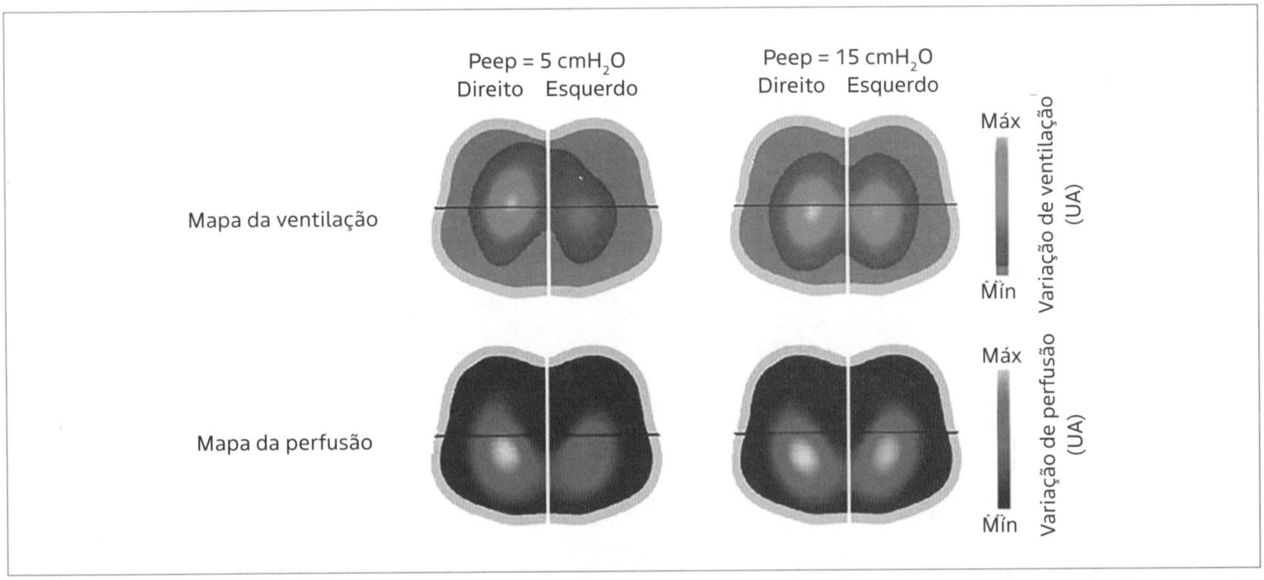

FIGURA 9 Mapa da ventilação e da perfusão obtidas com a TIE em paciente com pneumonia no pulmão esquerdo. Na linha superior, imagens da ventilação; na linha inferior, imagens da perfusão. Do lado esquerdo notamos, durante a aplicação de Peep 5 cmH_2O, assimetria ventilatória entre o pulmão direito (saudável) e o esquerdo (doente) que foi acompanhada por redução da perfusão no pulmão esquerdo. Após incremento da Peep para 15 cmH_2O (imagens à direita), observa-se melhora no padrão da distribuição da ventilação e da perfusão.

Peep: pressão positiva expiratória final; TIE: tomografia de impedância elétrica; UA: unidade arbitrária.

Fonte: acervo da autora.

acentuadamente baixa), pode-se mapear a perfusão pulmonar ao realizar uma manobra de pausa respiratória.

Esse método mostrou-se capaz de produzir mapas V/Q significativos e com boa concordância com mapas de perfusão

O paciente deve estar sob efeito de bloqueio neuromuscular associado a sedação, de forma que não exista nenhuma incursão diafragmática durante o procedimento. O modo ventilatório pode ser alterado momentaneamente para pressão positiva contínua nas vias aéreas (CPAP) para garantir a ausência de ventilação.

No momento de aplicação da solução salina com ausência de fluxo aéreo, a informação é captada e também transformada após seu processamento em imagem, que foi padronizada na linha inferior (Figura 9).

O equipamento fornece um relatório com a perfusão e a ventilação, o que possibilita, além de reconhecer a presença de trombos na circulação pulmonar, observar as consequentes alterações da relação V/Q.

BIBLIOGRAFIA

1. Anderson J, et al. Noninvasive positive pressure ventilation in patients with acute respiratory failure after tracheal extubation. Revista Brasileira de Terapia Intensiva. 2006 Dec;18(4):338-43.
2. Arad M, Zlochiver S, Davidson T, Shoenfeld Y, Adunsky A, Abboud S. The detection of pleural effusion using a parametric EIT technique. Physiol Meas. 2009 Apr;30(4):421-8.
3. Barbas CSV, Ísola AM, Farias AMC, Cavalcanti AB, Gama AMC, Duarte ACM, et al. Brazilian recommendations of mechanical ventilation 2013. Part I. Rev Bras Ter Intensiva. 2014 Apr--Jun;26(2):1-140.
4. Blankman P, Gommers D. Lung monitoring at the bedside in mechanically ventilated patients. Curr Opin Crit Care. 2012 Jun;18(3):261-6.
5. Frerichs I, Dargaville PA, Dudykevych T, Rimensberger PC. Electrical impedance tomography: a method for monitoring regional lung aeration and tidal volume distribution? Intensive Care Med. 2003 Dec;29(12):2312-6.
6. Lima CR. Estudo da obtenção de imagens de tomografia de impedância elétrica do pulmão pelo método de otimização topológica [tese]. São Paulo: Escola Politécnica; 2006.
7. Lima WA, Morais CCA. Tomografia de impedância elétrica na unidade de terapia intensiva: o que o fisioterapeuta deve saber? In: Associação Brasileira de Fisioterapia Cardiorrespiratória e Fisioterapia em Terapia Intensiva; Martins JA, Reis LFF, Andrade FMD (orgs.). Profisio – Programa de Atualização em Fisioterapia em Terapia Intensiva Adulto: ciclo 9. Porto Alegre: Artmed Panamericana; 2018 (Sistema de Educação Continuada a Distância, v.1). p.11-44.
8. Meier T, Luepschen H, Karsten J, Leibecke T, Grossherr M, Gehring H, et al. Assessment of regional lung recruitment and derecruitment during a Peep trial based on electrical impedance tomography. Intensive Care Med. 2008 Mar;34(3):543-50.
9. Rosa RG, Rutzen W, Madeira L, Ascoli AM, Dexheimer Neto FL, Maccari JG, et al. Uso da tomografia por impedância elétrica torácica como ferramenta de auxílio às manobras de recrutamento alveolar na síndrome do desconforto respiratório agudo: relato de caso e breve revisão da literatura. Rev Bras Ter Intensiva. 2015 Dez;27(4):406-11.

25

Ventilação mecânica na asma

Cássio Magalhaes da Silva e Silva
Iura Gonzalez Nogueira Alves

INTRODUÇÃO

A asma é uma doença caracterizada por inflamação crônica das vias aéreas. Apresenta sintomas respiratórios como sibilos, falta de ar, sensação de aperto no peito e tosse, que variam ao longo do tempo e em intensidade com a limitação variável do fluxo aéreo expiratório. Geralmente está associada à hiper-responsividade brônquica e à inflamação das vias aéreas.

A asma é definida como uma doença respiratória crônica que afeta 1 a 29% da população em diferentes países. Sendo um problema grave de saúde global, frequentemente apresenta exacerbações graves. Nesse sentido, Danker et al. (2013) propuseram um escore de gravidade simplificado para avaliação da condição asmática exacerbada, uma vez que o estadiamento da gravidade da exacerbação pode auxiliar na tomada de decisão para admissão na unidade de terapia intensiva (UTI) (Tabela 1).

DIAGNÓSTICO

Na asma, a função pulmonar pode variar entre completamente normal e gravemente obstruída no mesmo paciente. A asma mal controlada está associada a maior variabilidade na função pulmonar do que a asma bem controlada. Uma relação reduzida entre o volume expiratório forçado em 1 segundo (VEF1) e a capacidade vital forçada (VEF1/CVF) indica limitação do fluxo aéreo expiratório.

De acordo com a Global Initiative for Asthma (Gina, 2023), a partir de análises retrospectivas do estado clínico e da função pulmonar, as respostas ao tratamento após 1 hora são preditores mais fiáveis da necessidade de hospitalização do que o estado do paciente na admissão (Tabelas 2 e 3).

A intubação endotraqueal e a ventilação mecânica não devem ser adiadas se a melhora clínica não for alcançada com terapias conservadoras. A venti-

TABELA 1 Escore simplificado de severidade da exacerbação da asma

Sinais e sintomas	Escore de severidade		
	Leve	Moderada	Grave
Frequência cardíaca (bpm)	< 90	91-119	> 120
Sibilos	Ausente	Presente	Presente
Rales	Ausente	Presente	Presente
Expiração prolongada	Ausente	Presente	Presente
Saturação de pulso (%)	95-100	94-90	< 89
Uso de musculatura acessória	Ausente	Presente	Presente
Número mínimo de parâmetros para classificar na categoria	Pelo menos 3	Pelo menos 3 ou só uso de musculatura acessória	Pelo menos 3 ou somente dessaturação < 89%

Fonte: adaptada de Danker et al. (2013).

TABELA 2 Critérios espirométricos propostos para consideração de admissão ou alta hospitalar

	Admissão ou alta	Recomendações
1	Admissão	Se o VEF1 ou PFE pré-tratamento for < 25% do previsto ou melhor valor pessoal, ou se o VEF1 ou PFE pós-tratamento for < 40% do previsto ou melhor valor pessoal.
2[a]	Possibilidade de alta	Se a função pulmonar pós-tratamento for 40-60% do previsto.
3[b]	Alta	Se a função pulmonar pós-tratamento for > 60% do previsto ou do melhor valor pessoal.

PEF: pico expiratório máximo; VEF1: volume expiratório forçado em 1 segundo.
[a] Deve-se considerar os fatores de risco e a disponibilidade de cuidados de acompanhamento.
[b] Deve-se considerar os fatores de risco e a disponibilidade de cuidados de acompanhamento.

TABELA 3 Fatores associados ao aumento da probabilidade de necessidade de internação

1	Sexo feminino, idade avançada e raça não branca
2	Mais de 8 inalações de beta-2-agonistas nas últimas 24 horas
3	Necessidade de reanimação ou intervenção médica rápida na chegada, FR > 22 respirações/minuto, $SatO_2$ < 95%, PFE final < 50% do previsto
4	História pregressa de exacerbações graves

FR: frequência respiratória; PEF: pico expiratório máximo; $SatO_2$: saturação de oxigênio.

lação mecânica nesses pacientes geralmente requer hipoventilação controlada, sedação adequada e uso ocasional de relaxante muscular para evitar hiperinsuflação dinâmica. A abordagem adequada é vital no manejo da asma aguda para evitar complicações e prevenir a morte.

TRATAMENTO

A principal característica da asma aguda é um episódio súbito e reversível de broncoconstrição, levando a um aumento da resistência das vias aéreas que varia em gravidade. A mudança aguda na carga mecânica (principalmente resistiva) gera hiperinsuflação, aumento do esforço muscular respiratório e dispneia. A hiperinsuflação também reduz a eficiência muscular respiratória, e, portanto, o desempenho da musculatura respiratória pode, em última análise, evoluir para fadiga e exaustão.

Ventilação mecânica não invasiva na asma

A ventilação mecânica não invasiva (VNI) tem como objetivo diminuir o trabalho muscular respiratório, que pode ser aumentado durante os episódios de broncoconstrição aguda, para melhorar a ventilação e diminuir a sensação de dispneia.

Embora uma revisão sistemática Cochrane tenha mostrado melhora na função pulmonar, frequência respiratória (FR) e redução das internações hospitalares, a análise agregada permaneceu com pouco poder para afirmar a eficácia da VNI na asma para a redução da mortalidade intra-hospitalar e intubação endotraqueal.

Nesse sentido, as diretrizes de prática clínica combinadas da European Respiratory Society e American Thoracic Society, de 2017, sobre VNI para insuficiência respiratória aguda, não foram capazes de fornecer uma recomendação a favor ou contra o uso de VNI na asma aguda.

Para pacientes asmáticos com insuficiência respiratória, revisões de especialistas recomendam contraindicações à VNI ou fatores de risco para falência da VNI, além dos sinais clínicos preditivos de falha (Quadros 1 e 2).

A VNI parece melhorar o VEF1 (diferença média de 14,02, IC 95% 7,73-20,32; baixa certeza) e o pico de fluxo expiratório (diferença média de 19,97 L/segundo IC 95% 15,01-24,93; baixa certeza).

Assim, a falta de evidências robustas impede que se faça uma recomendação, com alto nível de evidência e alta força de recomendação, quanto ao uso de VNI para asma aguda. Assim, o Bipap (pressão positiva em dois níveis nas vias aéreas) pode ser considerado para um subgrupo de pacientes diagnosticados com asma que se comportam mais como pacientes com doença pulmonar obstrutiva crônica (ou seja, obstrução fixa das vias aéreas).

Ventilação mecânica invasiva na asma

A intubação endotraqueal continua a ser um evento raro em pacientes com asma devido, em par-

QUADRO 1 Fatores de risco para falência do uso da VNI

- Insuficiência respiratória hipercápnica aguda.
- Pontuação neurológica ruim: pontuação de coma de Glasgow < 11.
- Taquipneia: > 35 respirações/minuto.
- pH < 7,25.
- Pontuação de avaliação de fisiologia aguda e saúde crônica > 29.
- Respiração assíncrona.
- Edêntulo.
- Vazamento excessivo de ar.
- Agitação.
- Secreções excessivas.
- Baixa tolerância.
- Má adesão à terapia.
- Nenhuma melhora inicial nas primeiras 2 horas de VNI.
- Sem melhora no pH.
- Hipercapnia persistente.
- Insuficiência respiratória hipoxêmica aguda.
- Diagnóstico de SDRA ou pneumonia.
- Idade > 40 anos.
- Hipotensão: pressão arterial sistólica < 90 mmHg.
- Acidose metabólica: pH < 7,25.
- PaO_2 baixa.
- Pontuação de fisiologia aguda simplificada II > 34.
- Falha em melhorar a oxigenação na primeira hora após tratamento não invasivo.
- PaO_2/FIO_2 < 175 mmHg.

Fonte: Hill (2009); Hess (2013).
FiO_2: fração inspirada de oxigênio; PaO_2: pressão arterial de oxigênio; SDRA: síndrome de desconforto respiratório agudo; VNI: ventilação mecânica não invasiva.

QUADRO 2 Sinais clínicos preditivos de falha da VNI

1	Piora clínica após 1-2 hora de início da VNI.
2	pH < 7,25, *Apache* II pontua > 29 e coma de Glasgow pontua < 11 (falha de 64-82%).

VNI: ventilação mecânica não invasiva.
Fonte: Hess (2013).

te, à melhora terapêutica e à natureza reversível da doença, embora alguns pacientes possam vir a necessitar de VMI.

Na exacerbação grave da asma, a VMI está associada a risco aumentado de complicações e mortalidade significativa. Portanto, a indicação de intubação deve ser limitada a pacientes em condições de risco de vida (parada respiratória, bradipneia, alteração da consciência, pacientes totalmente exaustos e/ou com hipercapnia grave e agravada ou dificuldade respiratória importante apesar do tratamento médico adequado).

O manejo das vias aéreas dos pacientes com exacerbação do quadro de asma, com risco de morte, é crucial. Destaca-se que a ventilação bolsa-máscara pode piorar a hiperinsuflação dinâmica e precipitar a parada cardíaca e a instabilidade hemodinâmica.

Assim, os objetivos da VMI na crise de asma aguda incluem melhorar a administração de broncodilatadores inalatórios, melhorar o trabalho respiratório e reduzir a hiperinsuflação dinâmica.

Devido ao grande aumento da resistência expiratória, secundária à obstrução das vias aéreas relacionada ao edema e ao broncoespasmo, a hiperinsuflação pulmonar pode ser extremamente elevada em asmáticos. Dessa forma, esforços devem ser realizados visando aliviar a pressão nas vias aéreas e reduzir a hiperinsuflação dinâmica com as configurações do ventilador.

Nesse sentido, destaca-se que a ventilação mecânica pode ser obtida por meio da ventilação assistida ou controlada a volume ou pressão, embora, acerca da escolha do modo ventilatório, alguns autores sugiram que, tal como na doença pulmonar obstrutiva crônica (DPOC), a utilização de um modo volumétrico com fornecimento de fluxo de ar em onda quadrada permite uma monitorização mais fácil.

Inegavelmente, o foco das configurações iniciais do ventilador deve ser reduzir a hiperinsuflação dinâmica e prevenir lesões pulmonares (Quadro 3).

QUADRO 3 Estratégias ventilatórias para minimizar a hiperinsuflação dinâmica

1	Redução do volume-minuto.
2	Prolongando o tempo expiratório 1:4 a 1:6.
3	Baixo VC e FR.
4	O VC deve ser ajustado, em aproximadamente, 6 a 8 mL/kg de peso predito.
5	Alta taxas de fluxo de ar inspiratório.
6	Baixo nível de Peep externa (≤ 5 cmH_2O) é recomendado.
7	A mensuração da auto-Peep deve ocorrer pelo menos a cada 6 horas.
8	Limitar a Pplatô < 30 cmH_2O e obter a Peep total mais baixa possível.
9	A hipercapnia permissiva deve ser permitida, pH > 7,20, naqueles pacientes sem qualquer contraindicação (p. ex., depressão miocárdica ou características patológicas intracranianas).
10	FiO_2 deve ser iniciada em 100% e depois reduzida rapidamente para o mínimo, visando manter uma meta de SpO_2 > 92%.
11	Se a hipóxia persistir, uma avaliação para causas alternativas, incluindo *shunt* pulmonar, deve ser realizada.

FR: frequência respiratória; Peep: pressão positiva expiratória final; VC: volume corrente.

O monitoramento da resposta da hiperinsuflação dinâmica, após a estratégia de implementação da ventilação-minuto baixa, pode ser observado na curva fluxo × tempo. Assim, quando a porção expiratória retorna à linha de base, antes que uma nova respiração seja iniciada, sugere-se a resolução da hiperinsuflação dinâmica. Se o empilhamento de respirações continuar (ou seja, se a curva de tempo de fluxo não retornar a zero antes que uma nova respiração seja iniciada), diminuir o tempo inspiratório permitirá uma respiração mais rápida e mais tempo a ser gasto na expiração, à custa de Ppico aumentada.

Ventilação não invasiva pós-extubação

Os *guidelines* que abordam o uso da VNI para o desmame não são específicos em abordar o desmame em condições asmáticas, mas cabe destacar que alguns ensaios clínicos citados nas recomendações para uso de VNI após extubação, incluem pacientes com *status* asmático.

Pode ser recomendada a extubação para VNI em vez do uso da oxigenoterapia convencional com recomendação forte, certeza moderada na evidência, conforme o Quadro 4.

QUADRO 4 Recomendações para uso da VNI após extubação na asma

1	Pacientes com alto risco de falha na extubação que estejam recebendo ventilação mecânica há mais de 24 horas.
2	Pacientes que tenham passado por um teste de respiração espontânea.

VNI: ventilação mecânica não invasiva.

Os autores destacam, com base em ensaios clínicos, que a VNI reduz a necessidade de intubação em certas populações com insuficiência respiratória aguda, mas seu papel no período pós-extubação imediato não está bem definido. Nesse sentido, cinco ensaios clínicos randomizados (525 pacientes) compararam a VNI com a oxigenoterapia convencional no período pós-extubação imediata em pacientes que passaram por um teste de respiração espontânea (TRE), mas foram considerados de alto risco para falha na extubação (Quadro 5).

QUADRO 5 Fatores de risco para falha na extubação na asma

1	Idade > 65 anos
2	DPOC coexistente
3	Insuficiência cardíaca congestiva
4	Hipercapnia durante o TRE
5	Falha em mais de um TRE
6	Alta gravidade da doença no dia da extubação
7	Estridor das vias aéreas superiores que não requer reintubação imediata
8	Fraqueza de tosse

DPOC: doença pulmonar obstrutiva crônica; TRE: teste de respiração espontânea.

A VNI foi associada a melhorias nas taxas de extubação bem-sucedida, menor tempo de permanência na UTI e na mortalidade a curto e longo prazo. Esses benefícios em pacientes adequadamente selecionados superam significativamente os riscos potenciais da VNI (p. ex., lesão da ponte nasal, ulceração nasal, conjuntivite).

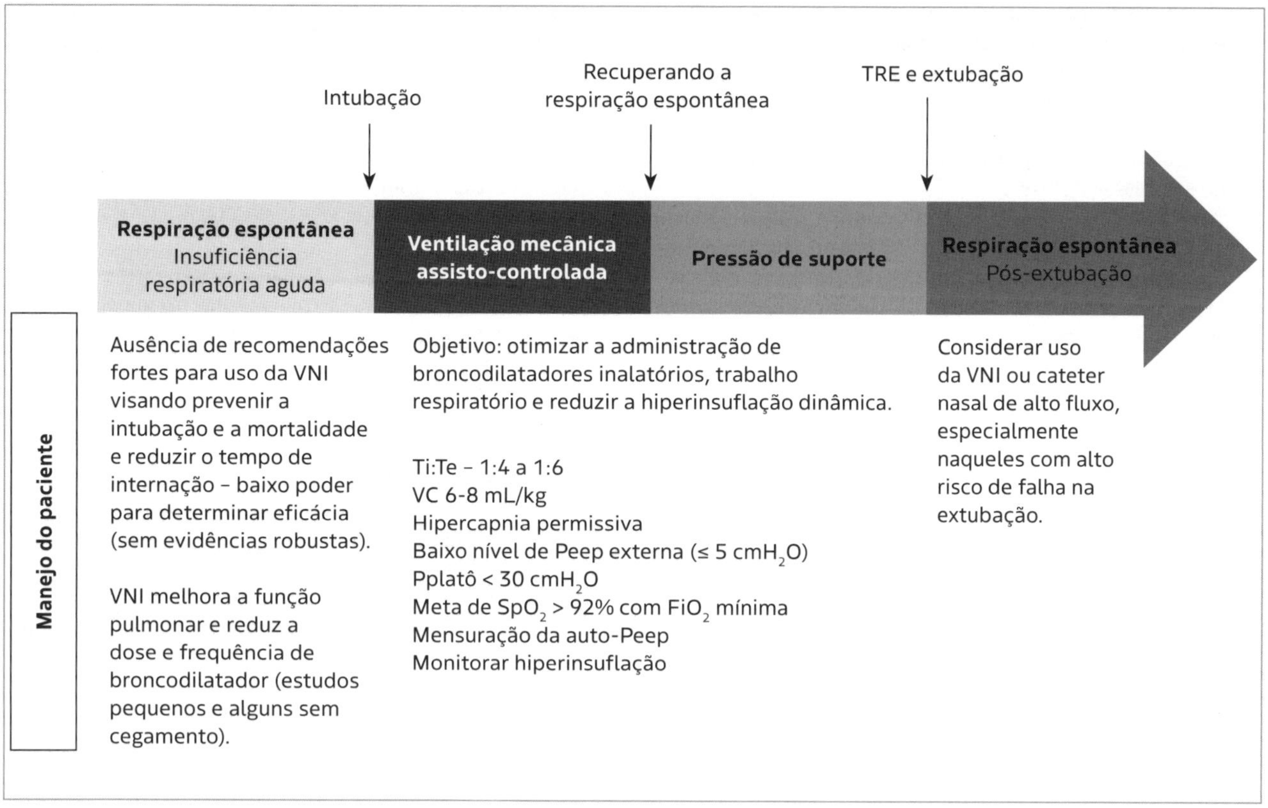

FIGURA 1 Abordagem do paciente asmático com ventilação mecânica.
FiO_2: fração inspirada de oxigênio; Peep: pressão positiva expiratória final; SpO_2: saturação periférica de oxigênio; TRE: teste de respiração espontânea; VC: volume corrente; VNI: ventilação mecânica não invasiva.

BIBLIOGRAFIA

1. Global Initiative for Asthma (Gina). Disponível em: https://ginasthma.org/. Acesso em: 8 jul. 2024.
2. Mortimer K, Lesosky M, García-Marcos L, Asher MI, Pearce N, Ellwood E, et al. The burden of asthma, hay fever and eczema in adults in 17 countries: GAN phase I study. Eur Respir J. 2022.
3. Mims JW. Asthma: definitions and pathophysiology. International Forum of Allergy & Rhinology. 2015 Sep;5(S1):S2-S6.
4. Dankner R, Olmer L, Ziv A, Bentancur AG. A simplified severity score for acute asthma exacerbation. Journal of Asthma. 2013;50(8):871-6.
5. Lin MP, Vargas-Torres C, Schuur JD, Shi D, Wisnivesky J, Richardson LD. Trends and predictors of hospitalization after emergency department asthma visits among US Adults, 2006-2014. Journal of Asthma. 2020;57(8):811-9.
6. Peñuelas O, Muriel A, Abraira V, et al (2020) Inter-country variability overtime in the mortality of mechanically ventilated patients. Intensive Care Med 46:444–453.
7. Pendergraft TB, Stanford RH, Beasley R, Stempel DA, Roberts C, McLaughlin T. Rates and characteristics of intensive care unit admissions and intubations among asthma related hospitalizations. Ann Allergy Asthma. 2004.
8. Pearson SD, Patel BK. Noninvasive ventilation for acute asthma: the neglected sibling. Am J Respir Crit Care Med. 2020 Dec 1;202(11):1491-3.
9. Brandão DC, Lima VM, Filho VG, Silva TS, Campos TF, Dean E, et al. Reversal of bronchial obstruction with bi-level positive airway pressure and nebulization in patients with acute asthma. J Asthma. 2009;46:356-61.
10. Gupta D, Nath A, Agarwal R, Behera D. A prospective randomized controlled trial on the efficacy of non invasive ventilation in severe acute asthma. Respir Care. 2010;55:536-43.
11. Soroksky A, Stav D, Shpirer I. A pilot prospective, randomized, placebo-controlled trial of bilevel positive airway pressure in acute asthmatic attack. Chest. 2003;123:1018-25.
12. Lim WJ, Mohammed Akram R, Carson KV, Mysore S, Labiszewski NA, Wedzicha JA, et al. Non-invasive positive pressure ventilation for treatment of respiratory failure due to severe acute exacerbations of asthma. Cochrane Database Syst Rev. 2012;12:CD004360.
13. Rochwerg B, Brochard L, Elliott MW, Hess D, Hill NS, Nava S, et al. Official ERS/ATS clinical practice guidelines: noninvasive ventilation for acute respiratory failure. Eur Respir J. 2017;50:1602426.
14. Miller A, VanHart DA, Gentile MA. Noninvasive ventilation in life-threatening asthma: a case series. Can J Respir Ther. 2017 Summer;53(3):33-6. Epub 2017 Aug 1. PMID: 30996631; PMCID: PMC6422218.
15. Nanchal R, Kumar G, Majumdar T, Taneja A, Patel J, Dagar G, et al. Utilization of mechanical ventilation for asthma exacerbations: analysis of a national database. Respir Care.2014;59(5):644-53.
16. Soroksky A, Klinowski E, Ilgyev E, Mizrachi A, Miller A, Yehuda TMB, et al. Noninvasive positive pressure ventilation in acute asthmatic attack. Eur Respir Rev. 2010;19(115):39-45.

17. Medoff BD. Invasive and noninvasive ventilation in patients with asthma. Respir Care. 2008;53(6):740-8. discussion 9-50.
18. Pallin M, Naughton MT. Noninvasive ventilation in acute asthma. J Crit Care. 2014;29(4):586-93.
19. Brenner B, Corbridge T, Kazzi A. Intubation and mechanical ventilation of the asthmatic patient in respiratory failure. Proc Am Thorac Soc. 2009;6(4):371-9.
20. Soroksky A, Klinowski E, Ilgyev E, Mizravichi A, Miller A, Yehuda TMB, et al. Noninvasive positive pressure ventilation in acute asthmatic attack. Eur Respir Rev. 2010;19(115):39-45.
21. Medoff BD. Invasive and noninvasive ventilation in patients with asthma. Respir Care. 2008;53(6):740-8. discussion 9-50.
22. Pallin M, Naughton MT. Noninvasive ventilation in acute asthma. J Crit Care. 2014;29(4):586-93.
23. Louie S, Morrissey BM, Kenyon NJ, Albertson TE, Avdalovic M. The critically ill asthmatic: from ICU to discharge. Clin Rev Allergy Immunol. 2012;43(1-2):30-44.
24. Hill NS. Where should noninvasive ventilation be delivered? Respir Care. 2009;54(1):62-70.
25. Hess DR. Noninvasive ventilation for acute respiratory failure. Respir Care. 2013 Jun;58(6):950-72.
26. Murase K, Tomii K, Chin K, Tsuboi T, Sakurai A, Tachikawa R, et al. The use of non-invasive ventilation for life-threatening asthma attacks: changes in the need for intubation. Respirology. 2010.
27. Demoule A, Girou E, Richard JC, Taille S, Brochard L. Increased use of noninvasive ventilation in French intensive care units. Intensive Care Med. 2006;32(11):1747-55.
28. Althoff MD, Holguin F, Yang F, Grunwald GK, Moss M, Vandivier RW, et al. Noninvasive ventilation use in critically ill patients with acute asthma exacerbations. Am J Respir Crit Care Med. 2020 Dec 1;202(11):1520-30.
29. Boles JM, Bion J, Connors A, Herridge M, Marsh B, Melot C, et al. Desmame da ventilação mecânica. Eur Respir J. 2007;29:1033-56.
30. Demoule A, Brochard L, Dres M, Heunks L, Jubran A, Laghi F, et al. How to ventilate obstructive and asthmatic patients. Intensive Care Med. 2020 Dec;46(12):2436-49.
31. Garner O, Ramey JS, Hanania NA. Management of life-threatening asthma: severe asthma series. Chest. 2022 Oct;162(4):747-56.
32. Tuxen DV, Lane S. The effects of ventilatory pattern on hyperinflation, airway pressures, and circulation in mechanical ventilation of patients with severe air-flow obstruction. Am Rev Respir Dis. 1987;136:872-9.
33. Leatherman J. Mechanical ventilation for severe asthma. Chest. 2015;147:1671-80.
34. Brenner B, Corbridge T, Kazzi A. Intubation and mechanical ventilation of the asthmatic patient in respiratory failure. Proc Am Thorac Soc. 2009;6:371-9.
35. Fan E, Zakhary B, Amaral A, McCannon J, Girard TD, Morris PE, et al. Liberation from mechanical ventilation in critically ill adults: an official ATS/ACCP clinical practice guideline. Ann Am Thorac Soc. 2017 Mar;14(3):441-3.
36. Ouellette DR, Patel S, Girard TD, Morris PE, Schmidt GA, Truwit JD, et al. Liberation from mechanical ventilation in critically ill adults: an official American College of Chest Physicians / American Thoracic Society clinical practice guideline: inspiratory pressure augmentation during spontaneous breathing trials, protocols minimizing sedation, and noninvasive ventilation immediately after extubation. Chest. 2017 Jan;151(1):166-80.
37. Nava S, Gregoretti C, Fanfulla F, Squadrone E, Grassi M, Carlucci A, et al. Noninvasive ventilation to prevent respiratory failure after extubation in high-risk patients. Crit Care Med. 2005;33(11):2465-70.
38. Ferrer M, Valencia M, Nicolas JM, Bernadich O, Badia JR, Torres A. Early noninvasive ventilation averts extubation failure in patients at risk: a randomized trial. Am J Respir Crit Care Med. 2006 Jan 15;173(2):164-70.
39. Ferrer M, Sellarés J, Valencia M, Carrillo A, Gonzalez G, Badia JR, et al. Non-invasive ventilation after extubation in hypercapnic patients with chronic respiratory disorders: randomised controlled trial. Lancet. 2009 Sep 26;374(9695):1082-8.
40. Khilnani GC, Galle AD, Hadda V, Sharma SK. Non-invasive ventilation after extubation in patients with chronic obstructive airways disease: a randomised controlled trial. Anaesth Intensive Care. 2011 Mar;39(2):217-23.
41. Mohamed KAE, Abdalla MH. Role of non invasive ventilation in limiting re-intubation after planned extubation. Egypt J Chest Dis Tuberc. 2013;62(4):669-74.

26

Ventilação mecânica na síndrome do desconforto respiratório agudo

André Luiz Lisboa Cordeiro

INTRODUÇÃO

A síndrome do desconforto respiratório agudo (SDRA) é uma condição clínica grave e potencialmente fatal que se caracteriza por uma insuficiência respiratória aguda, marcada por hipoxemia refratária e lesão pulmonar difusa. Reconhecida pela primeira vez há mais de 50 anos, a SDRA continua a ser uma das principais causas de morbidade e mortalidade em unidades de terapia intensiva (UTI) em todo o mundo.

A fisiopatologia da SDRA envolve um processo inflamatório difuso pulmonar, resultando em dano alveolar e edema pulmonar não cardiogênico. Ware e Matthay (2000) enfatizaram o papel crítico da disfunção do epitélio alveolar, do endotélio vascular e da ativação desregulada do sistema imunológico no desenvolvimento da SDRA. A lesão pulmonar aguda é muitas vezes desencadeada por uma variedade de condições, incluindo sepse, trauma, pneumonia grave e aspiração de conteúdo gástrico, demonstrando a heterogeneidade das causas subjacentes à SDRA.

A gestão da SDRA é complexa e desafiadora, com uma abordagem multidisciplinar essencial para otimizar os resultados clínicos. A ventilação mecânica protetora é um pilar no tratamento da SDRA, visando minimizar as lesões pulmonares adicionais associadas à ventilação invasiva. Além disso, a identificação e o tratamento precoces da causa subjacente, juntamente com estratégias de suporte hemodinâmico e terapias anti-inflamatórias específicas, são componentes cruciais na abordagem integrada dessa síndrome complexa.

CLASSIFICAÇÃO

Trata-se de uma lesão inflamatória aguda, difusa, que leva ao aumento da permeabilidade vascular pulmonar e à perda da aeração alveolar, sendo refratária ao uso do oxigênio. Essas alterações geram colapso pulmonar e perpetuam a resposta inflamatória. Para que o paciente evolua com SDRA, precisa existir um fator de risco. Ele pode ser pulmonar ou extrapulmonar.

- **Pulmonar:** pneumonia, quase afogamento, broncoaspiração.
- **Extrapulmonar:** sepse, grande queimado, pancreatite.

Para o diagnóstico, alguns fatores são considerados, como a existência de um fator de risco e piora significativa dentro de uma semana. Além disso, a imagem do tórax e a oxigenação guiam o diagnóstico e a classificação. É importante realizar o cálculo dividindo a pressão arterial de oxigênio (PaO_2) pela fração inspirada de oxigênio (FiO_2). A PaO_2 é obtida por meio de uma gasometria, e a FiO_2, pelo ventilador mecânico. Na Tabela 1 verificam-se os principais critérios para o diagnóstico.

VOLUME CORRENTE

O estudo de Carvalho et al. em 2000 observou a redução para 6 mL/kg de peso corporal ideal em comparação com os 12 mL/kg de peso corporal ideal, resultando em diminuição significativa da mortalidade (31% *vs.* 40%) e aumento nos dias livres de ventilação. A média do volume corrente utilizado no braço de intervenção do estudo foi de 6,2 mL/kg nos primeiros cinco dias de participação no ensaio, com um limite de 6,5 mL/kg usado como ponto de corte para a adesão ao protocolo em cada local do estudo. Além disso, a faixa de volume corrente alvo no protocolo foi definida entre 4 e 6 mL/kg, dependendo da pres-

TABELA 1 Principais critérios para o diagnóstico

Tempo de início	Piora dentro de sete dias havendo um fator de risco.
Origem do edema	Não explicado por sobrecarga volêmica ou insuficiência cardíaca.
Alterações radiológicas	Opacidades bilaterais na radiografia do tórax, tomografia computadorizada ou ultrassonografia (não sendo explicada por nódulos, derrames pleurais e/ou atelectasias).
Oxigenação	▪ Leve – PaO_2/FiO_2 entre 201-300 com Peep ≥ 5 cmH_2O ou CNAF > 30 L/min. ▪ Moderada – PaO_2/FiO_2 entre 101-200 com Peep ≥ 5 cmH_2O. ▪ Grave – PaO_2/FiO_2 ≤ 100 com Peep ≥ ≥ 5 cmH_2O.
Oxigenação	SpO_2/FiO_2 ≤ 315 com SpO_2 ≤ 97%.

CNAF: cânula nasal de alto fluxo; FiO_2: fração inspirada de oxigênio; PaO_2: pressão arterial de oxigênio; Peep: pressão positiva ao final da expiração; SpO_2: saturação periférica de oxigênio.
Fonte: adaptada de Matthay et al. (2023).

são de platô, enquanto a faixa de volume corrente que pode ser tolerada variou de 4 a 8 mL/kg, conforme observado no estudo.

Além dos valores específicos de volume corrente, também é importante o controle da pressão das vias aéreas durante a ventilação mecânica. Embora a pressão regulada no modo regulação de pressão com volume controlado (PRVC) possa ajustar o volume corrente para limites de pressão definidos, essa abordagem pode ser insuficiente em pacientes com alta demanda ventilatória. Portanto, é essencial monitorar de perto as pressões das vias aéreas e realizar ajustes adicionais conforme necessário para garantir a segurança e eficácia da ventilação.

Outro aspecto relevante é a redução do dano pulmonar associado à ventilação mecânica por meio da diminuição da pressão de distensão pulmonar. Ao utilizar volumes correntes mais baixos (4 a 6 mL/kg), é possível reduzir a pressão de distensão, a *mechanical power* aplicada ao pulmão e, consequentemente, o risco de volutrauma. No entanto, é importante notar que essa abordagem pode não ser adequada para todos os pacientes e pode requerer modificações adicionais com base na resposta individual de cada paciente à ventilação mecânica. Portanto, esses valores quantitativos fornecem diretrizes importantes para a prática clínica, destacando a necessidade de uma abordagem personalizada e baseada em evidências para a ventilação mecânica em pacientes com SDRA.

VENTILAÇÃO NÃO INVASIVA

Dentre as opções terapêuticas para pacientes com SDRA, a ventilação mecânica não invasiva (VNI) é uma das mais controversas. A última diretriz brasileira de ventilação mecânica sugere o uso em casos leves da doença, devendo o paciente ser observado por 30 minutos a 2 horas e analisado o sucesso da terapia. Após 2014, novos estudos foram publicados sustentando o uso da VNI ou refutando o uso da terapia não invasiva.

POSIÇÃO PRONA

A aplicação da posição prona em pacientes com SDRA desencadeia uma série de efeitos fisiológicos benéficos que contribuem para a melhoria da oxigenação e, por conseguinte, para a gestão da condição. Quando um paciente é posicionado em decúbito ventral, ocorre uma redistribuição do volume pulmonar e uma melhoria na relação ventilação-perfusão. Esse efeito é particularmente significativo nas regiões dorsais dos pulmões, onde a aeração muitas vezes é comprometida em pacientes com SDRA. Estudos como o de Pelosi et al. (2002) destacam que a posição prona pode melhorar a homogeneidade da ventilação alveolar, reduzindo a dependência de áreas pulmonares específicas.

Na posição prona, ocorre uma diminuição do gradiente de pressão pleural de regiões não dependentes para as dependentes, facilitando o recrutamento das áreas dorsais do pulmão, que, na posição prona, tornam-se não dependentes. Isso resulta em uma distribuição mais homogênea da aeração e da ventilação nos pulmões. É relevante observar que, anatomicamente, a região dorsal é mais extensa do que a região ventral, favorecendo o recrutamento nas áreas dorsais (não dependentes, na posição prona) em relação ao desrecrutamento nas áreas ventrais (dependentes, na posição prona).

Apesar de a posição prona não apresentar impacto significativo na distribuição do fluxo sanguíneo pulmonar, a melhoria acentuada na homogeneidade ventilatória nessa posição é associada à redução do *shunt*, resultando em uma notável melhora na oxigenação.

Estudos também indicam que, em comparação com a posição supina, a posição prona não apenas facilita o recrutamento, mas também reduz as áreas hiperaeradas e a expressão de mediadores pró-inflamatórios, incluindo neutrófilos, que desempenham um papel na perpetuação da lesão pulmonar. Esses achados ressaltam os benefícios não apenas na otimização da troca gasosa, mas também na modulação do ambiente inflamatório pulmonar durante a aplicação da posição prona em pacientes com SDRA.

Deve-se usar a posição prona em pacientes com SDRA com relação $PaO_2/FiO_2 < 150$ por pelo menos 16 horas por sessão, nas primeiras 48 horas do diagnóstico. Deve deixar de ser repetida assim que se atingir P/F > 150 mmHg com Peep ≤10 cmH_2O em posição supina. Vale chamar a atenção para as contraindicações para a posição prona (Quadro 1).

QUADRO 1 Contraindicações para a posição prona

- Hipertensão intracraniana.
- Fratura pélvica.
- Fratura de coluna.
- Hipertensão intra-abdominal (contraindicação relativa).
- Peritoniostomia.
- Gestação (contraindicação relativa).
- Tórax instável.
- Instabilidade hemodinâmica grave.
- Equipe inexperiente.

PRESSÃO POSITIVA AO FINAL DA EXPIRAÇÃO (PEEP)

Não há um claro benefício na mortalidade em pacientes com SDRA ao comparar estratégias de Peep alta com Peep baixa em todos os pacientes que recebem ventilação com baixo volume corrente. No entanto, pode haver benefício em pacientes com SDRA moderada a grave, especialmente aqueles que respondem à Peep (definido como um aumento em P/F > 25 mmHg após Peep mais alta).

Em decorrência da significativa heterogeneidade na SDRA, diferentes fenótipos podem responder de forma diferente à Peep, portanto os clínicos devem monitorar a oxigenação e a complacência pulmonar durante a titulação. A titulação da Peep é realizada fazendo aumentos escalonados na Peep seguidos de pequenas mudanças decrementais de 2 cmH_2O a cada 2 a 5 minutos, enquanto se verifica o Pplatô e se monitoram as mudanças na complacência pulmonar.

Métodos mais avançados para individualização da Peep incluem o índice de estresse (SI), tomografia de impedância elétrica (EIT) e orientação da pressão esofágica (Pes). Independentemente do método usado para a titulação da Peep e da(s) métrica(s) usada(s) para avaliar a eficácia, monitorar as respostas hemodinâmicas também é necessário.

MANOBRA DE RECRUTAMENTO ALVEOLAR

A manobra de recrutamento é uma técnica para aumentar temporariamente a pressão nas vias aéreas nos pulmões. Métodos comuns incluem a inflação sustentada (p. ex., 35-40 cmH_2O por 30-40 segundos em modo CPAP com uma frequência respiratória de zero) ou um aumento gradual na Peep seguido de uma titulação decremental da Peep. Embora as manobras de recrutamento tenham sido mostradas para melhorar a oxigenação, não demonstraram benefício na mortalidade e podem ser prejudiciais. Em um estudo, 22% dos pacientes que receberam manobras de recrutamento desenvolveram hipotensão não sustentada e/ou hipoxemia. Embora alguns pacientes possam apresentar melhora na oxigenação com uma manobra de recrutamento, a evidência sugere que não há benefício na mortalidade e que pode haver danos associados.

DRIVING PRESSURE

O conceito de *driving pressure*, em contraste com o ajuste do volume corrente para o peso ideal do paciente, adapta o volume corrente à complacência do sistema respiratório. Essa pressão é calculada como a diferença de pressão necessária para inflar os pulmões (Pplatô – Peep) ou como o volume corrente em relação à complacência estática do sistema respiratório (Vt/Cest). Pressões de condução elevadas (> 15 a 17 cmH_2O) estão independentemente associadas à mortalidade na SDRA. Estudos demonstraram que reduções na pressão de condução estão fortemente relacionadas a maior sobrevida, sendo essa a variável que melhor estratifica o risco de mortalidade. Além disso, análises mais recentes sugerem que o benefício na redução do volume corrente varia de acordo com a complacência do sistema respiratório, sendo maior em pacientes com maior elastância pulmonar.

A associação entre *driving pressure* e mortalidade foi observada em estudos como o *Lung safe*, corroborando a importância desse parâmetro na gestão ventilatória da SDRA. A otimização das configurações do ventilador para alcançar uma pressão de condução < 15 pode ser o alvo preferido, especialmente em pacientes com baixa complacência pulmonar. Atualmente, existem ensaios clínicos em andamento para investigar uma abordagem de gestão ventilatória orientada pela *driving pressure*, visando aprimorar os resultados clínicos em pacientes com SDRA.

MECHANICAL POWER

A *mechanical power* é a energia mecânica entregue pelo ventilador ao sistema respiratório e tem sido considerada um fator unificador na lesão pulmonar induzida pela ventilação mecânica. Pacientes com SDRA grave recebem ventilação mecânica com potência mecânica mais alta do que aqueles com SDRA leve ou moderada, embora não esteja claro se isso é correlacional ou causativo de lesão pulmonar adicional. A equação de potência leva em consideração o volume corrente, a elastância, o tempo inspiratório e expiratório, a resistência das vias aéreas, a Peep e a frequência respiratória.

Uma *mechanical power* mais alta, definida como superior a 17 J/min, está diretamente ligada a piores desfechos em pacientes com SDRA, incluindo maior mortalidade na UTI, no hospital e aos 30 dias, além de uma diminuição no número de dias livres de ventilação. Essa associação foi observada em uma análise de duas coortes que englobavam um total de 8.207 pacientes com SDRA. Além disso, uma pesquisa adicional constatou que uma combinação da pressão de condução e da frequência respiratória (calculada como quatro vezes a pressão de condução mais a frequência respiratória) equivaleu à potência mecânica e também se mostrou associada à mortalidade.

No entanto, essa representação matemática não aborda necessariamente como a energia é distribuída para o parênquima pulmonar *versus* o sistema respiratório como um todo. Outras versões simplificadas da equação de potência mecânica foram desenvolvidas usando parâmetros facilmente mensuráveis à beira do leito. A equação mais clinicamente útil associa a potência mecânica ao volume corrente, frequência respiratória, pressão de pico e pressão de distensão.

BLOQUEIO NEUROMUSCULAR

O bloqueio neuromuscular (BNM) melhora a oxigenação por meio de diversos mecanismos. O ensaio *Acurasys*, em 2010, demonstrou um benefício na mortalidade com 48 horas de BNM com cisatracúrio em pacientes com SDRA moderada a grave (P/F < 150). Já o ensaio multicêntrico maior *Rose*, em 2019, não encontrou um benefício significativo na mortalidade usando BNM em casos moderados a graves de SDRA.

Embora seja evidente que o BNM melhore a oxigenação, é controverso se ele confere um benefício na mortalidade. O uso prolongado do BNM aumenta o risco de fraqueza neuromuscular e perda muscular, lesões por pressão e tromboses venosas profundas, e requer sedação profunda, o que pode aumentar o delírio e o comprometimento neurocognitivo e diminuir os dias livres de ventilação.

OXIGENAÇÃO POR MEMBRANA EXTRACORPÓREA

A ECMO V-V fornece troca gasosa extracorpórea em pacientes com insuficiência respiratória refratária, desempenhando um papel crucial no cuidado de pacientes selecionados com SDRA grave, embora os critérios de seleção e o momento de seu uso permaneçam controversos. Estudos têm mostrado uma ampla variedade de desfechos ao comparar ECMO com o manejo convencional. Dois importantes ensaios clínicos randomizados prospectivos para ECMO V-V na SDRA foram o ensaio *Cesar* e o ensaio *Eolia*. Do total de pacientes transferidos, 20% não receberam ECMO (em vez disso, receberam ventilação mecânica convencional otimizada), dos quais 82% sobreviveram. Houve um benefício geral de sobrevida (63% *versus* 47%, p = 0,03) quando transferidos para um centro de ECMO.

O *Eolia* inscreveu sujeitos com P/F < 50 por > 3 horas, P/F < 80 por > 6 horas (com FIO_2 > 80%) com configurações ventilatórias ideais e medidas adjuntas (paralisia, pronação, vasodilatadores pulmonares inalados), ou pH < 7,25 e pCO_2 > 60 mantendo Pplatô < 32 e RR máxima de 35. Embora tenha havido uma tendência não significativa em direção à melhoria da mortalidade no grupo ECMO (p = 0,09), o estudo teve um desenho de intenção de tratar, e 28% dos pacientes no grupo controle receberam terapia de ECMO de salvamento, dos quais 43% sobreviveram.

Embora as configurações ventilatórias ideais para pacientes em ECMO V-V não sejam claras, o uso de ECMO permite um "repouso pulmonar" com reduções dramáticas na pressão de condução, Pplatô e potência mecânica, o que pode reduzir a lesão pulmonar induzida por ventilação. Peep mais alto e menor pressão de condução durante o ECMO foram associados a melhora na mortalidade e diminuição na liberação de citocinas. A Peep também pode ser titulada à beira do leito para alcançar uma complacência ótima.

CONCLUSÃO

A SDRA é uma complicação frequente em pacientes gravemente enfermos e está associada a uma elevada morbimortalidade. A utilização de ventilação mecânica invasiva é frequentemente necessária para a maioria dos pacientes com SDRA. Contudo, devido à redução funcional do tamanho pulmonar na SDRA, há um aumento no risco de lesão pulmonar provocada pela ventilação nesses pacientes. Assim, torna-se crucial aplicar uma estratégia de ventilação protetora, que visa minimizar a distensão pulmonar e reduzir a abertura e fechamento cíclicos das unidades alveolares, a fim de prevenir a progressão da lesão pulmonar.

Conforme as diretrizes, é recomendado considerar a ventilação com baixo volume corrente (6 a 8 mL/kg) e limitar as pressões de platô (Pplatô) a menos de 30 cmH_2O em todas as fases da doença. Para pacientes com SDRA moderada a grave, altos níveis de pressão positiva ao final da expiração (Peep) podem ser empregados, enquanto na SDRA grave a posição prona é fortemente recomendada.

Embora estratégias alternativas que complementem a ventilação pulmonar protetora possam ser necessárias, é importante exercer cautela no uso de tratamentos não convencionais, mesmo que evidências sugiram sua eficácia para pacientes com SDRA grave, devendo ser aplicados de acordo com as orientações clínicas.

BIBLIOGRAFIA

1. Acute Respiratory Distress Syndrome Network, Brower RG, Matthay MA, et al. Ventilation with lower tidal volumes as compared with traditional tidal volumes for acute lung injury and the acute respiratory distress syndrome. N Engl J Med. 2000;342(18):1301-8.
2. Amato MB, Barbas CS, Medeiros DM, Magaldi RB, Schettino GP, Lorenzi-Filho G, et al. Effect of a protective-ventilation strategy on mortality in the acute respiratory distress syndrome. N Engl J Med. 1998;338(6):347-54.
3. Amato MBP, Meade MO, Slutsky AS, Brochard L, Costa ELV, Schoenfeld DA, et al. Driving pressure and survival in the acute respiratory distress syndrome. N Engl J Med. 2015;372(8):747-55.
4. Ashbaugh DG, Bigelow DB, Petty TL, Levine BE. Acute respiratory distress in adults. Lancet. 1967;2(7511):319-23.
5. Beitler JR, Sarge T, Banner-Goodspeed VM, Gong MN, Cook D, Novack V, et al. Effect of titrating positive end-expiratory pressure (Peep) with an esophageal pressure-guided strategy vs an empirical high Peep-Fio2 strategy on death and days free from mechanical ventilation among patients with acute respiratory distress syndrome: a randomized clinical trial. JAMA. 2019;321(9):846-57.
6. Fan E, Del Sorbo L, Goligher EC, Hodgsol CL, Munshi L, Walkey AJ, et al. An official American Thoracic Society / European Society of Intensive Care Medicine / Society of Critical Care Medicine clinical practice guideline: mechanical ventilation in adult patients with acute respiratory distress syndrome. Am J Respir Crit Care Med. 2017;195(9):1253-63.
7. Guérin C, Beuret P, Constantin JM, Bellani G, Garcia-Olivares P, Roca O, et al. A prospective international observational prevalence study on prone positioning of ARDS patients: the Apronet (ARDS Prone Position Network) study. Intensive Care Med. 2018;44(1):22-37.
8. Guérin C, Reignier J, Richard JC, Beuret P, Gacouin A, Boulain P, et al. Prone positioning in severe acute respiratory distress syndrome. N Engl J Med. 2013;368(23):2159-68.
9. Matthay MA, Arabi Y, Arroliga AC, Bernard G, Bersten AD, Brochard LJ, et al. A new global definition of acute respiratory distress syndrome. Am J Respir Crit Care Med. 2023 Jul 24. Epub ahead of print. PMID: 37487152.
10. Papazian L, Aubron C, Brochard L, et al. Formal guidelines: management of acute respiratory distress syndrome. Ann Intensive Care. 2019;9(1):69.
11. Pelosi P, Brazzi L, Gattinoni L. Prone position in acute respiratory distress syndrome. Eur Respir J. 2002 Oct;20(4):1017-28.
12. Villar J, Ferrando C, Martínez D, Ambrós A, Muñoz T, Soler JA, et al. Dexamethasone treatment for the acute respiratory distress syndrome: a multicentre, randomised controlled trial. Lancet Respir Med. 2020;8(3):267-76.
13. Ware LB, Matthay MA. The acute respiratory distress syndrome. N Engl J Med. 2000;342(18):1334-49.
14. Writing Committee for the Alveolar Recruitment for Acute Respiratory Distress Syndrome Trial (ART) Investigators, Cavalcanti AB, Suzumura ÉA, et al. Effect of lung recruitment and titrated positive end-expiratory pressure vs low positive end-expiratory pressure on mortality among patients with acute respiratory distress syndrome: a randomized clinical trial. JAMA. 2017;318(14):1335-45.
15. Writing Group for the Alveolar Recruitment for Acute Respiratory Distress Syndrome Trial (ART) Investigators, Cavalcanti AB, Suzumura ÉA, et al. Effect of lung recruitment and titrated positive end-expiratory pressure (Peep) vs Low Peep on mortality in patients with acute respiratory distress syndrome: a randomized clinical trial. JAMA. 2017;318(14):1335-45.

27

Ventilação mecânica no edema agudo de pulmão

Ana Irene Carlos de Medeiros
Jorge Luiz Dantas de Medeiros

INTRODUÇÃO

A insuficiência cardíaca (IC) é uma síndrome clínica caracterizada por uma série de sinais e sintomas, como dispneia, ortopneia, edema dos membros inferiores, pressão venosa jugular elevada e congestão pulmonar causados por uma anomalia cardíaca estrutural e/ou funcional.[1]

As internações por insuficiência cardíaca aguda (ICA) geralmente refletem piora na função cardíaca subjacente, mas isquemia miocárdica, arritmias, hipertensão, infecção, alterações na medicação (incluindo baixa adesão) e excesso de sal ou álcool na dieta podem precipitar a deterioração aguda da insuficiência cardíaca crônica ou causar o novo aparecimento de IC.[2]

A congestão é a principal causa de hospitalização em pacientes com IC.[3] Dessa forma, a hospitalização por ICA está associada à insuficiência respiratória e à necessidade de suporte respiratório em um número crescente de casos.[4]

FISIOPATOLOGIA

O principal mecanismo proposto para a congestão na IC é que a contratilidade cardíaca prejudicada resulta em aumento das pressões de enchimento intracardíaco, causando acúmulo de líquido intersticial. Além disso, o débito cardíaco reduzido desencadeia ativação neuro-hormonal, causando retenção adicional de líquidos, e outros mecanismos, como inflamação e disfunção das células endoteliais, podem estar envolvidos.[3]

O edema pulmonar cardiogênico se desenvolve quando o gradiente de pressão hidrostática aumenta entre os capilares pulmonares e o espaço intersticial circundante, levando ao acúmulo de líquido no espaço extravascular. O aumento da pressão hidrostática capilar pode ocorrer na hipertensão venosa pulmonar (p. ex., na insuficiência de ventrículo esquerdo – VE) e com aumento do fluxo sanguíneo pulmonar (p. ex., na sobrecarga de fluidos). O edema pulmonar resultante leva à diminuição da complacência pulmonar, hipoxemia e aumento do trabalho respiratório.[5]

A insuficiência respiratória devido a edema agudo de pulmão (EAP) acarreta aumento da água extravascular pulmonar, redução do volume pulmonar e da complacência do sistema respiratório, além de aumento da resistência das vias aéreas. Isso resulta em aumento do trabalho respiratório e do consumo de oxigênio.[6]

DIAGNÓSTICO

O diagnóstico diferencial do EAP na sala de emergência pode ser difícil. A conhecida expectoração rósea e espumosa pode não estar presente. O paciente típico é pálido, frio ao toque e com sudorese, refletindo intensa ativação simpática, dispneico e sentado ereto (devido à ortopneia). Na ausculta pulmonar são identificadas crepitações pulmonares basais finas bilaterais que não desaparecem com a tosse, e na radiografia de tórax pode ser observada a congestão pulmonar. Os pacientes podem apresentar cianose central ou periférica e saturação de oxigênio reduzida.[2]

Um eletrocardiograma (ECG) sinalizará o ritmo cardíaco e qualquer evidência de anomalias de condução ou de hipertrofia ventricular ou isquemia miocárdica. O ecocardiograma pode mostrar uma fração de ejeção do ventrículo esquerdo (Feve) reduzida, mas vale salientar que algumas pessoas apresentam todas as características da IC, respondem ao tratamento com diuréticos e ainda assim apresentam uma Feve normal. A abordagem recente mais promissora para o diagnóstico tem sido o uso de biomarcadores, especialmente o peptídeo natriurético cerebral (BNP).[2]

TRATAMENTO

O tratamento do EAP apresentou poucas mudanças nos últimos anos. A maioria dos pacientes recebe diuréticos intravenosos e oxigenoterapia, alguns recebem opioides e vasodilatadores, e podem precisar de suporte ventilatório. Os pacientes que não respondem à terapia convencional necessitam de tratamento avançado, que pode incluir ventilação mecânica, terapia inotrópica ou suporte circulatório.[2]

A ventilação mecânica com pressão positiva resulta em efeitos terapêuticos em pacientes com disfunção ventricular esquerda, independentemente dos parâmetros de oxigenação, produzindo aumento do débito cardíaco, redução da frequência cardíaca e melhora dos sintomas.[7]

O aumento da pressão intratorácica acarreta redução do retorno venoso e aumento da pressão atrial direita por aumento da resistência vascular pulmonar, e ao mesmo tempo promove melhora da função do VE devido à redução da pressão transmural, que reduz a pós-carga de VE e favorece o esvaziamento ventricular.[5,7]

Adicionalmente, a pressão positiva restaura a capacidade residual funcional (CRF) por meio do recrutamento alveolar, reduzindo o *shunt* intrapulmonar da direita para a esquerda e melhorando a oxigenação e a mecânica pulmonar.[6]

VENTILAÇÃO NÃO INVASIVA NO EDEMA AGUDO DE PULMÃO

A ventilação não invasiva (VNI) é terapia de primeira linha para pacientes com insuficiência respiratória por EAP. O uso da VNI evita complicações associadas a intubação endotraqueal e ventilação mecânica (VM) invasiva, como trauma de vias aéreas, infecções do trato respiratório desordens cardiovasculares, aspiração de conteúdo gástrico e inabilidade de comunicação verbal.[6]

Revisão da Cochrane[8] que incluiu 24 estudos e 2.664 participantes demonstrou que o uso de VNI para insuficiência respiratória por EAP reduziu a mortalidade hospitalar (RR 0,65, IC de 95% 0,51-0,82) e as taxas de intubação endotraqueal (RR 0,49, IC 95% 0,38-0,62), sem diferença na incidência de infarto agudo do miocárdio (IAM) (RR 1,03, IC 95% 0,91-1,16), mostrando que a VNI é uma intervenção segura.

Apesar disso, é necessário ficar atento aos sinais de insucesso da VNI e à possível necessidade de suporte respiratório invasivo.

Os critérios para o uso da ventilação invasiva estão apresentados na Tabela 1.

TABELA 1 Indicações para VM no EAP

Indicação	Valor-limite
Exaustão	-
Hipoxemia apesar de altas FiO_2	$SpO_2 < 93\%$
Acidose hipercápnica	pH < 7,2 e $PaCO_2 > 60$ mmHg
Falha na resposta a VNI	-

FiO_2: fração inspirada de oxigênio; $PaCO_2$: pressão arterial de dióxido de carbono; SpO_2: saturação periférica de oxigênio; VNI: ventilação mecânica não invasiva.
Fonte: adaptada de Cleland et al.[2]

VENTILAÇÃO MECÂNICA NO EDEMA AGUDO DE PULMÃO

Enquanto o uso de VNI em pacientes com EAP cresceu tanto nas últimas décadas, a literatura sobre a condução da VM permanece escassa.

Embora o EAP, especificamente o cardiogênico, não tenha um componente inflamatório, a distribuição heterogênea, o comprometimento da troca gasosa e da mecânica respiratória e a alta mortalidade são compartilhados com a síndrome do desconforto respiratório agudo (SDRA).[9,10] Pacientes com EAP que necessitam de VM formam um subgrupo com mortalidade significativa.[11-13]

Apesar do impacto da VM na mortalidade de pacientes com EAP, não há evidência clara de ajustes ventilatórios ideais. Frequentemente nos ensaios clínicos de VM os pacientes com EAP são excluídos, e o risco de lesão pulmonar induzida pelo ventilador (Vili) não é sistematicamente avaliado.

Uma subanálise do grande estudo *Lung safe*[14] extraiu dados isolados de 391 pacientes com EAP cardiogênico. A mortalidade dos pacientes que utilizaram VNI foi significativamente menor (15% *vs.* 39% no grupo que não utilizou VNI). No subgrupo de pacientes mecanicamente ventilados, os pacientes que tiveram maior *driving pressure*, pressão de platô e pressão de pico tiveram maior mortalidade hospitalar e menor chance de alta da unidade de terapia intensiva (UTI). Pacientes que tinham *driving pressure* em torno de 15 em relação aos pacientes que tinham *driving pressure* em torno de 12 tiveram maior mortalidade.

O impacto hemodinâmico da VM ocupa geralmente um papel central na condução da VM no paciente com EAP, sobretudo nos que desenvolvem choque cardiogênico. No último estudo mencionado, aumentos na *driving pressure*, na pressão de platô, na pressão de pico e na pressão positiva expiratória final (Peep) tiveram correlação com aumento dos itens hemodinâmicos do Sofa (*Sequential Sepsis-related Organ Failure Assessment*), enquanto o volume corrente não apresentou correlação significativa com a hemodinâmica.[14] Entretanto, ressalta-se o caráter observacional do estudo em questão.

É necessário lembrar que, do ponto de vista patogênico, isoladamente o volume corrente representa um fenômeno global, enquanto a pressão é localmente "sentida" pelo tecido pulmonar. A complacência pulmonar ocupa, então, um papel importante na avaliação da área disponível para ventilação, e mesmo volumes correntes baixos podem ter impacto negativo, gerando altas pressões quando a complacência está severamente reduzida.

Os efeitos hemodinâmicos da ventilação com pressão positiva não são lineares e variam de paciente para paciente, não só a depender da complacência pulmonar, mas também da função cardiovascular. Em pacientes com VE disfuncional, extremamente sensível a mudanças na pós-carga e com fornecimento de oxigênio abaixo de sua demanda metabólica, um efeito hemodinâmico vantajoso é possível com ventilação mecânica e uso de Peep. Dentre esses efeitos, destacam-se a redução da pós-carga devido à redução da pressão transmural, redução da congestão cardíaca pela diminuição da pré-carga, diminuição do trabalho da respiração (WOB) e da demanda metabólica. Em pacientes com VE normal, predominantemente pré-carga dependente, a redução da pré-carga pela diminuição do retorno venoso com uso de pressão positiva tende a diminuir o débito cardíaco.[15]

Mesmo em pacientes com EAP que desenvolvem choque por disfunção sistólica, níveis moderados de Peep podem ser benéficos. Não se tem na literatura um valor ideal, mas valores entre 5 e 10 cmH_2O podem diminuir o *shunt* intrapulmonar e melhorar a complacência pulmonar, ao passo que, em casos em que seja necessário, manobras de recrutamento podem reduzir atelectasias e melhorar a oxigenação sem mudanças importantes na hemodinâmica.[15]

CONCLUSÃO

Pacientes com EAP em sua maioria respondem a terapia medicamentosa e oxigenoterapia ou VNI, mas o suporte respiratório invasivo pode ser necessário em alguns casos.

Os pacientes que evoluem para VM e apresentam pressões de distensão, de platô e de pico mais altas possivelmente apresentam piores resultados, portanto minimizar essas pressões pode melhorar os desfechos clínicos, ao passo que o emprego de Peep moderada pode ser benéfico em pacientes com disfunção sistólica e até mesmo choque cardiogênico, desde que com avaliação constante e individualizada de suas repercussões.

REFERÊNCIAS BIBLIOGRÁFICAS

1. Kurmani S, Squire I. Acute heart failure: definition, classification and epidemiology. Curr Heart Fail Rep. 2017 Oct;14(5):385-92.
2. Cleland JG, Yassin AS, Khadjooi K. Acute heart failure: focusing on acute cardiogenic pulmonary oedema. Clin Med (Lond). 2010 Feb;10(1):59-64.
3. Pandhi P, Ter Maaten JM, Anker SD, Ng LL, Metra M, Samani NJ, et al. Pathophysiologic processes and novel biomarkers associated with congestion in heart failure. JACC Heart Fail. 2022 Sep;10(9):623-32.
4. Metkus TS, Miller PE, Stephens RS, Schulman SP, Eid SM. Incidence, predictors, and outcomes of failure of noninvasive ventilation in acute heart failure hospitalization. Respir Care. 2020 Oct;65(10):1527-33.
5. Kuhn BT, Bradley LA, Dempsey TM, Puro AC, Adams JY. Management of mechanical ventilation in decompensated heart failure. J Cardiovasc Dev Dis. 2016;3:33.
6. Bello G, De Santis P, Antonelli M. Non-invasive ventilation in cardiogenic pulmonary edema. Ann Transl Med. 2018 Sep;6(18):355.
7. Nasi LA, Torres G, Manfroi WC. Interação coração-pulmão em pacientes críticos: aplicação da ventilação mecânica como terapêutica não farmacológica na disfunção ventricular. Revista HCPA. 1999;19(3).
8. Berbenetz N, Wang Y, Brown J, Godfrey C, Ahmad M, Vital FM, et al. Non-invasive positive pressure ventilation (CPAP or bilevel NPPV) for cardiogenic pulmonary oedema. Cochrane Database Syst Rev. 2019 Apr 5;4(4):CD005351.
9. Vergani G, Cressoni M, Crimella F, L'Acqua C, Sisillo E, Gurgitano M, et al. A morphological and quantitative analysis of lung CT scan in patients with acute respiratory distress syndrome and in cardiogenic pulmonary edema. J Intensive Care Med. 2020;35:284-92.
10. Pham T, Pesenti A, Bellani G, Rubenfeld G, Fan E, Bugedo G, et al. Outcome of acute hypoxaemic respiratory failure: insights from the Lung safe study. Eur Respir J. 2021;57:2003317.
11. Lesage A, Ramakers M, Daubin C, Verrier V, Beynier D, Charbonneau P, et al. Complicated acute myocardial infarction requiring mechanical ventilation in the intensive care unit: prognostic factors of clinical outcome in a series of 157 patients. Crit Care Med. 2004;32:100-5.
12. Kouraki K, Schneider S, Uebis R, Tebbe U, Klein HH, Janssens U, et al. Characteristics and clinical outcome of 458 patients with acute myocardial infarction requiring mechanical ventilation: results of the Beat registry of the ALKK-study group. Clin Res Cardiol Off J Ger Card Soc. 2011;100:235-9.
13. Miller PE, Van Diepen S, Metkus TS, Alviar CL, Rayner-Hartley E, Rathwell S, et al. Association between respiratory failure and

clinical outcomes in patients with acute heart failure: analysis of 5 pooled clinical trials. J Card Fail. 2021;27:602-6.

14. Amado-Rodríguez L, Rodríguez-Garcia R, Bellani G, Pham T, Fan E, Madotto F, et al.; Lung safe investigators. Mechanical ventilation in patients with cardiogenic pulmonary edema: a sub-analysis of the Lung safe study. J Intensive Care. 2022 Dec 25;10(1):55.
15. Wiesen J, Ornstein M, Tonelli AR, Menon V, Ashton RW. State of the evidence: mechanical ventilation with Peep in patients with cardiogenic shock. Heart. 2013 Dec;99(24):1812-7.

28

Ventilação mecânica na doença pulmonar obstrutiva crônica

Jarly Oliveira Santos Almeida
Wildberg Alencar

INTRODUÇÃO

O último conceito para a doença pulmonar obstrutiva crônica (DPOC), determinado pela *Global Initiative for Chronic Obstructive Lung Disease* em documento publicado no ano de 2023, define que se trata de uma doença pulmonar de caráter heterogêneo, caracterizada por sintomas respiratórios crônicos como dispneia, tosse e expectoração, ocasionados por anormalidades das vias aéreas (bronquite e bronquiolite), assim como também dos alvéolos (enfisema), que ocasionam sintomas na maioria das vezes progressivos e persistentes com obstrução ao fluxo aéreo expiratório.[1]

A DPOC não é uma doença de acometimento apenas pulmonar e isenta de acometimento em outros sistemas. Principalmente no sistema cardiovascular, determina um aumento na pós-carga do ventrículo direito devido à vasoconstricção desencadeada pela hipóxia alveolar, que leva a hipertensão arterial pulmonar, que cronicamente favorece o desenvolvimento de uma *cor pulmonale*. Já no sistema muscular, apresenta comprometimento funcional como redução de força e *endurance* muscular.

O paciente portador da DPOC, de acordo com a evolução da doença, apresenta mais fatores de comorbidade como redução da funcionalidade e da qualidade de vida, maior predisposição a exacerbação da doença de base que pode determinar maior taxa de mortalidade quando necessitam de assistência ventilatória mecânica (AVM) na modalidade invasiva.[2,3]

Dois processos da fisiopatologia da DPOC são particularmente muito importantes no desencadeamento das alterações gasométricas apresentadas pela doença de acordo com sua gravidade:

1. A lei de Fick, que rege a velocidade de difusão dos gases, é influenciada negativamente, o que leva à redução da velocidade de difusão dos gases na barreira alveolocapilar, e assim desencadeia principalmente a hipoxemia crônica.
2. A destruição do tecido pulmonar, que também é característica da patologia, modifica sobremaneira a mecânica ventilatória do paciente, que interfere nos componentes da equação do movimento dos gases (volume corrente, complacência do sistema respiratório, resistência ao fluxo aéreo e fluxo de gás). Inicialmente, a principal alteração desencadeada pela destruição tecidual leva ao fechamento precoce da via aérea distal, principalmente na fase expiratória, uma vez que essa via não consegue manter sua arquitetura íntegra, visto que não mais tem estrutura para sua manutenção. A destruição tecidual também induz à redução do recolhimento elástico do pulmão, que, associada ao fechamento precoce da via aérea, gera um quadro de hiperinsuflação pulmonar dinâmica, contribuindo para a redução da ventilação alveolar, desencadeando a hipercapnia.

A alteração negativa das variáveis que compõem a equação do movimento dos gases leva a aumento do trabalho respiratório de forma crônica nos pacientes portadores da DPOC. A necessidade de gerar pressão pleural mais negativa por conta do comprometimento da resistência e complacência do sistema respiratório gera menor volume quando comparado com um indivíduo sem alteração pulmonar, e quando a doença é agudizada o aumento desse trabalho muscular respiratório se intensifica, podendo levar a fadiga dessa musculatura e alto risco de falência da bomba muscular ventilatória (Figura 1).

O portador da DPOC naturalmente apresenta redução da ventilação alveolar, e essa redução será mais significativa quanto maior for a gravidade da doença, com consequente redução da eliminação do CO_2, resultando em hipercapnia, que se potencializa nos momentos de agudização da doença (Figura 2).

Clinicamente, os pacientes portadores da DPOC podem apresentar dispneia, aperto no peito, sibilo,

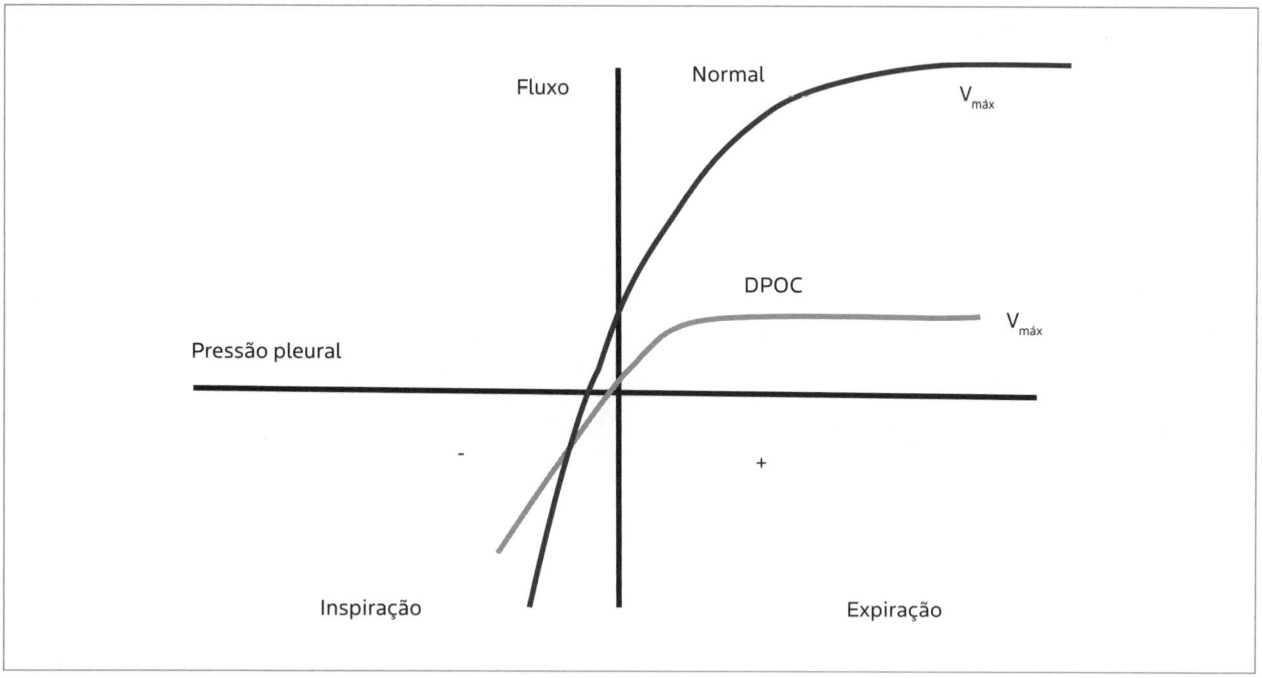

FIGURA 1 Representação esquemática da relação fluxo x pressão em paciente portador da DPOC e sem a patologia.
DPOC: doença pulmonar obstrutiva crônica.
Fonte: adaptada de Tobin et al.[4]

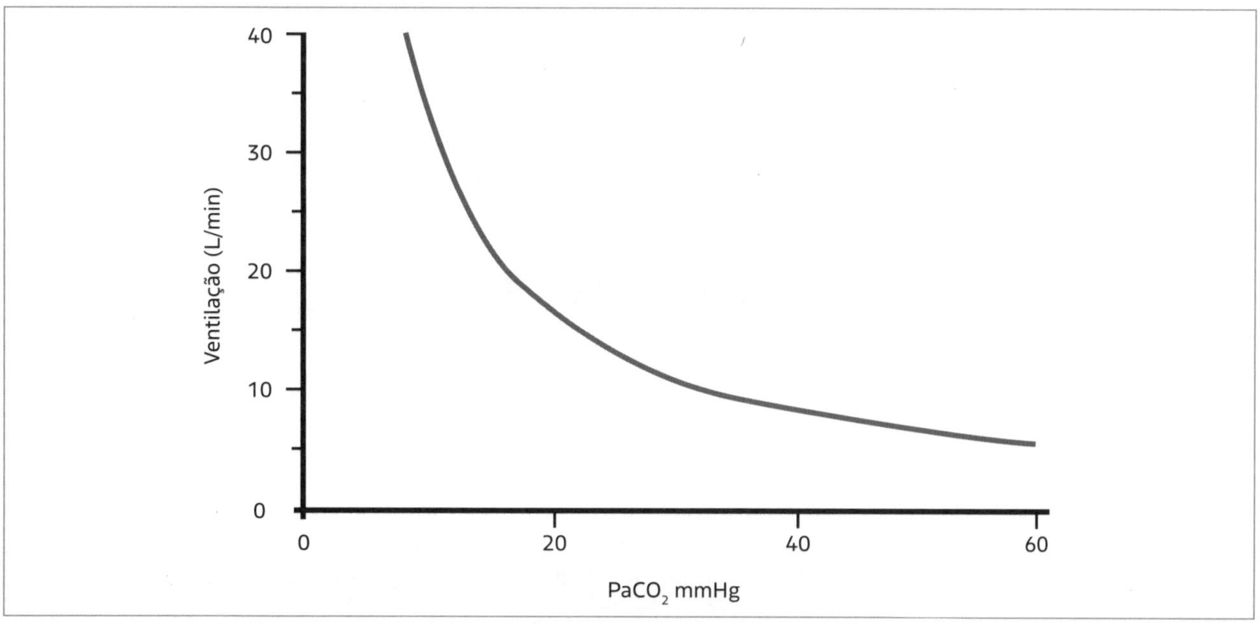

FIGURA 2 Representação da relação entre o volume-minuto e a pressão parcial de dióxido de carbono no sangue arterial.
$PaCO_2$: pressão arterial de dióxido de carbono.
Fonte: adaptada de Tobin et al.[4]

fadiga muscular, limitação de atividade, tosse com ou sem expectoração e insuficiência respiratória agudizada caracterizada por agravamento da hipoxemia e hipercapnia. Como agravante, frequentemente esses pacientes apresentam outras patologias que influenciam sua condição clínica e prognóstico.[5]

Segundo a literatura, pacientes com agudização da doença que necessitam de AVM apresentam taxas de mortalidade que variam entre 14 e 57%.[6-8] Um trabalho que avaliou a mortalidade intra-hospitalar encontrou que 61% dos óbitos ocorreram quando o paciente ainda se encontrava em AVM e 31% após a extubação. A mortalidade foi relacionada a idade avançada (> 65 anos) e presença de comorbidades, assim como foi verificado maior tempo de AVM no grupo de pacientes com desfecho óbito (15 dias) quando comparado ao tempo de AVM no grupo de sobreviventes (8 dias).[9]

INDICAÇÕES PARA ASSISTÊNCIA VENTILATÓRIA MECÂNICA INVASIVA

Em pacientes portadores da DPOC agudizada que desenvolvem insuficiência respiratória, a conduta terapêutica ventilatória de primeira escolha é o suporte ventilatório não invasivo (VNI), no qual a taxa de falha gira em torno de 13%, com mortalidade intra-hospitalar de 7,4% *versus* 16% para os que necessitaram de AVM, porém é importante destacar que o grupo que falha na VNI tem taxa de mortalidade de 22,5%, sendo o escore SAPS-II um fator independente relacionado à falha na VNI. Dessa forma, é possível inferir que pacientes adequadamente selecionados para um suporte ventilatório não invasivo apresentam menor risco de mortalidade hospitalar.[10]

Os critérios de indicação para AVM em paciente portador da DPOC devem ser avaliados individualmente, porém de forma geral a presença de acidose respiratória grave (pH < 7,1), dispneia severa com taquipneia, fadiga muscular, comprometimento do *status* neurológico, instabilidade hemodinâmica e falha na VNI têm indicação de AVM.[11]

O esquema simplificado da fisiopatologia da agudização da DPOC, levando à falha ventilatória com hipercapnia e hipoxemia e necessitando de AVM, está representado na Figura 3.

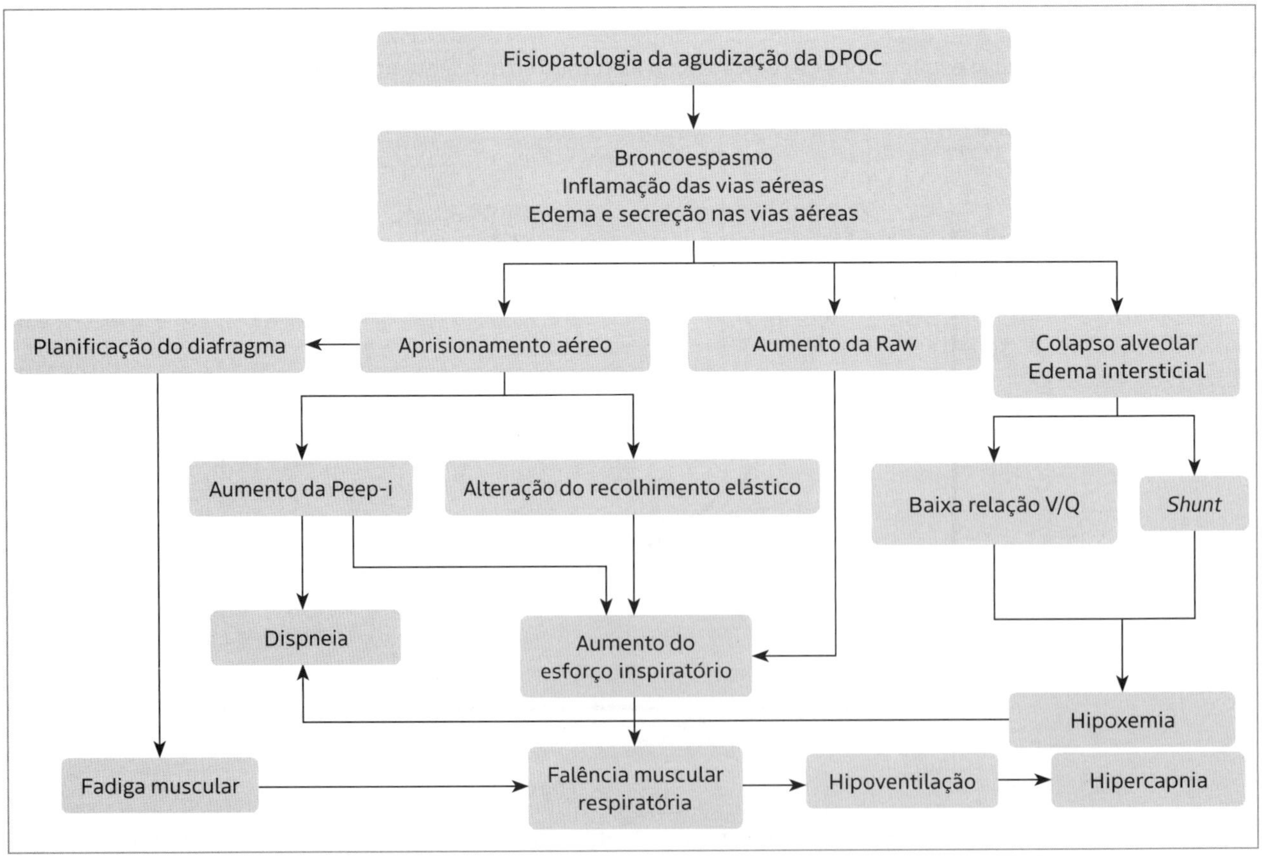

FIGURA 3 Esquema da fisiopatologia da agudização da doença pulmonar obstrutiva crônica.
DPOC: doença pulmonar obstrutiva crônica; Peep-i: pressão positiva expiratória final intrínseca; Raw: resistência de vias aéreas (do inglês *resistance air way*); V/Q: relação ventilação/perfusão.
Fonte: acervo dos autores.

ESTRATÉGIA VENTILATÓRIA

Inicialmente a estratégia ventilatória não tem o objetivo de normalizar os gases sanguíneos, mas sim o de prevenir ao máximo as complicações decorrentes da hiperinsuflação dinâmica associado à manutenção de adequado valor do pH (não dentro da normalidade fisiológica).[12]

De forma geral, a literatura não determina preferência entre o modo de controle ventilatório, quer seja controlado a volume (VCV) ou controlado a pressão (PCV), porém o modo PCV em pacientes portadores da DPOC, por apresentar fluxo inspiratório livre, minimiza a geração de assincronia paciente-ventilador.

Preferencialmente, deve-se iniciar a estratégia ventilatória com o modo assistido controlado (A/C), visto que o modo controlado predispõe a mais assincronia paciente-ventilador, portanto requer administração contínua de maiores doses de sedação e em algumas vezes bloqueio muscular, contribuindo dessa maneira para a disfunção da musculatura respiratória e periférica, que prolonga o processo de desmame e de AVM.[13]

Na determinação da estratégia ventilatória, deve-se ter máxima cautela na escolha do volume corrente, frequência respiratória (FR), relação inspiração/expiração e pressão positiva expiratória final (Peep), visto que cada uma dessas variáveis, quando não adequadamente definida, pode ter impacto negativo na hiperinsuflação dinâmica, limitação ao fluxo expiratório e hiperdistensão, podendo determinar ou manter o dano pulmonar induzido pela estratégia ventilatória.[14-16]

PARÂMETROS VENTILATÓRIOS

Os ajustes dos parâmetros ventilatórios devem ser dinâmicos, de acordo com a condição clínica do paciente e a variação de sua mecânica ventilatória.

Fração inspirada de oxigênio

Visando minimizar as lesões induzidas pela oxigenoterapia liberal, principalmente pela potencialização do processo inflamatório, dano peroxidativo e atelectasia, a fração inspiratória de oxigênio (FiO_2) administrada deve ser a menor possível, objetivando manter o alvo da saturação periférica de oxigênio entre 88 e 94%.[17,18]

Frequência respiratória

O ajuste desse parâmetro deve ser o mais próximo possível dos valores fisiológicos (14 a 18 incursões por minuto), utilizando o modo ventilatório A/C, e, se a demanda de FR do paciente for maior que o valor ajustado, o ventilador irá liberar mais ciclos ventilatórios, suprindo a demanda o paciente.

Tempo inspiratório

O ajuste do tempo inspiratório (Tinsp) deverá ser realizado, buscando gerar o volume corrente alvo (6 mL/kg de peso predito). Deve-se levar em consideração também a forma da curva de fluxo para o ajuste do Tinsp de modo que o tempo expiratório seja suficiente para exalação de pelo menos 95% do volume inspirado, impedindo assim que o paciente faça aprisionamento aéreo.

Volume corrente (Vt) e pressão de pico (Ppico)

Caso se opte por ventilar o paciente no modo VCV, fazer ajuste do Vt entre 6 e 8 mL/kg de peso predito, monitorizando a pressão platô, que não deve exceder 30 cmH_2O. Quando se opta por ventilar no modo PCV, a pressão de pico deve ser ajustada para um valor que preferencialmente não ultrapasse um delta pressórico de 15 cmH_2O.

Pressão de suporte (PS)

O nível do suporte ventilatório ofertado para o paciente portador da DPOC é de extrema importância para que não se permita subassistência ventilatória ao paciente. Esse efeito permitiria a geração de maior trabalho da musculatura inspiratória, contrariando um dos objetivos da estratégia ventilatória nesse perfil de paciente, que é reduzir o trabalho muscular.

A Figura 4 ilustra o impacto de baixa assistência ventilatória no trabalho da musculatura inspiratória, no qual é possível observar que o aumento gradativo da assistência ventilatória resulta em redução da variabilidade da pressão esofágica. Como se pode observar na Figura 4, as curvas de fluxo, pressão nas vias aéreas e pressão esofágica em um paciente são apresentadas recebendo diferentes níveis de pressão de suporte: pressão de suporte zero (gráficos superiores do lado esquerdo), 5 cmH_2O (gráficos superiores do lado direito), 10 cmH_2O (gráficos inferiores do lado esquerdo) e 20 cmH_2O (gráficos inferiores do lado direito). Com o aumento escalonado da pressão de suporte de zero até 20 cmH_2O, a FR diminuiu de 20 para 13 respirações/minuto e as variabilidades na pressão esofágica diminuíram de 20 para 10 cmH_2O, traduzindo redução do trabalho da musculatura respiratória.

Outro fator que se observa nos gráficos de fluxo superior esquerdo e inferior direito, marcado com um traço preto, é a forma da curva de pressão, que representa o índice tensão-tempo e traduz o aumento do trabalho inspiratório quando o nível de assistência é menor (gráfico superior esquerdo com maior índice tensão-tempo e consequentemente maior trabalho inspiratório, em relação ao gráfico inferior direito).

Relação inspiração/expiração

O ajuste da relação inspiração/expiração (I:E) na maioria dos equipamentos é resultante do ajuste realizado na FR e no Tinsp, porém alguns ventiladores mecânicos possibilitam o ajuste dessa relação.

Diante de condições fisiológicas, a relação I:E majoritariamente fica em 1:2 ou 1:3, porém no paciente portador da DPOC deve-se levar em consideração a limitação ao fluxo expiratório, que é característica dos pacientes com maior acometimento. O tempo expiratório precisa ser prolongado, proporcionando uma exalação de 95% do volume de gás inspirado, e, assim, não favorecer o aprisionamento aéreo. Portanto, não raramente a relação I:E pode ser ajustada em 1:4 até 1:6, e essa condição deve ser determinada em associação à análise da curva de fluxo do ventilador, que idealmente não deve mostrar aprisionamento aéreo.

Pressão positiva expiratória final

Em especial nos pacientes portadores da DPOC, esse é um parâmetro ventilatório que tem função mar-

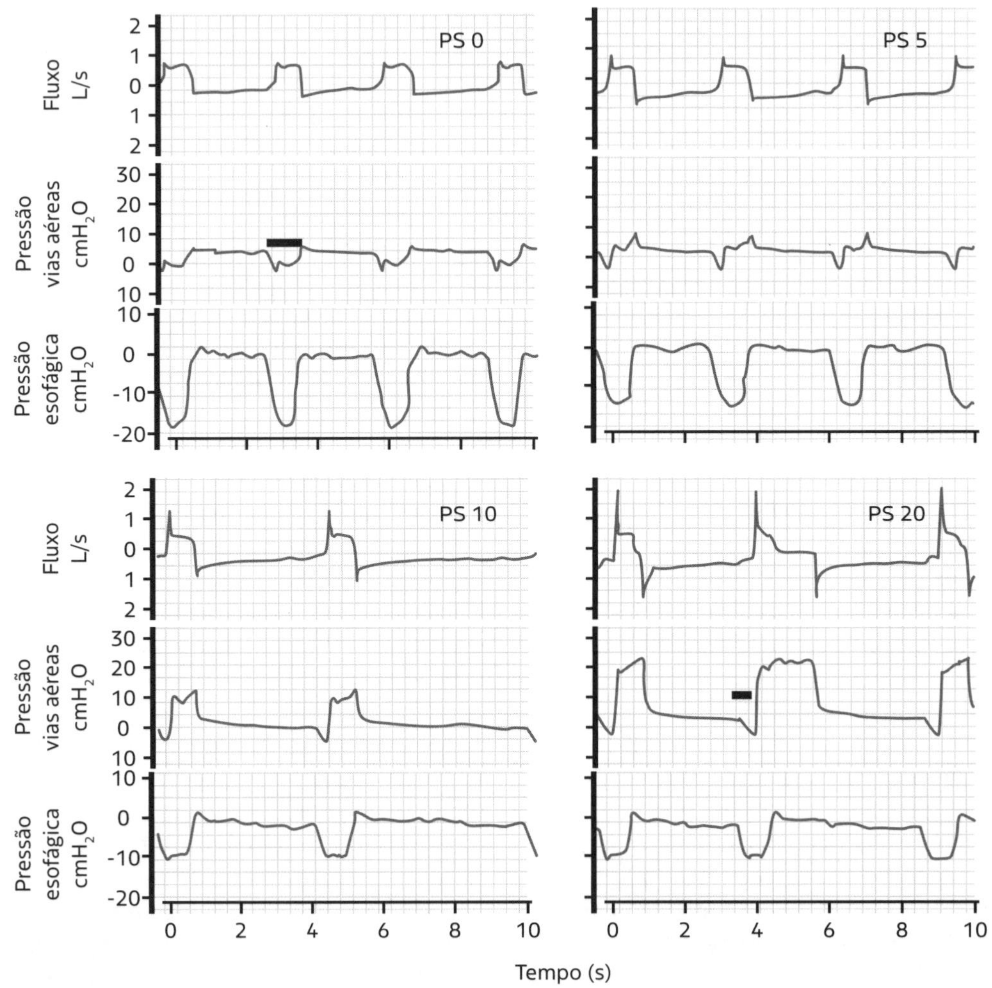

FIGURA 4 Gráficos das curvas de fluxo pressão nas vias aéreas e pressão esofágica, em diferentes estratégias de assistência ventilatória em paciente portador da DPOC. Alteração do recolhimento elástico e do recrutamento muscular expiratório em diferentes níveis de pressão de suporte.

DPOC: doença pulmonar obstrutiva crônica.

Fonte: adaptada de Tobin et al.[4]

cada em seu ajuste, visto que o ajuste ideal desse parâmetro pode resultar em melhora da troca gasosa, melhora da ventilação alveolar, redução do ponto de igual pressão e consequentemente do trabalho inspiratório.

O ajuste do valor da pressão expiratória positiva final (Peep) deve ser guiado primeiramente pelo valor da Peep-i. Na Figura 5, pode-se observar a monitorização da Peep total através de uma pausa expiratória na ausência de esforço do paciente (seta cinza-claro). Esse parâmetro é resultante do somatório da Peep extrínseca (seta preta) com a Peep intrínseca (Peep-i) (seta cinza-escuro).

Idealmente, o valor que deve ser ajustado para a Peep extrínseca equivale a 85% da Peep-i. A Figura 6 demonstra o efeito da aplicação de Peep extrínseca em um paciente com Peep-i igual a 8 cmH_2O. Pode-se observar que, na ausência de Peep extrínseca (gráfico A – superior esquerdo), ocorre maior variação da pressão pleural, refletindo maior esforço inspiratório do paciente (gráfico A – superior direito). Quando ajustado um valor de Peep extrínseca em 6 cmH_2O (gráfico B – inferior esquerdo), pode-se observar menor variação da pressão pleural (gráfico B – superior direito), notando também o disparo tardio na ausência de Peep (gráfico inferior direito – seta preta) quando comparado com presença de Peep (gráfico inferior direito – seta cinza).

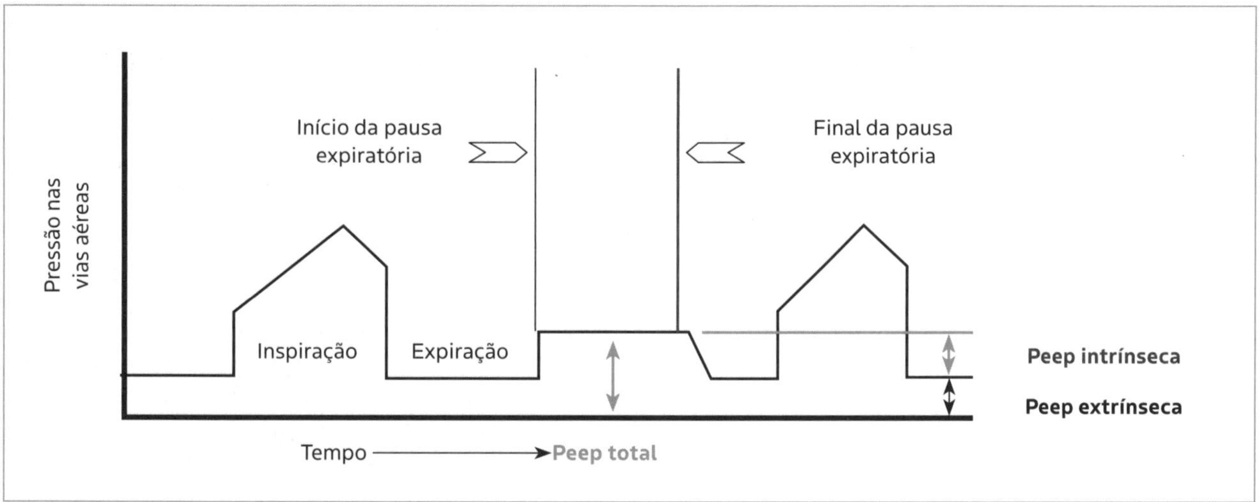

FIGURA 5 Curva de pressão nas vias aéreas.
Peep: pressão positiva expiratória final.
Fonte: adaptada de Reddy e Guntupalli.[19]

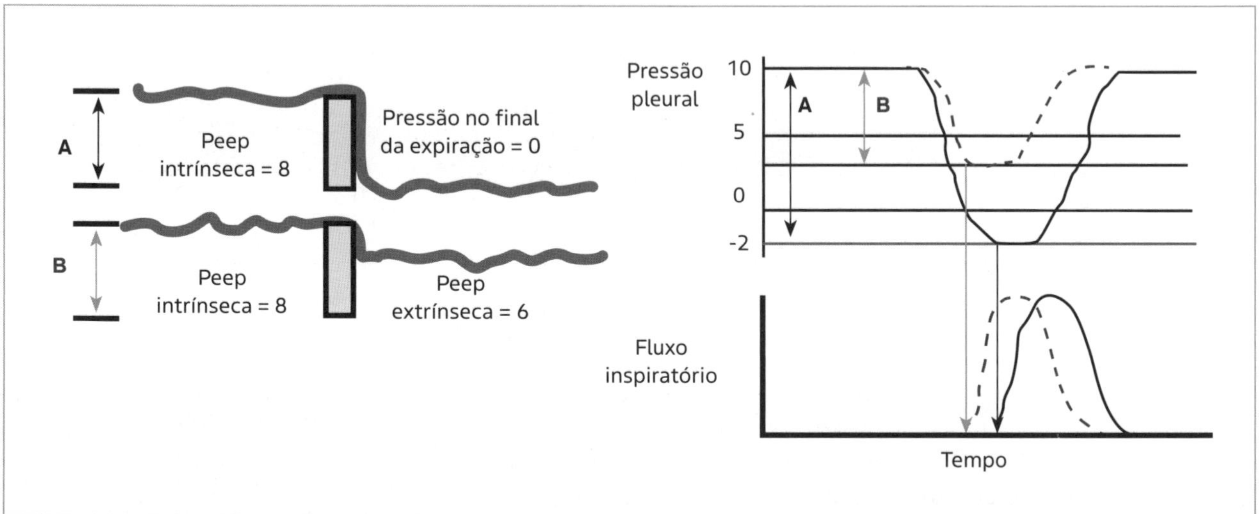

FIGURA 6 Fenômeno em cascata da pressão negativa necessária para disparar o ventilador.
Peep: pressão positiva expiratória final.
Fonte: adaptada de Ahmed e Athar.[20]

A monitorização dessa alteração pode ser acompanhada nas curvas do ventilador, conforme mostra a Figura 7.

Esse fenômeno de redução do trabalho inspiratório pode ser explicado pela alteração do ponto de igual pressão existente nas vias aéreas do paciente portador da DPOC. Na Figura 8, o lado esquerdo (A) demonstra o mecanismo de aumento do trabalho respiratório diante da DPOC ocasionado pela presença da Peep-i; no ponto de igual pressão (indicado pela seta), observa-se fechamento precoce da via aérea, o que limita o fluxo expiratório, assim os alvéolos permanecem inflados no final da expiração. Isso resulta em pressão alveolar maior que a pressão atmosférica (Peep-i). Sem qualquer esforço inspiratório intrapleural, a pressão é igual à pressão alveolar. Uma pressão negativa maior que a Peep-i é necessária para que inicie o fluxo inspiratório. O lado direito da figura (B) mostra que a aplicação de Peep externa ajuda a reduzir o trabalho respiratório. A Peep aplicada extrinsecamente reduz a quantidade de pressão negativa necessária para gerar fluxo de ar.

Sensibilidade de disparo

O ajuste inadequado da sensibilidade pode impor um aumento do trabalho respiratório. Dessa forma, no paciente portador da DPOC a sensibilidade, quando ajustada por pressão, deve ficar entre –1 e –2 cmH_2O, e quando ajustada por fluxo este deve ficar em torno de 4 litros.

MODO VENTILATÓRIO ALTERNATIVO

Um dos problemas comuns em paciente com AVM é o surgimento de assincronia paciente-ventilador, em especial no paciente portador da DPOC, o que pode elevar a taxa de falha no desmame. A monitorização de assincronia se faz necessária, buscando manter um índice de assincronia (IA) de até 10%, visto que valores acima desde limite estão associados com aumento do tempo de AVM e suas complicações. O modo e a estratégia ventilatória podem influenciar no IA.[21,22]

A assincronia de maior incidência é a de esforço ineficaz, que pode levar a aumento extra do trabalho da musculatura inspiratória. Tradicionalmente, nos modos ventilatórios convencionais, a sensibilidade que define o disparo do ventilador é determinada por pressão ou fluxo.

Já o modo Nava (do inglês, *neutrally adjusted ventilatory assist*), o disparo é determinado pela atividade elétrica do diafragma (*diaphragm electrical activity* [Edi]), que é detectada por meio de eletrodos disponibilizados

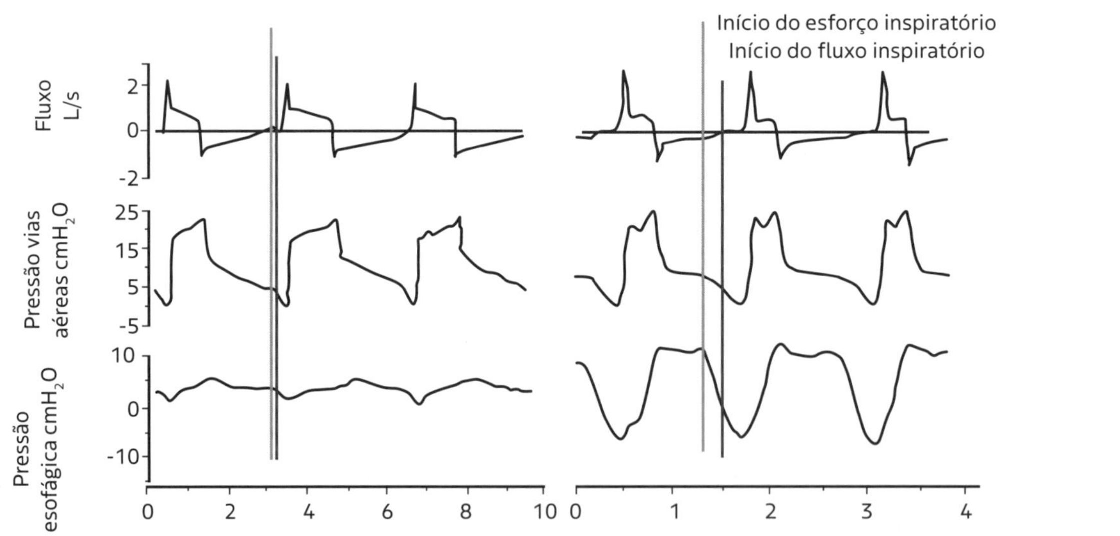

FIGURA 7 Diferença da pressão positiva no final da expiração intrínseca (Peep-i) de dois pacientes portadores da DPOC em relação ao esforço inspiratório e ao atraso da liberação do fluxo inspiratório. Os gráficos da esquerda representam a curva de fluxo, pressão de vias aéreas e pressão esofágica de um paciente portador da DPOC com menor gravidade da Peep-i, apresentando menor variabilidade da pressão esofágica e disparo mais rápido (tempo entre a linha cinza e a preta), o gráfico da direita é de um paciente portador da DPOC com maior gravidade da Peep-i, consequentemente maior variabilidade da pressão pleural e maior tempo para disparar o ventilador (tempo entre a linha cinza e a preta).

DPOC: doença pulmonar obstrutiva crônica; Peep-i: pressão positiva expiratória final intrínseca.

Fonte: adaptada de Tobin et al.[4]

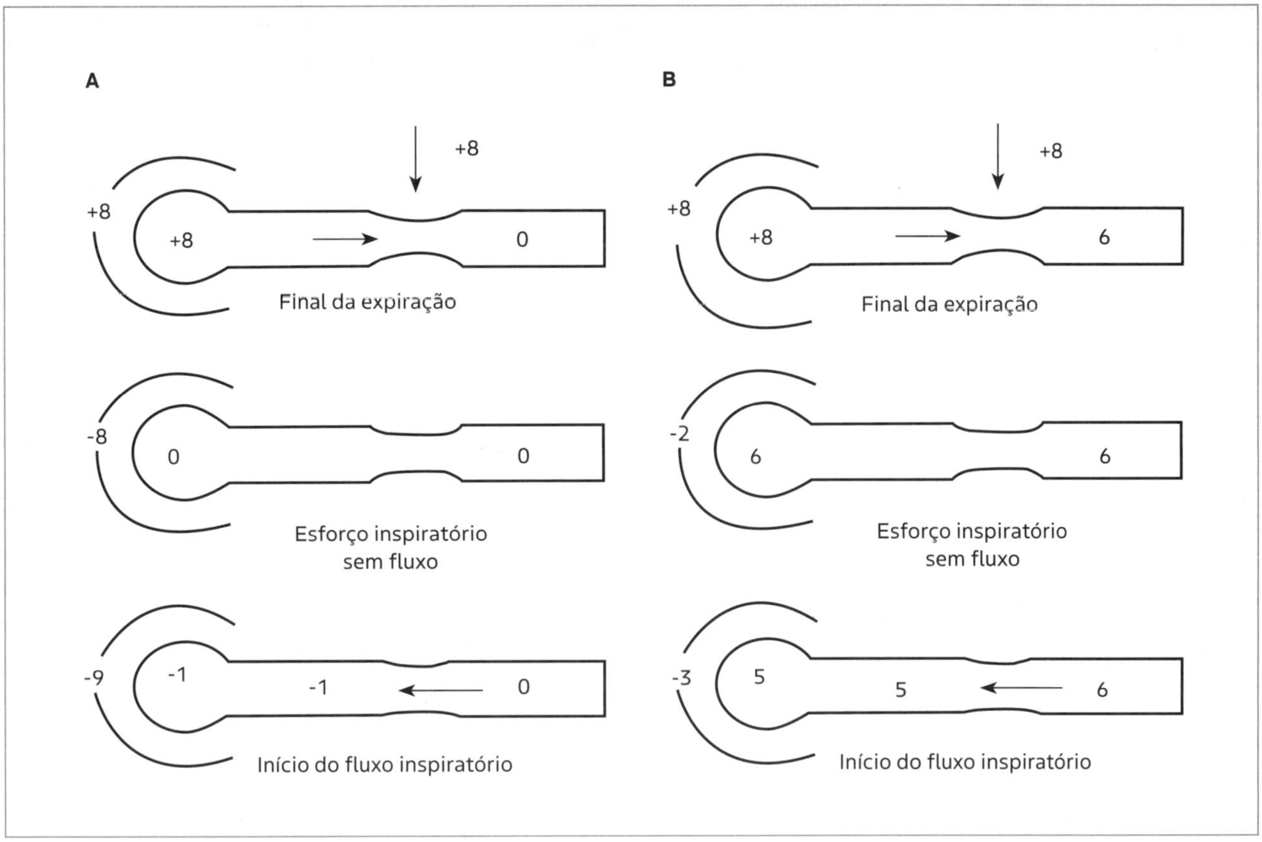

FIGURA 8 Mecanismo de ponto de igual pressão.
Fonte: adaptada de Reddy e Guntupalli.[19]

em uma sonda nasogástrica que também pode ser usada para administração da dieta. A Edi é proporcional ao esforço inspiratório do paciente e determina o nível de assistência ventilatória, que previne a influência negativa da Peep-i, ocasionada pela hiperinsuflação dinâmica, durante o processo de disparo, determinando melhor interação entre o paciente e o ventilador.[23,24]

Um ensaio clínico randomizado publicado em 2016 comparou o modo Nava com o modo pressão de suporte ventilatório (PSV) em pacientes portadores da DPOC em ventilação mecânica prolongada. Os resultados mostraram resultados favoráveis ao modo Nava em relação à redução das assincronias de disparo entre o paciente e o ventilador,[25] conforme apresentado na Tabela 1.

Os resultados desse estudo mostraram que os principais eventos de assincronia foram esforço ineficaz, disparo tardio, assincronia de fluxo e disparo duplo no grupo convencional. Esse resultado sugere que a utilização do modo Nava quando comparado ao modo convencional pode melhorar significativamente o monitoramento respiratório e a interação paciente-ventilador em pacientes portadores da DPOC com ventilação mecânica prolongada na unidade de terapia intensiva (UTI).

A comparação gráfica entre o modo PSV e o modo Nava pode ser visualizada na Figura 9. Nos dois gráficos superiores, o paciente se encontra no modo PSV, e se observam 9 EAdi, com apenas 3 ciclos respiratórias gerados. Nos gráficos inferiores é possível observar 8 EAdi, com consequente geração de 8 ciclos respiratórios.[26]

TABELA 1 Percentual de assincronia no modo Nava x PSV em pacientes portadores da DPOC

Tipo de assincronia	Nava	PSV	p
Esforço ineficaz	30,3%	54,5%	< 0,005
Disparo tardio	6,1%	27,2%	< 0,008
Assincronia de fluxo	6,1%	18,1%	< 0,04
Duplo disparo	9,9%	18,1%	< 0,08
Ciclagem tardia	0%	3,0%	< 0,15

DPOC: doença pulmonar obstrutiva crônica; Nava: *neutrally adjusted ventilatory assist*; PSV: modo pressão de suporte ventilatório.
Fonte: adaptada de Kuo et al.[25]

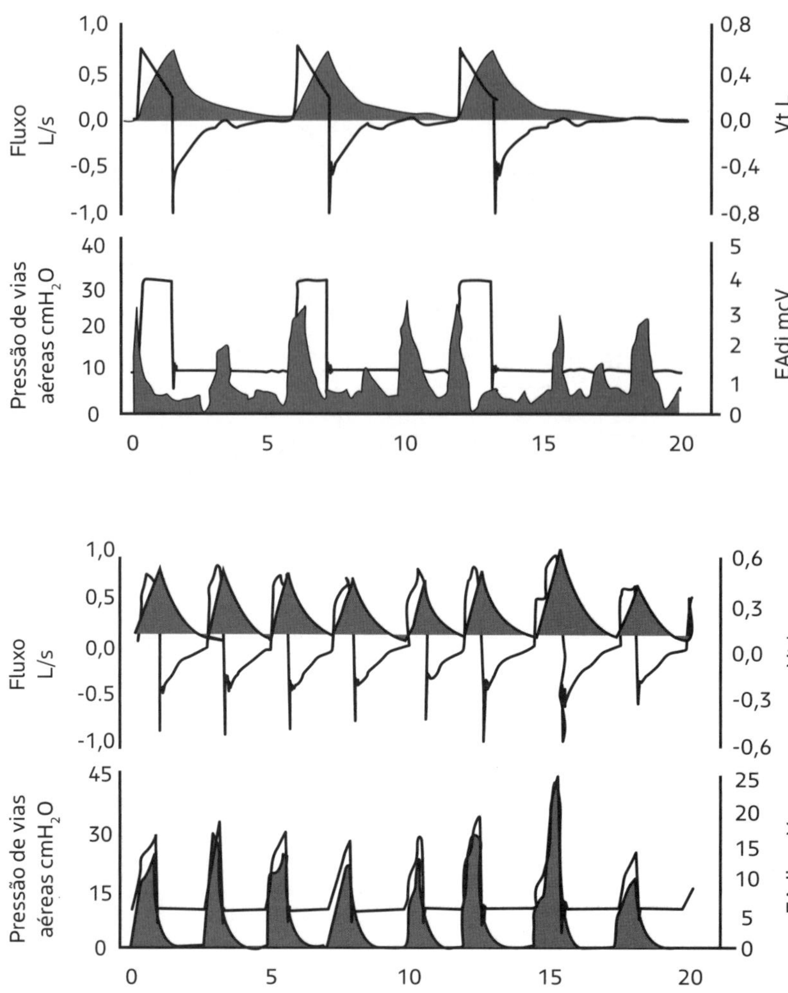

FIGURA 9 Gráficos de fluxo, pressão nas vias aéreas, volume corrente e atividade elétrica diafragmática.
EAdi: atividades elétricas do diafragma.
Fonte: adaptada de Navalesi et al.[26]

DESMAME DO VENTILADOR

O processo de desmame deve se iniciar logo que houver estabilidade clínica e da mecânica respiratória para que se possa minimizar a falha de desmame e extubação, o que aumenta a taxa de reintubação e piora do prognóstico desses pacientes.

A falha de desmame está relacionada principalmente ao aumento do trabalho respiratório, que pode ser induzido pelo fechamento precoce das vias aéreas, situação relativamente comum no paciente portador da DPCO. A Figura 10 mostra os traçados de fluxo, pressão esofágica e eletromiografia do esternocleidomastóideo em um paciente que apresentou falha no processo de desmame da AVM. Utilizando o teste de respiração espontânea com tubo-T, observa-se que, entre o primeiro minuto de monitorização, 40% do tempo de desmame e o último minuto, houve aumento significativo da variação da pressão esofágica e da atividade elétrica do esternocleidomastóideo, indicando aumento progressivo do trabalho respiratório e consequentemente falha no desmame.[27]

O método de desmame utilizando o tubo-T tem demonstrado resultados menos satisfatórios em relação ao tempo de desmame e falha; por isso, considerar modos ventilatórios espontâneos é prudente para maior êxito nesse processo. O modo de desmame mais utilizado, devido a sua ampla disponibilidade em qualquer modelo de ventiladores mecânicos a partir da terceira geração, é o modo PSV, porém não se configura como o modo padrão ouro para o processo de desmame.

Um artigo de revisão sistemática publicado em 2023 comparou: PSV *versus* tubo-T, PSV *versus* ven-

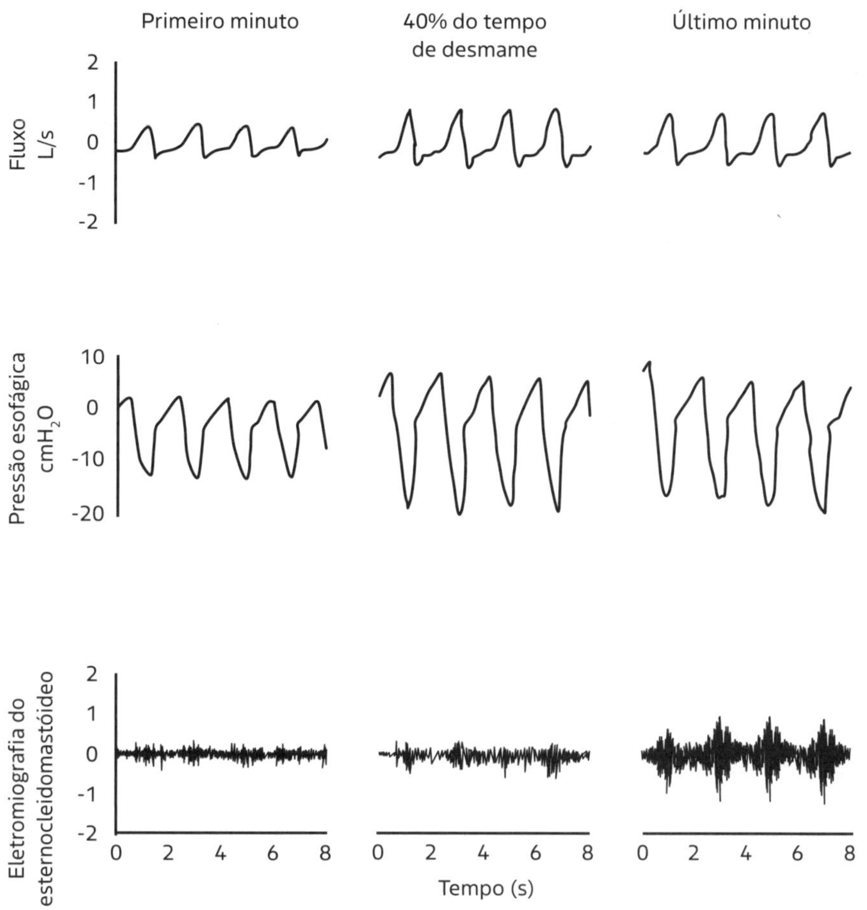

FIGURA 10 Curva de fluxo, pressão esofágica e eletromiografia do esternocleidomastóideo, o primeiro minuto, 40% do tempo de desmama e último minuto.
Fonte: adaptada de Parthasarathy et al.[27]

tilação com suporte adaptativo, PSV *versus* ventilação proporcional assistida, PSV *versus* Nava como modalidades de desmame, e o principal desfecho avaliado foi o tempo de desmame. Os resultados mostraram que PSV foi superior ao tubo-T, porém sugerem que o desempenho de PSV quando comparado com modos ventilatórios assistidos apresentou piores desfechos, incluindo o tempo de desmame.[28]

Dada a reduzida disponibilidade de outros modos ventilatórios assistidos para o processo de desmame do paciente portador da DPOC na maioria dos serviços, os resultados apontam melhores desfechos em PSV quando comparado com tubo-T; deve-se optar por desmamar o paciente com suporte pressórico.

Um resumo dos principais passos e objetivos da terapêutica ventilatória está demonstrado na Figura 11.

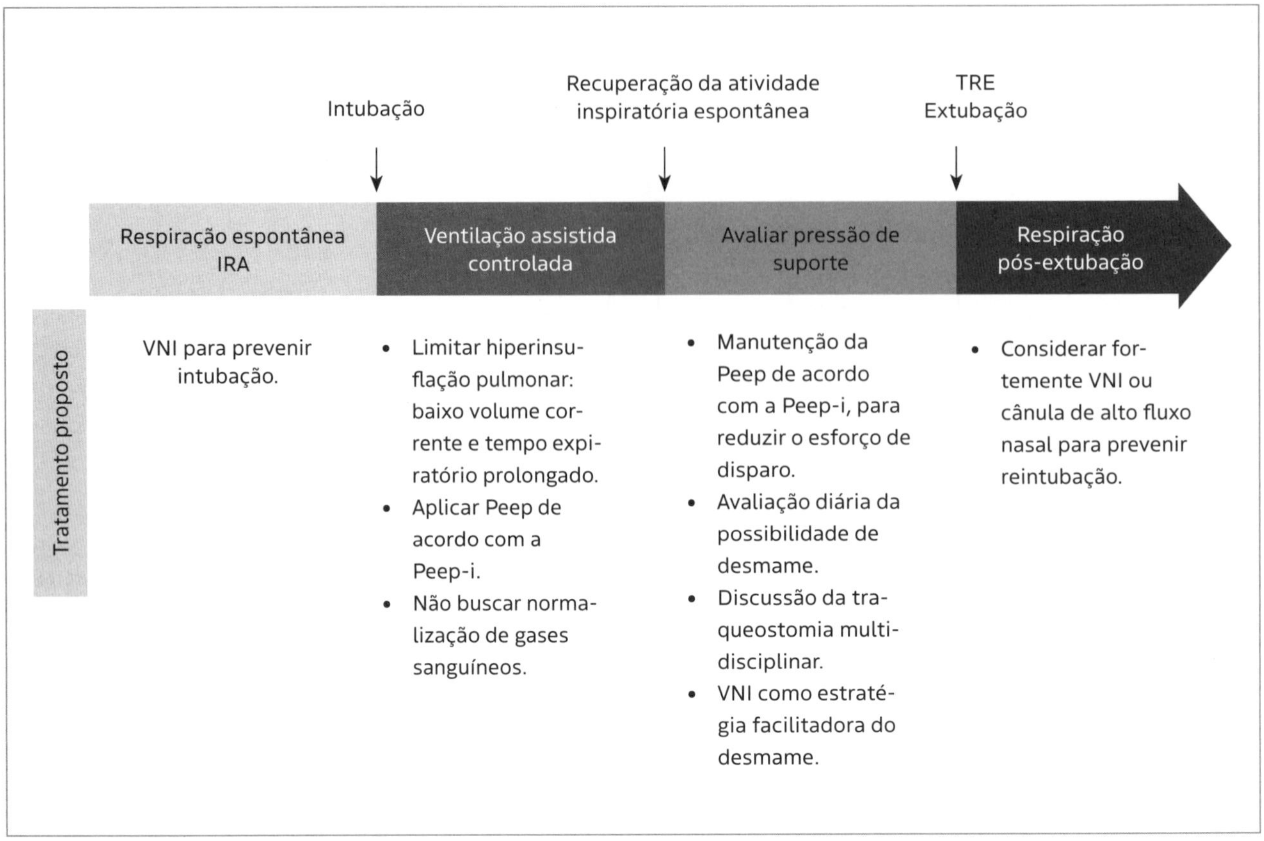

FIGURA 11 Fases da evolução da insuficiência respiratória do paciente portador da DPOC.

DPOC: doença pulmonar obstrutiva crônica; IRA: insuficiência respiratória aguda; Peep: pressão positiva expiratória final; Peep-i: pressão positiva expiratória final intrínseca; TRE: teste de respiração espontânea; VNI: ventilação mecânica não invasiva.

Fonte: adaptada de Demoule et al.[29]

REFERÊNCIAS BIBLIOGRÁFICAS

1. Agustí A, Celli BR, Criner GJ, et al. Global Initiative for Chronic Obstructive Lung Disease 2023 Report: Gold Executive Summary. Eur Respir J. 2023;61:2300239.
2. Langlet K, Linden TVD, **Launois C, Fourdin C, Cabaret P, Kerkeni N, et al.** Predictive value of daily living score in acute respiratory failure of COPD patients requiring invasive mechanical ventilation pilot study. BMC Pulmonary Medicine. 2012;12:66.
3. Miranda EF, Malaguti C, Corso SD. Peripheral muscle dysfunction in COPD: lower limbs versus upper limbs. J Bras Pneumol. 2011;37(3):380-8.
4. Tobin MJ, Laghi F, Jubran A. Ventilatory failure, ventilator support, and ventilator weaning. Compr Physiol. 2012 Oct;2(4):2871-921.
5. Divo M, Cote C, de Torres JP, Casanova C, Marin JM, Pinto-Plata V, Zuleta J, et al. Comorbidities and risk of mortality in patients with chronic obstructive pulmonary disease. Am J Respir Crit Care Med. 2012;186:155-61.
6. Ucgun M, Metintas M, Moral H, Alatas F, Yildirim H, Erginel S. Predictors of hospital outcome and intubation in COPD patients admitted to the respiratory ICU for acute hypercapnic respiratory failure. Respir Med. 2006;100:66-74.
7. Esteban A, Anzueto F, Frutos F, Alía I, Brochard L, Stewart T, et al. Mechanical Ventilation International Study Group. Characteristics and outcomes in adult patients receiving mechanical ventilation: a 28-day international study. J Am Med Assoc. 2002;287:345-55.
8. Nevins ML, Epstein SK, Predictors of outcome for patients with COPD requiring invasive mechanical ventilation, Chest. 2001;119:1840-9.
9. Raurich JM, Pérez J, Ibáñez J, Roig S, Batle S. In-hospital and 2-Year Survival of Patients Treated With Mechanical Ventilation for Acute Exacerbation of COPD. Arch Bronconeumol. 2004;40(7):295-300.
10. Stefan MS, Nathanson BH, Higgins TL, Steingrub JS, Lagu T, Rothberg MB, et al. Comparative effectiveness of noninvasive and invasive ventilation in critically ill patients with acute exacerbation of COPD. Crit Care Med. 2015 July;43(7):1386-94.
11. Scaramuzzo G, Ottaviani I, Volta CA, Spadaro S. Mechanical ventilation and COPD: from pathophysiology to ventilatory management. Minerva Med. 2022 Jun;113(3):460-70.
12. Darioli R, Perret C. Mechanical controlled hypoventilation in status asthmaticus. Am Rev Respir Dis. 1984;129:385-7.
13. Goligher EC, Dres M, Fan E, Rubenfeld GD, Scales DC, Herridge MS, et al. Mechanical ventilation-induced diaphragm atrophy strongly impacts clinical outcomes. Am J Respir Crit Care Med. 2018;197:204-13.
14. Nieman GF, Satalin J, Andrews P, Aiash H, Habashi NM, Gatto LA. Personalizing mechanical ventilation according to physiologic parameters to stabilize alveoli and minimize ventilator induced lung injury (VILI). Intensive Care Med Exp. 2017;5:8.

15. Tonetti T, Vasques F, Rapetti F, Maiolo G, Collino F, Romitti F, et al. Driving pressure and mechanical power: new targets for Vili prevention. Ann Transl Med. 2017;5:286.
16. Gattinoni L, Tonetti T, Cressoni M, Cadringher P, Herrmann P, Moerer O, et al. Ventilator-related causes of lung injury: the mechanical power. Intensive Care Med. 2016;42:1567-75.
17. Valença SS, Milena Kloss ML, Bezerra FS, Lanzetti M, Silva FL, Porto LC. Effects of hyperoxia on Wistar rat lungs. J Bras Pneumol. 2007;33(6):655-62.
18. Siemieniuk RAC, Chu DK, Kim LH, Güell-Rous MR, Alhazzani W, Soccal PM, et al. Oxygen therapy for acutely ill medical patients: a clinical practice guideline. BMJ. 2018 Oct 24;363:k4169.
19. Reddy RM, Guntupalli KK. Review of ventilatory techniques to optimize mechanical ventilation in acute exacerbation of chronic obstructive pulmonary disease. Int J Chron Obstruct Pulmon Dis. 2007;2(4):441-52.
20. Ahmed SM, Athar M. Mechanical ventilation in patients with chronic obstructive pulmonary disease and bronchial asthma. Indian J Anaesth. 2015 Sep;59(9):589-98.
21. Thille AW, Rodriguez P, Cabello B, Lellouche F, Brochard L. Patient-ventilator asynchrony during assisted mechanical ventilation. Intensive Care Med. 2006;32(10):1515-22.
22. Thille AW, Brochard L. Promoting patient-ventilator synchrony. Clin Pulm Med. 2007;14(6):350-9.
23. Lellouche F, Brochard L. Advanced closed loops during mechanical ventilation (PAV, Nava, ASV, SmartCare). Best Pract Res Clin Anaesthesiol. 2009;23(1):81-93.
24. Sinderby C, Beck J. Neurally adjusted ventilatory assist: first indications of clinical outcomes. J Crit Care. 2014;29(4):666-7.
25. Kuo NY, Tu ML, Hung TY, Liu SF, Chung YH, Lin MC, et al. Arandomized clinical trial of neurally adjusted ventilatory assist versus conventional weaning mode in patients with COPD and prolonged mechanical ventilation. International Journal of COPD. 2016;11:945-51.
26. Navalesi P, Colombo D, Della Corte F. Nava ventilation. Minerva Anestesiol. 2010 May;76(5):346-52. PMID: 20395897.
27. Parthasarathy S, Jubran A, Laghi F, Tobin MJ. Sternomastoid, rib cage, and expiratory muscle activity during weaning failure. J Appl Physiol. 2007;103:140-7.
28. Alves BBC, Silva CMS. The PSV mode has worse weaning outcomes when compared to other ventilatory modes in patients with an acute exacerbation of chronic obstructive pulmonary disease: systematic review J Physiother Res (Salvador). 2023;13:e4981.
29. Demoule A, Brochard L, Dres M, Heunks L, Jubran A, Laghi F, et al. How to ventilate obstructive and asthmatic patients. Intensive Care Med. 2020 Dec;46(12):2436-9.

29

Ventilação mecânica na insuficiência cardíaca

Rayane Neves da Silva
Katryne Holanda Silva
Graziella França Bernardelli Cipriano

INTRODUÇÃO

A insuficiência cardíaca (IC), atualmente, é caracterizada como a principal causa de mortalidade em todo o mundo. Anteriormente essa condição era investigada com maior frequência em estudos epidemiológicos com populações de alto poder aquisitivo. No entanto, os estudos mais recentes descrevem maior prevalência da IC nos países de baixa e média renda.[1] Esse aumento está intimamente ligado ao envelhecimento da população idosa e à presença de diversas comorbidades, como hipertensão arterial sistêmica, doença renal crônica, obesidade, doença pulmonar obstrutiva crônica (DPOC), cardiomiopatias, entre outras condições.[2]

No Brasil, a prevalência de IC é de 2 milhões de indivíduos, com novos 240 diagnósticos por ano, representando um desafio para os profissionais da saúde.[2]

Indivíduos com IC frequentemente apresentam comprometimento na função cardíaca, levando a comprometimentos multissistêmicos, necessitando de intervenções específicas de média e alta complexidades.[3,4] O principal aspecto é a manutenção adequada da oxigenação e ventilação, garantindo que o sistema cardiovascular e o sistema respiratório estejam funcionando adequadamente.[5]

INSUFICIÊNCIA CARDÍACA

Fisiopatologia da insuficiência cardíaca

A IC é caracterizada pelo comprometimento do enchimento do ventrículo ou da ejeção do sangue associado a variados sintomas, como dispneia, fadiga, edema em membros inferiores e congestão pulmonar.[3,5] Essas manifestações sintomáticas são justificadas pela redução do débito cardíaco decorrente da fraqueza progressiva do miocárdio, o que torna difícil suprir as demandas metabólicas de todo o organismo.[5,6]

Diagnóstico da insuficiência cardíaca aguda

O diagnóstico da insuficiência cardíaca aguda (ICA) é caracterizado pela análise dos sinais e sintomas clínicos, bem como pela realização de exames diagnósticos específicos. O emprego dos escores de risco cardiovascular global de Framingham ou Boston são importantes para identificação e estratificação dos pacientes suspeitos de ICA.[6]

Quando os indivíduos são diagnosticados com IC, a estratificação de risco se baseia na fração de ejeção do ventrículo esquerdo (Feve). Essa avaliação é qualitativa e quantitativa, sendo classificados em Feve preservada ou Feve reduzida.[7] Para maior conhecimento da causa, principalmente na agudização, exames laboratoriais e de imagem são de suma importância nessa estratificação e decisão de condutas de tratamento.[4,6,7]

Nos exames laboratoriais, a dosagem de marcadores como BNP (peptídeos natriuréticos) e NT pró-BNP (peptídeos natriuréticos) que são secretados pelos miócitos ventriculares em resposta às sobrecargas de volume ou pressão apresentam acentuada clareza no diagnóstico diferencial.[6] O ecocardiograma avalia de forma precisa e rápida a Feve, acessível e de fácil manejo com o indivíduo. Porém, outros exames podem ser solicitados para detalhamento da causa da IC.[8,9]

Em decorrência da disfunção ventricular, ocorre comprometimento na distribuição do fluxo sanguíneo, resultando em diminuição do volume de oxigênio (VO_2). Trata-se de um fator de prognóstico de

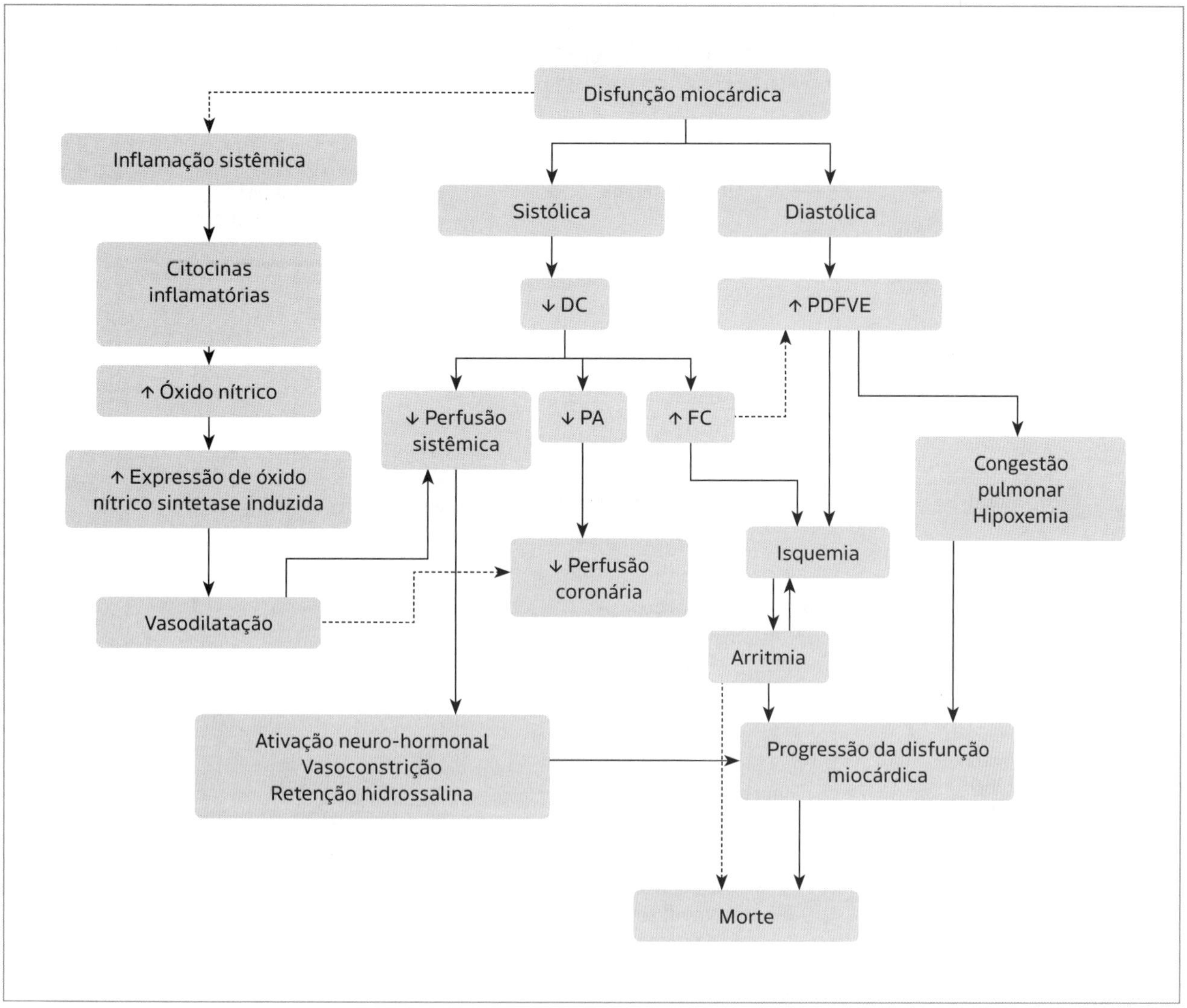

FIGURA 1 Alterações fisiopatológicas da disfunção cardíaca aguda.
DC: débito cardíaco; FC: frequência cardíaca; PA: pressão arterial; PDFVE: pressão diastólica final do ventrículo esquerdo.
Fonte: adaptada de II Diretriz Brasileira de Insuficiência Cardíaca Aguda.[6]

mortalidade, uma vez que compromete os músculos periféricos, respiratórios, levando ao descondicionamento do indivíduo e, consequentemente, limitando sua capacidade funcional.[3-6] O diagnóstico requer uma avaliação abrangente, que inclui a análise dos sinais, sintomas, exames clínicos e a aplicação do escore de risco global de Framingham ou Boston. Além disso, após o diagnóstico de IC, a estratificação é realizada a partir da Feve.[6,7]

Classificações da insuficiência cardíaca

De acordo com as diretrizes estabelecidas pelo American College of Cardiology (ACC), a IC se classifica em grupos por meio da fração de ejeção, estágios e classe funcional pela New York Heart Association (NYHA), todos esses detalhados na Figura 3.[7]

A avaliação desses indivíduos deve ser abrangente e contínua. É essencial que os indivíduos sejam adequadamente orientados sobre o controle dos sintomas da doença.[3] Esse cuidado deve ser realizado por meio de consultas regulares com o cardiologista e a equipe multidisciplinar. As orientações e avaliações devem focar a identificação precoce de alterações comportamentais e físicas. O paciente deve ser instruído a monitorar e relatar sinais como edema em membros inferiores, dispneia e dificuldade para dormir decorrente de ortopneia.[6,7]

No contexto clínico, o profissional de saúde desempenha um papel na avaliação da condição de saúde do paciente.[7] A ausculta pulmonar pode fornecer informações importantes sobre a condição respiratória e volêmica do indivíduo por meio da detecção dos ruídos de estertores crepitantes e sibilos, que sugerem congestão vascular pulmonar.[8] Se identificados, no

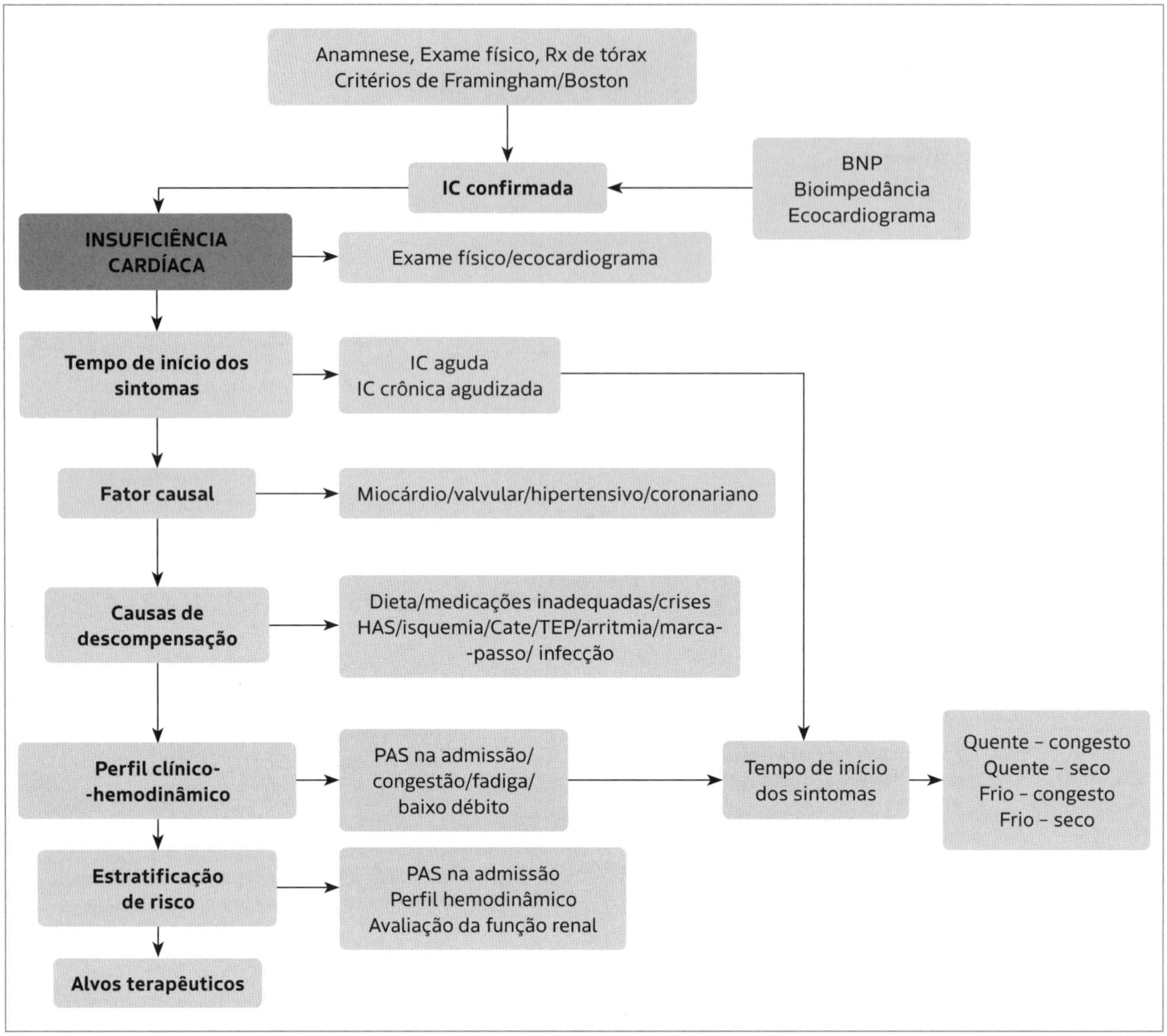

FIGURA 2 Avaliação inicial do paciente com suspeita de insuficiência cardíaca.

BNP: peptídeo natriurético tipo B; HAS: hipertensão arterial sistêmica; IC: insuficiência cardíaca; PAS: pressão arterial sistêmica; TEP: tromboembolismo pulmonar.

Fonte: adaptada de II Diretriz Brasileira de Insuficiência Cardíaca Aguda.[6]

contexto ambulatorial, a intervenção médica é solicitada para a otimização de medicamentos específicos, e, a depender da evolução e da gravidade dos sintomas, é necessário encaminhamento para o pronto atendimento, a fim de garantir medidas de rápida resposta.[6,7]

Uma vez o paciente hospitalizado, instável, já em demanda de intervenções de rápido manejo, a melhor escolha para avaliar e confirmar a presença de congestão pulmonar ou edema agudo de pulmão são os exames de imagem, como a radiografia de tórax, caracterizada pelas linhas B de Kerley, linhas horizontais na periferia do pulmão que se estendem até a superfície pleural. Caracterizados por septos interlobulares espessados e edematosos, em sua maioria provenientes de edema pulmonar.[7-9]

Adicionalmente, a ultrassonografia apresenta informações importantes. As imagens LUS demonstram: A) linhas A (setas); B) linhas B denominadas "cauda do cometa" que partem do arco costal e excluem a reverberação das linhas A (setas); C) derrame pleural (asterisco) e diafragma (triângulo); D) ascite (asterisco).[8,9]

O suporte respiratório invasivo em pacientes com IC é uma ferramenta essencial no suporte à função respiratória em pacientes com essa condição, que deve ser considerado naqueles que se mantêm sintomáticos e hipoxêmicos, refratários ao uso de oxigenoterapia, ou ainda quando há insuficiência respiratória aguda, choque cardiogênico, na presença de desorientação, ou caso exista alguma contraindicação à ventilação não invasiva (VNI).[10]

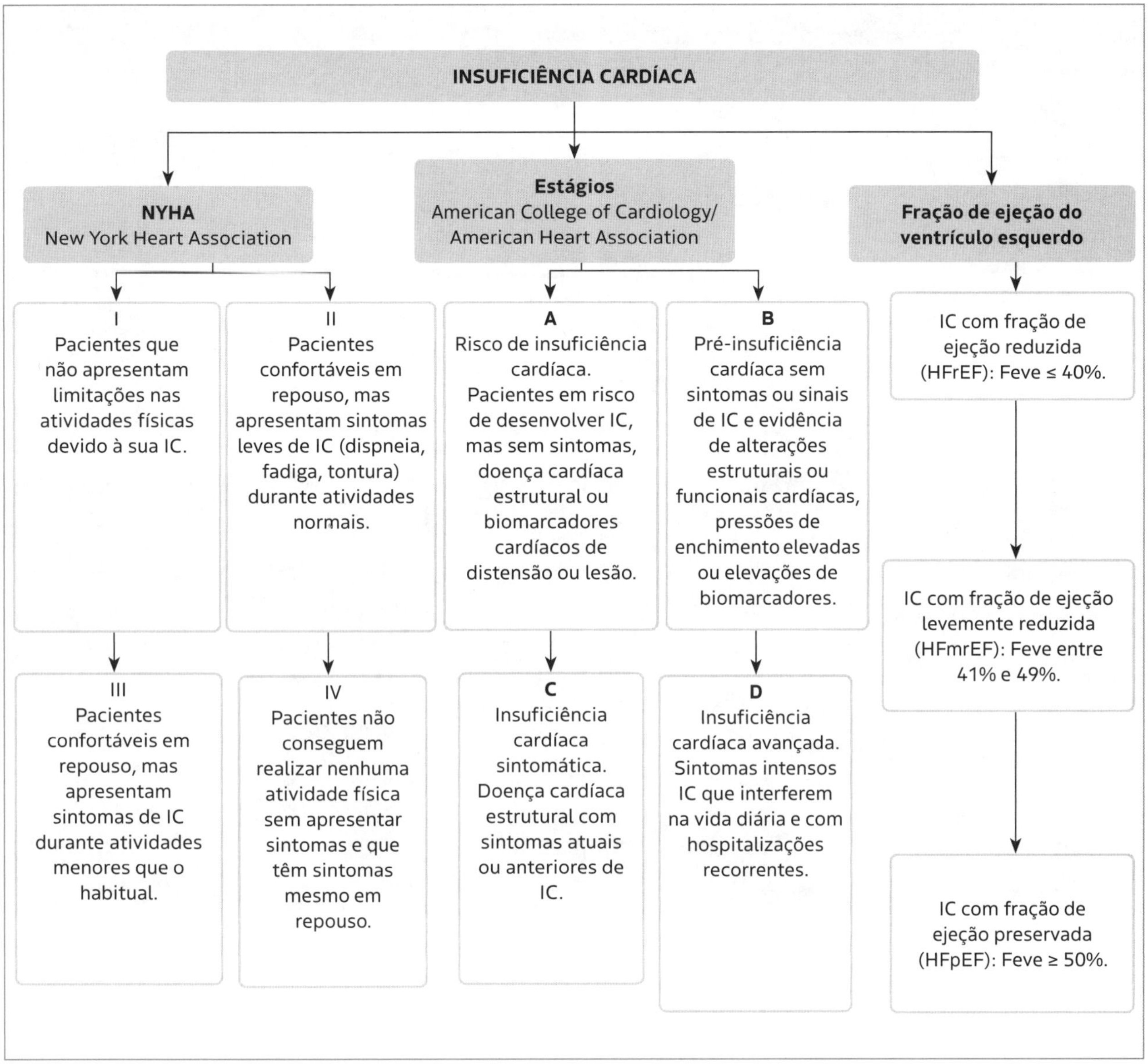

FIGURA 3 Fluxograma das classificações, estágios e estratificação da insuficiência cardíaca.
Fonte: adaptada de Heidenreich et al.[7]

Interdependência entre coração e pulmão na ventilação mecânica

A resposta do sistema cardiovascular à aplicação da ventilação com pressão positiva é influenciada por variáveis cardiovasculares, decorrentes do volume e da resistência do sistema cardiovascular, abrangendo os ventrículos direito e esquerdo, e de fatores relacionados à pressão das vias aéreas, que incluem o fluxo, a resistência das vias aéreas, o volume corrente (VC), a complacência do parênquima pulmonar e a elasticidade da caixa torácica.[10]

As alterações hemodinâmicas cardiovasculares decorrentes da aplicação da ventilação mecânica (VM) são causadas pela alteração pressão alveolar (Palv) e da pressão pleural (Ppl). A diferença resultante entre essas pressões determinará a pressão transpulmonar, que desempenha um papel importante nas respostas cardiovasculares à VM.[10,11]

Dessa forma, a complacência dos pulmões e da parede torácica afeta diretamente a transmissão da pressão transpulmonar para o espaço intratorácico, que por sua vez desencadeará as alterações hemodinâmicas. Por exemplo, em situações em que ocorre aumento da pressão transpulmonar, ocorrerá redução do retorno venoso e consequente diminuição da pré-carga e a pós-carga do ventrículo esquerdo (VE). Esse mecanismo pode ser clinicamente benéfico em pacientes com disfunção ventricular esquerda aguda, desde que esses indivíduos mantenham uma volemia adequada.[10]

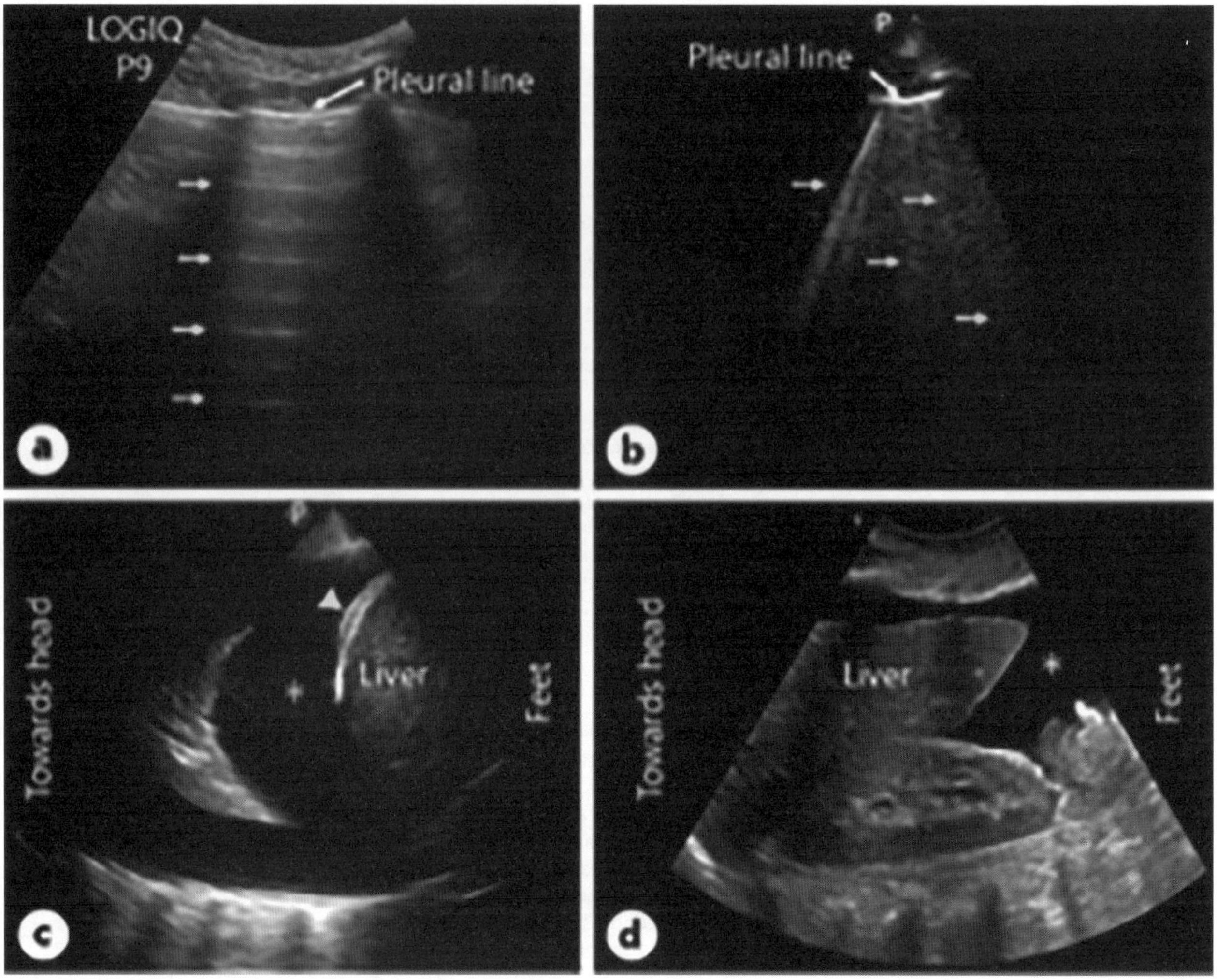

FIGURA 4 Imagem de ultrassonografia pulmonar e abdominal de paciente com edema pulmonar e derrame pleural.
Fonte: adaptada de Koratala et al.[18]

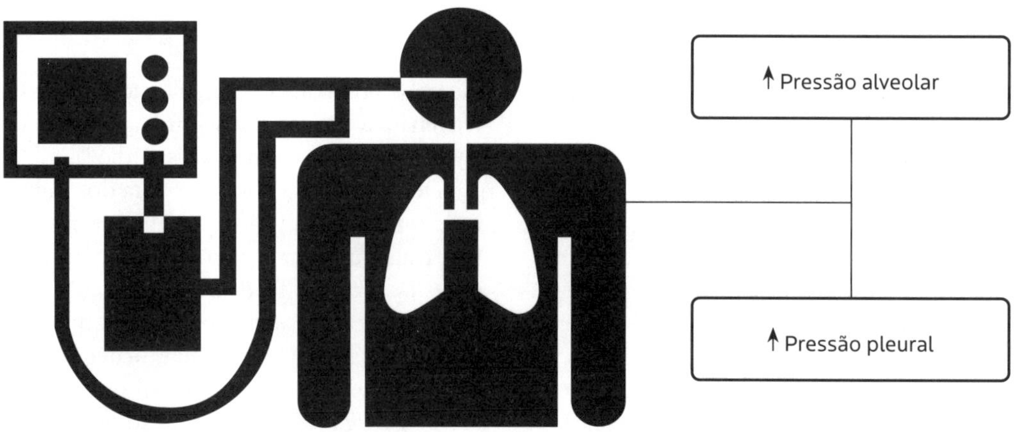

FIGURA 5 Efeitos da ventilação por pressão positiva na hemodinâmica.
Fonte: adaptada de Alviar et al.[12]

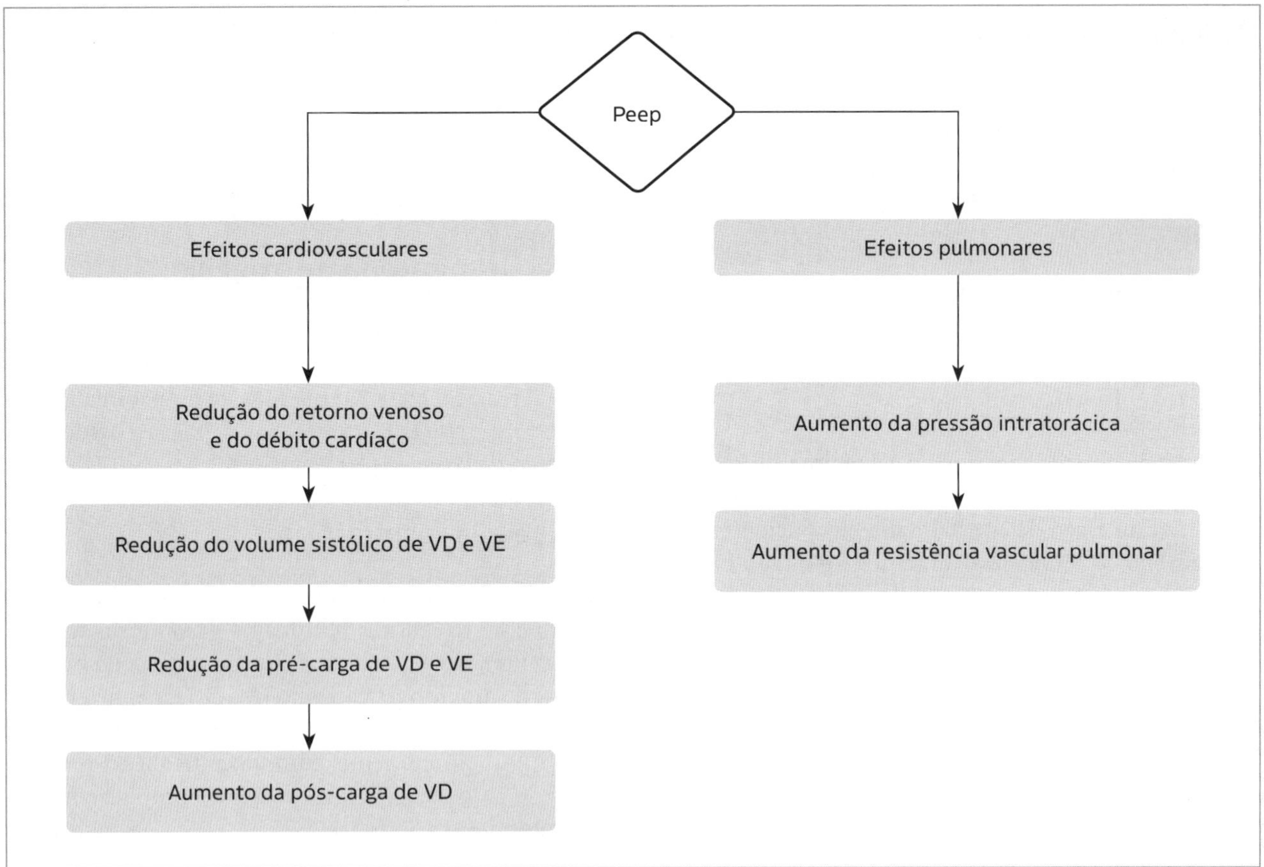

FIGURA 6 Efeitos hemodinâmicos da Peep.
Peep: pressão expiratória final positiva; VD: ventrículo direito; VE: ventrículo esquerdo.
Fonte: adaptada de Corp e Adlam.[11]

VENTILAÇÃO MECÂNICA

Modos ventilatórios

Os modos de VM invasiva frequentemente empregados incluem a ventilação assistida-controlada por pressão (A/C-PCV), a ventilação assistida-controlada por volume (A/C-VCV) e o modo ventilação por pressão de suporte (PSV). Embora não exista a preferência por um modo ventilatório considerado ideal, o modo ventilação mandatória intermitente sincronizada (SIMV) deve ser evitado, pois pode aumentar a pós-carga do VE e o consumo de oxigênio miocárdico, especialmente quando a fase espontânea desse modo não atende às demandas do paciente, resultando em assincronias ventilatórias.[11,13]

Pressão expiratória final positiva

A pressão expiratória final positiva (Peep) exerce influência direta na Palv e, consequentemente, na Ppl. A complacência dos pulmões e da parede torácica altera a pressão transpulmonar, aumentando a pressão intratorácica, promovendo variações nas condições hemodinâmicas, especificamente na redução do retorno venoso e na diminuição da pré-carga do VE.[13]

Em determinadas situações clínicas, em que ocorre a presença de disfunção ventricular esquerda com pré-carga elevada, o aumento da pressão transpulmonar induzida pela Peep promove redução do retorno venoso, diminuição da pré e pós-carga do ventrículo com potencial impacto positivo na função ventricular.[13]

Contudo, a aplicação da Peep deverá ocorrer de forma cautelosa, visto que valores excessivamente elevados podem promover repercussões hemodinâmicas. A Peep elevada pode reduzir o retorno venoso, levando a uma pré-carga inadequada. Dessa forma, recomenda-se, iniciar a VM com Peep em torno de 5 cmH_2O, com titulação a cada 2 a 3 cmH_2O, até 10 cmH_2O, observando a monitorização hemodinâmica do paciente, a fim de ajustar de forma individualizada a Peep, respeitando as caraterísticas clínicas e hemodinâmicas do paciente.[13]

Volume corrente

Preconiza-se a adoção de uma estratégia de VM protetora, na qual o VC é ajustado de 6 a 8 mL/kg de acordo com o peso ideal do paciente.[10,14]

Para calcular o peso ideal, podem ser utilizadas as seguintes fórmulas:

- Homens: peso ideal: 50 + 0,91 (altura em centímetro - 152,4).
- Mulheres: peso Ideal: 45,5 + 0,91 (altura em centímetro - 152,4).

É importante destacar que o VC acima de 9 mL/kg de peso ideal tem sido associado a um aumento significativo no risco de mortalidade em pacientes com IC. Entretanto, VC excessivamente baixos são inapropriados, pois podem causar atelectasias, assincronias paciente-ventilador e retenção de CO_2.[14]

Driving pressure

A *driving pressure* (DP) é caracterizada como uma medida que se relaciona diretamente com a mecânica pulmonar e a proteção dos pulmões durante a VM. É definida como a diferença entre a pressão de platô (Pplatô) e a Peep.[15]

Em pacientes com IC, quando associado à presença de edema pulmonar ou a SDRA, a complacência pulmonar pode ficar comprometida. Assim, limitar a pressão de distensão alveolar é essencial para atuar como mecanismo protetor para mitigar a lesão pulmonar induzida pela ventilação mecânica (Vili).[12]

A DP tem sido observada como uma variável independente associada à mortalidade hospitalar, em pacientes com IC sob VM. Portanto, é recomentado manter a DP limitada a valores $\leq$ 15 cmH_2O. Paralelamente, é importante monitorar a Pplatô $\leq$ 30 cmH_2O, para evitar o risco de hiperdistensão alveolar.[16]

Além disso, a mensuração da Pplatô durante a manobra de pausa inspiratória pode ser usada para estimar a complacência pulmonar utilizando a fórmula: Cest = VC/Pplatô - Peep. A manutenção adequada da DP e da Pplatô é essencial para a segurança dos pacientes e a prevenção de Vili.[16]

Fração inspiratória de oxigênio

É recomendável empregar a FiO_2 necessária para manter a saturação periférica de oxigênio (SpO_2) dentro da faixa de 92 a 96% em casos de hipoxemia aguda, para o intuito de evitar os efeitos deletérios associados a excesso de oxigênio.[11]

Frequência respiratória

A frequência respiratória (FR) deve ser ajustada de acordo com os valores obtidos na gasometria arterial, na manutenção específica dos níveis ideais de pressão parcial de dióxido de carbono (PCO_2) e pH arterial.[10]

A FR inicial recomendada varia em torno de 10 a 20 rpm. Adicionalmente, é importante observar a presença de auto-Peep, a fim de evitar complicações decorrentes dessa condição.[12]

Além disso, ajustes ventilatórios individualizados para o pH e a PCO_2 devem ser baseados na análise do produto do VC e FR, expresso em volume-minuto.[12]

Situações especiais

Ventilação por membrana extracorpórea

A ventilação por membrana extracorpórea (ECMO) consiste na remoção do sangue venoso por meio de uma cânula de drenagem, que, após a passagem por uma membrana de oxigenação, retorna ao sistema arterial. A troca gasosa por meio da ECMO permite a ventilação com baixos volumes correntes, de 4 a 6 mL/kg de peso ideal; FR entre 5 e 10 rpm;

TABELA 1 Ajustes ventilatórios iniciais

Modo ventilatório	VC	FR	Pplatô	Peep	DP	Tinsp	Relação I:E	FiO_2
PCV	6-8 mL/kg	14-20 rpm	≤ 30 cmH_2O	5-10 cmH_2O*	≤ 15 cmH_2O	1 segundo	1:2**	Usar a menor FiO_2 possível para garantir SpO_2 entre 92-96%
VCV								
PSV								

* Ajustar de acordo com a tolerância individual.

** Quanto à relação I:E, tempo exalatório mais alargado deve ser utilizado em casos de auto-Peep e pneumopatias que aumentem a resistência das vias aéreas.

DP: *driving pressure*; FiO_2: fração inspirada de oxigênio; FR: frequência respiratória; PCV: ventilação por pressão controlada; Peep: pressão positiva ao final da expiração; Pplatô: pressão de platô; PSV: ventilação por pressão de suporte; Tinsp: tempo inspiratório; VC: volume corrente; VCV: ventilação por volume controlado.

TABELA 2 Recomendações para o uso de Peep por perfil clínico

Estudos de revisão	Valores de Peep
Corp; Thomas; Adlam, 2021	≤ 10 cmH_2O
Alviar et al., 2018	Falência de VD: 3-5 cmH_2O
	Ausência de falência de VD: 5-10 cmH_2O
	Considerar até 12 cmH_2O*
Kuhn et al., 2016	5-10 cmH_2O**

* Casos específicos de pacientes sem risco de choque cardiogênico e com monitorização contínua do DC.
** Independente de falência de VD. Recomenda-se iniciar com 5 cmH_2O e titulações de 2-3 cmH_2O, dentro de 15-30 min, sob avaliação constante da hemodinâmica.
DC: débito cardíaco; Peep: pressão expiratória final positiva; VD: ventrículo direito.

Peep ≤ 10 cmH_2O, Pplatô ≤ 25 cmH_2O e a menor FiO_2 tolerável de acordo com a clínica do paciente.[11,12]

Posição prona

A VM em posição prona é a mudança do paciente para a posição em decúbito ventral, que resulta em uma distribuição mais homogênea da pressão transpulmonar. Pacientes com SDRA moderada e grave podem se beneficiar dessa posição para melhora da hipoxemia, decorrente do aumento da ventilação-perfusão, especialmente naqueles com edema pulmonar de origem cardiogênica. O posicionamento deverá ser mantido por pelo menos 16 horas ao dia, sendo iniciado nos primeiros dias do tratamento, pois sua utilização após 7 dias do início da VM apresenta efetividade reduzida.[11]

Óxido nítrico

O óxido nítrico poderá ser utilizado como em casos de hipoxemia severa, redução da hipertensão pulmonar e melhora da relação ventilação-perfusão. No entanto, seu uso deve ser cauteloso, pois vasodilatadores pulmonares podem causar edema em pacientes com baixa contratilidade do VE, decorrente do aumento repentino do fluxo sanguíneo pulmonar.[12]

Desmame

O desmame no paciente com IC deve ser cauteloso, para minimizar o risco de edema pulmonar na retirada da pressão positiva. Para isso, o teste de respiração espontânea (TRE) com PS de 5 cmH_2O auxiliará a vencer a resistência imposta do tudo orotraqueal. Além disso, o TRE realizado apenas com tubo-T pode aumentar o consumo de oxigênio miocárdico, sendo evitado naqueles com função ventricular comprometida, doença cardíaca isquêmica ou casos em que o aumento da pós-carga será prejudicial, como na doença valvar grave devido ao risco de regurgitação.[11]

Preditores de sucesso deverão ser realizados, como Índice de Respiração Rápido e Superficial (Índice de Tobin ou IRRS), ≤ 105 (FR/VC em litros); pressão inspiratória máxima (Pimáx) < –30 cmH_2O, força de tosse e teste *cuff leak* negativo para edema de glote.[11,12]

Além disso, há forte recomendação para o uso de VNI ou cateter nasal de alto fluxo (CNAF) imediatamente após a extubação para evitar falência respiratória e risco de reintubação, especialmente em pacientes considerados de alto risco (idade > 65 anos, obesidade mórbida com índice de massa corporal (IMC) ≥ 35 kg/m^2 ou qualquer outra comorbidade que se julgue necessária).[12]

REFERÊNCIAS BIBLIOGRÁFICAS

1. Emmons-Bell S, Johnson C, Roth G. Prevalence, incidence and survival of heart failure: a systematic review. Heart. 2022;108:1351-60.
2. Gioli-Pereira L, Marcondes-Braga FG, Bernardez-Pereira S, Bacal F, Fernandes F, Mansur AF, et al. Predictors of one-year outcomes in chronic heart failure: the portrait of a middle income country. BMC Cardiovasc Disord. 2019;19:251.
3. Snipelisky D, Chaudhry SP, Stewart GC. The many faces of heart failure. Card Electrophysiol Clin. 2019 Mar;11(1):11-20.
4. Arrigo M, Jessup M, Mullens W, Reza N, Shah AM, Sliwa K, et al. Acute heart failure. Nat Rev Dis Primers. 2020;6:16.
5. Fuentes-Abolafio IJ, Stubbs B, Pérez-Belmonte LM, Bernal-López MR, Gómez-Huelgas R, Cuesta-Vargas AI. Physical functional performance and prognosis in patients with heart failure: a systematic review and meta-analysis. BMC Cardiovasc Disord. 2020;20:512.
6. Rohde LEP, Montera MW, Bocchi EA, Clausell NO, Albuquerque DC, Rassi S, et al. Diretriz brasileira de insuficiência cardíaca crônica e aguda. Arq Bras Cardiol. 2018;111(3):436-59.
7. Heidenreich PA, Bozkurt B, Aguilar D, Allen LA, Byun JA, Colvin MM, et al. AHA/ACC/HFSA guideline for the management of heart failure: a report of the American College of Cardiology / American Heart Association Joint Committee on Clinical Practice Guideline. Circulation. 2022;145:e895-e1032.
8. Bonios MJ, Kyrzopoulos S, Tsiapras D, Adamopoulos SN. Ultrasound guidance for volume management in patients with heart failure. Heart Fail Rev. 2020 Nov;25(6):927-35.

9. Pellicori P, Platz E, Dauw J, Ter Maaten JM, Martens P, Pivetta E, et al. Ultrasound imaging of congestion in heart failure: examinations beyond the heart. Eur J Heart Fail. 2021 May;23(5):703-12.
10. Shorofsky M, Jayaraman D, Lellouche F, Husa R, Lipes J. Mechanical ventilation with high tidal volume and associated mortality in the cardiac intensive care unit. Acute Cardiac Care. 2014 Mar;16(1):9-14.
11. Corp A, Thomas C, Adlam M. The cardiovascular effects of positive pressure ventilation. BJA Education. 2021;21:202-9.
12. Alviar CL, Miller PE, McAreavey D, Katz JN, Lee B, Moriyama B, et al. Positive pressure ventilation in the cardiac intensive care unit. Journal of the American College of Cardiology. 2018;72:1532-53.
13. Hess D, Kacmarek M. Essentials of mechanical ventilation. McGraw-Hill Education; 2014.
14. Mahmood SS, Pinsky MR. Heart-lung interactions during mechanical ventilation: the basics. Ann Transl Med. 2018 Sep;6(18):349.
15. Amado-Rodríguez L, Rodríguez-Garcia R, Bellani G, Pham T, Fan E, Madotto F, et al. Mechanical ventilation in patients with cardiogenic pulmonary edema: a sub-analysis of the LUNG safe study. J Intensive Care. 2022 Dec 1;10(1).
16. Yang Q, Zheng J, Chen X, Chen W, Wen D, Xiong X, et al. Relationship between driving pressure and mortality in ventilated patients with heart failure: a cohort study. Can Respir J. 2021.
17. Kuhn BT, Bradley LA, Dempsey TM, Puro AC, Adams JY. Management of mechanical ventilation in decompensated heart failure. Journal of Cardiovascular Development and Disease. 2016;3(4).
18. Koratala A, Kazory A. Point of care ultrasonography for objective assessment of heart failure: integration of cardiac, vascular, and extravascular determinants of volume status. Cardiorenal Med. 2021;11(1):5-17.

30

Ventilação mecânica no paciente neurocrítico

Daniela Cristina dos Santos Faez
Lígia dos Santos Roceto Ratti
Rodrigo Marques Tonella
Taís Mendes de Camargo

INTRODUÇÃO

O traumatismo cranioencefálico (TCE) é uma das principais causas de morbimortalidade em todo o mundo, e estima-se que afete aproximadamente 104 milhões de pessoas anualmente. É definido como uma condição heterogênea decorrente de um trauma externo ao crânio, e as lesões são classificadas em lesões cerebrais traumáticas e não traumáticas, com aspectos focais ou difusos.

Seu diagnóstico depende do exame neurológico clínico e de dados anatômicos derivados de estudos de imagem. A gravidade clínica do TCE é frequentemente obtida pela escala de coma de Glasgow (ECG) e é estratificada em leve (ECG 13 a 15), moderada (ECG 9 a 12) e grave (ECG 3 a 8).

Em relação à fisiopatologia do TCE, há duas fases de lesão: primária, que ocorre por meio de uma força externa que gera dano mecânico ao tecido cerebral, e secundária, que inclui inflamação, apoptose, estresse oxidativo e outras complicações que impulsionam a degeneração cerebral adicional.

O acidente vascular encefálico (AVE) é definido como um episódio agudo, que pode ser causado por isquemia ou hemorragia no encéfalo, retina ou medula espinal, com duração maior que 24 horas ou de qualquer duração. Sua classificação é baseada em eventos isquêmicos, nos quais há obstrução arterial com consequente alteração do fluxo sanguíneo cerebral, sendo o mais prevalente, e eventos hemorrágicos, nos quais há coleção focal de sangue dentro do parênquima cerebral ou sistema ventricular, os quais não foram causados por trauma e hemorragia subaracnóidea. Mundialmente, cerca de 13,7 milhões de AVE ocorrem todos os anos, e, 60% ocorrem em pessoas com menos de 70 anos de idade.

Em ambas as patologias, em função do processo inflamatório e do edema cerebral que se instalam rapidamente, pode ocorrer aumento na pressão intracraniana (PIC), compressão das estruturas cerebrais responsáveis pelo controle da respiração e repercussões diretas no *drive* respiratório do paciente. Além disso, o tecido cerebral depende de aporte suficiente de sangue oxigenado para que as lesões secundárias sejam evitadas ou minimizadas. Diante disso, e diante do fato de esses pacientes apresentarem frequentemente rebaixamento do nível de consciência e perda temporária da capacidade de proteger vias aéreas, é fundamental oferecer o suporte ventilatório invasivo para garantir a oferta suficiente de oxigênio (O_2) aos pulmões e consequentemente ao tecido cerebral recentemente lesado.

VENTILAÇÃO MECÂNICA NO PACIENTE NEUROCRÍTICO

Neurofisiologia

Para melhor compreensão da ventilação mecânica (VM) no paciente neurocrítico, é necessário relembrar alguns conceitos de neurofisiologia.

O mecanismo de regulação do fluxo sanguíneo cerebral (FSC) pode ser representado por uma fórmula matemática simples: FSC é resultado do quociente entre a pressão de perfusão cerebral (PPC) e a resistência vascular cerebral (RVC). Os valores normais do FSC estão entre 50 e 60 mL/100 g de tecido. A PPC, por sua vez, é obtida pela diferença entre a pressão arterial média (PAM) e a pressão intracraniana (PIC). O valor de normalidade da PPC é acima de 60 mmHg.

Após a lesão, há imediata perda da autorregulação cerebral, ou seja, o tecido cerebral e todas as estruturas constantes no interior da caixa craniana perdem a capacidade de se autorregular. Isso transfere a responsabilidade aos profissionais que estão conduzindo a situação de emergência, que precisam atuar de forma imediata e garantir que a autorregulação aconteça externamente.

O equilíbrio de gases respiratórios é primordial no metabolismo do tecido cerebral. A influência do O_2 na dinâmica do FSC ocorre em situações de hipoxemia intensa, em que valores abaixo de 60 mmHg causam vasodilatação cerebral e são extremamente desfavoráveis diante de um paciente neurocrítico grave. A concentração de gás carbônico (CO_2) na corrente sanguínea apresenta uma faixa de normalidade entre 35 e 45 mmHg, em situações de homeostasia preservada. A concentração do CO_2 no sangue influencia diretamente na dinâmica de autorregulação cerebral, principalmente pelo fato de esse gás, em concentrações mais elevadas, promover vasodilatação, que, em última análise, aumenta proporcionalmente a PIC, principalmente se a autorregulação cerebral não estiver preservada.

O mecanismo envolvido na vasodilatação cerebral é explicado pela reação do CO_2 com a água, que resulta na produção de ácido carbono e que se dissocia facilmente em íons H^+, um potente vasodilatador. Por outro lado, concentrações de CO_2 diminuídas promovem uma redução no FSC, em decorrência da intensa vasoconstrição dos vasos sanguíneos cerebrais. Diante disso, o controle dos gases sanguíneos é fundamental para a manutenção de um FSC adequado.

Esses aspectos atribuem uma importância ainda maior à condução da VM no paciente neurocrítico, com o intuito de impedir ou pelo menos minimizar o dano cerebral secundário.

Com isso, em relação à VM propriamente dita, os objetivos principais e fundamentais são a estabilização respiratória e a manutenção do equilíbrio dos gases sanguíneos aliados à hemodinâmica, que naturalmente precisa estar estável para que haja uma adequada PPC.

Situações de assincronia, de valores não ajustados para a estratégia protetora e a normoventilação, além de eventos inerentes à própria utilização da VM (como a pneumonia associada à VM (PAV) e o risco de lesão pulmonar induzida pela VM), podem colaborar com a hipoxemia cerebral, como a liberação adicional de mediadores inflamatórios que afetam também o equilíbrio vasomotor do encéfalo. A Figura 1 ilustra essa correlação.

Como ventilar o paciente neurocrítico?

Muito se discute sobre a instalação da VM no paciente neurocrítico e sobre qual modo ventilatório seria mais adequado para utilizar nessa população. Tanto a ventilação controlada a pressão (PCV) como a ventilação controlada a volume (VCV) têm vantagens e desvantagens. Entretanto, idealmente, na fase inicial da lesão, ou seja, dentro das 48 horas após o evento cerebral, seria mais indicado, principalmente visando a um

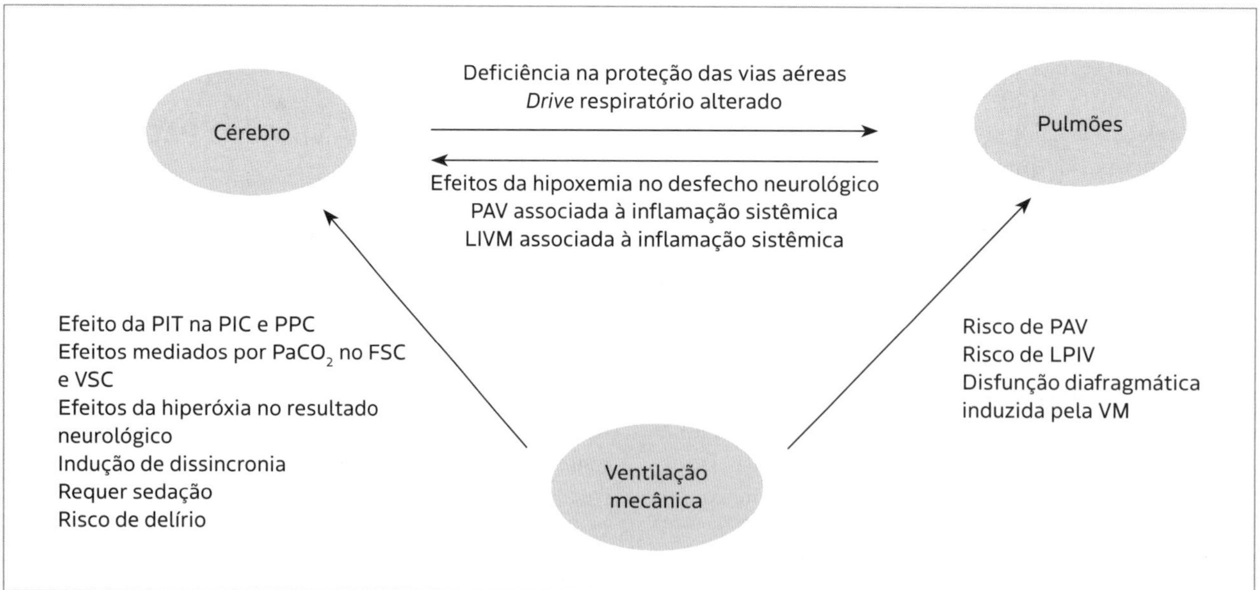

FIGURA 1 Diagrama conceitual indicando relações fisiológicas e patológicas estabelecidas e postuladas entre ventilação mecânica, cérebro e pulmões.

FSC: fluxo sanguíneo cerebral; LPIV: lesão pulmonar induzida pelo ventilador; $PaCO_2$: pressão parcial de dióxido de carbono; PAV: pneumonia associada ao ventilador; PIC: pressão intracraniana; Peep: pressão expiratória final positiva; PIT: pressão intratorácica; PPC: pressão de perfusão cerebral; VM: ventilação mecânica; VSC: volume sanguíneo cerebral.

controle mais preciso dos valores de pressão arterial de CO_2 ($PaCO_2$), utilizar o VCV, pois nessa modalidade é possível ajustar precisamente o volume corrente (VO) mandatório, de acordo com o valor de peso ideal do indivíduo. Valores de 6 a 8 mL/kg de peso ideal são adequados para evitar o fenômeno denominado hiperventilação indiscriminada.

A estratégia inicial é manter valores da pressão parcial de dióxido de carbono (PCO_2) dentro da normalidade, aproximando-se do limite inferior de 35 mmHg. Não está indicado uso de hiperventilação indiscriminada e por longos períodos. Idealmente, em vigência de PIC acima de 40 mmHg, pode-se lançar mão da hiperventilação, por curtos períodos, nesse momento agudo. É importante ressaltar que a VM nunca pode ser o tratamento isolado a longo prazo para o tratamento do aumento da PIC. O manejo farmacológico da PIC é fundamental para manter adequadamente a PPC e evitar o dano irreversível ao sistema nervoso central.

A Tabela 1 demonstra as sugestões de manejo ventilatório no paciente neurocrítico.

Interação cérebro e pulmão

Uma complicação presente em um terço dos pacientes neurocríticos é a presença de edema pulmonar neurogênico. Ainda não se tem explicado claramente quais são os fatores predisponentes dessa grave complicação pulmonar causada após o evento neurológico, mas o fato é que, em função de carga adrenérgica elevada e de aumentos de pressão hidrostática, há o surgimento de um conjunto de alterações muito semelhante ao observado na síndrome do desconforto respiratório agudo (SDRA). Na Figura 2 é ilustrada a fisiopatologia da lesão pulmonar em pacientes com lesão cerebral aguda isolada.

Em uma recente revisão sistemática com metanálise, Asehnoune et al. (2023) analisaram estudos observacionais e intervencionistas publicados até agosto de 2022. O objetivo do estudo foi a investigação dos efeitos de utilização de VC menor que 8 mL/kg de peso ideal *versus* VC maior ou igual a 8 mL/kg de peso ideal, utilização de pressão positiva expiratória final (Peep) menor ou maior ou igual a 5 cmH_2O e ventilação protetora. Os autores concluíram, em amostra que envolveu um total de 5.639 pacientes, que o VC menor que 8 mL/kg de peso ideal, a Peep moderada a alta ou a ventilação protetora não foram associados à mortalidade e menor incidência de SDRA em pacientes com lesão cerebral aguda submetidos à VM invasiva. No entanto, a ventilação protetora melhorou a oxigenação e pode ser considerada com segurança nesse cenário. O papel exato da VM protetora em pacientes com TCE grave ainda precisa ser investigado.

Em 2020, um painel do Consenso Internacional da Sociedade Europeia de Medicina Intensiva foi convocado, incluindo 29 cientistas-clínicos em medicina intensiva com experiência em insuficiência respiratória aguda, cuidados neurointensivos ou ambos, e dois metodologistas sem direito a voto. O painel foi dividido em sete subgrupos, cada um abordando um domínio de prática clínica predefinido relevante para os pacientes neurocríticos internados na unidade de terapia intensiva (UTI). Na Tabela 2 estão destacados os aspectos que envolveram pacientes neurocríticos com SDRA associada.

TABELA 1 Sugestões de manejo ventilatório no paciente neurocrítico

Variável	Advertências potenciais para pacientes com lesão cerebral
VC	▪ VC baixo pode resultar em hipercapnia. ▪ A hipercapnia pode ser mal tolerada (pode aumentar a PIC) em pacientes com baixa complacência intracraniana basal.
Pplatô	A redução da Pplatô é frequentemente alcançada pela redução do VC com potencial para hipercapnia.
Peep	▪ Potencial para aumento da PIC na posição supina, quando excede a PIC. ▪ Potencial de redução do débito cardíaco e da PAM, com consequente redução de PPC.
Driving pressure (delta-P)	▪ Redução de delta-P frequentemente alcançada pela redução de VC com potencial para hipercapnia. ▪ A redução de delta-P também pode ser alcançada aumentando a Peep, com potenciais alterações hemodinâmicas.
PaO_2	▪ Evitar hipoxemia – $PaO_2 < 60$ mmHg. ▪ Evitar hiperoxemia – $PaO_2 > 150$ mmHg.
$PaCO_2$	▪ Indicada a normocapnia: $PaCO_2$: 35-45 mmHg. ▪ PIC refratária: $PaCO_2$: 35-38 mmHg ou 32-35 mmHg.

$PaCO_2$: pressão arterial de gás carbônico; PAM: pressão arterial média; PaO_2: pressão arterial de oxigênio; Peep: pressão positiva ao final da expiração; PIC: pressão intracraniana; Pplatô: pressão de platô; PPC: pressão de perfusão cerebral; VC: volume corrente.
Fonte: adaptada de Robba et al. (2020).

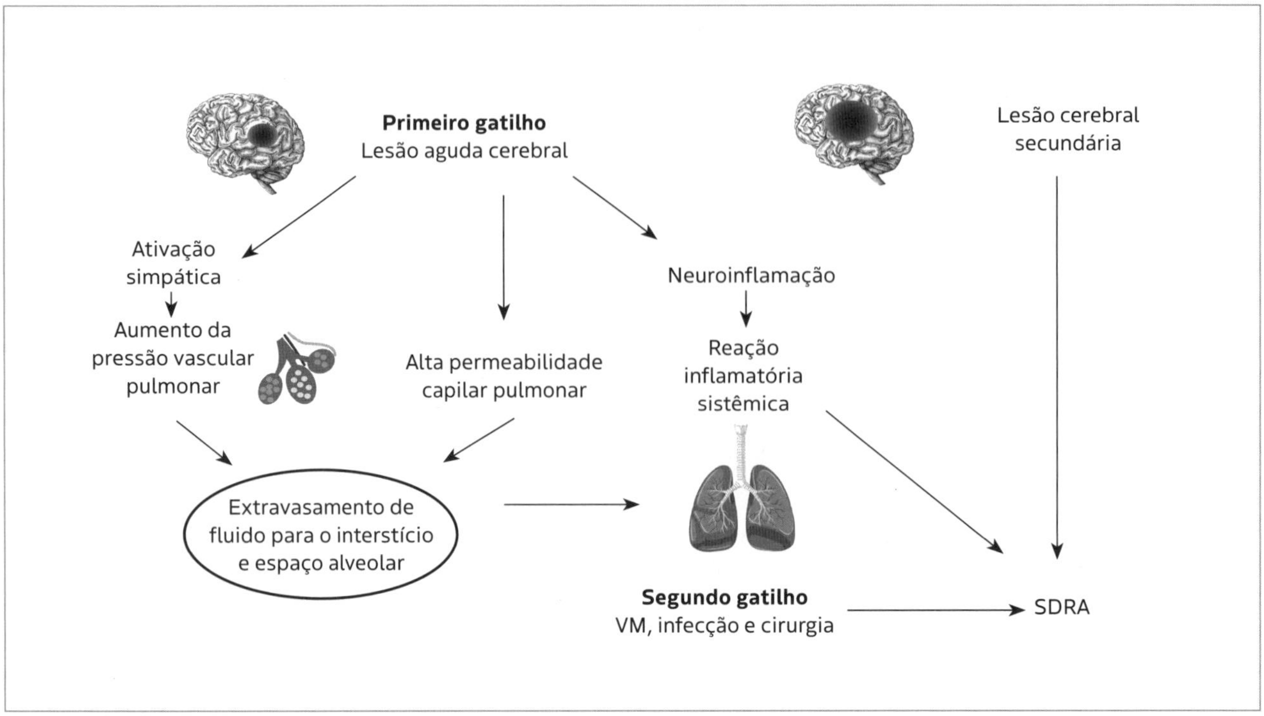

FIGURA 2 Fisiopatologia da lesão pulmonar em pacientes com lesão cerebral aguda isolada.
SDRA: síndrome do desconforto respiratório agudo; VM: ventilação mecânica.
Fonte: adaptada de Ziaka et al. (2021).

Desmame ventilatório

O processo de retirada da VM nos pacientes neurocríticos deve considerar e ressaltar alguns fatores além daqueles descritos como critérios clássicos de desmame ventilatório, já que a literatura tem estudado especificidades do processo de extubação e de falha desse processo para essa população.

As falhas de extubação estão relacionadas com piores resultados, principalmente com aumento das taxas de pneumonia, do tempo de VM, de internação em UTI e de mortalidade. Assim, os riscos de falhas de extubação para esses pacientes não devem ser subestimados, e sim identificados, principalmente com abrangência multifatorial e multidisciplinar para evitar a reintubação.

A seguir estão descritos alguns fatores de risco para falha de extubação em pacientes neurocríticos internados em UTI:

- Tempo de VM: maior que 5 dias.
- Complacência pulmonar dinâmica: menor que 56 mL/cmH_2O.
- Frequência de aspiração traqueal: períodos inferiores a 2 horas.
- Idade: maior que 40 anos.
- Sexo: feminino.
- Pontuação da ECG: ≤ 13 ou escore motor < 6.
- Acompanhamento visual: ausente.
- Reflexo de tosse: ausente.
- Reflexo de vômito e de tentativas de engolir: ausente.
- Força muscular (Medical Research Council – MRC): menor que 48.

Dentre os fatores citados acima, alguns sinais clínicos muito simples, como perseguição visual, tosse e deglutição, têm sido descritos como bons fatores preditivos de extubação bem-sucedida. Desenvolvido por Asehnoune et al. (2017), o escore *Visage* (*visual pursuit, swallowing, age, Glasgow for extubation*) mede o sucesso da extubação de pacientes neurológicos com base na idade, presença de perseguição visual, tentativa de deglutição e nível de consciência no momento da extubação. A soma dos itens do escore *Visage* maior ou igual a 3 prediz a taxa de sucesso da extubação (ver Tabela 3). Entretanto, esses itens não podem ser utilizados de forma exclusiva e sim associados a toda a avaliação e sequência descrita na Tabela 4.

CONSIDERAÇÕES FINAIS

O manejo ventilatório do paciente neurocrítico é desafiante no contexto da terapia intensiva e se baseia

TABELA 2 Domínios abordados pelo Consenso da Sociedade Europeia de Medicina Intensiva e suas recomendações acerca de estratégias aplicadas a pacientes neurocríticos com SDRA

Domínio	Recomendação do consenso	Nível de recomendação	Nível de evidência
Ajustes específicos de parâmetros de VM (VC/PC; Peep; FiO_2) e alvo específico em parâmetros respiratórios de pacientes neurocríticos	Em pacientes neurocríticos e com SDRA concomitante, e sem elevação da PIC, uma estratégia de ventilação protetora da mecânica pulmonar deve ser usada.	Recomendação forte	Nenhuma evidência
	Não há uma recomendação sobre VM protetora em pacientes neurocríticos e com SDRA concomitante e aumento significativo da PIC.	Nenhuma recomendação	Nenhuma evidência
É seguro e eficaz utilizar intervenções de resgate (BNM, posição prona, ECMO) para apoiar a assincronia respiratória em pacientes neurocríticos?	Não podemos fornecer uma recomendação sobre o uso de manobras de recrutamento alveolar em pacientes neurocríticos com SDRA concomitante que não têm elevação significativa da PIC.	Nenhuma recomendação	Nível baixo de evidência
	Recomendamos que o posicionamento em decúbito ventral possa ser considerado em pacientes neurocríticos sob VM que apresentam SDRA concomitante, mas não apresentam elevação significativa da PIC.	Recomendação forte	Evidência muito baixa
	Não podemos fornecer quaisquer recomendações relativas ao uso de posição prona em pacientes neurocríticos sob VM que apresentam SDRA concomitante e PIC com significativa elevação.	Nenhuma recomendação	Nenhuma evidência
	Recomendamos o tratamento de curto prazo com BNM, em combinação com sedação apropriada, em pacientes neurocríticos sob VM, concomitante com SDRA grave.	Recomendação forte	Nenhuma evidência
	Não podemos fornecer quaisquer recomendações relativas ao uso de ECMO em pacientes neurocríticos sob VM que têm SDRA concomitante.	Nenhuma recomendação	Evidência muito baixa

BNM: bloqueador neuromuscular; ECMO: oxigenação por membrana extracorpórea; FiO_2: fração inspirada de oxigênio; PC: pressão controlada; Peep: pressão positiva ao final da expiração; PIC: pressão intracraniana; Pplatô: pressão de platô; SDRA: síndrome do desconforto respiratório agudo; VC: volume corrente; VM: ventilação mecânica.
Fonte: adaptada de Robba et al. (2020).

TABELA 3 Escore *Visage*

Escore de sucesso de extubação *Visage*	Pontos
Idade < 40 anos (sim/não)	1/0
Acompanhamento visual (sim/não)	1/0
Reflexo de vômito e de tentativas de engolir (sim/não)	1/0
Pontuação da escala de coma de Glasgow > 10 (sim/não)	1/0

TABELA 4 Sequência de etapas e das respectivas condições para análise do processo de retirada da ventilação mecânica em pacientes neurocríticos

Etapa	Condições analisadas
Estabilidade neurológica	ECG melhor ou em evolução nas últimas 24 horas; nenhuma medida terapêutica para aumento de PIC nas últimas 24 horas; sem previsão de intervenção cirúrgica; definição da evolução da lesão na imagem de controle, e sem necessidade de novos exames de imagem.
Avaliação médica da suspensão da sedação	Identificar juntamente com a equipe multidisciplinar qual o objetivo da retirada da sedação: "janela neurológica", e, nesse caso, orienta-se manter em modos controlados/assistidos para controle da $PaCO_2$; ou início do processo de desmame ventilatório mediante estabilidade neurológica.
Avaliação diária de critérios de possibilidade de desmame	Sem comprometimento pulmonar; $PaO_2/FiO_2 < 150$, com Peep ≤ 8; $PaCO_2 \leq 45$ mmHg; ausência de choque circulatório; sem necessidade de sedação profunda.
Protocolos de desmame	Suporte ventilatório de desmame nas últimas 48 horas em modo espontâneo (PS ≤ 10 cmH_2O, Peep ≤ 8, $FiO_2 \leq 0{,}5$).
Critérios de sucesso de extubação	Nenhuma apneia; $PaCO_2 \leq 45$ mmHg com PS ≤ 10 cmH_2O, $PaO_2 \geq 0{,}8$, Peep ≤ 8; IRRS < 105. Capacidade de tossir e de engolir; necessidade de aspiração maior do que 2 horas; teste de vazamento de balonete presente.
Falha da extubação	Considerar traqueostomia em casos de falha da extubação e impossibilidade de adequação aos critérios de desmame.
Considerar traqueostomia	Dificuldades nos critérios de possibilidade de desmame, considerar traqueostomia. Indicação de traqueostomia, riscos e benefícios; momento ideal para sua realização ainda é muito controverso na literatura e não há consenso sobre o tema.

ECG: eletrocardiograma; IRRS: índice de respiração rápida e superficial; $PaCO_2$: pressão arterial de gás carbônico; PaO_2: pressão arterial de oxigênio; PaO_2/FiO_2: relação entre pressão arterial de oxigênio e fração inspirada de oxigênio; Peep: pressão positiva ao final da expiração; PS: pressão de suporte.

fundamentalmente na neurofisiologia cerebral. É um campo de pesquisa muito vasto e com necessidade de aprofundamento da temática para recomendações e diretrizes focadas para essa população.

A interação inter e multiprofissional é muito importante para fundamentar e embasar as decisões diante do paciente neurocrítico, principalmente na ausência de recomendações ou de diretrizes específicas na beira do leito.

BIBLIOGRAFIA

1. Asehnoune K, Rooze P, Robba C, Bouras M, Mascia L, Cinotti R, et al. Mechanical ventilation in patients with acute brain injury: a systematic review with meta-analysis. Crit Care. 2023;27(1):1-10.
2. Asehnoune K, Seguin P, Lasocki S, Antoine Roquilly A, Delater A, et al.; Atlanrea Group et al. Extubation success prediction in a multicentric cohort of patients with severe brain injury. Anesthesiology. 2017;127:338-46.
3. Baptistella AR, Mantelli LM, Matte L, Carvalho MERU, Fortunatti JAF, Costa YZ, et al. Prediction of extubation outcome in mechanically ventilated patients: development and validation of the Extubation Predictive Score (Expres). PloS One. 2021 Mar 18.
4. Bösel J, Niesen WD, Salih F, Morris NA, Ragland JT, Gough B, et al.; Setpoint2 and the Ignite Study Groups. Effect of early vs standard approach to tracheostomy on functional outcome at 6 months among patients with severe stroke receiving mechanical ventilation: the Setpoint2 randomized clinical trial. JAMA. 2022 May 17;327(19):1899-909.
5. Bossers SM, Mansvelder F, Loer SA, Boer C, Bloemers FW, Van Lieshout EMM, et al. Association between prehospital end-tidal carbon dioxide levels and mortality in patients with suspected severe traumatic brain injury. Intensive Care Med. 2023;49:491-504.
6. Carteri RBK, Silva RAD. Traumatic brain injury hospital incidence in Brazil: an analysis of the past 10 years. Rev Bras Ter Intensiva. 2021 Apr-Jun;33(2):282-9.
7. Chauhan AV, Guralnik J, dosReis S, Sorkin JD, Badjatia N, Albrecht JS. Repetitive traumatic brain injury among older adults. J Head Trauma Rehabil. 2022 Jul-Aug 1;37(4):E242-E248.
8. Chesnut R, Aguilera S, Buki A, Bulger E, Citerio G, Cooper DJ, et al. A management algorithm for adult patients with both brain oxygen and intracranial pressure monitoring: the Seattle International Severe Traumatic Brain Injury Consensus Conference (Sibicc). Intensive Care Med. 2020;46(5):919-29.
9. Cieza A, Causey K, Kamenov K, Hanson SW, Chatterji S, Vos T. Global estimates of the need for rehabilitation based on the Global Burden of Disease study 2019: a systematic analysis for the Global Burden of Disease Study 2019. Lancet. 2020 Dec;396(10267):2006-17.
10. Curry BW, Ward S, Lindsell CJ, Hart KW, McMullan JT. Mechanical ventilation of severe traumatic brain injury patients in the prehospital setting. Air Med J. 2020 Sep-Oct;39(5):410-3.
11. Davis SM, Donnan GA, Parsons MW, Levi C, Butcher KS, Peeters A, et al.; Epithet investigators. Effects of alteplase beyond 3 h after stroke in the Echoplanar imaging thrombolytic evaluation trial (Epithet): a placebo-controlled randomised trial. Lancet Neurol. 2008 Apr;7(4):299-309.

12. GBD 2016 Causes of Death Collaborators. Global, regional, and national age-sex specific mortality for 264 causes of death, 1980-2016: a systematic analysis for the Global Burden of Disease Study 2016. Lancet. 2017 Sep 16; 390(10100):1151-210.
13. Godoy DA, Murillo-Cabezas F, Suarez JI, Badenes R, Pelosi P, RobbA C. "The Mantle" bundle for minimizing cerebral hypoxia in severe traumatic brain injury. Crit Care. 2023;27:13.
14. Gravesteijn BY, Sewalt CA, Nieboer D, Menon DK, Maas A, Lecky F, et al.; Center-TBI collaborators. Tracheal intubation in traumatic brain injury: a multicentre prospective observational study. Br J Anaesth. 2020 Oct;125(4):505-17.
15. Hankey GJ. Stroke. Lancet. 2017 Feb 11;389(10069):641-54.
16. Hawryluk GWJ, Aguilera S, Buki A, Bulger E, Citerio G, Cooper DJ, et al. A management algorithm for patients with intracranial pressure monitoring: the Seattle International Severe Traumatic Brain Injury Consensus Conference (SIBICC). Intensive Care Med. 2019;45:1783-94.
17. Huang HY, Lee C-S, Chiu T-H, Chan L-Y, Chang C-J, Hu H-C, et al. Clinical outcomes and prognostic factors for prolonged mechanical ventilation in patients with acute stroke and brain trauma. J Formos Med Assoc. 2022;121(1):162-9.
18. Jha RM, Kochanek PM, Simard JM. Pathophysiology and treatment of cerebral edema in traumatic brain injury. Neuropharmacology. 2019 Feb;145(Pt B):230-46.
19. Johnson CO, Nguyen M, Roth GA, Nichols E, Alam T, Abate D, et al. Global, regional, and national burden of stroke, 1990-2016: a systematic analysis for the Global Burden of Disease study 2016. Lancet Neurol. 2019 May;18(5):439-58.
20. Kleindorfer DO, Towfighi A, Chaturvedi S, Cockroft KM, Gutierrez J, Lombardi-Hill D, et al. Guideline for the prevention of stroke in patients with stroke and transient ischemic attack: a guideline from the American Heart Association / American Stroke Association. Stroke. 2021 Jul;52(7):e364-e467.
21. Kurtz P, Fitts V, Sumer Z, Jalon H, Cooke J, Kvetan V, et al. How does care differ for neurological patients admitted to a neurocritical care unit versus a general ICU? Neurocrit Care. 2011;15(3):477-80.
22. Lindsay MP, Norrving B, Sacco RL, Brainin M, Hacke W, Martins S, et al. World Stroke Organization (WSO): Global Stroke Fact Sheet 2019. Int J Stroke. 2019 Oct;14(8):806-17.
23. Najem D, Rennie K, Ribecco-Lutkiewicz M, Ly D, Haukenfrers J, Liu Q, et al. Traumatic brain injury: classification, models, and markers. Biochem Cell Biol. 2018 Aug;96(4):391-406.
24. O'Donnell MJ, Chin SL, Rangarajan S, Xavier D, Liu L, Zhang H, et al.; Interstroke investigators. Global and regional effects of potentially modifiable risk factors associated with acute stroke in 32 countries (Interstroke): a case-control study. Lancet. 2016 Aug 20;388(10046):761-75.
25. Phan TG, Kooblal T, Matley C, Singhal S, Clissold B, Ly J, et al. Stroke severity versus dysphagia screen as driver for post-stroke pneumonia. Front Neurol. 2019 Jan 29;10:16.
26. Rabinstein AA, Cinotti R, Bösel J. Liberation from mechanical ventilation and tracheostomy practice in traumatic brain injury. Neurocrit Care (2023) 38:439-46.
27. Robba C, Camporota L, Citerio G. Acute respiratory distress syndrome complicating traumatic brain injury: can opposite strategies converge? Intensive Care Med. 2023;49:583-6.
28. Robba C, Poole D, McNett M, Assehnoune K, Bösel J, Bruder N, et al. Mechanical ventilation in patients with acute brain injury: recommendations of the European Society of Intensive Care Medicine consensus. Intensive Care Med. 2020;46(12):2397-410.
29. Stevens RD, Lazaridis C, Chalela JA. The role of mechanical ventilation in acute brain injury. Neurol Clin. 2008 May;26(2):543-63, x.
30. Takizawa C, Gemmell E, Kenworthy J, Speyer R. A Systematic review of the prevalence of oropharyngeal dysphagia in stroke, Parkinson's disease, Alzheimer's disease, head injury, and pneumonia. Dysphagia. 2016 Jun;31(3):434-41.
31. Taran S, Cho SM, Stevens RD. Mechanical ventilation in patients with traumatic brain injury: is it so different? Neurocrit Care. 2023;38:178-91.
32. Tejerina E, Pelosi P, Muriel A, Peñuelas O, Sutherasan Y, Frutos-Vivar F, et al. Association between ventilatory settings and development of acute respiratory distress syndrome in mechanically ventilated patients due to brain injury. J Crit Care. 2017;38:341-5.
33. Teterina A, Zulbayar S, Mollayeva T, Chan V, Colantonio A, Escobar M. Gender versus sex in predicting outcomes of traumatic brain injury: a cohort study utilizing large administrative databases. Sci Rep. 2023 Oct 27;13(1):18453.
34. Xie BS, Wang YQ, Lin Y, Mao Q, Feng JF, Gao GY, et al. Inhibition of ferroptosis attenuates tissue damage and improves long-term outcomes after traumatic brain injury in mice. CNS Neurosci Ther. 2019 Apr;25(4):465-75.
35. Zhao Y, Zhang X, Chen X, Wei Y. Neuronal injuries in cerebral infarction and ischemic stroke: from mechanisms to treatment (review). Int J Mol Med. 2022 Feb;49(2):15.
36. Ziaka M, Exadaktylos A. Brain-lung interactions and mechanical ventilation in patients with isolated brain injury. Crit Care. 2021;25:358.

31
Ventilação mecânica no trauma torácico

Thiago Araújo de Melo

DEFINIÇÃO

O trauma é a terceira principal causa de morte em todas as faixas etárias, depois das doenças cardiovasculares e do câncer, sendo considerado um grave problema à medida que aumentam os acidentes com veículos em alta velocidade. Estima-se que o trauma torácico ocorra em aproximadamente 60% dos pacientes com politrauma, produzindo uma taxa de mortalidade entre 20 e 25%.[1]

Define-se trauma torácico como uma lesão causada por um mecanismo de alta energia (fechado – contuso) ou por um mecanismo penetrante (aberto) que resulta em comprometimento respiratório em virtude das alterações na mecânica respiratória.[2,3] A severidade do trauma torácico dependerá do número de estruturas envolvidas, bem como da extensão dos danos teciduais provocados, variando desde uma simples fratura de costela até um trauma bilateral com comprometimento cardiorrespiratório fatal.[4]

Embora o diagnóstico possa ser realizado inicialmente sem exames de imagem, é fundamental a realização do estudo radiográfico do tórax, no intuito de avaliar a extensão dos danos, pois favorece o estabelecimento de diagnósticos complementares e fundamenta o processo de decisão terapêutica. A tomografia computadorizada (TC) pode ser realizada, embora se deva considerar os potenciais riscos para sua realização, a depender da condição clínica do paciente.[5,6]

A fisiopatologia do trauma torácico está representada por três alterações básicas: a hipóxia, a hipercarbia e a acidose. A hipóxia tecidual é conceituada como a oferta inadequada de oxigênio aos tecidos, normalmente decorrente de hipovolemia por sangramento importante, podendo a hipóxia tecidual ser agravada por outros dois fatores: alteração na relação ventilação-perfusão ou alteração nas relações pressóricas dentro da cavidade torácica.[7]

A hipercarbia, definida como o acúmulo de CO2, ocorre em virtude do comprometimento ventilatório, manifesto clinicamente por fadiga muscular respiratória, por colapso pulmonar ou pelo rebaixamento do nível de consciência, com queda do estímulo respiratório, podendo levar inclusive à parada respiratória.[7] A acidose metabólica, por sua vez, é gerada pelo estado de hipoperfusão tecidual, sendo agravada em virtude de sua associação com a acidose respiratória proveniente do estado de hipoventilação.[7]

LESÕES ASSOCIADAS AO TRAUMA

A seguir serão apresentadas as principais lesões decorrentes do trauma torácico e suas respectivas repercussões clínicas.

Contusão pulmonar

A contusão pulmonar é a principal causa de morte em pacientes vítimas de trauma torácico. As contusões pulmonares estão associadas frequentemente às lesões da parede torácica. Em indivíduos mais idosos, a extensão do dano tende a ser maior, sobretudo por conta da maior fragilidade óssea. Já pacientes jovens poderão apresentar contusão pulmonar sem fratura costal, em virtude da maior elasticidade da caixa torácica.

O tratamento normalmente se baseia no uso de corticosteroides e antibióticos profiláticos. Nesse quadro a fisioterapia respiratória apresenta fundamental importância para otimizar a ventilação pulmonar, reverter atelectasias e evitar o acúmulo de secreção nas vias áreas.[8]

Fraturas costais

As fraturas de costelas estão entre as principais lesões da parede torácica, sendo o comprometimento ventilatório uma alteração consequente e esperada em razão da dor, além de movimentação paradoxal e defeito estrutural do tórax. A fratura de múltiplas costelas origina o **tórax instável**, impedindo a geração de pressão negativa intratorácica e portanto resultando em menor ventilação pulmonar.

Vale ressaltar que alguns pacientes poderão manifestar insuficiência respiratória de graus variados, decorrente da instabilidade torácica, da contusão pulmonar subjacente e diante da presença de hiperventilação com posterior fadiga muscular ventilatória.[8,9]

Lesões das vias aéreas

A lesão das vias aéreas representa uma das principais causas de morbimortalidade nos pacientes vítimas de trauma torácico, provocando sintomas como dispneia intensa, enfisema subcutâneo ou outras manifestações encontradas no pneumotórax.

O diagnóstico definitivo pode ser estabelecido por broncoscopia. Deve-se estabelecer a permeabilidade de vias aéreas, após a estabilização, bem como avaliação cirúrgica para tratamento conservador ou cirúrgico. O tratamento conservador consiste em observação, caso o paciente esteja com ventilação espontânea ou em traqueostomia com colocação do balonete abaixo da lesão, se a ventilação mecânica for necessária.[9,10]

Lesões no diafragma

As lesões diafragmáticas podem acontecer em decorrência tanto do traumatismo contuso como penetrante da parede torácica, e em muitos casos essas lesões se associam a comprometimentos em órgãos abdominais.[7,9]

Lesões no diafragma podem passar despercebidas na fase aguda, podendo ser diagnosticada em fase crônica até anos após o trauma. Dentro desse âmbito, a ultrassonografia pode revelar alterações estruturais e funcionais no diafragma, podendo ser utilizada como recurso complementar para determinação de lesões e comprometimento de sua mobilidade, inclusive pelo fisioterapeuta intensivista durante a avaliação.

SUPORTE VENTILATÓRIO MECÂNICO (SVM) EM VÍTIMAS DE TRAUMA TORÁCICO

O manejo em pacientes com trauma torácico fechado é fornecido principalmente pelo controle adequado da dor, ressuscitação volêmica e suporte respiratório.[11]

Um dos principais objetivos do tratamento das complicações pulmonares fatais é corrigir a insuficiência respiratória aguda (IRpA). Para controlar a IRpA é necessário otimizar a ventilação, manter a oxigenação e a relação ventilação/perfusão, além de evitar lesões pulmonares relacionadas ao ventilador.[11] Deve-se ter especial atenção aos pacientes com quadro comprovado de contusão pulmonar, uma vez que tal condição se encontra rotineiramente associada a quadros de pneumotórax, cujo manejo prescinde da instituição de suporte ventilatório independentemente de sua modalidade, diante do potencial de piora com pressão positiva, em virtude do desenvolvimento de pneumotórax hipertensivo.[1]

Dessa forma, é necessária uma escolha apropriada tanto da estratégia ventilatória a ser adotada – ventilação não invasiva x invasiva – como de seu manejo, uma vez que tais decisões poderão impactar nos desfechos clínicos. Por exemplo, a ventilação mecânica invasiva (VMI), apesar de ser uma opção razoável a depender da gravidade das lesões pulmonares, está comprovadamente associada a maior mortalidade. A ventilação não invasiva (VNI), por sua vez, apesar de reduzir a necessidade de intubação em casos selecionados, se não for bem indicada e conduzida, poderá retardar a intubação e aumentar exponencialmente a mortalidade.

Assim, a seguir serão estabelecidas recomendações baseadas em evidências, no intuito de auxiliar os clínicos no processo de seleção da estratégia ventilatória a ser adotada nos casos de trauma torácico, assim como nos aspectos concernentes a seu manejo.

VENTILAÇÃO NÃO INVASIVA

As evidências científicas apontam que o uso de VNI pode reduzir significativamente a necessidade de intubação, a mortalidade e a incidência de pneumonia nosocomial, além de proporcionar uma redução no tempo de permanência hospitalar nos pacientes vítimas de trauma torácico.[12,13] Nota-se inclusive que seu uso tem sido cada vez mais encorajado ao longo dos anos, tornando-se um recurso de primeira escolha em muitos dos casos.

Contudo, de acordo com o último parecer da Sociedade Europeia Respiratória, o uso de VNI apresenta moderada recomendação nesse cenário, requerendo parcimônia em sua escolha. Tal recomendação se deve sobretudo à heterogeneidade nas populações estudadas, considerando que a gravidade da condição e os diversos fatores etiológicos da IRpA (p. ex., trauma costal, tórax instável, contusão pulmonar) podem interferir no desempenho dessa modalidade ventilatória. Dessa forma, a recomendação para utilização da VNI deve ser individualizada, tendo por direcionamento importantes critérios, como a gravidade do trauma e o número de lesões associadas, o potencial para o controle álgico e a ausência de hipoxemia severa.[13]

Sabe-se que, além de uma apropriada seleção e adaptação da interface, como nos demais cenários clínicos, nos pacientes com trauma torácico é fundamental um bom gerenciamento da condição álgica, considerando que estratégias de analgesia ineficazes poderão desfavorecer o sucesso da VNI.

Os modos pressão positiva contínua nas vias aéreas (CPAP) e pressão positiva em dois níveis nas vias aéreas (Bipap) têm sido, de forma similar, efetivos para a melhora clínica dos pacientes vítimas de trauma, incluindo a reversão das atelectasias, com consequente melhora da troca gasosa e atenuação do trabalho muscular respiratório.

As pressões ventilatórias iniciais após a escolha do modo ventilatório deverão ser as mais baixas possíveis, uma vez que pressões mais elevadas estão associadas a maior possibilidade de não adaptação ao suporte, com consequente falha. O uso de pressões expiratórias (Peep) mais elevadas pode também favorecer a reinalação do CO_2, não sendo recomendado em caso de hipercapnia significativa.

Segundo os estudos prévios,[14-16] uma boa estratégia para a seleção dos parâmetros iniciais da VNI em caso de uso dos modos CPAP e Bipap seria baseado nos seguintes aspectos:

- Deve-se ajustar um nível de pressão adequado para gerar um volume corrente entre 5 e 7 mL/kg (Ipap e/ou Epap).
- Oxigenoterapia concomitante ao uso da VNI deve ser ajustada para alcançar uma saturação periférica de oxigênio (SpO_2) > 92%.
- Em caso de utilização do CPAP, acredita-se que um valor mínimo de pressão de 10 cmH_2O (podendo ser iniciado com 5 cmH_2O para facilitar a adaptação) deva ser utilizado para garantir os benefícios hemodinâmicos e ventilatórios.
- No caso de utilização do Bipap, iniciar com 10 cmH_2O/5 cmH_2O. Pressões menores que 8 cmH_2O/4 cmH_2O podem ser inadequadas e portanto não aconselhadas.

Nos casos de utilização do Bipap, considerar os seguintes ajustes adicionais:

- Aumentar a pressão inspiratória positiva (Ipap) a cada 2 cmH_2O se hipercapnia persistente.
- Aumentar a Ipap e a pressão expiratória positiva (Epap) a cada 2 cmH_2O se hipoxemia persistente.
- A Ipap deve preferencialmente limitar-se a 20 a 25 cmH_2O (evita distensão gástrica e favorece a manutenção do conforto do paciente).
- A Epap deve preferencialmente limitar-se a 10 a 15 cmH_2O.
- Preservar um gradiente pressórico (delta) de pelo menos 10 cmH_2O entre Ipap e Epap.

Por último, deve-se lembrar que a monitorização do paciente é fundamental para garantir o sucesso da terapêutica, afinal a seleção dos ajustes ventilatórios definitivos deverá ser criteriosamente estabelecida com base nas necessidades clínicas e respostas individuais à terapêutica.

VENTILAÇÃO MECÂNICA INVASIVA

Comprometimento respiratório evidenciado por diminuição do volume corrente, aumento da frequência respiratória, complacência torácica inadequada, comprometimento pleural, falha na mecânica pulmonar, necessidade de altas concentrações de oxigênio e lesões graves associadas como choque hemorrágico ou traumatismo cranioencefálico são condições atreladas ao trauma que podem requerer intubação.[17]

Estudos evidenciam que as taxas de intubação variam de 23 a 75%, dependendo principalmente da gravidade do trauma e das lesões associadas. Como exposto previamente, a VMI apresenta grande potencial para melhorar a oxigenação e atenuar o trabalho respiratório, contudo condições como lesão pulmonar induzida pela ventilação (Vili), barotrauma e pneumonia associada à ventilação mecânica (PAV) podem contribuir para o surgimento de desfechos desfavoráveis. Além disso, a VMI pode representar um "segundo golpe" para um pulmão contundido, agravando o dano pulmonar inicial e piorando a oxigenação em alguns casos.[18]

Vale também ressaltar que, com base em estudos prévios, estima-se que 20% dos pacientes críticos ventilados mecanicamente apresentem dor de nível considerável (*Behavioral Pain Scale* – BPS > 5).[19] Tal fato ganha maior importância clínica ao se observar que esse público tende a permanecer mais tempo no suporte ventilatório, mais assincrônico com a ventilação, que propicia a instalação de maior comprometimento pulmonar, piorando o prognóstico e aumentando a taxa de mortalidade, portanto merecendo maior atenção.

Com relação ao manejo ventilatório, recomendações têm sido feitas no sentido de incentivar a adoção de uma estratégia ventilatória que minimize a pressão nas vias aéreas e incorpore hipercapnia permissiva, significando que a estratégia de ventilação mecânica protetora deva ser aplicada, limitando o pico de distensão pulmonar e prevenindo o colapso expiratório.[17]

Para tanto, recomenda-se:

- Adoção de volumes correntes baixos: volumes correntes de 6 mL/kg de peso corporal previsto.
- Pressão de platô limitada, isto é, < 30 cmH_2O: Uma pressão de platô < 28 cmH_2O está associada a menor hiperinsuflação, sendo ainda mais protetora do que uma pressão de platô (Pplatô) < 30 cmH_2O em pacientes com grandes áreas pulmonares dependentes e não aeradas. Para distender adequadamente o pulmão, em vários tipos de pacientes (p. ex., obesos mórbidos), podem ser necessárias pressões adicionais mais altas [incluindo Peep elevada (como primeira opção)] para atenuar o efeito restritivo da parede torácica sob o parênquima pulmonar.
- Menor fração inspirada de oxigênio (FiO_2) possível: situações iniciais em pacientes politraumatizados podem requerer valores elevados de FiO_2. Isso é incentivado por estudos que demonstraram menor mortalidade em animais com choque hemorrágico e com níveis mais elevados de FiO_2. Recomenda-se que a FiO_2 seja adaptada para obter uma pressão arterial de oxigênio (PaO_2) de 60 a 80 mmHg (ou saturação de oxigenação ≥ 90%).
- Peep ideal: A Peep deve ser incrementada gradativamente para otimizar a oxigenação, favorecer a eliminação de CO_2 e ao mesmo tempo colaborar para a manutenção de pressão de distensão pulmonar dentro do recomendado para a estratégia protetora, podendo atingir uma faixa de 14 a 16 cmH_2O em pacientes com lesão pulmonar grave. Uma metanálise que avaliou os efeitos do tratamento de pacientes com lesão pulmonar aguda e a síndrome do desconforto respiratório agudo – SDRA (que inclui uma fração de pacientes com politrauma) –, comparou os resultados após o tratamento com maior (11 a 15 cmH_2O) *versus* menor (8 a 9 cmH_2O) nível de Peep, demonstrando que níveis mais elevados de Peep estavam associados à melhora da sobrevida hospitalar no gruo de pacientes com SDRA. Contudo, deve-se levar em consideração que a hipotensão grave e uma redução substancial do débito cardíaco devem ser evitadas durante o manejo da Peep.
- Hipercapnia permissiva: níveis mais elevados de $PaCO_2$ podem ser tolerados, desde que o pH seja superior a 7,2, com exceção dos pacientes com pressões intracranianas elevadas.

Atualmente, existe uma quantidade limitada de dados científicos que podem ser utilizados para orientar os clínicos na seleção do melhor modo de ventilação. Apesar de existirem diversos modos ventilatórios disponíveis na rotina clínica, não há evidências de que a escolha entre um modo controlado por volume e um modo controlado por pressão possa influenciar a mortalidade ou morbidade dos pacientes vítimas de trauma torácico.

REFERÊNCIAS BIBLIOGRÁFICAS

1. Dogrul BN, Kiliccalan I, Asci ES, Peker SC. Blunt trauma related chest wall and pulmonary injuries: an overview. Chinese Journal of Traumatology [Zhonghua chuang shang za zhi]. 2020;23(3):125-38.
2. Zanette GZ, Waltrick RS, Monte MB. Perfil epidemiológico do trauma torácico em um hospital referência da Foz do Rio Itajaí. Rev Col Bras Cir [Rio de Janeiro]. 2019;46(2):e2121.
3. Fenili R, Alcacer JAM, Cardona MC. Traumatismo torácico: uma breve revisão. ACM Arq Catarin Med. 2022 Jan-Jun;31(1-2):31-6.
4. Battle CE, Hutchings H, Evans PA. Risk factors that predict mortality in patients with blunt chest wall trauma: a systematic review and meta-analysis. Injury. 2012;43:8-17.
5. Ludwig C, Koryllos A. Management of chest trauma. J Thorac Dis. 2017;9:S172-S177.
6. Brasil. Ministério da Saúde. Datasus. Informações de saúde. Estatísticas vitais: óbitos por ocorrência segundo causa externas do Brasil. Disponível em: http://tabnet.datasus.gov.br/cgi/tabcgi.exe?sim/cnv/ext10uf.def
7. Majercik S, Pieracci FM. Chest wall trauma. Thorac Surg Clin. 2017 May;27(2):113-21.
8. Swart E, Laratta J, Slobogean G, Mehta S. Operative treatment of rib fractures in flail chest injuries: a meta-analysis and cost-effectiveness analysis. J Orthop Trauma. 2017 Feb;31(2):64-70.
9. Mariani AW, Terra MR. Trauma torácico. Disponível em: https://www.medicinanet.com.br/conteudos/revisoes/1299/trauma_toracico.htm. Acesso em: 10 jul. 2024.
10. Pearson G, Cooper JD, Deslauriers J, Ginsberg RJ, Hiebert CA, Patterson GA, et al. Thoracic surgery. 2.ed. Philadelphia: Churchill Livingstone; 2002.
11. Fisher ME, Aristone MN, Young KK, Waechter LE, Landry MD, Taylor LA, et al. Physiotherapy models of service delivery, staffing, and caseloads: a profile of level I trauma centres across Canada. Physiother Can. 2012;64:377-85.
12. Prunet B, Bourenne J, David J-S, Bouzat P, Boutonnet M, Cordier P-Y, et al. Patterns of invasive mechanical ventilation in patients with severe blunt chest trauma and lung contusion: a French multicentric evaluation of practices. J Intens Care Soc. 2019;20(1):46-52.
13. Karcz MK, Papadakos PJ. Noninvasive ventilation in trauma. World J Crit Care Med. 2015;4(1):47-54.
14. Rochwerg B, Brochard L, Elliott MW, et al. (members of the steering committee), Antonelli M, Brozek J, Conti G, et al. (members of the task force). Official ERS/ATS clinical practice guidelines: noninvasive ventilation for acute respiratory failure. European Respiratory Journal. 2017;50:1602426.
15. Brochard L, Mancebo J, Wysocki M, Lofaso F, Conti G, Rauss A, et al. Noninvasive ventilation for acute exacerbations of chronic obstructive pulmonary disease. N Engl J Med. 1995 Sep 28;333(13):817-22.
16. Maheshwari V, Paioli D, Rothaar R, Hill NS. Utilization of noninvasive ventilation in acute care hospitals: a regional survey. Chest. 2006 May;129(5):1226-33.
17. Cheung TM, Yam LY, So LK, Lau ACW, Poon E, Kong BMH, et al. Effectiveness of noninvasive positive pressure ventilation in the treatment of acute respiratory failure in severe acute respiratory syndrome. Chest. 2004 Sep;126(3):845-50.
18. Richter T, Rągaller M. Ventilation in chest trauma. J Emerg Traumax Shock. 2011;4(2):251-9.
19. Cohn SM, Dubose JJ. Pulmonary contusion: an update on recent advances in clinical management. World J Surg. 2010;34:1959-70.

32

Pneumonia associada à ventilação mecânica invasiva

Ana Caroline Coutinho Iglessias
Aline Costa de Paulo
Luana de Oliveira Dutra

INTRODUÇÃO

As infecções associadas aos cuidados de saúde (Iras) podem ser adquiridas pelos pacientes em todos os locais em que há assistência à saúde. As Iras são os eventos adversos que ocorrem mais frequentemente em ambientes de saúde, implicando graves consequências, como aumento do tempo de internação hospitalar, disabilidades, aquisição de bactérias multirresistentes (MDR), custos adicionais para os sistemas de saúde e aumento da mortalidade.

A vigilância das Iras é considerada um dos componentes essenciais dos programas de prevenção e controle das Iras em todo o mundo, segundo a Organização Mundial de Saúde (OMS).

No Brasil as Iras associadas a dispositivos invasivos que são de notificação obrigatória ao sistema nacional são: infecção primária de corrente sanguínea (IPCS) associada a cateter central, pneumonia associada à ventilação mecânica (PAV) e infecção do trato urinário (ITU) associada a cateter vesical de demora.

A PAV tem sido uma complicação conhecida na unidade de terapia intensiva (UTI) desde o final da década de 1950. É definida como pneumonia que ocorre após 48 horas de intubação traqueal e início de ventilação mecânica (pneumonia em paciente em uso de ventilação mecânica - VM - por um período maior que 2 dias consecutivos, sendo D1 o dia de início da VM; na data da infecção o paciente estava em VM ou a VM havia sido finalizada no dia anterior). Pode ser definida por critérios clínicos, microbiológicos ou imunossupressores, e após a pandemia foram incluídos critérios diagnósticos específicos para pacientes de Covid-19.

A mortalidade atribuível à PAV é de aproximadamente 10%, porém sua incidência real é difícil de determinar. Descreve-se que afeta 5 a 40% dos pacientes que recebem ventilação mecânica invasiva (VMI) por mais de 2 dias, variando de forma significativa de acordo com país, tipo de UTI e critérios de definição utilizados.

A melhor forma de calcular e acompanhar o indicador local de PAV é por meio do cálculo da densidade de incidência de PAV, indicador fornecido da seguinte maneira:

> número de episódios de PAV em pacientes internados / número de pacientes em VM - dia x 1.000

A PAV impõe uma significativa carga econômica, aumentando o tempo de internação e elevando significativamente os custos do atendimento ao paciente. A avaliação dos custos das Iras é complexa, pois requer a análise dos casos individualmente para avaliar o cuidado adicional e recursos necessários para o atendimento de cada paciente, para posteriormente então calcular o excesso de recursos utilizados.

Foi relatado que os custos decorrentes do tratamento da PAV variam de 1.728 a 10 mil dólares por evento nos EUA, estimando-se que isso acrescente anualmente 1,45 bilhão de dólares ao custo total da prestação de cuidados de saúde naquele país. Além disso, o Canadá calculou que seu custo total anual de tratamento da PAV é de 46 milhões de dólares. No Reino Unido, com base em dados financeiros disponíveis, os custos hospitalares relacionados a um evento PAV são estimados entre 6 mil e 22 mil libras esterlinas. No Japão, a PAV incorreu num custo adicional de aproximadamente 34.884 dólares americanos por evento, sendo o tempo de internação por si só o principal fator contribuidor para custos médicos adicionais. No Brasil existem alguns dados epidemiológicos sobre as PAV, porém não são dados nacionais. Um estudo brasileiro evidenciou que o diagnóstico de PAV aumentou em 7.302.70 reais no custo hospitalar-dia.

FISIOPATOLOGIA

A patogênese da pneumonia relacionada à assistência à saúde envolve a interação entre patógeno, hospedeiro e variáveis epidemiológicas que facilitam essa dinâmica. Vários mecanismos contribuem para a ocorrência dessas infecções, porém o papel de cada um desses fatores permanece controverso, podendo variar de acordo com a população envolvida e o agente etiológico.

Existe um equilíbrio tênue entre os organismos que residem no trato respiratório inferior e os mecanismos de defesa locais e sistêmicos que, quando perturbados, dão origem à inflamação do parênquima pulmonar, ou seja, a pneumonia.

Os macrófagos residentes servem para proteger o pulmão de patógenos estranhos. A reação inflamatória desencadeada por esses mesmos macrófagos é a responsável pelos achados histopatológicos e clínicos observados na pneumonia. Os macrófagos englobam esses patógenos e acionam moléculas sinalizadoras ou citocinas como TNF-alfa (fator de necrose tumoral alfa), IL-8 e IL-1 (interleucinas), que recrutam células inflamatórias como neutrófilos para o local da infecção. Estes servem também para apresentar esses antígenos às células T, que desencadeiam mecanismos de defesa celular e humoral, ativam o complemento e formam anticorpos contra esses organismos. Isso, por sua vez, causa inflamação do parênquima pulmonar e alteração da permeabilidade capilar, o que leva à congestão exsudativa, patogênese da pneumonia.

O risco elevado de ter as vias aéreas inoculadas com grande quantidade de material contaminado exerce um papel central na fisiopatologia dessa infecção. Essa inoculação ocorre no cuidado do paciente, sendo observada nas aspirações, na retenção de secreção das vias aéreas superiores (na região acima do balonete do tubo traqueal), na realização de nebulizações, inalações ou aspirações traqueais com material contaminado, no acúmulo de água aquecida que pode, por meio da manipulação descuidada, penetrar na traqueia do paciente, entre outras situações.

Nesse contexto, os fatores de risco para pneumonia relacionada à assistência à saúde podem ser agrupados em quatro categorias:

1. Aqueles que aumentam a colonização da orofaringe e estômago por microrganismos (administração de agentes antimicrobianos, admissão em UTI ou presença de doença pulmonar crônica de base).
2. Aqueles que favorecem aspiração do trato respiratório ou refluxo do trato gastrointestinal (intubação endotraqueal ou intubações subsequentes; utilização de sonda nasogástrica; posição supina; coma; procedimentos cirúrgicos envolvendo cabeça, pescoço, tórax e abdome superior; imobilização devido a trauma ou outra doença).
3. Aqueles que prolongam o uso de VM com exposição potencial a dispositivos respiratórios e contato com mãos contaminadas ou colonizadas.
4. Fatores do hospedeiro, como extremos de idade, desnutrição e condições de base graves, incluindo imunossupressão.

Em relação aos patógenos, existe uma sobreposição considerável nos agentes etiológicos em pacientes hospitalizados não ventilados e pacientes ventilados com pneumonia, sendo apropriado, portanto, considerá-los em conjunto. Esses agentes incluem:

- Bacilos Gram-negativos como *Escherichia coli, Pseudomonas aerugenosa*, Acinetobacter e Enterobacter, entre outros.
- Cocos Gram-positivos, como *Staphylococcus aureus*, tanto sensíveis quanto resistentes à meticilina, embora esta última seja mais prevalente.
- Outros vírus e fungos que são mais prevalentes em pacientes imunocomprometidos e gravemente doentes.

A interrupção da homeostase da microbiota pulmonar e sua associação com a PAV continua sendo um campo de investigação em expansão.

MEDIDAS PREVENTIVAS

Nos locais onde há coleta sistemática dos indicadores relacionados a essa infecção, a incidência de PAV tem diminuído após a introdução de medidas preventivas que atuam em fatores de risco modificáveis, o que indica que a PAV é provavelmente uma pneumonia não associada à VM, sendo então evitáveis.

Prevenção e abordagens de controle são essenciais e prioritárias para evitar esses eventos adversos. Nesse cenário, melhorar o cuidado aos pacientes ventilados tornou-se uma preocupação fundamental para os sistemas de saúde de muitos países.

Os mecanismos de defesa comuns que estão comprometidos na pneumonia incluem mecanismos de defesa sistêmicos, como a imunidade humoral mediada pelo complemento, depuração mucociliar, reflexo de tosse e acúmulo de secreções. Possivelmente um dos mecanismos para o desenvolvimento da PAV é a progressão da colonização das vias aéreas superiores, levando à colonização traqueal, depois à traqueíte e, finalmente, à pneumonia.

As defesas mecânicas, como movimento ciliar e secreção de muco, podem estar alteradas em um paciente intubado. As vias aéreas artificiais inibem o reflexo de vômito e as funções ciliares, o que fornece substrato para o crescimento do biofilme, que atua como reservatório para patógenos. Esse biofilme pode ser desalojado e entregue ao trato respiratório inferior através de sucção mecânica ou fluxo de ar de alta pressão.

Mapear, acompanhar e analisar a densidade de incidência de PAV permite que se reduza o número de eventos relacionados ao dispositivo. Os fatores que abrangem a baixa adesão às medidas de controle envolvem desde o conhecimento dos profissionais, o nível e complexidade das atividades assistenciais, bem como a estrutura física da unidade, e para isso é necessário promover melhor adesão às boas práticas de prevenção, estas específicas, ou seja, que o cuidado seja voltado para evitar a ocorrência da PAV.

Os *bundles* de prevenção são ferramentas simples e validadas com intervenções práticas também simples, mas com alto impacto no resultado. Vale salientar que devem ser acompanhados constantemente e mediante resultados; intervenções devem ser adotadas. Vale reforçar também que as medidas descritas nos *bundles* de prevenção apresentam impacto uma vez que sejam aplicadas em conjunto e não segregadas, sendo esse o principal papel de um *bundle* de prevenção, porém a ferramenta gera uma fotografia do momento de sua aplicação, sendo necessário que as medidas sejam garantidas, ou seja, que não haja quebra de barreiras durante toda a assistência ao paciente ventilado mecanicamente. Para isso a educação continuada dos profissionais e auditorias cegas geram e garantem maior confiabilidade ao resultado.

Como já mencionado, um ponto de destaque para a prevenção da PAV é a educação continuada dos profissionais que prestam assistência ao paciente e à instituição, com treinamentos voltados à prevenção de infecções relacionadas à assistência ao tratar de PAV. O treinamento e a conscientização devem ser multidisciplinares, com o intuito de aprimorar a assistência voltada ao cuidado centrado no paciente, e dentro desse contexto se destaca a higiene correta das mãos

É importante ressaltar que a prevenção pode se iniciar previamente à exposição do paciente à VMI, garantindo decúbito elevado e higiene oral adequada desde o início da internação hospitalar.

A Tabela 1 apresenta orientações específicas de prevenção fortemente recomendadas pela Agência Nacional de Vigilância Sanitária (Anvisa) e Sociedade Americana de Epidemiologia Hospitalar (Society for Healthcare Epidemiology of America – Shea).

TABELA 1 Medidas recomendadas

Intervenção	Recomendação
Dar preferência à intubação orotraqueal	A intubação nasotraqueal aumenta o risco de sinusite, o que pode aumentar o risco de PAV.
Manter decúbito elevado (30-45 graus)	Reduz o risco de broncoaspiração e consequentemente a incidência de PAV; não elevar o decúbito em contraindicações clínicas.
Adequar diariamente o nível de sedação e o TRE	Realizar diariamente o questionamento sobre a necessidade do suporte respiratório com VMI e manejo da sedação visando a desmame e extubação de maneira segura.
Utilizar cânulas com dispositivo de aspiração da secreção subglótica	Aspiração de secreção subglótica contínua ou intermitente é recomendada para pacientes que irão permanecer sob VM por pelo menos 48 horas.
Higiene oral	Realizar escovação 3 vezes ao dia.
Uso criterioso de BNM	Utilizar BNM, preferencialmente nas primeiras 48 horas, nos quadros de Sara.
Preferência por utilizar VMNI e OAF	Indicada como estratégia ventilatória para evitar intubação traqueal, bem como parte do processo de desmame.
Cuidados com o circuito do ventilador	Substituir ou reprocessar quando em mau funcionamento ou visivelmente contaminado.
Indicação e cuidados com os umidificadores	Substituir o sistema de umidificação quando em mau funcionamento ou visivelmente contaminado.
Evitar extubação não programada e reintubação	A falha na extubação é definida como a necessidade de reintubação nas primeiras 48 horas após a retirada da VM, e o elevado número de manipulações da via aérea aumenta a incidência de desenvolvimento a PAV.

(continua)

TABELA 1 Medidas recomendadas (*continuação*)

Intervenção	Recomendação
Cuidados com inaladores e nebulizadores	Utilizar água e medicamentos estéreis e respeitar o tempo e orientação de troca desses materiais.
Monitorar pressão de *cuff* (balonete) quando necessário	Manter pressão do *cuff* entre 20-30 cmH_2O; dar preferência à utilização do medidor de *cuff*.

BNM: bloqueadores neuromusculares; OAF: oxigenoterapia de alto fluxo; PAV: pneumonia associada à ventilação mecânica; Sara: síndrome de angústia respiratória aguda; TRE: teste de respiração espontânea; VMI: ventilação mecânica invasiva; VMNI: ventilação mecânica não invasiva.

BIBLIOGRAFIA

1. Brasil. Agência Nacional de Vigilância Sanitária (Anvisa). Medidas de prevenção de infecção relacionada à assistência à saúde. Brasília, DF, 2017.
2. Brasil. Agência Nacional de Vigilância Sanitária (Anvisa). Nota Técnica GVIMS / GGTES / DIRE3/Anvisa n. 01/2023. Orientações para vigilância das Infecções Relacionadas à assistência à Saúde (Iras) e resistência microbiana (RM) em serviços de saúde. Disponível em: Nota_Tecnica_01_2023_Vigilancia_das_Iras - 02.01.2023_2.pdf. Acesso em: 10 jul. 2024.
3. Da Rocha Gaspar MD, Antunes Rinaldi EC, Guetter Mello R, Dos Santos FA, Mendes Nadal J, Andreane Cabral LP, et al. Impact of evidence-based bundles on ventilator-associated pneumonia prevention: a systematic review. J Infect Dev Ctries. 2023;17(2):194-201. Disponível em: https://doi.org/10.3855/jidc.12202.
4. Fernández-Barat L, López-Aladid R, Torres A. Reconsidering ventilator-associated pneumonia from a new dimension of the lung microbiome. EBioMedicine. 2020;60: article 102995.
5. Jain V, Bhardwaj A. Pneumonia, pathology. In: StatPearls [Internet]. Treasure Island, FL: StatPearls Publishing; 2018.
6. Klompas M, Branson R, Cawcutt K, Crist M, Eichenwald E, Greene L, et al. Strategies to prevent ventilator-associated pneumonia, ventilator-associated events, and nonventilator hospital-acquired pneumonia in acute-care hospitals: 2022 update. Infection Control & Hospital Epidemiology. 2022;43(6):687-713.
7. Kohbodi GNA, Rajasurya V, Noor A. Ventilator-associated pneumonia. Treasure Island, FL: StatPearls Publishing; 2020.
8. Ladbrook E, Khaw D, Bouchoucha S, Hutchinson A. A systematic scoping review of the cost-impact of ventilator-associated pneumonia (VAP) intervention bundles in intensive care. Am J Infect Control. 2021;49:928-36. Disponível em: https://pubmed.ncbi.nlm.nih.gov/33301781/. Acesso em: 10 jul. 2024.
9. Nanao T, Nishizawa H, Fujimoto J, Ogawa T. Additional medical costs associated with ventilator-associated pneumonia in an intensive care unit in Japón. Am J Infect Control. 2021;49:340-4. Disponível em: https://pubmed.ncbi.nlm.nih.gov/32721417/. Acesso em: 10 jul. 2024.
10. Papazian L, Klompas M, Luyt CE. Ventilator-associated pneumonia in adults: a narrative review. Intensive Care Med. 2020.
11. Ranzani OT, Niederman MS, Torres A. Ventilator-associated pneumonia. Intensive Care Med. 2022;48:1222-6.
12. Sosa-Hernández O, Matías-Teles B, Estrada-Hernández A, Cureño-Díaz MA, Bello-López JM. Incidence and costs of ventilator-associated pneumonia in the adult intensive care unit of a tertiary referral hospital in Mexico. Am J Infect Control. 2019;47:e21-e25.

33

Abordagem ventilatória no paciente submetido a cirurgia abdominal

Amaro Afrânio Araújo Filho
Gustavo Melo Rios Souza
Lucas de Assis Pereira Cacau
Telma Cristina Fontes Cerqueira

INTRODUÇÃO

As cirurgias abdominais superiores, quando comparadas às inferiores, são associadas a maior incidência de complicações pulmonares, levando a um rápido declínio na capacidade residual funcional, além de comprometer a atividade muscular respiratória, especialmente do diafragma. Alguns fatores de risco, como o tipo de anestesia, tempo de cirurgia acima de 3 horas e meia e diagnóstico prévio de pneumopatia, associados às doenças cardiovasculares, elevam o risco de complicações pulmonares.

Pacientes submetidos a cirurgia de andar superior do abdome desenvolvem padrão pulmonar restritivo com redução dos volumes e capacidades pulmonares, ritmo respiratório rápido e superficial, diminuição da força muscular respiratória, acarretando déficit da ventilação e expansibilidade com surgimento de atelectasia, e consequente hipoxemia. A hipoventilação associada ao comprometimento mucociliar e ao imobilismo compromete a tosse e proporciona o surgimento de pneumonia, sendo esta a principal causa de morte nesse tipo de paciente.

Dentro desse contexto, a fisioterapia desenvolve papel importante na prevenção e tratamento de complicações pós-operatórias, utilizando técnicas capazes de melhorar a mecânica respiratória, a expansão pulmonar, a remoção de secreções e a força muscular respiratória, bem como proporcionando reabilitação física.

PRÉ-HABILITAÇÃO CIRÚRGICA

A pré-reabilitação antes de uma cirurgia de grande porte aumentou a popularidade nos últimos anos e visa melhorar o condicionamento pré-operatório dos pacientes para melhorar os resultados pós-operatórios.

Apesar de muitas melhorias recentes nos cuidados perioperatórios, a cirurgia abdominal de grande porte continua associada a uma morbidade pós-operatória significativa. Taxas de complicações entre 30 e 40% são relatadas rotineiramente após grandes cirurgias abdominais, o que contribui significativamente para o tempo de internação hospitalar pós-operatória e aumenta os custos hospitalares. A otimização dos cuidados perioperatórios concentrou-se na atenuação da resposta ao estresse cirúrgico e na melhoria da mobilidade pós-operatória.

Metanálise publicada em 2019 demonstrou que a pré-habilitação resulta em melhores taxas de morbidade após cirurgia abdominal (Figura 1), devendo ser implementada rotineiramente.

Os protocolos ainda não estão muito bem estabelecidos na literatura, mas em sua grande maioria incluem o treino muscular inspiratório, o fortalecimento muscular e o treino aeróbio com duração de 4 a 12 semanas no pré-operatório.

AVALIAÇÃO DE VOLUMES, CAPACIDADES E FLUXOS RESPIRATÓRIOS

As alterações na mecânica respiratória decorrentes da cirurgia abdominal promovem redução dos volumes, capacidades pulmonares e fluxos da via aérea. Essa diminuição pode permanecer de 7 a 14 dias após o procedimento cirúrgico.

Nesse contexto, a medida dos volumes pulmonares estáticos exerce importante papel na avaliação funcional pulmonar tanto no pré como no pós-operatório de cirurgia abdominal, oferecendo, de forma indireta, a

	Pré-habilitação		Controle			*Odds ratio* (razão de chances)
Estudo ou subgrupo	Eventos	Total	Eventos	Total	Peso	M-H, fixo, CI 95%
Barakat et al., 2016	14	62	26	62	21,0%	0,40 (0,19, 0,88)
Barberan-Garcia, 2018	19	62	39	63	28%	0,27 (0,13, 0,57)
Carli et al., 2010	22	56	18	54	11,6%	1,29 (0,59, 2,82)
Dronkers et al., 2010	9	21	8	20	4,9%	1,13 (0,32, 3,90)
Dunne et al., 2016	8	19	7	15	4,7%	0,83 (0,21, 3,25)
Gillis et al., 2014	12	38	17	39	12%	0,60 (0,24, 1,52)
Jensen et al., 2014	30	50	34	57	13,3%	1,01 (0,47, 2,20)
Kaibori et al, 2013	2	23	3	23	2,9%	0,63 (0,10, 4,21)
Llorens et al., 2015	0	23	1	21	1,6%	0,29 (0,01, 7,54)
Total (95% CI)		**354**		**354**	**100%**	**0,63 (0,46, 0,87)**
Total de eventos	116		153			

Heterogeneidade: Chi2 = 12,13, df = 8 (P = 0,15) I2 = 34%
Teste para efeito geral: Z = 2,80 (P = 0,005)

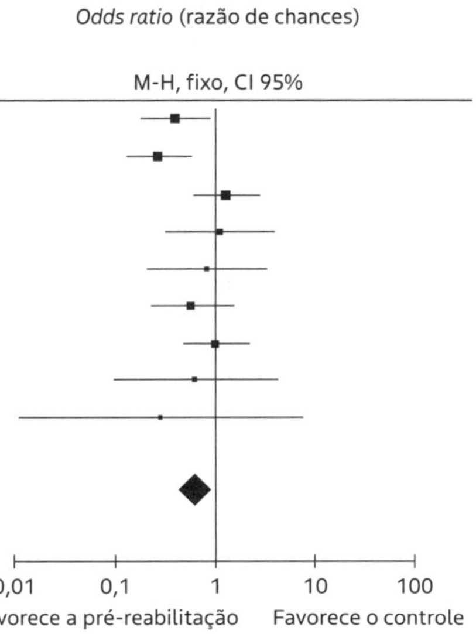

FIGURA 1 Uma redução significativa na morbidade geral foi observada no grupo de pré-habilitação (OR 0,63 IC 95% 0,46-0, 87 I 4%, p = 0,005).
Fonte: adaptada de Hughes et al. (2019).

elasticidade pulmonar e, assim, o estabelecimento de fluxos expiratórios forçados, auxiliando na elaboração do diagnóstico fisioterapêutico e na elaboração do planejamento terapêutico. Entre as técnicas para avaliação de volumes, capacidades pulmonares e fluxos estão:

- Espirometria.
- Ventilometria.
- Avaliação do fluxo expiratório.

Espirometria

Trata-se de uma ferramenta diagnóstica muito utilizada na avaliação funcional respiratória e no diagnóstico funcional, com ampla aplicabilidade e reprodutibilidade na maioria dos pacientes. Mede o volume e fluxos aéreos derivados de manobras inspiratórias e expiratórias máximas forçadas ou lentas. Vários parâmetros podem ser derivados dessa avaliação, sendo os mais utilizados na prática clínica expostos na Tabela 1.

Como citado anteriormente, as modificações pulmonares pós-operatórias são equivalentes a um padrão respiratório do tipo restritivo. Assim, observa-se redução do volume expirado forçado no primeiro segundo e da capacidade vital (CV), associada à relação VEF1/CVF normal ou aumentada. A proximidade do ato operatório com o diafragma é o principal fator determinante dessas alterações, sendo os maiores impactos provenientes de cirurgias de abdome superior. Essas mudanças atingem seu pico de 24 a 48 horas após a cirurgia.

A espirometria é utilizada inclusive para avaliação de risco pré-operatório e prognóstico, sendo requerida especialmente para pacientes com histórico de tabagismo, doença pulmonar crônica, dispneia e tosse inexplicada, candidatos à cirurgia abdominal alta. A espirometria porém, não é considerada um preditor independente efetivo de risco individual para complicações pulmonares pós-operatórias em cirurgias não cardiotorácicas. A literatura sugere, porém, que a espirometria anormal (VEF1/CVF < 50%) pode identificar pacientes com maior risco de complicações pulmonares pós-operatórias.

Ventilometria

A ventilometria auxilia a determinar a presença e a gravidade de uma restrição pulmonar, fornecendo informações importantes acerca da mecânica respiratória como volume-minuto (VM), volume corrente (VC), frequência respiratória (FR) e CV.

O procedimento da ventilometria se dá através da conexão do ventilômetro, graduado em litros, à interface escolhida (tubo traqueal, cânula de traqueostomia, máscara facial ou bocal com prendedor nasal). Solicita-se ao paciente que, em sedestação, inspire e expire relaxadamente, enquanto, com a ajuda de um cronômetro, contam-se as incursões respiratórias efetivamente completadas em 1 minuto, durante o qual o aparelho marca o VM do paciente. O VC é então determinado pela divisão do VM pela FR. Para a medida da CV solicita-se ao paciente uma inspiração máxima até

TABELA 1 Índices espirométricos

Parâmetros	Significado
CV	Maior volume de ar mobilizado em uma expiração. Pode ser obtido através de manobras forçadas (CVF) ou lentas (CVL).
VEF1	Volume de ar exalado no primeiro segundo da manobra de CVF. É considerado umas das variáveis mais úteis clinicamente.
Relação VEF1/CV	Razão entre volume expirado no primeiro segundo e a capacidade vital, sendo muito importante para o diagnóstico de distúrbio obstrutivo. Pode ser considerado o VEF1/CVF ou o VEF1/CVL.
FEF 25-75%	Fluxo expiratório forçado obtido durante a manobra de CVF, na faixa intermediária entre 25-75% da CVF.
Pico de fluxo expiratório	Fluxo máximo de ar durante a manobra de CVF. Guarda dependência com o esforço, o que o torna um bom indicador da colaboração na fase inicial da expiração.
VVM	Maior volume de ar que o indivíduo pode mobilizar em 1 minuto com esforço voluntário máximo. A manobra é geralmente executada em um período de 10-15 segundos, sendo o volume medido nesse período extrapolado para o valor de 1 minuto. É uma medida útil, que oferece informações sobre o trabalho dos músculos inspiratórios e expiratórios, promovendo uma visão global inespecífica da capacidade ventilatória.

CV: capacidade vital; FEF: fluxo expiratório forçado; VEF1: volume expiratório forçado no primeiro segundo; VVM: ventilação voluntária máxima.
Fonte: Trindade et al. (2015).

a capacidade pulmonar total, seguida de uma expiração máxima não forçada até o volume residual.

Posteriormente à realização do exame, deve-se calcular o valor previsto de CV para o paciente, conforme trazido na Tabela 2.

No pós-operatório, especialmente em cirurgias abdominais altas, costuma-se observar uma redução do VM, da CV e do VC com elevação da FR. A FR é um marcador de extrema importância para mensuração do esforço respiratório, podendo haver risco inerente de exaustão muscular e das reservas metabólicas nos pacientes na persistência desse quadro.

TABELA 2 Fórmula para cálculo da CV prevista

Sexo masculino	Sexo feminino
Idade de 25-78 anos	Idade de 20-76 anos
CVF = (estatura x 0,059) - (idade x 0,0229) - 4,569 Limite inferior: previsto - 0,864	CVF = (estatura x 0,0433) - (idade x 0,0164) - 2,967 Limite inferior: previsto - 0,556

CV: capacidade vital; CVF: capacidade vital forçada; CVL: capacidade vital lenta.
Fonte: adaptada de Pereira, 2002.

Avaliação do fluxo expiratório

O pico de fluxo expiratório se correlaciona diretamente com a capacidade de tossir e eliminar secreções. Para avaliação, utiliza-se o aparelho denominado *Peak Flow Meter* adaptado ao bocal, máscara ou conector para via aérea artificial. O paciente é posicionado em sedestação e realiza uma inspiração profunda até a capacidade pulmonar total (CPT), seguida de manobra de tosse. Valores abaixo de 160 L/min representam tosse ineficaz, com comprometimento do *clearance* mucociliar.

No pós-operatório de cirurgia abdominal, especialmente abdome superior, ocorre prejuízo nos mecanismos de defesa pulmonar. Há diminuição da eficácia da tosse como resultado da dor pós-operatória e disfunção pulmonar restritiva, resultando em diminuição da eliminação das secreções e maior risco de consequências clinicamente importante para população de alto risco e desenvolvimento de complicações pós-operatórias, como a atelectasia obstrutiva e infecções respiratórias.

TESTE CARDIOPULMONAR DE EXERCÍCIO

O teste cardiopulmonar de exercício (TCPE) tem tido importância crescente como método de avaliação funcional. O TCPE perioperatório está encontrando um espectro cada vez maior de funções, incluindo avaliação de risco, tomada de decisão colaborativa, atendimento personalizado, monitoramento de intervenções e prescrição orientadora nos programas de pré-habilitação cirúrgica.

O TCPE fornece um método objetivo de avaliação da capacidade de exercício (reserva funcional ou aptidão física). Além disso, permite interrogar as causas da intolerância ao exercício quando a capacidade de exercício é reduzida. Esse teste integra a análise dos gases expirados (concentrações de oxigênio e dióxido de carbono) com a medição do fluxo ventilatório, permitindo assim o cálculo do consumo de oxigênio (VO_2) e da produção de dióxido de carbono (VCO_2) sob condições de estresse fisiológico variável imposto por uma série de cargas de trabalho externas definidas. Frequência cardíaca, saturações de oxigênio, pressão arterial e eletrocardiograma também podem ser monitorados simultaneamente com a análise de gases expirados.

Assim, o TCPE fornece uma avaliação global das respostas integradas dos sistemas pulmonar, cardiovascular, hematológico e metabólico que não são refletidas adequadamente através da medição de como os sistemas orgânicos individuais funcionam em repouso.

AVALIAÇÃO DA FORÇA MUSCULAR INSPIRATÓRIA

O diafragma comprometido pode ser o responsável por complicações pós-cirúrgicas, como a diminuição da CV, atelectasia e hipoxemia, além da diminuição da complacência pulmonar e da parede torácica, diminuição da eficácia da tosse como resultado da diminuição da capacidade inspiratória, dor decorrente da incisão e diminuição da eliminação das secreções causada pela imobilidade e tosse ineficaz. Para minimizar tais complicações pós-operatórias, a avaliação e monitorização da força desses músculos é um parâmetro funcional que precisa ser acompanhado nesse perfil de pacientes.

A pressão inspiratória máxima (PImáx) é uma medida eficaz e não invasiva da força muscular inspiratória global, particularmente da força do diafragma realizada através da manuvacuometria. A determinação da PImáx é simples e normalmente obtida medindo-se a pressão na boca durante uma manobra inspiratória isométrica máxima realizada no volume pulmonar residual (manobra de Mueller). A PImáx é então determinada como a média mais negativa no primeiro segundo da pressão bucal gerada durante o esforço inspiratório máximo (relatada em unidades de centímetros de água, cmH_2O). A manobra de Mueller é atualmente o padrão ouro para medir a PImáx, e vários autores demonstraram sua validade e fiabilidade. Os valores obtidos devem ser comparados com valores previstos, e obtida então a porcentagem de força muscular respiratória encontrada.

Com o avanço da tecnologia, existem agora dispositivos portáteis disponíveis comercialmente, como o treinador muscular inspiratório POWERbreathe® K5 (POWERrespire International Ltd, Warwickshire, Reino Unido), que fornece um índice de força muscular inspiratória global (denominado S-index), permitindo que o desempenho dos músculos respiratórios seja monitorado e avaliado em campo. Enquanto a PImáx é normalmente obtida com um esforço inspiratório estático máximo, o índice S do POWERbreathe® é medido durante uma manobra inspiratória máxima dinâmica e desobstruída.

DIAGNÓSTICO POR IMAGEM DAS COMPLICAÇÕES PULMONARES PÓS-OPERATÓRIAS

Pacientes submetidos a cirurgia abdominal têm risco aumentado de complicações pulmonares pós-operatórias (CPP), sendo as principais causas de morbidade e mortalidade, além de contribuir fortemente para o aumento do tempo de internação hospitalar e dos custos pós-operatórios. Destacam-se dentre as principais CPP: pneumonia, insuficiência respiratória, atelectasia, derrame pleural, pneumotórax e broncoespasmo.

Para o diagnóstico de tais complicações, os exames de imagem mais comumente utilizados são radiografia, tomografia computadorizada, ambas de tórax, e ultrassonografia pulmonar.

Na pneumonia, a consolidação ocorre quando um pulmão infectado passa de uma condição aerada para uma de consistência sólida, sem ar, através do acúmulo de exsudatos nos alvéolos e ductos adjacentes. Sinais como o do broncograma aéreo são comuns, identificados como imagens tubulares hipertransparentes em meio a opacidades

O colapso pulmonar também é uma das possíveis CPP, e apresenta-se pela expansão incompleta ou perda de volume. Os achados radiográficos de atelectasia incluem:

- Aumento da opacidade.
- Aglomeração e reorientação dos vasos pulmonares.
- Deslocamento de fissuras.
- Elevação do diafragma.
- Deslocamento do hilo.
- Aglomeração de costelas.
- Hiperinsuflação compensatória do pulmão normal.
- Desvio do mediastino.
- Rotação cardíaca.
- Rearranjo brônquico.

Semelhante à radiografia de tórax, a tomografia computadorizada também é baseada na atenuação de raios X, mas com a importante adição da avaliação quantitativa de alta resolução tridimensional. A tomografia computadorizada é o padrão ouro para diagnóstico e quantificação do colapso alveolar. Deslocamento de fissuras interlobares, deslocamento do mediastino, coração e hilo pulmonar em direção a área desmoro-

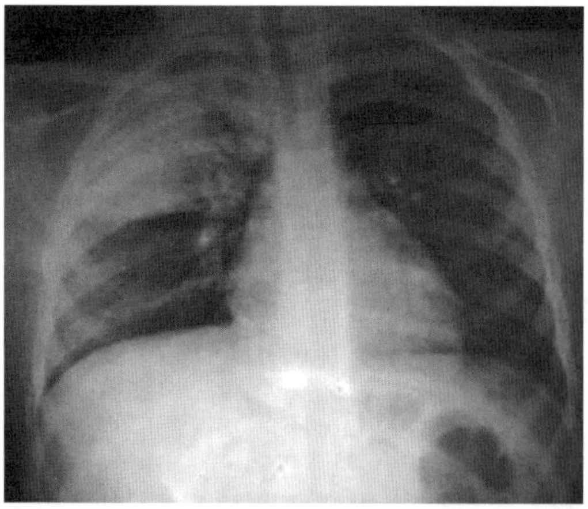

FIGURA 2 Pneumonia do lobo superior direito representada por um padrão de consolidação. A localização é confirmada pela fissura horizontal inferiormente. Nota-se também a presença dos broncogramas aéreos.
Fonte: acervo dos autores.

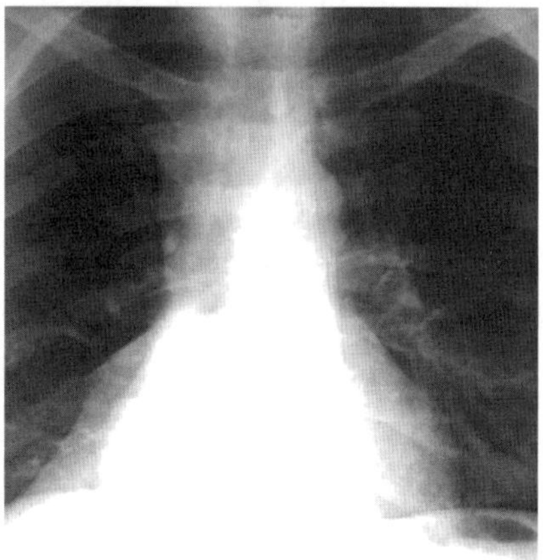

FIGURA 3 A atelectasia do lobo inferior direito causa um deslocamento inferior da fissura maior, de modo que ela se torna visível na radiografia de tórax posteroanterior. Observe que a atelectasia do lobo inferior não apaga a borda do coração.
Fonte: acervo dos autores.

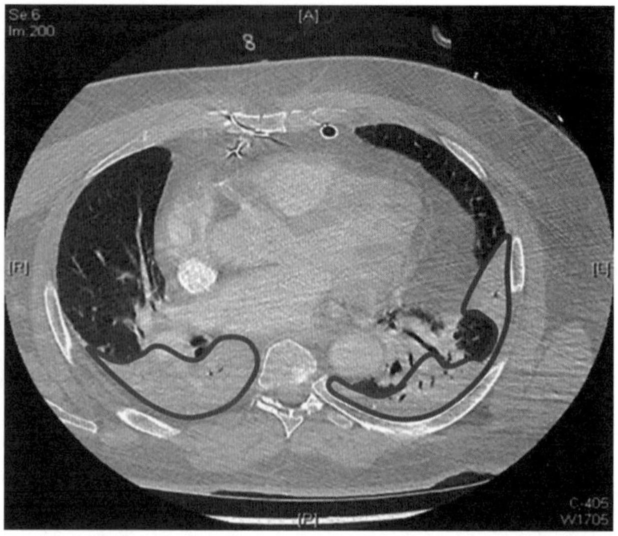

FIGURA 4 Tomografia computadorizada pulmonar: opacidades bilaterais das regiões pulmonares retrocardíacas dependentes (linhas pretas) revelando o aspecto típico de atelectasia pulmonar perioperatória grave em paciente obeso que necessita de reintubação por insuficiência respiratória pós-operatória.
Fonte: acervo dos autores.

nada; elevação diafragmática ipsilateral, estreitamento do espaço intercostal e a hiperinsuflação do restante do pulmão aerado são achados típicos de atelectasia lobar.

A redução da aeração pulmonar está associada ao aumento da atenuação dos raios X. Assim, a opacificação relacionada a um segmento ou lobo pulmonar é um achado típico de atelectasia. No entanto, opacidades dorsocaudais ou retrocardíacas podem passar despercebidas na radiografia de tórax frontal.

A ultrassonografia pulmonar foi recentemente e extensivamente validada para avaliação à beira do leito do colapso pulmonar, tanto na sala de cirurgia como na unidade de terapia intensiva (UTI). A ultrassonografia pulmonar é altamente precisa para diagnosticar atelectasia pulmonar tanto em crianças quanto em adultos e tem melhor desempenho que ausculta ou radiografia à beira do leito para diferenciar causas importantes de aumento de densidade (p. ex., consolidação pulmonar *versus* derrame pleural).

Derrames pleurais, a depender de sua magnitude, podem produzir apagamento de um ângulo costofrênico, aparente elevação do diafragma, opacidade periférica homogênea com uma linha paralela à parede lateral do tórax, opacidade nas fissuras interlobares ou opacificação completa de todo um hemitórax, com desvio do mediastino.

TERMOGRAFIA INFRAVERMELHA

A termografia infravermelha (TI) é um método não invasivo e não radioativo que detecta a energia térmica eletromagnética emitida pelo corpo relacionada à alteração no fluxo sanguíneo e converte em imagem. Embora existam diversos tipos de sensores térmicos para as mais diversas aplicações, a emissão térmica cutânea é estudada melhor pela TI. A TI computadorizada é usada como uma ferramenta eficaz para o diagnóstico de várias doenças, dada sua eficiência na análise da distribuição de temperatura na superfície da pele.

Observa-se como vantagem para sua utilização o fato de ser um procedimento seguro, não invasivo, que

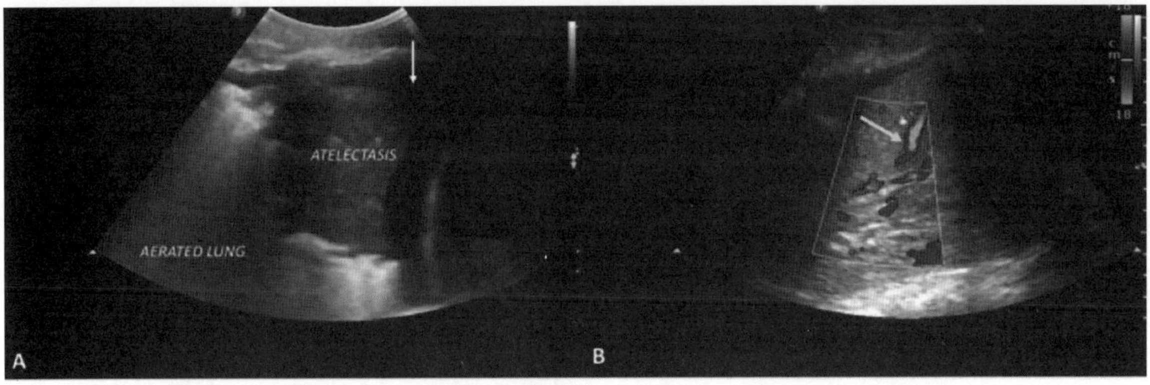

FIGURA 5 Detecção de atelectasia pulmonar por ultrassonografia. A: atelectasia pulmonar revelada pela ultrassonografia pulmonar por consolidação pulmonar circundada por derrame pleural (seta). B: Doppler mostrando a persistência do fluxo sanguíneo pulmonar dentro do pulmão consolidado (seta) devido a vasoconstrição pulmonar hipóxica incompleta, que pode resultar em um efeito de *shunt*.

Fonte: acervo dos autores.

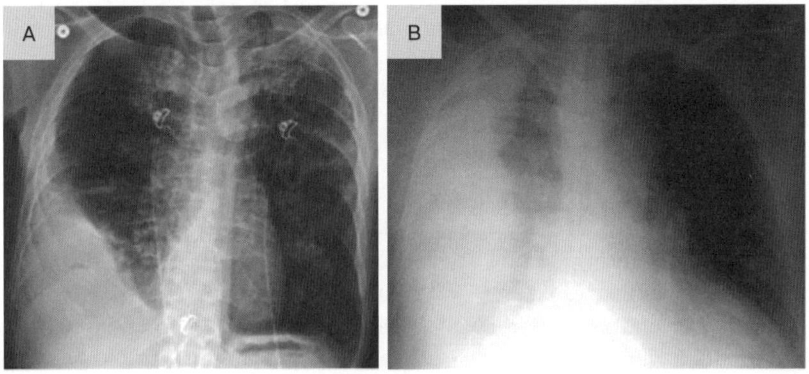

FIGURA 6 Exemplo de derrames pleurais (DP) de diferentes magnitudes. A: um moderado DP. B: grande opacidade homogênea no tórax lateral, como resultado de uma grande efusão pleural.

Fonte: acervo dos autores.

não envolve radiação ionizante e que disponibiliza parâmetros objetivos para avaliação.

Para garantir a estabilização térmica (*thermal stability*) o tempo que leva para o sensor se resfriar adequadamente e registrar medidas precisas é de 20 minutos antes da avaliação dos indivíduos e a região a ser examinada deve ser exposta à temperatura ambiente por 15 minutos, tempo suficiente para o corpo entrar em equilíbrio térmico (balanço térmico) com a sala.

Segundo o manual da TI, os limites máximo e mínimo de temperatura não são fixos. Podem variar em indivíduos normais entre 23 e 35,2°C. A diferença depende do metabolismo de cada pessoa, do tipo de projeção e da patologia.

Para registro de imagem, o indivíduo deve ser posicionado simetricamente em relação aos lados direito/esquerdo, com braços ao lado do corpo, em ortostase.

A termografia tem-se mostrado uma ferramenta útil no que tange ao diagnóstico precoce, pois tem sensibilidade alta em diversas situações: lesões musculares, distúrbios ocupacionais, áreas isquêmicas, locais de atrito excessivo em próteses, sobrecargas articulares e ainda na avaliação da atividade de várias doenças.

MANEJO DA INSUFICIÊNCIA RESPIRATÓRIA E TERAPIA DE EXPANSÃO PULMONAR (TEP)

A insuficiência respiratória aguda é uma complicação relativamente comum após a cirurgia abdominal e está associada a morbidade e mortalidade significativas. Várias são as causas que levam a essa condição, desde fatores relacionados a complicações cirúrgicas, como o vazamento anastomótico levando a mediastinite, choque séptico e desconforto respiratório agudo, como alterações que levam ao comprometimento multifatorial da função respiratória, dentre elas a disfunção muscular, alteração da mecânica pulmonar e desenvolvimento de atelectasia pulmonar, levando à hipoxemia no pós-operatório e induzindo o desenvolvimento de

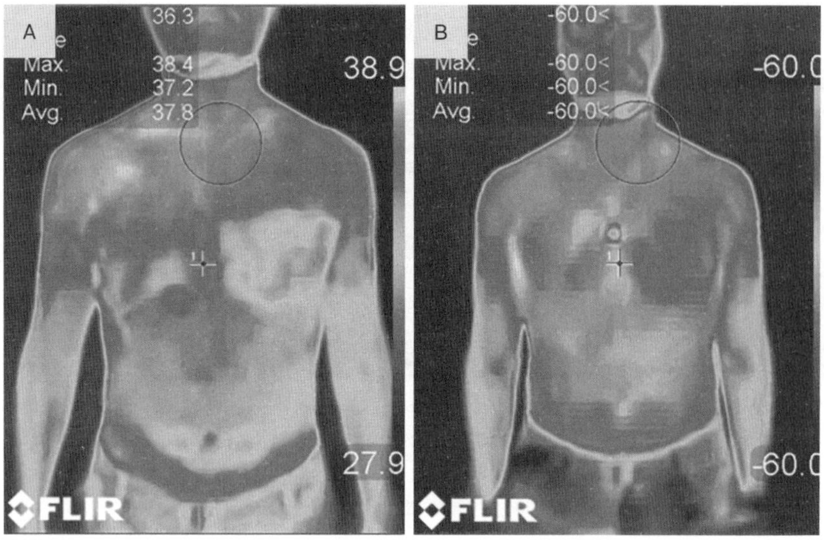

FIGURA 7 Imagens térmicas obtidas através do termógrafo Flir One PRO. A: paciente em pós-operatório de cirurgia abdominal. B: paciente em pós-operatório de cirurgia abdominal, após 10 sessões de reabilitação. Áreas mais esbranquiçadas representam maior ativação muscular.
Fonte: acervo dos autores.

complicações como pneumonia ou insuficiência respiratória aguda.

O manejo da insuficiência respiratória aguda após cirurgia abdominal em adultos internados em UTI requer, muitas vezes, intubação endotraqueal e ventilação mecânica, no entanto a ventilação mecânica convencional com intubação orotraqueal tem sido associada a complicações precoces e tardias de aumento da morbidade e mortalidade, prolongada permanência na UTI e hospitalar, além do aumento dos custos adicionais de assistência à saúde.

Nesse sentido, a ventilação não invasiva com pressão positiva (VNI) tem sido associada a menor taxa de intubação traqueal em adultos com insuficiência respiratória aguda, reduzindo a incidência de complicações e mortalidade associada à ventilação invasiva. Além disso, a VNI pode ser utilizada como recurso, assim como o Epap (pressão positiva expiratória na via aérea), para promover expansão pulmonar por proporcionar aumento da pressão transpulmonar, minimizar a formação de atelectasias e aumentar a capacidade residual funcional, o VC e melhorar as trocas gasosas. A VNI inclui formas de suporte ventilatório aplicadas sem o uso de um tubo traqueal. Inclui pressão positiva contínua nas vias aéreas (CPAP) com ou sem suporte de pressão inspiratória (VNI de dois níveis ou BiPAP®, Respironics Inc, Murrysville, PA). A VNI de dois níveis difere do CPAP no fornecimento de assistência respiratória para descansar os músculos da respiração.

Mesmo em cirurgias esofágica e gástrica, que eram geralmente consideradas contraindicações ao uso de VNI, o benefício de seu uso vem sendo considerado por recentes revisões sistemáticas, sem fornecer evidências de que haja sinal de aumento do risco de deiscência de anastomose quando a VNI é administrada durante o atendimento imediato pós-cirurgia bariátrica.

Ajustes adequados e seguros dos parâmetros ventilatórios e a escolha da melhor interface contribuem decisivamente para o sucesso da terapia, na medida em que reduz vazamentos de ar ao redor da máscara e diminui a ocorrência de úlceras na face e dorso do nariz, tornando a VNI mais confortável para o paciente.

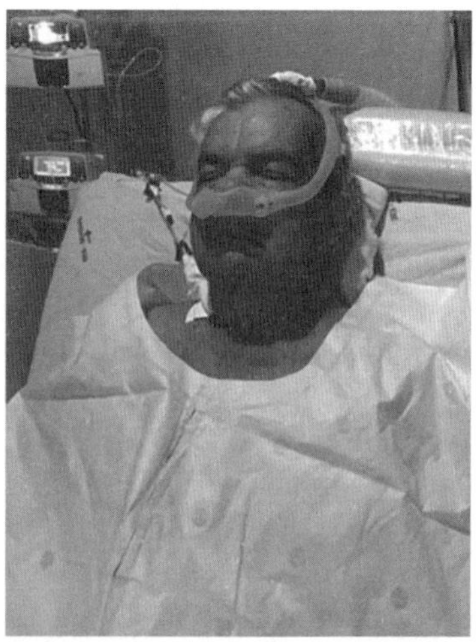

FIGURA 8 Paciente em pós-operatório de cirurgia abdominal em posição Fowler elevado no leito, sob ventilação não invasiva.
Fonte: acervo dos autores.

TERAPIA DE REMOÇÃO DE SECREÇÃO

A incapacidade do paciente para tossir eficazmente após a cirurgia é descrita como parte da base fisiopatológica das CPP, pois pode levar ao acúmulo excessivo de secreções pulmonares e aumentar o risco de atelectasias obstrutivas e infecções respiratórias. Dor pós-operatória e dispneia pulmonar restritiva são fatores importantes associados ao comprometimento da tosse.

Os resultados de um estudo de coorte prospectivo confirmam que a eficácia da tosse é prejudicada no pós-operatório de cirurgia abdominal alta. O pico de fluxo cai para 54% do valor pré-operatório no primeiro dia de pós-operatório, e no quinto dia de pós-operatório ainda é significativamente menor em relação às medidas observadas antes da cirurgia. Além disso, o pico de fluxo é correlacionado com a capacidade vital forçada (CVF) e com a dor durante a tosse, e o menor pico de fluxo de tosse no primeiro dia de pós-operatório tende a aumentar o risco de complicações pulmonares.

Diante disso, dentre as técnicas de terapia de remoção de secreção, a mais utilizada nesse tipo de pós-cirúrgico é a expiração forçada ou Huffing, que consiste na realização de uma ou duas expirações forçadas com a glote aberta, com a finalidade de promover a expectoração. Por ser realizada com a glote aberta, não promove consequentemente um aumento importante da pressão intrapleural, diminuindo, assim, a dor durante a tosse.

Manobras de respirações profundas seguidas da tosse também são sugeridas, como a realização de 2 séries de 10 respirações de fluxo lento ao máximo da capacidade inspiratória com 2 a 3 respirações fracionadas para gerar uma manobra de empilhamento, sendo cada respiração mantida por 3 a 5 segundos. Cada conjunto de 10 respirações é seguido por 3 tosses ou uma técnica de expiração forçada com a glote aberta (Huffing), com um pequeno travesseiro firme pressionado sobre a incisão abdominal para apoiar e encorajar maior força expiratória. Os participantes são incentivados a praticar esses exercícios antes de sua cirurgia para desenvolver familiaridade.

A educação fisioterapêutica pré-operatória com a entrega de informações preparatórias direcionadas ao paciente em relação a sua participação pós-operatória e o papel que esses exercícios exercem na redução de complicações graves devem ser administradas a todos os pacientes submetidos a cirurgia abdominal superior aberta. Estudos sugerem que uma única sessão de fisioterapia pré-operatória reduz significativamente as taxas de complicações pulmonares pós-operatórias, independentemente da fisioterapia pós-operatória.

O uso de recursos instrumentais que promovem oscilação oral de alta frequência também pode beneficiar esses pacientes por meio de dois mecanismos de ação: as vibrações geradas pelo fluxo expiratório no dispositivo diminuem a viscoelasticidade do muco, facilitando a remoção das secreções retidas; e a pressão positiva expiratória gerada mantém o calibre e evita o colapso precoce das vias aéreas, facilitando a desobstrução e com um possível efeito adicional na expansão pulmonar.

A manobra de hiperinsuflação manual, realizada com o auxílio de um ressuscitador manual, com a aplicação de alto volume com baixo fluxo inspiratório, seguido de pausa inspiratória e finalizada com alto fluxo expiratório, é outro procedimento que pode ser utilizado para facilitar a remoção de secreções. Sua efetividade é usualmente avaliada pela capacidade de gerar um *flow bias* expiratório, ou seja, condição em que o pico de fluxo expiratório é superior ao pico de fluxo inspiratório, favorecendo o deslocamento de secreções em direção à orofaringe durante a exalação.

Posicionamento e técnicas manuais como compressão torácica manual rápida/brusca ou lenta/gradual, que consiste em uma força compressiva durante a fase expiratória, também podem ser associados às outras técnicas para otimizar a eliminação de secreções em pacientes no pós-operatório de cirurgias abdominais.

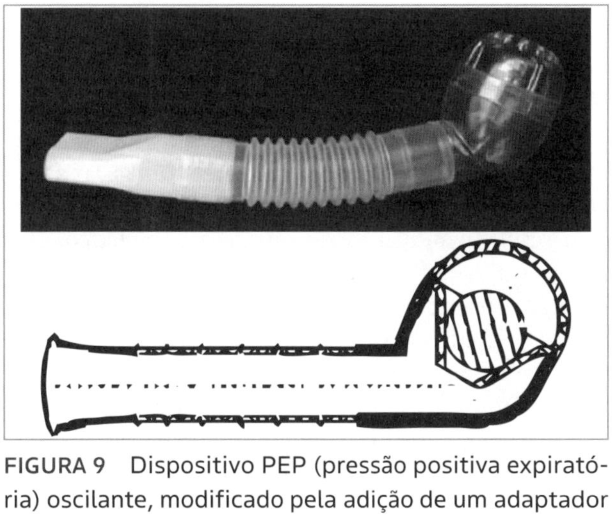

FIGURA 9 Dispositivo PEP (pressão positiva expiratória) oscilante, modificado pela adição de um adaptador inserido entre a válvula oscilante e o bocal, para que os participantes pudessem utilizá-lo em qualquer posição do corpo.
Fonte: Zhang et al., 2015.

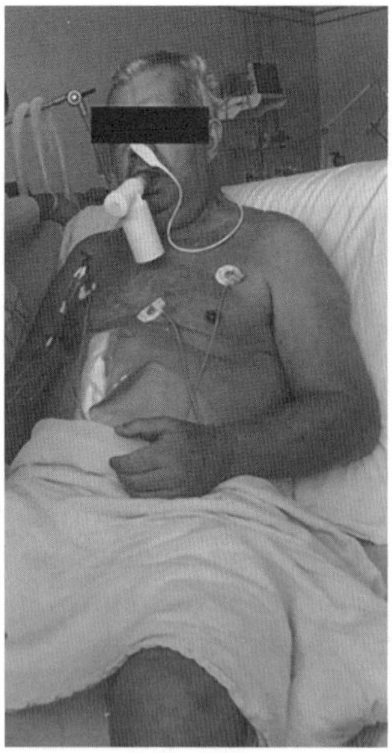

FIGURA 10 Paciente em primeiro dia de pós-operatório de cirurgia abdominal em sedestação no leito com os membros inferiores pendentes, realizando treino muscular inspiratório com o dispositivo POWERbreathe®.
Fonte: acervo dos autores.

TREINO MUSCULAR RESPIRATÓRIO

Diversos estudos descrevem que o exercício de treinamento muscular inspiratório minimiza as chances de complicações no pós-operatório, incluindo derrame pleural, atelectasia e pneumonia, além de menor tempo de internação hospitalar.

Métodos de fornecimento de treinamento muscular inspiratório incluem carga pressórica do limiar inspiratório, hiperpneia isocápnica/normocápnica e sobrecarga de fluxo resistiva inspiratória.

Diante da fraqueza muscular inspiratória, o sistema respiratório sofre uma sobrecarga, desencadeando uma resposta simpática no músculo esquelético, que parece ser mediada por fibras nervosas sensíveis ao acúmulo de metabólitos. Esse mecanismo compensatório é conhecido como efeito metaborreflexo do músculo inspiratório e pode gerar vasoconstrição no músculo esquelético periférico, limitando o desempenho físico ao reduzir o fluxo sanguíneo para músculos ativos e diminuindo a tolerância ao exercício.

O treinamento muscular inspiratório (TMI) pode ser uma estratégia importante para reduzir as CPP, especialmente aquelas que envolvem lesão da musculatura respiratória e da parede torácica. Com o intuito de elucidar os potenciais benefícios da TMI no pós-operatório, várias metanálises foram realizadas, e, como conclusões gerais, as intervenções fisioterapêuticas com TMI dirigidas a pacientes cirúrgicos são eficazes para reduzir o risco de CPP e diminuir o tempo de internação, indicando-se também iniciar as intervenções fisioterapêuticas no pré-operatório.

Embora os efeitos benéficos do TMI se estendam a todas as idades e níveis de risco, os pacientes mais idosos e de alto risco se beneficiam mais, assim como os pacientes submetidos a cirurgia pulmonar. A eficácia das intervenções fisioterapêuticas está relacionada com a dose do TMI; a prescrição deve ter pelo menos um período de duas semanas, sessões supervisionadas com mais de 5 minutos, com incremento de carga imposto e adição de outros modos de exercício. Em pacientes com doenças crônicas, o treinamento tem sido proposto baseado nos valores da PImáx (40% da pressão inspiratória máxima), seis vezes por semana e por 12 semanas.

REABILITAÇÃO FÍSICA

O principal objetivo da fisioterapia é facilitar a recuperação cirúrgica prevenindo ou tratando complicações no pós-operatório e, também, proporcionando reabilitação física para auxiliar no retorno à função física pré-mórbida. A reabilitação física começa no pré-operatório e continua durante todo o período agudo e períodos pós-operatórios subagudos, sendo os cuidados estendidos além da alta hospitalar, devendo durar até que a recuperação máxima da função física e participação na sociedade sejam alcançadas.

As complicações pós-operatórias podem ser potencializadas pelo repouso e imobilismo, portanto a implementação de um protocolo de mobilização precoce pode ser iniciada a qualquer momento e tem a proposta de prevenir ou minimizar alterações pós-operatórias, reduzindo as complicações pulmonares, instabilidade de feridas, deslocamento do dreno, hipotensão ortostática, perda funcional, dentre outros desfechos. Estudos de reabilitação precoce demonstraram melhorias na aptidão física e nas medidas funcionais, além da redução no número de transferências para uma casa de repouso após alta hospitalar.

Um programa de mobilização precoce consiste em um conjunto de exercícios (controle de tronco, sedestação, ortostatismo, treino de marcha e exercícios aeróbicos e de fortalecimento e resistência muscular), realizados pelo menos duas vezes ao dia e implementados de acordo com o nível de funcionalidade ou mobilidade do paciente, inicialmente avaliado pelo fisioterapeuta.

Desde a instituição dos primeiros protocolos de mobilização até os dias atuais, há uma tendência para o estabelecimento de etapas a serem seguidas, obedecendo e respeitando o estado de consciência e a condição

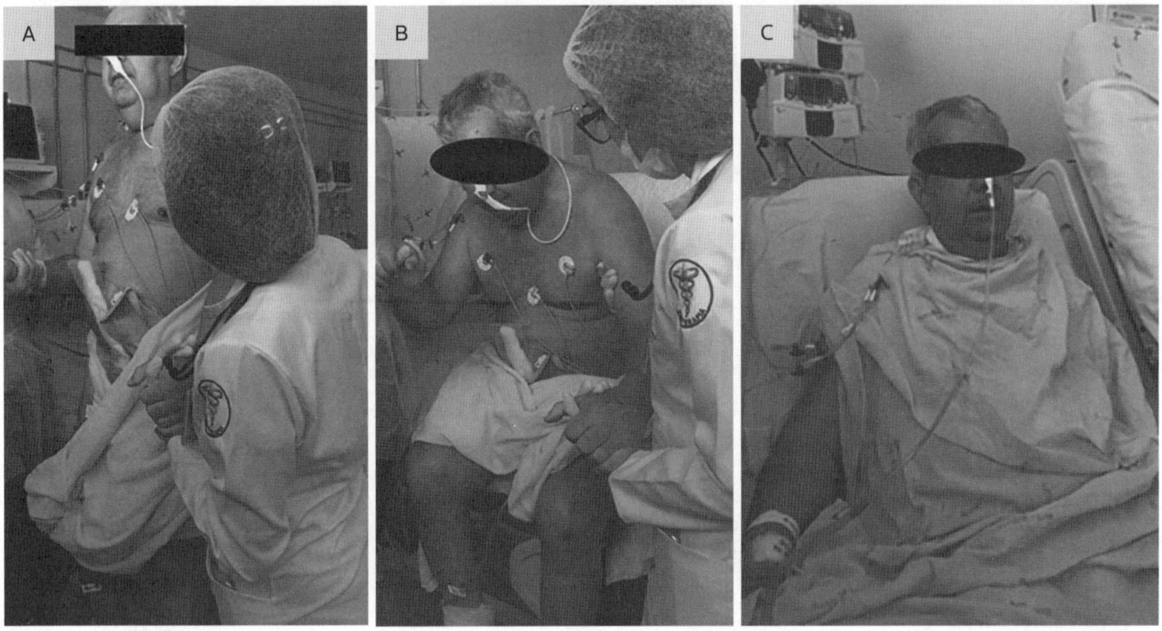

FIGURA 11 A: paciente em pós-operatório de cirurgia abdominal em sedestação no leito com os membros inferiores pendentes. B: paciente em ortostase à beira do leito. C: paciente em sedestação fora do leito.
Fonte: acervo dos autores.

clínica de cada paciente. Protocolos de mobilização têm sido propostos, e um dos mais utilizados nas UTI do Brasil foi o proposto por Morris et al., que traz cinco níveis de mobilização, iniciando no estágio I, com o paciente inconsciente, por meio do alongamento passivo e da mobilização passiva de membros inferiores (MMII) e superiores (MMSS), até o estágio V, em que o paciente poderá ser transferido ativamente para a poltrona e iniciar a deambulação assistida.

Alguns protocolos de reabilitação física têm sido propostos especificamente para pacientes em pós-operatório de cirurgias abdominais com resultados positivos na redução de complicações pulmonares e redução do tempo de internamento hospitalar (Figura 12).

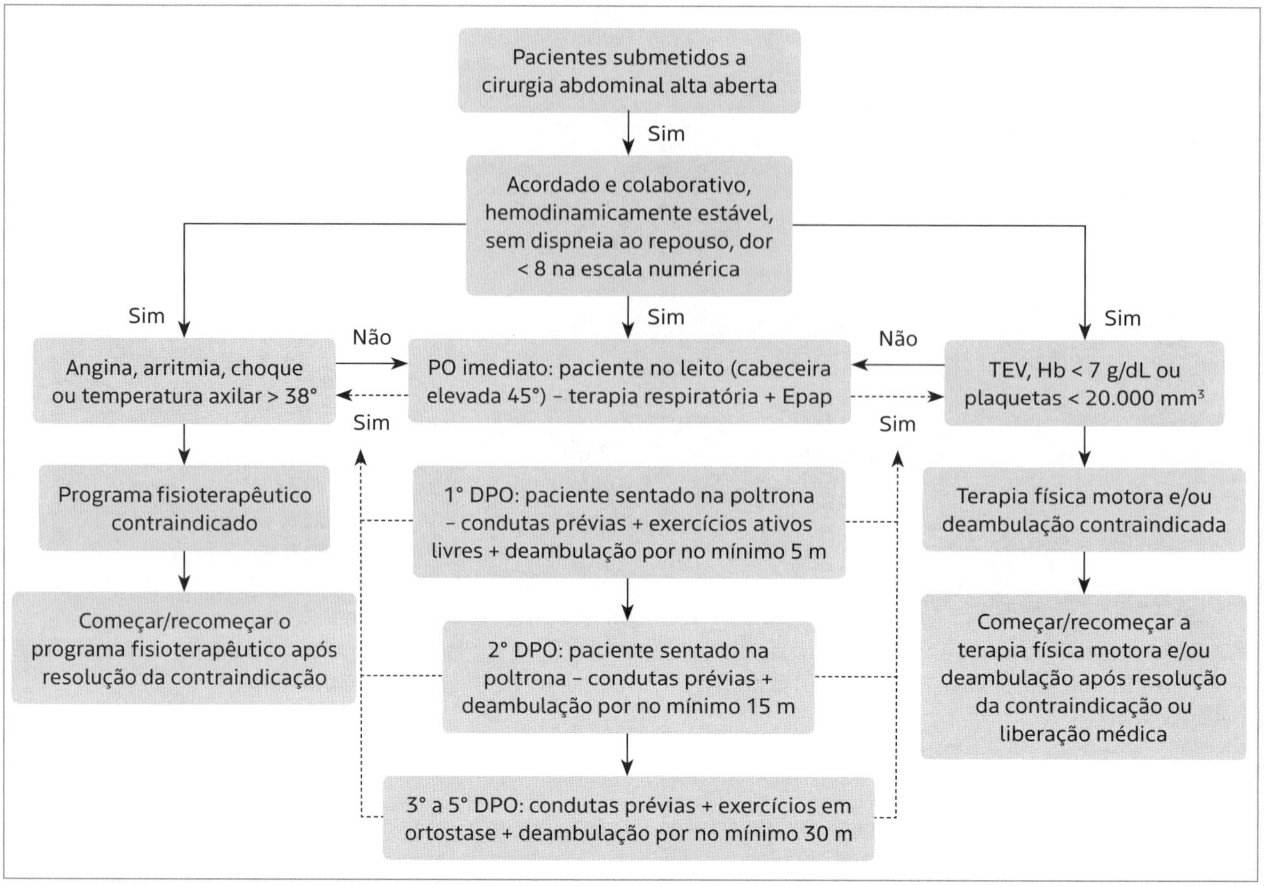

FIGURA 12 Protocolo de reabilitação física para pacientes submetidos a cirurgia abdominal alta aberta.
DPO: dia de pós-operatório; Epap: pressão positiva expiratória na via aérea; Hb: hemoglobina. PO: pós-operatório; TEV: tromboembolismo venoso.
Fonte: adaptada de Possa et al., 2014.

BIBLIOGRAFIA

1. Aldhuhoori FZ, Walton LM, Bairapareddy KC, Amaravadi SK, Alaparthi GK. Physiotherapy Practice for Management of Patients Undergoing Upper Abdominal Surgery in United Arab Emirates – A National Survey. Journal of Multidisciplinary Healthcare. 2021;14:2513-26.
2. Colucci DBB, Fiore JF, Paisani DM, Risso TR, Colucci M, Chiavegato LD, et al. Cough impairment and risk of postoperative pulmonary complications after open upper abdominal surgery. Respir Care. 2015;60(5):673-8.
3. Faria DAS, da Silva EMK, Atallah ÁN, VitalFMR. Noninvasive positive pressure ventilation for acute respiratory failure following upper abdominal surgery. Cochrane Database Syst Rev. 2015;(10): Art.No.:CD009134.
4. Huang YT, Lin YJ, Hung CH, Cheng HC, Yang HL, Kuo YL, et al. The fully engaged inspiratory muscle training reduces postoperative pulmonary complications rate and increased respiratory muscle function in patients with upper abdominal surgery: a randomized controlled trial. Ann Med. 2022 Dec;54(1):2222-32.
5. Hughes MJ, Hackney RJ, Lamb PJ, Wigmore SJ, Deans DAC, Skipworth RJE. Prehabilitation before major abdominal surgery: a systematic review and meta-analysis. World J Surg. 2019;43:1661-8.
6. Janssen TL, Steyerberg EW, Langenberg JCM, de Lepper CCHAvH, Wielders D, Seerden TCJ, et al. Multimodal prehabilitation to reduce the incidence of delirium and other adverse events in elderly patients undergoingelective major abdominalsurgery: an uncontrolled before-andafter study. PLoS One. 2019;14(6):e0218152.
7. Katsura M, Kuriyama A, Takeshima T, Fukuhara S, Furukawa TA. Preoperative inspiratory muscle training for postoperative pulmonary complications in adults undergoing cardiac and major abdominal surgery. Cochrane Database Syst Rev. 2015;(10):CD010356.
8. Kendall F, Oliveira J, Peleteiro P, Pinho P, Bastos PT. Inspiratory muscle training is effective to reduce postoperative pulmonary complications and length of hospital stay: a systematic review and meta-analysis. Disability and Rehabilitation. 2017.
9. Kendall F, Oliveira J, Peleteiro B, Pinho P, Bastos PT. Inspiratory muscle training is effective to reduce postoperative pulmonary complications and length of hospital stay: a systematic review and meta-analysis. Disabil Rehabil. 2018;40:864-82.

10. Kokotovic D, Berkfors A, Gögenur I, Ekeloef S, Burcharth J. The effect of postoperative respiratory and mobilization interventions on postoperative complications following abdominal surgery: a systematic review and meta-analysis. Eur J Trauma Emerg Surg. 2021 Aug;47(4):975-90.
11. Levett DZH, Grocott MPW. Cardiopulmonary exercise testing, prehabilitation, and enhanced recovery after surgery (Eras). J Can Anesth. 2015;62:131-42.
12. Li F, Wang M, Wang T, Wang X, Ma X, He H, et al. Smartphone based infrared thermography to assess progress in thoracic surgical incision healing: a preliminary study. Int Wound J. 2023;20(6):2000-9.
13. Lockstone J, Denehy L, Truong D, Whish-Wilson GA, Boden I, Abo S, et al. Prophylactic postoperative noninvasive ventilation in adults undergoing upper abdominal surgery: a systematic review and meta-analysis. Crit Care Med. 2022 Oct 1;50(10):1522-32.
14. Pasin L, Nardelli P, Belletti A, Greco M, Landoni G, Cabrini L, et al. Pulmonary complications after open abdominal aortic surgery: a systematic review and meta-analysis. J Cardiothorac Vasc Anesth. 2017 Apr;31(2):562-8.
15. Pereira CAC. Espirometria. J Pneumol. 2002;28(3):S1-S238.
16. Pereira MG, Silva AMO, Galhardo FDM, Almeida BDM, Lopes RL, Boin IFSF. Respiratory muscle training with electronic devices in the postoperative period of hepatectomy: a randomized study. World J Hepatol. 2023;15(5):688-98.
17. Porserud A, Aly M, Nygren-Bonnier M, Hagströmer M. Association between early mobilisation after abdominal cancer surgery and postoperative complications. Eur J Surg Oncol. 2023 Sep;49(9):106943.
18. Possa SS, Amador CB, Costa AM, Sakamoto ET, Kondo CS, Vasconcellos ALM, Brito CMM, Yamagutia WP. Implementation of a guideline for physical therapy in the postoperative period of upper abdominal surgery reduces the incidence of atelectasis and length of hospital stay. Rev Port Pneumol. 2014;20(2):69-77.
19. Santos RMG, Pessoa-Santos BV, Reis IMM, Labadessa IG, Jamami M. Manovacuometria realizada por meio de traqueias de diferentes comprimentos. Fisioter Pesqui. 2017;24(1):9-14
20. Sullivan KA, Churchill IF, Hylton DA, Hanna WC. Use of incentive spirometry in adults following cardiac, thoracic, and upper abdominal surgery to prevent post-operative pulmonary complications: a systematic review and meta-analysis. Respiration. 2021;100(11):1114-27.
21. Trindade AM, Sousa TLF, Albuquerque ALP. A interpretação da espirometria na prática pneumológica: até onde podemos avançar com o uso dos seus parâmetros? Pulmão RJ. 2015;24(1):3-7.
22. Zhang X, Wang Q, Zhang S, Tan W, Wang Z, Li J. The use of a modified, oscillating positive expiratory pressure device reduced fever and length of hospital stay in patients after thoracic and upper abdominal surgery: a randomised trial. Journal of Physiotherapy. 2015;(61):16-20.

34

Cuidados paliativos em unidade de terapia intensiva

Cynthia Salmagi Coutinho
Daniel Antunes Alveno

INTRODUÇÃO

De acordo com a definição da Organização Mundial da Saúde (OMS), cuidados paliativos são uma abordagem que visa melhorar a qualidade de vida e aliviar o sofrimento por meio do controle dos sintomas, indicados para pacientes com doenças que ameacem a vida, englobando tratamento de aflições físicas, psicossociais e espirituais. Nesse contexto não se torna incomum ver pacientes com indicações de cuidados paliativos buscarem atendimento hospitalar, sendo encaminhados para internações em enfermarias e unidades de terapia intensiva (UTI).

A UTI é uma unidade especializada no tratamento de pacientes em estado crítico, sendo ofertado suporte de vida e controle rigoroso de parâmetros vitais. Visto o conceito de cuidados paliativos e o objetivo da UTI, a união desses dois cenários pode trazer dificuldade para a equipe assistente em decisões clínicas quanto à manutenção e retirada de suporte de vida, à não oferta de tratamento fúteis e à manutenção da dignidade humana.

O avanço tecnológico aplicado à saúde vem trazendo diversas vantagens para a sociedade, porém também acarreta consequências negativas, como o prolongamento da vida em UTI, quando o desejo de combater a morte pode culminar na expropriação da própria existência. A manutenção da vida artificialmente em doentes que não apresentam possibilidade de cura (distanásia) se torna uma terapia cruel, com altos custos emocionais e econômicos.

Isso não quer dizer que um paciente sob cuidados paliativos não tenha indicação de ir para a UTI sob nenhuma circunstância. É perfeitamente plausível em situações em que o paciente apresente uma doença crônica, ameaçadora da vida, mas com um prognóstico de meses ou anos de sobrevida e por algum motivo apresente um quadro agudo, potencialmente reversível, no qual terá necessidade e indicação de receber tratamento intensivo com monitoramento constante e suporte à vida. Assim, é muito comum nos depararmos com pacientes sob cuidados paliativos nas UTI. Portanto, considerando a crescente necessidade de manejo com esse tipo de paciente nessas unidades, é fundamental que todo fisioterapeuta intensivista aprenda sobre cuidados paliativos.

ESCALAS

Um instrumento fundamental para identificação de terminalidade (fase de qualquer doença com prognóstico inferior a 6 meses de sobrevida) é o SPICT (Quadro 1), que auxilia as equipes a terem clareza sobre indicação terapêutica e prognóstico de doenças ameaçadoras da vida.

Trata-se de um questionário que utiliza características clínicas e laboratoriais para indicar doenças crônicas e irreversíveis em fases avançadas. Traduzido recentemente pela Academia Nacional de Cuidados Paliativos (ANCP), é simples e de excelente uso clínico. Doentes que apresentam condições gerais preenchendo os critérios do questionário e duas ou mais condições assinaladas nas patologias específicas são classificados como indicação de cuidados paliativos em terminalidade.

QUADRO 1 Ferramenta de indicadores de cuidados paliativos e de suporte (SPICT™)

Data: Data da admissão: Idade:
Sexo F ( ) M ( )

1. Pergunta ao médico assistente: 1.1 "Você ficaria surpreso se este paciente morresse nos próximos 12 meses?"
( ) Não ( )Sim

2. Condição clínica geral:
( ) 2.1 Estado funcional ruim ou deteriorando (autocuidado limitado/restrito a cama ou cadeira mais de 50% do dia)
( ) 2.2 Perda de peso progressiva últimos 6 meses (> 10%)
( ) 2.3 2 ou mais internações não planejadas nos últimos 6 meses
( ) 2.4 Paciente é proveniente de uma home care ou institucionalizado

3. Dois ou mais indicadores relacionados às doenças

3.1 Cardiopatia:
( ) 3.1.1 Insuficiência cardíaca classe IV, doença valvular severa ou coronariopatia extensa
( ) 3.1.2 Dispneia ou precordialgia em repouso aos mínimos esforços
( ) 3.1.3 Sintomas persistentes em uso de terapia tolerada otimizada
( ) 3.1.4 Insuficiência renal (*clearance* < 30 mL/min)
( ) 3.1.5 PAS < 100 mhg e/ou FC > 100
( ) 3.1.6 Caquexia cardíaca
( ) 3.1.7 2 ou mais episódios agudos necessitando de tratamento endovenoso nos últimos 6 meses

3.2 Doença renal:
( ) 3.2.1 Doença renal crônica estágio V (*clearance* < 15 mL)
( ) 3.2.2 Manejo renal conservador devido à multimorbidade
( ) 3.2.3 Deteriorando na diálise; sintomas persistentes e/ou aumentado dependência
( ) 3.2.4 Não iniciado diálise após insuficiência seguida de um transplante renal
( ) 3.2.5 Nova condição ameaçadora à vida ou insuficiência renal como uma complicação de outra condição ou tratamento

3.3 Doença respiratória:
( ) 3.3.1 Obstrução severa vias aéreas (VEF1 < 30%) ou déficit restritivo (capacidade vital < 60%)
( ) 3.3.2 Critério para oxigenoterapia contínua
( ) 3.3.3 Dispneia em repouso ou aos mínimos esforços entre exacerbações
( ) 3.3.4 Sintomas severos persistentes apesar da terapia adequada
( ) 3.3.5 Insuficiência cardíaca sintomática
( ) 3.3.6 IMC < 21
( ) 3.3.7 Admissões frequentes em PA devido a exacerbações e/ou insuficiência respiratória.

3.4 Doença hepática:
( ) 3.4.1 Cirrose avançada com 1 ou mais complicações: ascite refratária, encefalopatia hepática, síndrome hepatorrenal, peritonite bacteriana, sangramento de varizes recorrente
( ) 3.4.2 Albumina sérica < 2,5g/L e tempo protrombina ou RNI alargado
( ) 3.4.3 Carcinoma hepatocelular

3.5 Câncer:
( ) 3.5.1 *Status* funcional deteriorando devido a câncer metastático e/ou comorbidades
( ) 3.5.2 Sintomas persistentes apesar do tratamento oncológico paliativo adequado ou paciente muito frágil para o tratamento oncológico.

3.6 Doença neurológica:
( ) 3.6.1 Deterioração progressiva física e/ou cognitiva apesar da terapia adequada
( ) 3.6.2 Sintomas complexos e difícil controle
( ) 3.6.3 Distúrbios de linguagem e disfagia progressiva
( ) 3.6.4 Pneumonia de aspiração recorrente; dispneia ou insuficiência respiratória.

3.7 Demência:
( ) 3.7.1 Incapaz de vestir-se, andar ou comer sem ajuda; incapaz de comunicar-se significativamente
( ) 3.7.2 Recebendo dieta pastosa ou suplementos ou dieta enteral
( ) 3.7.3 Episódios febris recorrentes; pneumonia de aspiração
( ) 3.7.4 Incontinência fecal e/ou urinária

(continua)

QUADRO 1 Ferramenta de indicadores de cuidados paliativos e de suporte (SPICT™) *(continuação)*

3.8 Pacientes com Sida:
( ) 3.8.1 CD4 < 25 células/mcl
( ) 3.8.2 Carga viral persistente > 100 mil cópias/mL
( ) 3.8.3 Se houver associação a qualquer uma das situações abaixo:
- Linfoma do SNC
- Perda de 33% de massa corporal magra
- Bacteremia por *Mycobacteriumavium* (não tratada, que não responde ao tratamento ou se recusa)
- Leucoencefalopatia multifocal progressiva
- Linfoma sistêmico, resposta parcial a quimioterapia
- Sarcoma de Kaposi visceral não responsivo a terapia
- Insuficiência renal não elegível ou que não deseja diálise
- Infecção por *Cryptosporidium*
- Toxoplasmose que não responde à terapêutica

( ) 3.8.4 diarreia persistente por 1 ano
( ) 3.8.5 albumina sérica menor que 2,5
( ) 3.8.6 demência avançada por Aids
( ) 3.8.7 toxoplasmose e ICC sintomática ao repouso

Aids: síndrome da imunodeficiência adquirida; FC: frequência cardíaca; ICC: insuficiência cardíaca crônica; IMC: índice de massa corporal; PA: pronto atendimento; RNI: razão normalizada internacional; Sida: síndrome da imunodeficiência adquirida; SNC: sistema nervoso central; VEF1: volume expiratório forçado em 1 segundo.
Fonte: ANCP (2012).

A escala de *performance* paliativa (PPS) (Tabela 1) também auxilia na classificação clínica e prognóstica de pacientes paliativos. Quedas nos valores podem indicar mudança funcional e concomitante necessidade de mudanças terapêuticas. Valores abaixo de 60% indicam necessidade de cuidados paliativos, sugerindo prognóstico de menos de 6 meses. Abaixo de 30%, maior assistência e possível internação em *hospice*. Valor de 10%, terminalidade.

Para a avaliação funcional, a escala de Zubrog (Ecog) (Tabela 2) também tem utilidade, principalmente sendo aplicada a pacientes oncológicos. Ela classifica os pacientes de acordo com sua capacidade de realizar atividades básicas de vida, visto que o comprometimento da funcionalidade impacta em qualidade de vida e facilita a vulnerabilidade.

Além da classificação de funcionalidade, o controle de sintomas também se faz necessário. A escala de sintomas de Edmonton (Tabela 3) é um método valioso quando tratamos de cuidados paliativos, com o objetivo de avaliar a sintomatologia dos pacientes. Utiliza um pequeno questionário com nove sintomas determinados e um décimo, de livre escolha do doente, e permite que o paciente atribua um valor entre 0 e 10, classificando assim a presença e intensidade de seu sintoma. Nos casos em que a comunicação esteja prejudicada, a avaliação e a classificação podem ser feitas pelo cuidador.

RETIRADA DE SUPORTE DE VIDA

Atualmente, a medicina incorpora, com muita rapidez, impressionantes avanços tecnológicos, principalmente em ambientes de maior complexidade como nas UTI. Essas máquinas e recursos farmacológicos, criados para aferir e controlar as variáveis vitais, ofereceram aos profissionais a possibilidade de adiar o momento da morte, mesmo quando ela é inevitável.

Infelizmente isso tem trazido uma realidade na qual muitos pacientes sobrevivem por um longo período ligados a máquinas e procedimentos que os impedem de morrer, entretanto esse período final de vida acaba acontecendo em um contexto de muito sofrimento. Assim, comumente nos deparamos com pacientes sendo mantidos vivos artificialmente, sem nenhum nível de consciência, em uma condição irreversível, sem possibilidade de desfrutar de seus últimos dias com qualquer resquício de autonomia, funcionalidade, qualidade de vida ou mesmo dignidade.

As graduações de medicina, fisioterapia e de outras áreas da saúde do Brasil oferecem pouco ou nenhum conteúdo sobre como lidar com a terminalidade humana. Despreparados para a questão, passamos a praticar um cuidado de saúde que subestima o conforto do enfermo com doença ameaçadora da vida, principalmente aquele em fase terminal, impondo-lhe uma longa e sofrida agonia. Adiamos a morte à custa de insensato e prolongado sofrimento para o doente e sua família, sendo fundamental a compreensão do conceito de distanásia para sua identificação precoce nas UTI.

Eutanásia, distanásia e ortotanásia

Quando pensamos sobre cuidados paliativos e limitações terapêuticas em ambiente de terapia intensi-

TABELA 1 Escala de *performance* paliativa (*Palliative Performance Scale* - PPS)

%	Deambulação	Atividade e evidência de doença	Autocuidado	Ingesta	Nível de consciência
100	Completa	Atividade normal e trabalho sem evidência de doença	Completo	Normal	Completo
90	Completa	Atividade normal e trabalho, alguma evidência de doença	Completo	Normal	Completo
80	Completa	Atividade normal e trabalho, alguma evidência de doença	Completo	Normal ou reduzida	Completo
70	Reduzida	Incapaz para o trabalho, doença significativa	Completo	Normal ou reduzido	Completo
60	Reduzida	Incapaz para *hobbies*/ trabalho doméstico, doença significativa	Assistência ocasional	Normal ou reduzida	Completo ou períodos de confusão
50	Maior parte do tempo sentado ou deitado	Incapacitado para qualquer trabalho, doença extensa	Assistência considerável	Normal ou reduzida	Completo ou períodos de confusão
40	Maior parte do tempo acamado	Incapaz para a maioria das atividades, doença extensa	Assistência quase completa	Normal ou reduzida	Completo ou sonolência, +/- confusão
30	Totalmente acamado	Incapaz para qualquer atividade, doença extensa	Dependência completa	Normal ou reduzida	Completo ou sonolência, +/- confusão
20	Totalmente acamado	Incapaz para qualquer atividade, doença extensa	Dependência completa	Mínima a pequenos goles	Completo ou sonolência, +/- confusão
10	Totalmente acamado	Incapaz para qualquer atividade, doença extensa	Dependência completa	Cuidados com a boca	Sonolência ou coma, +/- confusão
0	Morte				

Fonte: Victoria Hospice Society. A escala de desempenho em cuidados paliativos. J Pall Care. 2009; 9(4):26-32. Tradução livre de Maria Goretti Maciel e Ricardo Tavares de Carvalho.

TABELA 2 Escala desempenho de Zubrod - Ecog

PS0	Completamente ativo; capaz de realizar todas as suas atividades sem restrição
PS1	Restrição a atividades físicas rigorosas; é capaz de trabalhos leves e de natureza sedentária
PS2	Capaz de cuidar de si totalmente, mas incapaz de realizar qualquer atividade de trabalho; ambulatorial e não acamado em mais de 50% do tempo. Ocasionalmente necessita de assistência
PS3	Capaz de realizar somente autocuidados limitados, confinado ao leito ou cadeira mais de 50% das horas em que o paciente está acordado. Ambulatorial 50% do tempo ou menos. Cuidados constantes
PS4	Completamente incapaz de realizar autocuidados básicos, totalmente confinado ao leito ou à cadeira. Pode necessitar de hospitalização

Fonte: http://www.cbc.org.br/upload/emc/autoavaliacao/concologica/1/04_avaliacao_paciente.htm
http://www.inca.gov.br/rbc/n_48/v02/pdf/condutas3.pdf

va, o grande medo das equipes é estarem "acelerando" o processo de morte dos pacientes, causando eutanásia e todas as consequências negativas disso. É um medo justificado, já que eutanásia no Brasil, além de ser antiética, é crime. Entretanto, esse medo, associado à falta de conhecimento técnico, bioético e legal, faz com que as equipes acabem realizando o que conhecemos como obstinação terapêutica e distanásia.

A distanásia é justamente o conceito oposto ao da eutanásia, entretanto tão antiética quanto, caracterizada por um processo de obstinação ou futilidade terapêutica. Está relacionada ao desenvolvimento biotecnológico da medicina, que proporciona mecanismos cada vez mais avançados para a manutenção artificial da vida de pacientes críticos, levando em muitos casos a prolongar a vida das pessoas à custa de intenso sofrimento.

Dentro da visão econômica e comercial da medicina, a obstinação terapêutica pode gerar lucro para a em-

TABELA 3 Escala de avaliação de sintomas de Edmonton (Esas)

Avaliação de sintomas		
Data:	Preenchido por:	
Por favor, circule o que melhor descreve a intensidade dos seguintes sintomas neste momento (também se pode perguntar a média durante as últimas 24 horas).		
Sem dor	0 - 1 - 2 - 3 - 4 - 5 - 6 - 7 - 8 - 9 - 10	Pior dor possível
Sem cansaço	0 - 1 - 2 - 3 - 4 - 5 - 6 - 7 - 8 - 9 - 10	Pior cansaço possível
Sem náusea	0 - 1 - 2 - 3 - 4 - 5 - 6 - 7 - 8 - 9 - 10	Pior náusea possível
Sem depressão	0 - 1 - 2 - 3 - 4 - 5 - 6 - 7 - 8 - 9 - 10	Pior depressão possível
Sem ansiedade	0 - 1 - 2 - 3 - 4 - 5 - 6 - 7 - 8 - 9 - 10	Pior ansiedade possível
Sem sonolência	0 - 1 - 2 - 3 - 4 - 5 - 6 - 7 - 8 - 9 - 10	Pior sonolência possível
Muito bom apetite	0 - 1 - 2 - 3 - 4 - 5 - 6 - 7 - 8 - 9 - 10	Pior apetite possível
Sem falta de ar	0 - 1 - 2 - 3 - 4 - 5 - 6 - 7 - 8 - 9 - 10	Pior falta de ar possível
Melhor sensação de bem-estar possível	0 - 1 - 2 - 3 - 4 - 5 - 6 - 7 - 8 - 9 - 10	Pior sensação de bem-estar possível
Outro problema	0 - 1 - 2 - 3 - 4 - 5 - 6 - 7 - 8 - 9 - 10	

Fonte: Regional Palliative Care Program, Capital Health, Edmonton, Alberta, 2003. Traduzido e adaptado ao português por Neto IG. 2006.

presa hospitalar e consequentemente para os profissionais de saúde nela envolvidos, ao mesmo tempo que dá a impressão, muitas vezes, para o paciente com doença terminal e seus familiares, de que o que se está buscando de todas as formas é a manutenção da vida humana utilizando todos os recursos tecnológicos disponíveis.

Evitar ou identificar uma distanásia é um dos objetivos da prática de cuidados paliativos na UTI, e para isso é fundamental compreender os valores e a biografia do indivíduo acometido por uma condição grave ameaçadora à vida.

Infelizmente, o que vemos na prática são o medo e a condenação por parte de profissionais de saúde sobre a eutanásia, entretanto não observamos, nem de longe, a mesma preocupação em não realizar distanásia com procedimentos fúteis e obstinados nas UTI que levam em consideração apenas tempo de vida e não sua qualidade.

A ortotanásia é conceito bioético que não antecipa o processo de morte, mas que também não prolonga a vida à custa de futilidade terapêutica. Além do termo ortotanásia, é possível encontrar na literatura o termo **kalotanásia**, que se refere a uma morte no tempo correto com cuidados que vão além do físico, mas também levando em consideração a abordagem psíquica, social e espiritual de pacientes e familiares. Como elementos éticos importantes estão o direito de o paciente com doença terminal receber cuidados paliativos, preservando e respeitando sua autonomia e dignidade.

Nos hospitais, as UTI concentram pacientes com acometimentos e condições ameaçadoras da vida, muitas vezes sob ventilação mecânica, hemodiálise, drogas vasoativas, oxigenoterapia, dieta enteral, entre outros dispositivos de suporte à vida, entretanto muitos desses pacientes acabam sofrendo de acometimentos irreversíveis, e todos esses recursos passam a ser apenas um mecanismo de distanásia, prolongando artificialmente a vida do paciente sem devolver nenhuma possibilidade de autonomia, funcionalidade e qualidade de vida a ele.

Assim, a formação em cuidados paliativos e a instituição de protocolos adequados precisam ser amplamente estimuladas nesses ambientes para que possamos encorajar as equipes a tomar decisões com pacientes nessas condições e proceder de maneira competente, com segurança e técnicas adequadas. O objetivo é reverter casos em que a distanásia for evidenciada, realizando condutas que ainda são pouco conhecidas por muitos intensivistas, por exemplo, a sedação paliativa e a extubação paliativa.

Importante estar atento a alguns cenários em que a morte é inevitável, e sua prorrogação pode ocasionar diversos danos não apenas físicos, mas também sociais, psicológicos e monetários, ao paciente e a seus familiares, cuidadores e até mesmo à equipe assistente.

A descontinuação ou retirada de suporte avançado de vida deve ser proposta sempre que houver consenso da equipe sobre estarem diante de uma distanásia, com o objetivo de evitar o prolongamento do processo de morte dos indivíduos e o sofrimento de todos os envolvidos nesse processo. Isso proporcionará maior bem-estar e conforto ao doente e a sua rede de apoio. Trata-se de um processo complexo, que exige planejamento bem definido e meticuloso, incluindo uma comunicação impecável entre todos os envolvidos.

A retirada de alguns suportes à vida, como hemodiálise, pode ser encarada de maneira mais natural pelos profissionais quando não há indicação técnica para sua continuidade, entretanto a retirada de dieta e drogas vasoativas, que estão bem indicadas em processos de fim de vida nos quais esses suportes estão apenas prolongando a morte à custa de sofrimento, por exemplo, parece contraintuitiva, causando a sensação de omissão, abandono ou até mesmo eutanásia aos profissionais não treinados em cuidados paliativos.

O fisioterapeuta intensivista deve assumir o protagonismo em muitos desses processos, trazendo informações para a equipe, discutindo os casos com profundidade e sugerindo, quando pertinente, a retirada desses dispositivos, principalmente os que se relacionam com o aparelho respiratório (oxigênio, ventilação mecânica invasiva e não invasiva).

O planejamento e a execução inadequados da retirada desses dispositivos podem resultar em grande sofrimento para o paciente, com sintomas como dor ou dispneia severos após a extubação, além de aumentar significativamente o risco de processos complicados de luto para os familiares que presenciem o procedimento.

Antes da retirada, é necessário considerar o quadro clínico atual do indivíduo e se estaremos realmente realizando uma "reversão de distanásia". As habilidades de comunicação são essenciais para o atendimento personalizado, para a tomada de decisões da equipe multidisciplinar juntamente à família do paciente, como também para a qualidade da morte. Das temáticas abordadas, é preciso que a equipe relate à família o que esperar em decorrência dos procedimentos, quais são os objetivos, como será o processo e o controle dos sintomas, objetivando a presença da família e acolhimento pela equipe no momento da morte.

Para tanto, é de extrema importância o trabalho multiprofissional, sendo a medicina, a fisioterapia, a enfermagem, a psicologia e o serviço social as áreas comumente envolvidas nesse processo.

Em decorrência da falta de conhecimento e preparo da maior parte dos intensivistas, o procedimento de retirada de suporte à vida que mais causa angústia é a extubação paliativa. Embora esteja intimamente ligada a maior satisfação familiar também como auxiliadora no processo de luto, ainda há bastante dificuldade e resistência a sua implementação.

Nessa circunstância, é necessário colocar em pauta que a extubação paliativa não pode ser considerada simplesmente um procedimento médico, mas sim uma forma de cuidado que objetiva o alívio do sofrimento e evita prolongar a morte. Entretanto, deve-se garantir que a equipe de saúde aborde a família de maneira apropriada, permitindo que o processo do luto se inicie precocemente. As condutas de final de vida e a decisão precisam ser compartilhadas com o paciente (quando possível) e familiares para melhor aceitação da inevitabilidade da morte.

Os avanços tecnológicos das últimas décadas relacionados ao suporte avançado de vida nas UTI têm permitido a recuperação de muitos pacientes graves que há poucos anos certamente não teriam qualquer chance de sobrevida ou, no mínimo, precisariam conviver com sequelas graves e limitações significativas de sua qualidade de vida.

No entanto, tais avanços tecnológicos também provocaram uma mudança evidente no perfil de pacientes internados nessas mesmas UTI, onde observamos um crescente número de doentes crônicos ou com situações clínicas irreversíveis, cujo prolongamento da vida através do aparato tecnológico disponível tem sido amplamente questionado.

Foi dentro do contexto de proporcionar a esses pacientes um cuidado mais coerente com suas possibilidades reais que surgiu o conceito de limitação dos esforços terapêuticos, que consiste na retirada ou não adoção de procedimentos e/ou terapêuticas prolongadores da vida em situações irreversíveis e que estejam causando sofrimento intolerável ao paciente. A sequência da cessação de medidas prolongadoras da vida pode variar, mas em geral o suporte ventilatório (extubação paliativa) é a última medida a ser interrompida, pois tende a ser mais determinante do óbito imediato.

A extubação paliativa é um procedimento complexo, que exige planejamento definido com antecedência, incluindo sobretudo a comunicação clara entre todos os atores envolvidos.

Para que a extubação paliativa seja realizada de maneira adequada, alguns pontos devem ser considerados. O preparo do paciente e da família é essencial e pode ser feito por meio de maior flexibilidade das visitas de familiares ao paciente, da descontinuação dos monitoramentos (monitor cardíaco e oximetria de pulso) e de tratamentos e medicamentos desnecessários, assim como assegurando que o paciente esteja calmo e sem dor.

Como a maior parte dos pacientes candidatos à extubação paliativa estará inconsciente, é fundamental que tenhamos instrumentos que ajudem a avaliar a presença de sintomas como dor e dispneia.

Para a avaliação objetiva da dor em pacientes críticos, sedados e em ventilação, tem-se a escala BPS (*Behavioral Pain Scale*) (Tabela 4), pela qual são avaliadas a expressão facial, a mobilidade de membros superiores e a adaptação do paciente à prótese ventila-

TABELA 4 Escala comportamental de dor (*Behavioral Pain Scale* – BPS)

Item	Descrição	Escore
Expressão facial	Relaxada	1
	Parcialmente tensa	2
	Totalmente tensa (fecha os olhos)	3
	Faz careta, presença de sulco palpebral, testa franzida e pálpebras ocluídas.	4
Membros superiores	Sem movimentos	1
	Com flexão parcial	2
	Com flexão total e flexão dos dedos	3
	Com retração permanente, totalmente contraído	4
Adaptação à ventilação mecânica	Tolera movimentos	1
	Tosse com movimentos	2
	Briga com o ventilador	3
	Incapaz de controlar ventilação mecânica	4
Total		

Fonte: tradução e adaptação da versão portuguesa (Brasil) da escala de dor BPS (2014).

tória mecânica. Cada item pontua até 4 pontos, e a somatória final varia entre 3 (sem dor) e 12 pontos (dor máxima).

Também é essencial manter a família informada a respeito de episódios de respiração anormal e movimentos involuntários que não indicam necessariamente sofrimento, assim como sobre a disponibilidade de medidas para desconforto ocasional.

Para avaliação da dispneia no paciente após a extubação, pode ser utilizada a ferramenta RDOS (*Respiratory Distress Observation Scale*) (Tabela 5), em que oito parâmetros são analisados. A escala varia de 0 (sem dispneia) a 16 pontos (desconforto respiratório máximo).

Ainda, pacientes que estão estáveis entre 24 e 48 horas após a extubação podem ser transferidos da UTI para enfermaria, favorecendo a presença da família e oferecendo mais privacidade. As decisões devem ser discutidas previamente com a família, que deve ter abertura para deixar claros seus desejos.

Existem vários protocolos de extubação paliativa, que pode ser precedida ou não por um desmame terminal. A seguir a sugestão de um passo a passo sobre como deve ocorrer o procedimento.

- Priorizar um ambiente tranquilo e remover equipamentos desnecessários, criando espaço para os familiares e para a equipe (se necessário, providenciar cadeiras extras). Retirar de restrições mecânicas que dificultem o contato entre o paciente e a família. Desligar monitores e alarmes sempre que possível, bem como televisores, rádios e outros aparelhos, exceto no caso de pedido expresso da família ou do paciente.
- Os familiares devem ser convidados a presenciar o procedimento, recebendo explicações sobre todos os procedimentos que ocorrerão no processo de extubação paliativa, como a aspiração de vias aéreas e retirada da cânula traqueal. Caso não queiram presenciar esses procedimentos, podem se ausentar e voltar após o término. É importante permitir a execução de rituais, orações etc. que façam parte das crenças do paciente e/ou familiares.
- A presença de psicólogo, capelão e/ou assistente social para suporte à família durante todo o procedimento é altamente recomendável.
- Interromper a alimentação enteral 12 a 24 horas antes da extubação.
- Entre 12 e 24 horas antes da extubação, adotar medidas para secreção pulmonar ou sialorreia utilizando escopolamina (20 mg EV de 8/8 horas até de 4/4 horas) ou atropina colírio sublingual (1 a 2 gotas de 8/8 horas); para prevenção de estridor laríngeo pós-extubação, fazer dexametasona 4 mg endovenoso (EV) de 6/6 horas ou hidrocortisona 100 mg EV de 8/8 horas (*off-label*).
- Retirar os bloqueadores neuromusculares por pelo menos 6 horas. Nos casos de falência de múltiplos órgãos, os bloqueadores neuromusculares podem agir por até 18 horas (aguardar mais tempo quando necessário).
- Assegurar o uso de medicações parenterais para controle de sintomas como dispneia, dor e agitação, antes, durante e após a extubação com acesso venoso ou subcutâneo (hipodermóclise) para administração.
- Manter um equipamento de sucção para secreção oral após a extubação, se necessário.
- Elevar a cabeceira do leito para 35 a 45 graus.
- Reduzir a fração inspirada de oxigênio em 21% e reduzir os parâmetros em 50%. Se o paciente permanecer confortável, reduzir a pressão de suporte para 6 e a pressão positiva expiratória final (Peep) para 5, para simular uma condição de "ar ambiente" e avaliar se ocorre ventilação sem desconforto.
- Caso o paciente apresente ansiedade, agitação ou sinais de desconforto respiratório, deve-se administrar uma dose endovenosa de opioide em bólus

TABELA 5 *Respiratory Distress Observations Scale* (RDOS)

Variável	0 ponto	1 ponto	2 pontos	Total
Batimentos por minuto	≤ 90 bpm	90-109 bpm	≥ 110 bpm	
Respirações por minuto	≤ 18 rpm	19-30 rpm	> 30rpm	
Agitação: movimentos involuntários	Nenhum	Movimentos ocasionais ou leves	Movimentos frequentes	
Padrão respiratório paradoxal: movimentos abdominais na inspiração	Nenhum		Presentes	
Uso de musculatura acessória: elevação da clavícula durante a inspiração	Nenhum	Leve aumento	Aumento significativo	
Sons guturais no final da expiração	Nenhum		Presente	
Batimento de asa de nariz	Nenhum		Presente	
Olhar amedrontado	Nenhum		Olhos bem abertos, músculos faciais tensos, sobrancelha franzida, boca aberta, dentes cerrados	
Total				

e um benzodiazepínico, ou pode-se optar por infusão EV em bomba de infusão contínua.

- Uma hora antes do procedimento, se congestão, administrar até 40 a 80 mg de furosemida e também uma nova dose de escopolamina (20 mg EV) para prevenção de "sororoca", além de nova dose de dexametasona 4 mg EV, para prevenção de estridor laríngeo.
- Deixar disponível à beira do leito possíveis drogas que poderão ser usadas (midazolam, morfina, furosemida, dexametasona, escopolamina) para possível administração de urgência em caso de recorrência ou aparecimento desses sintomas.
- Retirar o tubo e desligar drogas vasoativas caso o paciente ainda esteja sendo infundido; não introduzir oxigênio.
- Acolher o sofrimento dos familiares e permanecer junto ao paciente para resgates em caso de exacerbação de sintomas.
- Após o desfecho do caso, é fundamental que a equipe se reúna para um *debriefing*, e discuta possíveis sentimentos, angústias e melhorias para os próximos casos.

Os sintomas mais comumente relacionados à remoção da ventilação mecânica são dispneia, agitação e ansiedade. Na presença desses sintomas, as medicações mais utilizadas são os benzodiazepínicos e os opioides. As principais opções farmacológicas para o controle dos sintomas na extubação paliativa são:

- Morfina: tem ação no controle da dispneia e deve ser administrada por via EV ou subcutânea (SC) com dose-teto de 30 mg/dia preferencialmente em bomba de infusão contínua.
- Midazolam: é um benzodiazepínico e é a droga mais utilizada como sedação paliativa. Indicado em caso de refratariedade à morfina e demais condutas para controle de sintomas de fim de vida (bólus: 1 a 2 mg. Bomba de infusão contínua (BIC): 0,5 a 1,5 mg/hora).
- Propofol: também utilizado como sedação paliativa, uma alternativa ao midazolam, entretanto menos utilizado por ser disponível apenas em ambiente de UTI. Recomendado principalmente para pacientes despertos que podem experimentar desconforto respiratório mais acentuado após descontinuação da ventilação mecânica (bólus: 20 a 50 mg. Infusão: 10 a 100 mg/hora).

É importante manter o nível de sedação previamente estabelecido. Caso necessário, no período pós-extubação, a via intravenosa contínua de midazolam deve ser mantida de acordo com as diretrizes institucionais para sedação paliativa. Além disso, deve-se monitorar sinais de dispneia, ansiedade e/ou dor, além da medicação administrada.

A presença de pacientes sob cuidados paliativos na UTI não deve ser analisada apenas do ponto de vista da terminalidade. Esses pacientes com condições ameaçadoras da vida podem reverter agudizações de suas doenças, estabilizarem seus quadros e serem desospitalizados, entretanto é frequente observarmos uma queda na funcionalidade ou cognição devido ao processo de internação ou pelo próprio avanço da doença que pode fazer com que esse retorno para casa necessite de adaptações, além de planejamento e treinamento do paciente e seus familiares.

Além disso, a comunicação e o planejamento de cuidados devem ser realizados antes de a alta se concretizar a fim de que, quando novos eventos ou o avanço da doença ocorrerem, a família e o paciente estejam orientados sobre como proceder de acordo com indicações médicas e valores do paciente, evitando tratamentos inadequados, obstinados e distanásia.

BIBLIOGRAFIA

1. Academia Nacional de Cuidados Paliativos (ANCP). Manual de cuidados paliativos. Ampliado e atualizado. 2.ed. Porto Alegre: Sulina; 2012.
2. Cherpak GL, Hirschfeld HP, dos Santos LG, et al. Guia de comunicação de más notícias. São Paulo: Atheneu; 2019.
3. Crooms RC, Gelfman LP. Palliative care and end of life considerations for the frail patient. Anesth Analg. 2020 Jun;130(6):1504-15.
4. Junqueira AF, Rodrigues LF. Manual de terapia de sedação paliativa da ANCP. Ed. Lemar & Goi; 2019.
5. Lucatto JJJ, Cunha TMN. Guia prático de fisioterapia e cuidados paliativos no ambiente hospitalar. Atheneu; 2017.
6. Mercadante S, Gregoretti C, Cortegiani A. Palliative care in intensive care units: why, where, what, who, when, how. BMC Anesthesiology. 2018;18:106.
7. Puntillo K, Nelson JE, Weissman D, Curtis R, Weiss S, Frontera J, et al. Palliative care in the ICU: relief of pain, dyspnea, and thirst: a report from the IPAL-ICU Advisory Board. Intensive Care Med. 2014 Feb;40(2):235-48.
8. Tanaka Y, Masukawa K, Kawashima A, Hirayama H, Miyashita M. Quality indicators for palliative care in intensive care units: a systematic review. Ann Palliat Med. 2023;12(3):584-99.
9. Velasco IT, Ribeiro SCC. Cuidados paliativos na emergência. Barueri: Manole; 2021.

35

Atuação do fisioterapeuta na cirurgia cardíaca

Giulliano Gardenghi
Pollyana Barbosa de Lima
Patricia Fernandes Trevizan

INTRODUÇÃO

A assistência fisioterapêutica ao indivíduo que se submete a uma cirurgia cardíaca é importante para que se dê o necessário suporte durante o período pré-operatório, no ato intraoperatório e também no período pós-operatório. Atualmente se sabe inclusive que a intervenção fisioterapêutica na fase pré-operatória pode trazer benefícios a essa população.

Pacientes submetidos a cirurgia cardíaca apresentam risco de complicações pulmonares pós-operatórias, o que leva ao aumento da morbimortalidade pós-operatória. A probabilidade dessas complicações varia de 5 a 73%, dependendo da definição de complicações pulmonares pós-operatórias e das técnicas diagnósticas utilizadas. A presença de condições pulmonares preexistentes, idade, tabagismo, obesidade e diabetes aumentam significativamente o risco de complicações pulmonares pós-operatórias. Buscar manter ou restabelecer a capacidade ventilatória nos indivíduos que se submetem a cirurgia cardíaca é de fundamental importância, minimizando comorbidades associadas ao procedimento cirúrgico em si.

O objetivo deste capítulo é discorrer, com base em evidências atuais, formas de prestar uma assistência fisioterapêutica ventilatória de qualidade aos indivíduos que passam por um procedimento de cirurgia cardíaca.

CARACTERÍSTICAS EPIDEMIOLÓGICAS E PREDITORES DE MORTALIDADE NAS CIRURGIAS CARDÍACAS

As taxas de sobrevivência após procedimentos cardíacos estão aumentando apesar do aumento da idade da população e da presença de fatores de risco concomitantes como diabetes, hipertensão e tabagismo. Essencial para alta taxa de sobrevivência pós-cirurgia cardíaca é o avanço contínuo tecnológico na área da medicina cardiovascular com ênfase em procedimentos menos invasivos.

Em documento de 2021 da Estatística Cardiovascular Brasil, relatório que incorpora documentos oficiais fornecidos pelo Ministério da Saúde, dos 1.280.840 procedimentos cardiovasculares cirúrgicos realizados de 2008 a 2019, 58,9% foram angioplastias coronarianas, seguidas por 20,1% de cirurgias de revascularização do miocárdio, com aumento importante de realização de angioplastias em relação à revascularização do miocárdio e 11,9% de cirurgias valvares.

A taxa de mortalidade hospitalar entre pacientes submetidos a cirurgia de revascularização do miocárdio em instituições públicas foi de 7% em 2008 para 6,1% em 2019, com um decréscimo de 12% em 10 anos. Com relação a cirurgias valvares (substituição de valva aórtica e mitral), a taxa de mortalidade mostrou-se reduzida 7,3% no ano de 2019, comparada a avaliações de anos anteriores de 12,9%, com etiologia reumática ainda na maioria dos casos, sendo 50% de cirurgias valvares no Sistema Único de Saúde (SUS).

Diversos são os fatores de risco preditores de mortalidade em cirurgias cardíacas. Elevada idade do paciente, presença de hipertensão, tipo de cirurgia realizada, tempo de uso de circulação extracorpórea (CEC) superior a 120 minutos e pinçamento aórtico superior a 60 minutos podem elevar as taxas de mortalidade em pacientes submetidos a cirurgia cardíaca em um período de 30 dias. Estudos apontam maior mortalidade e maior tempo de permanência hospitalar em pacientes com fração de ejeção reduzida, insuficiência cardíaca prévia e a concomitância de doença renal crônica (DRC) e doenças imunossupressoras.

MECANISMOS DE PERDA DE FORÇA MUSCULAR NO AMBIENTE HOSPITALAR APÓS CIRURGIA CARDÍACA

A perda de força muscular esquelética em pacientes críticos é comum e causa morbidade significativa. Em pacientes pós-cirúrgicos a perda de massa e força muscular é determinada pelo desequilíbrio entre os processos dinâmicos que levam a aumento da degradação muscular, ocasionando apoptose e autofagia e inibição da síntese muscular, prejudicando o recrutamento de células satélites e a multiplicação celular. Fraqueza muscular pós-operatória em cirurgia cardíaca tem sido associada ao aumento de citocinas pró-inflamatórias, como a interleucina 6 (IL-6), que se inicia imediatamente após o procedimento cirúrgico, e o fator de necrose tumoral (TNF), que leva a uma proteólise aumentada pelo hipercatabolismo pós-operatório. Estudos também demonstram que o fator de crescimento e diferenciação (GDF-15) tem sua expressão aumentada em resposta a estresse oxidativo, hipóxia, inflamação, e dano tecidual e níveis aumentados de GDF-15 foram observados em pacientes com perda de força muscular.

O fator de crescimento semelhante à insulina (IGF-1) é estimulador de muitas vias de hipertrofia, e sua supressão foi observada em estudos com pacientes que apresentam redução da força e massa muscular. Estudos observaram que o IGF-1 foi suprimido em pacientes que realizaram cirurgias cardíacas e tinham doenças cardíacas prévias. Pacientes que desenvolvem redução de força muscular podem apresentar desequilíbrio entre GDF-15 e IGF-1 após serem submetidos a cirurgia cardíaca.

Quando o equilíbrio entre os dois fatores de síntese e catálise não foi observado pós-realização de cirurgia cardíaca, os pacientes apresentaram aumento do declínio de força e trofismo muscular, sugerindo que a perda muscular se deve parcialmente à resposta metabólica ao estresse cirúrgico, conjuntamente à presença de demais fatores potencializadores, como imobilismo e presença de hiperglicemia e resistência à insulina.

A ocorrência de síndrome da resposta inflamatória sistêmica (SIRS) após cirurgia cardíaca pode levar a lesão do endotélio vascular, acelerando o processo endócrino metabólico de hipercatabolismo que leva à degradação do músculo esquelético. A fase hipercatabólica pós-cirurgia cardíaca inicia nos primeiros dias e, mesmo em indivíduos com nutrição adequada e evolução pós-operatória sem intercorrências, pode levar a perda mensurável de massa muscular.

Outro fator a ser pontuado é do tempo de permanência de pacientes após cirurgia cardíaca em unidade de terapia intensiva (UTI). Pacientes com tempo de permanência de internação em UTI superior a 48 horas apresentam redução significativa de massa muscular esquelética em comparação com pacientes que permaneceram em UTI por menos de 48 horas. Em concordância, observa-se também diminuição significativa da força muscular, mensurada por meio da força de preensão manual. Tal fator temporal é agravado quando o paciente necessita de ventilação mecânica por período superior a três dias.

Caso a internação seja continuada em ambiente de enfermaria, pacientes com maior tempo de internação, próximo a 14 dias, apresentam maior perda de massa e força muscular global em comparação a pacientes que permaneceram em ambiente hospitalar por menos de 10 dias. Sessenta e nove pacientes submetidos a cirurgia cardíaca envolvendo esternotomia e CEC foram avaliados segundo seu equilíbrio anabólico e catabólico para evidência de proteólise muscular em amostras de urina (razão urinária de 3-metil-histidina e creatinina). Observou-se que um aumento acentuado na razão entre as duas substâncias após cirurgia cardíaca foi associado ao aumento na inflamação pós-operatória e fraqueza muscular esquelética sistêmica.

Interessante destacar que a proteólise muscular após a cirurgia cardíaca não foi somente afetada pelo estresse cirúrgico, utilização de CEC com liberação de mediadores inflamatórios e período de internação hospitalar, mas também por condições prévias à cirurgia cardíaca, como em pacientes que apresentaram capacidade funcional e força muscular reduzida, aspectos comuns a pacientes idosos.

Em estudo de coorte com adultos idosos, foi observado que a presença de redução da área muscular de iliopsoas (obtida por meio de tomografia do músculo antes da realização de cirurgia cardíaca ou imediatamente depois) e baixa força de preensão manual foi associada a maior tempo de permanência desses idosos em ambiente hospitalar pós-cirurgia cardíaca e maior redução da força muscular global durante o período de internação. A magnitude do efeito, observada pelo estudo, identificou dois dias de internação hospitalar adicionais para cada decréscimo em 1 cm^2 de área muscular do iliopsoas.

Com o objetivo de investigar os fatores que afetam o progresso da reabilitação cardíaca, o tempo de internação hospitalar e o destino após alta de cirurgia cardiovascular, estudo observacional prospectivo selecionou 67 pacientes programados para cirurgia cardíaca. No estudo, um total de 13% dos pacientes foram classificados como sarcopênicos, e a presença de sarcopenia pré-internação foi associada ao atraso na independência para caminhar 100 metros, realização de exercícios fora do leito e maior tempo de internação hospitalar, em comparação com o grupo que não apresentou sarcopenia.

REPERCUSSÕES PÓS-CIRCULAÇÃO EXTRACORPÓREA

A liberação de resposta inflamatória sistêmica após cirurgia cardíaca é observada de forma mais intensa quando é necessária a utilização de CEC, devido à interação de ar, sangue e elementos sintéticos no aparelho. Poucos minutos após o contato do sangue com o meio artificial (biomaterial), inicia-se a absorção das proteínas plasmáticas, que, conjuntamente com o fibrinogênio, formam uma superfície para outras proteínas plasmáticas se ligarem ao material. A formação de tal camada proteica e a ativação do sistema-complemento aumentam a interação entre plaquetas e leucócitos polimorfonucleares, resultando na liberação de citocinas pró-inflamatórias. Em sequência, observa-se ativação da via intrínseca de coagulação, com produção de calicreína e bradicinina, substâncias estimuladoras da liberação de óxido nítrico e neutrófilos. A despeito da administração de heparina, há formação de trombina e ativação plaquetária durante a CEC, com aumento da coagulação em presença de inflamação devido à lesão de células endoteliais e à produção de radicais livres, bem como do fator de ativação plaquetário, induzindo a produção e liberação de mais citocinas pró-inflamatórias como IL-1a, IL-6 e IL-8. Observa-se, no paciente que utilizou de CEC, lesão de endotélio, ruptura de integridade endotelial, aumento da permeabilidade microvascular e extravasamento de proteínas plasmáticas, com consequente acúmulo de fluido no espaço intersticial.

Órgãos alvo como coração, rins e cérebro podem responder de forma exacerbada à resposta inflamatória após cirurgia cardíaca com CEC, levando a insuficiência cardíaca, insuficiência renal e disfunção neurológica. A retenção de líquido, complicação frequente pós-CEC, pode atrasar a recuperação desses pacientes que cursam com aumento do tempo de ventilação mecânica e permanência hospitalar prolongada.

Durante a CEC, além da ativação de vias pró-inflamatórias e consequente aumento do estresse oxidativo e radicais livres, pode haver hemólise e aumento da circulação de hemoglobina livre e ferro catalítico, ambos com efeito nefrotóxico direto e formação de êmbolos de colesterol. As mudanças hemodinâmicas que ocorrem durante a CEC afetam a microcirculação renal e podem levar a alterações neuro-humorais com hiperestimulação do sistema nervoso simpático e ativação do sistema renina-angiotensina-aldosterona (SRAA). Sabe-se que o tempo de duração da CEC e o tempo de oclusão da aorta, com maior resposta inflamatória sistêmica, estão diretamente correlacionados com risco aumentado de lesão renal aguda.

A elevada produção de espécies reativas de oxigênio (Eros) devido a hiperóxia ocorre com frequência em pacientes submetidos a CEC, como resultado da pressão suprafisiológica de oxigênio (PaO_2), com o objetivo de prevenir a hipoxemia durante o procedimento cirúrgico cardíaco. O estresse oxidativo causado pela hiperóxia serve para exacerbar as respostas inflamatórias observadas durante a CEC, sendo uma PaO_2 superior a 150 mmHg durante o procedimento cirúrgico relacionada a aumento de marcadores inflamatórios e de lesão tecidual.

Com a oclusão da circulação na artéria aorta por seu pinçamento e a aplicação de solução cardioplégica durante cirurgia cardíaca envolvendo CEC, o coração sofre isquemia global. Os pulmões se tornam isquêmicos devido à retirada do fluxo pelas artérias brônquicas e os órgãos periféricos podem apresentar-se hipoperfundidos A isquemia induzida durante o procedimento pode causar disfunção do miocárdio e síndrome de baixo débito cardíaco. Tal isquemia pode ser precipitada por meio de procedimentos físicos como hipotermia local e devido à infusão de solução cardioplégica nas artérias coronárias.

A lesão celular isquêmica que pode ocorrer durante a CEC varia segundo os diferentes órgãos e tecidos, porém é sempre proporcional ao tempo de persistência da isquemia. As lesões ocasionadas pelo período isquêmico podem ser classificadas como reversíveis, tais como a formação de bolhas, o afrouxamento de ligações intercelulares e a presença de edema, bem como lesões irreversíveis, tais como ruptura e descontinuidade de membrana plasmática, culminando com morte celular por apoptose ou necrose coagulativa.

Para identificar fatores que influenciam no tempo de internação de pacientes após a realização de cirurgia cardíaca, pesquisadores realizaram estudo retrospectivo e identificaram como fatores diretamente associados à internação prolongada de 55 pacientes com sarcopenia o tempo de utilização de CEC (160 minutos *versus* 206 minutos), assim como o tempo de pinçamento da artéria aorta (108 minutos *versus* 133 minutos), com acréscimo médio de 15 dias em tempo de internação hospitalar.

Após a realização do procedimento cirúrgico e a finalização da CEC, a reperfusão de forma abrupta com a supressão do pinçamento de artéria aorta pode levar a lesão por isquemia de reperfusão, afetando negativamente o pós-operatório dos pacientes de cirurgia cardíaca. Lesão isquêmica de reperfusão é caracterizada por alterações funcionais e estruturais que se tornam visíveis à medida que o fluxo sanguíneo é restaurado após um período de isquemia. A restauração súbita do fluxo sanguíneo pode resultar em necrose de células previamente lesionadas, inchaço celular acentuado e disfunção vascular, endotelial e mitocondrial.

ATUAÇÃO DO FISIOTERAPEUTA NA PRÉ-HABILITAÇÃO DE CIRURGIAS CARDÍACAS

Considerando o treinamento muscular inspiratório (TMI) no **pré-operatório**, estudo randomizado e cego realizado na Holanda por Hulzebos et al., que envolveu 26 pacientes com alto risco de complicações pulmonares pós-operatórias (Quadro 1), testou os efeitos do TMI no pré-operatório de cirurgia de revascularização miocárdica. O TMI foi realizado entre 2 e 4 semanas e os indivíduos do grupo de intervenção treinaram diariamente em casa, sete vezes por semana. Cada sessão de treinamento consistiu em 20 minutos de TMI. Uma sessão por semana era supervisionada por fisioterapeuta e as outras seis não. Os participantes foram instruídos a manter um diário durante o estudo e foram treinados para usar um dispositivo de carga limiar inspiratória (Threshold IMT®; PT Medical, Leek, Holanda). Com esse dispositivo, os pacientes realizam a inspiração contra uma carga limiar, enquanto a expiração é desimpedida. A carga inspiratória é calibrada em cmH_2O e pode ser aumentada conforme necessário. Os indivíduos começaram a ventilar com uma resistência igual a 30% da pressão inspiratória máxima (PImáx), medida no início do estudo. A resistência do Threshold® era aumentada de forma incremental com base na taxa de esforço percebida pelo paciente pontuada na escala de Borg. Se o esforço percebido fosse maior que 5/10, a resistência era aumentada incrementalmente em 2 cmH_2O, na sessão monitorada pelo fisioterapeuta.

A reabilitação cardíaca em ambiente hospitalar após cirurgia cardíaca tem sido realizada e seus benefícios demonstrados há muitos anos, com base em evidências de melhora de resultados cirúrgicos e clínicos, com menor tempo de internação hospitalar e redução de complicações perioperatórias e pós-operatórias, reduzindo a incidência de reinternações. Em consonância, a pré-habilitação cardíaca tem ganhado destaque pela necessidade crescente de uma abordagem em pacientes que aguardam cirurgia cardíaca e apresentam fatores de risco para resultados pós-operatórios adversos, tais como idade avançada, fragilidade e comorbidades (hipertensão, diabetes, obesidade). Pacientes idosos e frágeis, especialmente os que apresentam sarcopenia e outras comorbidades, têm maior probabilidade de desenvolver declínio funcional e risco significativamente aumentado de apresentar eventos cerebrovasculares e cardiovasculares durante ou após a cirurgia cardíaca. A pré-habilitação cardíaca baseia-se em estratégias para condicionamento aeróbio, TMI, fortalecimento muscular, bem como controle de diabetes, além da adequação de tempo e qualidade de sono realizada antes da cirurgia, visando à melhora dos resultados da intervenção e redução dos agravos ocasionados tanto pelo próprio procedimento quanto pela internação hospitalar.

Em estudo de coorte prospectivo para investigação do impacto da pré-reabilitação nos resultados pós-operatórios de transplante cardíaco, pacientes, em fila de espera para transplante foram inseridos em programa de treinamento físico de intensidade moderada a alta, em sessões de 1 hora de forma intervalada e treinamento de resistência duas vezes por semana, durante oito semanas. Os pacientes apresentaram melhora na capacidade funcional medida pelo teste cardiopulmonar (TECP) e pico de consumo de oxigênio com reflexo na otimização da qualidade de vida em comparação com as medidas iniciais. Na alta hospitalar, a taxa de complicações pós-operatórias foi menor em pacientes submetidos à pré-habilitação, assim como se constatou menor gravidade de complicações na internação.

Em estudo recente, 180 pacientes com programação de realização de cirurgia cardíaca foram alocados aleatoriamente para receber cuidados pré-operatórios padrão com consulta de rotina com clínico e enfermeiro, bem como aconselhamento sobre sua cirurgia ou alocados no grupo de intervenção por meio de pré-habilitação cardíaca. Os participantes do grupo pré-habilitação participaram de programa de exercícios supervisionados presenciais, que consistiam em duas sessões de 60 minutos por semana, durante quatro semanas, somados a exercícios não supervisionados de TMI (45 minutos diários). Pacientes sarcopênicos em diagnóstico inicial apresentaram melhores resultados em ganho de força de preensão palmar. Pacientes que participaram do grupo intervenção apresentaram otimização da força muscular inspiratória mesmo após 12 semanas de pós-operatório de cirurgia cardíaca.

Estudos sobre a prescrição de exercícios de pré-habilitação de pacientes para cirurgia cardíaca ainda são escassos. Em revisão sistemática para investigação da eficácia de programas de pré-habilitação na recuperação pós-operatória de pacientes pré-cirurgia cardíaca, incluindo sete estudos e 726 participantes, encontrou-se que a maioria dos programas de exercício físico foi realizada sob supervisão direta de fisioterapeutas ou especialistas em exercício. Apesar de os resultados encontrados apresentarem grandes variações no modo

QUADRO 1 Fatores de risco para complicações pulmonares pós-operatórias em pacientes submetidos a cirurgia cardíaca

▪ Idade ≥ 70 anos.
▪ Tosse produtiva.
▪ História de tabagismo.
▪ Capacidade vital inspiratória < 75% do previsto.
▪ Diabetes *mellitus*.
▪ Pressão expiratória máxima (PEmáx) < 75% do previsto.

Os fatores de risco são ponderados e os pacientes com escore de risco ≥ 1 são classificados como de alto risco de desenvolver uma complicação pulmonar pós-operatória.

de prescrição e na duração dos programas de pré-habilitação oferecidos, a intervenção parece estar associada a melhora da capacidade funcional e tempo de permanência hospitalar ligeiramente mais curto, implicando menor risco de complicações pós-operatórias e menor gasto com saúde.

VENTILAÇÃO MECÂNICA INVASIVA

Período intraoperatório e pós-operatório na unidade de terapia intensiva

Estudo realizado na Universidade Federal de São Paulo por Bolzan et al. fornece três opções de manejo da ventilação mecânica no intraoperatório e pós-operatório de cirurgia cardíaca, vistos a seguir.

Ventilação mecânica convencional

Inicia-se no modo volume controlado (VCV) imediatamente após a intubação, com os seguintes parâmetros:

- Volume corrente de 8 mL/kg de peso corporal previsto.
- 0 cmH_2O de pressão expiratória positiva final (Peep).
- Relação inspiração/expiração de 1:2.
- Fração de oxigênio inspirado (FiO_2) ajustada para garantir uma pressão parcial de oxigênio no sangue arterial (PaO_2) entre 80 e 100 mmHg.
- Frequência respiratória ajustada para manter a pressão parcial de dióxido de carbono no sangue arterial ($PaCO_2$) entre 35 e 45 mmHg.
- Após a cirurgia, manter os mesmos ajustes ventilatórios, mas com Peep a 5 cmH_2O.

Estratégia tardia de pulmão aberto

Modo VCV com os mesmos parâmetros descritos acima, após a intubação, durante a cirurgia e durante o transporte para a unidade de terapia intensiva (UTI). Trinta minutos após a chegada à UTI, o modo ventilatório deve ser alterado, sendo mantido até a extubação. Muda-se o modo para ventilação controlada a pressão (PCV) com as seguintes configurações:

- FiO_2 para manter a PaO_2 entre 80 e 100 mmHg.
- 10 cmH_2O de Peep.
- Razão inspiração/expiração de 1:2.
- Pressão inspiratória para atingir um volume corrente de 6 mL/kg de peso corporal previsto.
- Frequência respiratória ajustada para manter uma $PaCO_2$ entre 35 e 45 mmHg.
- Além disso, como parte da estratégia ventilatória, uma manobra de reexpansão pulmonar deve ser empregada aumentando o pico de pressão inspiratória para 40 cmH_2O por 15 segundos para manter a relação PaO_2/FiO_2 maior que 375 mmHg. Se a relação PaO_2/FiO_2 diminuir abaixo de 375 mmHg devido a uma desconexão acidental, uma nova manobra de reexpansão deve ser implementada. Essa estratégia deve ser mantida até o início do procedimento de desmame.

Estratégia pulmonar aberta precoce

O modo PCV deve ser instituído imediatamente após a intubação, sendo mantido durante todo o período intraoperatório e na UTI, até o início do desmame. Os mesmos parâmetros ventilatórios descritos acima (na estratégia tardia) devem ser mantidos, incluindo, portanto, uma 10 cmH_2O de Peep. Durante a cirurgia, sempre que a expansão pulmonar bloquear a exposição cirúrgica, a Peep deve ser reduzida para 5 cmH_2O (para construir os enxertos distais, por exemplo). Deve-se restaurar as configurações de ventilação usadas antes da deflação pulmonar o mais rápido possível. Nessa estratégia realiza-se também uma manobra de reexpansão pulmonar aumentando o pico de pressão inspiratória para 40 cm H_2O por 15 segundos, para obter uma relação PaO_2/FiO_2 maior que 375 mmHg.

O estudo de Bolzan et al. evidenciou que a estratégia pulmonar aberta precoce foi associada a maior capacidade vital forçada (CVF) e volume expiratório forçado no primeiro segundo (VEF1) no período pós-operatório, quando comparada ao grupo de ventilação mecânica convencional. A estratégia de pulmão aberto precoce também foi associada a melhor distância percorrida no teste de caminhada de 6 minutos (TC6M). Houve ainda menor fração de *shunt*, associada a maior PaO_2 no grupo ventilado precocemente em PCV e com Peep mantido em 10 cmH_2O pela maior parte da cirurgia. Menores tempos de intubação, internação e taxas de eventos respiratórios (derrame pleural, pneumotórax, atelectasia e pneumonia) também foram relatados. Importante ressaltar que nesse estudo a revascularização do miocárdio foi realizada sem CEC e os pacientes tinham também função ventricular esquerda reduzida (fração de ejeção do ventrículo esquerdo $\leq$ 45%).

As Diretrizes brasileiras de ventilação mecânica, editadas em 2013, também sugerem a maneira pela qual deve ser realizada a assistência ventilatória ao paciente cardiopata submetido à cirurgia, conforme exposto no Quadro 2.

A monitorização do débito cardíaco e a mensuração da água extravascular pulmonar são sugeridas no paciente cardiopata portador da síndrome do desconforto respiratório agudo (SDRA) em ventilação mecânica, com o objetivo da adequação volêmica e otimização hemodinâmica. Sugere-se ainda que se realize ecocardiograma transtorácico no paciente cardiopata em ventilação mecânica com instabilidade hemodinâmica, para verificar *status* volêmico e disfunção de ventrículo direito ou esquerdo. Balanço hídrico positivo deve ser evitado no paciente cardiopata em ventilação mecânica sem instabilidade hemodinâmica.

DESMAME E RETIRADA DO PACIENTE DA VENTILAÇÃO MECÂNICA

Uma vez apresentando estabilidade ventilatória, hemodinâmica e nível de consciência adequado, o paciente deve ser extubado após a cirurgia cardíaca. No passado, muitas vezes se demoravam mais de 12 horas para que se realizasse tal procedimento. Atualmente se sabe que postergar a intubação no **pós-operatório de cirurgias cardíacas** por mais de 6 horas associa-se a maior morbidade e mortalidade. Camp et al. demonstraram um risco relativo 55% maior quando se adiava a extubação por mais de 6 horas.

A discussão com a equipe multidisciplinar e a adoção de novas técnicas anestésicas têm sido fundamentais para que os indivíduos no pós-operatório de cirurgia cardíaca possam ser extubados ainda em sala cirúrgica ou na recuperação pós-anestésica. De fato, estudo de Elmiro et al., realizado no Brasil, evidenciou que a adoção da raquianestesia associada a anestesia geral foi capaz de aumentar em 9,1 vezes a frequência de extubação em sala cirúrgica, evitando-se a intubação prolongada e potenciais complicações. Os pacientes desse estudo foram extubados em média em 1,7 hora, desde sua chegada à UTI, quando saíam do centro cirúrgico ainda intubados, não havendo necessidade de reintubação.

Fatores associados ao desmame difícil no cardiopata

Wong et al., em uma coorte de 885 pacientes, descreveram que fatores como idade mais avançada, uso de suporte circulatório (balão intra-aórtico), uso de drogas vasoativas (nos pacientes sob uso de inotrópico, pode-se manter o uso até após a extubação), ser do sexo feminino e a presença de sangramentos ou de arritmias atriais eram associados à falha de desmame e necessidade de ventilação mecânica prolongada, em

QUADRO 2 Ventilação mecânica no paciente cardiopata submetido a cirurgia

Volume corrente de 6 mL/kg de peso predito na modalidade volume controlado ou pico/platô de pressão inspiratória suficiente para manter esse mesmo volume na modalidade pressão controlada (PCV).
A aplicação de Peep durante anestesia geral é recomendada por associar-se à melhora da oxigenação e prevenção da formação de atelectasias.
Na indução anestésica recomenda-se a utilização de FiO_2 de 100%, para assegurar oxigenação adequada para a realização da intubação. Recomendam-se frações de oxigênio necessárias para manutenção da saturação periférica de oxigênio (SpO_2) acima de 94%.
Aplicar a estratégia protetora (quando necessário) no paciente cardiopata em ventilação mecânica, com delta de pressão (*driving pressure*) de até 15 cmH_2O e titulação da Peep.

FiO_2: fração inspirada de oxigênio; Peep: pressão positiva expiratória final.

pacientes no pós-operatório de cirurgia de revascularização miocárdica.

A presença de insuficiência cardíaca (IC) esquerda prévia à cirurgia está associada diretamente à maior incidência de IC perioperatória. Outros fatores de risco para disfunção ventricular intraoperatória são CEC prolongada (a duração da CEC de mais de 120 minutos foi considerada fator preditivo para o fracasso do desmame em pacientes após cirurgia cardíaca), proteção miocárdica inadequada durante a cirurgia e ainda a ocorrência de isquemia miocárdica intraoperatória. Outros fatores de risco intraoperatório aumentado incluem síndromes coronarianas instáveis, arritmias significativas e presença de doença valvar, que podem interferir negativamente na retirada do paciente do ventilador mecânico.

Avaliação do peptídeo natriurético tipo B (BNP) para o desmame em cardiopatas e pós-cirurgia cardíaca

Sugere-se o diagnóstico de síndrome de baixo débito após a cirurgia cardíaca ao se perceber a ocorrência de diminuição da saturação venosa central de oxigênio ($ScvO_2$ < 65 mmHg), baixa produção de urina (oligúria), baixo índice cardíaco, altas pressões cardíacas de enchimento e níveis elevados de peptídeo natriurético tipo B (BNP). O BNP é considerado um biomarcador quantitativo da IC, sendo produzido por miócitos ventriculares cardíacos em resposta a sobrecarga de volume ou pressão. Demonstrou-se que o BNP possui diversas propriedades, uma vez que diminui a resistência vascular sistêmica, melhora o relaxamento miocárdico, aumenta a natriurese e ainda suprime a endotelina e o sistema renina-angiotensina. Os níveis de BNP estão aumentados em pacientes com disfunção ventricular esquerda, disfunção ventricular direita ou disfunção valvar. Os níveis de BNP também estão relacionados a disfunção ventricular esquerda no pós-operatório, inclusive após cirurgia cardíaca.

Estudo conduzido no Brasil por Lara et al. foi capaz de identificar que um alto nível de BNP é um fator de risco independente para a falha de desmame da ventilação mecânica após a cirurgia cardíaca, sugerindo que medir os níveis de BNP pode ajudar a orientar e avaliar os efeitos de estratégias terapêuticas, como a otimização da função ventricular durante a cirurgia cardíaca, antes do desmame da ventilação mecânica. Os autores desse estudo dosaram os níveis de BNP imediatamente após a admissão na UTI e no final do teste de respiração espontânea (TRE). O primeiro TRE foi realizado se os pacientes estivessem acordados e hemodinamicamente estáveis, conforme definido pela ausência de sangramento (drenagem torácica < 100 mL por hora ou < 300 mL em 1 hora), $ScvO_2$ > 65%, e pressão arterial média > 65 mmHg com baixas doses de adrenalina < 0,2 mg/kg/min) ou nenhum agente vasopressor. Adicionalmente, o TRE (com duração de 60 minutos) foi iniciado após a correção de distúrbios ácido-base e eletrolíticos.

O estudo de Lara et al. demonstrou ainda que os pacientes que falharam no desmame da ventilação mecânica apresentaram valores mais elevados de pressão venosa central (PVC) ao final do TER, quando comparados aos pacientes que foram desmamados com sucesso (11 *vs.* 9 mmHg, p: 0,02); apresentaram ainda valores inferiores na $ScvO_2$ (62 *vs.* 69%, p: 0,00); recebiam por necessidade doses mais elevadas de dobutamina (15 *vs.* 12 mcg/kg/min, p: 0,04). Especificamente sobre o BNP, seus níveis foram significativamente maiores nos pacientes que falharam no desmame em comparação com aqueles que foram desmamados com sucesso, tanto na admissão na UTI (214 *vs.* 73 ng/mL, p: 0,02) como após o TRE (416 *vs.* 140 ng/mL, p: 0,00). Realizando uma análise multivariada, apenas o BNP no final do TRE foi preditor da falha de desmame da ventilação mecânica. Uma concentração de BNP de 299 ng/L no fim do TRE foi identificada com uma sensibilidade de 92 e 88% de especificidade para predizer falha no processo de desmame. Considerando desfechos clínicos, os pacientes que não permaneceram livres da ventilação mecânica após o primeiro TRE apresentaram maiores taxas de mortalidade na UTI do que os pacientes que não falharam (25% *vs.* 2,2%, p: 0,00). Cinco pacientes no grupo com "falha" foram reintubados dentro de 48 horas após o TRE devido a IC congestiva. Dois dos pacientes reintubados morreram de choque cardiogênico.

Edema pulmonar induzido pelo desmame

O edema pulmonar induzido pelo desmame (Epid) está relacionado à transição de uma pressão positiva para um regime de pressão negativa de ventilação, o que cria condições de carga desfavoráveis para o coração (aumento da pré-carga ventricular direita e esquerda e aumento da sobrecarga ventricular direita e esquerda). O Epid encontra-se entre as causas de falência do desmame.

Liu et al. realizaram TRE em 81 doentes, acoplando uma peça T ao tubo, ligada a um nebulizador de oxigênio. Nos casos com monitorização do débito cardíaco por meio do ecocardiograma, foi realizado um teste passivo de elevação da perna por 1 hora antes do TRE. A intolerância do TRE foi definida como a ocorrência de dispneia e/ou uma dessaturação de oxigênio e/ou hipercapnia e/ou frequência cardíaca ≥ 140 batimentos por minuto e/ou pressão arterial sistólica ≥ 180 mmHg. Se os pacientes falhassem ao TRE, seriam reconectados ao ventilador. O TRE seria repetido no dia seguinte, de acordo com a decisão dos clínicos responsáveis, até a extubação ou morte. Se os especialistas achassem que o fracasso do TRE se devia ao Epid, administravam diuréticos e/ou vasodilatadores periféricos antes do próximo TRE.

A elevação passiva da perna cria um aumento reversível no retorno venoso, permitindo a previsão da capacidade de resposta do fluido. Caso durante a elevação dos membros inferiores não houvesse incrementos do índice cardíaco, volume sistólico ou outras variáveis hemodinâmicas, assumia-se que o sistema circulatório estaria saturado e o paciente não seria bom respondedor à reposição volêmica. No estudo de Liu, 93,3% dos pacientes que foram diagnosticados com Epid não responderam ao teste de elevação da perna. A remoção de líquidos por diuréticos associados ou não a vasodilatadores fez com que diversos doentes passassem a responder ao teste de elevação da perna, sendo que, a partir de então, os pacientes passaram a tolerar o TRE.

Fibrilação atrial e falha de desmame

A fibrilação atrial (FA) é uma das arritmias frequentes, com prevalência que varia de 6 a 26% em pacientes adultos não cardíacos e criticamente doentes, associada a aumento da mortalidade e a maior tempo de permanência na UTI e ainda a maiores períodos de internação hospitalar. A FA, na admissão na UTI, é um fator de risco independente para falha do desmame da ventilação mecânica, estando associada a maus resultados hospitalares, mesmo em pacientes que não têm IC, quando sob ventilação mecânica. A fisiopatologia envolvida baseia-se no ritmo irregular e na atividade atrial caótica associada à FA, que causa repercussões hemodinâmicas negativas e consequentemente influencia no processo de desmame de pacientes ventilados mecanicamente.

Tseng et al. compararam pacientes com e sem FA crônica e encontraram que os pacientes com FA, dentre outros fatores, permaneceram mais dias sob ventilação mecânica (19,2 *vs.* 18,4 dias, p: 0,04), apresentaram maior permanência na UTI (24,7 *vs.* 20,7 dias, p: 0,02) e tiveram maior tempo de internação hospitalar (65,6 *vs.* 51,8 dias, p: 0,00). Houve maiores taxas de mortalidade na UTI (30,6% *vs.* 16,1%, p: 0,01), mortalidade hospitalar (41,9% *vs.* 26,5%, p: 0,02) e falha de desmame (37,1% *vs.* 22,0%, p: 0,02).

Caracterização do teste de respiração espontânea

No TRE o paciente deve ser colocado em tubo em T ou ventilação mecânica em pressão suporte (PSV) de 5 a 7 cmH_2O durante 30 a 120 minutos. Atualmente se permite inclusive que o TRE seja realizado apenas em pressão contínua positiva em vias aéreas (CPAP). Durante o TRE o paciente deve ser monitorizado para sinais de insucesso. É considerado sucesso no TRE pacientes que mantiverem padrão respiratório, troca gasosa, estabilidade hemodinâmica e conforto adequados. Os indicativos de insucesso do TRE estão descritos no Quadro 3.

Recomenda-se que após um TRE bem-sucedido seja avaliado se as vias aéreas estão pérvias (teste de vazamento do balonete) e se o paciente é capaz de protegê-las, usando técnicas como a da avaliação de tosse eficaz (teste do cartão branco positivo e/ou pico de fluxo maior que 60 L/min). O paciente deve ter nível de consciência adequado, obedecendo aos comandos verbais dados pelo fisioterapeuta.

As diretrizes brasileiras de ventilação mecânica, já mencionadas neste capítulo, são claras em definir que se deve retirar o paciente da ventilação invasiva o mais rápido quanto clinicamente possível. Estabelecem, de maneira didática, dois termos importantes para o fisioterapeuta que atua no pós-operatório imediato de cirurgia cardíaca.

- **Sucesso de desmame:** é o paciente que tem sucesso no TRE, ainda conectado ao ventilador.
- **Sucesso de extubação:** paciente que tem a prótese endolaríngea retirada (extubação) após passar no TRE e não é reintubado nas próximas 48 horas.

QUADRO 3 Indicativos de intolerância ao TRE

Frequência respiratória > 35 rpm.
Saturação arterial de O_2 < 90%.
Frequência cardíaca > 140 bpm.
Pressão arterial sistólica > 180 mmHg ou < 90 mmHg.
Sinais e sintomas de agitação, sudorese ou alteração do nível de consciência.

TRE: teste de respiração espontânea.

O Quadro 4 apresenta critérios para que se considere o paciente no pós-operatório de cirurgia cardíaca apto para o início do desmame da ventilação mecânica. Ressalta-se que o fisioterapeuta deve realizar a busca ativa desses pacientes, iniciando assim que possível o processo de suspensão da ventilação mecânica.

VENTILAÇÃO MECÂNICA NÃO INVASIVA NO PÓS-OPERATÓRIO DE CIRURGIA CARDÍACA

Em cardiopatas, a ventilação mecânica não invasiva (VNI) aplicada por CPAP ou utilizando dois níveis de pressão (Bipap) é segura; ambas as modalidades têm efeitos semelhantes e são eficazes em prevenir a intubação orotraqueal, devendo ser aplicadas como forma de suporte ventilatório durante edema agudo pulmonar.

No processo de extubação e interrupção da ventilação mecânica invasiva, recomenda-se o uso de VNI imediatamente após a extubação, de forma preventiva, em pacientes selecionados como de maior risco, especialmente nos hipercápnicos. É opinião do autor deste capítulo que os indivíduos submetidos à cirurgia cardíaca sejam colocados em VNI após a extubação, uma vez que a grande maioria desses possui mais de um fator de risco para falência ventilatória. O Quadro 5 apresenta os principais fatores de risco para falência ventilatória após extubação, devendo ser instalada de forma preventiva a VNI imediatamente após a extubação.

Após cirurgia cardíaca, em casos de insuficiência ventilatória pós-extubação, a VNI pode ser opção curativa, estando associada à melhora da troca gasosa, redução de atelectasias e diminuição do trabalho dos músculos ventilatórios. Diminui ainda a necessidade de reintubação orotraqueal. No indivíduo em pós-operatório de cirurgia cardíaca que evolui com insuficiência ventilatória, deve-se utilizar a VNI com cautela, respeitando algumas limitações. Dentre as limitações, sugere-se utilizar pressões mais baixas, como pressão expiratória positiva (Epap) menor de 8 cmH_2O e pressão inspiratória positiva (Ipap) menor de 15 cmH_2O. Exceção feita nos casos de edema agudo de pulmão de origem cardiogênica, que devem ser abordados com VNI, devendo-se empregar Bipap (com Epap de 5 a 10 cmH_2O e Ipap de até 15 cmH_2O) ou CPAP de 5 a 10 cmH_2O. Tal prática diminui a necessidade de intubação endotraqueal e reduz a mortalidade hospitalar.

QUADRO 4 Critérios para considerar a aptidão para o desmame

Causa da falência respiratória resolvida ou controlada.
$PaO_2 \geq 60$ mmHg com $FiO_2 \leq 0,4$ e Peep ≤ 5-8 cmH_2O.
Hemodinâmica estável, com boa perfusão tecidual, sem ou com doses baixas de vasopressores, ausência de insuficiência coronariana descompensada ou arritmias com repercussão hemodinâmica.
Paciente capaz de iniciar esforços inspiratórios.
Balanço hídrico zerado ou negativo nas últimas 24 horas.
Equilíbrio ácido-básico e eletrolítico normal.
Adiar extubação quando houve programação de transporte para exames ou cirurgia com anestesia geral nas próximas 24 horas.

FiO_2: fração inspirada de oxigênio; PaO_2: pressão arterial de oxigênio; Peep: pressão expiratória positiva final.

QUADRO 5 Fatores de risco para falência respiratória, que devem ser abordados com VNI de forma preventiva, para que se evite a falha de extubação

Hipercapnia após extubação (> 45 mmHg).
Insuficiência cardíaca.
Tosse ineficaz.
Secreções copiosas.
Mais de uma falência consecutiva no desmame.
Mais de uma comorbidade (ressalta-se aqui a presença de obesidade e doença pulmonar obstrutiva crônica prévia à cirurgia cardíaca).
Obstrução das vias aéreas superiores.
Idade > 65 anos.
Falência cardíaca como causa da intubação.
Apache > 12 no dia da extubação.
Pacientes com mais de 72h de ventilação mecânica invasiva.

Apache: *Acute physiology and chronic health evaluation*; VNI: ventilação mecânica não invasiva.

TREINAMENTO MUSCULAR INSPIRATÓRIO NO PÓS-OPERATÓRIO DE CIRURGIA CARDÍACA

Cordeiro et al., em 2018, em ensaio clínico randomizado, submeteram pacientes no pós-operatório de cirurgia de revascularização do miocárdio ao TMI, realizado com Threshold – IMT®, com carga de 40% da PImáx, em três séries de 10 repetições, realizadas duas vezes por dia até a alta hospitalar. Os resultados desse estudo evidenciaram menor incidência de atelectasias no grupo treinado. Além disso, na alta hospitalar, aqueles que realizaram o protocolo de TMI apresentaram maior força inspiratória e melhor independência funcional quando comparados com os que realizaram uma abordagem fisioterapêutica convencional.

Barros et al. realizaram um protocolo de TMI semelhante ao de Cordeiro (carga de 40% da PImáx, em três séries de 10 repetições), em pacientes no pós-operatório de cirurgia cardíaca, sendo que o TMI era realizado apenas uma vez por dia, até o dia da alta hospitalar. Esse estudo foi capaz de demonstrar a ocorrência de diminuições importantes da PImáx, PEmáx, volume corrente e pico de fluxo expiratório no primeiro dia de pós-operatório, quando comparados aos valores de pré-operatório. No dia da alta hospitalar, o grupo TMI apresentou restabelecimento da função ventilatória, retornando seus parâmetros aos valores inicialmente observados, antes da cirurgia.

Revisão sistemática com metanálise realizada por Kendall et al. evidenciou que o TMI após cirurgias de grande porte, como as cirurgias cardíacas, foi eficaz para reduzir as complicações pulmonares pós-operatórias e o tempo de internação hospitalar. Os autores ressaltam que preferencialmente a intervenção do TMI deve iniciar no pré-operatório. Outra conclusão foi de que a reabilitação com TMI é benéfica em todas as idades e níveis de risco, mas os pacientes mais velhos e de alto risco se beneficiam mais. Concluem ainda que o TMI é mais eficaz se for supervisionado e a prescrição for de pelo menos duas semanas, com sessões que durem mais de 15 minutos, associadas a incrementos de carga imposta e também à adição de outros modos de exercício, como o aeróbio de intensidade leve a moderada, por exemplo.

ANALGESIA E POTENCIALIZAÇÃO DA TOSSE NO PÓS-OPERATÓRIO DE CIRURGIA CARDÍACA

Guizilini et al. demonstraram que pacientes submetidos à cirurgia de revascularização do miocárdio, independentemente do uso da CEC, apresentaram comprometimento da função pulmonar no pós-operatório. Entretanto, os pacientes operados sem uso de CEC demonstraram melhor preservação da função pulmonar quando comparados àqueles operados com CEC. Nesse estudo o VEF1 diminuiu de maneira importante no pós-operatório. Importante ressaltar que a diminuição do VEF1 se relaciona diretamente com a incapacidade de eliminar rapidamente o ar dos pulmões, prejudicando a tosse.

Outro fator presente nessa população é a dor torácica pós-operatória, devido à própria abordagem cirúrgica. Estudo coordenado pelo autor deste capítulo demonstrou que a dor no primeiro dia de pós-operatório aumenta de maneira significante, o que limita a função pulmonar e a capacidade de tosse. Sabe-se que a incapacidade de remover secreções no pós-operatório aumenta o risco de complicações. A dor originada de procedimentos de rotina do pós-operatório, associada ao grande estímulo nociceptivo da esternotomia, torna-se fonte importante de morbidade e mortalidade nesse período, por influenciar a capacidade de tossir, respirar e movimentar-se adequadamente. Assumindo que a dor limita a capacidade de tosse, adotar técnicas que potencializem a analgesia é fundamental. Outro estudo feito pelo nosso grupo de pesquisa demonstrou que a adoção da estimulação nervosa elétrica transcutânea (TENS) melhora a capacidade de tosse no pós-operatório de cirurgias cardíacas. Nesse estudo, após a aplicação de 20 minutos de TENS com dois pares de eletrodos posicionados ao redor da região do esterno (a frequência na TENS foi de 80 a 110 Hz, com largura de pulso entre 50 e 80 μs), a dor foi reduzida em até 75%. Tal redução foi acompanhada de melhora do pico de fluxo de tosse, que aumentou de 143 para 190 L/min (p: 0,00). Além da melhora na capacidade de tosse, evidenciou-se ainda diminuição na frequência ventilatória e aumento nos valores de SpO_2. Importante mencionar que no estudo ora descrito os pacientes estavam havia pelo menos 8 horas sem fazer uso de fármacos analgésicos.

PRESCRIÇÃO DE EXERCÍCIOS NA FASE 1 DOS PROGRAMAS DE REABILITAÇÃO CARDIOVASCULAR APÓS CIRURGIAS CARDÍACAS

A realização de exercícios físicos sistematizados de forma precoce após cirurgias cardíacas é recente na prática assistencial e na literatura cientifica. Os pacientes submetidos às cirurgias cardíacas apresentam, em particular, a associação da limitação estrutural cardíaca que justifica o procedimento, com as consequências, na maioria dos casos, de uma cirurgia de grande porte, com repercussões relevantes no sistema respiratório. Por esse motivo, por muito tempo, o foco do processo de reabilitação estava nas complicações imediatas da cirurgia. Com o avanço das técnicas cirúrgicas, redução das complicações e melhora da sobrevida, existe, atualmente, a necessidade de, além das complicações cirúrgicas, a reabilitação agregar funcionalmente e precocemente a esses indivíduos. Para isso, os exercícios físicos sistematizados são um pilar relevante da reabilitação cardiovascular.

Embora alguns estudos apontem para benefícios da mobilização precoce nessa população, tais como melhora no retorno funcional e redução de complicações pós-operatórias, ainda não está claro se o tempo de hospitalização pode ser impactado por essa conduta.

A reabilitação cardiovascular fase 1, também chamada de fase hospitalar, é composta por um programa no qual devem ser realizadas avaliação e mobilização precoce, identificação e educação a respeito dos fatores de risco para doenças cardiovasculares, avaliação do nível de prontidão do paciente para a realização de atividade física e um planejamento abrangente para alta hospitalar. Os objetivos de programas de reabilitação cardiovascular durante a internação hospitalar são:

- Identificar pacientes com prejuízos cardiovasculares, físicos ou cognitivos significativos que possam influenciar o desempenho de atividade física.
- Compensar os efeitos fisiológicos e psicológicos deletérios do repouso no leito.
- Oferecer acompanhamento ou supervisão dos pacientes e de suas respostas à atividade física.
- Avaliar e permitir que os pacientes retornem, aos poucos e com segurança, para as atividades cotidianas dentro dos limites impostos por sua condição de saúde.
- Preparar o paciente e o sistema de apoio no lar ou em um ambiente de transição para otimizar a recuperação após a alta de um hospital de tratamento intensivo.
- Facilitar a aceitação e a inserção do paciente em um programa de reabilitação cardíaca ambulatorial.

CRITÉRIOS DE SEGURANÇA

Para a realização do exercício físico de forma segura e eficiente, o estabelecimento de critérios específicos nos indivíduos submetidos a cirurgia cardíaca é fundamental. O conhecimento dos critérios de indicação, contraindicação e suspensão dos exercícios físicos é ponto-chave.

As principais indicações para a reabilitação cardiovascular fase 1 relacionadas à cirurgia cardíaca são: cirurgia com enxerto de *bypass* arterial coronariano, também conhecida por cirurgia de revascularização do miocárdio, cirurgia cardíaca valvar e transplante cardíaco. Porém, mesmo que o paciente se encaixe nessas condições, caso apresente algum dos critérios apresentados no Quadro 6, a sessão de exercício está contraindicada, pelo menos até que tais condições sejam adequadamente controladas e/ou tratadas.

Recomenda-se ainda a interrupção do exercício físico em caso de:

- Pressão arterial diastólica (PAD) ≥ 110 mmHg.
- Queda na pressão arterial sistólica (PAS) >10 mmHg durante o exercício progressivo.
- Surgimento de arritmias ventriculares ou atriais significativas com ou sem sinais/sintomas associados.
- Bloqueio atrioventricular de segundo ou terceiro graus ao eletrocardiograma (ECG).
- Sinais/sintomas de intolerância ao exercício, incluindo angina, dispneia importante e alterações no ECG sugestivas de isquemia.

PRECAUÇÕES DO ESTERNO E COM DRENOS MEDIASTINAIS

A incisão cirúrgica tradicionalmente utilizada nas cirurgias cardíacas é a esternotomia (Figura 1A). Após

QUADRO 6 Contraindicações para a realização de exercícios na fase 1 dos programas de reabilitação cardiovascular, após cirurgias cardíacas

Angina instável.
Hipertensão não controlada (pressão arterial sistólica (PAS) de repouso > 180 mmHg e/ou pressão arterial diastólica (PAD) de repouso > 110 mmHg).
Hipotensão ortostática com queda de > 20 mmHg na PAS ou de 10 mmHg na PAD, com sintomas.
Estenose aórtica grave.
Arritmias atriais ou ventriculares não controladas.
Taquicardia sinusal não controlada (caracterizada por FC > 120 batimentos/minuto).

(continua)

QUADRO 6 Contraindicações para a realização de exercícios na fase 1 dos programas de reabilitação cardiovascular, após cirurgias cardíacas *(continuação)*

Bloqueio átrio ventricular (BAV) de terceiro grau sem marca-passo.
Embolia recente.
Tromboflebite aguda.
Doença sistêmica aguda ou febre.
Diabetes *mellitus* não controlado.
Condições ortopédicas graves que impeçam o exercício.
Outras condições metabólicas, como hipopotassemia, hiperpotassemia ou hipovolemia.

FC: frequência cardíaca.

o procedimento cirúrgico, o esterno é suturado com fios de aço para aproximação, estabilidade e consequente calcificação óssea. A cicatrização do esterno e a obtenção da estabilidade óssea adequada são alcançadas, em geral, por volta da oitava semana. Complicações relacionadas com a cicatrização que incluem infecção, não união e instabilidade ocorrem em cerca de 2 a 5% dos casos. Vários fatores clínicos como diabetes, obesidade, terapia imunossupressora, idade avançada e osteoporose predispõem o paciente a essas complicações. Nesse sentido, é recomendado cautela no desenvolvimento de um programa de exercícios físicos para pacientes com esternotomia, particularmente entre as primeiras 8 a 12 semanas após o procedimento. Os movimentos da porção corporal superior que exerçam tensão sobre a ferida do esterno devem ser evitados durante esse período inicial.

Como cada paciente difere em relação à força muscular e a outros fatores que podem afetar a cicatrização, não podem ser recomendados limites de peso padronizados durante esse período inicial. Subsequentemente, após uma avaliação adequada, exercícios para amplitude de movimento (ADM) e outras atividades que envolvam os músculos esternais podem ser introduzidos gradualmente e aumentados, desde que não haja evidência de instabilidade do esterno, que é detectada por movimentação no esterno, dor, fraturas ou estalidos. Deve-se avaliar rotineiramente a ferida esternal para verificar infecção, cicatrização e estabilidade durante as primeiras semanas após a cirurgia e por períodos mais longos se ocorrer qualquer sintoma anormal de dor no esterno ou outras complicações.

Recentemente tem sido proposto o início precoce do exercício físico após esternotomia. Há descrição de início de programa de reabilitação cardiovascular baseada em exercícios físicos com duas semanas de pós-operatório apontando para a mesma efetividade em comparação a programas iniciados com 6 semanas, sem eventos adversos relevantes.

A abordagem cirúrgica por outros acessos alternativos à esternotomia, tais como as cirurgias minimamente invasivas, percutâneas e até mesmo cirurgias cardíacas robóticas, consiste em possibilidades mais recentemente descritas, ainda de forma incipiente, com melhores desfechos funcionais e menores índices de complicações no pós-operatório. Porém, ainda são pouco disponíveis, necessitam de equipe especializada, serviço equipado, além da indicação restrita a algumas patologias cardíacas.

O uso do dreno de mediastino também, por vezes, pode ser uma barreira para o início precoce dos exercícios físicos após as cirurgias cardíacas (Figura 1B e C). Devido à abertura do pericárdio e ao posicionamento do dreno mediastinal próximo à área cardíaca, algumas equipes cirúrgicas recomendam a saída do leito apenas após a retirada do dreno mediastinal. Considerando esse fator, já são descritas algumas formas mais alternativas de fixação do dreno de mediastino dentro do tórax, no momento da cirurgia, que promovem maior segurança para mobilização precoce, bem como o uso de drenos com materiais mais maleáveis e com menor risco. Assim, o alinhamento com a equipe cirúrgica quanto à rotina mais adequada a cada serviço é fundamental.

COMO PRESCREVER EXERCÍCIOS NO PÓS-OPERATÓRIO DE CIRURGIA CARDÍACA

A adequada avaliação inicial deve ser norteadora para a prescrição do exercício físico. Diferentemente de outras fases da reabilitação cardiovascular, a avaliação não é, fundamentalmente, composta por testes de esforço devido à precocidade do procedimento cirúrgico. Alguns escores e escalas podem ser úteis para quantificação da mobilidade e funcionalidade e norte para objetivos terapêuticos, dentre elas a *Perme Score* e a medida de independência funcional (MIF).

Antes de iniciar o exercício físico sistematizado durante a internação hospitalar, deve ser conduzida uma avaliação basal por um fisioterapeuta com habilidades

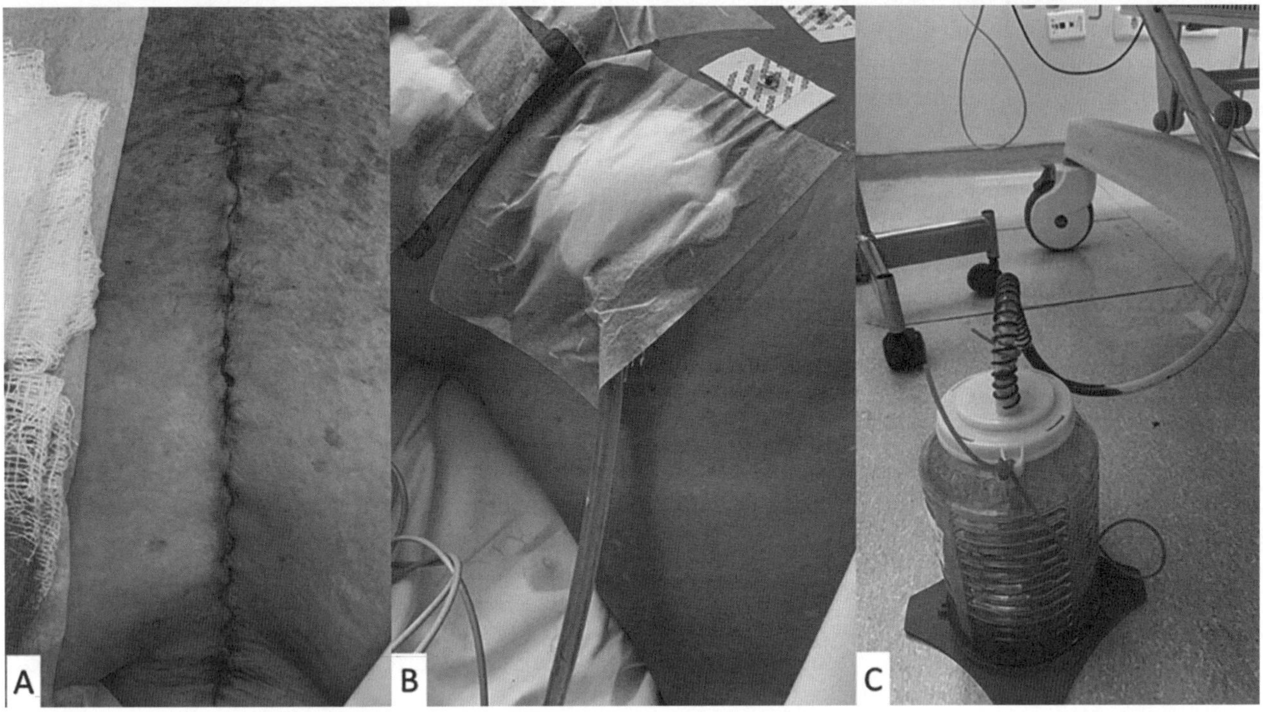

FIGURA 1 A: imagem representativa da esternotomia mediana. B: dreno mediastinal. C: débito hemático referente à drenagem de conteúdo residual no mediastino após a cirurgia cardíaca.
Fonte: acervo do autor Giulliano Gardenghi.

e competências necessárias para avaliar e documentar os sinais vitais, os sons cardíacos/respiratórios, a força e a amplitude de movimento articular. O início e o progresso do exercício físico dependem dos achados da avaliação inicial e podem variar com o nível de risco. Assim, pacientes internados após cirurgia cardíaca devem passar por estratificação de risco o mais precocemente possível.

A prescrição de exercícios físicos deve seguir o preconizado para a fase 1 de reabilitação cardiovascular. A frequência das sessões é entre 2 e 4 vezes ao dia durante os primeiros três dias de internação e, depois, no mínimo uma vez ao dia. A intensidade do exercício físico para pacientes em pós-operatório de cirurgias cardíacas deve considerar entre 20 e 30 batimentos/minuto acima da frequência cardíaca (FC) de repouso, respeitando o limite de ≤ 120 batimentos/ minuto ou a percepção subjetiva de esforço pela escala de Borg ≤ 13 (considerando Borg 6 a 20). Atenção especial à educação do paciente para identificação correta da sensação de esforço e, consequentemente, da pontuação na escala de Borg.

Importante salientar que, devido ao uso rotineiro de medicações betabloqueadoras nessa população, é comum que a FC não sofra modificações de forma expressiva durante as sessões. Assim, a escala de Borg ganha relevância na monitorização da intensidade do esforço. O tempo das sessões é de, inicialmente, 3 e 5 minutos com exercícios leves, conforme tolerado, com aumento progressivo da duração das sessões de exercício. O período de descanso pode ser de exercício leve ou o repouso completo, de acordo com a tolerância do paciente. O objetivo é alcançar uma taxa exercício/descanso de 2:1.

O tipo mais frequente é a caminhada, embora mais recentemente o cicloergômetro também venha sendo utilizado. A progressão deve ser considerada quando a duração contínua do exercício alcançar 10 a 15 minutos. Deve-se aumentar a intensidade conforme for tolerado e dentro dos limites recomendados de FC e percepção de esforço.

Os exercícios neuromusculares também ser considerados, principalmente de membros inferiores, com cautela em pacientes submetidos à safenectomia para não prejudicar a cicatrização. Exercícios resistidos de membros superiores podem ser realizados após a após a cirurgia, desde que utilizando cargas leves e mantendo os movimentos simétricos bilateralmente. Cautela também é recomendada considerando as incisões para retirada de artéria radial. Observação sobre dor ou instabilidade do esterno é importante. Evitar exercícios unilaterais para membros superiores na fase 1. A partir de um mês (quatro semanas) pode-se iniciar exercícios moderados com faixas elásticas, podendo-se progredir para exercícios com halteres e máquinas, sob discrição do fisioterapeuta e discussão com a equipe multidisciplinar.

Considerando os parâmetros acima descritos, com frequência são utilizadas condutas progressivas (STEP) de exercícios físicos. Inicialmente, exercícios ativo-assistidos realizados no leito, progredindo para exercícios ativos, na posição sentada, ortostática, seguida por deambulação de distâncias progressivas e, por fim, descida e subida de um lance de escadas.

No momento da alta hospitalar, o paciente deve ser adequadamente orientado sobre quais atividades físicas podem ser inadequadas ou excessivas, principalmente relacionadas à esternotomia (Figura 2). A adequada orientação é fundamental para prevenção do imobilismo proveniente do desconhecimento e consequente perda funcional. Além disso, deve ser formulado um plano de exercícios seguro, antes da saída do hospital. O limite superior do exercício físico não deve exceder aqueles observados no programa durante a internação, com monitoramento atento para sinais e sintomas de intolerância ao exercício. Os pacientes devem ser aconselhados a identificar sinais e sintomas anormais sugestivos de intolerância ao exercício. A realização de um teste de esforço submáximo ou um teste clínico de campo prévio à alta hospitalar, por exemplo, o teste de caminhada de 6 minutos, pode ser útil para avaliação do comportamento hemodinâmico ao esforço habitual do paciente e para norte na orientação da prática de exercícios na alta hospitalar. Recomenda-se fortemente a continuidade do programa de exercícios após a alta hospitalar. Todos os pacientes também devem ser instruídos e encorajados a buscar opções de programas de reabilitação cardiovascular ambulatoriais, com equipe adequadamente qualificada.

FISIOTERAPIA APÓS TRANSPLANTE CARDÍACO

O transplante cardíaco (TxC) é o tratamento de escolha para pacientes com insuficiência cardíaca avançada, que permanecem com sintomas limitantes à qualidade de vida e sem condições de preservação de órgãos alvo, mesmo com a otimização dos recursos terapêuticos disponíveis, caracterizando a refratariedade ao tratamento. O objetivo do TxC é aumento da sobrevida, redução de sintomas, melhora da qualidade de vida e amento da capacidade de exercício, possibilitando, inclusive, a inserção em atividades laborais e aumento da participação desses indivíduos na sociedade após o TxC. Embora melhore significativamente a capacidade de exercício dos pacientes, o consumo de pico de oxigênio (VO_2 pico) ainda se encontra reduzido quando comparado ao de indivíduos saudáveis da mesma idade. Além disso, o uso crônico das medicações imunossupressoras e, por vezes, corticosteroides, necessárias para controle da rejeição ao novo órgão, predispõe ao desenvolvimento de comorbidades. Hipertensão, dislipidemia e diabetes são comuns. As complicações crônicas, incluindo a doença vascular do enxerto, também são foco de atenção e controle.

Nesse contexto, a reabilitação cardiovascular é altamente indicada para essa população, com o objetivo de aumentar a capacidade de exercício, fortemente impactada pela condição clínica e funcional pré-TxC, minimizar os impactos da cirurgia cardíaca, minimizar os impactos da terapia farmacológica pós-TxC e controlar os fatores de risco cardiovascular.

Adaptações fisiológicas do coração transplantado

O coração transplantado apresenta respostas fisiológicas diferenciadas ao repouso e durante o exercício físico. A ressecção neural cardíaca (denervação cardíaca) decorrente do procedimento cirúrgico faz com que o enxerto (novo coração) apresente ausência de inervação simpática e parassimpática. Com isso, a resposta cronotrópica (FC) apresenta as seguintes alterações:

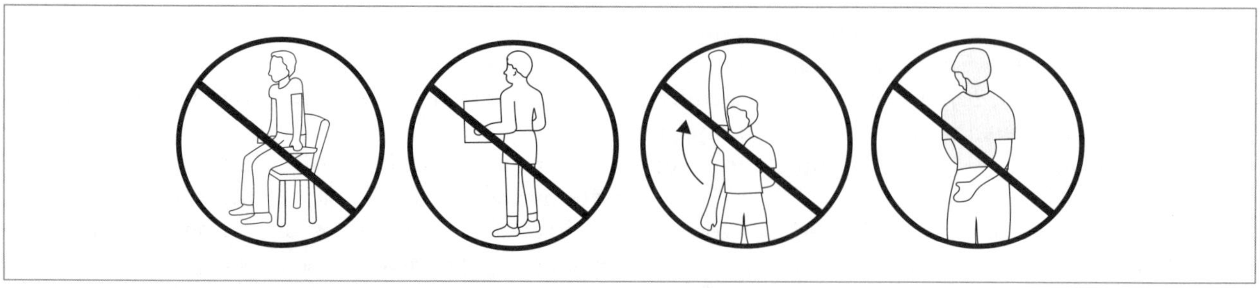

FIGURA 2 Orientações de movimentos a serem evitados nas primeiras oito semanas de pós-operatório de cirurgia cardíaca devido a estereotomia.
Fonte: adaptada de Cahalinet al. (2011).

- A FC repouso elevada (aproximadamente 95 a 115 batimentos/minuto).
- O aumento da FC durante o exercício é atrasado.
- FC pico é menor do que o normal.
- A queda da FC após o esforço é lentificada (elevada FC recuperação).

A Figura 3 ilustra essas diferenças no comportamento cronotrópico do coração transplantado de um indivíduo antes e após três meses do TxC.

Nesse contexto, o aumento do débito cardíaco durante o exercício físico ocorre por diferentes mecanismos. Na fase aguda do exercício físico, o aumento do retorno venoso (pré-carga) devido à contração muscular periférica estimula o mecanismo de Frank-Starling e, consequentemente, o aumento do inotropismo (contratilidade cardíaca). Com o decorrer da realização do exercício físico, os ajustes endócrinos também colaboram devido ao aumento das concentrações de catecolaminas circulantes. Essas catecolaminas circulantes se mantêm por um tempo na corrente sanguínea, mesmo após o término do exercício físico, o que justifica a lenta recuperação da FC aos valores de repouso.

Além da denervação cardíaca, outras alterações podem impactar nas respostas fisiológicas do coração transplantado. Em alguns casos, pode ocorrer alteração da função diastólica do ventrículo esquerdo devido à hipertensão (aumento da pós-carga), episódios de rejeição aguda resultando com focos de fibrose miocárdica, além da possibilidade da doença vascular do enxerto. As alterações estruturais e bioquímicas do musculo esquelético periférico devido a IC avançada prévio ao TxC podem persistir. E, ainda, a capacidade vasodilatadora periférica e coronariana pode estar prejudicada devido a disfunção endotelial e ativação simpática excessiva com resistência vascular sistêmica elevada.

Particularidades na prescrição de exercício após transplante

O início do programa sistematizado de exercício deve ser considerado o quanto antes a estabilidade clínica do

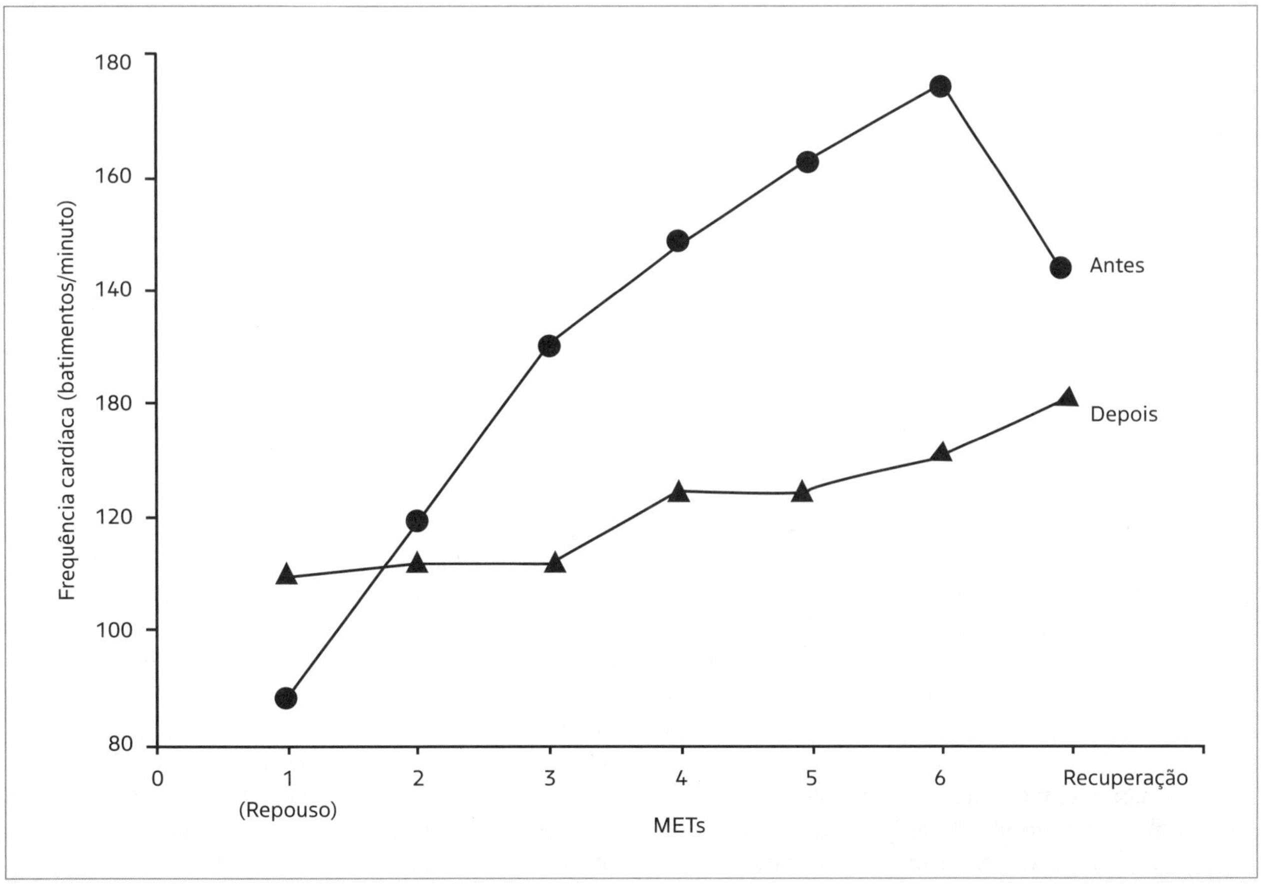

FIGURA 3 Comportamento da frequência cardíaca durante o exercício físico antes e após três meses do transplante cardíaco.

Fonte: adaptada de Squires e Bonikowske (2022).

paciente transplantado permitir. Já é descrito que o número de sessões de exercício físico realizadas nos primeiros 90 dias é relacionado diretamente com melhor sobrevida em 10 anos. A vigilância para potenciais complicações do TxC deve ser contínua, incluindo sinais de rejeição. A maioria dos episódios de rejeição celular é assintomática em sua fase inicial ou pode resultar em sintomas inespecíficos, como fadiga, astenia, anorexia e estado subfebril. O treinamento físico deve ser interrompido durante o período de administração de terapia com pulsos de esteroides e nos dias de biópsia endomiocárdica.

A avaliação adequada da capacidade de exercício é a primeira etapa para a prescrição do exercício físico, e para a estratificação de risco cardiovascular, avaliação hemodinâmica ao esforço e identificação dos principais fatores limitantes à tolerância ao esforço. Assim, o TCPE é considerado o padrão ouro para essas medidas. O teste ergométrico (TE) é uma alternativa, e, quando ambos (TECP e TE) não estiverem disponíveis, o teste de caminhada de 6 minutos é um parâmetro com maior acessibilidade para comparação de resultados ao longo do programa de treinamento físico. A prescrição do exercício físico deve ser individualizada e baseada nos princípios do treinamento físico (frequência, intensidade, tempo, tipo de exercício volume e progressão – FITTVP).

A frequência deve ser de 3 a 5 vezes por semana. O treinamento aeróbio moderado contínuo é o mais preconizado, devendo ser complementado pelo treinamento resistido. Nesse sentido, considerando as limitações da resposta cronotrópica devido a denervação cardíaca, incialmente a FC (percentual da FC pico ou FC nos limiares ventilatórios) não deve ser o principal parâmetro para a prescrição da intensidade. Quando o TECP for disponível, a intensidade poderá ser baseada nas cargas atingidas nos limiares ventilatórios. Outra estratégia simples e viável é a avaliação da percepção subjetiva do esforço, com uso da escala de Borg, buscando, idealmente a faixa de 11 a 16 (considerando Borg de 6 a 20). O tempo de condicionamento deve ser entre 30 e 40 minutos, com períodos de aquecimento e de recuperação mais prolongados (em torno de 10 minutos) devido à resposta cronotrópica limitada.

Os efeitos do treinamento aeróbio moderado contínuo apontam para melhora do VO_2 pico e qualidade de vida, podendo inclusive normalizar-se a capacidade funcional e a função cronotrópica em relação a indivíduos saudáveis.

O treinamento intervalado de alta intensidade também é uma opção, principalmente como progressão do treinamento moderado contínuo. Os blocos de alta intensidade são descritos de 80 a 100% do VO_2 pico ou 85 a 95% da FC pico. Alguns estudos apontam para potencial benefício superior ao moderado contínuo no ganho de VO_2 pico e qualidade de vida com essa modalidade.

Com a possibilidade de reinervação autonômica cardíaca a longo prazo e efeitos do treinamento físico na resposta cronotrópica, a FC pode ser uma variável a ser considerada para prescrição da intensidade do treinamento físico aeróbio em médio e longo prazo.

Considerando o *status* muscular periférico limitado prévio ao TxC pelo quadro de insuficiência cardíaca avançada, somado ao uso de glicocorticoides no pós-operatório, que sabidamente podem ter como efeitos colaterais fraqueza e atrofia muscular, o treinamento resistido também deve ser considerado. A literatura sugere que deve ser iniciado a partir da sexta semana após o TxC, de forma complementar ao treinamento aeróbio. Inicialmente, deve-se utilizar faixas elásticas, 2 a 3 circuitos com 10 a 12 repetições, com período de recuperação de 1 minuto entre cada circuito). Na opinião dos autores deste capítulo, após avaliação criteriosa e individualizada, o treinamento resistido pode ser iniciado ainda na internação hospitalar, desde que com baixo volume de exercícios e respeitando as precauções do esterno e dos drenos.

Com a progressão do treinamento resistido, a frequência deve ser de 2 a 3 vezes por semana, com pelo menos 48 horas de intervalo para o mesmo grupo muscular. A carga inicial deve permitir 10 a 15 repetições que possam ser realizadas sem esforço excessivo (cerca de 30 a 40% de uma repetição máxima – 1 RM) para a porção corporal superior e cerca de 50 a 60% para a porção corporal inferior. Quando a determinação de 1 RM é considerada inadequada, podem ser realizados testes múltiplos, utilizando cargas progressivamente maiores, até que o paciente não consiga realizar mais de 10 repetições sem que haja esforço excessivo. Aquela carga antes da incapacidade de realização pode ser utilizada para o treinamento. O aumento da carga deve ser feito com incremento de 5% quando o paciente conseguir alcançar com conforto o limite superior da faixa de repetição prescrita. Pacientes de baixo risco podem progredir para 8 a 12 repetições com uma resistência de cerca de 60 a 80% de 1 RM ou com percepção subjetiva de esforço com escala de Borg na faixa de 11 a 14 (considerando a escala de 6 a 20). Uma forma mais acessível para a prescrição da carga de modo subjetivo é a percepção de esforço considerado moderado, associado ao método de repetição variável, com o objetivo de executar faixa de repetições (p. ex., de 10 a 15 repetições). Se o paciente não conseguir executar o mínimo, a carga aplicada está elevada; se executar o máximo de modo fácil, a carga está leve. Desse modo, a carga pode ser ajustada para que o treinamento seja realizado dentro da faixa de repetições proposta. A escala de OMNI-

-RES tem seu lugar como alternativa para prescrição do treino resistido nessa população e pode ser utilizada.

Cada grupo muscular principal (peito, ombros, braços, abdome, costas, quadril e pernas) deve ser treinado inicialmente com uma série, visando à adaptação. Regimes de séries múltiplas podem ser introduzidos mais tarde, desde que sejam tolerados. No princípio, realizar 8 a 10 exercícios por sessão para os principais grupos musculares. Priorizar os grupos musculares grandes antes dos pequenos.

Alguns cuidados específicos para o treinamento resistido incluem: o treinamento resistido deve ser realizado após o componente aeróbio da sessão de exercícios, para permitir aquecimento adequado. Deve-se ainda evitar as contrações isométricas de alta intensidade, devido ao potencial de execução da manobra de Valsalva com elevação da pressão arterial. O duplo produto não deve ultrapassar aquele considerado no treinamento aeróbio, conforme o teste de esforço.

Embora a literatura ainda seja limitada em relação às modalidades complementares de exercícios físicos para população submetida ao TxC, há de se considerar a individualização para sucesso na prescrição. Considerando que o quadro de miopatia esquelética é global, e pode, também, comprometer os músculos ventilatórios, a avaliação da força muscular inspiratória e, se necessário, o TMI devem ser considerados. A eletroestimulação neuromuscular pode ser uma primeira opção para melhora da condição muscular periférica em pacientes que não toleram o treinamento resistido. Ambos, TMI e eletroestimulação neuromuscular, já são recomendados de forma mais expressiva para indivíduos com insuficiência cardíaca.

BIBLIOGRAFIA

1. Akowuah EF, Wagnild JM, Bardgett M, Prichard JG, Mathias A, Harrison SL, et al; PREPs Trial investigators. A randomised controlled trial of prehabilitation in patients undergoing elective cardiac surgery. Anaesthesia. 2023 Sep;78(9):1120-8.
2. American College of Sports Medicine (ACSM). Diretrizes do ACSM para os testes de esforço e sua prescrição. 9.ed. Rio de Janeiro: Guanabara Koogan; 2014.
3. Anderson L, Nguyen TT, Dall CH, Burgess L, Bridges C, Taylor RS. Exercise-based cardiac rehabilitation in heart transplant recipients. Cochrane Database Syst Rev. 2017;4:CD012264.
4. Arakari H, Magalhães HM. Programas supervisionados em reabilitação cardiovascular: abordagem na prescrição do exercício. Rev Soc Cardiol Estado de São Paulo. 1996;6(1):23-30.
5. Argiriadou H, Antonitsis P, Gkiouliava A, Papapostolou E, Deliopoulos A, Anastasiadis K. Minimal invasive extracorporeal circulation preserves coagulation integrity. Perfusion. 2022 Apr;37(3):257-65.
6. Argunova Y, Belik E, Gruzdeva O, Ivanov S, Pomeshkina S, Barbarash O. Effects of physical prehabilitation on the dynamics of the markers of endothelial function in patients undergoing elective coronary bypass surgery. J Pers Med. 2022 Mar 15;12(3):471.
7. Bacal F, Marcondes-Braga FG, Rohde LEP, Xavier Júnior JL, de Souza Brito F, Moura LZ, et al. 3ª Diretriz brasileira de transplante cardíaco. Arq Bras Cardiol. 2018;111(2):230-89.
8. Barbas CS, Ísola AM, Farias AM, et al. Recomendações brasileiras de ventilação mecânica 2013. Parte II. Rev Bras Ter Intensiva. 2014;26(3):215-39.
9. Barros GF, Santos CS, Granado FB, et al. Treinamento muscular respiratório na revascularização do miocárdio. Braz J Cardiovasc Surg. 2010;25(4):483-90.
10. Beiras-Fernandez A, Möhnle P, Kopf C, Vicol C, Kur F, Reichart B. An uncommon cause of myocardial ischemia after coronary artery bypass grafting: "the dangerous drainage". Heart Surg Forum. 2011;14:E200-1.
11. Bloch SA, Lee JY, Wort SJ, Polkey MI, Kemp PR, Griffiths MJ. Sustained elevation of circulating growth and differentiation factor-15 and a dynamic imbalance in mediators of muscle homeostasis are associated with the development of acute muscle wasting following cardiac surgery. Crit Care Med. 2013 Apr;41(4):982-9.
12. Bolzan DW, Gomes WJ, Rocco IS, et al. Early open-lung ventilation improves clinical outcomes in patients with left cardiac dysfunction undergoing off-pump coronary artery bypass: a randomized controlled trial. Braz J Cardiovasc Surg. 2016;31(5):358-64.
13. Cahalin LP, Lapier TK, Shaw DK. Sternal precautions: is it time for change? precautions versus restrictions: a review of literature and recommendations for revision. Cardiopulm Phys Ther J. 2011 Mar;22(1):5-15.
14. Camp SL, Stamou SC, Stiegel RM, Reames MK, Skipper ER, Madjarov J, et al. Can timing of tracheal extubation predict improved outcomes after cardiac surgery? HSR Proc Intensive Care Cardiovasc Anesth. 2009;1(2):39-47.
15. Carvalho T, Milani M, Ferraz AS, Silveira AD, Herdy AH, Hossri CAC, et al. Diretriz brasileira de reabilitação cardiovascular – 2020. Arq Bras Cardiol. 2020; 114(5):943-987.
16. Chen B, Xie G, Lin Y, Chen L, Lin Z, You X, et al. A systematic review and meta-analysis of the effects of early mobilization therapy in patients after cardiac surgery. Medicine (Baltimore). 2021 Apr 16;100(15):e25314.
17. Cordeiro ALL, Gardenghi G, Guimarães AR, Petto J. Inspiratory muscle training and functional independence in patients submitted to myocardial revascularization: clinical trial. Int J Angiol Vasc Surg. 2018; IJAVS-104.
18. DiMaria-Ghalili RA, Sullivan-Marx EM, Compher C. Inflammation, functional status, and weight loss during recovery from cardiac surgery in older adults: a pilot study. Biol Res Nurs. 2014 Jul;16(3):344-52.
19. Elmiro GS, Souza AH, Loyola SO, Prudente ML, Kushida CL, Carvalho JO, et al. Spinal anesthesia increases the frequency of extubation in the operating room and decreases the time of mechanical ventilation after cardiac surgery. Braz J Cardiovasc Surg. 2021;36(1):32-8.
20. Ennis S, Lobley G, Worrall S, Evans E, Kimani PK, Khan A, et al. Effectiveness and safety of early initiation of post sternotomy cardiac rehabilitation exercise training: the SCAR randomized clinical trial. JAMA Cardiol. 2022 Aug 1;7(8):817-24.
21. Gomes WJ, Rocco IS, Bublitz C, et al. A dedicated stitch to allow early safe mobilization avoiding drain-induced heart injury. Braz J Cardiovasc Surg. 2019 Aug 27;34(4):484-7.
22. Guerrero-Orriach JL, Carmona-Luque MD, Gonzalez-Alvarez L. Heart failure after cardiac surgery: the role of halogenated agents, myocardial conditioning and oxidative stress. Int J Mol Sci. 2022 Jan 25;23(3):1360.

23. Guizilini S, Gomes WJ, Faresin SM, et al. Avaliação da função pulmonar em pacientes submetidos à cirurgia de revascularização do miocárdio com e sem circulação extracorpórea. Braz J Cardiovasc Surg. 2005;20(3):310-6.
24. Hatami S, Hefler J, Freed DH. Inflammation and oxidative stress in the context of extracorporeal cardiac and pulmonary support. Front Immunol. 2022 Mar 4;13:831930.
25. Herdy AH, López-Jiménez F, Terzic CP, Milani M, Stein R, Carvalho T, et al. Diretriz Sul-Americana de Prevenção e Reabilitação Cardiovascular. Arq Bras Cardiol. 2014(103):1-27.
26. Hulzebos EH, van Meeteren NL, van den Buijs BJ, de Bie RA, de la Rivière AB, Helders PJM. Feasibility of preoperative inspiratory muscle training in patients undergoing coronary artery bypass surgery with a high risk of postoperative pulmonary complications: a randomized controlled pilot study. Clin Rehabil. 2006;20(11):949-59.
27. Ibrahim KS, Kheirallah KA, Mayyas FA, Alwaqfi NR, Alawami MH, Aljarrah QM. Predictors of short-term mortality after rheumatic heart valve surgery: a single-center retrospective study. Ann Med Surg (Lond). 2021 Jan 26;62:395-401.
28. Iida Y, Yamazaki T, Kawabe T, Usui A, Yamada S. Postoperative muscle proteolysis affects systemic muscle weakness in patients undergoing cardiac surgery. Int J Cardiol. 2014 Apr 1;172(3):595-7.
29. Kendall F, Oliveira J, Peleteiro B, Pinho P, Bastos PT. Inspiratory muscle training is effective to reduce postoperative pulmonary complications and length of hospital stay: a systematic review and meta-analysis. Disabil Rehabil. 2018;40(8):864-82.
30. Kenji Nawa R, Daros Dos Santos T, Albiero Real A, Corrêa Matheus S, Tatsch Ximenes M, Machado Cardoso D, et al. Relationship between Perme ICU Mobility Score and length of stay in patients after cardiac surgery. Colomb Med (Cali). 2022 Jul 30;53(3):e2005179.
31. LaPar DJ, Gillen JR, Crosby IK, Sawyer RG, Lau CL, Kron IL, et al. Predictors of operative mortality in cardiac surgical patients with prolonged intensive care unit duration. J Am Coll Surg. 2013 Jun 216(6):1116-23.
32. Lara T, Hajjar L, Almeida J, Fukushima JT, Barbas CSV, Rodrigues ARB, et al. High levels of B-type natriuretic peptide predict weaning failure from mechanical ventilation in adult patients after cardiac surgery. Clinics. 2013;68(1):33-8.
33. Liu J, Shen F, Teboul J-L, Anguel A, Beurton A, Bezaz N, et al. Cardiac dysfunction induced by weaning from mechanical ventilation: incidence, risk factors, and effects of fluid removal. Critical Care. 2016;20(1):369.
34. López-Baamonde M, Arguis MJ, Navarro-Ripoll R, Gimeno-Santos E, Romano-Andrioni B, Sisó M, et al. Hospital Clínic de Barcelona Prehabilitation Group (Surgifit). Multimodal prehabilitation in heart transplant recipients improves short-term post-transplant outcomes without increasing costs. J Clin Med. 2023 May 28;12(11):3724.
35. Mebazaa A, Pitsis A, Rudiger A, Toller W, Longrois D, Ricksten S-E, et al. Clinical review: practical recommendations on the management of perioperative heart failure in cardiac surgery. Critical Care Medicine. 2010;14(2):201.
36. Morimoto Y, Matsuo T, Yano Y, Fukushima T, Eishi K, Kozu R. Impact of sarcopenia on the progress of cardiac rehabilitation and discharge destination after cardiovascular surgery. J Phys Ther Sci. 2021 Mar;33(3):213-21.
37. Moscarelli M, Lorusso R, Abdullahi Y, Varone E, Marotta M, Solinas M, et al. The effect of minimally invasive surgery and sternotomy on physical activity and quality of life. Heart Lung Circ. 2021 Jun;30(6):882-7.
38. Natarajan K, Patil S, Lesley N, Ninan B. Predictors of prolonged mechanical ventilation after on-pump coronary artery bypass grafting. Annals of Cardiac Anaesthesia. 2006;9:31-6.
39. Negrão CE, Pereira Barreto, AC, Rondon MUPB. Cardiologia do exercício: do atleta ao cardiopata. 4.ed. Barueri: Manole; 2019.
40. Oliveira, GMM, Brant LCC, Polanczyk CA, Malta DC, Biolo A, Nascimento BR, et al. Estatística cardiovascular–Brasil 2021. Arq Bras Card. 2022 Oct;118:115-373.
41. Perrier-Melo RJ, Figueira F, Guimaraes GV, et al. High-intensity interval training in heart transplant recipients: a systematic review with meta-analysis. Arq Bras Cardiol. 2018;110(2):188-94.
42. Riberto M, Miyazaki MH, Jorge Filho D, Sakamoto H, Battistella LR, et al. Reprodutibilidade da Versão Brasileira da Medida de Independência Funcional [Reproducibility of the Brazilian Version of the Functional Independence Measure]. Acta Fisiátrica. 2001;8:45-52.
43. Richard R, Verdier JC, Duvallet A, Rosier SP, Leger P, Nignan A, et al. Chronotropic competence in endurance trained heart transplant recipients: heart rate is not a limiting factor for exercise capacity. J Am Coll Cardiol. 1999;33(1):192-7.
44. Rosenbaum AN, Kremers WK, Schirger JA, Thomas RJ, Squires RW, Allison TG, et al. Association between early cardiac rehabilitation and long-term survival in cardiac transplant recipients. Mayo Clin Proc. 2016;91(2):149-56.
45. Santos JL, Gardenghi G, Kushida CL, Souza AH. Analgesia por estimulação elétrica transcutânea no pós-operatório de cirurgia cardíaca. Rev Bras de Saúde Funcional. 2015;2(1):15-23.
46. Santos PMR, Ricci NA, Suster EAB, Paisani DM, Chiavegato LD. Effects of early mobilisation in patients after cardiac surgery: a systematic review. Physiotherapy. 2017 Mar;103(1):1-12.
47. Shibasaki I, Ouchi M, Fukuda T, Tsuchiya G, Ogawa H, Takei Y, et al. Effect of sarcopenia on hospital stay from post cardiac surgery to discharge. Int J Cardiol Heart Vasc. 2022 Mar 18;39:101003.
48. Squires RW, Bonikowske AR. Cardiac rehabilitation for heart transplant patients: considerations for exercise training. Prog Cardiovasc Dis. 2022 Jan-Feb;70:40-8.
49. Truby LK, Rogers JG. Advanced heart failure: epidemiology, diagnosis, and therapeutic approaches. JACC Heart Fail. 2020 Jul;8(7):523-36.
50. Tseng YH, Ko HK, Tseng YC, Lin Y-H, Kou Y-R. Atrial fibrillation on intensive care unit admission independently increases the risk of weaning failure in nonheart failure mechanically ventilated patients in a medical intensive care unit: a retrospective case-control study. Medicine. 2016;95(20):e3744.
51. Uppal RS, O'Keefe PA, Young CP. Perforation of the right ventricle by a suction drain. Cardiovasc Surg. 1999;7:261-2.
52. Weightman WM, Gibbs NM, Pavey WA, Larbalestier RI, Newman MA, Sheminant M, et al. the influence of choice of surgical procedure on long-term survival after cardiac surgery. Heart Lung Circ. 2022 Mar;31(3):430-8.
53. Wong DT, Cheng DC, Kustra R, Tibshirani R, Karski J, Carroll-Munro J, et al. Risk factors of delayed extubation, prolonged length of stay in the intensive care unit, and mortality in patients undergoing coronary artery bypass graft with fast-track cardiac anesthesia: a new cardiac risk score. Anesthesiology. 1999;91(4):936-44.
54. Yamashita M, Kamiya K, Matsunaga A, Kitamura T, Hamazaki N, Nozaki K, et al. Low skeletal muscle density combined with muscle dysfunction predicts adverse events after adult cardiovascular surgery. Nutr Metab Cardiovasc Dis. 2021 Jun 7;31(6):1782-90.
55. Yau DKW, Underwood MJ, Joynt GM, Lee A. Effect of preparative rehabilitation on recovery after cardiac surgery: a systematic review. Ann Phys Rehabil Med. 2021 Mar;64(2):101391.
56. Zuckerman J, Ades M, Mullie L, Trnkus A, Morin JF, Langlois Y, et al. Psoas muscle area and length of stay in older adults undergoing cardiac operations. Ann Thorac Surg. 2017 May;103(5):1498-504.

36

Atuação do fisioterapeuta em pacientes com doença renal crônica: da unidade de terapia intensiva à reabilitação

Luiz Antonio Rodrigues Medina
Luiza Horta Sad
Ana Carolina Sanches Felix

INTRODUÇÃO

A doença renal crônica (DRC) é definida como uma anormalidade na função ou na estrutura renal, sendo detectada por exames laboratoriais ou de imagem e por uma taxa de filtração glomerular < 60 mL/min/1,73 m², por um período maior ou igual a 3 meses. A DRC é decorrente de múltiplas causas e fatores de risco, sendo os principais a diabetes *mellitus* e a hipertensão arterial sistêmica.

Dados epidemiológicos mostram que a DRC tem sido considerada um grave problema de saúde pública, em 2016 foi classificada entre as principais causas de morte no mundo e até 2040 deverá alcançar as primeiras posições no *ranking*. No Brasil, dados do Instituto Brasileiro de Geografia e Estatística (IBGE) apontam que a prevalência de DRC autorreferida é de 1,42%, ou seja, aproximadamente 2 milhões de indivíduos. Estima-se que os custos com o tratamento de diálise e transplante renal nessa população atingem cerca de 1,4 bilhão de reais ao ano.

Nesse contexto, o tratamento dependerá do grau de estadiamento da doença (Tabela 1), sendo eles conservador, não farmacológico (modificações no estilo de vida), terapia renal substitutiva por diálises e/ou transplante renal. Dentre as técnicas de diálise, os tipos são: diálise peritoneal, hemodiálise convencional (HD) e hemodiafiltração (HDF), sendo necessário um cateter peritoneal para diálise peritoneal ou de acessos vasculares para realização das técnicas de HD ou HDF, do tipo periférico (fístula arteriovenosa) ou cateter central (jugular, subclávia ou femoral), estabelecidos por critérios médicos.

No aspecto fisiopatológico, estudos mostram que a DRC traz consequências sistêmicas ao organismo, como anemia, desequilíbrio hormonais, distúrbio mineral e ósseo, deficiência de vitamina D, alterações hidroeletrolíticas, acidose metabólica, sarcopenia e aumento do risco de desenvolvimento de doenças cardiovasculares.

Além disso, estudos mostram que a DRC está associada a quadros de ansiedade e depressão, levando à ocorrência de um ciclo de inatividade física, com aumento da perda de massa muscular e fadiga, reduzindo ainda mais a capacidade funcional e a qualidade de vida (QV) nesses indivíduos.

TABELA 1 Classificação e estadiamento da doença renal crônica

Estágio	Filtração glomerular (mL/min)	Grau da doença renal crônica
0	> 90	Ausência de DRC (avaliar grupos de disco)
1	> 90	Lesão renal com função renal normal
2	60-89	Leve ou funcional
3	30-59	Moderada
4	15-29	Severa ou clínica
5	< 15	Terminal ou dialítica

DRC: doença renal crônica.

FISIOTERAPIA NA DOENÇA RENAL CRÔNICA AGUDIZADA NA UNIDADE DE TERAPIA INTENSIVA

A hemodiálise na unidade de terapia intensiva (UTI) é uma prática comum em pacientes gravemente doentes que apresentam disfunção renal aguda ou crônica agudizada. Embora a **fisioterapia** não seja tão comumente associada à doença renal aguda (DRA) quanto à DRC, ela desempenha um papel importante na intervenção e no tratamento dos pacientes hospitalizados. A seguir são apresentadas algumas maneiras pelas quais a fisioterapia pode contribuir para o cuidado desses pacientes:

- **Mobilização precoce:** a mobilização precoce é essencial para prevenir complicações associadas à imobilidade, como atrofia muscular, trombose venosa profunda e pneumonia associada à ventilação mecânica. O fisioterapeuta na UTI pode ajudar a iniciar e orientar a mobilização precoce dos pacientes, adaptando as técnicas de acordo com a gravidade da DRA e outras condições médicas subjacentes.
- **Fisioterapia respiratória:** pacientes com DRA na UTI podem estar em risco de desenvolver complicações respiratórias, como atelectasia e pneumonia. A fisioterapia respiratória inclui técnicas como incentivo à tosse, respiração profunda, exercícios de expansão pulmonar e ventilação não invasiva, quando indicado, para otimizar a função respiratória e prevenir complicações pulmonares.
- **Controle da pressão intra-abdominal:** em pacientes com DRA agudizada na UTI, especialmente aqueles em uso de terapia de substituição renal, pode ocorrer aumento da pressão intra-abdominal, o que pode levar a complicações como disfunção respiratória, comprometimento cardiovascular e lesão renal adicional. O fisioterapeuta pode ajudar na implementação de técnicas para reduzir a pressão intra-abdominal, como posicionamento adequado do paciente, ventilação com pressão positiva e uso de dispositivos de alívio de pressão abdominal.
- **Manejo da dor e do desconforto:** a fisioterapia pode fornecer modalidades de alívio da dor, como terapia manual, técnicas de relaxamento, aplicação de calor ou frio e posicionamento adequado do paciente para minimizar o desconforto e melhorar o bem-estar durante o tratamento na UTI.
- **Estímulo à atividade física:** a atividade física adaptada às necessidades e capacidades individuais do paciente pode ser benéfica durante a DRA na UTI. Isso pode incluir exercícios passivos e ativos, como mobilização na cama, exercícios de fortalecimento muscular leve e atividades de amplitude de movimento para prevenir a perda muscular e melhorar a mobilidade.
- **Avaliação e manejo da função motora:** a avaliação contínua da função motora é importante durante a DRA na UTI, especialmente devido ao risco de fraqueza muscular adquirida na UTI. O fisioterapeuta pode realizar avaliações periódicas da força muscular, amplitude de movimento e função motora global, e implementar intervenções para prevenir e tratar a fraqueza muscular, como exercícios de fortalecimento e técnicas de reabilitação neuromuscular.

É importante ressaltar que o manejo fisioterapêutico na UTI deve ser realizado de forma interdisciplinar, em colaboração com outros membros da equipe de saúde, como médicos, enfermeiros, terapeutas ocupacionais e fonoaudiólogos, para garantir um cuidado integrado e holístico aos pacientes com DRA.

FISIOTERAPIA NA DOENÇA RENAL CRÔNICA EM HEMODIÁLISE: REABILITAÇÃO EM NEFROLOGIA

Apesar de os avanços na HD terem melhorado a sobrevida dos pacientes, suas complicações degradam a qualidade de vida relacionada à saúde (QRVS) e elevam a taxa de morbidade e mortalidade de pacientes com DRC. Tal tratamento, isoladamente, não garante a preservação da QV, e alguns estudos demonstram reduções significantes na QV. Esses achados são relacionados às alterações apresentadas na estrutura e na função muscular, decorrentes de complicações incluindo retenção de fluidos, anemia e toxinas urêmicas, que podem se manifestar ao longo do tempo com alterações osteomusculares significantes levando a alterações da maquinaria muscular como sarcopenia, disfunção mitocondrial, fraqueza muscular proximal, predominantemente nos membros inferiores, dificuldade na marcha, câimbras e diminuição da capacidade aeróbia.

A maioria dos pacientes em HD apresenta baixos níveis de atividade física por numerosas barreiras já conhecidas em sua rotina, envolvendo medo de lesões principalmente nos acessos (fístula arteriovenosa – FAV – e cateter), desconforto muscular e dores articulares, tempo de lazer limitado, sintomas de debilitação e intolerância ao exercício, o que contribui diretamente para um ciclo vicioso de sedentarismo.

A prática de exercício físico supervisionada é identificada como uma estratégia eficaz e determinante na melhoria da fragilidade, sarcopenia, questões psicológicas e QV dos pacientes, e pode melhorar, entre tantas outras condições, o desempenho nas atividades de vida diária (AVD). A fisioterapia contribui de forma significativa na prevenção, no retardo da evolução e na melhoria de várias complicações apresentadas pelo paciente renal. Surge, portanto, uma quebra no círculo vicioso entre inatividade física e morbidade em pacientes em HD.

REABILITAÇÃO INTRADIALÍTICA X INTERDIALÍTICA

Reabilitação intradialítica e a interdialítica são abordagens terapêuticas utilizadas para fornecer intervenções de reabilitação física e ocupacional aos pacientes em HD, tanto durante as sessões de diálise intradialítica quanto entre as sessões de diálise interdialítica.

A reabilitação intradialítica é realizada durante as sessões de hemodiálise, aproveitando o tempo que o paciente passa na clínica de diálise para fornecer intervenções de reabilitação. Essa intervenção visa otimizar o tempo e diminuir os efeitos deletérios causados pela síndrome da fadiga pós-HD que os pacientes apresentam. São frequentemente direcionadas para os problemas imediatos enfrentados, como fraqueza muscular, fadiga, dor e mobilidade reduzida.

A reabilitação interdialítica ocorre entre as sessões de diálise, quando o paciente está em casa ou em outro ambiente fora da clínica de diálise. Ao contrário da reabilitação intradialítica, a reabilitação interdialítica permite um foco mais prolongado em intervenções de reabilitação, pode ser mais abrangente e incluir uma variedade de atividades, como exercícios de fortalecimento, exercícios aeróbios, treinamentos funcionais e de equilíbrio, AVD, terapia ocupacional e educação sobre autocuidado.

Embora existam diferenças entre reabilitação intradialítica e interdialítica, ambas são importantes para melhorar a qualidade de vida, a função física e a independência dos pacientes em hemodiálise. Idealmente, essas duas abordagens podem ser complementares, fornecendo uma gama completa de intervenções de reabilitação ao longo do curso do tratamento do paciente.

AVALIAÇÃO FÍSICA FUNCIONAL

Antes de iniciar a reabilitação, seja ela intradialítica ou interdialítica, os pacientes passam por uma avaliação composta por testes físico-funcionais para prescrição adequada dos exercícios. É essencial para entender o impacto da doença na capacidade física e funcional do paciente, identificar áreas de deficiência e planejar intervenções de reabilitação adequadas.

- **História clínica:** é fundamental para entender o histórico médico, incluindo a história da doença renal crônica, comorbidades associadas, medicações em uso, sintomas relacionados à função renal, cirurgias prévias e eventos significativos que interferem diretamente na evolução do paciente.
- **Avaliação da mobilidade e funcionalidade:** isso inclui a avaliação da capacidade do paciente de realizar AVD, como banho, vestir-se, alimentação e higiene pessoal, bem como atividades instrumentais de vida diária (AIVD), como preparar refeições, fazer compras e gerenciar medicamentos. Também é importante avaliar a mobilidade, incluindo a capacidade de caminhar, subir escadas, levantar-se de uma cadeira e realizar transferências.
- **Avaliação da dor, flexibilidade e amplitude de movimento:** a dor, a rigidez articular e as contraturas musculares são queixas frequentes dos pacientes com DRC. Podem ser causadas por uma variedade de fatores, incluindo alterações musculoesqueléticas, neuropatia periférica, doenças ósseas e inflamação. A avaliação da dor deve incluir uma avaliação da intensidade, localização, duração e características da dor, além de uma classificação (escala visual analógica – EVA) para acompanhamento. A flexibilidade e a amplitude de movimento podem ser realizadas por meio de testes específicos de amplitude de movimento em várias articulações de forma isolada, bem como avaliação da capacidade do paciente de realizar movimentos funcionais sem restrições.
- **Avaliação da força muscular periférica:** a força muscular é frequentemente comprometida em pacientes com DRC devido a vários fatores. A avaliação da força muscular pode ser realizada por meio de testes de resistência manual, dinamometria de membros superiores e inferiores, bem como observação da capacidade do paciente de realizar atividades funcionais que exigem força muscular (teste de sentar e levantar da cadeira).
- **Avaliação da capacidade funcional e resistência cardiovascular:** os pacientes com DRC frequentemente têm comprometimento da capacidade cardiovascular devido à anemia, disfunção autonômica e doença cardiovascular associada. A avaliação da capacidade funcional inclui os testes de esforço de campo com o objetivo de prescrever o exercício aeróbio. O teste de caminhada de 6 minutos e/ou o teste do degrau são rotineiramente empregados para determinar a aptidão e resistência cardiovascular dos pacientes. É composta com monitorização para avaliação da resposta da frequência cardíaca, pressão arterial, saturação periférica de

oxigênio durante o exercício, bem como a escala de percepção do esforço (Borg) determinando a capacidade do paciente de realizar atividades físicas contínuas sem fadiga excessiva.

- **Avaliação da força muscular inspiratória:** a avaliação da força muscular inspiratória é crucial para o diagnóstico precoce e o manejo adequado de condições respiratórias e principalmente o efeito que a fraqueza desses músculos causa na capacidade funcional dos pacientes. Existem alguns métodos para avaliar a força muscular inspiratória, incluindo a medida da pressão inspiratória máxima (PImáx) e o S-Index, que são medidas estáticas e dinâmicas do sistema muscular respiratório e são feitas por meio de um manovacuômetro ou um aparelho Powerbreathe. Os valores obtidos podem ser comparados com valores de referência para determinar se a função muscular inspiratória está dentro da faixa esperada para a idade e sexo do paciente. A avaliação da função muscular inspiratória pode ser repetida em intervalos regulares para monitorar a progressão da fraqueza muscular e avaliar a eficácia das intervenções de tratamento, como exercícios respiratórios e terapias combinadas.

Com base na avaliação física funcional, um plano de tratamento individualizado pode ser desenvolvido para abordar as necessidades específicas de cada paciente, incluindo exercícios aeróbios contínuo ou intervalado, treinamento de força, treinamento de equilíbrio estático ou dinâmico, intervenções para o manejo da dor e orientações sobre autocuidado. A avaliação física funcional deve ser realizada regularmente para monitorar o progresso do paciente e ajustar o plano de tratamento conforme necessário.

AVALIAÇÃO DA FRAGILIDADE E SARCOPENIA

A avaliação da fragilidade em pacientes com DRC é importante, pois a fragilidade está associada a um aumento do risco de complicações, declínio funcional e mortalidade nessa população. Pode-se avaliar a fragilidade:

- **Escala de fragilidade fenotípica:** esta é uma das abordagens mais comuns para avaliar a fragilidade e inclui a avaliação de cinco componentes: perda de peso não intencional, exaustão, fraqueza muscular, lentidão ao caminhar e baixa atividade física. Os pacientes são classificados como robustos, pré-frágeis ou frágeis com base na presença ou ausência desses componentes.
- **Escala de fragilidade clínica:** esta escala avalia fatores de risco e marcadores de fragilidade, como idade avançada, comorbidades, dependência funcional, polifarmácia e história de quedas. Os pacientes são classificados em robustos, pré-frágeis ou frágeis com base na presença ou ausência desses fatores.
- **Teste *time up and go* (TUG):** é um teste de avaliação funcional amplamente utilizado para medir a mobilidade e o equilíbrio em pacientes idosos e DRC para avaliar a fragilidade e a capacidade funcional. O paciente inicia sentado em uma cadeira com altura padrão e ao sinal do avaliador percorre uma distância de 3 metros em uma velocidade confortável, contorna um cone e retorna à cadeira. O cronômetro é iniciado quando o paciente se levanta e é parado quando o paciente retorna à posição inicial, sentado na cadeira. O tempo necessário para realizar o teste pode ser utilizado como um indicador da capacidade funcional e do risco de quedas do paciente. Quanto mais rápido o tempo, melhor é a capacidade funcional. Tempos mais longos podem indicar maior fragilidade e risco aumentado de quedas. O TUG é um teste simples, rápido e confiável que pode ser facilmente incorporado à avaliação clínica de pacientes com DRC para ajudar a identificar aqueles com maior risco de fragilidade e queda. Essa informação pode ser útil na elaboração de planos de cuidados personalizados e na implementação de intervenções para melhorar a segurança e a qualidade de vida desses pacientes.

SARCOPENIA

A sarcopenia consiste no declínio absoluto ou relativo da massa muscular progressiva com ou sem a perda de peso corporal e é caracterizada pela redução da força muscular associada a deterioração funcional. Na DRC ela é altamente prevalente e associa-se, além do aumento da morbimortalidade, à ocorrência de complicações cardiovasculares.

A sarcopenia secundária à DRC tem causa multifatorial, e entre esses fatores estão envolvidas causas hormonais, alterações imunológicas e miocelulares, inflamação, acidose metabólica, redução na ingesta proteica, inatividade física, excesso de angiotensina II, anormalidades na sinalização da insulina/IGF-1, na expressão da miostatina e redução na função de células satélites. A maioria desses mecanismos estimula a via do SUP (sistema ubiquitina-proteossoma) dependente de ATP, que é reconhecida como uma das mais importantes vias de perda muscular.

COMO AVALIAR?

A avaliação é composta por fases contendo questionário, avaliação de força, bioimpedância e testes funcionais. Inicialmente o paciente passa por uma triagem para identificar o risco de sarcopenia por meio do questionário SARC-F + CC (*Calf Circumference*), que, além de avaliar o trofismo muscular (pela medida da circunferência da panturrilha), avalia também, por meio de suas questões, a força muscular, a necessidade da assistência para caminhar, a capacidade de se levantar da cadeira, subir escadas e a frequência de quedas.

A provável sarcopenia é definida por aqueles indivíduos com força muscular diminuída (dinamometria). O diagnóstico pode ser confirmado quando há uma quantidade ou qualidade muscular reduzida (bioimpedância). Por fim, quando há a soma dos critérios acima agregados ao baixo desempenho físico (teste funcional *Short Physical Performance Test*) a sarcopenia é classificada como grave.

A avaliação da força muscular é feita com o uso do dinamômetro (*handgrip*) por meio do teste de apreensão palmar. Valores normais, segundo EWGSOP2 (*European Working Group on Sarcopenia in Older People*), força de preensão manual maior que 27 kg para homens ou maior que 16 kg para mulheres. Se valores inferiores aos referidos acima, esses pacientes serão encaminhados para realização da bioimpedância juntamente com nutricionista para avaliação da composição corporal contendo valores de massa gorda, massa muscular e água corporal.

Por fim, com a confirmação ou não da sarcopenia, o *Short Physical Performance Battery* (SPPB) será uma ferramenta para estratificar quanto à gravidade. Esse instrumento é composto por três testes em sequência: o equilíbrio estático em pé, a velocidade de marcha em passo habitual e o teste de levantar-se da cadeira.

Para o teste de equilíbrio, o participante deve conseguir manter-se em cada posição (*side-by-side, semi-tandem stand, tandem stand*) por 10 segundos. O escore é zero para o paciente incapaz de manter-se em equilíbrio na primeira posição por 10 segundos. Caso permaneça na primeira posição por 10 segundos, mas incapaz de manter a segunda posição por 10 segundos, o escore é um ponto. Atribuiu-se escore 2 ao participante que consegue permanecer na segunda posição, por 10 segundos, e não consegue na terceira posição, por mais de 3 segundos. Atribuiu-se escore 3 para permanecer na terceira posição por 3 a 9 segundos e atribuiu-se o escore máximo de 4 pontos se conseguir ficar na terceira posição, por 10 segundos.

Para o teste de velocidade de marcha, utiliza-se o tempo gasto para o deslocamento por uma distância de 4 metros. Atribuiu-se escore zero ao participante incapaz de completar o teste. Atribuiu-se escore 1 para velocidade menor ou igual a 0,46 metros por segundo (m/s) ou para tempo maior que 8,70 segundos; escore 2 para velocidade entre 0,47 e 0,64 m/s ou tempo entre 6,21 e 8,70 segundos; escore 3 para velocidade entre 0,65 e 0,82 m/s ou tempo entre 4,82 e 6,20 segundos e escore máximo, 4 pontos, para velocidade maior que 0,83 m/s ou tempo menor que 4,82 segundos para realização do teste.

No teste de se levantar da cadeira o participante pontua zero quando não completa o teste. Atribui-se escore 1 (1 ponto) para tempo de se levantar da cadeira, nas 5 vezes consecutivas, maior que 16,7 segundos; escore 2 para tempo entre 13,7 e 16,6 segundos; escore 3 para tempo entre 11,2 e 13,6 segundos; e o escore máximo, 4 pontos, para tempo menor que 11,1 segundos.

O desempenho no teste é correlacionado à presença de sarcopenia e para categorizar a gravidade da condição. O escore total da SPPB é obtido pela soma das pontuações de cada teste, variando de zero (pior desempenho) a 12 pontos (melhor desempenho).

PRESCRIÇÃO DE EXERCÍCIOS E RECURSOS FISIOTERAPÊUTICOS

A prescrição de exercícios para pacientes com DRC deve ser personalizada e adaptada às necessidades individuais de cada paciente, considerando o estágio da doença, as comorbidades presentes, a capacidade funcional, as limitações físicas e as preferências do paciente. Após a avaliação completa e o estabelecimento de metas assim como os objetivos terapêuticos (curto, médio e longo prazo), é importante a seleção de exercícios que sejam seguros, eficazes e apropriados para o estado atual do paciente.

Os exercícios com componentes aeróbios podem ser prescritos utilizando como referência a frequência cardíaca (60 a 80% da FCmáx) atingida nos testes de esforços (teste de caminhada de 6 minutos e teste do degrau), ou também pela escala de percepção subjetiva de esforço (PSE), a escala de Borg (Figura 1). A escala de Borg original variava de 6 a 20, mas foi modificada em 1982 para uma escala de 0 a 10, tornando-a mais prática. Cada número na escala está associado a uma frequência cardíaca ou porcentagem de consumo máximo de oxigênio (VO_2máx), o que estima a intensidade do exercício. Recomendam-se inicialmente exercícios com baixo impacto como caminhadas e ciclismo estacionário, posteriormente com a evolução satisfatória do paciente, incluir atividades de maior intensidade como circuitos funcionais com características de treino intervalado.

Nível de intensidade	Condição de esforço	Frequência cardíaca
0	Repouso	60
		70
		80
1	Muito leve	90
2		100
3		110
4	Leve	115
5		120
6	Moderado	130
7		140
8	Intenso	160
9		180
10	Exaustivo	200

FIGURA 1 Escala de Borg adaptada.

Para o fortalecimento muscular é necessário trabalhar os principais grupos musculares, incluindo exercícios para membros superiores, membros inferiores e músculos do tronco. Isso pode incluir exercícios com pesos livres, máquinas de musculação, *mini-band, super-band* e exercícios com o próprio peso corporal. Em alguns casos, o uso da eletroestimulação neuromuscular (EENM) associada a exercícios ativos com pesos potencializa os resultados do tratamento. Isso pode ajudar a melhorar a coordenação neuromuscular e a facilitar a transição para atividades funcionais.

O fortalecimento muscular inspiratório com o Powerbreathe pode ser empregado de forma isolada ou associado aos treinos combinados como um recurso para melhorar a força, resistência muscular respiratória e a capacidade funcional dos pacientes com DRC. Após avaliada a força estática ou dinâmica dos músculos respiratórios, prescrever inicialmente uma carga de 40 a 50% da PImáx ou S-Index e de preferência realizar os exercícios diariamente. À medida que a capacidade respiratória melhora, é necessário o aumento gradual e a intensidade da carga. Combinando-o com outros exercícios de fortalecimento muscular e aeróbicos, é garantida e segura uma melhora significativa dos resultados funcionais do paciente.

É importante ressaltar que a prescrição de exercícios para pacientes com DRC deve ser individualizada e adaptada às necessidades e capacidades específicas de cada paciente. É preciso se certificar de que os exercícios prescritos sejam seguros e adequados para o paciente, levando em consideração quaisquer restrições médicas, limitações físicas e o cuidado com o membro da FAV, onde o fisioterapeuta deve se ater ao máximo com o excesso de carga excessiva sobre esse membro. Deve-se iniciar os exercícios com intensidade e duração moderadas e aumentar gradualmente conforme a tolerância do paciente. Supervisionar os exercícios inicialmente para garantir que o paciente esteja executando corretamente e com segurança. Fazer ajustes na prescrição de exercícios conforme necessário com base na resposta do paciente e no progresso ao longo do tempo. Incentivar o paciente a incorporar a atividade física a sua rotina diária e a manter uma abordagem consistente e regular aos exercícios. Ajudar o paciente a definir metas realistas e a encontrar atividades que sejam prazerosas e motivadoras.

Deve-se trabalhar em colaboração com a equipe de saúde multidisciplinar, incluindo nefrologistas, fisioterapeutas, nutricionistas e outros profissionais de saúde, para fornecer cuidados integrados e abrangentes ao paciente.

CONSIDERAÇÕES FINAIS

A fisioterapia desempenha um papel crucial na melhoria da qualidade de vida e capacidade física dos pacientes com DRC durante a hemodiálise, além de promover efeitos diretos sobre o tratamento dialítico como a melhora do Kt/V (*clearance* de ureia multiplicado pelo tempo), aderência à dialise, redução do catabolismo e inflamação. Portanto, a fisioterapia deve ser considerada parte de uma abordagem multidisciplinar para melhorar os resultados clínicos em pacientes com DRC.

É fundamental que os centros nefrológicos reconheçam a importância desse profissional na equipe de cuidados.

BIBLIOGRAFIA

1. Ammirati AL, et al. Chronic kidney disease. Rev Assoc Med Bras (1992). 2020 Jan 13;66(Suppl 1):s03-s0.
2. Bakker FA, Zoccali C, Dekker FW, Eijsvogels TMH, Jager KJ. Assessing physical activity and function in patients with chronic kidney disease: a narrative review. Clin Kidney. 2020 Sep 8;14(3):768-79.
3. Cruz-Jentoft AJ, Bahat G, Bauer J, Boirie Y, Bruyère O, Cederholm T, et al. Guidelines sarcopenia: revised European consensus on definition and diagnosis. Age and Ageing. 2019;48:16-31.
4. Elshahat S, Cockwell P, Maxwell AP, Griffin M, O'Brien T, O'Neill C. The impact of chronic kidney disease on developed countries from a health economics perspective: a systematic scoping review. 2020 Mar 24;15(3):e0230512.
5. Ferrari F, Andrade FP, Teixeira MS, Ziegelmann PK, Carvalho G, Bittencourt ESS, et al. Efficacy of six exercise-based interventions for individuals undergoing hemodialysis: a network meta-analysis of randomized clinical trials. Nephrology Dialysis Transplantation. 2023 Oct;38(10):2389-406.
6. Foreman JK, Marquez N, Dolgert A, Fukutaki K, Fullman N, McGaughey M, et al. Forecasting life expectancy, years of life lost, and all-cause and cause-specific mortality for 250 causes of death: reference and alternative scenarios for 2016-40 for 195 countries and territories. Lancet. 2018 Nov;392(10159):2052-90.
7. Goraya N, Narayanan M, Wesson DE. Management of metabolic acidosis in chronic kidney disease: past, presente and future direction. Adv Chronic Kidney Dis. 2022 Jul;29(4):416-23.
8. Gungor O, Ulu S, Hasbal NB, Anker SD, Kalantazadeh K. Effects of hormonal changes on sarcopenia in chronic kidney disease: where are we now and what can we do? J Cachexia Sarcopenia Muscle. 2021 Dec;12(6):1380-92.
9. Hoshino J. Renal rehabilitation: exercise intervention and nutritional support in dialysis patients. Nutrients. 2021;13:1444.
10. Instituto Brasileiro de Geografia e Estatística (IBGE). Pesquisa nacional de saúde 2013: Percepção do estado de saúde, estilos de vida e doenças crônicas. Brasil, grandes regiões e unidades da federação. Rio de Janeiro: IBGE, 2014.
11. Jean G, Souberbielle JC, Chazot C. Vitamina D in chronic kidney disease and dialysis patients. Nutrients. 2017 Mar;9(4),328.
12. Kidney Disease: Improving Global Outcomes (KDIGO). Clinical practice guideline for the evaluation and management of chronic kidney disease. Kidney International. 2024 April;105(Suppl 4S),S117-S314.
13. Kirsztajn GM, Salgado Filho N, Draibe SA, Pádua Netto MV, Thomé FS, Souza E, et al. Leitura rápida do KDIGO 2012: Diretrizes para avaliação e manuseio da doença renal crônica na prática clínica. J Bras Nefrol. 2014;36(1):63-73.
14. Li X, Lindholm B. Cardiovascular risk prediction in chronic kidney disease. Am J Nephrol. 2022;53(10):730 9.
15. Major, RW, Cheng MRI, Grant RA, Shantikumar S, Xu G, Oozeerally I, et al. Cardiovascular disease risk factors in chronic kidney disease: A systematic review and meta-analysis. Plos One. 2018 Mar;23(3),e0192895.
16. National Kidney Foundation. K/DOQI clinical practice guidelines for chronic kidney disease: evaluation, classification, and stratification. Am J Kidney Dis. 2002 Feb;39(2 Suppl 1):S1-266.
17. Pereira JB, Almeida MHM, Batista MPP, Toldrá RC. Contribuições da terapia ocupacional no atendimento a usuários com insuficiência renal crônica no contexto de hospitalização. Cadernos Brasileiros de Terapia Ocupacional. 2020;28(2):575-99.
18. Pretto CR, Rosa MBC, Dezordi CM, Benetti SAW, Colet CF, Stumm EMF. Depression and chronic renal patients on hemodialysis: associated factors. Rev Bras Enferm. 2020;73(Suppl 1):e20190167.
19. Sales CM, Hister FC, Fagundes DS. Atuação fisioterapêutica em pacientes com doença renal crônica. Revista Científica da Faculdade de Educação e Meio Ambiente. 2018;9(2):774-7.
20. Sesso RC, Lopes AA, Thomé FS, Lugon JR, Martins CT. Brazilian chronic dialysis survey 2016. J Bras Nefrol. 2017;39(3):261-6.
21. Silva SF, Pereira AA, Silva WAH, Simões R, Barros Neto JR. Fisioterapia durante a hemodiálise de pacientes com doença renal crônica. J Bras Nefrol. 2013;35(3):170-6.
22. Uhlig K, Berns JS, Kestenbaum B, Kumar R, Leonard MB, Marin KJ, et al. KDOQI US commentary on the 2009 KDIGO Clinical Practice Guideline for the Diagnosis, Evaluation, and Treatment of CKD-Mineral and Bone Disorder. Am J Kidney Dis. 2010; 55(5):773-99.
23. Valverde MG, Mille LS, Figler KP, Cervantes E, Li VY, Bonventre JV, et al. Biomimetic models of the glomerulus. Nat Rev Nephrol. 2022 Apr;18(4):241-57.
24. Wilund KR, Thompson S, Viana JL, Wang AY-M. Physical activity and health in chronic kidney disease. Contrib Nephrol. 2021:199:43-55.

37

Atuação do fisioterapeuta no transplante pulmonar

Fabrício Farias da Fontoura

INTRODUÇÃO

O transplante pulmonar (TxP) é um procedimento cirúrgico estabelecido para pacientes com doenças respiratórias progressivas e refratárias aos tratamentos cirúrgicos e farmacológicos. Recentemente, pacientes com complicações fibróticas após Covid-19 foram submetidos a TxP. Nas últimas duas décadas, muitos avanços foram feitos no tratamento de pacientes que recebem TxP, contribuindo para o aumento das taxas de sobrevida após a cirurgia. Em resposta a isso, há um interesse crescente em melhorar a capacidade funcional, o nível de independência funcional e a qualidade de vida desses pacientes.

Programas de reabilitação pulmonar pré-TxP estão associados ao aumento da sobrevida, redução do tempo de suporte ventilatório mecânico invasivo, permanência hospitalar total e melhora do estado funcional do paciente após a cirurgia. Intolerância persistente ao exercício e comprometimento da qualidade de vida (QV) foram observadas após TxP, mesmo em pacientes com função pulmonar preservada ou quase preservada. Fatores extrapulmonares afetam a qualidade de vida e a sobrevida desses pacientes e devem ser avaliados individualmente para fornecer indicações específicas e decisivas de exercícios terapêuticos. O fisioterapeuta está habilitado a realizar avaliações funcionais e orientar os exercícios terapêuticos mais adequados em todas as fases da reabilitação desse complexo paciente.

TRANSPLANTE DE PULMÃO

O TxP é um procedimento cirúrgico disponível para um grupo selecionado de pacientes com risco de morte por doença pulmonar progressiva que não respondem mais ao tratamento clínico ou cirúrgico. Além disso, os candidatos não devem apresentar insuficiência em outros órgãos. As doenças mais comuns que levam ao TxP estão citadas a seguir. A hipertensão arterial pulmonar (HAP) tem menor prevalência nos últimos anos devido ao avanço da terapia medicamentosa específica.[1]

Principais grupos de doenças pulmonares indicadas ao TxP:

- **Pneumopatias obstrutivas:**
  - Doença pulmonar obstrutiva crônica – DPOC.
  - Bronquiolite obliterante.
- **Pneumopatias restritivas:**
  - Fibrose pulmonar idiopática.
  - Doenças intersticiais.
  - Pneumonite por hipersensibilidade.
  - Pneumonia intersticial não específica.
- **Pneumopatias supurativas:**
  - Fibrose cística.
  - Discinesia ciliar.
  - Bronquiectasia.
- **Pneumopatias vasculares**:
  - Hipertensão pulmonar.

O TxP pode ser realizado unilateral ou bilateralmente, sendo obrigatório nos casos de doença purulenta. Para pacientes com hipertensão pulmonar, o transplante bilateral também é mais recomendado, devido ao maior risco de desenvolver disfunção primária do enxerto. Pacientes com disfunção ventricular direita e/ou esquerda grave podem receber um transplante de coração e pulmão. Porém, no Brasil, atualmente não são realizados transplantes duplos envolvendo pulmão e outro órgão sólido.[2]

Na seleção, o paciente deve ser portador de uma doença suficientemente avançada para comprometer sua vida, porém saudável o bastante para se submeter ao procedimento de transplante. Algumas condições gerais envolvidas no perfil do paciente candidato ao transplante são:

- Expectativa de vida menor que 18 meses sem o transplante de pulmão.
- Idade menor que 65 anos, porém não limitante ao procedimento (para indivíduos com idade inferior a 55 anos indica-se o transplante bilateral, e para indivíduos com idade entre 55 e 65 anos a indicação é de transplante unilateral).
- Condições psicológicas, familiares e sociais correspondentes às pretensões de transplante.
- Apresentar boa motivação para viver.[3]

Dessa forma, reforça-se a tese de que critérios de indicação devem ser individualizados segundo doenças específicas.[4]

Indicações mais comuns para cada tipo de transplante:

- Unilateral:
  - Enfisema.
  - Fibrose pulmonar.
  - Linfangioleiomiomatose.
  - Sarcoidose.
- Bilateral:
  - Fibrose cística.
  - Bronquiectasia.
  - Bronquiolite obliterante.
  - Hipertensão pulmonar.
  - Enfisema por alfa 1 antitripsina.

Os candidatos a TxP devem estar inseridos no contexto de um programa multidisciplinar de reabilitação que contenha médicos clínicos e cirúrgicos, fisioterapeutas respiratórios, enfermeiros, assistentes sociais e psicólogos. A equipe multiprofissional deve avaliar a condição social a fim de garantir que o paciente tenha acesso a um cuidador que acompanhará e auxiliará nos cuidados imediatos pós-transplante para manter o controle rigoroso dos horários e da dosagem da medicação, assim como identificar possíveis infecções, rejeições e intoxicações medicamentosas. Além disso, é necessária uma avaliação psicológica para verificar se o paciente apresenta as condições necessárias para se submeter ao procedimento cirúrgico.[3,5]

ATUAÇÃO DO FISIOTERAPEUTA

O fisioterapeuta integra uma equipe multidisciplinar, participando ativamente com uma equipe de profissionais de saúde como: medicina, psiquiatria, psicologia, nutrição, assistência social, carreiras terapêuticas e enfermagem. A integração desses profissionais deve ser cultivada e praticada, proporcionando benefício global ao paciente.[6] O fisioterapeuta intervém no processo de TxP nos seguintes momentos: avaliação do paciente, reabilitação pré-TxP, unidade de terapia intensiva (UTI), enfermaria e reabilitação pós-TxP.

Embora haja impactos positivos no sucesso cirúrgico por meio da redução da mortalidade devido aos avanços nas técnicas de preservação de órgãos, terapia imunossupressora, técnicas cirúrgicas e cuidados perioperatórios, a taxa de sobrevivência média de cirurgia de 5,8 anos ainda é menor do que outros transplantes de órgãos sólidos.[7] Em pacientes jovens com diagnóstico de hipertensão pulmonar e fibrose cística, a sobrevida mediana pode ultrapassar 10 anos. Em resposta a isso, há um interesse crescente em melhorar a capacidade funcional, o nível de independência funcional e a qualidade de vida desses pacientes.[8]

REABILITAÇÃO PULMONAR PRÉ-TRANSPLANTE DE PULMÃO

A implementação de um programa de TxP depende fundamentalmente de uma infraestrutura que garanta cuidados multidisciplinares, centrando-se inicialmente na seleção adequada dos candidatos receptores e em sua reabilitação ao longo do tempo.[6] Por se tratar de pneumopatas crônicos, os candidatos apresentam principalmente sintomas de dispneia (queixa principal), redução da capacidade de atividade física e sintomas de doenças psicológicas como depressão e ansiedade, que juntos reduzem a qualidade de vida do paciente.[8-10]

O aumento do metabolismo basal ocorre com frequência e pode contribuir para perda de peso e sobrecarga do sistema cardíaco. O impacto da desnutrição no sistema pulmonar resulta na redução da complacência e função pulmonar, da diminuição da força e da resistência dos músculos respiratórios, além de alterações nos mecanismos imunológicos e no controle respiratório. Os corticosteroides também têm impacto negativo no estado nutricional desses pacientes, reduzindo o apetite, desmineralizando os ossos e prejudicando a massa muscular magra. O tempo de espera na lista de transplante pode ser longo, quase um ano ou mais. Portanto, é essencial manter a capacidade funcional e prevenir a rápida deterioração clínica.[8,11,12]

Pacientes com doença pulmonar avançada são limitados em suas atividades físicas de vida diária, devido às alterações fisiológicas, limitações ventilatórias, anormalidades na troca gasosa e consumo metabólico, comprometimento cardiovascular e fraqueza muscular. A capacidade funcional avaliada com base no teste de caminhada de 6 minutos (TC6min) está diminuída em pacientes que aguardam o TxP.[9,13] A ansiedade e a depressão são comuns e podem influenciar os resultados após o transplante. Portanto, as intervenções e resoluções desses problemas previamente são importantes e podem melhorar a aderência ao programa e ao tratamento farmacológico após transplante.[14]

Florian et al., que analisaram o impacto de um programa de reabilitação nessa população, encontraram um aumento significativo na distância percorrida no TC6min de 390 para 463 metros, um aumento superior a 70 metros, evidenciando um aumento na capacidade funcional.[9] Fontoura et al. avaliaram o efeito da reabilitação sobre a capacidade funcional e a qualidade de vida em pacientes com fibrose pulmonar idiopática avançada em lista de TxP, em que foi observado aumento da capacidade funcional e qualidade de vida mesmo naqueles pacientes com severo comprometimento pulmonar.[13]

Um programa de reabilitação pulmonar pré-TxP deve idealmente seguir as recomendações internacionais e desenvolver exercícios aeróbicos e de fortalecimento muscular da musculatura periférica, central e respiratória, seguindo assim também as recomendações da revisão de Hume et al.[1] Devem ser prescritos exercícios de acordo com a capacidade de cada paciente, além de se ter conhecimento das especificidades da doença e complicações da pneumopatia. Deve haver também ajuste da carga de treinamento, seja para mais intensa, em decorrência da evolução física do paciente (princípio da sobrecarga), ou para menos intensa, em decorrência de episódios de exacerbação inerentes às doenças tratadas.[5,8,12,15]

Programas de reabilitação pulmonar pré-TxP estão associados a aumento de sobrevida, diminuição do tempo de suporte ventilatório invasivo, tempo de internação total e melhora da condição funcional do paciente no pós-operatório, tornando-se peça-chave no sucesso dos programas de TxP.[11]

A Tabela 1 apresenta sugestão de avaliação funcional pré-TxP.

O tempo de duração dessa intervenção varia de 4 a 14 semanas, não tendo diferença significativa no aumento da capacidade funcional programas com 7 a 14 semanas de duração. Durante o programa de reabilitação, a doença pode progredir com piora da função pulmonar e troca gasosa, comprometendo a capacidade de exercício, persistência de sintomas e afetando a qualidade de vida.[1] Os protocolos de treinamento devem ser recomendados por um período determinado ou por todo o período de espera até o transplante, visando romper o ciclo vicioso das doenças pulmonares crônicas: dispneia, inatividade, descondicionamento físico e consequentemente mais dispneia.[5]

TABELA 1 Avaliação funcional pré-transplante pulmonar

Capacidade de exercício/AFVD	▪ TECP – teste de exercício cardiopulmonar. ▪ ISWT – *Incremental Shuttle Walk Test*. ▪ Teste de caminhada de 6 minutos. ▪ Teste de sentar e levantar de 1 minuto ou de 30 segundos. ▪ Acelerômetros ou pedômetros. ▪ *Glittre ADL Test*.
Força muscular	▪ *Handgrip*. ▪ MRC nos pacientes críticos. ▪ Teste de 1 RM. ▪ Dinamometria de membros inferiores e/ou superiores. ▪ Manovacuometria (PImáx e PEmáx). ▪ VVM – ventilação voluntária máxima ou teste de *endurance* dos músculos respiratórios. ▪ Equilíbrio estático e dinâmico. ▪ Arquitetura e qualidade muscular por ultrassonografia.
Função pulmonar	▪ Espirometria completa com difusão de CO. ▪ Pletismografia de corpo inteiro.
Sintomas	▪ mMRC – *modified Medical Research Council*. ▪ Escada de London. ▪ Índice basal de dispneia. ▪ Borg modificado [0-10] associada a atividade ou repouso.
Qualidade de vida	▪ SF36 – questionário *Short Form* 36. ▪ SGRQ – questionário do Hospital Saint George na doença respiratória. ▪ CRQ – *Chronic Respiratory Questionnaire*.

AFVD: atividade física de vida diária; PEmáx: pressão expiratória máxima; PImáx: pressão inspiratória máxima; RM: repetição máxima.
Fonte: elaborada pelo autor.

Preparar fisicamente e emocionalmente pacientes para o transplante pode reduzir o risco de complicações e acelerar a recuperação no pós-operatório. Programas domiciliares de exercícios pré-TxP não demonstraram ser efetivos para o aumento da capacidade funcional, porém foram suficientes para manter a capacidade funcional.[1,8] O uso de técnicas de conservação de energia para as atividades de vida diária deve ser encorajado nos pacientes, que devem ser estimulados a manter hábitos sociais adaptados com o apoio familiar.

Recomenda-se prescrever um programa de exercícios terapêuticos de três sessões semanais com duração de 45 a 90 minutos por sessão, e o treinamento deve envolver tanto treino aeróbico quanto treino de fortalecimento muscular (ou resistido). Sugere-se que a intensidade do treino seja prescrita de acordo com a avaliação inicial da capacidade de exercício e adequada conforme o relato da sensação de dispneia e fadiga do paciente, idealmente se mantendo entre 4 e 6 na escala de percepção de Borg modificada [0-10].[5]

A estimulação elétrica neuromuscular (EENM) tem por objetivo a preservação da massa e função muscular naqueles pacientes com perda significativa de massa muscular e que vivenciaram períodos prolongados de imobilização. Essa intervenção pode ser associada ao programa de exercícios da reabilitação pulmonar. Nesse contexto, uma alimentação rica em calorias e proteínas de qualidade é essencial para uma boa recuperação muscular e melhores resultados, preparando assim o paciente para a fase de tratamento intensivo, que pode ocorrer a qualquer momento desse processo.

PÓS-TRANSPLANTE NA UNIDADE DE TRATAMENTO INTENSIVO E NA ENFERMARIA

O tratamento fisioterapêutico deve iniciar imediatamente após a chegada do paciente transplantado à UTI. Deve ser realizada uma avaliação inicial completa, observando sinais vitais, presença ou ausência de sedativos e vasopressores, aparência e função do(s) dreno(s) torácico(s) e sincronização com o suporte ventilatório e circulatório.

São inúmeras as complicações que podem aumentar significativamente o tempo de internação e impactar na reabilitação, entre elas: infecção, infecção prévia, ventilação mecânica (VM) prolongada, oxigenação por membrana extracorporal (ECMO) pré e pós-transplante, paralisia diafragmática, agitação intensa, *delirium*, depressão, eventos neurológicos agudos, polineuropatia grave, instabilidade hemodinâmica, disfunção do enxerto, insuficiência renal aguda e hemodiálise. As alterações fisiopatológicas como denervação do pulmão transplantado, interrupção da circulação linfática e lesão do nervo frênico comprometem a tosse e geram incompatibilidade da relação V/Q até que as funções autônomas sejam restauradas, resultando em incapacidade em manter resposta hipercápnica normal.[16]

A VM representa uma medida de suporte essencial no manejo de pacientes submetidos a TxP. Seus objetivos na fase pós-operatória são manter trocas gasosas adequadas, monitorar a função do aloenxerto pulmonar e facilitar o desmame precoce, minimizando ao mesmo tempo o risco de lesão pulmonar induzida pelo ventilador no enxerto. As configurações iniciais de VM protetora em todos os receptores de TxP limitam o volume corrente a 6 mL/kg de peso corporal previsto do doador e pressão de platô inferior a 30 cm/H_2O, visando um pH superior a 7,25 e saturação de oxigênio superior a 90%, conforme medido pela oximetria de pulso. A normalização do volume corrente para o doador, em vez do peso corporal previsto do receptor, reduz o risco de fornecimento de volume corrente excessivo em aloenxertos subdimensionados. A FiO_2 é reduzida ao mínimo possível para reduzir o risco de hiperóxia e estresse oxidativo. A pressão expiratória final positiva (Peep) é titulada de acordo com os requisitos de FiO_2, conforme o Quadro 1. A Peep elevada (maior que 12 a 14 cmH_2O) é geralmente evitada por seus potenciais efeitos negativos na cicatrização brônquica e na distensão alveolar. Se essas configurações de VM resultarem em troca gasosa adequada (pH superior a 7,25, PaO_2 / FiO_2 superior a 200 mmHg) e o risco de disfunção primária do enxerto for baixo, a VM e a sedação serão rapidamente descontinuadas, pois pode haver diversas vantagens, como evitar descondicionamento, delírio e disfunção diafragmática. Contudo, os alvos protetores da VM precisam ser mantidos, e os alvos de esforço inspiratório excessivo devem ser cuidadosamente avaliados à beira do leito para evitar lesões pulmonares autoinfligidas. Podem ser necessárias broncoscopias repetidas para descartar complicações de anastomose das vias aéreas, como deiscência, necrose, estenose, entre outras, que estão associadas ao aumento da morbimortalidade.[17]

Assim que a respiração espontânea for estabelecida, se a VM e as metas hemodinâmicas forem mantidas, um teste de respiração espontânea (Peep de 5 cm/H_2O por 30 minutos) pode ser realizado para avaliar a extubação. Em receptores de transplante unilateral, a diferença na complacência entre o enxerto e o pulmão nativo justifica considerações adicionais. No transplante de pulmão unilateral com doença fibrótica, devem ser utilizados volumes correntes de 4 a 6 mL/kg de peso corporal previsto do doador para reduzir o risco de distensão excessiva do aloenxerto mais complacente. No transplante unilateral com doença obstrutiva, a maximização do tempo expiratório reduz o risco de hiperinsuflação dinâmica do pulmão nativo.[17]

O uso de ECMO na insuficiência respiratória aguda pós-TxP aumentou nos últimos 10 anos, para o tratamento da disfunção primária refratária do enxerto, particularmente para prevenir lesões pulmonares adicionais induzidas pelo ventilador e toxicidade do oxigênio para o enxerto já lesado. Além disso, recentemente o uso profilático de ECMO durante o período pós-operatório imediato em receptores com alto risco de disfunção primária do enxerto ou função prejudicada do enxerto no final da implantação foi relatado como uma estratégia muito promissora. A ECMO venoarterial (V-A) periférica tem sido proposta por fornecer suporte respiratório e hemodinâmico adequado. É importante ressaltar que a ECMO venoarterial alivia efetivamente o fluxo pulmonar, permitindo uma perfusão pulmonar mais protetora, porém associada com maiores complicações vasculares. O uso de ECMO venovenosa (V-V) permite o controle eficaz das trocas gasosas e reduz notavelmente o estresse mecânico do enxerto. O desmame da ECMO V-V é realizado quando a função do enxerto melhora (ou seja, trocas gasosas e complacência do sistema respiratório) e o paciente tolera parâmetros protetores de VM. Da mesma forma, o desmame da ECMO V-A é considerado quando a função cardíaca se recuperou suficientemente para manter o débito cardíaco e a perfusão orgânica adequados com doses modestas de inotrópicos. Óxido nítrico inalatório (NO) para otimizar a ventilação/perfusão e diminuir a resistência vascular pulmonar tem sido empregado em casos selecionados, não devendo ser utilizado como rotina.[17]

Em pacientes não complicados, o desmame da sedação e da VM geralmente é concluído em até 72 horas e a extubação realizada na UTI, podendo ser realizada no bloco a extubação precoce em pacientes estáveis com $PaO_2/FiO_2 > 300$ mmHg. A duração média da VM após o TxP é de 2 a 3 dias. Quando o desmame da VM se torna desafiador e se prolonga por mais de uma semana, a traqueostomia precoce é considerada.[17]

O uso de ventilação mecânica não invasiva (VNI) tem sido proposto no manejo de complicações respiratórias pós-operatórias, no entanto existem preocupações sobre a pressão positiva contínua nas vias aéreas, aumentando potencialmente o risco de aspiração e impedindo a desobstrução adequada das vias aéreas. Recentemente, cânulas nasais de alto fluxo têm sido cada vez mais utilizadas como dispositivos de fornecimento de oxigênio umidificado logo após a extubação, pelo benefício superior em *washout*, *clearance* mucociliar e baixa pressão positiva.[17]

A mobilização precoce e a fisioterapia respiratória são partes fundamentais do plano de cuidados pós-operatórios para facilitar a higiene brônquica e evitar atelectasias pulmonares, que são questões desafiadoras em receptores de TxP devido à falta de inervação pulmonar e circulação brônquica. Os transplantados podem apresentar redução da atividade muscular por um período, ou mesmo inatividade permanente devido ao repouso no leito, portanto estão sujeitos a alterações

QUADRO 1 Resumo dos critérios de gerenciamento da ventilação mecânica e gravidade do paciente

Ventilação protetora, desmame e extubação precoce minimizando a lesão induzida por VM

Recomendações gerais
VC: 6 mL/kg peso predito (doador)
Pressão inspiratória platô < 30 cm/H_2O / *drive pressure* < 14 cm/H_2O
SpO_2 > 90% e pH > 7,25
Peep ajustada conforme a FiO_2

FiO_2	0,3	0,4	0,5	0,6-0,7	0,8-1
Peep	5	5-8	8-10	10-12	12-14

PaO_2/FiO_2

> 200	< 200	< 150	< 100
Desmame sedação VC: 6-8 mL/kg Peep: 5 cmH_2O Plplatô: < 25 cmH_2O Extubação precoce	Manter sedação VC: ≤ 6 mL/kg Peep: tabela/FiO_2 Plplatô: < 25 cmH_2O FR: < 35 ipm	Considerar bloqueador neuromuscular e óxido nítrico inalatório (NO)	Considerar membrana e oxigenação extracorpórea (ECMO)

FiO_2: fração inspirada de oxigênio; FR: frequência respiratória; Peep: pressão positiva expiratória final; SpO_2: saturação periférica de oxigênio; VC: volume corrente; VM: ventilação mecânica.
Fonte: adaptado de Di Nardo et al.[17]

nas fibras musculares e associadas ao uso de medicamentos imunossupressores. A droga pode produzir efeitos persistentes na tolerância ao exercício e perda de massa magra. Nesse contexto, a terapia de eletroestimulação neuromuscular deve ser considerada, principalmente combinada com um programa de exercícios tolerado pelo paciente. Broncoscopias frequentes, uso de dispositivos orais de oscilação de alta frequência associado à drenagem postural e oscilação da parede torácica de alta frequência podem ter um papel importante quando o paciente não consegue eliminar secreções.[15] O uso do auxiliar de tosse é desencorajado devido ao risco de lesão da anastomose brônquica em cicatrização, sendo utilizados em casos seletos.

REABILITAÇÃO PULMONAR PÓS-TRANSPLANTE DE PULMÃO

Imediatamente após a alta hospitalar, o paciente é encaminhado para o programa de reabilitação pulmonar pós-transplante. As condições perioperatórias e o período de internação na UTI e na enfermaria são importantes marcadores com impacto na capacidade funcional, devendo ser registrado na avaliação do paciente. O tempo de internação prolongado em que o paciente fica restrito ao leito provoca perda de massa muscular e capacidade funcional, com um declínio de 0,8 ± 0,38 Newton/metro (Nm) de força de quadríceps por dia.[18]

A persistência da intolerância ao exercício e comprometimento da qualidade de vida (QV) tem sido observada durante o pós-TxP, mesmo naqueles pacientes com função pulmonar preservada ou próximo dela,[8] evidenciando um comprometimento musculoesquelético persistente, marcado pela alteração na proporção do tipo de fibra muscular. No geral, fibras do tipo I são resistentes à fadiga, ricas em mitocôndrias com altos níveis de enzimas oxidativas. As fibras do tipo II têm baixa concentração de mitocôndrias, baixa taxa de produção de ATP mitocondrial e são adequadas para um metabolismo anaeróbico, possuindo alta atividade de enzimas glicolíticas como a fosfofrutoquinase, com uma produção precoce de lactato. Essa alteração muscular é comumente vista em pacientes crônicos com doenças pulmonares avançadas, que são fortemente comprometidos com internações prolongadas e imobilismo no leito.[15] A combinação de prednisona e azitioprina pode piorar com adição da ciclosporina com efeitos na função mitocondrial renal. O uso prolongado de corticosteroides como prednisona pode inibir a síntese proteica, aumentando o catabolismo de proteínas e causando um balanço nitrogenado negativo na musculatura esquelética, implicando miopatia crônica, concorrendo para o surgimento de fraqueza muscular e fadiga e aumentando o grau de osteopenia.[18] Os pacientes transplantados também enfrentam o estresse psicológico do todo o curso da doença pré-TxP, que impacta na qualidade de vida e aderência ao programa de reabilitação.[1]

Mesmo após um ano da cirurgia, os pacientes apresentam-se significativamente menos ativos quando comparados a indivíduos saudáveis, com redução no número de passos diários, tempo de caminhada e tempo em ortostase. Langer et al.[15] não encontraram diferenças significativas na capacidade máxima de exercício avaliada pelo pico do consumo de oxigênio (VO_2pico) e carga máxima imediatamente pós-intervenção, no entanto, o VO_2pico após 12 semanas de reabilitação atingiu valores de 71% do predito, e, após um ano, 78%, valores esses que excedem os 40 a 60% reportados por estudos prévios após um ano do TxP.[8,15,19]

A fim de melhorar os resultados e a sobrevida dos pacientes transplantados de pulmão, e tendo em vista todo o contexto e consequência da cirurgia, da internação e dos imunossupressores, a reabilitação novamente é inserida na rotina de atendimento com os seguintes objetivos:

- Otimizar o condicionamento cardiopulmonar.
- Readaptar o paciente à vida diária e as possíveis limitações.
- Aumentar a massa magra e a força e resistência musculares.
- Aumentar a tolerância ao exercício (fadiga).
- Aumentar a massa óssea.
- Reduzir a toxicidade muscular.
- Melhorar a qualidade de vida.

Uma nova avaliação funcional é necessária após a alta hospitalar e o início do programa de reabilitação pulmonar pós-TxP. Alguns aspectos exigem a atenção do fisioterapeuta no acompanhamento desse paciente durante o programa com duração média de 8 a 12 semanas.[1] Na prática diária do processo de reabilitação, o fisioterapeuta deve ficar atento às complicações e manter a equipe multidisciplinar bem-informada quanto à mudança do quadro clínico:

- Dessaturação aos pequenos e médios esforços (decorrente de rejeição aguda, infecções por vírus, bactérias ou fungos).
- Aumento desproporcional da dispneia.
- Aderência inadequada do paciente.
- Aumento ou diminuição excessiva do peso.
- Alterações na ausculta pulmonar, podendo haver estenoses ou deiscência das anastomoses.

- Surgimento/aumento de mialgia e artralgia.
- Sintomas de ansiedade e depressão.

Devido à diversidade das características dos pacientes, principalmente em relação à idade, à capacidade funcional prévia, à evolução no pós-operatório imediato e ao número e intensidade de episódios de rejeição, a prescrição dos exercícios deve ser sempre individualizada e de acordo com a resposta adaptativa de cada paciente. Especial atenção deve ser dada a exercícios para a região lombar, pois há descrição de perda de 14,5% da densidade óssea aos dois meses pós-TxP. A inclusão de exercícios de estabilização central foi benéfica na prevenção de osteoporose e aumento de osteopenia nessa população, respeitando o período cicatricial.[20]

Novas pesquisas estão sendo realizadas com boa base fisiológica, agregando tecnologias para estimulação elétrica de corpo inteiro em todas as etapas do TxP. A Tabela 2 apresenta sugestão de programa de exercícios terapêuticos aplicado ao paciente em lista de espera de TxP e pós-TxP baseado no princípio FITT (frequência, intensidade, tempo e tipo), observando as diretrizes de reabilitação específica de cada doença na fase pré-TxP.

TABELA 2 Resumo para prescrição de exercícios em pacientes pré e pós-transplante pulmonar

	Tipo	Intensidade	Frequência	Tempo (duração)
Pré-transplante	Aeróbico contínuo	Esteira: ▪ 60-100% do TC6min. ▪ 50-70% do TECP. ▪ Bicicleta: ▪ 50-70% da carga de pico. ▪ 2-5 Borg [0-10].	2-5 vezes por semana	15-30 minutos. Duração: 4-12 semanas.
	Aeróbico intervalado	Esteira: ▪ 80-120% do TC6min. ▪ 60-80% do TECP. ▪ Bicicleta: ▪ 60-90% da carga de pico. ▪ 3-6 Borg [0-10].		3 x 5-10 minutos e 1 minuto de repouso entre cada. 3 x 3-5 minutos e 1 minuto de repouso entre cada. Duração: 4-12 semanas.
	Força (associados a função), podendo ser realizados no domicílio	Membros superiores: ▪ 40-50% de 1 RM. ▪ 2 séries de 12-16 repetições. Membros inferiores: ▪ 50-80% de 1 RM. ▪ 2 séries de 10-15 repetições. Estabilização central: ▪ Região abdominal e lombar. ▪ Baixa carga e alta sustentação (associados a exercícios respiratórios). Exercícios de equilíbrio.	2-3 vezes por semana	20-30 minutos. Duração: 8-12 semanas.
Pós-transplante	Aeróbico contínuo	Esteira: ▪ 60-100% do TC6min. ▪ 50-80% do TECP. Bicicleta: ▪ 60-80% da carga de pico. ▪ 3-6 Borg [0-10].	2-5 vezes por semana	15-30 minutos. Duração: 4-12 semanas.
	Aeróbico intervalado	Esteira: ▪ 80-120% do TC6min. ▪ 60-90% do TECP. Bicicleta: 60-100% da carga de pico. 3-6 Borg [0-10].		3 x 5-10 minutos e 1 minuto de repouso entre cada. 3 x 3-5 minutos e 1 minuto de repouso entre cada. Duração: 4-12 semanas.
	Força (associados a função), podendo ser realizados no domicílio	Membros superiores: ▪ 40-50% de 1 RM. ▪ 2 séries de 12-16 repetições. Membros Inferiores: ▪ 50-80% de 1 RM. ▪ 2 séries de 10-15 repetições. Estabilização central: ▪ Região abdominal e lombar. Após 1 mês da cirurgia.		20-30 minutos. Duração: 8-12 semanas, devendo ser estimulado de forma contínua.

RM: repetição máxima; TC6min: teste de caminhada de 6 minutos; TECP: teste de exercício cardiopulmonar.
Fonte: adaptada de Fontoura et al.[5]

REFERÊNCIAS BIBLIOGRÁFICAS

1. Hume E, Ward L, Wilkinson M, Manifield J, Clark S, Vogiatzis I. Exercise training for lung transplant candidates and recipients: a systematic review. Eur Resp Rev. 2020;29.
2. de Camargo PCLB, Teixeira RHDOB, Carraro RM, Campos SV, Afonso JE, Costa AN, et al. Transplante pulmonar: abordagem geral sobre seus principais aspectos. J Bras Pneumol. 2015;41(6).
3. Silhan LL, Orens JB. Update to the guidelines for selection of lung-transplant candidates. Curr Respir Care Rep. 2014;3(3).
4. Schnellinger EM, Cantu E, Kimmel SE, Szymczak JE. A conceptual model for sources of differential selection in lung transplant allocation. Ann Am Thorac Soc. 2023;20(2).
5. Fontoura FF da, Brito IL, Pitta F. Abordagem fisioterapêutica no paciente após transplante pulmonar. In: Sarmento GJV, Cordeiro A (eds.). Fisioterapia respiratória aplicada ao paciente crítico: Manual prático. Barueri: Manole; 2020. p.420-33.
6. Machuca TN, Schio SM, Camargo SM, Lobato V, Costa CDO, Felicetti JC, et al. Prognostic factors in lung transplantation: The Santa Casa de Porto Alegre experience. Transplantation. 2011;91.
7. Thabut G, Mal H. Outcomes after lung transplantation. J Thorac Dis. 2017;9.
8. Langer D. Addressing the changing rehabilitation needs of patients undergoing thoracic surgery. Chron Respir Dis. 2021;18.
9. Florian J, Rubin A, Mattiello R, da Fontoura FF, Camargo J de JP, Teixeira PJZ. Impacto da reabilitação pulmonar na qualidade de vida e na capacidade funcional de pacientes em lista de espera para transplante pulmonar. J Bras Pneumol. 2013;39(3).
10. Timofte I, Wijesinha M, Vesselinov R, Kim J, Reed R, Sanchez PG, et al. Survival benefit of lung transplantation compared with medical management and pulmonary rehabilitation for patients with end-stage COPD. ERJ Open Res. 2020;6(2).
11. Florian J, Watte G, Teixeira PJZ, Altmayer S, Schio SM, Sanchez LB, et al. Pulmonary rehabilitation improves survival in patients with idiopathic pulmonary fibrosis undergoing lung transplantation. Sci Rep. 2019;9(1).
12. Wickerson L, Rozenberg D, Janaudis-Ferreira T, Deliva R, Lo V, Beauchamp G, et al. Physical rehabilitation for lung transplant candidates and recipients: an evidence-informed clinical approach. World J Transplant. 2016;6(3).
13. Da Fontoura FF, Berton DC, Watte G, Florian J, Marcelo Schio S, De Jesus Peixoto Camargo J, et al. Pulmonary rehabilitation in patients with advanced idiopathic pulmonary fibrosis referred for lung transplantation. J Cardiopulm Rehabil Prev. 2018;38(2).
14. Crouch RH, Schein RL. Integrating psychosocial services for lung volume reduction and lung transplantation patients into a pulmonary rehabilitation program. J Cardiopulm Rehabil. 1997;17.
15. Langer D. Rehabilitation in patients before and after lung transplantation. Respiration. 2015;89(5).
16. Suryadinata R, Levin K, Holsworth L, Paraskeva M, Robinson P. Airway cilia recovery post lung transplantation. Immunity, Inflamm Dis. 2021;9(4).
17. Di Nardo M, Tikkanen J, Husain S, Singer LG, Cypel M, Ferguson ND, et al. Postoperative management of lung transplant recipients in the intensive care unit. Anesthesiology. 2022;136.
18. Maury G, Langer D, Verleden G, Dupont L, Gosselink R, Decramer M, et al. Skeletal muscle force and functional exercise tolerance before and after lung transplantation: a cohort study. Am J Transplant. 2008;8(6).
19. Gomes-Neto M, Silva CM, Ezequiel D, Conceição CS, Saquetto M, Machado AS. Impact of pulmonary rehabilitation on exercise tolerance and quality of life in patients with idiopathic pulmonary fibrosis: a systematic review and meta-analysis. J Cardiopulm Rehabil Prev. 2018;38(5).
20. Coimbra V, Feltrim M. Abordagem fisioterapeutica no programa de transplante pulmonar. In: Andrade FMD DC (ed.). Profisio – Programa de atualização em fisioterapia em terapia intensiva. Porto Aelgre: Artmed; 2014. p.103-47.

38

Atuação do fisioterapeuta no transplante cardíaco adulto

Caroline Oliveira Gois
Carlos Aurélio Santos Aragão
Vitor Oliveira Carvalho

INTRODUÇÃO

- O transplante cardíaco é a opção terapêutica para pacientes com insuficiência cardíaca refratária.
- Pacientes que realizam transplante cardíaco apresentam melhora significativa da sobrevida, estado funcional e qualidade de vida em comparação com o estado pré-transplante.
- O número de transplantes aumentou nas últimas duas décadas.
- Embora o transplante cardíaco traga benefícios na sobrevida e qualidade de vida, os pacientes transplantados apresentam alguns desafios, tais como episódios de rejeição do coração recebido, maior incidência de hipertensão, diabetes *mellitus*, doença renal crônica e vasculopatia do aloenxerto cardíaco.
- Do ponto de vista do desempenho físico, observa-se uma melhora quando comparado a condição pré-transplante, mas sem a restauração aos valores de normalidade.
- O treinamento físico é seguro e eficiente para melhora do desempenho físico e qualidade de vida de pacientes transplantados de coração.
- Entender as causas da limitação ao desempenho físico no paciente transplantado de coração é fundamental para uma adequada prescrição do programa de exercício físico.

AVALIAÇÃO DO ADULTO CANDIDATO AO TRANSPLANTE CARDÍACO

O transplante cardíaco é a opção terapêutica para pacientes com insuficiência cardíaca avançada refratária a tratamentos convencionais otimizados, tais como terapia farmacológica e procedimentos intervencionistas. Em geral, o transplante cardíaco pode prolongar a expectativa de vida em 10 anos. A alocação do órgão para transplante é feita para aqueles com maior probabilidade de sobrevida a longo prazo. Uma relação risco-benefício é levada em consideração para a indicação clínica do transplante cardíaco. Assim, o Quadro 1 apresenta as indicações de transplante cardíaco em adultos.

QUADRO 1 Indicação de transplante cardíaco em adultos
IC avançada na dependência de drogas inotrópicas e/ou suporte circulatório mecânico.
IC avançada classe funcional (New York Heart Association) III persistente e IV com tratamento otimizado na presença de outros fatores de mau prognóstico.
IC avançada e VO_2 de pico ≤ 12mL/kg/minuto em pacientes em uso de betabloqueadores.
IC avançada e VO_2 de pico ≤ 14 mL/kg/minuto em pacientes intolerantes a betabloqueadores.
Arritmias ventriculares sintomáticas e refratárias ao manejo com fármacos, dispositivos elétricos e procedimentos de ablação.
IC refratária e VO_2 de pico ≤ 50% do previsto em pacientes com < 50 anos e mulheres.

(continua)

QUADRO 1 Indicação de transplante cardíaco em adultos *(continuação)*

Doença isquêmica com angina refratrária sem possibilidade de revascularização.
IC refratária e VO_2 de pico ajustado para massa magra ≤ 19 mL/kg/minuto em pacientes com IMC > 30.
IC refratária e equivalente ventilatório de gás carbônico > 35 particularmente se VO_2 de pico ≤ 14 mL/kg/minuto e/ou teste cardiopulmonar submáximo (coeficiente respiratório < 1,05).
Disfunção sistólica isolada.
Prognóstico adverso estimado apenas por escores prognósticos ou VO_2 de pico isoladamente.

IC: insuficiência cardíaca; IMC: índice de massa corporal; VO_2: consumo de oxigênio.
Fonte: adaptado de Bacal et al. (2018).

Além disso, os candidatos a transplante cardíaco passam por uma avaliação clínica para identificação de comorbidades que possam dificultar, ou contraindicar, o transplante cardíaco devido ao risco cirúrgico elevado e/ou a redução da sobrevida pós-transplante. Essas contraindicações podem ser absolutas ou relativas conforme manejo diagnóstico e terapêutico. No Quadro 2 estão descritas potenciais contraindicações de transplante cardíaco em adultos.

Portanto, são feitas avaliações prognósticas para detectar se o paciente é candidato ao transplante cardíaco, e em qual momento deve ser incluído na fila para o transplante. O Quadro 3 apresenta os tipos de avaliações realizadas no candidato a transplante cardíaco.

TÉCNICAS OPERATÓRIAS EM TRANSPLANTE CARDÍACO

As técnicas de escolha para a realização de transplante cardíaco são ortotópica ou heterotópica. O transplante cardíaco ortotópico é a técnica mais comum, pois consiste na substituição do coração do candidato (receptor) a transplante cardíaco pelo coração (aloenxerto) do doador. Por outro lado, o transplante cardíaco heterotópico é a técnica menos utilizada, visto que o aloenxerto é transplantado ao receptor, e o coração do receptor não é removido do lugar. O coração do receptor é mantido para que auxilie o aloenxerto caso haja insuficiência ventricular direita grave ou rejeição.

TÉCNICAS CIRÚRGICAS DE ANASTOMOSE NO TRANSPLANTE ORTOTÓPICO

Entre os tipos de técnica cirúrgica de anastomose para transplante cardíaco ortotópico, a mais comumente utilizada é a técnica bicaval, seguida pelas técnicas biatrial (clássica) e total. As técnicas bicaval e total foram desenvolvidas na tentativa de melhorar a anatomia e a fisiologia cardíaca e desfechos pós-operatórios. A diferença entre as técnicas bicaval, total e biatrial está na forma como é feita a secção dos átrios.

Técnica bicaval

Para eliminar o risco de lesão do nó sinusal, o coração do receptor é disseccionado diretamente nas veias cavas que serão anastomosadas a nível da junção cavoatrial superior e inferior do coração transplantado. A parede posterior do átrio esquerdo é preservada ou retirada, de modo a preservar as veias pulmonares direita e esquerda, que serão anastomosadas ao átrio esquerdo do aloenxerto. A aorta e o tronco pulmonar são dissecados acima das válvulas semilunares e anastomosados ao aloenxerto (Figura 1A). A técnica bicaval permite preservar a anatomia atrial, a competência do nó sinusal e a contratilidade atrial fisiológica.

Técnica biatrial

Consiste na dissecção do coração do receptor a nível médio-atrial direito e esquerdo, realizando-se uma atriotomia nas porções atriais do aloenxerto (Figura 1B). A aorta e tronco pulmonar são dissecados acima das válvulas semilunares.

Técnica total

Consiste na secção completa dos átrios do receptor e transplante atrioventricular com anastomose venosa bicaval e pulmonar do aloenxerto (Figura 2). O transplante ortotópico total é menos usual quando comparado ao bicaval, devido ao tempo adicional e dificuldade para separação e realização das anastomoses dos vasos. Além disso, essa técnica apresenta maior risco de complicações intraoperatória quando comparada a bicaval.

PÓS-TRANSPLANTE CARDÍACO

Complicações associadas ao transplante cardíaco

Após o transplante cardíaco é comum evoluir com complicações, como rejeição aguda e múltiplas comor-

QUADRO 2 Contraindicação de transplante cardíaco em adultos

Idade > 70 anos	▪ Pacientes > 70 anos podem ser considerados para transplante, pois apresentam menores taxas de rejeição após o transplante cardíaco e menor incidência de doença vascular do enxerto. ▪ A sobrevida deve ser considerada.
Comorbidades com baixa expectativa de vida	
Infecção sistêmica ativa	
IMC > 35 kg/m^2	
Doença cerebrovascular grave sintomática	
Doença vascular periférica grave sem possibilidade de revascularização e/ou reabilitação	
Doença hepática ou pulmonar avançadas	Considerar transplante de múltiplos órgãos para candidatos apropriados e centros habilitados.
Doença psiquiátrica grave, dependência química e/ou baixo suporte social e/ou baixa adesão ao tratamento e recomendações vigentes	▪ Avaliação de especialista é sugerida para pacientes com história recente de abuso de substâncias (últimos dois anos), incluindo álcool. ▪ Considerar contraindicação para transplante cardíaco em casos de documentação de baixa adesão ao tratamento medicamentoso em múltiplas ocasiões.
Diabetes *mellitus* com lesões graves em órgão alvo e/ou controle glicêmico inadequado (hemoglobina glicada > 7,5%)	
Incompatibilidade ABO	
Embolia pulmonar < 3 semanas	O risco é maior em caso de infarto pulmonar e/ou hipertensão pulmonar.
Hipertensão pulmonar fixa	▪ Persistência de resistência vascular pulmonar > 5 unidades Wood, apesar de testes de vasorreatividade pulmonar e descompressão cardíaca com dispositivos de assistência ventricular mecânica, indicam risco cirúrgico elevado e devem ser considerados no risco global do receptor. ▪ Em candidatos apropriados e centros habilitados, dispositivo de assistência ventricular mecânica como ponte para candidatura / decisão a transplante, visando à redução das pressões pulmonares, pode ser considerado. ▪ Em candidatos apropriados e centros habilitados, transplante cardiopulmonar ou heterotópico pode ser considerado.
Neoplasia com risco de recorrência elevado ou incerto	Colaboração com o oncologista é fundamental para estratificar o risco de recorrência e definir o tempo em remissão necessário para que o transplante seja considerado.
Perda de função renal intrínseca e irreversível apesar de tratamento clínico otimizado (taxa de filtração glomerular estimada < 30 mL/min/1,73 m^2).	Em candidatos selecionados e centros habilitados, transplante combinado de coração e rim pode ser considerado.
Síndromes demenciais ou retardo mental graves	
Tabagismo ativo	O período de abstinência sugerido de 6 meses, pela associação com desfechos desfavoráveis no pós-transplante, deve ser individualizado conforme opções do centro transplantador e gravidade do caso.

IMC: índice de massa corporal.
Fonte: adaptado de Bacal et al. (2018).

QUADRO 3 Tipos de avaliações realizadas no candidato a transplante cardíaco

Avaliação clínica anamnese e exame clínico completo; avaliação de comorbidades; avaliação de equipes especializadas; rastreamento de neoplasias; avaliação odontológica; vacinação; avaliação de fragilidade; escores prognósticos (*Heart Failure Survival Score; e Seattle Heart Failure Model*); teste cardiopulmonar.
Avaliação imunológica – painel imunológico; quando doador disponível: *cross-match* virtual e real.
Avaliação laboratorial – para incompatibilidade, gravidade da IC, avaliação funcional de múltiplos órgãos, sorologias e rastreamento de neoplasias.
Avaliação hemodinâmica – cateterização da artéria pulmonar; avaliação das pressões pulmonares (pressão sistólica da artéria pulmonar; gradiente transpulmonar; resistência vascular pulmonar; gradiente diastólico pulmonar).
Avaliação social, nutricional, psicológica e enfermagem.

IC: insuficiência cardíaca.
Fonte: adaptado de Bacal et al. (2018).

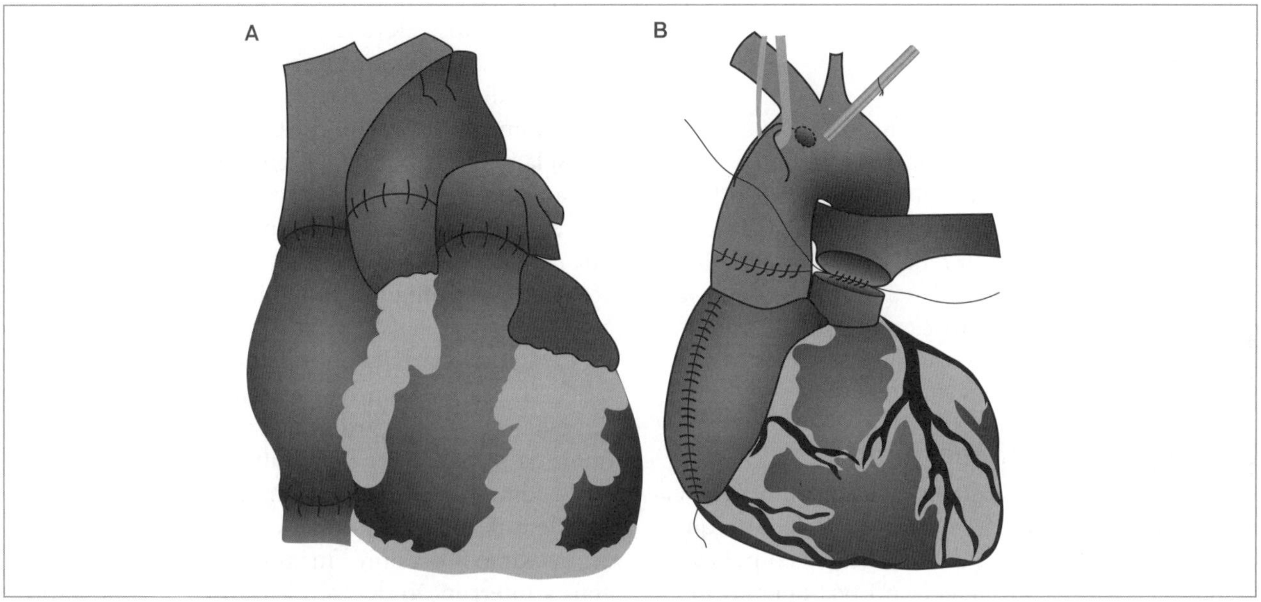

FIGURA 1 A: transplante cardíaco ortotópico – técnica de anastomose bicaval. B: transplante cardíaco ortotópico – técnica de anastomose biatrial.

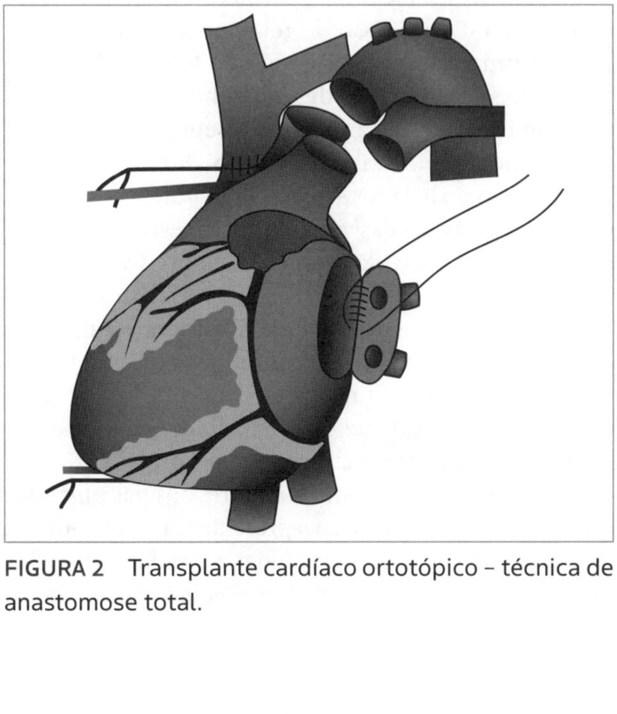

FIGURA 2 Transplante cardíaco ortotópico – técnica de anastomose total.

bidades (hipertensão arterial, diabetes *mellitus*, doença renal crônica e vasculopatia do aloenxerto cardíaco). As principais causas de morte nos primeiros anos pós-transplante cardíaco incluem disfunção primária do enxerto, rejeição humoral (aguda), infecções e falência de múltiplos órgãos, enquanto as principais causas de mortalidade tardia são vasculopatia do aloenxerto cardíaco e disfunção renal.

Disfunção primária do enxerto

Caracteriza-se como disfunção primaria do enxerto a presença de fração de ejeção do ventrículo esquerdo ≤ 40%, o uso progressivo de doses de drogas vasoativas e a necessidade de uso de dispositivo de assistência ventricular mecânica nas primeiras 24 horas após o transplante cardíaco. As principais causas da disfunção secundária do enxerto são rejeição hiperaguda, volume excessivo ou sobrecarga pressórica ventricular direita.

Rejeição humoral

A rejeição humoral pode acontecer principalmente no primeiro mês pós-transplante cardíaco pela presença de anticorpos preexistentes ou o desenvolvimento de novos. Além disso, a rejeição humoral pode ser classificada como tardia por sua ocorrência após meses, ou anos do transplante cardíaco. Caracteriza-se pela presença de lesão dos capilares miocárdicos com edema das células endoteliais e acúmulo de macrófagos ativados no interior, assim como edema intersticial, hemorragia, neutrófilos na parede e ao redor dos capilares, trombos intravasculares e necrose de miócitos nos casos mais graves. A rejeição humoral ainda pode ser classificada em hiperaguda, rejeição aguda celular e rejeição aguda humoral ou mediada por anticorpos.

Disfunção renal

Candidatos a transplante cardíaco costumam apresentar algum grau de disfunção renal devido à insuficiência cardíaca refratária. Além disso, com o transplante cardíaco a disfunção renal é agravada devido ao tempo de hipoperfusão renal durante a circulação extracorpórea, e a fatores como a utilização de drogas vasoconstrictoras e nefrotóxicas, alterações volêmicas e, até mesmo, baixo débito cardíaco secundário a disfunção do enxerto.

Disfunção de ventrículo direito

A disfunção do ventrículo direito é de ocorrência isolada ou associada a falência do ventrículo esquerdo na disfunção primária do enxerto. É a complicação hemodinâmica mais frequente no pós-operatório de transplante cardíaco.

Infecções

Devido à terapia imunossupressora, as infecções são as principais causas de morte no primeiro ano pós-transplante cardíaco. São inúmeras as etiologias de infecção, que, devido ao estado imunossuprimido e à baixa reposta inflamatória, não apresenta as manifestações típicas de um quadro clínico infeccioso. Desse modo, o diagnóstico clínico, laboratorial e de imagem nesse perfil de pacientes frequentemente não é fácil.

As principais infecções no primeiro mês pós-transplante cardíaco são pneumonias, infecções do trato urinário, bacteremia, infeções da ferida operatória (esternal) e mediastinite. As infecções após o segundo mês ao primeiro ano após o transplante são consideradas tardias, mais variáveis e suscetíveis a infecções virais (citomegalovírus), fúngicas (*Aspergillus, Candida e Pneumocystis* spp.), *Mycobacterium, Nocardia* e espécies de Toxoplasma. Dada a imunossupressão e a imunodepressão, nos primeiros anos pós-transplante todos os receptores recebem a profilaxia antimicrobiana (candidíase oral, toxoplasmose, pneumocistose e citomegalovírus).

Fisiologia do coração transplantado

Denervação cardíaca e incompetência cronotrópica

Devido à incisão cirúrgica, o coração transplantado apresenta denervação das fibras nervosas simpáticas e parassimpáticas, com perda das conexões autonômicas eferentes e aferentes. Por isso, diferentemente da resposta cronotrópica de um coração normal, o coração transplantado costuma apresentar frequência cardíaca de repouso mais elevada (aproximadamente 95 a 115 batimentos por minuto) e resposta da frequência cardíaca lentificada em situações de esforço.

O aumento do débito cardíaco no esforço físico do transplantado de coração é, em geral, dependente do mecanismo de Frank-Starling, do aumento do retorno venoso, inotropismo, cronotropismo e redução da pós-carga. Assim, a resposta da frequência cardíaca no coração transplantado é dependente das catecolaminas circulantes (adrenais), que justifica o aumento gradual da frequência cardíaca com picos lentificados durante o esforço físico. Assim, há pacientes que atingem o máximo da frequência cardíaca durante os primeiros minutos da recuperação, e não durante o pico do esforço físico como habitualmente vemos.

Além disso, a frequência cardíaca pode permanecer próximo aos valores máximos por vários minutos após a interrupção do exercício físico até que retorne gradualmente aos valores basais. Isso parece ocorrer, principalmente, em pacientes denervados.

Espera-se que o controle cardíaco seja mais eficiente ao longo do processo de reinervação (Figura 3), o que costuma acontecer ao longo do tempo pós-transplante. Nesse contexto, o desempenho físico em receptores de transplante cardíaco apresenta melhora, mas não restauração aos valores de normalidade.

Embora não haja consenso na literatura, parece que a não restauração do desempenho físico está relacionada a má condição muscular periférica no pré-transplante e a incompetência cronotróprica decorrente de denervação cardíaca no pós-transplante. Parece que a melhora da capacidade física em receptores de transplante cardíaco está associada a maior evidência de reinervação cardíaca pós-transplante cardíaco, embora a incidência de comorbidades possa atrapalhar esse processo.

Vale destacar que, como a maioria dos pacientes pré e pós-transplante cardíaco apresenta variabilidade da capacidade física e comorbidades, é importante a individualização na prescrição de exercício físico. Nesse

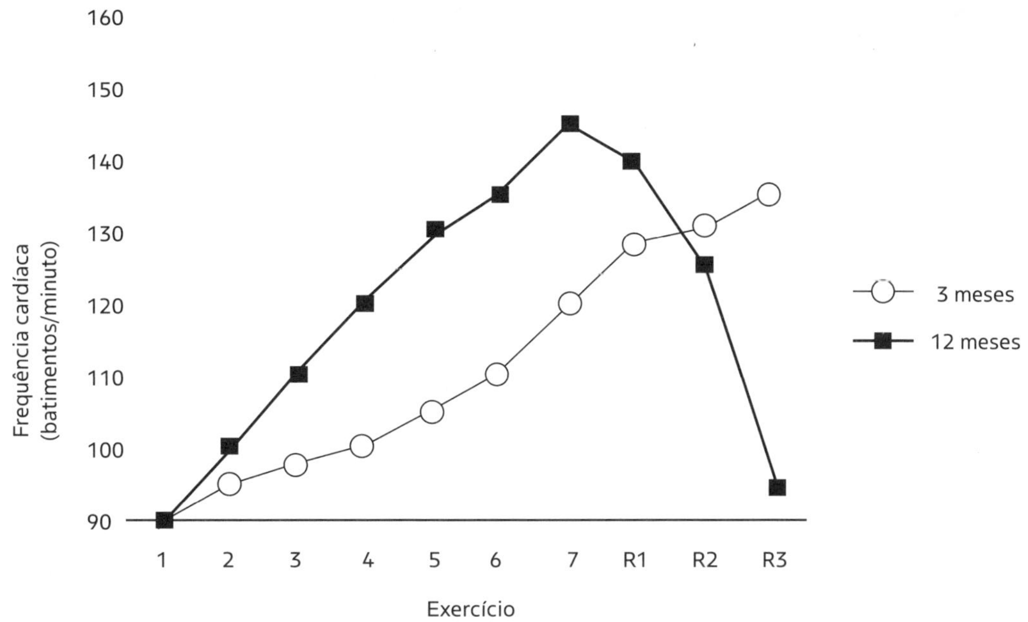

FIGURA 3 Resposta da frequência cardíaca durante o exercício físico 3 e 12 meses após o transplante cardíaco. É possível observar a resposta da frequência cardíaca lentificada durante o exercício físico aeróbico contínuo e de moderada intensidade aos 3 meses, e resposta melhorada, parcialmente normalizadada, da frequência cardíaca após 12 meses de transplante cardíaco.
Fonte: adaptada de Squires (2023).

sentido, existem diferentes possibilidades de prescrição de um programa de exercício físico para essa população. O exercício aeróbico costuma ser o principal método, e a intensidade pode ser contínua ou intervalada, além da associação com treinamento físico resistido.

Reabilitação cardíaca baseada em exercício físico no transplante cardíaco

O exercício físico é uma ferramenta não farmacológica bem estabelecida no programa de reabilitação cardíaca e no manejo de comorbidades de transplantados cardíacos. Evidencia-se que o exercício físico, aeróbico ou a combinação com exercício resistido contribua para melhora do desempenho físico, função endotelial, extração periférica de oxigênio, densidade mineral óssea, otimização do controle autonômico (resposta cronotrópica e pressão arterial), manejo de comorbidades e qualidade de vida de pacientes transplantados cardíacos.

Adicionalmente, estudos mostram que exercício físico aeróbico, seja treinamento contínuo de intensidade moderada ou treinamento intervalado de alta intensidade (*High Intensity Interval Training* – HIIT), melhora a frequência cardíaca pico, a frequência cardíaca de reserva, o volume expiratório forçado do 1 segundo, fatores imunológicos relacionados à resposta inflamatória, qualidade de vida, ansiedade, depressão e redução da pressão arterial sistólica e diastólica em pacientes pós-transplante cardíaco.

Ambas as modalidades de exercício físico promovem resultados satisfatórios no processo de reabilitação cardiovascular. Contudo, o estudo de Guimarães et al. (2021) demonstrou superioridade para o HIIT comparado ao treinamento contínuo de moderada intensidade nos ganhos de capacidade física e melhor fluxo expiratório. Além disso, o estudo de Yardley et al. 2018) evidenciou uma tendência a menor progressão de vasculopatias do aloenxerto cardíaco em indivíduos transplantados cardíacos que realizaram HIIT. Além disso, o exercício resistido reduz o risco de osteoporose e miopatia, restaura a perda mineral óssea e a atrofia muscular, atenua a redução de massa magra e de força muscular em transplantados cardíacos.

Assim, o exercício físico tem papel fundamental na reabilitação cardíaca de transplantados cardíacos. O assunto que será discutido a seguir consiste nos métodos de prescrição do exercício físico, desde a fase de reabilitação pré-transplante cardíaco à pós-alta hospitalar em transplantados cardíacos.

Reabilitação pré-transplante cardíaco

A reabilitação cardiovascular, apesar de indicada para o paciente pré-transplante cardíaco, é desafiadora devido à baixa capacidade física secundária a anormalidades circulatórias centrais e periféricas (musculoesquelética e caquexia) da insuficiência cardíaca avançada. São pacientes que apresentam quadros de baixo débito cardíaco, fadiga e fraqueza musculoesquelética. Os objetivos envolvem familiarização com o treinamento físico, manter ou melhorar o desempenho físico que ajudará no processo de recuperação da cirurgia cardíaca. Além disso, com base na literatura científica, o exercício físico é recomendado por ser eficaz e seguro no tratamento da insuficiência cardíaca.

O exercício aeróbico, classicamente, consiste em caminhada (em ambiente como ao ar livre ou em esteira) e cicloergômetro. A intensidade varia de leve a moderada, prescrita com base na frequência cardíaca alvo de treino, normalmente entre os limiares ventilatórios. A percepção subjetiva de esforço físico com ritmo variando entre "relativamente fácil e pouco cansativo", 11 a 14 na escala de Borg (6-20), e o teste de fala são comumente utilizados na prescrição do exercício físico nessa população.

Habitualmente, a sessão de exercício aeróbico inicia com aquecimento de 5 minutos, duração de 25 a 30 minutos do exercício principal e 3 a 5 minutos de desaquecimento. A frequência do exercício varia de 2 a 3 sessões por semana de aeróbico, podendo ser combinado a 3 sessões por semana de exercício resistido. Os exercícios resistidos consistem em fortalecimento de grandes grupos musculares de membros superiores e inferiores utilizando resistência elástica, halter, máquina, exercício suspenso ou peso do corpo. A prescrição da intensidade do exercício resistido é baseada em 40 a 80% do percentual de 1 repetição máxima de 1 a 3 séries, de 8 a 15 repetições, com frequência de 3 vezes por semana. Além disso, essas recomendações são limitadas dada a baixa qualidade metodológica e a escassez de estudos que abordem a prescrição de exercício resistido em pacientes pré-transplante cardíaco.

Sugere-se que candidatos a transplante cardíaco, em acompanhamento ambulatorial, sejam encaminhados para reabilitação cardiovascular ambulatorial para que possam realizar exercício físico supervisionado e individualizado conforme as indicações acima e as da Tabela 1. Além disso, os candidatos a transplante cardíaco que necessitam de internação prolongada enquanto estão na fila de espera pelo transplante, se estáveis, mesmo em uso de drogas inotrópicas de infusão contínua, como a dobutamina (baixas doses), podem realizar exercício físico aeróbico e resistido supervisionado e de baixa intensidade.

Reabilitação cardíaca desde a alta da UTI a alta hospitalar em pacientes transplantados cardíacos

Logo após a cirurgia cardíaca, a estabilidade clínica e a desconexão da ventilação mecânica, o paciente transplantado cardíaco inicia a fase de reabilitação hospitalar, que dura, em média, sete dias. O programa de reabilitação cursa inicialmente com mobilização passiva e exercícios para extremidades superiores e inferiores no primeiro momento, seguidos de sedestação no leito, cicloergômetro de membros superiores ou inferiores – já iniciados na UTI. De 24 a 72 horas após a cirurgia, se o paciente mantiver estabilidade hemodinâmica é possível também iniciar ortostase, sedestação em poltrona e caminhada de baixa intensidade. Na enfermaria, é indicada progressão gradual dos exercícios iniciados na UTI. Deve-se começar a caminhada ou cicloergômetro em 5 minutos e aumentar gradualmente para 20 a 30 minutos, conforme a tolerância. Intensidade leve a moderada, de 11 a 13 na escala de percepção subjetiva de esforço físico de Borg (6-20), porque se mostra adequado para manter a intensidade do exercício físico entre os limiares ventilatórios. Frequência de 2 a 3 sessões por dia. Além disso, a prescrição do exercício físico nessa fase é considerada segura e eficaz seguindo as recomendações.

O paciente deve estar monitorado hemodinamicamente durante todo o programa de exercício físico, desde a pressão arterial, a saturação periférica de oxigênio e a frequência cardíaca. Nessa fase, a frequência cardíaca não costuma ser utilizada como método principal para prescrição da intensidade do exercício físico, dada a denervação cardíaca pós-transplante e a ausência de teste de esforço cardiopulmonar.

Reabilitação cardíaca após a alta hospitalar em pacientes transplantados cardíacos

A reabilitação cardíaca ambulatorial inicia logo após a alta hospitalar. Não é necessário realizar teste de esforço cardiopulmonar para iniciar o treinamento físico. O teste de caminhada de 6 minutos costuma ser indicado para avaliação inicial e periódica a cada 2 a 3 meses após o início do programa de reabilitação cardíaca. Para otimizar a prescrição do exercício físico, o teste de esforço cardiopulmonar é indicado 6 a 8 semanas pós-transplante cardíaco, caso o paciente não tenha apresentado complicações durante o período de recuperação. Portanto, quando o teste de esforço cardiopulmonar estiver disponível, a prescrição do exer-

TABELA 1 Prescrição do exercício físico em pacientes candidatos e pós-transplante cardíaco

Fase	Modalidade	Tipo		Métodos de prescrição da intensidade	Intensidade	Outras variáveis descritas na literatura
Pré-transplante cardíaco (ambulatorial ou hospitalar)	Aeróbico	▪ Treinamento intervalado/ contínuo de leve a moderada intensidade	▪ Caminhada em esteira ou ar livre. ▪ Cicloergômetro.	Borg Fala	11-14 Discretamente ofegante (falar frases completas sem interrupções).	▪ Aquecimento: 5 minutos. ▪ Desaquecimento: 3-5 minutos. ▪ Duração intensidade leve a moderada: 25-30 minutos. ▪ Duração da sessão: média de 30 minutos. ▪ Frequência 2-3 dias/semana. ▪ Duração: indeterminada.
	Resistido	▪ Fortalecimento de grandes grupos musculares (membros superiores e inferiores)	▪ Esteira/ cicloergômetro (aquecimento). ▪ Resistência (elástica/ halter/ máquinas/ suspenso/ peso do corpo).	% de 1 RM	40-50%	▪ Aquecimento: 5 minutos. ▪ Séries: 1-2. ▪ Repetições: 10-15. ▪ Frequência: 3 dias/semana. ▪ Duração: indeterminado.
Fase I (após alta da UTI a alta hospitalar)	Progressão gradual da mobilização precoce iniciada na UTI	▪ Mobilidade articular. ▪ Flexibilidade. ▪ Resistido de grandes grupos musculares.	-	Borg	11-15	▪ Frequência: 2-3 sessões/dia. ▪ Duração: 7 dias.
	Aeróbico	▪ Treinamento intervalado/ contínuo de leve intensidade	▪ Cicloergômetro ▪ Caminhada ▪ Escada	Borg Teste de fala	11-15 Discretamente ofegante (falar frases completas sem interrupções).	▪ Duração: 5 minutos. ▪ Aumento gradual para 20-30 minutos. ▪ Frequência: 2-3 sessões/dia. ▪ Duração: 7 dias.

(continua)

TABELA 1 Prescrição do exercício físico em pacientes candidatos e pós-transplante cardíaco *(continuação)*

Fase	Modalidade	Tipo		Métodos de prescrição da intensidade	Intensidade	Outras variáveis descritas na literatura
Fases II a III (após alta hospitalar)	Aeróbico	▪ HIIT	▪ Caminhada em esteira ou ar livre. ▪ Cicloergômetro. ▪ (terrestre ou aquático)	Pico de esforço	60-70%/ 81-95%	▪ Aquecimento: 10 minutos. ▪ Desaquecimento: 5 minutos. ▪ Duração em alta intensidade 4 minutos/ moderada intensidade 3 minutos. ▪ Duração da sessão: 30-45 minutos. ▪ Frequência 3-5 dias/semana. ▪ Duração 8-39 semanas.
				VO_2 pico	> 60-90%	
				FCpico	60-70%/ 85-95%	
				Borg	11-13 / 16-18	
		▪ Treinamento contínuo de moderada intensidade	▪ Caminhada em esteira ou ar livre. ▪ Cicloergômetro. ▪ (terrestre ou aquático)	Pico de esforço	Aquecimento e desaquecimento < 60%	▪ Aquecimento: 10 minutos. ▪ Desaquecimento: 5 minutos. ▪ Duração intensidade moderada: 30-45 minutos. ▪ Duração da sessão: 40-60 minutos. ▪ Frequência 3 dias/semana. ▪ Duração 8-39 semanas.
					Principal 60-80%	
				VO_2 pico	< 60% aquec./ resf.	
				VO_2 pico	60-70%	
				Borg	11-14	
				Fala	Discretamente ofegante (falar frases completas sem interrupções).	
	Resistido	▪ Fortalecimento de grandes grupos musculares (membros superiores e inferiores)	▪ Esteira/ cicloergômetro (aquecimento). ▪ Resistência (elástica/ halter/ máquinas/ suspenso/ peso do corpo).	% de 1 RM	50%	▪ Aquecimento: 5 minutos. ▪ Séries: 1-2. ▪ Repetições: 10-15. ▪ Frequência: 3 dias/semana. ▪ Duração do protocolo: 6 meses.

Borg: percepção subjetiva de esforço físico; FCpico: pico da frequência cardíaca; HIIT: *High Intensity Interval Training*; RM: repetição máxima; UTI: unidade de terapia intensiva; VO_2 pico: pico do consumo de oxigênio.

cício físico costuma ser baseada nos limiares ventilatórios ou percentuais do VO_2 pico atingido no teste.

A intensidade do exercício físico deve ser aumentada gradualmente de moderada a alta conforme a fase do programa de treinamento e a aceitação do paciente. Quanto à modalidade de prescrição de exercício físico, nesse momento é priorizada a combinação do treinamento aeróbico e resistido.

Os tipos de exercício físico aeróbico utilizados incluem caminhada em esteira, ambiente interno ou externo, cicloergômetro e subir escada. Vale reforçar que a estimativa da intensidade do exercício físico não costuma ser prescrita com base em percentuais da frequência cardíaca de reserva ou frequência cardíaca máxima, pois, apesar de úteis em populações saudáveis e com diversas condições cardíacas devido à relação da frequência cardíaca com o VO_2, em transplantados cardíacos denervados não se mostra confiável.

O método padrão ouro é baseado na frequência cardíaca referente aos limiares ventilatórios 1 e 2 obtidos por meio do teste de esforço cardiopulmonar. Quando esse método não está disponível, é mais usual utilizar em transplantados cardíacos a escala de percepção subjetiva de esforço físico de Borg, com intensidade moderada a alta variando de 11 a 16, e o teste de fala. Portanto, a utilização dos percentuais de frequência cardíaca, baseados em métodos indiretos de avaliação, podem resultar em erro na prescrição da intensidade do exercício físico por conta da denervação cardíaca.

Entre os métodos de exercício físico aeróbico, o treinamento contínuo de moderada intensidade é prescrito para pacientes pós-transplante cardíaco com intensidades variando entre 60 e 70% do VO_2 pico, zona correspondente ao 1º e 2º limiares ventilatórios no teste de esforço cardiopulmonar, 11 a 14 pontos na escala de Borg. Quanto à duração, são indicados períodos de aquecimento de 5 a 10 minutos. A duração do exercício físico principal varia de 30 a 45 minutos, além de períodos de recuperação de 5 a 10 minutos. Uma frequência de treinamento de 3 a 6 dias por semana é indicada entre os estudos.

Caso o HIIT seja utilizado, deve ser introduzido 2 a 3 semanas após o início da reabilitação cardiovascular, e, conforme Nytrøen et al. (2019), orienta-se que as altas intensidades dos intervalos estejam entre 16 e 18 na escala de Borg, lembrando que não existe consenso para isso.

O HIIT envolve períodos de esforço físico em alta intensidade (de 70 a 85% do VO_2 pico – correspondente ao 2º limiar ventilatório) estruturado para realizar períodos fixos (30 segundos – a 4 minutos), seguido de intervalos de recuperação ativa (30 segundos a 4 minutos) em moderada intensidade (40 a 69% do VO_2 pico – correspondente ao 1º limiar ventilatório) ou recuperação passiva. Além disso, segundo Yardley et al. (2018) devido a resposta lentificada da frequência cardíaca no início do exercício físico em receptores de transplante cardíaco, a sessão de HIIT deve começar com um período adequado de aquecimento.

Exercício resistido de leve intensidade são indicados por Squires (2023) durante 6 a 12 semanas pós-transplante, devendo ser acrescentadas cargas leves aos membros superiores. Exercícios em aparelhos de musculação, faixas elásticas e pesos com número de repetições variando de 10 a 20, 1 a 3 séries de exercício físico para grandes grupos musculares, 2 a 3 vezes por semana, são indicados pela maioria dos estudos (Squires, 2023). É importante destacar que não existe consenso para essa recomendação de periodização.

Os testes de carga de uma repetição máxima são o método clinicamente mais viável de avaliação para prescrição individualizada da intensidade do treinamento físico resistido. Contudo, esse método de avaliação é questionado quanto à segurança para pacientes pós-transplante cardíaco nos primeiros meses, dado o baixo nível de evidência científica. Estudos (Squires, 2023) sugerem prescrever a carga do treinamento resistido baseado na percepção subjetiva de esforço físico variando de 12 a 14 na escala de Borg.

A Diretriz brasileira de reabilitação cardíaca coloca como opção a utilização do teste de sentar e levantar de 30 segundos para avaliação da força de membros inferiores, bem como o método de repetição variável entre 10 e 15 repetições. Se o paciente não conseguir executar o mínimo de 10 repetições, a carga aplicada está elevada; se executar o máximo de 15 repetições de modo fácil, a carga está leve. Desse modo, a carga pode ser ajustada para que o treinamento seja realizado dentro da faixa de repetições proposta.

Adicionalmente, espera-se que a cicatrização da esternotomia esteja concluída após cerca de 6 a 12 semanas; a partir disso, serão indicados exercícios de membros superiores de remar e girar os braços. Vale orientar que para a utilização da escala de Borg é necessário educar o paciente em relação à percepção do esforço físico e manifestações de sintomas, assim como medições periódicas da pressão arterial, saturação periférica de oxigênio e frequência cardíaca tanto no exercício aeróbico quanto resistido são recomendadas.

Em síntese, o exercício físico em transplantados cardíacos após a alta hospitalar é indicado, requer prescrição e supervisão de acordo com a individualidade de cada paciente. Além disso, seguindo as recomendações de prescrição, as modalidades de treinamento físico abordadas neste capítulo são consideradas seguras e eficazes na redução do risco de reinternação hospitalar e na melhora da qualidade de vida para essa população. Na Tabela 1 estão descritas as recomendações para prescrição do exercício físico em pacientes candidatos e pós-transplante cardíaco baseadas na melhor evidência disponível.

CONCLUSÃO

O transplante cardíaco é a opção terapêutica para pacientes com insuficiência cardíaca terminal refratária ao tratamento convencional. Os benefícios incluem melhora da sobrevida, qualidade de vida e reintegração social. Além disso, transplantados cardíacos apresentam melhora do desempenho físico, mas não restauração dos valores de normalidade. Os pacientes também apresentam alta prevalência de comorbidades, como hipertensão arterial, dislipidemia e diabetes. Portanto, a participação do programa de reabilitação é fundamental.

Os exercícios são seguros e devem ser prescritos e ajustados de acordo com a particularidade de cada fase, a tolerância ou a preferência do paciente.

BIBLIOGRAFIA

1. Anderson L, Nguyen TT, Hall CD, Burgess L, Bridges C, Taylor RS. Exercise-based cardiac rehabilitation in heart transplant recipients. Cochrane Database Syst Rev. 2017 Apr 4;4(4):CD012264.
2. Bacal F, Marcondes-Braga FG, Rohde LEP, Xavier Júnior JL, Brito FS, Moura LAZ, et al. 3a Diretriz brasileira de transplante cardíaco. 3a Diretriz brasileira de transplante cardíaco. Arq Bras Cardiol. 2018 Ago;111(2):230-89.
3. Carvalho T, Milani M, Ferraz AS, Silveira AD, Herdy AH, Hossry CAC, et al. Diretriz brasileira de reabilitação cardiovascular – 2020. Arq Bras Cardiol. 2020 Jun 1;114:943-87.
4. Carvalho VO, Bocchi EA, Guimarães GV. Aerobic exercise prescription in adult heart transplant recipients: a review. Cardiovasc Ther. 2011;29(5):322-6.
5. Conceição LSR, Gois CO, Fernandes RES, Martins-Filho PRS, Gomes Neto M, Neves VR, et al. Effect of high-intensity interval training on aerobic capacity and heart rate control of heart transplant recipients: a systematic review with meta-analysis. Braz J Cardiovasc Sur. 2021 Feb 1;36(1):86-93.
6. Costa R, Moreira E, Cardoso JC, Azevedo LF, Ribeiro JA, Pinto R. Effectiveness of exercise-based cardiac rehabilitation for heart transplant recipients: a systematic review and meta-analysis. Health Serv Insights. 2023;16:11786329231161482.
7. De Lima JB, Soares DS, Ferrari F, Carvas Junior N, Carvalho G, Leitão SAT, et al. Exercise training modalities for heart transplant recipients: a systematic review and network meta-analysis protocol. BMJ Open. 2020 Dev 29;10(12):e044975.
8. Harris C, et al. Heart transplantation. Annals of Cardiothoracic Surgery. 2018 Jan;7(1):172.
9. Haykowsky M, Taylor D, Kim D, Tymchak W. Exercise training improves aerobic capacity and skeletal muscle function in heart transplant recipients. Am J Transplant. 2009 Apr;9(4):734-9.
10. Haykowsky MJ, Halle M, Baggish A. Upper limits of aerobic power and performance in heart transplant recipients: legacy effect of prior endurance training. Circulation. 2018 Feb 13;137(7):650-2.
11. Hsieh P-L, Wu Y-T, Chao W-J. Effects of exercise training in heart transplant recipients: a meta-analysis. Cardiology. 2011;120(1):27-35.
12. Immohr MB, Boeken U, Bruno RR, Sugimura Y, Mehdiani A, Aubin H, et al. Optimizing anastomoses technique in orthotopic heart transplantation: comparison of biatrial, bicaval and modified bicaval technique. Journal of Cardiovascular Development and Disease. 2022 Nov 20;9(11):404.
13. Kim I-C, Youn J-C, Kobashigawa JA. The past, present and future of heart transplantation. Korean Circ J. 2018 Jun;48(7):565-90.
14. Mangini S, Alves BR, Silvestre OM, Pires PV, Pires LJT, Curiati MNC, et al. Heart transplantation: review. Einstein. 2015;13(2):310-8.
15. Morgan JA, Edwards NM. Orthotopic cardiac transplantation: comparison of outcome using biatrial, bicaval, and total techniques. J Cardiac Surg. 2005;20(1):102-6.
16. Nytrøen K, Gullestad L. Exercise after heart transplantation: an overview. World J Transpl. 2013 Dec;3(4):78-90.
17. Nytrøen K, Rolid K, Andreassen AK, Yardley M, Gude E, Dahle DO, et al. Effect of high-intensity interval training in de novo heart transplant recipients in Scandinavia. Circulation. 2019 May 7;139(19):2198-211.
18. Oliveira Carvalho V, Barni C, Teixeira-Neto IS, Guimarães GV, Oliveira-Carvalho V, Bocchi EA. Exercise capacity in early and late adult heart transplant recipients. Cardiol J. 2013;20(2):178-83.
19. Perrier-Melo RJ, Santos FAM, Guimarães GV, Costa MC. High-intensity interval training in heart transplant recipients: a systematic review with meta-analysis. Arq Bras Cardiol. 2018 Feb;110(2):188-94.
20. Schumacher O, Tracsel LD, Herzig D, Mohacsi P, Sigurdartottir V, Wilhelm M, et al. Heart rate kinetics during standard cardiopulmonary exercise testing in heart transplant recipients: a longitudinal study. ESC Heart Failure. 2021 Jan 8;8(2):1096-105.
21. Singh D, Taylor DO. Advances in the understanding and management of heart transplantation. F1000prime Reports. 2015;7:52.
22. 22. Squires RW. Cardiac transplant and exercise cardiac rehabilitation. Heart Failure Reviews. 2023 Apr 4.
23. Squires RW, Bonikowske AR. Cardiac rehabilitation for heart transplant patients: considerations for exercise training. Prog Cardiovasc Dis. 2022;70:40-8.
24. Yardley M, Gullestad L, Nytrøen K. Importance of physical capacity and the effects of exercise in heart transplant recipients. World Journal of Transplantation. 2018 Feb 24;8(1):1-12.

39

Atuação do fisioterapeuta nos pacientes politraumatizados

Mariel Patricio de Oliveira Junior
Marcos David Parada Godoy
Nathalia Ramos da Silva

INTRODUÇÃO

O politraumatismo geralmente tem origem em um evento traumático em que há ampla disseminação de energia, como quedas, acidentes de trânsito, atropelamentos e ferimentos por armas de fogo, dentre outros motivos que promovam inúmeras lesões de forma concomitante. Ele é classificado como a primeira causa de morte entre os indivíduos na faixa etária de 20 a 40 anos, ou seja, na fase em que o indivíduo é mais produtivo, sendo as vítimas, na grande maioria, do sexo masculino. No que se refere às regiões mais acometidas, os membros superiores e inferiores, cabeça e coluna vertebral, ganham destaque.[1] A atenção ao paciente politraumatizado requer que sejam instituídas medidas iniciais que envolvem a avaliação e a preservação da vida. As avaliações primária e secundária no trauma são frequentemente realizadas a fim de que a intervenção que se faz necessária seja implementada.[2]

AVALIANDO O PACIENTE POLITRAUMATIZADO

A avaliação do paciente envolve a aplicação de ferramentas específicas como a utilização do mnemônico XABCDE. Pacientes que sangram, não se apresentam responsivos ou respiram inadequadamente têm um tempo limitado antes que sua condição resulte em incapacidade grave ou se torne fatal. O algoritmo atualizado de ABCDE para XABCDE envolve a perda de sangue de forma extrema pelo paciente politraumatizado, A implementação do "X" se refere a hemorragia severa, particularmente arterial, que tem o potencial de levar à perda completa do volume total ou próximo do volume sanguíneo total em um tempo relativamente curto. Dependendo da taxa de sangramento, esse tempo pode ser de apenas alguns minutos até a constatação de um choque hipovolêmico e óbito.[3]

Conforme a avaliação primária é realizada, a apresentação do mnemônico se apresenta pela seguinte ordem:[3]

- X: **Hemorragias exsanguinantes:** a contenção do sangramento externo grave deve ser realizada antes mesmo da avaliação das vias aéreas.
- A: **Avaliação das vias aéreas e controle da região cervical:** deve-se inspecionar a região, com o objetivo de prevenir a obstrução das vias aéreas e ter o cuidado para que a região cervical da coluna esteja protegida e isolada.
- B: **Boa ventilação e respiração:** para esse manejo inclui-se a inspeção torácica com movimentos simultâneos do tórax e a frequência respiratória. Em caráter secundário, deve-se observar a presença de cianose e a utilização de musculatura acessória da respiração.
- C: **Circulação e controle de hemorragias:** neste cenário o examinador dará atenção à presença da circulação do coração, avaliação de pulsos (de preferência o carotídeo, quando se fala de hierarquia), e à necessidade de contenção de algum sangramento ativo que esteja presente.
- D: **Avaliação neurológica:** nestas circunstâncias o avaliador deverá ter ciência do estado de responsividade da vítima e conduzir a avaliação pela escala de Glasgow, reatividade das pupilas, e nesse sentido verificar se o paciente se encontra inconsciente ou em estado de alerta.
- E: **Exposição e controle de temperatura:** nesta etapa se deve buscar lesões não aparentes, com busca rápida e objetiva ao dorso do indivíduo.

É necessário estar atento a presença de objetos pontiagudos ou rombosos alojados. Finalizando o processo de avaliação, é necessário manter o paciente aquecido, pois existe a possibilidade de hipotermia por perda sanguínea.[3]

TRAUMA TORÁCICO

O trauma torácico, aberto ou fechado, é uma das principais causas de morbidade e mortalidade em países desenvolvidos. Sua elevada incidência e frequência são decorrentes do resultado de acidentes automobilísticos, domésticos e laborais. São apresentados como lesões comuns ao trauma torácico: fraturas de costela, pneumotórax, hemotórax, tórax instável (*flail chest*), contusão pulmonar.[4]

As consequências de ocorrência do trauma torácico podem estar relacionadas com hipoxemia, hipóxia tecidual, hipercapnia e acidose. As alterações ventilatórias mais comuns causam acidose respiratória, alteração da pressão intratorácica e colapso alveolar, induzindo a formação de atelectasias.[2]

Para avaliação inicial e tratamento de pacientes com trauma torácico, a principal linha de tratamento deve priorizar a prevenção ao avanço da hipoxemia. A avaliação secundária deve suceder a investigação das vias aéreas, com abordagem aos sinais vitais, esforço ventilatório e superutilização do arcabouço osteomioarticular acessório à ventilação.[2]

As principais causas de morte associadas ao trauma torácico são a obstrução das vias aéreas, o pneumotórax hipertensivo, o tamponamento cardíaco e o hemotórax maciço.

Avaliando o trauma torácico

As vítimas de trauma torácico apresentam a dor como ponto principal na avaliação física, esta que pode ser aguda ou constritiva. Muitas vezes a dor é pior com esforços respiratórios e movimentos de grande amplitude. O paciente pode expressar uma sensação de falta de ar ou incapacidade de respirar adequadamente. Na avaliação do trauma de tórax, quatro elementos devem ser observados:

1. Inspeção física.
2. Ausculta pulmonar e cardíaca.
3. Palpação.
4. Percussão.

Inspeção física

Deve-se observar o tórax e a expansibilidade apresentada. Caso algum trauma esteja presente, a existência de dor resulta em diminuição da *performance* do gradil costal (caixa torácica). É preciso atentar para lacerações, hematomas ou contusões. A presença de respiração paradoxal e de cianose nas extremidades pode evidenciar a presença de hipoxemia. Com a ocorrência de palidez, a suspeita de choque hipovolêmico não pode ser descartada.

Ausculta pulmonar e cardíaca

Sons pulmonares diminuídos em um dos lados do pulmão podem indicar pneumotórax ou hemotórax em um dos lados acometidos, e geralmente os estertores mais grossos estão presentes nas contusões pulmonares. Em relação ao som das câmaras cardíacas e devido ao acúmulo de sangue no pericárdio, o som pode estar diminuído.

Palpação

A compressão suave das mãos pode evidenciar a instabilidade do gradil costal.

A hipersensibilidade dolorosa e o estalar das costelas serão características marcantes nesse momento do exame.

Percussão

Inspeção com características particulares. As informações são apresentadas pelos ruídos que possam estar presentes, e que se tornam timpânicos na presença de pneumotórax ou maciços na presença de hemotórax.[3]

O tórax instável ou *flail chest*

Sendo um achado importante, o tórax instável ou *flail chest* ocorre quando um segmento da parede torácica não tem mais continuidade óssea com o restante da caixa torácica (Figura 1). Isso decorre de múltiplas fraturas em dois pontos da mesma costela e em costelas subsequentes; nesse cenário a ventilação se torna ineficiente.

O achado clínico de movimento paradoxal desse segmento afetado, associado à crepitação das fraturas costais ou costocondrais, é indicativo de seu diagnóstico.[2]

Tratamento fisioterapêutico ao trauma de torácico

A fisioterapia respiratória intensiva é parte essencial no tratamento de pacientes que apresentam trauma torácico, e tem como objetivo prevenir novas complicações em um sistema respiratório já comprometido.[5]

O caminho para a intervenção mais apropriada engloba de forma complementar alguns recursos de suporte clínico com a implementação de analgesia ao controle da dor, associado à oferta de oxigênio suplementar, cinesioterapia respiratória, mobilização articular conforme a tolerância e a capacidade funcional do paciente, e implantação ventilação mecânica não invasiva (VNI).[6]

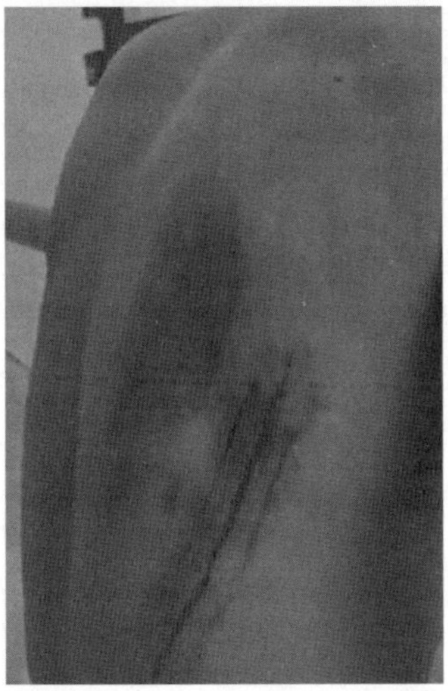

FIGURA 1 Tórax instável com afundamento de gradil costal (caixa torácica).
Fonte: acervo dos autores.

Em casos de instabilidade torácica evidente, com a presença de múltiplas fraturas de costela, não se deve utilizar técnicas manuais de higiene brônquica e reexpansão pulmonar sobre as áreas fraturadas. Sugerem-se alternativas mais seguras, como a utilização da bolsa válvula-máscara em fluxos laminares, incentivadores respiratórios e a VNI.[5]

Estudo de revisão integrativa realizado em 2018, no qual 81 publicações foram selecionadas ao final,7 identificou a redução da dor no tórax a partir do sexto dia de internação com a implementação dos exercícios respiratórios. Nesse mesmo estudo é relatado que a utilização da VNI por máscara é tão eficaz quanto a terapia de envio de oxigênio por cânula de alto fluxo, na prevenção da intubação orotraqueal e na diminuição do tempo de internação hospitalar, porém é dada preferência ao envio de oxigênio por cânula de alto fluxo, devido à prevenção de lesões, melhor adaptação para o ato de falar, ingesta de líquidos e alimentação.

Com a utilização de VNI no trauma de tórax, observam-se menores taxas da ocorrência de choque séptico e pneumonias adquiridas no ambiente hospitalar com a utilização de VNI quando comparada a outras terapias.

Uma revisão sistemática concluiu que o uso precoce da VNI no trauma torácico fechado deve ser considerado. A recomendação baseia-se em um estudo randomizado que verificou a presença do quadro de insuficiência respiratória tardia (após 48 horas do trauma), em que o uso da VNI nesse momento contribuiu para o aumento nas taxas de intubação em pacientes com trauma torácico e hipoxemia ($P/F < 200$). Assim, não está recomendado seu uso tardio. Entretanto, os pacientes com trauma torácico que apresentarem insuficiência respiratória do tipo hipoxêmica nas primeiras 48 horas pós-trauma podem ter grandes benefícios quando for utilizado o suporte ventilatório não invasivo precocemente.[4]

Benefícios da ventilação mecânica não invasiva no trauma de tórax isolado

Aumento das trocas gasosas, redução do tempo de internação, aumento da incidência de intubação orotraqueal e diminuição dos dias de internação hospitalar.[4]

Recomendações

O uso de VNI deve ser monitorado à beira-leito de 0,5 a 2 horas. Para ser considerado sucesso, deve ser observada a diminuição da frequência respiratória, conforto ventilatório, melhora do nível de consciência, diminuição ou cessação de uso de musculatura acessória, aumento da pressão arterial de oxigênio (PaO_2) e/ou da saturação periférica de oxigênio (SpO_2) e diminuição da pressão arterial de dióxido de carbono ($PaCO_2$) sem distensão abdominal significativa. Torna-se fundamental para a reabilitação do paciente com trauma torácico o suporte ventilatório precoce, a intervenção por meio de exercícios respiratórios e o incentivo ao ganho de funcionalidade de suas atividades no leito até a alta.[8]

TRAUMATISMO CRANIOENCEFÁLICO

O TCE persiste como uma das principais causas de morbidade e mortalidade em todo o mundo, apresentando uma proporção entre homens e mulheres de 2:1. Entre os mais propensos estão os adolescentes e os adultos com 65 anos ou mais.[9,10]

Os tipos de TCE podem ser descritos na Tabela 1.

TABELA 1 Tipos de TCE

Tipo	Descrição
Concussão ou TCE leve	Resultante de forças de aceleração/desaceleração, na maioria das vezes não penetrante e sem qualquer dano estrutural grave.
Hematoma extra-axial	Incluem hematomas epidurais e hematomas subdurais.
Contusão	Caraterizada por ser do tipo golpe e/ou contragolpe.
Hemorragia subaracnóidea traumática	Causada por trauma e resulta da ruptura de pequenos capilares no espaço subaracnoide.
LAD	Lesão por cisalhamento, estiramento ou torção dos axônios neuronais. Responsável por aproximadamente 70% dos casos de TCE.

LAD: lesão axonal difusa; TCE: traumatismo cranioencefálico.
Fonte: elaborada pelos autores.

A classificação da gravidade do TCE, com base na pontuação da escala de coma de Glasgow (ECG) na admissão hospitalar, apresenta uma variação conforme o comprometimento encefálico. Dessa forma, classifica-se como TCE leve quando a ECG é de 13 a 15, moderado quando a ECG é de 9 a 12 ou grave quando a ECG é ≤ 8. Ressaltando que o TCE moderado ou grave é a principal causa de morte e incapacidade induzida por lesão traumática.[11]

Todavia, uma adequação foi sugerida com base na análise da resposta pupilar e introduzida a ECG original, com o objetivo de aumentar a acurácia em relação ao desfecho e à mortalidade.[12-14]

A ECG original em sua menor pontuação (3 pontos) foi capaz de avaliar um desfecho desfavorável em 70% e predizer a mortalidade em 51%; no entanto, quando a análise pupilar foi adicionada à ECG original (Tabela 2), então denominada escala de coma de Glasgow pupilar (ECG-P), esta foi capaz de avaliar em sua menor pontuação (1 ponto) um desfecho desfavorável em 90% e predizer a mortalidade em 74%.[11,14]

TABELA 2 Análise pupilar da escala de coma de Glasgow

Pupilas	Pontuação
Duas pupilas não reativas	2
Uma pupila não reativa	1
Ambas as pupilas reativas	0

ECG – P = ECG original (3-15 pontos) – Pupilas (0-2 pontos).
ECG: escala de coma de Glasgow; ECG-P: escala de coma de Glasgow-pupilar.
Fonte: adaptada de Brennan et al.[2]

Fisiopatologia do traumatismo cranioencefálico

A lesão cerebral primária é considerada um insulto inicial que envolve danos primários agudos irreversíveis. Posteriormente ocorre o desenvolvimento de danos secundários tardios e prolongados, que estão associados a comprometimento bioquímico, celulares e fisiológicos. As lesões cerebrais secundárias, subsequentes, muitas vezes podem progredir lentamente ao longo de meses, oferecendo um intervalo para intervenções terapêuticas. Processos pós-traumáticos celulares e moleculares são essenciais para o entendimento da fisiopatologia do TCE.[15]

A lesão axonal difusa (LAD) apresenta uma característica marcante do trauma difuso, comprometendo predominantemente os tecidos subcorticais e profundos da substância branca, como o tronco cerebral e o corpo caloso, que envolve comprometimento do transporte axonal.[15,16]

Imediatamente após o TCE, surge a disfunção da barreira hematoencefálica (BHE), o que favorece a transmigração de leucócitos ativados (moléculas de adesão celular) para o parênquima cerebral lesionado. Leucócitos, micróglias e astrócitos ativados produzem espécies reativas de oxigênio, citocinas e quimiocinas, que contribuem para a desmielinização e a ruptura do citoesqueleto axonal, induzindo a formação de edema axonal com comprometimento da atividade neuronal.[16-18]

Essas alterações axonais resultam em neurodegeneração, com a frequência da astrogliose reativa, no local da lesão, o que provoca a formação de cicatriz glial, que impede a regeneração axonal.[17,18] Ainda nesse contexto, o acúmulo excessivo de neurotransmissores (aspartato e glutamato) favorece o influxo intracelular de íons de cálcio (Ca^{2+}), favorecendo a ativação de calpaínas e espécies reativas de oxigênio. Como resultado da disfunção mitocondrial, moléculas como o fator indutor de apoptose são liberadas no citosol, resultando em morte celular neuronal (Figura 2).[19]

Características clínicas

As características clínicas do TCE incluem cefaleia, náusea, afasia, hemiparesia e/ou hemiplegias, parestesias, convulsões, déficits cognitivos e anormalidades comportamentais, como agressão e ansiedade, coma prolongado e estado vegetativo persistente. Essas condições clínicas podem surgir imediatamente após o trauma; no entanto, algumas dessas manifestações podem persistir por meses ou anos.[9,20]

Monitorização multimodal

A gravidade das lesões encefálicas e os insultos secundários podem demandar monitorização cerebral multimodal, definida como uma avaliação da função cerebral de acordo com múltiplas modalidades. É importante que essa monitorização seja realizada continuamente para evitar as perdas dos expressivos eventos neurológicos, além de avaliação simultânea da hemodinâmica, da oxigenação e metabolismo cerebral.[21,22]

Assim, a avaliação do paciente por meio de técnicas de monitorização neurológica pode auxiliar na tomada de decisões terapêuticas, que alteram o curso da doença.[23]

A Figura 3 relaciona algumas das principais avaliações neurológicas obtidas por meio de monitorização cerebral.

Neuroimagem

No TCE o exame de tomografia computadorizada (TC) de crânio está indicado em todos os pacientes com traumas moderados ou graves. Os princi-

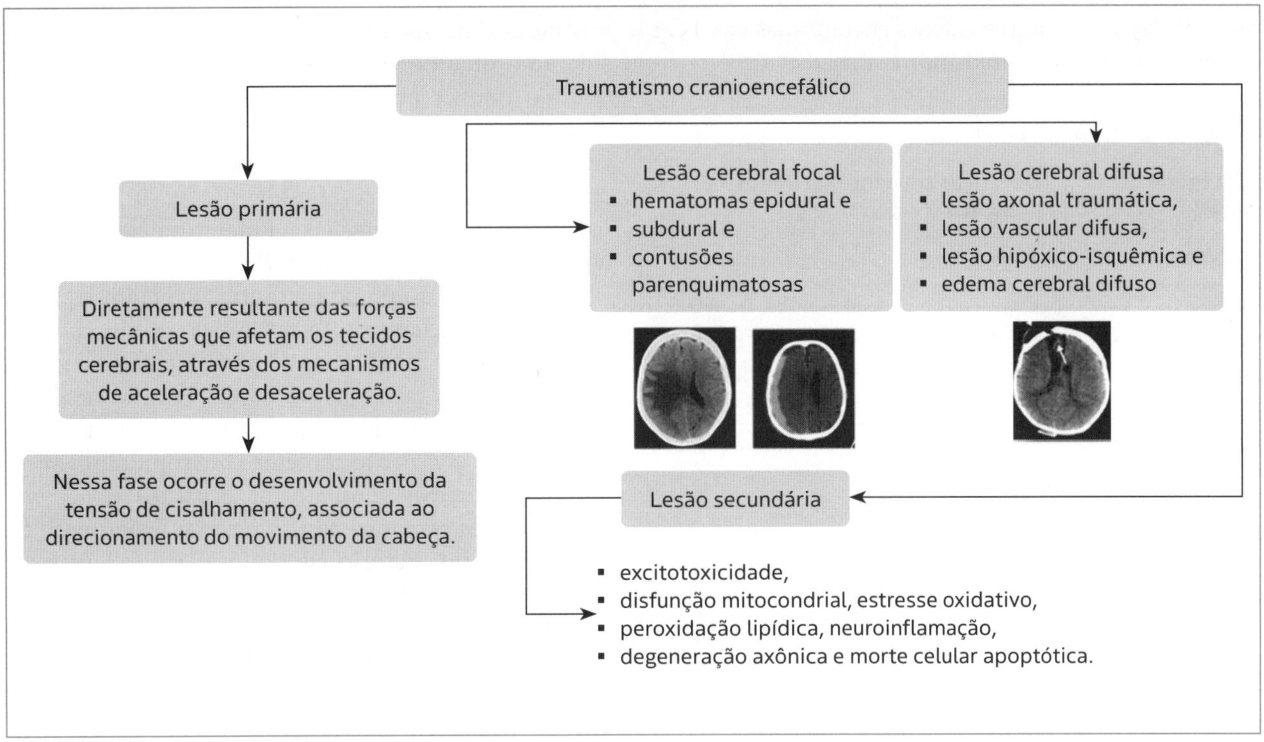

FIGURA 2 Mecanismos de lesão do TCE.

Fonte: adaptada Andriessen et al.[9]

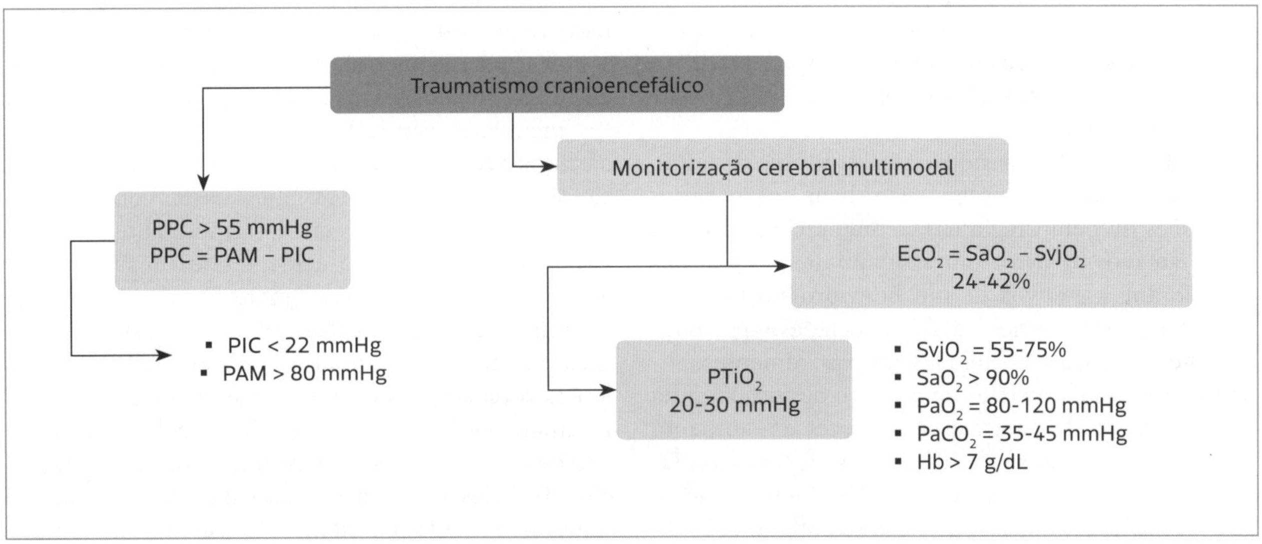

FIGURA 3 Avaliações neurológicas obtidas por meio da monitorização cerebral.

Fonte: adaptada de Meyfroidt et al.[24]

EcO_2: extração cerebral de O; Hb: hemoglobina; PAM: pressão arterial média; PIC: pressão intracraniana; PPC: pressão de perfusão cerebral; $PTiO_2$: pressão tissular de O_2; $SvjO_2$: saturação venosa jugular de O_2.

pais comprometimentos observados são desvio da linha média, hemoventrículo, lesões intraparenquimatosas, hemorragia subaracnoide traumática, obliteração ou apagamento de ventrículos e/ou cisternas basais e hematomas.[25,26]

A categorização da lesão pode ser determinada pela Escala de Marshall, que está fortemente ligada ao prognóstico (Tabela 3). Entretanto, tem sido recomendada a utilização da classificação do Banco de dados de coma traumático (*Traumatic Coma Data Bank*), que é utilizado para descrever anormalidades encontradas nas TC e baseado na escala elaborada por Marshall et al.[25,27]

TABELA 3 Categoria da lesão

Categoria da lesão	Descrição do banco de dados de coma traumático
Difusa I	TC normal.
Difusa II	Cisternas da base presentes, DLM 0-5 mm e/ou lesões hiperdensas ≤ 25 mL.
Difusa III (com edema)	Cisternas da base ausentes, DLM 0-5 mm e/ou lesões hiperdensas ≤ 25 mL.
Difusa IV (com desvio)	DLM > 5 mm e/ou lesões hiperdensas ≤ 25 mL.
Operadas	Lesão removida cirurgicamente.
Não operadas	Lesões hiperdensas > 25 mL não operadas.

DLM: desvio da linha média; TC: tomografia computadorizada.
Fonte: adaptada de Marshall et al.[25]

O desvio de linha média (DLM) é um importante achado tomográfico que pode ser identificado no TCE. Este pode ser aferido utilizando como referência o deslocamento do septo pelúcido em relação a uma linha imaginária que une a crista frontal e a protuberância occipital interna. Do melhor ajuste entre o DLM e o prognóstico no TCE se pode inferir um valor preditivo positivo de 70% de mortalidade para um DLM a partir de 15 mm ou mais.[26,28]

As lesões intraparenquimatosas múltiplas estão associadas com pior prognóstico, bem como várias contusões ou hemorragia intracerebral. Contudo, nos casos isolados de hematomas subdurais ou epidurais estes foram sugestivos de um bom prognóstico.[29] A hemorragia subaracnóidea foi associada à presença de cisternas basais obliteradas ou parcialmente obliteradas, lesões com efeito de massa e desvio da linha média, resultando na maioria das vezes em aumento da pressão intracraniana (PIC), e dessa forma associadas a um prognóstico reservado. No entanto alguns autores ressaltam que a compressão e a obliteração do terceiro ventrículo e das cisternas basais apresentam insignificante correlação com o aumento da PIC e geralmente têm um bom prognóstico.[24,29]

Ventilação mecânica no traumatismo cranioencefálico

No paciente neurocrítico, a VMI ainda é um desafio e requer uma estratégia neuroprotetora, sempre associada a estratégia ventilatória com ênfase na proteção pulmonar. As recomendações de intubação orotraqueal nesse grupo de pacientes devem ser consideradas quando estes apresentarem uma ECG ≤ 8, quando houver perda dos reflexos de proteção das vias aéreas, em pacientes que apresentam elevação significativa da PIC e em pacientes que têm evidência clínica de herniação cerebral.[30,31]

Faltam dados confiáveis na literatura científica, até o momento, para definir o modo ventilatório que possa ser considerado preponderante. No entanto, parece existir um direcionamento do uso do modo volume-controlado (VCV) (Figura 4) para pacientes com lesão neurológica grave na fase aguda, visando evitar oscilações do volume corrente e dessa forma mantendo a estratégia de ventilação protetora neuropulmonar.[30,31]

Os parâmetros ventilatórios descritos têm como base as lesões cerebrais não associadas à síndrome do desconforto respiratório agudo (SDRA), e devem ser analisados em conjunto com as demandas fisiológicas, as alterações fisiopatológicas e a evolução clínica de cada indivíduo. Dessa forma, deve-se evitar os ajustes protocolares, que geralmente desconsideram a estratificação da gravidade dos pacientes.

TRAUMATISMO RAQUIMEDULAR

O traumatismo raquimedular (TRM) é uma lesão decorrente de trauma na medula espinhal, que pode ser incapacitante ou não, frequente em adultos homens entre 16 e 60 anos, ativos e independentes. Os segmentos medulares cervical e toracolombar são os mais afetados. De acordo com Ferreira et al.,[32] as principais causas de lesão medular no Brasil, vistas com frequência nos serviços de urgência dos grandes hospitais, são lesões por armas de fogo, acidentes de trânsito, quedas, acidentes em vias públicas e mergulhos.

A fisiopatologia do TRM pode ser classificada em lesão primária e secundária. As lesões primárias são lesões diretas que ocorrem no momento do evento traumático e incluem as fraturas da coluna vertebral e lesões diretas na medula espinhal. Mecanismos adicionais da lesão primária incluem lesões vasculares e lesões na medula por elementos teciduais, como discos e ligamentos. As lesões secundárias surgem nos minutos a horas seguintes ao trauma inicial, e o foco principal é prevenir tais lesões. Hipoperfusão e hipóxia são lesões secundárias importantes, que muitas vezes contribuem para o comprometimento neurológico do paciente.[33]

A morfologia da lesão do TRM pode ser traumática ou não traumática. Entre as lesões traumáticas estão movimentos de flexão-rotação, flexão e hiperextensão da coluna vertebral, objetos penetrantes na medula espinhal, fraturas vertebrais e compressões medulares.

Parâmetros ventilatórios neuroprotetores

- **Volume corrente** (6-8 mL/kg PC).
- **Peep** (5-8 cmH_2O)
  - Nos casos específicos que necessitem de valores maiores, utilizar monitorização cerebral.
- PaO_2 (80-120 mmHg)
- SpO_2 (> 90%)
- $PaCO_2$ (35-45 mmHg)
- Pplatô (< 30 cmH_2O)
  - PD = Pplatô - Peep
- MP (< 12 J/minuto)
  - MP = 0,098 x VC x FR x [DP x 0,5]

Cálculo de peso predito

- Homem: 50 + (0,91 x altura) - 152,4
- Mulher: 45,5 + 0,91 x altura) - 152,4

FIGURA 4 Parâmetros ventilatórios neuroprotetores.

FR: frequência respiratória; MP: *mechanical power*; $PaCO_2$: pressão arterial de dióxido de carbono; PaO_2: pressão arterial de oxigênio; PC: peso corporal; PD: pressão de distensão; Peep: pressão positiva expiratória final; Pplatô: pressão de platô; SpO_2: saturação periférica de oxigênio; VC: volume corrente.

Fonte: elaborada pelos autores.

Entre as não traumáticas estão as doenças crônicas e malformações congênitas como esclerose lateral amiotrófica (ELA), esclerose múltipla (EM), Guillain-Barré, espinha bífida e as hérnias de disco.[34]

Uma vez que uma lesão na coluna é suspeita, o manejo tradicional envolve a prevenção de lesões secundárias com imobilização da coluna para limitar o movimento. Os equipamentos utilizados para realizar a imobilização incluem colar cervical rígido e prancha longa rígida com alças e blocos em ambos os lados da cabeça – *head blocks* (Figura 5). As cintas da placa rígida não devem ser tão apertadas que restrinjam os movimentos respiratórios do paciente. Depois de amarradas as alças, os blocos são colocados em ambos os lados da cabeça e duas tiras são usadas para prender a cabeça do paciente aos blocos na prancha.[33]

O exame do paciente com suspeita de lesão na coluna ou na medula espinhal envolve uma avaliação da função motora e sensorial. Os sinais e sintomas que poderão estar presentes na avaliação são:

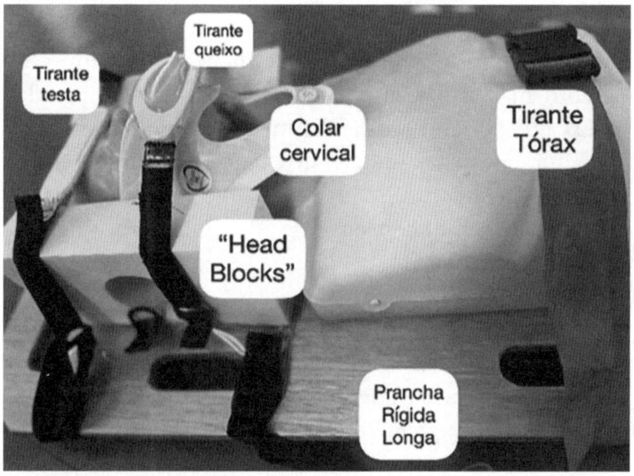

FIGURA 5 Ilustração de um boneco da prancha longa rígida com colar cervical, tirante de tórax, blocos laterais à cabeça (*head blocks*) e tirantes de queixo e testa para fixação dos blocos na cabeça.

Fonte: acervo dos autores.

- Dor ou sensibilidade ao longo da coluna, ao movimento, à palpação ou espontaneamente.
- Parestesia ou anestesia.
- Paralisia ou fraqueza (unilateral ou bilateral).
- Perda do controle do intestino ou da bexiga, priapismo.
- Lesão de tecidos moles que pode envolver lesões na coluna.[33]

Para lesões potencialmente graves, o tempo de avaliação será limitado. A avaliação poderá ser restrita apenas ao observar movimentos espontâneos e solicitar comandos simples ao paciente para obtenção aproximada da função motora. A avaliação sensorial pode ser limitada a um questionamento sobre a percepção tátil do paciente. A avaliação detalhada de reflexos e sensibilidade não se enquadra na análise de urgência.[33]

Se for necessário o controle emergencial das vias aéreas, em pacientes com escala de coma de Glasgow < 8, ou com abolição do reflexo de tosse,[8] é pertinente que seja realizada a intubação oral com laringoscopia direta usando técnica de sequência rápida enquanto mantém a estabilização da cabeça. A videolaringoscopia está mais frequente no cenário de emergência e pode exigir menor manipulação da coluna vertebral. A cricotireoidotomia pode ser necessária se o paciente não puder ser ventilado com sucesso devido a lesões na faringe ou se não houver sucesso na intubação orotraqueal.[33]

As alterações neurológicas apresentadas pelo paciente decorrente de um TRM serão relacionadas ao nível medular atingido. Com a avaliação será possível identificar o nível neurológico, ou seja, o segmento mais inferior da medula com sensibilidade e função motora preservadas em ambos os lados do corpo, de acordo com a American Spinal Injury Association (Asia), uma escala para a avaliação neurológica da lesão medular. A escala Asia associada aos exames de imagem colaboram para melhor monitoramento, tratamento e acompanhamento da lesão, além de desempenhar um papel crucial durante a internação, pois contribuem para melhor prognóstico das vítimas de lesão medular.[35] Com a escala Asia é possível avaliar os dermátomos (região da pele inervada por um segmento medular) e miótomos (grupamento muscular inervado por um segmento medular), e identificar se há alterações em cada um deles até que o nível neurológico seja encontrado.

Dessa forma, consegue-se identificar a topografia da lesão medular:[34]

- **Tetraplegia:** comprometimento ou perda da função motora ou sensorial devido a lesão dos segmentos cervicais da medula.
- **Paraplegia:** prejuízo ou perda da função motora ou sensorial como resultado de uma lesão dos segmentos torácicos, lombar ou sacral da medula espinhal.
- **Completa:** há ausência da função sensorial e motora abaixo do nível neurológico e no segmento sacral mais inferior da medula (S4-S5).
- **Incompleta:** há preservação parcial da função sensorial ou motora abaixo do nível neurológico e no segmento sacral mais inferior da medula (S4-S5). Os pacientes com lesão incompleta apresentam melhores prognósticos.

Assim, é definido como:

- Asia A – lesão completa.
- Asia B – lesão incompleta, perda da função motora e função sensitiva preservada.
- Asia C – lesão incompleta, função motora preservada com força muscular menor que 3.
- Asia D – incompleta, função motora preservada com força muscular maior que 3.
- Asia E – incompleta, função motora e sensitiva normais (não apresenta déficits detectáveis pelos critérios da Asia, mas pode apresentar espasticidade, dor neuropática, alterações de reflexos etc.).

Pacientes classificados como Asia A estão associados a maiores complicações e a maior mortalidade; e Asia E estão associados a menos complicações e à alta hospitalar.[36]

Chegada à emergência

Nesse momento, o foco será a alteração do nível de consciência, o quadro respiratório e hemodinâmico, além de manter a estabilização da coluna para evitar danos secundários a lesão primária e avaliação para o tratamento cirúrgico ou conservador da lesão pela equipe cirúrgica.

Em pacientes que apresentam hipotensão arterial na chegada à unidade, os profissionais devem suspeitar de lesões traumáticas adicionais, como hemorragia intra-abdominal.[33] Nos primeiros minutos, são comuns complicações como a hipertensão arterial e arritmias cardíacas, seguido da fase de choque, resultante da diminuição do tônus simpático e perda das respostas motora, sensitiva e dos reflexos abaixo do nível da lesão, com duração de 3 a 6 semanas, caracterizada por manifestações cardiovasculares e neurológicas importantes, destacando-se:

- Diminuição do retorno venoso pela vasodilatação periférica.
- Diminuição do volume sistólico e débito cardíaco.
- Bradicardia e diminuição da tolerância ao exercício.
- Alteração da termorregulação.
- Diminuição do fluxo sanguíneo para os músculos em atividade e paralisia flácida[32] – essa repercussão cardiovascular é denominada **choque neurogênico**; a perda da resposta motora, sensitiva e reflexa é nomeada **choque medular**. Nesse período, a avaliação do nível neurológico será afetada, visto que o paciente não apresentará movimentos, reflexos e sensibilidade abaixo do nível da lesão. Ocorre mais frequentemente em lesões cervicais altas.[33,34]

Durante o período de estabilização na emergência, quando o paciente chega em estado grave, em ventilação mecânica invasiva, o fisioterapeuta deverá acoplá-lo em modo ventilatório controlado, preferencialmente volume-controlado (VCV), visando evitar oscilações de VC; não deve ser mantido em modo espontâneo na fase aguda, pois pode haver lesões associadas e apresentar hipertensão intracraniana (HIC).[8] Importante o fisioterapeuta verificar, caso o paciente permaneça na prancha longa rígida, se o tirante de tórax não restringe a expansibilidade torácica do paciente a fim de prejudicar a ventilação, seja em ventilação mecânica invasiva ou não. O tirante de tórax deverá ser ajustado com uma folga de modo que a mão do profissional passe entre a cinta e o tórax do paciente, a fim de que não haja prejuízo para o doente.

Caso o paciente não esteja em ventilação mecânica invasiva, deverá ser avaliada a necessidade da instalação de oxigenioterapia, a fim de evitar hipoxemia,[8] visto que esse paciente permanecerá na posição zero grau, com colar cervical e na prancha longa rígida até ser avaliado pela equipe cirúrgica. Além disso, muitas vezes a elevação de cabeceira não é liberada mesmo após a avaliação da cirurgia, o que pode trazer transtornos respiratórios para esse doente, como hipoventilação, atelectasias etc.

Na unidade de terapia intensiva

Caso tenha indicação cirúrgica, o paciente será direcionado para o centro cirúrgico e encaminhado em pós-operatório imediato para a unidade de terapia intensiva (UTI), geralmente grave, intubado, com a presença de acessos venosos, cateteres arteriais, drenos, e poderá ficar restrito à mobilização no leito, o que demandará cuidados com esse paciente no leito da UTI.

O fisioterapeuta deverá ficar atento principalmente ao posicionamento desse paciente no leito, evitar contraturas e bloqueios articulares, visando à posterior reabilitação desse paciente.

A pneumonia associada à ventilação mecânica (PAV) é uma complicação frequente nesses pacientes e está associada ao aumento da mortalidade, principalmente nas lesões cervicais altas – C1, C2 e C3 –, em que os pacientes permanecerão dependentes de ventilação mecânica, pois a inervação do diafragma foi afetada (nervo frênico – C3, C4, C5), além dos músculos acessórios da respiração.[36] Por isso, a equipe da UTI deverá manter cuidados para evitar ao máximo que esses pacientes não desenvolvam PAV, como a realização de determinadas rotinas: aferição da pressão do balonete, manter a cabeceira elevada entre 30 e 45 graus quando possível, sempre observar o posicionamento correto do circuito de ventilação mecânica e do filtro bacteriológico, retirada de sedação para despertar diário, tentativas de desmame de ventilação mecânica, mobilização precoce. Isso leva à redução da incidência de PAV.

Outras complicações comumente observadas são infecção do trato urinário, atelectasias, úlceras de pressão, trombose venosa profunda, choque hipovolêmico, instabilidade hemodinâmica tardia e sepse.[33,36]

Assim que o paciente estabilizar o quadro respiratório e hemodinâmico e com liberação cirúrgica para mobilização, o fisioterapeuta deverá iniciar alguns treinamentos para a recuperação de sua força e mobilidade, visando a sua saída do ambiente hospitalar (sempre obedecendo ao nível neurológico): realizar treinamento de rolar, realizar sedestação beira-leito e fora do leito, realizar ortostatismo com prancha ortostática, utilizar órteses para o ortostatismo e deambulação quando possível,[32] além de terapias como eletroestimulação para atividade de fortalecimento muscular.

Para desmamar esse paciente da ventilação mecânica invasiva, primeiramente é preciso ter identificado o nível neurológico do paciente e ter consciência se esse doente consegue ou não sair totalmente da ventilação mecânica. Pacientes com lesões medulares altas (C1, C2, C3) são dependentes da ventilação mecânica; a partir de C4 é possível retirar esse paciente da prótese ventilatória, com a realização de um protocolo de treinamento muscular respiratório, visto que o diafragma não está totalmente desnervado. A partir de C5, o paciente consegue permanecer em ventilação espontânea, mas são necessários cuidados respiratórios, como incentivo à tosse, manobras desobstrutivas e expansivas, visto que toda musculatura torácica e abdominal está paralisada. Somente a partir de T12 a função respiratória está normal, pois todos os abdominais estão intactos e a tosse é preservada.

A fisioterapia tem demonstrado ser essencial na redução do tempo de permanência hospitalar e dos custos, com foco na reabilitação motora, na intervenção respiratória e no uso de recursos de eletroterapia para estimular os músculos em desuso após a denervação, prevenir complicações clínicas, promover maior independência funcional e resultar em melhor qualidade de vida.[36]

REFERÊNCIAS BIBLIOGRÁFICAS

1. Sampaio JAMA, Braga TRO, Silva ML, Quental OB. A importância do atendimento pré-hospitalar para o paciente politraumatizado no Brasil: uma revisão integrativa. Id on Line Rev Mult Psic. 2019 Dec;13(48)889-903.
2. Advanced trauma life support. 2018. Student course manual. Library of Congress Control Number: 2017907997.
3. National Association of Emergency Medical Technicians: PHTLS – Atendimento pré-hospitalar ao traumatizado. 9.ed. Burlington: Jones & Bartlett Learning, 2020.
4. Oliveira Junior MP, Azeredo LM, Maia GG. Fisioterapia nas unidades de emergência e de pronto atendimento. In: Martins JA, Kings LFF, Andrade FMD. Profisio – Programa de Atualização em Fisio-

terapia em Terapia Intensiva Adulto: ciclo 8. Porto Alegre: Artmed; 2017. p.11-49.

5. Padovani C, Silva JM, Tanaka C. Fisioterapia nos pacientes politraumatizados graves: modelo de assistência terapêutica. Acta Fisiatr. 2017;24(1):33-9.
6. Dogrul BN, Kiliccalan I, Asci, ES, Peker SC. Blunt trauma related chest wall and pulmonary injuries: an overview. Chin J Traumatol. 2020;23:125e138.
7. Kourouche S, Buckley T, Munroe B, Curtis K. Development of a blunt chest injury care bundle: an integrative review. Injury. 2018. https://doi.org/10.1016/j.injury.2018.03.037.
8. Diretrizes brasileiras de ventilação mecânica. AMIB. 2013 Abr/Jun;16(1):85-6.
9. Andriessen TM, Jacobs B, Vos PE. Clinical characteristics and pathophysiological mechanisms of focal and diffuse traumatic brain injury. J Cell Mol Med. 2010 Oct;14(10):2381-92.
10. Dewan MC, Rattani A, Gupta S, Baticulon RE, Hung YC, Punchak M, et al. Estimating the global incidence of traumatic brain injury. J Neuros. 2018;27:1-18.
11. Teasdale G, Jennett B. Assessment of coma and impaired consciousness: a practical scale. Lancet. 1974 Jul 13;2(7872):81-4.
12. Brennan PM, Murray GD, Teasdale GM. Simplifying the use of prognostic information in traumatic brain injury. Part 1: The GCS--Pupils score: an extended index of clinical severity. J Neurosurg. 2018 Jun;128(6):1612-20.
13. Lieberman JD, Pasquale MD, Garcia R, Cipolle MD, Mark LP, Wasser TE. Use of admission Glasgow coma score, pupil size, and pupil reactivity to determine outcome for trauma patients. J Trauma. 2003;55(3):437-43.
14. Hoffmann M, Lefering R, Rueger JM, Kolb JP, Izbicki JR, Ruecker AH, et al., on behalf of the Trauma Registry of the German Society for Trauma Surgery. Pupil evaluation in addition to Glasgow Coma Scale components in prediction of traumatic brain injury and mortality. Br J Surg. 2012;99(1):122-30.
15. Skandsen T, Kvistad K A, Solheim O, Strand IH, Folvik M, Vik A. Prevalence and impact of diffuse axonal injury in patients with moderate and severe head injury: a cohort study of early magnetic resonance imaging findings and 1-year outcome. J. Neurosurg. 2010;113:556-63.
16. Saatman KE, Duhaime AC, Bullock R, Maas AI, Valadka A, Manley GT. Classification of traumatic brain injury for targeted therapies. J Neurotrauma. 2008;25:719-38.
17. Rauchman SH, Albert J, Pinkhasov A, Reiss AB. Mild-to-moderate traumatic brain injury: a review with focus on the visual system. Neurol Int. 2022 May 30;14(2):453-70.
18. Davanzo JR, Sieg EP, Timmons SD. Management of traumatic brain injury. Surg Clin North Am. 2017;97(06):1237-53.
19. Cheung JY, Bonventre JV, Malis CD, Leaf A. Calcium and ischemic injury. N Engl J Med. 1986;314(26):1670-6.
20. Bruns J Jr, Hauser WA. The epidemiology of traumatic brain injury: a review. Epilepsia. 2003;44:2-10.
21. Citerio G, Oddo M, Taccone FS. Recommendations for the use of multimodal monitoring in the neurointensive care unit. Curr Opin Crit Care. 2015;21(2):113-9.
22. Le Roux P, Menon DK, Citerio G, Vespa P, Bader MK, Brophy GM, et al. Consensus summary statement of the International Multidisciplinary Consensus Conference on Multimodality Monitoring in Neurocritical Care: a statement for healthcare professionals from the Neurocritical Care Society and the European Society of Intensive Care Medicine. Neurocrit Care. 2014;21(Suppl 2):S1-26.
23. Roh D, Park S. Brain multimodality monitoring: updated perspectives. Curr Neurol Neurosci Rep. 2016; 16(6):56.
24. Marshall LF, Gautille T, Klauber MR, Eisenberg HM, Jane JA, Luerssen TG et al. The outcome of severe closed head injury. J Neurosurg. 1991;75(1):28-36.
25. Marshall LF, Marshall SB, Klauber MR, et al. The diagnosis of head injury requires a classification based on computed axial tomography. J. Neurotrauma 1992;9(Suppl 1):S287-S292.
26. Vos PE, van Voskuilen AC, Beems T, Krabbe PF, Vogels OJ. Evaluation of the traumatic coma data bank computed tomography classification for severe head injury. J Neurotrauma. 2001 Jul;18(7):649-55.
27. Maas AIR, Hukkelhoven CWPM, Marshall LF, Steyerberg EW. Prediction of outcome in traumatic brain injury with computed tomographic characteristics: a comparison between the computed tomographic classification and combinations of computed tomographic predictors. Neurosurgery 2005;57(6):1173-82.
28. Smith AB, Lattin GE Jr, Berran P, Harcke HT. Common and expected postmortem CT observations involving the brain: mimics of antemortem pathology. Am J Neuroradiol. 2012;33(7):1387-91.
29. Moussa WMM, Khedr WM, Elwany AH. Prognostic significance of hematoma thickness to midline shift ratio in patients with acute intracranial subdural hematoma: a retrospective study. Neurosurg Rev. 2018 Apr;41(2):483-8.
30. Colquhoun IR, Burrows EH. The prognostic significance of the third ventricle and basal cisterns in severe closed head injury. Clin Radiol. 1989 Jan;40(1):13-6.
31. Fernando SM, Tran A, Cheng W, Rochwerg B, Taljaard M, Kyeremanteng K, et al. Diagnosis of elevated intracranial pressure in critically ill adults: systematic review and meta-analysis. BMJ. 2019 Jul 24;366:l4225.
32. Meyfroidt G, Bouzat P, Casaer MP, Chesnut R, Hamada SR, Helbok R, et al. Management of moderate to severe traumatic brain injury: an update for the intensivist. Intensive Care Med. 2022 Jun;48(6):649-66.
33. Ziaka M, Exadaktylos A. Brain-lung interactions and mechanical ventilation in patients with isolated brain injury. Crit Care. 2021 Oct 13;25(1):358.
34. Robba C, Poole D, McNett M et al. Mechanical ventilation in patients with acute brain injury: recommendations of the European Society of Intensive Care Medicine consensus. Intensive Care Med 2020;46:2397-410.
35. Ferreira LL, Marino LHC, Cavenaghi S. Atuação fisioterapêutica no trauma raquimedular em ambiente hospitalar. Revista Brasileira De Ciências Da Saúde. 2012 Jul/Set;(ano 10)33.
36. Crocco TJ, Sayre MR. Prehospital care of neurologic emergencies. Cambridge University Press; 2014.
37. Umphered D. Reabilitação neurológica. Com editores de seção Gordon U. Burton, Rolando T. Lazaro, Margaret L. Roller. Trad. Fernando Diniz Mundim. Rio de Janeiro: Elsevier; 2009.
38. Neto JSM, Tognola WA, Spotti AR, Morais DF. Analysis of patients with spinal cord trauma associated with traumatic brain injury. Coluna/Columna. 2014;13(4):302-5.
39. Melo-Neto JS, Vidotto LEL, Gomes FC, Morais DF, Tognola WA. Caracterização e aspectos clínicos de pacientes com traumatismo raquimedular submetidos a cirurgia. Rev. Bras. Ortop. 2017;5 2(4):479-90.

Distúrbios do sono na unidade de terapia intensiva: avaliação e intervenções da fisioterapia respiratória

Leandro Miranda de Azeredo
José Renato Crepaldi
Claudia Figueiredo de Azeredo

INTRODUÇÃO

Os distúrbios do sono (DS) são comuns na população adulta e idosa e, em geral, são subdiagnosticados e, por conseguinte, não tratados. Podem causar ou exacerbar condições clínicas cardiovasculares, pulmonares, neurológicas, respiratórias, metabólicas e psiquiátricas, ocasionando morbidade e maior risco de mortalidade (Quadro 1).[1,2]

QUADRO 1 Consequências dos distúrbios do sono

- Hipertensão arterial sistêmica.
- Acidente vascular cerebral.
- Arritmia.
- Cardiopatia isquêmica.
- Insuficiência cardíaca.
- Diabetes *mellitus* do tipo 2.
- Síndrome metabólica.
- Declínio cognitivo.
- Depressão.
- Acidentes automobilísticos.
- Acidente de trabalho.
- • Redução da expectativa de vida.

Fonte: Duarte et al.;[1] Punjabi et al.[2]

Embora existam muitas publicações científicas sobre DS em ambiente ambulatorial, são poucas as pesquisas e o conhecimento em indivíduos hospitalizados ou internados na unidade de terapia intensiva (UTI).[1-4]

A Classificação Internacional de Distúrbios do Sono (ICSD) é o principal texto clínico para o diagnóstico de distúrbios do sono. Devido ao crescimento exponencial do conhecimento sobre os DS, a Academia Americana de Medicina do Sono (AASM) reuniu um grupo de especialistas que apresentaram em 2023 a terceira revisão do texto atualizada (ICSD-3-TR), dividida em seis categorias principais:[5]

- Transtornos de insônia.
- Distúrbios respiratórios relacionados ao sono.
- Distúrbios centrais da hipersonolência.
- Distúrbios do sono-vigília do ritmo circadiano.
- Parassonias.
- Distúrbios do movimento relacionados ao sono.

Embora pouco identificados e conhecidos na UTI, os DS mais prevalente são os distúrbios respiratórios relacionados ao sono (DRS) e os distúrbios do sono-vigília do ritmo circadiano.[5]

São considerados DRS: apneia obstrutiva do sono (AOS), hipopneia obstrutiva do sono, apneia central do sono (ACS), apneia mista (AM), hipoventilação e hipoxemia relacionadas ao sono, além do esforço respiratório acompanhado de despertar (Rera), respiração periódica do sono do tipo Cheyne-Stokes.[1-3]

Alguns aspectos dos DS na UTI têm sido associados como fator de complicação, com redução da quantidade e qualidade do sono, surgimento de quadros de confusão mental e delírio, atraso na recuperação de doenças, interferindo no impulso neural da respiração (*drive* respiratório), impactando nos gases sanguíneos arteriais, com possível redução de imunidade, elevando o tempo de ventilação mecânica artificial *e* prolongando períodos de internação na UTI e hospitalar.[3,4]

Um estudo identificou a insuficiência respiratória tipo II (hipercápnica) como a principal causa de internação na UTI em pacientes com DRS, e a maioria apresentou hipoventilação noturna, principalmente associada a síndrome da hipoventilação na obesidade. Os autores identificaram a coexistência de comorbidades importantes em pacientes com DRS, como índice de massa corporal (IMC), hipertensão arterial sistêmica, hipoxemia, taxa elevada de bicarbonato e consequente mortalidade. Essas comorbidades influenciam uma à outra e devem ser identificadas e gerenciadas adequadamente para melhorar os desfechos do paciente.[6]

Compreender a prevalência dos DRS na UTI, conhecer os métodos de avaliação, buscar o diagnóstico de certeza e identificar seu impacto clínico e funcional é importante para o prognóstico, a definição dos objetivos fisioterapêuticos e a eleição das condutas de tratamento.

Em 2023, a American Thoracic Society (ATS) reuniu especialistas para melhor avaliarem as causas, consequências e tratamentos do sono e perturbações circadianas na UTI.[7] Os objetivos do *workshop* incluíram a identificação de subtópicos de interesse, as principais lacunas de conhecimento e as prioridades de pesquisa, identificando 6 prioridades de investigação:

1. Definir a história natural dos distúrbios do sono e do ritmo circadiano na UTI para determinar o momento ideal ao longo de toda a trajetória da doença crítica aguda até a recuperação.
2. Avançar no desenvolvimento de medidas de monitorização dos distúrbios do sono e do ritmo circadiano na UTI que sejam rigorosas, viáveis e capazes de aplicação longitudinal.
3. Definir associações entre domínios individuais dos distúrbios do sono e do ritmo circadiano na UTI e resultados dos pacientes.
4. Maximizar os esforços de pesquisa, incorporando resultados mecanicistas a estudos clínicos maiores, focados em resultados clinicamente importantes centrados no paciente.
5. Aproveitar estratégias científicas de implementação para maximizar e fidelizar intervenções sustentáveis aos componentes do sono e do ritmo circadiano.
6. Aumentar a colaboração entre investigadores, profissionais e clínicos para harmonizar métodos de investigação e promover a investigação em vários locais.

SONO NORMAL E NA UNIDADE DE TERAPIA INTENSIVA

O sono normal e fisiológico é caracterizado pela quantidade e qualidade das etapas definidas pelo sono não REM (estágios N1, N2 e N3, mais presente na primeira metade da noite) e pelo sono REM (do inglês, *rapid eye movements*), com predomínio na segunda metade da noite. Esses estágios acontecem de forma cíclica, repetem-se de 5 a 6 vezes durante uma noite e são representados pelo hipnograma (Figura 1).[3,8]

A evolução do primeiro (N1) até o terceiro (N3) estágio do sono refere-se ao aumento progressivo de ondas lentas no eletroencefalograma (EEG). O estágio 3 é reconhecido por ser a fase de sono mais profunda, de ondas delta, repousante, desempenhando um papel importante em processos restaurativos, como a consolidação da memória.[3,8]

O sono REM ocorre após o estágio N3 e apresenta atividade cerebral rápida, de baixa amplitude, com episódios de movimentos oculares rápidos, irregularidades nas frequências respiratória e cardíaca, além de atonia e/ou hipotonia dos principais grupos musculares. É uma fase reparadora do sono, com limiar excitatório variável, e nesse estágio ocorrem os sonhos.[3,8]

Frequentemente se observam na UTI redução dos estágios do sono profundo, compreendido pelo sono

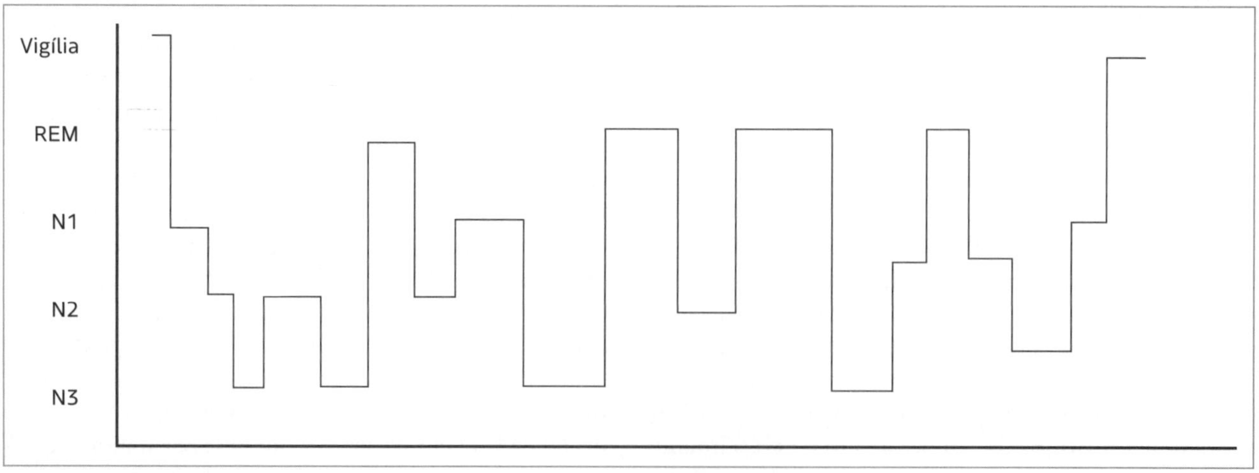

FIGURA 1 Representação dos estágios do sono – hipnograma normal.
N1: primeiro estágio do sono; N2: segundo estágio do sono; N3: terceiro estágio do sono; REM: *rapid eye movement*.
Fonte: elaborada pelos autores.

de ondas lentas (N3) e dos movimentos rápidos dos olhos (REM), e elevação da incidência dos estágios iniciais do sono e mais superficiais (N1 e N2). O sono patológico é caracterizado por períodos de fragmentação, interrupção e redução do sono de ondas lentas e/ou do sono REM.[3,8]

Considerado um achado importante, por meio da polissonografia (PSG), cerca de metade do tempo total de sono na UTI ocorre durante o dia, e o ritmo circadiano, considerado nosso relógio biológico, com funções fisiológicas ocorrendo durante o dia e outras durante a noite, é acentuadamente alterado.[8]

Padrões atípicos foram descritos no EEG de pacientes internados na UTI, e as principais características do sono atípico incluem a ausência dos fusos do sono e dos complexos K, no N2, e o estado "vigília patológica". A perda das características do estágio N2 é comum e está associada a delírio e maiores chances de morte, apresentando importante valor prognóstico.[8]

Recente publicação confirmou que 38% do sono na UTI ocorre durante o dia, reflexo de um sono fragmentado, com padrões respiratórios mais rápidos comparados aos pacientes que realizaram polissonografia no laboratório do sono.[9]

A interrupção e a privação do sono podem induzir a ativação do sistema nervoso autônomo simpático e a elevação da pressão arterial, o que pode contribuir para a morbidade e a mortalidade cardiovascular do paciente.[1-3]

CAUSAS DE TRANSTORNOS DO SONO NA TERAPIA INTENSIVA

Recente publicação (2022) investigou, por meio de questionário, o sono antes e durante a internação na UTI. Entre os motivos mais comuns para o sono insatisfatório foram encontrados fatores modificáveis e não modificáveis (Tabela 1).[10]

Os pacientes sentiram que seu sono teria melhorado com intervenções como diminuir as luzes, os ruídos sonoros, a intervenção profissional noturna e a prescrição de indutores de sono. São formas facilmente implementáveis de melhorar o sono dos pacientes na UTI.[10]

A promoção da normalidade do sono-vigília poderá ser favorecida por várias intervenções ambientais diurnas e noturnas, podendo melhorar o ritmo circadiano, prevenindo e reduzindo a prevalência de delírio, como se pode observar no Quadro 2.[10]

QUADRO 2 Intervenções para melhorar o sono na UTI

- Iluminação diurna suficiente.
- Diminuição das luzes noturnas.
- Redução do ruído ambiente.
- Incentivo a atividades físicas e cognitivas diurnas.
- Intervenções planejadas.
- Fornecimento de máscaras para os olhos.
- Tampões para os ouvidos.
- Intervenção musical.

UTI: unidade de terapia intensiva.
Fonte: Martinez et al.[11]

INFLUÊNCIA DA VENTILAÇÃO MECÂNICA

Parthasarathy e Tobin foram pioneiros em estudar o impacto da ventilação mecânica na piora da qualidade do sono, sendo esse impacto confirmado por estudos mais recentes.[11]

Os distúrbios do sono e do ritmo circadiano podem prejudicar a função respiratória e reduzir a resistência muscular respiratória e periférica, podendo alterar o sistema de controle quimiorreflexo.[12]

A ventilação mecânica invasiva (VMI) e a ventilação não invasiva (VNI) podem afetar o sono do paciente por uso não criterioso de sedação ou analgesia, dificuldades com a via aérea artificial (tubo endotraqueal ou traqueostomia), utilização de interfaces de VNI (máscaras faciais no modelo ou tamanho inadequado), aspiração traqueal excessiva, alarmes sonoros elevados e intervenções profissionais frequentes, fragmentando o sono e reduzindo sua eficiência.[13,14]

O efeito dos modos ventilatórios e dos parâmetros ajustados podem interferir no *drive* respiratório, dificultando o disparo do ventilador e o período de ciclagem, ocasionando distúrbios ventilatórios, da

TABELA 1 Fatores modificadores do sono

Fatores modificáveis	Fatores não modificáveis
Ruídos (50,4%)	Acessos intravenosos (42,3%)
Dor (46,7%)	Presença de via aérea artificial (NI)
Intervenção multiprofissional (10%)	Doenças preexistentes

NI: não informado.
Fonte: Martinez et al.[11]

musculatura respiratória, do sincronismo respiratório paciente-ventilador e do período normal do sono.

Estudos identificaram que a qualidade do sono foi melhor com ventilação controlada a pressão (PCV), com frequência respiratória (FR) controlada pelo ventilador, do que com ventilação com pressão de suporte (PSV), com menor fragmentação do sono e melhor sono REM.[15]

Maior benefício de duração do sono REM e menores despertares foram encontrados durante a ventilação assistida ajustada neuralmente (Nava) comparada à PSV.16 Igual vantagem foi encontrada comparando ventilação proporcional assistida com PSV, resultando em menos assincronias paciente-ventilador e melhor qualidade de sono, além de menor índice de despertar, maior frequência de sono profundo e de ondas lentas.[17]

Um estudo que comparou os modos ventilação assisto-controlada (VAC), PSV e SmartCare sobre a qualidade do sono em pacientes alertas e não sedados não identificou diferença nos estágios e duração do sono entre os três modos. Estes podem ser usados para fornecer pressão proporcional aos esforços do paciente em termos de amplitude e tempo, o que evita assistência excessiva e insuficiente e melhora a sincronia.[18]

As assincronias ventilatórias, responsáveis por até 19% da fragmentação do sono, detectadas entre os pacientes e o ventilador mecânico, diminuíram significativamente a profundidade do sono e o sono REM, ocasionando aumento do índice de despertar e diminuição da eficiência do sono.[12]

Um dos determinantes mais importantes que afetam a sincronização paciente-ventilador é o nível de sedação, sendo identificados os disparos ineficazes e os vazamentos elevados, fator de risco de falha em pacientes com VNI.[16]

Estudos recentes vêm avaliando o impacto do sono no mau prognóstico da VNI, em pacientes que evoluem com assincronia, alterando a arquitetura do sono, falha tardia da VNI e maior incidência de *delirium*, em pacientes com doença pulmonar obstrutiva crônica (DPOC).[13,14]

Como efeito adverso potencial, as assincronias podem afetar o processo de desmame e estar associadas a aumento de tempo da VMI ou VNI, prolongando a permanência na UTI.[15]

Uma comparação entre PCV e PSV, utilizando FR de *backup* com valores baixos ou altos, demonstrou redução do sono REM com valores mais altos de FR e aumento do despertar. Não foram encontradas evidências de diminuição da qualidade do sono devido a elevados níveis de pressão inspiratória, porém frequentes observações clínicas sobre hiperventilação, que desencadeiam hipocapnia e apneias por elevação da pressão inspiratória ou do volume corrente.[17]

Foi relatado que a reconexão durante a noite pode favorecer a eficiência e a qualidade do sono em pacientes com dificuldade de desmame.

A associação entre distúrbios do sono e a incidência de delírio tem impacto na musculatura respiratória e no processo de desmame. Thille et al. compararam PSV e ventilação proporcional assistida (PAV) e apresentaram como resultado maior duração do desmame em pacientes com padrão de sono atípico e naqueles sem sono REM.[18]

O estudo *Sleewe* investigou índices polissonográficos, bem como um índice contínuo para avaliação da profundidade do sono, por meio do produto *odds ratio* (OR), para determinar se o sono ou a vigília anormais estão associados ao resultado dos testes de respiração espontânea (TRE). Os autores demonstraram uma correlação entre aumento do tempo de vigília e maior chance de falha no TRE e na extubação, além de comprometimento da função imunológica, resultando em aumento de infecções recorrente, frequentemente encontradas em pacientes com internação prolongada e agravando o prognóstico do paciente.[19]

MÉTODOS DE AVALIAÇÃO DO SONO

Em pacientes internados na UTI, os DRS são possíveis achados coexistentes e em comum a outras causas de internação, e todo fisioterapeuta respiratório, cardiovascular ou intensivista deveria procurá-los sistematicamente.

A busca ativa da AOS em pacientes com insuficiência cardíaca, hipertensão, acidente vascular cerebral, doenças neuromusculares, DPOC, obesidade ou pelo processo de envelhecimento poderá encontrar sobreposição (*overlap*) das doenças de base com a AOS, agravando a hipoxemia e/ou hipercapnia e desencadeando novos desfechos clínicos como a insuficiência respiratória.

O padrão ouro para confirmação do diagnóstico de DRS é a PSG, que possibilita o registro do EEG para conhecimento dos estágios do sono, do eletro-oculograma (EOG) para registro do movimento dos olhos, da eletromiografia do mento e membros, das medidas do fluxo oronasal e do movimento toracoabdominal, registrando os períodos de apneia do eletrocardiograma e da oximetria de pulso, porém de difícil aplicação prática em ambiente de terapia intensiva.[3,4,9]

Outros métodos têm sido utilizados, como a actigrafia e o índice bispectral (BIS).

A actigrafia registra a movimentação ou repouso do paciente no leito, por meio de um acelerômetro portátil de pulso ou no tornozelo, porém sem correlação significativa para pacientes críticos acamados na UTI, tendendo a mostrar períodos de repouso prolongado.[9]

O BIS, por meio de registros neurofisiológicos do EEG, avalia a profundidade da sedação e do grau anestésico, oferecendo uma pontuação de 0 a 100, na qual valores maiores representam maior estado de vigília e consciência, mas também sem estudos suficientes até o momento para sua validação em monitoração dos DS.[3,4,9]

De forma alternativa, estudos qualitativos têm apresentado melhores correlações para avaliação da qualidade do sono, período de latência, duração e eficiência do sono. Entre os mais utilizados[9] encontram-se:

- Questionário de sono Richards-Campbell (QSRC).
- Questionário de sono em UTI (QS-UTI).

Ambos foram traduzidos e validados transculturalmente para o português brasileiro e mostram vantagens quanto a sua aplicabilidade.[20]

O QSRC avalia o sono a partir de cinco dimensões: profundidade, latência, fragmentação, tempo para retomada e qualidade do sono, com as respostas registradas em uma escala analógica visual; escores mais altos representam um sono de maior qualidade.[20]

O QS-UTI reúne 27 itens que medem o sono em quatro dimensões: qualidade, fatores disruptivos causados pela equipe, de origem ambiental e sonolência diurna. Sua utilidade está pontuar alterações do sono decorrentes de fatores relacionados à equipe ou ao ambiente da UTI, sendo utilizado nos estudos que implementam protocolos para promoção do sono e apresentando correlação moderada com a PSG.[20]

Novas modalidades têm sido estudadas para avaliação do sono na UTI, por meio de monitor portátil capaz de medir derivações simplificadas do EEG, usando eletrodos bifrontais (Sedline, Profiler). Análise espectral do EEG já mostrou perfeita concordância interobservador e intraobservador, mas falta aplicação em ambiente de UTI.[3,4]

Tem sido desenvolvido o uso de sensores em colchão (p. ex., Nemuri Scan) para medir o sono; quando comparado a exame de PSG, apresentou concordância moderada, mas baixa especificidade, com resultados falso-positivos. Além disso, não houve correlação com o sono subjetivo, quantificado pelo QSRC.[3,4]

CONDUTAS DE FISIOTERAPIA RESPIRATÓRIA

As medidas para melhorar o sono na UTI incluem:

- Eleger métodos de avaliação quantitativa e qualitativa dos DS e DRS.
- Avaliar o impacto do tipo de ventilação, modo e parâmetros ventilatórios que estejam ocasionando assincronias respiratórias e fragmentação do sono.
- Saber que evitar o suporte ventilatório além da necessidade metabólica do paciente pode resultar em hiperventilação, diminuição das concentrações de dióxido de carbono e apneias centrais que resultam em despertares frequentes e redução do sono REM.
- Promover estratégia ventilatória profilática de hipoxemia, hiperventilação e assincronias respiratórias, evitando suporte ventilatório excessivo.
- Saber que modos ventilatórios avançados de ventilação (PAV, Nava e SmartCare) podem ser usados para facilitar o disparo, evitar assistência insuficiente ou excessiva, bem como o ajuste fino da PSV, evitando volumes correntes maiores a ponto de reduzir ou remover o estímulo respiratório por hiperventilação e redução do dióxido de carbono.
- Eleger o uso criterioso dos fármacos analgésicos e de sedação, evitando efeitos indesejáveis da sedação profunda.
- Evitar o uso de fármacos que prolongam o tempo total de sono mas reduzem o sono profundo e REM, podendo estar associado ao delírio.
- Favorecer o desmame por meio de interrupção diária da sedação, despertar diário e TER.
- Evitar a realização de procedimentos de fisioterapia respiratória, mobilização precoce e multiprofissionais durante o período noturno.
- Promover ações multiprofissionais para prevenção e modificação dos fatores que interrompem o sono.
- Prescrever e titular pressão positiva contínua nas vias aéreas (CPAP) para tratamento dos casos de AOS, em respiração espontânea.
- Prescrever e titular a terapia com dois níveis de pressão positiva nas vias aéreas (Bipap = Ipap + Epap) para os casos de *overlap* (AOS associada a outra doença de base), favorecendo o conforto e a prevenção da hipoxemia e hipercapnia, em respiração espontânea.
- Realizar fisioterapia respiratória baseada em evidência objetivando manter a permeabilidade das vias aéreas, os volumes e capacidades pulmonares normais, prevenindo e recuperando a fraqueza muscular respiratória e periférica e elegendo estratégia de suporte ventilatório para proteção de um sono e ritmo circadiano normais.

REFERÊNCIAS BIBLIOGRÁFICAS

1. Duarte RLM, Togeiro SMGP, Palombini LO, Rizatti FPG, Fagondes SC, Magalhães-da-Silveira FJ, et al. Brazilian Thoracic Associa-

tion. Consensus on Sleep-disordered Breathing. J Bras Pneumol. 2022;48(4):e20220106

2. Punjabi NM, Caffo BS, Goodwin JL, Gottlieb DJ, Newman AB, O'Connor GT, et al. Sleep-disordered breathing and mortality: a prospective cohort study. PLoS Med. 2009 Aug;6(8):e1000132.
3. Beltrami FG, Nguyen X-L, Pichereau C, Maury E, Fleury B, Fagondes S. Sono na unidade de terapia intensiva. J Bras Pneumol. 2015;41(6):539-46.
4. Showler L, Abdelhamid YA, Goldin J, Deane AM. Sleep during and following critical illness: a narrative review. World J Crit Care Med. 2023 Jun 9;12(3):92-115.
5. AASM. The AASM International Classification of Sleep Disorders-Third Edition, Text Revision (ICSD-3-TR). Disponível em: https://aasm.org/clinical-resources/international-classification-sleep-disorders/. Acesso em: 15 out. 2023.
6. Mahmoud IM, Morsi TS, Gharraf HS, El Hady DM. Study of sleep: related breathing disorders in patients admitted to respiratory intensive care unit, Egyptian Journal of Chest Diseases and Tuberculosis. 2016;65(1):89-98,
7. Knauert MP, Ayas NT, Bosma KJ, Drouot X, Heavner MS, Owens RL, et al. Causes, consequences, and treatments of sleep and circadian disruption in the ICU: an official American Thoracic Society Research Statement. Am J Respir Crit Care Med. 2023 Apr 1;207(7).
8. Knauert MP, Gilmore EJ, Murphy TE, Yaggy HK, Van Ness PH, Hang L, et al. Association between death and loss of stage N2 sleep features among critically ill patients with delirium. J Crit Care. 2018 Dec;48:124-9.
9. Bucklin AA, Ganglberger W, Quadri SA, Tesh RA, Adra N, Cardoso MS, et al. High prevalence of sleep-disordered breathing in the intensive care unit: a cross-sectional study. Sleep Breath. 2023Jun;27(3):1013-26.
10. Ganglberger W, Krishnamurty PV, Quadri SA, Tesh RA, Bucklin AA, Adra N, et al. Sleep staging in the ICU with heart rate variability and breathing signals: an exploratory cross-sectional study using deep neural networks. Front Netw Physiol. 2023;27;(3):1120390.
11. Martinez FE, Poulter A-L, Seneviratne C, Chrimes A, Havill K, Balogh ZJ, et al. Patients' perception of sleep and modifiable versus non-modifiable factors that affect it: a prospective observational study. J Clin Med. 2022 Jun 28;11(13):3725.
12. Parthasarathy S, Tobin MJ. Sono na unidade de terapia intensiva. Cuidados Intensivos Med. 2004;30:197-206.
13. Lê Dinh M, Darmon M, Kouatchet A, Jaber S, Meziani F, Perbet S, et al. Factors associated with and prognosis impact of perceived sleep quality and estimated quantity in patients receiving non-invasive ventilation for acute respiratory failure. J Clin Med. 2022 Aug 8;11(15):4620.
14. Roche CF, Drouot X, Thile AW, Galia F, Cabello B, d'Ortho M-P, et al. Poor sleep quality is associated with late noninvasive ventilation failure in patients with acute hypercapnic respiratory failure. Crit Care Med. 2010 Feb;38(2):477-85.
15. Toublanc B, Rose D, Glérant J-C, Francois G, Mayeux I, Rodenstein V. Assist-control ventilation vs. low levels of pressure support ventilation on sleep quality in intubated ICU patients. Intensive Care Med. 2007;33(7):1148-54.
16. Delisle S, Ouellet P, Bellemare P, Tétraut J-P, Arsenault P. Qualidade do sono em pacientes ventilados mecanicamente: comparação entre os modos Nava e PSV. An Terapia Intensiva. 2011;1:42.
17. Bosma K, et al. Interação paciente-ventilador e sono em pacientes sob ventilação mecânica: pressão de suporte versus ventilação assistida proporcional. Medicina Intensiva. 2007;35(4):1048-54.
18. Thille AW, Reynaud F, Marie D, Barrau S, Rousseau L, Rault C, et al. Impact of sleep alterations on weaning duration in mechanically ventilated patients: a prospective study. Eur Respir J. 2018;19;51(4):1702465.
19. Dres M, Younes M, Rittayamai N, Kendzerska T, Telias I, Grieco DL, et al. Sleep and pathological wakefulness at the time of liberation from mechanical ventilation (Sleewe): a prospective multicenter physiological study. Am J Respir Crit Care Med. 2019;1;199(9):1106-15.
20. Cabello B, Thille AW, Drouot X, Galia F, Mancebo J, d'Ortho M-P, et al. Sleep quality in mechanically ventilated patients: comparison of three ventilatory modes. Crit Care Med. 2008;36(6):1749-55.
21. Vaschetto R, Cammarota G, Colombo D, Longhini F, Grossi F, Giovanniello A, et al. Efeitos do propofol na sincronia e interação paciente-ventilador durante ventilação com pressão de suporte e assistência ventilatória ajustada neuralmente. Crit Care Med. 2014;42:74-82.
22. Rault C, Sangaré A, Diaz V, Ragot S, Frat J-P, Raux M, et al. Impact of sleep deprivation on respiratory motor output and endurance: a physiological study. Am J Respir Crit Care Med. 2020;15;201(8):976-83.
23. Spahija J, et al. Interação paciente-ventilador durante ventilação com pressão de suporte e assistência ventilatória ajustada neuralmente. Crit Care Med. 2010;38:518-26.
24. Piquilloud L, et al. A assistência ventilatória ajustada neuralmente melhora a interação paciente-ventilador. Medicina Intensiva. 2011;37:263-71.

41

Atuação do fisioterapeuta nas unidades de urgência e emergência

Viviani Lara
Jaqueline Faile Mancuso

HISTÓRIA DA FISIOTERAPIA EM URGÊNCIA E EMERGÊNCIA/HISTÓRIA DO PRONTO-SOCORRO

O ano é 1999, a cidade é São Paulo, o hospital é o Hospital Geral do Grajaú, situado no extremo sul dessa cidade. A oportunidade é o gerenciamento de pacientes em insuficiência respiratória, com o entendimento de que, se ventilados de forma não invasiva e bem conduzidos, não necessitarão serem intubados, bem como sedados e à mercê de todas as consequências já bem descritas na literatura. Assim surge a necessidade do fisioterapeuta na emergência, através do olhar visionário do Professor Sérgio Mingrone, e de dois acadêmicos da Universidade de Santo Amaro, Viviani Lara e João Puerro, orientados pela então professora Rosana Possetti.

Após um ano de pesquisa, vivenciando nesse mesmo tempo todas as oportunidades em que o fisioterapeuta poderia contribuir para o atendimento de emergência aos pacientes que adentravam o pronto-socorro (PS), surge o trabalho intitulado "Implantação do Serviço de Fisioterapia no Hospital Geral do Grajaú", seguido de um local de estágio a partir do ano 2000; depois de quatro anos já é realidade a fisioterapia 24 horas no PS desse mesmo hospital, e em 2014 residência em Fisioterapia em Emergência (Unisa/HGG). Nesse mesmo ano nasce o livro *Fisioterapia em emergência*, e 2018 o reconhecimento da atuação do fisioterapeuta na unidade de emergência e urgência (Resolução n. 501 do Conselho Federal de Fisioterapia e Terapia Ocupacional – Coffito).

Mas de onde surgiu a ideia de uma porta de entrada para o hospital? Hoje parece simples que o ingresso dos pacientes se faça também por uma emergência, mas nem sempre foi assim. Os hospitais já foram tratados na história como "morredouros", ou seja, lugares onde eram realizados os últimos cuidados, e não tinham o conceito de reestabelecimento da saúde.

Inegável a evolução da emergência nos cenários das grandes guerras, nos quais a necessidade de manter o contingente levou à criação dos transportes para os hospitais de campanha, métodos cirúrgicos para amputações e cuidados dos feridos, acompanhamento de feridos e suas sequelas. Um dos grandes contribuidores foi Dominique Jean Larrey (1766-1842), o cirurgião napoleônico, que está eternizado na história da emergência por seus feitos durante as conquistas de Napoleão Bonaparte (1769-1821).

Voltando aos tempos atuais, a pandemia mundial do Covid-19 trouxe nova luz ao cenário da emergência pelos PS no mundo todo. No Brasil foram contratados milhares de fisioterapeutas para atendimento na emergência, pois se sabia da grande necessidade desses profissionais nesse ambiente no primeiro atendimento. É fato que o fisioterapeuta integra a equipe de profissionais de todos os ambientes hospitalares, então por que ainda não é uma realidade que na emergência seja assim?

Felizmente a pandemia se findou em 5 de maio de 2023, mas muito antes disso os fisioterapeutas, tão requisitados nas emergências pelo país, já não ocupavam os mesmos lugares nesse local (na enorme maioria dos hospitais).

Construir um futuro em que o fisioterapeuta seja essencial ao atendimento dos pacientes no âmbito intra e extra-hospitalar depende de nós, de nossos resultados e de gestores que saibam expressar em números a eficácia de nossa atuação.

AVALIAÇÃO DO PACIENTE EM EMERGÊNCIA

Muito em breve a inteligência artificial na área da saúde poderá proporcionar avanços significativos no atendimento de emergência, em especial no que tange à avaliação inicial. Imagine você (tenho convicção que talvez você não precise mais imaginar) que um *chip* implantado em sua pele possa ser lido por um dispositivo na sala de emergência. Esse *chip* conterá todos os seus dados e o histórico de saúde de maneira detalhada. O impacto do tempo de avaliação é diretamente proporcional ao tempo do diagnóstico e intervenção, daí a importância de uma avaliação rápida e assertiva.

Há muito sobre a descrição da avaliação inicial do paciente crítico na emergência, porém nosso objetivo neste capítulo é salientar a avaliação fisioterapêutica desse paciente. Avaliamos a funcionalidade dos sistemas, fazemos diagnóstico fisioterapêutico e intervenção fisioterapêutica.

Podemos dividir em três grandes grupos a avaliação inicial do paciente na emergência, conforme apresentada na Figura 1.

Estamos falando de um quadro de emergência extrema, em que muitas vezes o paciente não consegue explicar de maneira precisa, ou é incapaz de falar sobre seus sintomas, bem como quando se deu seu início. Vamos simular um quadro de paciente que adentra a emergência. Você é o fisioterapeuta. Como deve proceder?

Olhe

- Coloração da pele: pacientes com palidez podem representar desde hipotensão a choque hipovolêmico. Pacientes rosados podem estar com febre. Pacientes cianóticos podem estar em sofrimento pulmonar ou cardíaco.
- Como está respirando: com batimento de asas nasais, uso de musculatura acessória, assincronia. Esse paciente está em dificuldade respiratória.
- Sangramento: nos ouvidos pode ser uma lesão grave cerebral por trauma, no nariz pode ser uma simples epistaxe a uma hipertensão arterial, nas regiões genitais pode ser menstruação ou trama de quadril.
- Passos: membro inferior em rotação externa pode ser fratura de quadril (na qual a gravidade e mortalidade são altíssimas).

Escute

- Ausculta: movimento diminuído ou ausente pode ser hemotórax, pneumotórax, derrame pleural ou obstrução por corpo estranho. Roncos podem indicar secreção. Sibilos podem ser causados por broncoespasmo ou corpo estranho.
- História: o que o paciente e/ou seus familiares dizem sobre o quadro atual, o que os demais membros da equipe evidenciaram em sua análise.

Faça

- Diagnóstico fisioterapêutico: determine se é uma limitação (você poderá resolver totalmente), uma disfunção (você poderá resolver parcialmente) ou uma limitação (você não poderá resolver);
- Causas cardiorrespiratórias: há necessidade de suporte ventilatório, invasivo ou não invasivo? Há a necessidade de manobras de desobstrução pulmonar? Há necessidade de suporte de oxigênio (que deve ser prescrito pelo médico)? Qual a via de administração?

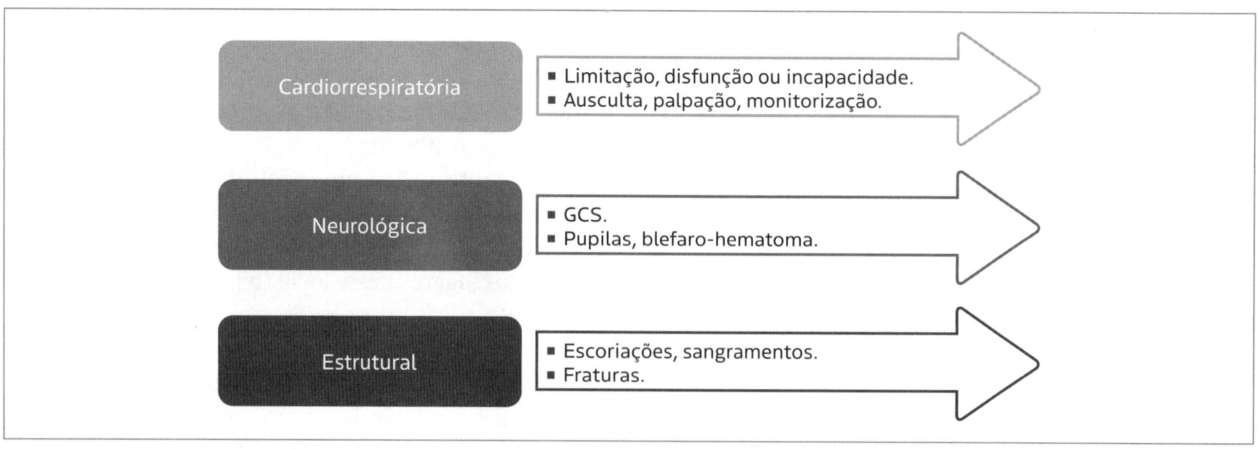

FIGURA 1 Avaliação inicial em ambiente de emergência.
GCS: Escala de coma de Glasgow.

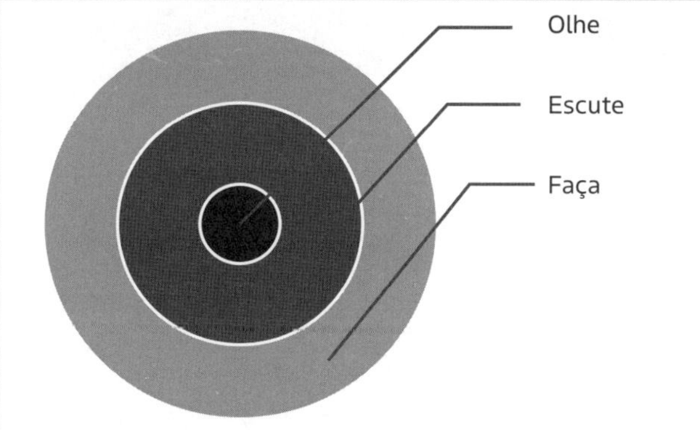

FIGURA 2 Procedimento de avaliação emergencial inicial.

- Causas neurológicas: estão afetando a oxigenação? Estão deixando o paciente agitado, não se acopla a ventilação mecânica não invasiva (VNI)? Estão piorando e levando o paciente a narcose?
- Causas estruturais: causou a perda de função do membro? Poderá causar necrose dos tecidos? Está causando o sangramento e poderá levar a choque hipovolêmico? Posso auxiliar na anamnese e orientar o gesso para colocação de uma janela terapêutica na qual posso realizar o *laser* para melhor e mais rápida consolidação?

Tantos questionamentos mais podem causar desespero e confusão para o fisioterapeuta do que resolução ou um passo a passo. Isso porque o cenário da emergência é totalmente diferente no que tange à atuação de qualquer profissional, em especial do fisioterapeuta.

Infelizmente é uma realidade dos hospitais a solicitação desse profissional na sala da emergência para instalação de VNI, não se levando em conta que o fisioterapeuta deve estar presente para a anamnese, prescrição e atendimento, muitas vezes sendo deslocado da terapia intensiva, que é um local onde podem haver emergências e urgências, porém num ambiente controlado e com diagnóstico.

O principal conselho ao fisioterapeuta na emergência seria: interesse-se pelo seu paciente. Sua anamnese será pautada em estudo e direcionamento a esse tipo de atendimento, a prescrição será para os próximos 30 minutos, com avaliação constante dos resultados, reavaliação profunda em 2 horas e ajustes na prescrição.

Lembrando que o assunto do capítulo é o atendimento de emergência e não de pacientes internados no PS por escassez de vagas na unidade de terapia intensiva (UTI) ou enfermaria.

CRITÉRIOS DE GRAVIDADE (ESCORE)

Uma das maneiras de avaliar a gravidade de cada paciente é estabelecendo um escore. O enfermeiro normalmente é o profissional que realiza essa análise inicialmente no PS, utilizando a modelos de estratificação de risco. Dentre as escalas/protocolos, pode-se citar:

- A escala norte-americana – *Emergency Severity Index* (ESI).
- A escala australiana – *Australasian Triage Scale* (ATS).
- O protocolo canadense – *Canadian Triage Acuity Scale* (CTAS©).
- O protocolo inglês – *Manchester Triage System* – protocolo de Manchester.

Este último é o mais utilizado.

TABELA 1 Protocolo de Manchester

Cor	Gravidade	Tempo alvo para atendimento
Vermelho	Emergência	0 minuto
Laranja	Muito urgente	10 minutos
Amarelo	Urgente	60 minutos
Verde	Pouco urgente	120 minutos
Azul	Não urgente	240 minutos

Essa escala é utilizada pela equipe de enfermagem na entrada do PS, mas na emergência, de fato, quem é o paciente número 1? A maior emergência clínica é a parada cardiorrespiratória (PCR); nenhuma outra a supera, mas como o objetivo é entender o papel do fisioterapeuta na emergência, essa possibilidade de análise será ampliada.

A PCR, continua sendo a maior emergência, alvo da necessidade imediata de atendimento de toda a equipe de assistência, incluindo o fisioterapeuta. Mas e quanto aos demais pacientes?

Para tanto, propõe-se uma escala em três níveis de gravidade para avaliação, prescrição e atendimento do fisioterapeuta, apresentada na Tabela 2.

Esse é o modelo proposto pelo grupo australiano do Hospital Westmead para atendimento do fisioterapeuta na emergência. Vale lembrar que no modelo brasileiro o foco no geral é o paciente com distúrbios respiratórios; já a Austrália visa ao atendimento de distúrbios osteomusculares. Esse ponto de vista é bem importante, pois é algo que o Brasil deve desenvolver, pela alta demanda nos traumas.

Vale ressaltar também que eles propõem duas possibilidades de atendimento, uma direta e outra ao chamado. A proposta neste capítulo é que o fisioterapeuta seja parte integrante do modelo inicial de avaliação e atendimento.

TABELA 2 Proposta de escore de gravidade e prioridade de atendimento

Perfil	Característica	Plano de intervenção
A	Paciente com alto risco de declínio funcional, com risco elevado para limitação ou disfunção respiratória.	Imediato
B	Paciente com médio risco de declínio funcional, com risco elevado para limitação ou disfunção respiratória e/ou comprometimento motor agudo.	Até 30 minutos
C	Paciente com pequeno risco de declínio funcional, com risco elevado para limitação ou disfunção respiratória e/ou comprometimento motor, com necessidade de controle de dor a ser realizado pelo fisioterapeuta.	Até 60 minutos

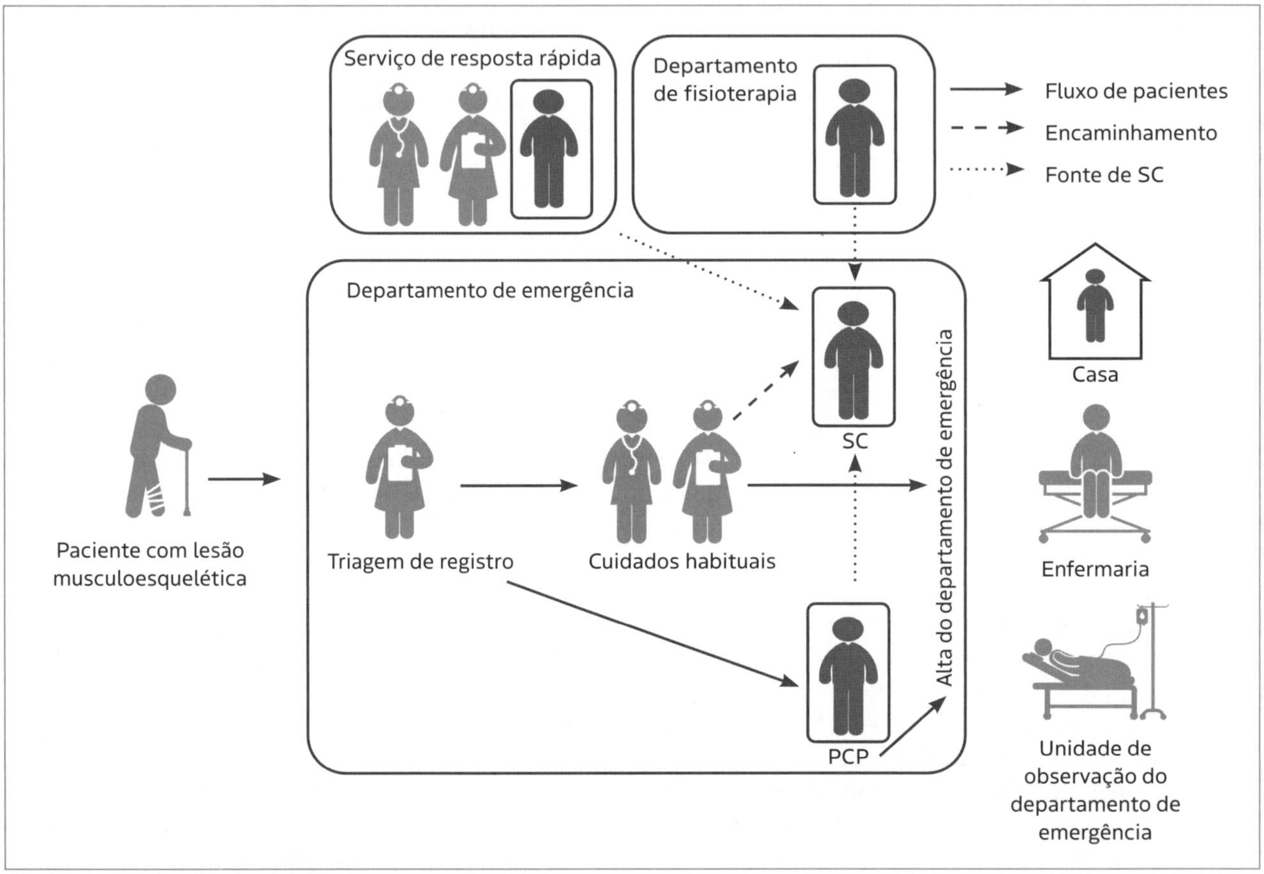

FIGURA 3 Proposta de atendimento australiano.
PCP: profissional de cuidados primários; SC: serviço de cuidado.

ATUAÇÃO DO FISIOTERAPEUTA NA PARADA CARDIORRESPIRATÓRIA/ RESSUSCITAÇÃO CARDIOPULMONAR, SUPORTE BÁSICO E AVANÇADO DE VIDA

A parada cardiorrespiratória cerebral é a prioridade máxima, portanto a rapidez e a eficácia das intervenções são cruciais para um resultado favorável ao paciente. A PCR pode ser um evento primário ou secundário a outros fatores, em que distúrbios cardíacos estejam em primeiro lugar entre as causas em pessoas adultas.

O reconhecimento rápido e a intervenção precoce podem salvar vidas. O sistema nevoso central (SNC) é absolutamente sensível às condições de falta de oxigênio, tolerando minutos até que os danos sejam irreparáveis.

Na cadeia de atendimento proposta pela American Heart Association (AHA) tem-se: acesso rápido, RCP precoce, desfibrilação precoce, suporte avançado de vida em cardiologia precoce e cuidados pós-ressuscitação. O fisioterapeuta pode atuar em toda a cadeia de salvamento desde que não se fira seu código de ética e conduta.

Este capítulo trata do atendimento fisioterapêutico na emergência em PS, por isso se entende que o paciente ou chega em PCR ou sofre uma ainda no aguardo do atendimento. Por isso, entre as cadeias de atendimento propostas pela AHA, a que melhor se enquadra é no atendimento intra-hospitalar, na qual se tem:

- Prevenção: atuando como agentes de prevenção da PCR, seja pela avaliação e/ou intervenção fisioterapêutica.
- Reconhecimento da PCR e chamar ajuda: saber avaliar o eletrocardiograma à beira-leito (antes disso, saber monitorizar o paciente), avaliar o pulso e saber que ninguém atende uma PCR sozinho, por isso chamar imediatamente ajuda.
- Iniciar a RCP de alta qualidade: descer o decúbito (há macas com esse dispositivo), posicionar-se adequadamente, realizar as compressões torácicas sem interrupção, se possível iniciar a contagem do tempo e solicitar um desfibrilador.
- Rápida desfibrilação: avaliar rapidamente o ritmo cardíaco com possibilidade de realizar tal procedimento (fibrilação ventricular – FV e taquicardia ventricular – TV). Essa análise deve ser realizada pelo médico (já que estamos em ambiente hospitalar), e, ao comando dele, quem estiver massageando realiza a desfibrilação com a calibragem determinada. Neste item vale a observação de que no meio extra-hospitalar há a possibilidade da utilização do desfibrilador elétrico automático (DEA), que pode ser utilizado por qualquer pessoa previamente treinada.
- Suporte avançado de vida e cuidados pós-PCR: neste item, acredita-se que o paciente deva estar com uma via aérea definitiva e ventilado mecanicamente. O fisioterapeuta inicialmente pode atuar com a ventilação com bolsa ressuscitatória, auxiliar no processo de intubação (realizado pelo médico), colaborar com a indicação do número do tubo endotraqueal, avaliar o posicionamento da cânula (se possível mediante capnografia) e realizar a fixação, bem como iniciar a ventilação mecânica. Indicado realizar o cálculo de mecânica ventilatória para adequação dos parâmetros.

Dada a importância da massagem extracorpórea para a sobrevivência dos pacientes, será descrita a seguir:

- Paciente em decúbito zero grau (se o paciente estiver pronado, iniciar a massagem nessa posição entre as escápulas, até que chegue ajuda para virar o paciente com segurança) em superfície rígida (normalmente há uma placa no carrinho de parada).
- Posicionamento ao lado do paciente.
- Mãos sobrepostas na linha intermamilar sobre o esterno.
- Cotovelos estendidos a 90 graus.
- Compressões devem gerar 5 cm de afundamento.
- Ritmo de 100 a 120 compressões por minuto.

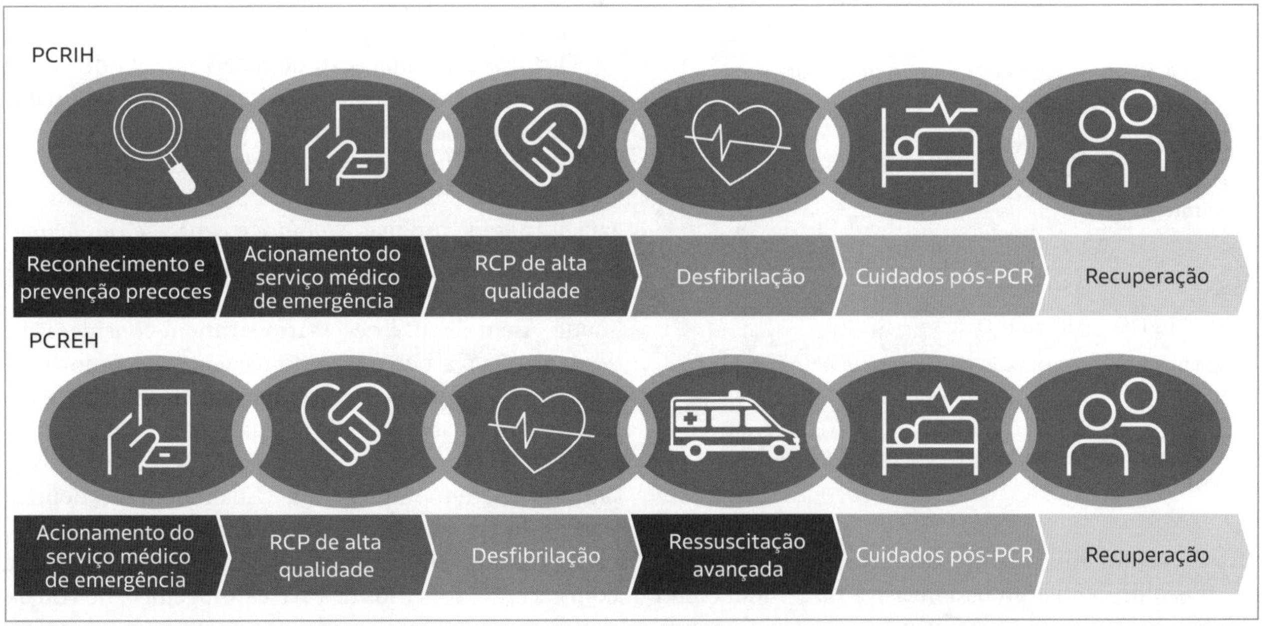
PCRIH
Reconhecimento e prevenção precoces
Acionamento do serviço médico de emergência
RCP de alta qualidade
Desfibrilação
Cuidados pós-PCR
Recuperação
PCREH
Acionamento do serviço médico de emergência
RCP de alta qualidade
Desfibrilação
Ressuscitação avançada
Cuidados pós-PCR
Recuperação

FIGURA 4 Corrente de salvamento AHA.

AHA: American Heart Association; PCREH: parada cardiorrespiratória extra-hospitalar; PCRIH: parada cardiorrespiratória intra-hospitalar; RCP: ressuscitação cardiopulmonar.

- Troca de socorrista a cada 2 minutos para manutenção da qualidade da massagem.
- Capnografia quantitativa com forma de onda (visar à concentração ou tensão de CO_2 expirado – $EtCO_2$ – maior que 10 mmHg).
- Caso haja a ventilação com bolsa ressuscitatória:
  - Quando máscara-bolsa: manobra CCEE (C veda a máscara no rosto e E posiciona a mandíbula).
  - Quando tubo-bolsa: 1 ventilação a cada 6 segundos.
  - Evitar ventilação excessiva para minimizar o auto-Peep e, assim, repercussões na perfusão pulmonar e cardíaca.

VENTILAÇÃO MECÂNICA NÃO INVASIVA: PARTICULARIDADES DO SETOR DE EMERGÊNCIA

A dispneia é uma das principais queixas encontradas na admissão de pacientes no PS devido a sua relação comum com diversas patologias, incluindo alterações cardiovasculares, infecciosas e oncológicas. Por ser um sintoma prevalente, seu manejo adequado é extremamente importante, impactando diretamente nas admissões nas UTI e consequentemente no tempo de permanência hospitalar.

Vale ressaltar que a dispneia é um sintoma subjetivo, que depende da percepção do paciente. Em conjunto, há necessidade da avalição de outros sinais que podem acompanhar o paciente em um evento respiratório agudo ou crônico agudizado, como aumento da frequência respiratória, uso de musculatura acessória e queda da saturação periférica de oxigênio.

TABELA 3 Indicações para o uso de suporte ventilatório não invasivo

Parâmetros	Considerar SVNI
Frequência respiratória	> 25 ipm
pH	< 7,25
$PaCO_2$	> 50 cmH_2O
PaO_2 (Fi 21%)	< 50 cmH_2O
Trabalho respiratório	Aumentado (uso de musculatura acessória, tiragens, respiração paradoxal)

Fi: fração inspirada; $PaCO_2$: pressão arterial de dióxido de carbono; PaO_2: pressão arterial de oxigênio; SVNI: suporte ventilatório não invasivo.

QUADRO 1 Pós-operatório recente de cirurgia de face, via aérea superior ou esôfago

Contraindicações para o uso de SVNI*
Diminuição da consciência, sonolência, agitação, confusão ou recusa do paciente.
Instabilidade hemodinâmica com necessidade de medicamento vasopressor, choque (pressão arterial sistólica < 90 mmHg), arritmias complexas.
Obstrução de via aérea superior ou trauma de face.
Tosse ineficaz ou incapacidade de deglutição.
Distensão abdominal, náuseas ou vômitos.
Sangramento digestivo alto.
Infarto agudo do miocárdio.

* Uso de VNI é controverso: pós-operatório de cirurgia gástrica, gravidez.
SVNI: suporte ventilatório não invasivo; VNI: ventilação não invasiva.

Não sendo diferente dos demais setores hospitalares, o uso da ventilação não invasiva no PS tem como objetivo a reversão da insuficiência respiratória aguda (IRpA). Um ponto diferencial dos setores de urgência e emergência é que na maioria das vezes a história do paciente chega depois dele. Por isso, a avaliação beira-leito precisa ser minuciosa, levando a um diagnóstico assertivo e a subsequente tratamento eficaz.

Nas últimas décadas o suporte ventilatório não invasivo (SVNI) nos departamentos de pronto atendimento tornou-se cada vez mais presente devido à vasta quantidade de publicações que reforçam seu uso em determinados perfis de pacientes, principalmente nas exacerbações da doença pulmonar obstrutiva crônica (DPOC), edema agudo pulmonar (EAP) cardiogênico e mais recentemente em casos selecionados de Covid-19.

O sucesso da aplicação do SVNI na sala de emergência ou em qualquer outro setor está relacionado com três pontos importantes. O primeiro deles é a escolha da interface. Atualmente existem muitos tipos de interfaces para aplicação do SVNI: máscaras orofaciais, nasais, prongas, *full face* e capacete ou *helmet*. Essa escolha deve ser baseada no tamanho da face do paciente e nos insumos disponíveis em cada serviço de saúde. Além disso, é necessário levar em consideração a adaptação e a percepção do paciente de conforto, o que leva ao segundo ponto importante para o sucesso do SVNI: a colaboração do doente.

O terceiro ponto diz respeito aos parâmetros ventilatórios a serem empregados. Usualmente são dependentes do tipo de IRpA, sendo em sua maioria indicados modos ventilatórios com dois níveis de pressão, com exceção dos casos de EAP cardiogênico, nos quais a indicação de maior evidência é com a aplicação de um nível de pressão contínua nas vias aéreas.

TABELA 4 Parâmetros iniciais do SVNI para as principais alterações encontradas na emergência

Alteração	Parâmetro indicado
DPOC exacerbado	PS (para volume corrente 8 mL/kg) + Peep (≥ 6 cmH_2O)
EAP (cardiogênico)	CPAP (≥ 10 cmH_2O)
IRpA hipoxêmicas	PS (para volume corrente 8 mL/kg) + Peep (≥ 8 cmH_2O)

CPAP: pressão positiva contínua nas vias aéreas; DPOC: doença pulmonar obstrutiva crônica; EAP: edema agudo pulmonar; IRpA: insuficiência respiratória aguda; Peep: pressão positiva expiratória final; PS: pronto-socorro; SVNI: suporte ventilatório não invasivo.

Ainda com esses três pontos bem definidos, com paciente bem acoplado, com parâmetros ideais e com a interface adequada em um ambiente completamente mutável como o de uma sala de emergência, tão importante quanto a indicação precisa do SVNI é a percepção da falha, uma vez que pacientes que são levados ao suporte invasivo tardiamente têm piores desfechos.

Dessa maneira, pacientes que não apresentam melhora dos parâmetros que o levaram ao SVNI dentro de 2 horas, mesmo após ajuste e reajuste de parâmetros e atuação em conjunto com a equipe médica, devem ser classificados como falha, partindo-se para discussão e efetivação do suporte invasivo.

VENTILAÇÃO MECÂNICA PÓS-PARADA CARDIORRESPIRATÓRIA

Sempre me preocupei com os fisioterapeutas que se preocupavam em buscar o ventilador durante a PCR/RCP, ou qualquer outro dispositivo de auxílio à equipe. Isso porque entendo que nunca se deve abandonar o paciente, em especial nesse momento de enorme necessidade de equipe especializada.

Sobre o uso ou não de ventilação mecânica durante a PCR, houve uma atualização proposta pela Associação Brasileira de Fisioterapia Cardiorrespiratória e Fisioterapia em Terapia Intensiva (Assobrafir) durante a pandemia, apresentada no Quadro 2.

QUADRO 2

- Modo ventilatório a garantir o volume pulmonar (4-6 mL/kg).
- FiO_2 = 100%.
- FR = 10-12 rpm.
- Peep = 5 cmH_2O.
- Ajuste da sensibilidade para evitar o disparo durante a RCP.
- Tempo inspiratório = 1 segundo.
- Relação I:E = 1:2.
- Alarme de pressão de pico em 60 cmH_2O.

E: expiração; FiO_2: fração inspiratória de oxigênio; FR: frequência respiratória; I: inspiração; Peep: pressão positiva expiratória final; RCP: ressuscitação cardiopulmonar.

Os fatores prognósticos após a recuperação da circulação espontânea estão relacionados ao tipo de ritmo apresentado (assistolia tem o pior prognóstico), idade e duração da PCR/RCP (quanto maior, pior). Para avaliação neurológica há a necessidade de 72 horas, mas, pela acidose lática e hipoventilação na RCP, é preciso ter cuidado com o CO_2 e suas possíveis repercussões.

Durante a PCR, a ausência de circulação pode provocar hipoperfusão cerebral, principalmente em áreas subcorticais e dos territórios de fronteira entre as diferentes artérias cerebrais. Após a PCR, a reperfusão contribui também para isquemia e edema cerebral, bem como a produção de lactato e a trombose da microcirculação.

A American Heart Association (AHA) preconiza iniciar com frequência respiratória de 10 rpm, saturação periférica de oxigênio (SpO_2) entre 92 e 98%, volume corrente de 6 a 8 mL/kg, pressão arterial de CO ($PaCO_2$) entre 35 e 45 mmHg.

Estamos desenvolvendo um estudo para definir qual é a melhor e mais segura maneira de ventilar os pacientes em pós-PCR, pois são escassos os estudos nesse tema.

O cálculo de mecânica ventilatória deve ser realizado a cada 24 horas, caso não haja nenhum marcador para intervenção fisioterapêutica. A desconexão para procedimentos invasivos como aspiração deve ser bem avaliada, sendo realizada somente quando houver a necessidade apontada na análise minuciosa.

COVID-19

A pandemia ocasionada pelo coronavírus (SARS-CoV-2) afetou milhões de pessoas ao redor do mundo. Sabidamente uma patologia com impactos importantes respiratórios, desde seu início trouxe muitos questionamentos sobre a segurança dos profissionais de saúde. Nas unidades emergenciais a necessidade de garantir um ambiente seguro para intubações e qualquer procedimento que gerasse aerossolização de partículas, aumentando a possibilidade de contaminação, tornou-se primordial.

Na extensa maioria dos casos, os pacientes acometidos pelo vírus estariam enfrentando uma batalha respiratória, batalha essa que seria lutada lado a lado com o fisioterapeuta e toda a equipe multidisciplinar. Em termos de alterações respiratórias, o suporte ventilatório ganha lugar de destaque.

Porém, logo no início houve a contraindicação absoluta do uso do SVNI devido à grande potencialidade de dispersão do vírus, o que levou milhares de pacientes ao suporte invasivo muitas vezes ainda com critérios indicativos do SVNI. Com o passar dos meses e novos estudos sendo lançados, o estigma caiu por terra e surgiu a possibilidade de utilização do SVNI, desde que com a utilização de filtros de barreira ou com dispositivos como capacetes, os *helmets* (sem excluir a necessidade do uso do filtro).

Destaca-se então a importância do SVNI nos pacientes de Covid-19, em especial com o uso dos capacetes como interface ventilatória. Para utilização do capacete, então, recomenda-se a utilização de dois níveis de pressão, modo espontâneo, com tempo de subida mais acelerado, sensibilidade eventualmente mais alta para prevenir alto disparo, tempo inspiratório máximo de 1 a 1,2 segundo, se disponível, fração inspirada de oxigênio (FiO_2) titulada de acordo com a SpO_2 e um critério de ciclagem de 10 a 50%.

A monitorização do paciente no capacete deve ser contínua, levando sempre em consideração as variáveis de frequência respiratória, SpO_2, frequência cardíaca e pressão arterial. Eventualmente a cada 1 a 3 horas, deve ser avaliado em conjunto a relação PaO_2/FiO_2, $PaCO_2$, sinais de fadiga muscular respiratória e relato de dispneia do paciente. Por ser uma interface confortável que permite a interação do paciente com o ambiente, ingesta de dieta líquida, quando liberado, e maior mobilidade, os sinais de falha tornam-se mais tênues. Daí a importância da monitorização e critérios de interrupção e progressão para a ventilação invasiva, uma vez que, conforme citado anteriormente neste capítulo, a postergação da intubação orotraqueal está relacionada a piores desfechos.

QUADRO 3 Definição para a inspiração orotraqueal

Uso do capacete como interface	
Quando considerar a intubação	Piora da dispneia
	Sem melhora na oxigenação
	Instabilidade hemodinâmica
	Fadiga muscular respiratória persistente
	Taquipneia persistente
	Deterioração neurológica

ULTRASSOM PULMONAR NA EMERGÊNCIA

A ultrassonografia pulmonar é uma ferramenta de avaliação e diagnóstico por imagem que ganhou lugar de destaque nos últimos anos por se tratar de um instrumento de fácil e rápida aplicação beira-leito. São inúmeras as vantagens de sua utilização, como a alta especificidade e sensibilidade quando comparado com outros exames de imagem, como a tomografia, praticidade devido à minimização de deslocamentos e transporte de pacientes para realização de tomografias ou radiogramas, ausência de exposições a radiação e boa reprodutibilidade interexaminador.

O fisioterapeuta, sendo o profissional da linha de frente desses setores, deve estar apto a manusear equipamentos como o ultrassom para auxílio na realização de seu diagnóstico funcional. Como citado anteriormente, o PS é um local onde o tempo é determinante para a sobrevida do paciente. Nesse setor, a avaliação minuciosa é primordial para realização do diagnóstico funcional assertivo, impactando na maior eficácia do tratamento e diminuindo os impactos posteriores na internação.

O protocolo Blue (*Blue protocol — Bedside Lung Ultrasound in Emergency*) utiliza a ultrassonografia pulmonar para identificar algumas das principais causas de IRpA de maneira rápida (em até 3 minutos) com alta precisão.

A avaliação por meio do protocolo Blue consiste na padronização de pontos de análise e de sinais, fornecendo um diagnóstico preciso. Assim, o primeiro passo será feito por meio da identificação dos pontos que serão analisados separadamente em cada hemitórax.

Após a identificação dos pontos de análise, cada um deles deverá receber uma avaliação com o transdutor do ultrassom e cada ponto será classificado dentro de um perfil (Figura 6).

De maneira sucinta, cada perfil irá sugerir alterações clínicas. Vale ressaltar que, como qualquer outro exame de imagem, a ultrassonografia pulmonar é uma avaliação complementar à avaliação clínica, não devendo nunca serem feitas de maneiras separadas ou isoladas. As imagens adquiridas no ultrassom sempre devem ser correlacionadas com os achados na avaliação e anamnese do paciente para realização do diagnóstico funcional adequado.

Com essa forma complementar de avaliação beira-leito na emergência, o fisioterapeuta tem uma grande aliada para a aplicação de técnicas adequadas para o tratamento do paciente em situações ameaçadoras à vida.

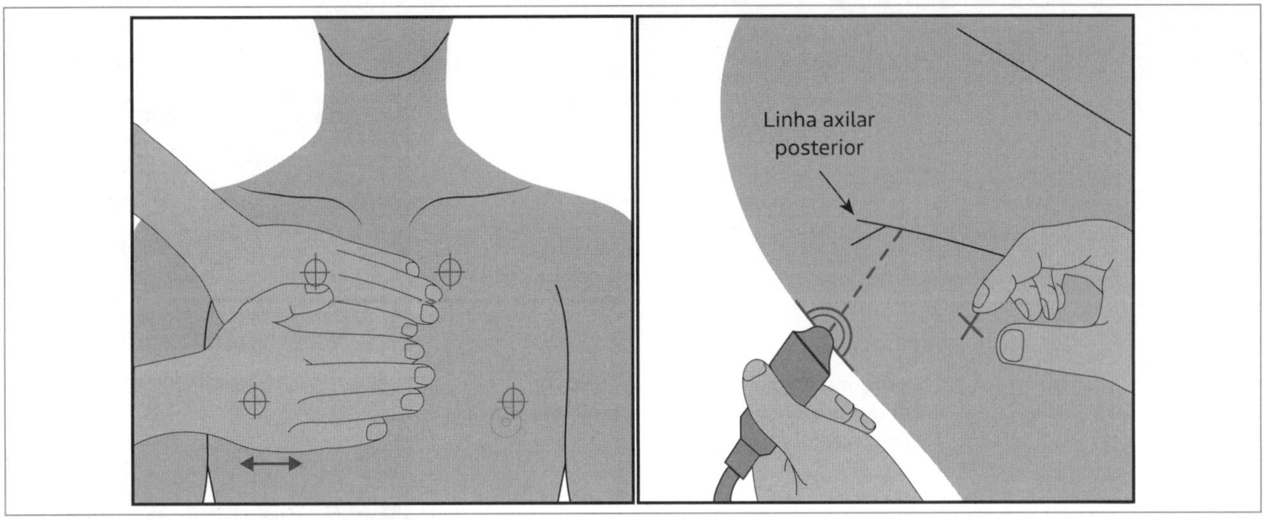

FIGURA 5 Pontos de análise do protocolo Blue.
Blue: *Bedside Lung Ultrasound in Emergency.*

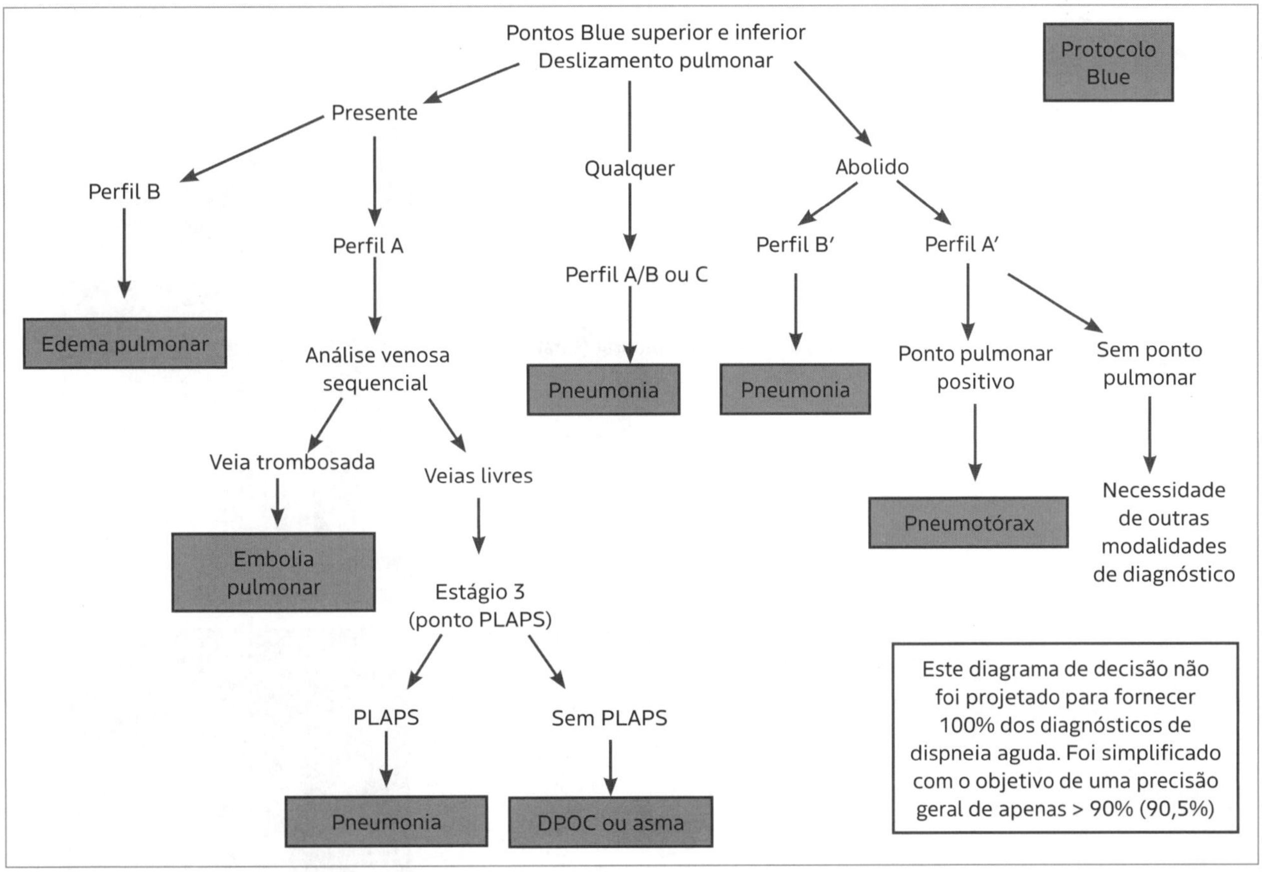

FIGURA 6 Fluxograma do protocolo Blue.
Blue: *Bedside Lung Ultrasound in Emergency;* DPOC: doença pulmonar obstrutiva crônica; PLAPS: ponto de avaliação pulmonar e pleural com ultrassonografia.

INTOXICAÇÕES EXÓGENAS

As intoxicações exógenas têm sido um problema de saúde cada vez mais frequente nos serviços de emergência dos hospitais, independentemente da maneira como ela aconteceu, seja por acidente ou por tentativa de autoextermínio.

Por definição, a intoxicação exógena é o conjunto de efeitos nocivos representados por manifestações clí-

TABELA 5 Perfis ultrassonográficos

Perfil	Características	Imagem
Perfil A	Deslizamento pleural presente (sinal da praia) + presença de linhas A*	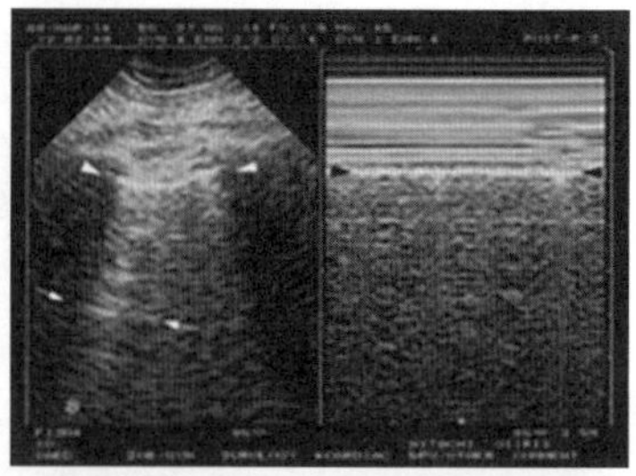
Perfil B	Deslizamento pleural presente (sinal da praia) + presença de duas ou mais linhas B (*lung rockets*)	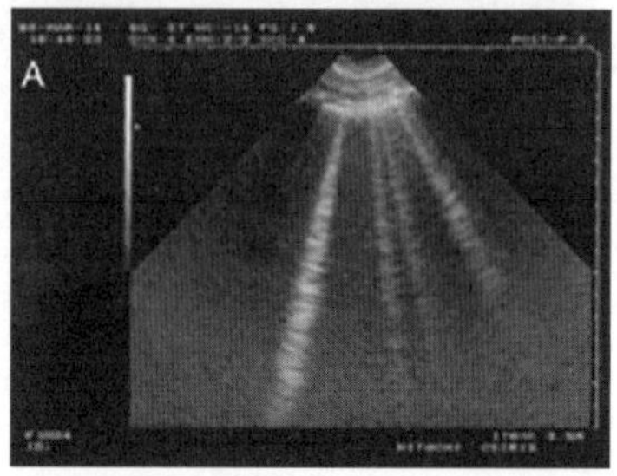
Perfil C	Deslizamento pleural pode estar ausente + sinal de hepatização.	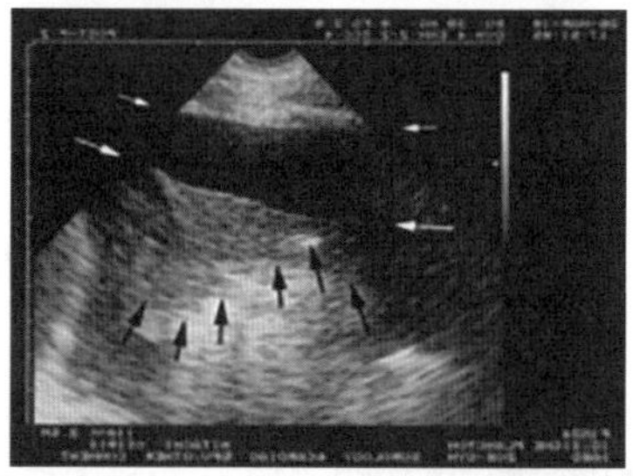
Perfil A′	Ausência de deslizamento pleural (sinal do código de barras) + presença de linhas A	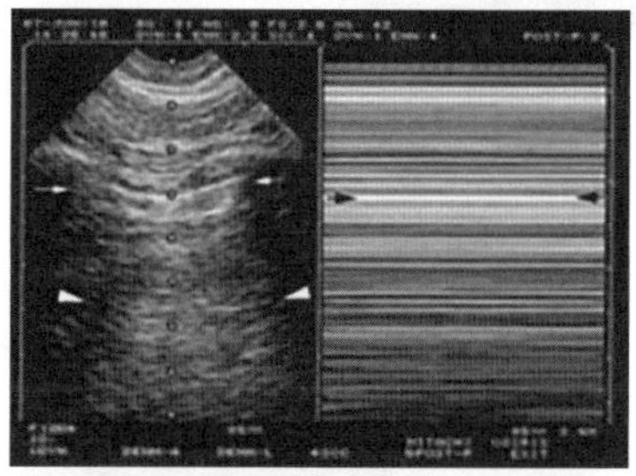
Perfil B′	Ausência de deslizamento pleural + presença de linhas B coalescentes	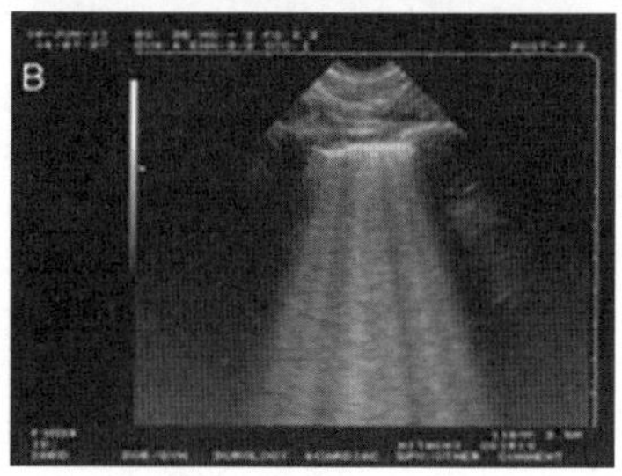
Perfil A/B	Deslizamento pleural pode estar ausente + presença das linhas A em pontos do hemitórax e linhas B em outros pontos do hemitórax contralateral	

* Nesse padrão, até duas linhas B são consideradas normais.

nicas ou laboratoriais que revelam o desequilíbrio orgânico produzido pela interação de um ou mais agentes tóxicos com o sistema biológico.

A atuação do fisioterapeuta na sala de emergência diante de quadros de intoxicação exógena variará de acordo com a gravidade do paciente. Sua atuação envolverá a avaliação do nível de consciência, pupilas, padrão ventilatório e vias aéreas. O paciente com intoxicação exógena sem via aérea definitiva e sem indicação para isso tem alto risco de broncoaspiração, devendo ser posicionado em decúbito elevado.

Existem vários tipos de agentes tóxicos que podem levar à intoxicação em diferentes graus a depender da concentração e do tempo de exposição. Esses agentes podem penetrar o organismo pela via inalatória, dérmica e oral. Além disso, pode-se considerar quatro fases da intoxicação:

1. Fase de exposição: considera o contato do agente tóxico com o organismo.
2. Fase toxicocinética: considera o período em que o agente tóxico circulará pelo organismo. Inclui os momentos de absorção, distribuição, armazenamento e eliminação do agente tóxico.
3. Fase toxicodinâmica: consiste na interação das moléculas químicas com os sítios de ação do organismo, podendo causar somente leves alterações ou até mesmo a morte.
4. Fase clínica: consiste nas manifestações clínicas com sinais e sintomas resultantes da interação dos agentes tóxicos com o organismo.

Além das fases, consideram-se dois tipos de intoxicação exógena: as agudas e as crônicas. As intoxicações exógenas agudas ocorrem em decorrência de uma única exposição ou de exposições subsequentes ao agente tóxico, desde que ocorram num período de 24 horas. Já nas intoxicações exógenas crônicas o paciente é exposto por longos períodos ao agente químico, dificultando o diagnóstico e havendo quadros clínicos muitas vezes inespecíficos irreversíveis.

Cada agente é responsável por uma manifestação clínica, conforme demonstrado na Tabela 6.

TABELA 6 Agentes e manifestações clínicas

Síndrome	Sintomatologia	Agentes
Anticolinérgica	Aumento da FC, aumento da PA, midríase, febre, rubor, mucosas e pele secas, alucinações, agitação psicomotora e diminuição do ruído intestinal	Atropina e derivados, beladonas, anti-histamínicos, antidepressivos, tricíclicos, biperideno
Colinérgica	Diminuição da FC, diminuição ou aumento da PA, miose, fraqueza e fasciculações musculares, aumento da secreção salivar, gastrointestinal, pulmonar	Inseticidas fosforados e carbamatos, cogumelos
Depressão do SNC	Diminuição da FC, diminuição da PA, miose, sonolência, torpor, coma, depressão respiratória, hiporreflexia, borborigmos ausentes	Barbitúricos, benzodiazepínicos, etanol, opioides, antidepressivos tricíclicos, carbamazepina
Extrapiramidal	Crise oculógira, distorção facial, espasmos musculares, hipertonia, sinal da roda denteada, opistótono, mímica facial pobre, choro monótono	Fenotiazínicos, haloperidol, metoclopramida, domperidona, anti-histamínicos
Metemoglobinemia	Cianose cinza arroxeada, taquicardia, astenia, convulsões	Nitrito, nitrato, naftalina, anestésicos, sulfona
Simpatoticomimética	Aumento da FC, aumento da PA, midríase, febre, sudorese, agitação, rubor, convulsão, alucinação, borborigmos presentes	Drogas de abuso, cafeína, descongestionantes tópicos ou sistêmicos, teofilina

FC: frequência cardíaca; PA: pressão arterial; SNC: sistema nervoso central.

BIBLIOGRAFIA

1. Aehlert B. Suporte avançado de vida em cardiologia. Rio de Janeiro: Guanabara Koogan; 2017.
2. Alkhouri H, Maka K, Wong L, McCarthy S. Impact of the primary contact physiotherapy practitioner role on emergency department care for patients with musculoskeletal injuries in New South Wales. Emerg Med Australas. 2020 Apr;32(2):202-9.
3. Anaf S, Sheppard LA. Describing physiotherapy interventions in an emergency department setting: an observational pilot study. Accid Emerg Nurs. 2007 Jan;15(1):34-9.
4. Anaf S, Sheppard LA. Lost in translation? How patients perceive the extended scope of physiotherapy in the emergency department. Physiotherapy. 2010 Jun;96(2):160-8.
5. Ball ST, Walton K, Hawes S. Do emergency department physiotherapy practitioner's, emergency nurse practitioners and doctors investigate, treat and refer patients with closed musculoskeletal injuries differently? Emerg Med J. 2007 Mar;24(3):185-8.
6. Brasil. Ministério da Saúde. Guia de vigilância em saúde. Secretaria de Vigilância em Saúde, Coordenação-Geral de Desenvolvimento da Epidemiologia em Serviços. 3.ed. Brasília, DF, 2019.
7. Caldas LQA. Intoxicações exógenas agudas por carbamatos, organofosforados, compostos bipiridílicos e piretróides. Centro de Controle de Intoxicações de Niterói-RJ.
8. Carpenter CR, Mudd PA, West CP, Wilber E, Wilber ST. CME Information: diagnosing covid-19 in the emergency department. A scoping review of clinical examinations, laboratory tests, imaging accuracy, and biases. Academic Emergency Medicine. 2020 Aug;27(8).
9. Crane SD, Elliot MW, Gilligan P, Richards K, Gray AJ. Randomised controlled comparison of continuous positive airways pressure, bilevel non-invasive ventilation, and standard treatment in emergency department patients with acute cardiogenic pulmonary oedema. Emerg Med J. 2004;21:155-61.
10. Cross AM, Cameron P, Kierce M, Ragg M, Kelly A. Non-invasive ventilation in acute respiratory failure: a randomised comparison of continuous positive airway pressure and bi-level positive airway pressure. Emerg Med J. 2003;20:531-4.
11. Cupo P. Intoxicações exógenas na sala de urgência. Revista Qualidade HC.
12. Daniel A. Lichtenstein et al Blue-protocol and Falls-protocol: two applications of lung ultrasound in the critically ill. 147#6 Chest June 2015.
13. Demont A, Quentin J, Bourmaud A. Impact des modèles de soins intégrantl'accès direct à la kinésithérapie dans un contexte de soins primaires ou d'urgence pour les patients présentant une affection musculosquelettique. Revue de la Littérature [Impact of models of care integrating direct access to physiotherapy in primary care and emergency care contexts in patients with musculoskeletal disorders: a narrative review]. Rev Epidemiol Sante Publique. 2020 Sep;68(5):306-13. French.
14. Grieco DL, Menga LS, Cesarano M, Rosa T, Spadaro S, Bitondo MM, Montomoli J, Effect of helmet noninvasive ventilation vs high-flow nasal oxygen on days free of respiratory support in patients with covid-19 and moderate to severe hypoxemic respiratory failure: the Henivot randomized clinical trial. JAMA. 2021;325(17):1731-43.
15. III Consenso Brasileiro de Ventilação Mecânica. Ventilação mecânica não invasiva com pressão positiva. J Bras Pneumol. 2007;33(Supl 2):S 92-S 105.
16. Jesudason C, Stiller K, McInnes M, Sullivan T. A physiotherapy service to an emergency extended care unit does not decrease admission rates to hospital: a randomised trial. Emerg Med J. 2012 Aug;29(8):664-9.
17. Kilner E. What evidence is there that a physiotherapy service in the emergency department improves health outcomes? A systematic review. J Health Serv Res Policy. 2011 Jan;16(1):51-8.
18. Leão SC, Araujo JF, Silveira AR, Queiroz AAF, Souto MJS, Almeida RO, et al Management of exogenous intoxication by carbamates and organophosphates at an emergency unit. Rev Assoc Med Bras. 2015; 61(5):440-5.
19. Liengswangwong W, Yuksen C, Thepkong T, Nakasint P, Jenpanitpong C. Early detection of non-invasive ventilation failure among acute respiratory failure patients in the emergency department. BMC Emergency Medicine. 2020.
20. Lloyd M, Luscombe A, Grant C, Karunajeewa H, Klim S, Wijeratne T, et al. Specialised vestibular physiotherapy in the emergency department: a pilot safety and feasibility study. Emerg Med Australas. 2020 Oct;32(5):860-3.
21. Maka K, Alkhouri H, Wong L, George L, Walton A, McCarthy S. Identifying the activities of physiotherapy practitioners through primary and secondary models of care provided in New South Wales emergency departments. Australas Emerg Care. 2022 Mar;25(1):30-6.
22. Matifat E, Berger Pelletier E, Brison R, Hébert LJ, Roy JS, Woodhouse L, et al. Advanced practice physiotherapy care in emergency departments for patients with musculoskeletal disorders: a pragmatic cluster randomized controlled trial and cost analysis. Trials. 2023 Feb 6;24(1):84.
23. Montrief T, Ramzy M, Long B, Gottlieb M, Hercz D. Covid-19 respiratory support in the emergency department setting. Am J Emerg Med. 2020;38:2160-8.
24. Oliveira Junior MP, Silva CC, Cunha SM, Cruz AGT, Campos PEJ, Maia GG, et al The professional profile and the physical therapy service in the emergency units in the State of São Paulo. Open Journal of Emergency Medicine. 2021;9:150-61.
25. Richardson B, Shepstone L, Poland F, Mugford M, Finlayson B, Clemence N. Randomised controlled trial and cost consequences study comparing initial physiotherapy assessment and management with routine practice for selected patients in an accident and emergency department of an acute hospital. Emerg Med J. 2005 Feb;22(2):87-92.
26. Santos SMJ, Diniz RG, Filgueira VMG (orgs.). Intoxicação exógena: como ocorre e o que fazer? João Pessoa: Editora do CCTA; 2022.
27. Santus P, Radovanovic D, Saad M, Zilianti C, Coppola S, Chiumello DA, et al Acute dyspnea in the emergency department: a clinical review. Internal and Emergency Medicine. 2023;18:1491-507.
28. Sheppard LA, Anaf S, Gordon J. Patient satisfaction with physiotherapy in the emergency department. Int Emerg Nurs. 2010 Oct;18(4):196-20216/j.ienj.2009.11.008.
29. Strudwick K, Martin R, Coombes F, Bell A, Martin-Khan M, Russell T. Higher quality of care in emergency departments with physiotherapy service models. Emerg Med Australas. 2022 Apr;34(2):209-22.
30. Suassuna V, Henn R, Posseti R, Sarmento G. Fisioterapia em emergência. Barueri: Manole; 2016.
31. Thomas P, Baldwin C, Bissett B, Boden I, Gosselink R, Granger CL, Hoodgson C, et al Physiotherapy management for covid-19 in the acute hospital setting and beyond: an update to clinical practice recommendations. J Physiother. 2022;68:8-25.

42

Delirium na unidade de terapia intensiva

Roberta Esteves Vieira de Castro
Juliana Patrícia Chaves de Almeida
Elie Cheniaux

INTRODUÇÃO

O *delirium* decorre de disfunção cerebral aguda e é cada vez mais compreendido como um evento clínico grave durante a hospitalização.[1] Trata-se de uma complicação prevalente em indivíduos que recebem cuidados hospitalares, especialmente em idosos com demência e pacientes internados em unidades de terapia intensiva (UTI), unidades pós-operatórias, geriátricas e de cuidados paliativos.[1]

Durante o tempo de internação na UTI, o *delirium* é um forte preditor de aumento do tempo de ventilação mecânica (VM), do tempo de internação tanto na UTI quanto no hospital, do risco de quedas e dos gastos hospitalares e da mortalidade.[1]

A ocorrência de *delirium* está associada a desfechos negativos no paciente mesmo após a alta hospitalar, como aumento da mortalidade e alterações cognitivas no longo prazo.[1]

DEFINIÇÃO

O *delirium* representa um quadro agudo em que há prejuízo global da cognição, tendo como alteração central o rebaixamento do nível da consciência.

O rebaixamento do nível da consciência, também conhecido como torpor, obnubilação, estado confusional etc., leva a alterações em outras funções cognitivas, como memória, atenção, orientação, sensopercepção e pensamento, mas afeta todas as demais funções mentais, como psicomotricidade e afetividade.

O *delirium* sempre decorre de uma alteração generalizada do metabolismo cerebral, que, por sua vez, resulta de uma doença sistêmica ou de uma lesão cerebral.[2-4]

EPIDEMIOLOGIA

A prevalência global de *delirium* em pacientes gravemente enfermos em UTI varia, dependendo da população estudada, entre 16 e 89%. Maior prevalência é relatada em pacientes submetidos à VM (80%) em comparação com aqueles que não necessitam de suporte ventilatório invasivo (20 a 50%).[5]

Embora o *delirium* hiperativo, ou seja, com agitação psicomotora, seja a forma mais comumente identificada fora da UTI, os tipos hipoativo, isto é, com inibição psicomotora (24,5 a 43,5%), e misto (52,5%) são mais frequentemente observados no contexto da terapia intensiva.[6]

ETIOLOGIA E FATORES DE RISCO

Do ponto de vista clínico, o *delirium* é inerentemente multifatorial e surge da interação entre fatores predisponentes (provenientes do paciente e determinantes da vulnerabilidade subjacente, não podendo ser modificados) e precipitantes (estressores agudos que podem ou não ser modificados). A combinação da predisposição inicial e da gravidade dos insultos nocivos cria o ambiente para a ocorrência do *delirium*.[7]

O "modelo multifatorial de *delirium*" proposto por Inouye e Charpentier (1996) descreve que o desenvolvimento do *delirium* envolve uma inter-relação complexa entre a vulnerabilidade inicial do paciente e fatores precipitantes ou insultos. Dessa forma, por exemplo, um paciente com baixa vulnerabilidade necessitaria de insultos nocivos para desenvolver *delirium*. Por outro lado, um paciente altamente vulnerável pode desenvolvê-lo mesmo com insultos relativamente triviais.[8]

O Quadro 1 e Tabela 1 mencionam os principais fatores predisponentes e precipitantes para *delirium*.[9]

QUADRO 1 Principais fatores de risco* predisponentes para *delirium*

Idade avançada.
História de demência.
Baixo nível educacional.
Alta carga de comorbidade.
Fragilidade.
Deficiência visual e auditiva.
Etilismo.
Desnutrição.
Uso de drogas ilícitas, opioides ou benzodiazepínicos.
História de *delirium*.

* Os fatores de risco predisponentes são de vulnerabilidade.
Fonte: adaptado de Wilson et al.[9]

FISIOPATOLOGIA

A fisiopatologia do *delirium* é complexa e ainda não está totalmente elucidada. Há uma variedade de hipóteses, e, dessa forma, pode não haver uma única via envolvida:[6,10]

- **Hipótese da neuroinflamação:** marcadores inflamatórios produzidos durante uma doença crítica, como citocinas, quimiocinas e fator de necrose tumoral alfa, iniciam uma sequência de eventos que levam a comprometimento microvascular, formação de trombina e dano endotelial. A inflamação pode causar disfunção cerebral ao diminuir o fluxo sanguíneo cerebral devido à formação de microagregados de fibrina, plaquetas, neutrófilos e glóbulos vermelhos na microvasculatura cerebral.[6,10]
- **Hipótese do desarranjo de neurotransmissores:** desarranjos de diferentes vias de neurotransmisso-

TABELA 1 Principais fatores de risco precipitantes* para *delirium*

Condições do paciente	Fatores relacionados à apresentação da doença	Fatores pós-admissão
Hospital geral	▪ Abstinência de álcool ou drogas. ▪ Convulsões. ▪ Desequilíbrio eletrolítico. ▪ Desidratação. ▪ Disfunção hepática. ▪ Infecções agudas. ▪ Insuficiência cardíaca. ▪ Lesão renal aguda.	▪ Agentes anticolinérgicos. ▪ Benzodiazepínicos. ▪ Dispositivos invasivos. ▪ Drogas psicoativas. ▪ Imobilidade. ▪ Opioides. ▪ Privação do sono. ▪ Restrições/contenções físicas. ▪ Risco de queda.
Pós-operatório	▪ Cirurgia abdominal extensa. ▪ Cirurgia articular. ▪ Cirurgia aórtica. ▪ Cirurgia cardiovascular. ▪ Cirurgia de emergência. ▪ Estresse cirúrgico.	▪ Anormalidades metabólicas. ▪ Dispositivos invasivos. ▪ Dor. ▪ Íleo prolongado. ▪ Imobilidade. ▪ Infecção. ▪ Transfusão de concentrado de hemácias.
UTI	▪ Admissão não planejada. ▪ Gravidade da doença. ▪ Internação clínica. ▪ Sepse.	▪ Todos os fatores hospitalares e pós-operatórios. ▪ Falta de comunicação com a família. ▪ Fatores ambientais. ▪ Interrupção do ciclo sono-vigília. ▪ Opioides. ▪ Polifarmácia. ▪ Privação de sono. ▪ Sedação profunda.
VM	▪ Falha na ventilação não invasiva. ▪ Ventilação superior a 96 horas.	▪ Infusões de benzodiazepínicos ou opioides. ▪ Maior duração da ventilação. ▪ Restrições físicas.

* Os fatores de risco precipitantes estão relacionados à doença atual apresentada ou ocorrem após a admissão em hospital ou UTI.
UTI: unidade de terapia intensiva; VM: ventilação mecânica.
Fonte: adaptada de Wilson et al.[9]

res foram observados na fisiopatologia do *delirium*, principalmente o excesso de dopamina e a depleção de acetilcolina. Outros neurotransmissores, como glutamato, ácido gama-aminobutírico, serotonina e endorfinas, também desempenham um papel relevante. O nível e a função dos neurotransmissores são diretamente influenciados pela concentração plasmática de muitos aminoácidos, e a diminuição da disponibilidade de aminoácidos neutros pode levar ao *delirium* em UTI.[6,10]

- **Hipótese da redução do metabolismo oxidativo cerebral:** a falha do metabolismo oxidativo cerebral é considerada importante na patogênese da disfunção de múltiplos órgãos em doenças críticas, levando a alteração da neurotransmissão.[10]
- **Hipótese neuroendócrina:** propõe que o *delirium* representa uma reação fisiológica ao estresse agudo ou crônico, mediado por níveis anormalmente elevados de glicocorticoides (GC). Os GC exercem ações generalizadas no sistema nervoso central (SNC), que vão desde a regulação da transcrição gênica, sinalização celular, modulação da estrutura sináptica e transmissão e função glial até o comportamento. A hipótese neuroendócrina propõe que, ao longo do tempo, níveis elevados de GC repetidos ou prolongados prejudicam a capacidade dos neurônios de sobreviver após vários insultos metabólicos, levando a uma vulnerabilidade geral nos neurônios cerebrais, também conhecida como "resposta aberrante ao estresse".[10]
- **Hipótese da desregulação do ritmo circadiano:** sugere que as perturbações do ciclo circadiano de 24 horas, as fases habituais do sono e as variações na exposição à luz natural podem levar a perturbações na arquitetura fisiológica do sono, que podem contribuir para o desenvolvimento do *delirium*.[10]
- **Hipótese do envelhecimento neuronal:** as alterações que acompanham o processo de envelhecimento estão associadas à diminuição da reserva fisiológica, tornando-nos cada vez mais vulneráveis ao estresse físico e às doenças. O envelhecimento está associado a uma série de alterações cerebrais relacionadas à idade, incluindo modificações na proporção de neurotransmissores reguladores do estresse, declínio do fluxo sanguíneo cerebral, diminuição da densidade vascular, perda de neurônios e sistemas de transdução de sinal intracelular.[10]
- **Hipótese de falha na integração de sistemas:** reúne as teorias mais salientes e descritas anteriormente que contribuem para o desenvolvimento do *delirium* e propõe que a combinação específica de disfunção de neurotransmissores e a variabilidade na integração e processamento adequado de informações sensoriais e respostas motoras, bem como o grau de ruptura direta na conectividade da rede cerebral, contribuem para diversas mudanças cognitivas e comportamentais, bem como o fenótipo motor clínico observado no *delirium*.[10]

MANIFESTAÇÕES CLÍNICAS

O *delirium* é uma síndrome neuropsiquiátrica grave, caracterizada pelo início agudo de déficits de atenção e outros aspectos da cognição. Os pacientes geralmente apresentam excitação alterada, desde capacidade de resposta reduzida em nível de quase coma até labilidade da atenção e agitação intensa. Além disso, podem ocorrer sintomas psicóticos (delírios e alucinações tipicamente visuais) e alterações de humor (ansiedade ou, alternativamente, apatia).[9]

De acordo com a atividade psicomotora, o *delirium* é tipicamente categorizado como hipoativo, hiperativo, misto ou sem características psicomotoras. O *delirium* hipoativo é definido por uma redução da atividade psicomotora; o hiperativo é caracterizado por agitação e frequentemente coexiste com labilidade da atenção; na forma mista, os pacientes alternam entre estados de hipo e hiperatividade.[7]

Apesar de mais frequente, o diagnóstico de *delirium* hipoativo é mais difícil e, muitas vezes, passa despercebido. O atraso em seu reconhecimento pode explicar, pelo menos parcialmente, por que o *delirium* hipoativo está geralmente associado a piores desfechos, uma vez que abre uma janela para a ocorrência de outras complicações clínicas, por exemplo, pneumonia por aspiração, úlceras de pressão e imobilidade.[7]

O *delirium* subsindrômico (DSS) é comumente considerado um estágio intermediário de gravidade entre a ausência e a presença de *delirium*, e não há um consenso universal sobre seus critérios de definição e diagnóstico. No DSM-5, o DSS foi referido como "síndrome de *delirium* atenuado", sem critérios e terminologia específicos. Já no DSM-5-TR, o termo foi introduzido como "outro *delirium* especificado".[4,11]

DIAGNÓSTICO

O diagnóstico de *delirium* é clínico.[12] Adultos gravemente enfermos devem ser avaliados regularmente usando uma ferramenta válida (Declaração de Boas Práticas).[12] Ferramentas de avaliação validadas de acordo com os padrões do DSM, simples e rápidas estão disponíveis para uso rotineiro por pessoal não psiquiátrico. Essas ferramentas de avaliação devem facilitar o uso e a comunicação ou compreensão, além de apresentar boa confiabilidade entre os avaliadores.[1]

A escolha de qual ferramenta validada de avaliação de *delirium* e qual processo de implementação usar depende das necessidades do paciente, dos objetivos do cuidado e da estrutura organizacional. Em UTI, as ferramentas de triagem validadas e recomendadas na literatura são o *Confusion Assessment Method for the Intensive Care Unit* (CAM-ICU) e o *Intensive Care Delirium Screening Checklist* (ICDSC).[1,12]

A monitorização do *delirium* deve tornar-se parte dos cuidados clínicos de rotina para todos os pacientes da UTI, permitindo uma detecção aprimorada, que pode facilitar o manejo clínico do paciente, levando a melhores desfechos e a maior identificação dos sinais precoces de problemas fisiológicos agudos e graves, estimulando assim um atendimento rápido e responsivo.[1]

DIAGNÓSTICO DIFERENCIAL

O diagnóstico de *delirium* deve ser cogitado em qualquer paciente (hospitalizado ou não) com confusão mental. Para a avaliação correta é preciso, primeiramente, excluir outras possíveis explicações para distúrbios comportamentais ou emocionais:

- Existe algum desconforto físico? Exemplos: fome, sede, distensão gástrica, prurido, bexigoma, fecaloma, dor, dispositivos invasivos.
- Houve alguma modificação da prescrição?
- Existe alguma complicação somática? Exemplo: infecção.[13]

Possíveis diagnósticos diferenciais de *delirium* estão resumidos na Tabela 2.[14]

O QUE FAZER DIANTE DE UM PACIENTE COM *DELIRIUM*?

Após diagnosticar *delirium* em um paciente, o próximo passo é identificar as causas possivelmente reversíveis ou que contribuam para o quadro. Inicialmente, deve-se checar a história do paciente, seguida de exame físico completo.[15]

Anamnese

O estado mental de base do paciente deve ser obtido com um informante confiável. Dessa forma é possível obter dados referentes à presença de déficits de atenção e consciência com pelo menos uma alteração na cognição (de acordo com os critérios do DSM-5 para *delirium*). Essas mudanças geralmente se desenvolvem em um curto espaço de tempo e frequentemente flutuam durante o dia, tipicamente piorando à noite.

Ademais, a história completa do paciente pode revelar outras pistas, incluindo relato de abuso de substâncias ou álcool, o que pode sugerir intoxicação, abstinência ou deficiência vitamínica relevante.[6]

Exame físico

Um exame físico completo (incluindo avaliação neurológica) deve ser realizado e pode revelar pistas

TABELA 2 Possíveis diagnósticos diferenciais de *delirium*

Infecções	Pneumonia, ITU, encefalite, meningite, sepse, HIV.
Abstinência	Benzodiazepínicos, barbitúricos, álcool.
Doença metabólica aguda	Acidose, alcalose, distúrbios eletrolíticos, falência renal ou hepática.
Trauma	TCE, pós-operatórios, queimaduras graves.
Doença do sistema nervoso central	Abscesso, hemorragias, hidrocefalia, hematoma subdural, convulsões, tumores, AVE, vasculite, encefalite, meningite, sífilis.
Hipóxia	Intoxicação por monóxido de carbono, hipotensão, insuficiência cardíaca/pulmonar, anemia.
Deficiências	Tiamina, vitamina B12, niacina, ácido fólico.
Endocrinopatias	Distúrbios das adrenais, das paratireoides, da glicose, mixedema.
Doença vascular aguda	Choque, AVE, encefalopatia hipertensiva, arritmias.
Toxinas ou drogas	Medicamentos prescritos, uso de drogas ilícitas, pesticidas, solventes.
Metais pesados	Mercúrio, manganês, chumbo.

AVE: acidente vascular encefálico; HIV: *Human Immunodeficiency Virus* (vírus da imunodeficiência humana); ITU: infecção do trato urinário; TCE: traumatismo cranioencefálico.
Fonte: adaptada de Hipp e Ely[14] (tradução livre).

que sugiram a causa do *delirium*. Por exemplo: déficits neurológicos focais podem indicar uma causa neurológica ou vascular, enquanto a presença de febre fornece pistas sobre uma causa infecciosa.[6]

A avaliação física pode ser um desafio em pacientes confusos e agitados, porém é importante prosseguir à medida que o paciente permite. Ao exame, é importante registrar os sinais vitais, o grau de hidratação de pele ou mucosas e qualquer indício de infecção.[15]

O exame neurológico pode ser bastante difícil devido à pouca cooperação e à desatenção, mas deve ser focado no estado mental basal do paciente. Isso inclui documentar os níveis de consciência e de atenção. Se possível, deve-se obter uma avaliação dos nervos cranianos, incluindo campos visuais e exames motores, importantes para descartar lesão neurológica focal. Testes diagnósticos indicados abrangem hemograma completo, bioquímica completa (incluindo dosagem de hormônios da tireoide), exame de elementos anormais e sedimentos na urina (EAS), rastreio toxicológico e radiografia de tórax[15] (Tabela 3).

PREVENÇÃO E TRATAMENTO

O *delirium* é passível de prevenção, por meio da compreensão dos fatores de risco. Ademais, prevenção e tratamento andam juntos.[16,17]

Minimizar os fatores de risco

Essa é uma abordagem crucial para a prevenção e o tratamento do *delirium*. Medidas de suporte devem ser disponibilizadas para todos os pacientes, todavia causas específicas podem demandar abordagens específicas.[14,18,19]

Estratégias não farmacológicas

Há boas evidências de que intervenções múltiplas podem reduzir o risco de *delirium* em pacientes hospitalizados em risco. As abordagens indicadas variam entre os estudos, mas incluem fisioterapia, mobilização precoce, reorientação, estimulação cognitiva, promoção não farmacológica do sono, correção de deficiências sensoriais, identificação e tratamento de causas subjacentes ou complicações pós-operatórias, controle da dor, prevenção da constipação, hidratação, nutrição e fornecimento de oxigênio[9,18] (Quadro 2).

A-F Bundle

Devlin et al. (2018) sugerem o uso de intervenção não farmacológica com múltiplos componentes focada em (embora não limitada a) minimizar os fatores de risco modificáveis de *delirium*, melhorar a cognição e otimizar o sono, a mobilidade, a audição e a visão em adultos

TABELA 3 Informações relevantes sobre um paciente com *delirium*

História	Testes diagnósticos	De acordo com as necessidades
▪ Medicamentos em uso. ▪ Medicamentos de venda livre em farmácias. ▪ Ervas e suplementos. ▪ Drogas e álcool. ▪ História psiquiátrica. ▪ História clínica atual. ▪ Doenças recorrentes. ▪ Trauma. ▪ Padrão de sono. ▪ História intestinal e urinária. ▪ Hidratação. ▪ Estado mental de base. ▪ Mobilidade.	▪ EAS. ▪ Rastreio de drogas na urina. ▪ Glicemia. ▪ Hemoglobina. ▪ Eletrólitos. ▪ Temperatura. ▪ Pressão arterial. ▪ Osmolaridade. ▪ Hormônios da tireoide. ▪ Hormônios da paratireoide. ▪ Enzimas pancreáticas. ▪ Função urinária. ▪ Função hepática. ▪ Níveis de drogas farmacêuticas. ▪ Radiografia de tórax (avaliar pneumonia).	▪ Gasometria arterial. ▪ Tomografia computadorizada, ▪ Ressonância magnética. ▪ Punção lombar. ▪ EEG. ▪ Níveis de vitamina B12.

EAS: elementos anormais e sedimentos na urina; EEG: eletroencefalograma.
Fonte: adaptada de Evans e Grossberg,[15] com tradução livre e permissão dos autores.

gravemente enfermos. Essas diretrizes, conhecidas como *A-F Bundle*, também propõem uma abordagem com múltiplas intervenções, incluindo o *delirium*[20] (Tabela 4).

Estratégias farmacológicas

O Food and Drug Administration (FDA) ainda não aprovou nenhum medicamento para o manejo do *delirium*.[18] As últimas diretrizes da Society of Critical Care Medicine (SCCM) desencorajam o uso rotineiro de agentes antipsicóticos na abordagem do *delirium*, no entanto pacientes que vivenciam angústia significativa secundária a sintomas de *delirium*, como ansiedade, medo, alucinações, ou que estão agitados e possam ser fisicamente prejudiciais a si mesmos ou a outros, podem se beneficiar do uso de curto prazo de haloperidol ou um antipsicótico atípico até que esses sintomas se resolvam.[12]

QUADRO 2 Estratégias não farmacológicas para prevenção e tratamento de *delirium*

- Reconhecimento de fatores de risco.
- Triagem diária para *delirium* usando uma ferramenta validada.
- Orientação ambiental (sensorial, auditiva, próteses, horário, eventos, visitas familiares e música).
- Manutenção da hidratação normal.
- Estabelecimento precoce de dieta normal.
- Regulação da função da bexiga e do intestino - atenção para bexigoma e fecaloma.
- Correção de distúrbios metabólicos.
- Otimização cardiorrespiratória - com fornecimento de oxigênio, se apropriado.
- Identificação precoce de infecção.
- Tratamento eficaz da dor.
- Mobilização diária.
- Evitar restrições físicas.
- Revisão da prescrição - atenção para a polifarmácia.
- Sedação leve.
- Evitar medicamentos antipsicóticos e benzodiazepínicos.
- Promoção do sono - uso de máscara para os olhos e tampões para os ouvidos e redução das manipulações noturnas para promover o sono (caso o paciente esteja estável).
- Remoção precoce de dispositivos invasivos.

Fonte: adaptado de Wilson et al.;[9] Castro et al.[20]

TABELA 4 O A-*F Bundle*

A	Avaliar, prevenir e controlar a dor	▪ Avaliar a dor pelo menos 4 vezes por plantão com o uso de uma escala validada. ▪ Tratar a dor em até 30 minutos após sua identificação. Reavaliar o paciente posteriormente. ▪ Utilizar estratégias não farmacológicas e farmacológicas para o manejo da dor. ▪ Prevenir a dor por meio da administração de analgésicos ou intervenções não farmacológicas antes de procedimentos. ▪ Sempre tratar a dor primeiro antes de considerar a sedação no paciente.
B	Protocolos de despertar espontâneo e de respiração espontânea	▪ Definir um período diário de interrupção da sedação para reorientação de pacientes em relação ao horário do dia. ▪ Conduzir um protocolo de respiração espontânea para liberar o paciente da ventilação.
C	Escolha da analgesia e da sedação	O paciente deve ser reavaliado, no mínimo, 1 vez ao dia pela equipe interdisciplinar, com relação à necessidade das intervenções farmacológicas que foram iniciadas para o tratamento da dor e agitação.
D	*Delirium*: avaliar, prevenir e manejar	▪ Avaliar os sedativos, revisar os medicamentos que o paciente recebe e fazer um plano de redução da exposição a fármacos. ▪ Pensar em "situações tóxicas" que atuam como fatores de risco para *delirium*: hipoxemia, infecção/sepse nosocomial, imobilização, intervenções não farmacológicas, distúrbios hidroeletrolíticos (alteração de potássio e outros). ▪ Evitar o uso de benzodiazepínicos.
E	Mobilização e exercício	Estratégias de mobilização precoce por toda a equipe interdisciplinar.
F	Envolvimento da família	Destaca a relevância da participação dos familiares na UTI, tanto nos cuidados quanto nas tomadas de decisão.

UTI: unidade de terapia intensiva.
Fonte: adaptada de Devlin et al.;[12] Marra et al.[19]

CONCLUSÃO

Este capítulo destaca o papel crucial da fisioterapia no diagnóstico, prevenção e tratamento desse grave problema que afeta pacientes em UTI. O *delirium* é uma complicação frequente e debilitante, com consequências significativas para a recuperação e a qualidade de vida dos pacientes.

A fisioterapia desempenha um papel fundamental no diagnóstico precoce do *delirium*. Ao trabalhar em estreita colaboração com a equipe interdisciplinar, os fisioterapeutas podem ajudar a identificar os fatores de risco e as manifestações clínicas do *delirium*, permitindo uma intervenção precoce e apropriada.

Além disso, a fisioterapia desempenha um papel vital na prevenção do *delirium*. O manejo adequado da mobilidade, incluindo exercícios terapêuticos e técnicas de reabilitação, pode ajudar a reduzir o risco de complicações, como a fraqueza muscular e a imobilidade. O envolvimento ativo dos fisioterapeutas na promoção da mobilidade e na prevenção de complicações é fundamental para melhorar a qualidade de vida desses pacientes, minimizando os efeitos debilitantes do *delirium* e melhorando a capacidade funcional e a independência dos pacientes.

REFERÊNCIAS BIBLIOGRÁFICAS

1. Marra A, Boehm LM, Kotfis K, Pun BT. Monitoring for delirium in critically ill adults. In: Hughes C, Pandharipande P, Ely E (eds.) Delirium. Springer, Cham; 2020.
2. Slooter AJC, Otte WM, Devlin JW, Arora RC, Bleck TP, Claassen J, et al. Updated nomenclature of delirium and acute encephalopathy: statement of ten Societies. Intensive Care Med. 2020 May;46(5):1020-2.
3. First MB, Yousif LH, Clarke DE, Wang PS, Gogtay N, Appelbaum PS. DSM-5-TR: overview of what's new and what's changed. World Psychiatry. 2022 Jun;21(2):218-9.
4. American Psychiatric Association (APA). Diagnostic and statistical manual of mental disorders, fifth edition, text revision. Washington: APA; 2022.
5. Kehler DS, Sanjanwala RM, Arora RC. Epidemiology of delirium in critically ill adults: prevalence, risk factors, and outcomes. Monitoring for delirium in critically ill adults. In: Hughes C, Pandharipande P, Ely E (eds.). Delirium. Springer, Cham; 2020.
6. Ali M, Cascella M. ICU delirium. 2022 Aug 8. In: StatPearls [Internet]. Treasure Island (FL): StatPearls Publishing; 2023.
7. Garcez FB, Avelino-Silva TJ, Castro REV, Inouye SK. Delirium in older adults. Geriatr Gerontol Aging. 2021;15:e0210032.
8. Inouye SK, Charpentier PA. Precipitating factors for delirium in hospitalized elderly persons: predictive model and interrelationship with baseline vulnerability. JAMA. 1996 Mar 20;275(11):852-7.
9. Wilson JE, Mart MF, Cunningham C, Shehabi Y, Girard TD, MacLullich AMJ, et al. Delirium. Nat Rev Dis Primers. 2020 Nov 12;6(1):90.
10. Maldonado JR. Delirium pathophysiology: an updated hypothesis of the etiology of acute brain failure. Int J Geriatr Psychiatry. 2018 Nov;33(11):1428-57.
11. Paulino MC, Conceição C, Silvestre J, Lopes MI, Gonçalves H, Dias CC, et al. Subsyndromal delirium in critically ill patients-cognitive and functional long-term outcomes. J Clin Med. 2023 Oct 4;12(19):6363.
12. Devlin JW, Skrobik Y, Gélinas C, Needham DM, Slooter AJC, Pandharipande PP, et al. Clinical practice guidelines for the prevention and management of pain, agitation/sedation, delirium, immobility, and sleep disruption in adult patients in the ICU. Crit Care Med. 2018 Sep;46(9):e825-e873.
13. Schieveld JN, Janssen NJ, Strik JJ. On the importance of addressing pediatric delirium phenotypes and neurocognitive functioning: pediatric critical illness brain injury in covid times. Crit Care Med. 2020;48(12):1911-3.
14. Hipp DM, Ely EW. Pharmacological and nonpharmacological management of delirium in critically ill patients. Neurotherapeutics. 2012 Jan;9(1):158-175.
15. Evans N, Grossberg GT. The US geriatric psychiatry approach to delirium. In: Isik A, Grossberg G (eds.). Delirium in elderly patients. Springer, Cham; 2018.
16. Faria RS, Moreno RP. Delirium in intensive care: an under-diagnosed reality. Rev Bras Ter Intensiva. 2013 Apr-Jun;25(2):137-47.
17. Smith CD, Grami P. Feasibility and effectiveness of a delirium prevention bundle in critically ill patients. Am J Crit Care. 2016 Dec;26(1):19-27.
18. Page VJ, Ely EW. Delirium in critical care. 2.ed. Cambridge, UK: Cambridge University Press; 2015.
19. Marra A, Frimpong K, Ely EW. The ABCDEF implementation bundle. Acute Crit Care. 2016;31(3):181-93.
20. Castro REV, Garcez FB, Avelino-Silva TJ. Patient care during the covid-19 pandemic: do not leave delirium behind. Braz J Psychiatry. 2021 Mar-Apr;43(2):127-8.

43

Fraqueza muscular adquirida na UTI

Stefany Alves Furtado
Rachel Rafaela Rodrigues Nunes

INTRODUÇÃO

O desenvolvimento da fraqueza relacionada a doenças críticas é uma complicação comum e importante para muitos pacientes em unidades de terapia intensiva (UTI). Desse modo, a fraqueza muscular adquirida na UTI (FMAUTI) é um tema que ganha cada vez mais relevância e espaço nas discussões clínicas relacionadas aos desfechos de pacientes críticos.

Estima-se que a incidência seja de 30 a 50% em pacientes graves, chegando a 67% naqueles com sepse e aproximadamente 63% dos sobreviventes à Covid-19 grave.

A fisiopatologia da FMAUTI não é totalmente conhecida. Entende-se incluir alterações estruturais e funcionais complexas dentro de fibras musculares e neurônios. Frequentemente, desenvolve-se como um distúrbio secundário, enquanto os pacientes estão sendo tratados para outras condições com risco de vida. Nesse contexto, essa disfunção neuromuscular não tem etiologia plausível além da doença crítica e seus tratamentos.

A FMAUTI é tipicamente generalizada, simétrica e afeta os músculos dos membros, mais proximais do que distais, e respiratórios. O tônus geralmente está reduzido, e a fraqueza pode ser originada de alteração neurogênica, miogênica ou a combinação de ambas.

As principais vias consideradas envolvidas compreendem a perda de massa muscular e de função muscular.

O diagnóstico de FMAUTI traz consigo o aumento do risco de mortalidade na UTI e no hospital, maior tempo de ventilação mecânica e de hospitalização, incremento dos custos relacionados à saúde, maior probabilidade de cuidados prolongados em centros de reabilitação e redução da função física e da qualidade de vida a longo prazo.

Existem apenas algumas estratégias preventivas, mas nenhuma terapêutica. A prevenção parcial da fraqueza adquirida na UTI é possível evitando a hiperglicemia, adiando a nutrição parenteral para além da primeira semana na UTI e minimizando a sedação.

É uma condição clínica multifatorial e debilitante que, uma vez instalada, pode comprometer a qualidade de vida dos doentes críticos sobreviventes, que podem necessitar de 5 anos para restabelecer a capacidade funcional prévia.

FISIOPATOLOGIA

As fibras musculares mudam rapidamente nos primeiros dias da doença crítica. Essa resposta de fase aguda é demonstrada por redução na síntese de proteína muscular e acentuado estado de proteólise, que começa nos primeiros dias da doença crítica e pode ser acompanhado por fraqueza generalizada. Além disso, a interação do repouso no leito e da doença crítica parece resultar em perda muscular mais significativa do que o mero repouso no leito de forma isolada.

Estudos mostram que há perda de miosina e excitabilidade da membrana. No geral, demonstraram que a FMAUTI resulta em diminuição da síntese de proteína muscular, aumento do catabolismo muscular e diminuição da massa muscular e, como consequência, diminuição de força.

No entanto, pode haver sobreposição significativa nos processos biológicos que regulam a massa muscular e a contratilidade nervosa, e a FMAUTI abrange tanto a polineuropatia como a miopatia em doenças críticas; portanto, pode ser acompanhada de degeneração do nervo axonal. Além disso, pode haver diferenças entre os estágios iniciais e tardios da disfunção muscular esquelética, que devem ser consideradas na prática clínica.

Tanto os mecanismos fisiopatológicos como os fatores de risco são multifatoriais no desenvolvimento de FMAUTI em pacientes críticos. Em pacientes com sepse e falência de múltiplos órgãos, ocorre um estado catabólico, com perda muscular e inflamação sistêmica. Em uma publicação histórica de pacientes com síndrome do desconforto respiratório agudo (SDRA), a falência de múltiplos órgãos foi associada a disfunção física de longo prazo e baixa qualidade de vida relacionada à saúde por até 5 anos.

Outro fator de risco são pacientes com hiperglicemia, nos quais o risco é mais consistentemente identificado. Níveis séricos elevados de glicose são achados típicos em pacientes com sepse grave e choque séptico. Estudos de van den Berghe et al. relataram que a terapia intensiva com insulina (IIT) foi associada a menor incidência de FMAUTI.

Embora o controle glicêmico rigoroso como abordagem geral em pacientes de UTI seja atualmente controverso, parece razoável que o controle glicêmico baseado em protocolo visando à prevenção de níveis excessivos de glicose no sangue e variabilidade ajude a reduzir a incidência de FMAUTI.

O tempo de ventilação mecânica e o uso de bloqueadores neuromusculares podem prolongar a permanência do paciente na UTI, e essa situação é descrita como uma manifestação comum da FMAUTI. Isso pode ocorrer em resultado de fraqueza tanto no diafragma quanto nos músculos da parede torácica, que requer suporte mecânico prolongado. Em uma revisão sistemática de pacientes de UTI com diagnóstico de sepse, 12 de 13 estudos demonstraram que FMAUTI estava associada à ventilação mecânica prolongada. A Tabela 1 apresenta as variáveis que podem predizer a fraqueza adquirida na UTI.

DIAGNÓSTICO

As estratégias diagnósticas da FMAUTI incluem testes neurofisiológicos especializados e o exame de força física à beira do leito com base no Medical Research Council. Testes neurofisiológicos, como eletromiografia, podem ser realizados facilmente na maioria dos pacientes de UTI, contudo a interpretação requer conhecimentos especiais e não está universalmente disponível em todas as UTI. Esses testes avaliam a musculatura periférica e/ou respiratória. Stevens et al. (2009) sugerem critérios para diagnóstico da FMAUTI.

Avaliação da força muscular periférica

Para diagnosticar FMAUTI, idealmente, deve ser realizada uma quantificação clínica da força muscular.

TABELA 1 Preditores de fraqueza adquirida na UTI

Variáveis intrínsecas	Variáveis em terapia intensiva
Idade	Hiperglicemia
Comorbidades	Sepse ou inflamação
Status funcional na admissão	Uso prolongado de bloqueador neuromuscular
Número de comorbidades médicas incluindo: doenças crônicas, saúde mental e patologias musculoesqueléticas	Duração de uso de ventilação mecânica. Duração de repouso no leito. Duração de permanência na UTI.

UTI: unidade de terapia intensiva.
Fonte: Hodgson et al. (2016).

QUADRO 1 Critérios diagnósticos para fraqueza adquirida na UTI

1. Fraqueza generalizada que se desenvolve após o início de uma doença crítica.
2. A fraqueza é difusa, simétrica, flácida e geralmente poupa os nervos cranianos.
3. Pontuação total do MRC 48, ou pontuação média 4 em todos os grupos musculares testáveis anotados em 2 ocasiões separadas por 24 horas.
4. Dependência da ventilação mecânica.
5. As causas de fraqueza não relacionadas a doença crítica subjacente foram excluídas.
Critérios mínimos para diagnóstico FMAUTI 1, 2, 3 ou 4, 5.

FMAUTI: fraqueza muscular adquirida na UTI; MRC: Medical Research Council; UTI: unidade de terapia intensiva.
Fonte: adaptado de Stevens et al. (2009).

Isso implica inerentemente a colaboração do paciente, portanto há a desvantagem de os pacientes deverem estar acordados e cooperativos e compreender as instruções do avaliador. Como os pacientes muitas vezes ficam inconscientes ou não cooperam devido à sedação ou ao delírio, esse diagnóstico clínico muitas vezes não é possível ou é tardio.

Teste muscular manual e Medical Research Council (MRC)

A técnica mais amplamente utilizada em pacientes colaborativos é a pontuação somada do Medical Research Council (MRC) de 6 graus por meio do teste de força muscular manual.

A FMAUTI foi definida como uma pontuação média de força muscular inferior a 4 (força antigravitacional) em todos os músculos testados (Tabela 2).

Esse escore produz uma estimativa global da função motora, apontando para fraqueza muscular clinicamente relevante quando abaixo de 48 e fraqueza muscular grave quando abaixo de 36. Alguns autores relatam que para obtenção de uma medida mais precisa do MRC é necessário um nível mínimo de cooperação, testada a partir de cinco comandos, apresentados a seguir:

1. "Abra e feche os olhos."
2. "Olhe para mim."
3. "Abra a boca e coloque a língua para fora."
4. "Movimente a cabeça."
5. "Levante as sobrancelhas depois que eu contar até cinco."

Dinamometria de preensão palmar

Outros métodos de teste de força muscular volitiva que são comumente usados na UTI incluem a dinamometria portátil. Em um estudo de corte prospectivo e multicêntrico, a dinamometria manual foi usada para identificar pacientes com FMAUTI e foi independentemente associada ao aumento da mortalidade hospitalar.

Um valor de força inferior a 11 kg/força para homens e inferior a 7 kg/força para mulheres resultou na combinação máxima de sensibilidade e especificidade para o diagnóstico de FMAUTI.

Avaliação da mobilidade e funcionalidade

A utilização de escalas para avaliar a mobilidade permite a descrição da capacidade do paciente para realizar diversas atividades que exigem diferentes níveis de capacidade física, desde tarefas de autocuidado até deambulação. A condição para realizar essas tarefas tem íntima associação com as diversas variáveis que compõem a função neuromioarticular (força e resistência muscular, coordenação, equilíbrio, sensibilidade, controle motor, flexibilidade, entre outras) e a função cardiorrespiratória.

A *ICU Mobility Scale* (IMS) fornece uma maneira rápida e simples à beira do leito de medir a mobilidade e avaliar funcionalidade de um paciente crítico. Em contraste com os marcos de mobilidade, que são comumente usados como desfechos funcionais na condução da reabilitação na UTI, o IMS fornece uma escala ordinal sensível de 11 pontos, variando de nada (deitado/exercícios passivos no leito, pontuação 0) até deambulação independente (pontuação 10) (Tabela 3).

Houve um processo evolutivo no desenvolvimento das escalas de mobilidade, denominadas, por muitos, escalas funcionais, pois no princípio foram adaptadas para o ambiente de terapia intensiva e avaliavam atividades de vida diária (AVD) e autocuidado, como a escala de Barthel e a medida de independência funcional (MIF). Entretanto, em virtude das limitações físicas do ambiente da terapia intensiva, prioriza-se a avaliação do desempenho nas atividades de transferência e deambulação. Assim, várias escalas foram desenvolvidas e vêm sendo aprimoradas tendo como base a estrutura da Clas-

TABELA 2 Medical Research Council (MRC)

Movimentos avaliados	Grau de força	Descrição
Abdução de ombro	0	Nenhuma contração visível
Flexão de cotovelo	1	Contração visível sem movimento do segmento
Extensão de punho	2	Movimento ativo com eliminação da gravidade
Flexão de quadril	3	Movimento ativo com ação da gravidade
Extensão de joelho	4	Movimento ativo contra a gravidade e resistência
Dorsiflexão do tornozelo	5	Movimento ativo contra a máxima resistência

Fonte: Hodgson et al. (2016).

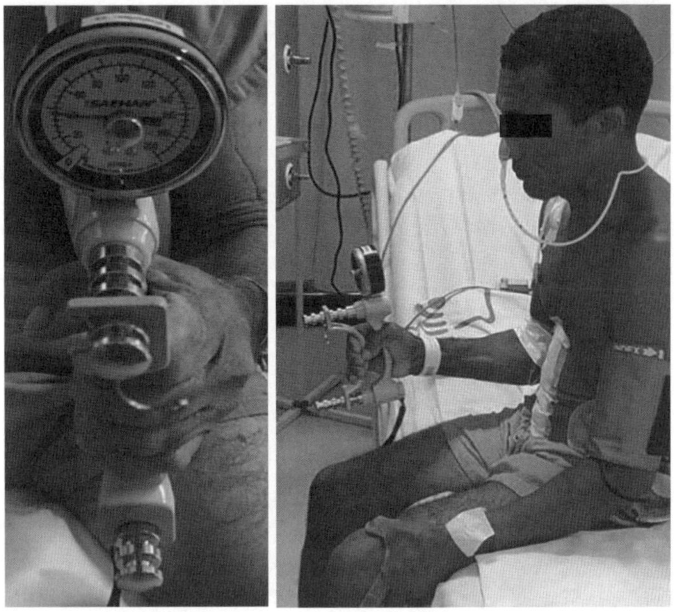

FIGURA 1 Avaliação da força muscular por meio de dinamometria de preensão palmar *(handgrip)*.
Fonte: acervo das autoras.

TABELA 3 Escala *ICU Mobility*

Classificação	Definição
0 - Nada (deitado no leito)	Rolado passivamente ou exercido passivo pela equipe, mas sem movimento ativo.
1 - Sentado na cama, exercícios no leito	Qualquer atividade, como rolar, fazer pontes, exercícios ativos, cicloergometria e exercícios ativos assistidos; não sair do leito ou sentar beira-leito.
2 - Transferência passivamente para a cadeira (sem ficar em pé)	Elevação passiva ou transferência para a cadeira, sem ficar de pé ou sentar beira-leito (equipamento de elevação).
3 - Sedestação beira-leito	Pode ser assistido pela equipe, mas envolve sentar-se ativamente na lateral da cama com algum controle do tronco.
4 - Ortostase	Suporte de peso através dos pés na posição ortostática, com ou sem auxílio.
5 - Transferência do leito para poltrona	Capaz de caminhar ou arrastar os pés até a cadeira. Isso envolve transferir ativamente o peso de uma perna para a outra a fim de passar para a cadeira (andar até a poltrona).
6 - Marcha estacionária	Capaz de andar no mesmo lugar levantando os pés alternadamente (deve ser capaz de pisar pelo menos 4 vezes, 2 vezes com cada pé), com ou sem ajuda.
7 - Caminhar com a ajuda de duas ou mais pessoas	Afastar-se da cama/cadeira pelo menos 5 metros com a ajuda de duas ou mais pessoas.
8 - Caminhar com auxílio de uma pessoa	Afastar-se da cama/cadeira por pelo menos 5 metros auxiliado por uma pessoa.
9 - Caminhar de forma independente com auxílio de dispositivo de marcha	Afastar-se da cama/cadeira por pelo menos 5 metros com auxílio de dispositivo marcha, mas sem assistência de outra pessoa.
10 - Andar de forma independente	Afastar-se da cama/cadeira por pelo menos 5 metros sem auxílio de dispositivo de marcha ou assistência de outra pessoa.

ICU: *intensive care unit*.

sificação Internacional de Funcionalidade (CIF). Dessa forma, as escalas que mais se destacam para avaliação precisa desses aspectos são:

- *Functional Status Score – Intensive Care Unit* (FSS-ICU).
- *Physical Function ICU Test* (PFIT).

- *Chelsea Critical Care Physical Assessment Tool* (CPAx).
- *ICU Mobility Scale* (IMS).
- *Perme Score*.

Além das mensurações das propriedades específicas do músculo esquelético e da avaliação de mobilidade e funcionalidade do paciente em ambiente de UTI, utilizam-se testes de desempenho físico para avaliar o desempenho muscular, que servem até mesmo para diagnosticar a presença de sarcopenia. A Tabela 4 mostra os testes que podem ser elencados para esse fim.

Existem três ferramentas principais para avaliação da massa muscular:

- Antropometria.
- Bioimpedância espectroscópica (BIS).
- Ultrassonografia (USG).

A antropometria refere-se à utilização do peso corporal e à mensuração dos comprimentos e das circunferências de estruturas do corpo humano, podendo ser útil na ausência de instrumentos de alto custo; no entanto, seu uso não se aplica à maioria dos pacientes críticos, em função da baixa confiabilidade e da falta de sensibilidade ao longo do tempo, já que esses pacientes apresentam, com frequência, edema, adiposidade e hidratação, que afetam as estruturas a serem aferidas pela medida.

Bioimpedância espectroscópica (BIS)

Essa é uma medida realizada a partir da utilização de uma corrente elétrica de baixa amplitude (geralmente ≤ 800 mA), aplicada por meio de eletrodos em contato com a pele, que oferece uma estimativa não invasiva da composição de água e massa corporal.

Ultrassonografia

Pode ser usada para identificar patologias do músculo esquelético. Estudos recentes demonstraram que a excitabilidade reduzida das membranas das células nervosas e musculares pode contribuir para o desenvolvimento de FMAUTI durante os estágios agudos da polineuropatia e miopatia encontradas em pacientes gravemente enfermos. Essa associação tem sido associada a respostas sistêmicas graves à infecção, bem como a taxas de mortalidade de 30 a 50% e incapacidade transitória em 30% dos casos. Esse instrumento foi sensível para identificar mudanças de densidade muscular, como redução diária de 1,6 a 6% na densidade do músculo quadríceps.

TABELA 4 Testes de desempenho físico

Teste de desempenho físico	Aplicação	Finalidade
Teste de velocidade de marcha	▪ Deve-se solicitar que o paciente deambule por uma distância de 10 metros em ambiente plano, partindo da posição em repouso. ▪ Durante a aferição, o fisioterapeuta deverá registrar o tempo necessário para que o paciente percorra os 6 metros intermediários. Isso porque os 2 metros iniciais e os 2 metros finais corresponderam à aceleração e à desaceleração, respectivamente.	A medida é um parâmetro que pode ser utilizado para avaliar a mobilidade ao longo da internação hospitalar.
Timed up and go (TUG)	Consiste em avaliar o tempo necessário para o indivíduo sair da posição sentada em uma cadeira com encosto, levantar-se, andar 3 metros e retornar para a posição sentada na mesma cadeira.	▪ Indivíduos normais executam essa ação em menos de 10 segundos. ▪ Alguns indivíduos apresentam limitação durante a realização dessa atividade por problemas de força, de equilíbrio e até mesmo de coordenação.
Teste de caminhada de 6 minutos	Para realização do TC6 é necessária uma pista com comprimento de 30 metros, e, nessa distância, o indivíduo vai andar o mais rápido possível por 6 minutos, sob orientações verbais padronizadas fornecidas pelo fisioterapeuta, registrando-se antes, durante e após o teste a frequência cardíaca, a frequência respiratória, a pressão arterial, a saturação periférica de oxigênio e a sensação de dispneia por meio da Escala de Borg modificada.	Teste submáximo utilizado para medir a capacidade funcional do paciente e sua tolerância ao exercício.

Máquinas de ultrassom de alta resolução que estão agora disponíveis rotineiramente representam ferramentas válidas e confiáveis para fornecer detalhes qualitativos e quantitativos sobre doenças musculares. A ultrassonografia é capaz de derivar variáveis estruturais e, uma vez realizada repetidamente, é capaz de identificar os pacientes com maior risco de complicações prolongadas, que resultam do excesso de catabolismo muscular.

Como técnica não invasiva e indolor, a ultrassonografia pode ser usada para identificar patologias do músculo esquelético. Oferece diversas vantagens em comparação com outros testes utilizados na avaliação de características musculares e permite uma triagem rápida de grandes áreas musculares à beira do leito. Na verdade, o tecido muscular saudável tem uma aparência distinta na ultrassonografia que o distingue facilmente de outros tecidos.

Os músculos dos membros inferiores estão mais sujeitos à atrofia precoce do que os dos membros superiores. O quadríceps, maior grupo muscular do membro inferior, tem exame ultrassonográfico importante no paciente crítico para avaliação da FMAUTI, sarcopenia, prescrição de mobilização progressiva e prognóstico funcional. Deve, assim, ser realizada de forma seriada em todos os pacientes com risco para FMAUTI, idealmente, nas primeiras 48 horas após a admissão na UTI, em que uma primeira avaliação ultrassonográfica muscular seja realizada para traçar um quadro inicial. No exame, quatro parâmetros da arquitetura muscular são estudados:

1. **Espessura muscular:** a distância entre duas fáscias é facilmente identificável pela ultrassonografia, e evolui com redução na doença crítica. Está diretamente relacionada à perda de força também. Mesmo que tenha sido demonstrado que a perda muscular de pacientes de UTI poderia ser monitorada por medidas de espessura, sugere-se que outros índices que reflitam a força muscular sejam adicionados à espessura muscular para melhorar a precisão.
2. **Área de secção transversa (AST):** determinada pelo número e tamanho das fibras individuais dentro de um músculo. É composta por duas áreas: anatômica (secção transversal de um músculo perpendicular a seu eixo longitudinal) e fisiológica (secção transversal de um músculo perpendicular a suas fibras, geralmente em seu maior diâmetro), variáveis relacionadas diretamente à força muscular;
3. **Ecogenicidade:** informações sobre a composição muscular podem ser coletadas pela quantificação da ecogenicidade muscular. O aumento da ecogenicidade indica músculo mais homogêneo, correspondendo ao aumento da gravidade do comprometimento muscular.
4. **Ângulo de penação:** é o ângulo de inserção das fibras musculares na aponeurose, dando informações acerca da potência muscular. Quanto maior o ângulo de penação, mais material contrátil existente, maior o número de sarcômeros paralelos e com isso melhor a capacidade de gerar força. Músculos com maiores ângulos de penação são mais espessos, pois possuem maior número de sarcômeros paralelos à direção do fascículo. É possível que esses sarcômeros paralelos sejam perdidos primeiro, causando perda do ângulo de penação como indicação de espessura reduzida.

Como essas medidas não necessitam de tensão muscular, elas são frequentemente avaliadas em vez de testes de força muscular, especialmente em pacientes não cooperativos. Reduções de 20% na espessura muscular, 10% da AST, 5% do ângulo de penação e um aumento na ecointensidade de pelo menos 8% parecem indicadores razoáveis de FMAUTI, mesmo que esta última técnica não tenha sido padronizada e nenhum limite claro ainda tenha sido determinado.

Força muscular respiratória

Essa **é outra variável para complementar a FMAUTI**, na qual a fraqueza muscular respiratória pode estar associada a períodos prolongados de repouso, tempo prolongado de ventilação mecânica e uso de longos períodos de sedação, assim como todas as condições associadas ao doente crítico com diagnóstico de FMAUTI.

Comumente mensurada na UTI, a força da musculatura respiratória é aferida por meio da manovacuometria, que utiliza a pressão inspiratória máxima (PImáx) e a pressão expiratória máxima (PEmáx). Trata-se de uma manobra originalmente volitiva, que também pode ser feita de forma não volitiva, a partir da adaptação de uma válvula unidirecional, em pacientes não cooperativos e ventilados mecanicamente.

A medida da pressão desenvolvida na manobra (PImáx e PEmáx) reflete as pressões geradas pelos músculos respiratórios, além da tensão passiva do recolhimento elástico do sistema respiratório, incluindo pulmão e parede torácica, podendo ser usada para avaliação clínica ou estudos fisiológicos.

Recomenda-se o uso das seguintes equações de referência para determinação dos valores preditos das pressões respiratórias máximas (em cmH_2O):

Homens = PImáx: (–0,80 × idade) + 155,3;
PEmáx: (–0,81 × idade) + 165,3

Mulheres = PImáx: (–0,49 × idade) + 110,4;
PEmáx: (–0,61 × idade) + 115,6

PREVENÇÃO X TRATAMENTO

Atualmente não está claro qual intervenção, momento e dose são melhores para prevenir ou tratar a FMAUTI. O reconhecimento de disfunção neuromuscular como manifestação importante e potencial a longo prazo de uma doença crítica inspirou esforços para identificar intervenções preventivas ou terapêuticas, incluindo controle glicêmico e programas centrados na mobilização precoce.

Juliana et al. (2021), a fim de incentivar o combate à FMAUTI, desenvolveram um mnemônico com a palavra FRAQUEZA, que auxilia na identificação dos fatores modificáveis que levam ao desenvolvimento dessa condição, apresentado no Quadro 2.

QUADRO 2 *Bundles* do combate à fraqueza adquirida na UTI

Ferramentas para triagem e diagnóstico da funcionalidade.
Risco nutricional e reavaliação periódica.
Adequação proteica e energética individualizada.
Quantidade e qualidade muscular.
Uso racional de sedativos, opioides e bloqueadores neuromusculares.
Exercícios e mobilização precoce.
Zona alvo de controle e variabilidade glicêmica.
Adequada ventilação mecânica do início ao fim.

UTI: unidade de terapia intensiva.
Fonte: adaptado de Juliana et al. (2021).

Uso racional de sedativos

Os pacientes devem, preferencialmente, permanecer com nível superficial de sedação, utilizando a escala de agitação e sedação de Richmond para estabelecer o alvo (RASS –1 a 0). As indicações de sedação profunda (RASS –4 a –5), são: pacientes com síndrome do desconforto respiratório agudo (SDRA) grave (P/F < 100) e/ou com necessidade de curarização e/ou posição prona deverão ser sedados com alvo de RASS –4 a –5.

Embora a FMAUTI seja multifatorial, a imobilidade desempenha um papel importante em sua fisiopatologia. A mobilização precoce aparece, então, como intervenção fisiologicamente lógica para melhorar a força e a função muscular em pacientes de UTI. Além disso, é viável e segura, com muito poucos eventos adversos registrados.

Mobilização precoce

Deve ser uma abordagem multiprofissional, envolvendo fisioterapeutas, terapeutas ocupacionais, fonoaudiólogos, nutricionistas, psicólogos, equipe de enfermagem e médicos. A combinação da mobilização precoce e oferta proteica é chave para o tratamento da perda da massa magra em pacientes críticos.

Além disso, os exercícios que promoverão reabilitação devem ser considerados de acordo os achados da avaliação de cada paciente, gerando um programa de mobilização precoce individualizado/personalizado. Até o momento, os resultados significativos que apoiam a mobilização na UTI com melhorias na função, mobilidade e qualidade de vida foram relatados em estudos que iniciaram a intervenção precoce na internação na UTI, em até cinco dias.

No consenso publicado por Hodgson et al. em 2014, foi proposta a utilização de um sistema padrão de recomendações de tráfego, utilizado para auxiliar a equipe assistencial na avaliação dos critérios de segurança para a mobilização precoce. O **vermelho** (**pentágono**) indica que o risco superaria o benefício e, portanto, necessitaria de cautela; o **amarelo** (**triângulo**), informa que o benefício superaria o risco mas deveria acontecer sob certa atenção e após discussão em equipe multiprofissional; por fim, a sinalização **verde** (**círculo**) aponta uma condição com baixo risco de evento adverso e tornando uma mobilização possível dentro dos protocolos estabelecidos em cada unidade. Algo semelhante ao mostrado na Figura 2.

Terapia com cicloergômetro

É proposta por meio de uma bicicleta ergométrica que permite aos pacientes receber exercícios passivos, ativo-assistidos e ativo-resistivos. Na UTI, a terapia pode ser usada com pacientes sedados, imóveis ou acordados para fornecer amplitude de movimento e treinamento de força muscular enquanto os pacientes estão acamados.

Eletroestimulação neuromuscular

Tem como benefício estimular a função muscular mesmo em fases em que o paciente esteja sob sedação profunda ou sem condições de realizar ativamente

	Baixo risco de evento adverso. Proceder normalmente de acordo os protocolos e procedimentos de cada UTI.
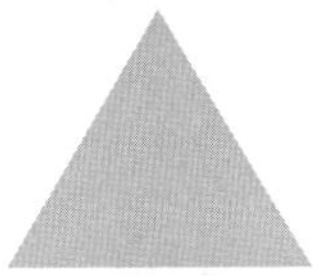	O risco potencial e as consequências de um evento adverso são maiores que o verde (círculo), mas podem ser superados pelos benefícios potenciais da mobilização. As precauções ou contraindicações devem ser esclarecidas antes de qualquer episódio de mobilização. Se mobilizada, deve-se pensar em fazer de forma gradual e cautelosa.
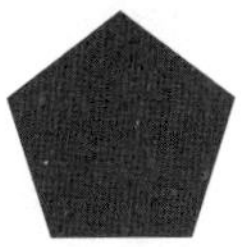	Risco potencial ou consequência de um evento adverso. A mobilização ativa não deve ocorrer, a menos que seja autorizada especificamente pelo especialista em terapia intensiva em consulta com o fisioterapeuta coordenador/especialista.

FIGURA 2 Sistema padrão de recomendação de tráfego.
UTI: unidade de terapia intensiva.
Fonte: adaptada de Hodgson et al. (2014).

contração muscular. Esse recurso é utilizado com sucesso em pacientes críticos, resultando na melhora da tolerância aos esforços físicos e prevenindo a hipotrofia muscular, conservando dessa forma o bom condicionamento aeróbico.

Para esse perfil de pacientes, a utilização da eletroestimulação neuromuscular (EENM) tem apresentado evidências significativas na redução no tempo de ventilação mecânica e no tempo de desmame ventilatório. A EENM envolve a aplicação de uma série de estímulos intermitentes nos músculos esqueléticos superficiais, com o objetivo principal de promover contrações musculares visíveis em decorrência da ativação de fibras nervosas musculares.

O estímulo elétrico geralmente é fornecido por meio de aparelhos de estimulação programáveis e de um ou mais eletrodos ativos posicionados na proximidade dos pontos motores dos músculos.

A aplicação de EENM é capaz de gerar efeitos sistêmicos, alterando os valores de oxigenação e valores energéticos do metabolismo. Estudos publicados previamente avaliando os efeitos na prevenção da atrofia muscular, manutenção da massa magra e melhora funcional demonstraram resultados positivos em diversos perfis de pacientes, e muitos desses benefícios se devem aos resultados sistêmicos obtidos pela EENM.

É possível que intervenções precoces, incluindo treinamento muscular inspiratório, mobilização precoce e cicloergômetro, reduzam a FMAUTI e melhorem a independência na alta hospitalar; no entanto, atualmente não está claro qual intervenção, momento e dosagem são melhores para preveni-la ou tratá-la.

Aumentar a intensidade da reabilitação física, o valor médio calórico e os níveis de entrega de proteína durante a permanência na UTI parecem ser estratégias favoritas para evitar a FMAUTI.

BIBLIOGRAFIA

1. Ali NA, O'Brien Jr JM, Hoffmann SP, Phillips G, Garland A, Finley JCW, et al. Acquired weakness, handgrip strength, and mortality in critically ill patients. Am J Respir Crit Care Med. 2008;178O.
2. American Thoracic Society / European Respiratory Society. ATS/ERS statement on respiratory muscle testing. Am J Respir Crit Care Med. Aug 15 2002;166(4):518-624.
3. Araújo Neto JA, Garrido FMP. Como evitar eventos adversos durante a mobilização precoce? In: Associação Brasileira de Fisioterapia Cardiorrespiratória e Fisioterapia em Terapia Intensiva; Martins JA, Reis LFF, Andrade FMD (orgs.). Profisio – Programa de Atualização em Fisioterapia em Terapia Intensiva Adulto: ciclo 10. Porto Alegre: Artmed Panamericana; 2020 (Sistema de Educação Continuada a Distância, v.3). p.73-108.
4. Araújo Neto JA, Menezes GM, Bernardes Neto SG, Garrido FMP, Monte FV. Síndrome da fragilidade clínica: identificando pacientes de alto risco para declínio funcional. In: Associação Brasileira de Fisioterapia Cardiorrespiratória e Fisioterapia em Terapia Intensiva; Martins JA, Reis LFF, Andrade FMD (orgs.). Profisio – Programa de Atualização em Fisioterapia em Terapia Intensiva Adulto: ciclo 11. Porto Alegre: Artmed Panamericana; 2020 (Sistema de Educação Continuada a Distância, v.1). p.129-58.
5. Borges DL, Borges MGB. Avaliação funcional em enfermarias ou unidades de internação. In: Associação Brasileira de Fisioterapia Cardiorrespiratória e Fisioterapia em Terapia Intensiva; Martins JA, Reis LFF, Andrade FMD (orgs.). Profisio – Programa de Atualização em Fisioterapia em Terapia Intensiva Adulto: ciclo 11. Porto Alegre: Artmed Panamericana; 2021 (Sistema de Educação Continuada a Distância, v.4). p.11-41.
6. Formenti P, Umbrello M, Coppola S, Froio S, Chiumello D. Clinical review: peripheral muscular ultrasound in the ICU. Ann Intensive Care. 2019;9:57.
7. Godoy MDP, Costa HLLS, Neto AES. Muscular weakness acquired in ICU (ICU-AW): effects of systemic neuromuscular electrical stimulation. Rev Bras Neurol. 2015;51(4):110-3.

8. Hermans G, Clerckx B, Vanhullebusch T, Segers J, Vanpee G, Robbeets C, et al. Interobserver agreement of Medical Research Council sum-score and handgrip strength in the intensive care unit. Muscle Nerve. 2012 Jan;45(1):18-25.
9. Hodgson CL, Stiller K, Needham DM, Tipping CJ, Harrold M, Baldwin CE, et al. Expert consensus and recommendations on safety criteria for active mobilization of mechanically ventilated critically ill adults. Critical Care. 2014;18(658):1-9.
10. Hodgson CL, Tipping CJ. Gerenciamento fisioterapêutico da fraqueza adquirida na unidade de terapia intensiva. Jornal de Fisioterapia. 2016;63:4-10.
11. Machado JC, Castro MG, Ceniccola GD, Giacomassi IWS, Giorelli GV, Isola AM, et al. Bundles do combate à fraqueza adquirida na unidade de terapia intensiva. Braspen J. 2021;36(2):131-44.
12. Martinez BP, Alves GAA. Avaliação muscular em terapia intensiva. In: Associação Brasileira de Fisioterapia Cardiorrespiratória e Fisioterapia em Terapia Intensiva; Martins JA, Andrade FMD, Beraldo MA (orgs.). Profisio – Programa de Atualização em Fisioterapia em Terapia Intensiva Adulto: ciclo 7. Porto Alegre: Artmed Panamericana; 2017 (Sistema de Educação Continuada a Distância, v.3). p.51-79
13. Martins JA, Fontes JP, Frazão M. Cicloergometria. In: Associação Brasileira de Fisioterapia Cardiorrespiratória e Fisioterapia em Terapia Intensiva; Martins JA, Reis LFF, Andrade FMD (orgs.). Profisio – Programa de Atualização em Fisioterapia em Terapia Intensiva Adulto: ciclo 10. Porto Alegre: Artmed Panamericana; 2020 (Sistema de Educação Continuada a Distância, v.3). p.47-72.
14. Stevens RD, Marshall SA, Cornblath DR, Hoke A, Needham DM, de Jonghe B, et al. A framework for diagnosing and classifying intensive care unit-acquired weakness. Crit Care Med. 2009;37(10)(Suppl).
15. Vanhorebeek I, Latronico N, Berghe VGD. Intensive care medicine. Springer-Verlag GmbH Germany, part of Springer Nature; 2020.
16. Watanabe S, Hirasawa J, Naito Y, Mizutani M, Uemura A, Nishimura S, et al. Association between intensive care unit-acquired weakness and early nutrition and rehabilitation intensity in mechanically ventilated patients: a multicenter retrospective observational study. Cureus. 2023 Apr 11;15(4):e37417.

44

Mobilização e reabilitação precoce

Debora Stripari Schujmann
Fernando Felix da Silva
Heloisa Francelin

INTERNAÇÃO NA UNIDADE DE TERAPIA INTENSIVA E DÉFICITS FÍSICOS

Com a inserção de novos conhecimentos e novas tecnologias, observou-se um aumento significativo de pacientes que sobrevivem à internação na unidade de terapia intensiva (UTI) e hospitalar. No entanto, estudos vêm mostrando que a sobrevivência não é equivalente à recuperação, uma vez que cerca de 40 a 80% desses que sobrevivem à internação apresentarão sintomas e sequelas referentes à chamada síndrome pós-terapia intensiva (SPTI – PICS, em inglês). As manifestações clínicas incluem prejuízos físicos, cognitivos e psicológicos, ou a combinação desses, tais como depressão, ansiedade, distúrbios do sono, perda de memória, além de dispneia, intolerância aos esforços e fraqueza muscular. Evidentemente, essas disfunções se associam à redução da qualidade de vida autodeclarada, da independência e do retorno ao trabalho.

Dessa forma, a trajetória do paciente dentro da UTI, incluindo condições intrínsecas do indivíduo, curso da doença e condutas tomadas, terá influência direta nos desfechos a curto e longo prazo. Logo, é de suma importância que seja delineado, desde sua admissão, um plano multidisciplinar visando gerenciar e minimizar esses efeitos negativos.

ABORDAGEM PARA PREVENÇÃO OU REDUÇÃO DAS ALTERAÇÕES FÍSICAS ADVINDAS DA INTERNAÇÃO

Como fisioterapeutas, a principal abordagem para prevenção ou redução das alterações físicas advindas do imobilismo inclui um plano terapêutico com exercícios e redução da inatividade durante a estadia na UTI. Esses aspectos serão abordados de forma mais detalhada nos tópicos a seguir. Porém, como as causas da inatividade incluem diversos fatores ambientais, medicamentosos, de processos e procedimentos, é necessário que exista um conjunto de ações que favoreça esse cenário.

Assim, com o propósito de mitigar essas adversidades, foi introduzido o conceito do *bundle ABCDE.* Em suma, o *bundle* traz a discussão sobre diversos aspectos relacionados ao cuidado do paciente, mas que dizem respeito não somente ao paciente propriamente, mas à equipe e também aos familiares. Deve, portanto, ser utilizado nos serviços de saúde, para que haja maior conscientização sobre as demandas e melhores desfechos. Para além de outros benefícios, ele irá favorecer e colaborar para um paciente mais colaborativo e ativo nesse período, favorecendo sua participação em programas de reabilitação.

MOBILIZAÇÃO E REABILITAÇÃO NA UNIDADE DE TERAPIA INTENSIVA

Benefícios

As evidências atuais demonstram que o aumento do nível de atividade, de mobilidade e o processo de reabilitação para pacientes na UTI apresentam desfechos positivos. Estudos mostram que programas de reabilitação progressivos, que possam vir a estimular ganho de força, condicionamento, resistência, em conjunto com a aquisição de posturas e atividades fora do leito, promovem melhores desfechos funcionais, como capacidade de adotar o ortostatismo e de deambular por maiores distâncias na alta hospitalar, além de diminuir os efeitos deletérios da doença crí-

A: Identificar, prevenir e controlar a dor
O que procurar

- Avaliação criteriosa para diagnóstico e tratamento assertivos.
- Controle adequado dos sintomas álgicos.

Ferramentas

- EVA (escala visual analógica).
- END (escala numérica de dor).
- RASS (escala de sedação e agitação de Richmond).

B: Despertar e teste de respiração espontânea
O que procurar

- Despertar diário.
- Teste de respiração espontânea.
- Redução de sedativos.

Ferramentas

- RASS.

C: Escolha de analgesia e sedação, prevenir e controlar a dor
O que procurar

- Dose e tipo de medicação analgésica.
- Dose e tipo de medicação ansiolítica.
- Contexto de entrada e saída.

D: Identificar, prevenir e controlar *delirium*
O que procurar

- Despertar diário.
- Estado agudo confusional, inatenção, nível de consciência alterado.

Ferramentas

- CAM-ICU (*Confusion Assessment Method for the Intensive Care Unit*).
- ICDSC (*Intensive Care Delirium Screening*).

E: Mobilização precoce e exercício
O que procurar

- Treinamento diário.
- Aquisição de posturas mais altas.

F: Participação da família
O que procurar

- Contato diário.
- Informações fidedignas sobre o paciente.
- Humanização.

FIGURA 1 *Bundle* ABCDEF na mobilização precoce.
Fonte: adaptada de Marra et al. (2016).

tica no tecido muscular e de aumentar as taxas de altas para ambiente domiciliar, em comparação com grupos de pacientes que não realizaram programa de reabilitação na UTI.

É conhecido que a fraqueza muscular periférica está associada a períodos prolongados de ventilação mecânica. Assim, demonstrou-se que a reabilitação está associada ao aumento dos dias livres de ventilação mecânica durante a hospitalização, redução de complicações relacionadas à pneumonia associada à ventilação mecânica (PAV), atelectasia e lesões por pressão. Com isso, melhora a função respiratória, otimiza a relação ventilação/perfusão e auxilia o processo de depuração das vias aéreas. Tais benefícios estão associados à redução de dias de internação na UTI e hospitalar, impactando também na redução significativa de custos hospitalares. Em relação aos desfechos cognitivos, a reabilitação precoce se mostra positiva para reduzir os níveis de dor e ansiedade, reduzir índices de *delirium* na UTI, declínios cognitivos e outros distúrbios psicológicos durante e após a internação.

Contextualizando mobilização e reabilitação

O plano de reabilitação do paciente deve começar tão logo aconteça sua entrada na UTI e deve continuar em toda a sua estadia no hospital e após sua desospitalização. Os fisioterapeutas são os profissionais indicados para trabalhar com os pacientes no contexto da reabilitação física dentro da UTI, tendo, obviamente, os demais profissionais também um papel fundamental nesse processo.

Assim, a prevenção ou reaquisição da função física durante a estadia na UTI envolve processos mais gerais e de responsabilidade de toda a equipe na UTI, os quais podem ser classificados como mobilizações gerais e um processo mais específico de reabilitação que envolve prescrição e aplicação de intervenções fisioterapêuticas. O plano terapêutico para suprir as demandas de função física abrangerá os dois conceitos, e é importante lembrar que as atividades de mobilização e reabilitação se sobrepõem. A mobilidade é "o processo de mover-se, de mudar e manter posturas", e pode ser conduzida por qualquer membro da equipe. Já a reabilitação é "um conjunto de intervenções destinadas a otimizar o funcionamento e reduzir a incapacidade em indivíduos com condições de saúde em interação com seu ambiente". Vale ressaltar que está dentro do escopo a reabilitação desses processos de mudar e manter-se em diferentes posturas. As intervenções de reabilitação refletem metas individualizadas para atender às necessidades dos pacientes. Assim, deve-se associar um plano de toda a equipe que inclua a mobilização desses pacientes com um plano fisioterapêutico específico de reabilitação. As ideias gerais dessas contextualizações são resumidas no Quadro 1.

QUADRO 1 Mobilização e reabilitação

- Os diferentes profissionais envolvidos no cuidado do paciente terão participação em sua mobilização, para evitar o imobilismo nesse período, bem como para propiciar o aumento da mobilidade e da atividade.
- Esse processo será liderado pelo fisioterapeuta, que guiará a equipe dentro de todo o conhecimento acerca das questões envolvidas na segurança e benefícios dessas abordagens. Isso pode ser facilitado por meio de treinamentos e processos que explicitem para todos quais as possíveis abordagens com aquele paciente.
- O fisioterapeuta desenhará um plano terapêutico detalhado com intervenções a fim de reabilitar as limitações físicas envolvidas nesse processo.
- Exemplo clínico: um paciente está em processo de reabilitação com a fisioterapia, cujo plano terapêutico envolve ativação e ganho muscular, treino de equilíbrio na transferência e reaquisição da marcha com intervenções fisioterapêuticas específicas e exercícios. Em conjunto, esse paciente pode ser passado da cama para a poltrona por outros profissionais da equipe para aumentar sua mobilidade, seu tempo em outras posturas e o engajamento em atividades.

Pontos-chave da reabilitação no contexto de unidade de terapia intensiva

Os estudos têm mostrado que os benefícios da reabilitação são mais importantes quando os pacientes recebem as intervenções em momentos mais iniciais da internação, de forma estruturada, progressiva e individualizada. Por isso, é importante entender esses conceitos e a maneira como eles se aplicam na prática clínica.

Início

A reabilitação precoce é a intervenção realizada o mais breve possível considerando o momento oportuno fisiologicamente a fim de atenuar as repercussões dos pacientes criticamente doentes. O momento de início da mobilização e reabilitação dentro da UTI tem sido identificado nos artigos mais recentes como um fator-chave para melhores desfechos funcionais. O tempo de início da reabilitação trazido o mais próximo possível do momento da internação na UTI, e não deixado para um momento mais tardio, diminui o tempo de exposição dos pacientes ao imobilismo e tem-se mostrado essencial para minimizar perdas, além de melhores desfechos.

É importante ressaltar que o termo "precoce" quer trazer uma conotação de ser o mais breve possível dentro do contexto do paciente e comparado a antigas práticas que mantinham esses pacientes em imobilismo por muitos dias após a admissão, deixando o início do processo de reabilitação para um segundo momento.

A proposta é que essa abordagem acontece sempre o mais breve possível, assim que existirem **condições** e **segurança**. Artigos sugerem que esse paciente, ao ser admitido na UTI, deve ser avaliado e inserido em um programa de reabilitação dentro de um período de 24 a 72 horas após a estabilidade clínica.

Não deve ser postergado a despeito de **barreiras, falta de conhecimento e processos da equipe.**

Progressão

De forma geral, a progressão acontecerá pensando em reaquisição e avanços de postura e mobilidade, bem como em exercícios específicos. Considerando progressões de posturas e mobilidade, pode-se citar atividades no leito, como posicionamento, manutenção da amplitude de movimento articular e exercício de mobilidade, atividades fora da cama, como sentar à beira-leito, transferências do sentado para ortostatismo ou cadeira e deambulação com marchas no local, treino de marcha e mobilidade longe do espaço da cama. A progressão também pode ser considerada dentro dos conceitos relacionados à prescrição dos exercícios, como de força e condicionamento, tais como intensidade, carga e frequência.

A progressão, buscando o maior nível de mobilidade, também se tem mostrado como um preditor positivo de desfechos a longo prazo. Pacientes incapazes de ficar em pé antes da alta da UTI têm maior probabilidade de perder a linha de cuidado, passam mais tempo no hospital e são significativamente mais propensos a necessitar de reabilitação contínua após a alta hospitalar.

QUADRO 2 Seleção e progressão da atividade

▪ Estabilidade clínica. ▪ Força muscular. ▪ Participação ativa do paciente.
Ferramentas: Escala de mobilidade em UTI (EMI), PFIT, *Chelsea Scale*, CPAx, FSS-ITU, *Perme Score*.
Atenção! Progressão terapêutica. Maior nível funcional possível.

CPAx: *Chelsea Critical Care Physical Assessment*; FSS-ICU: *Functional Status Score for the Intensive Care Unit*; PFIT: *Physical Function Intensive Care Test* (teste de função física em terapia intensiva).

Programas de reabilitação, individualização e prescrição

A mobilização e a reabilitação precoces constituem um processo multifacetado, por isso protocolos formam uma base útil para o início e a progressão desse processo. Eles serão guias básicos para tempo de início, critérios de segurança e progressão, ajudando a suprir diversas barreiras que podem ser encontradas no dia a dia, e são normalmente baseados em fases que consideram o nível de consciência e colaboração do paciente, bem como a avaliação física.

Diversos estudos têm mostrado que programas de reabilitação garantem melhor oferta de reabilitação para pacientes na UTI, mas também é importante enfatizar que é preciso aplicar esses protocolos e conceitos no contexto atual e anterior do estado de saúde do indivíduo, bem como considerar os diversos fatores físicos e não físicos relacionados à tomada de decisão no processo de reabilitação.

A necessidade de uma medicina personalizada é fundamental, adaptando as decisões e intervenções para o indivíduo, já que não existe uma abordagem fixa que caiba para todas as pessoas.

> A base teórica e assistencial, com os programas de reabilitação, dará suporte para uma individualização do cuidado e uma prescrição que suporte os conceitos fundamentais, acrescentando a prescrição de forma individualizada.

Esses conceitos são extremamente importantes como base fundamental da reabilitação na UTI e serão somados ao raciocínio clínico para abordar pacientes nesse contexto.

Raciocínio clínico para reabilitação no contexto de unidade de terapia intensiva

Quando iniciar

As principais referências reforçam a importância da introdução de um programa direcionado ao paciente tão logo aconteça sua estabilização, mesmo diante de condições como ventilação mecânica e uso de drogas vasoativas. Sua aplicação na prática é complexa e demanda técnica, treino e *expertise* para que tais intervenções sejam, acima de tudo, seguras e eficazes. Estudos apontam que a incidência de eventos adversos relacionados à reabilitação precoce é baixa (< 4%), e em sua maioria são transitórios e benignos. Para garantir a segurança, os pacientes devem ser cuidadosamente avaliados sob critérios de segurança que indiquem quando e como iniciar o processo de reabilitação precoce durante sua internação na UTI.

Hodgson et al. propuseram em 2014 um consenso de especialistas que classifica os critérios de segurança para mobilização dos pacientes na UTI em baixo, médio e alto risco de ocorrência de eventos adversos. Os autores descrevem as condições clínicas subdivididas em respiratórias, cardiovasculares, neurológicas e outras, considerando a intervenção do terapeuta com exercícios no leito e fora do leito.

Artigos recentes têm trazido contribuições novas para critérios mais específicos. Somado a isso, para construção do raciocínio clínico se deve considerar outros fatores que envolvem o contexto do paciente e o momento de sua internação. O raciocínio clínico geral está apresentado na Figura 2.

Somado a essas informações, a tomada de decisão acerca do momento ideal de início e tudo que comporá a atuação do fisioterapeuta faz parte de um processo construído com diversos componentes. Recentemente, um grupo de pesquisa australiano publicou também um consenso de especialistas, no qual elencam os elementos-chave para avaliação, planejamento e execução de uma sessão de fisioterapia para essa população. Os critérios vão desde conhecimentos e domínios teóricos, avaliação centrada no paciente, análise dos achados para recrutamento para participação em programa de reabilitação, planejamento da intervenção, passando por monitorização e segurança durante a reabilitação, reavaliação do processo (com medidas mensuráveis) e comunicação efetiva com equipe multidisciplinar, com o paciente e sua família. A sequência proposta pelos autores auxilia o processo das tomadas de decisão.

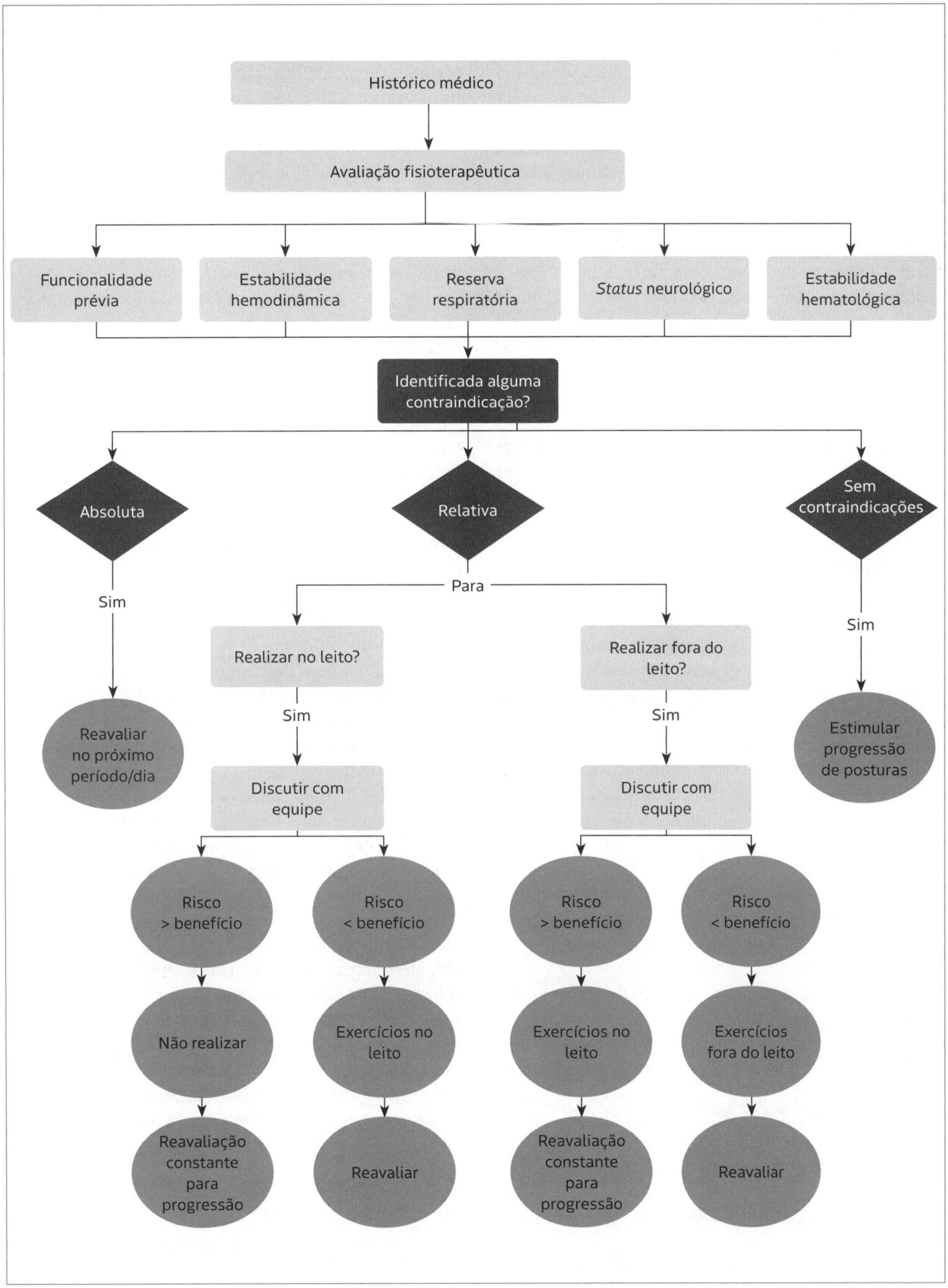

FIGURA 2 Fluxograma do raciocínio clínico geral para início da abordagem e intervenções com o paciente.
Fonte: adaptada de Hodgson et al. (2014).

Plano terapêutico

Dada a singularidade dos casos, é de extrema importância a criação de planos terapêuticos individualizados, baseando-se nos objetivos terapêuticos desejados e conhecendo a história e funcionalidade prévia do paciente. Para isso, é necessária a avaliação criteriosa do paciente, tendo em vista o estado clínico atual, a programação e as demais terapêuticas propostas pelas outras equipes envolvidas no caso. O plano terapêutico deve conter metas terapêuticas, objetivos e condutas a curto e longo prazo, bem como formas de estimar a evolução do paciente nesse período. Salienta-se, ainda, a importância da comunicação do fisioterapeuta com as equipes adjacentes aos tratamentos do paciente, alinhando as possibilidades e objetivos, bem como as limitações inerentes a diversos procedimentos cirúrgicos, por exemplo.

Pacientes na UTI precisam de abordagem ampla; assim, esses pacientes terão um plano terapêutico geral, composto por planos terapêuticos específicos de cada profissão.

Definição de metas personalizadas e prescrição individualizada

Metas diárias para os pacientes estão associadas a melhor entrega da reabilitação no contexto da UTI. Estudos de reabilitação em diversas populações têm mostrado que o estabelecimento de metas personalizadas pode resultar em níveis mais elevados de autoeficácia e melhoria da qualidade de vida dos pacientes quando comparado à reabilitação sem definição de metas.

Considerando que na UTI a reabilitação é uma intervenção complexa, que requer ações coordenadas por uma equipe com diversos profissionais, um processo que depende do estabelecimento de metas interdisciplinares que sejam específicas, claras e individuais para o paciente se faz necessário. Pontos que devem ser considerados ao falar de metas na reabilitação:

- Devem ser traçadas assim que o paciente for avaliado pela primeira vez.
- Devem ser revistas constantemente de acordo com as mudanças físicas e outras condições clínicas e terapêuticas.
- Devem ser divididas com toda a equipe nos *rounds* multidisciplinares para que sejam interligadas com as ações dos outros profissionais e estejam acessíveis a todos.
- Devem considerar o prognóstico e o cuidado centrado no paciente.
- Podem ser construídas por meio de métodos práticos e padronizados para garantir critérios como especificidade, ser mensurável, ter tempo e ser individual.

Após a definição das metas, as intervenções devem ser propostas e, no que couber, devem ser prescritas de forma individualizada, considerando métodos de avaliação, prescrição e acompanhamento.

Avaliação e intervenções fisioterapêuticas

A avaliação fisioterapêutica deve abordar toda a parte clínica do paciente, pensando em diagnóstico, medicações e terapêuticas. A avaliação física do paciente deve ser realizada por meio de métodos de avaliação. Isso incluirá métodos específicos de avaliação de diferentes sistemas corporais, bem como empregará escalas de avaliação que já são descritas na literatura. As intervenções fisioterapêuticas são diversas, e deve-se prezar pelas consolidadas na literatura, bem como pela interação entre avaliação, plano terapêutico, especificidade das intervenções, conhecimento do terapeuta e disponibilidade de equipamentos, além do cuidado centrado no paciente.

No contexto da UTI, não se pode deixar de considerar escalas funcionais e de mobilidade que norteiam o fisioterapeuta em relação ao momento atual do paciente, e podem ser usadas como metas terapêuticas. Entre essas escalas tem-se: escala de mobilidade em UTI (EMU), *Physical Function Intensive Care* (TPFIT), *Chelsea Scale, Chelsea Critical Care Physical Assessment* (CPAx), *Functional Status Score for the Intensive Care Unit* (FSS-ICU) e *Perme Score*. Uma avaliação com multicomponentes será essencial para criar o plano terapêutico, as metas e, por consequência, as intervenções adequadas.

Na Classificação Internacional de Funcionalidade (CIF) é encontrada a base de reconhecimento da atuação do fisioterapeuta. Portanto, o raciocínio clínico desse profissional será direcionado por ela, pensando em como cada intervenção fisioterapêutica pode facilitar a recuperação das alterações físicas intervindo nas estruturas e funções, nas atividades e, por fim, na participação. Dessa forma, as estratégias terapêuticas podem ser voltadas mais especificamente para estruturas, funções e atividades, associando-se dentro do plano terapêutico e da interface com outras áreas. A Figura 3 apresenta exemplos de condições e intervenções que podem ser encontradas no atendimento do paciente na UTI. Diversas outras podem ser acrescentadas para oferecer a melhor reabilitação da forma mais específica possível.

Suporte ventilatório e oxigenoterapia durante o exercício

Outro ponto que pode impactar o processo de reabilitação é a necessidade de suporte ventilatório e oxigenoterapia durante o exercício devido a saturação periférica inadequada e/ou cansaço aos esforços. Isso

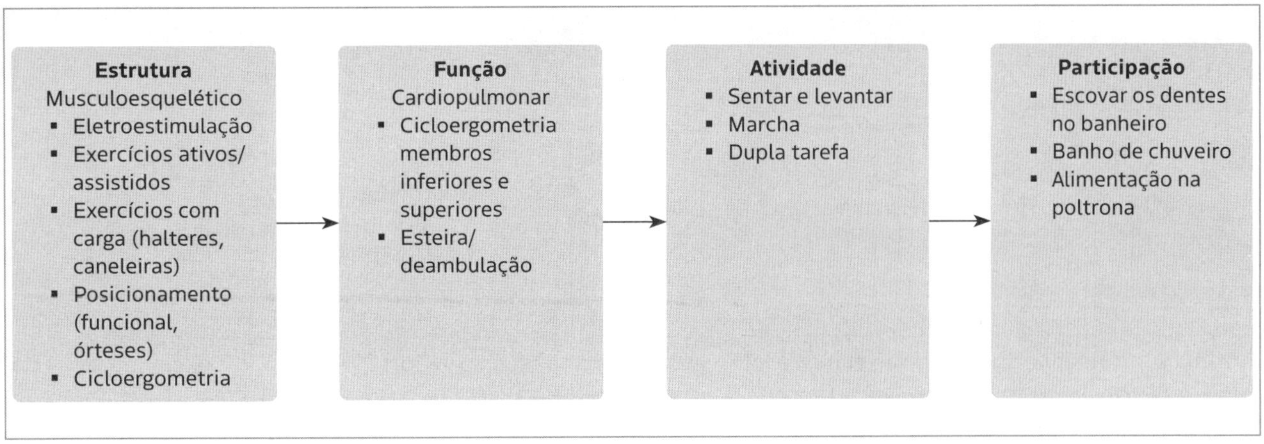

FIGURA 3 Exemplo de alterações e intervenções possíveis para pacientes na UTI, baseadas no conceito da Classificação Internacional de Funcionalidade.
Fonte: elaborada pelos autores.

pode ser necessário em função de condições de descondicionamento, alterações clínicas durante a internação e/ou alterações cardiopulmonares prévias, que podem ser fatores limitantes na execução e progressão do plano terapêutico.

O uso da ventilação não invasiva (VNI) já está documentado como estratégia vantajosa para melhorar a capacidade dos pacientes de tolerar os programas de exercício, especialmente aqueles que receberam diagnóstico de doença pulmonar obstrutiva crônica (DPOC) ou insuficiência cardíaca. Pacientes na UTI com quadro clínico semelhante de descondicionamento e intolerância ao exercício também podem se beneficiar do uso dessa intervenção durante o exercício. A VNI desempenha um papel crucial nesse cenário ao melhorar diversos parâmetros fisiológicos, como aumentar a resistência, reduzir o esforço respiratório durante a prática, melhorar o sintoma de dispneia e melhorar a saturação periférica de oxigênio. Para pacientes em ventilação mecânica invasiva, esse suporte respiratório pode ser dado por meio do aumento da pressão de suporte, que já demonstrou ser capaz de contribuir de forma positiva para aumentar o tempo e a intensidade do exercício.

Outro ponto a ser considerado é a dessaturação durante o exercício. A literatura aponta que a diminuição de 4 pontos percentuais na saturação de oxigênio ou a queda para níveis inferiores a 88% durante o exercício são parâmetros significativos que merecem especial atenção e consideração clínica.

É importante destacar que, em alguns casos, os pacientes podem apresentar dessaturação sem a concomitância de outros sintomas perceptíveis, como dispneia. Nesses cenários, a suplementação vem como uma ferramenta viável de baixo custo. Vale ressaltar que essa é uma estratégia que pode ser realizada dentro de um raciocínio clínico e contextos adequados e seguros.

A associação, portanto, dos exercícios bem prescritos e do suporte ventilatório e oxigenoterapia adequado pode otimizar os resultados terapêuticos e melhorar o manejo dos pacientes nessas situações clínicas para inserção e progressão nos programas de reabilitação. Um resumo do problema, apresentação clínica e intervenção está apresentado na Figura 4.

Preparação e planejamento

Para viabilizar a prestação de cuidados é imprescindível ter um entendimento geral da condição do paciente, obtendo todas as informações necessárias, o que requer uma análise minuciosa do prontuário. Isso também auxiliará na identificação de potenciais obstáculos no processo de reabilitação. A comunicação com as demais equipes de saúde auxiliará no alinhamento dos planos de tratamento. Portanto, são fundamentais a preparação e o planejamento, que abrangem a sessão fisioterapêutica, a equipe e o ambiente.

O contato com a equipe é importante, já que o fisioterapeuta não é responsável diretamente pela manutenção dos dispositivos invasivos, tais como acessos, sondas e cateteres, portanto deve haver discussão rotineira entre as equipes de modo a entender quais desses dispositivos são imprescindíveis durante o dia e no período do atendimento, para que haja maior liberdade durante a mobilização do paciente, evitando complicações de sua remoção inadequada ou prematura. Esse raciocínio também se aplica para medicações, por exemplo. Além disso, em algumas situações é interessante o trabalho conjunto durante o atendimento fisioterapêutico, visando prevenir alguma complicação, ou auxiliar

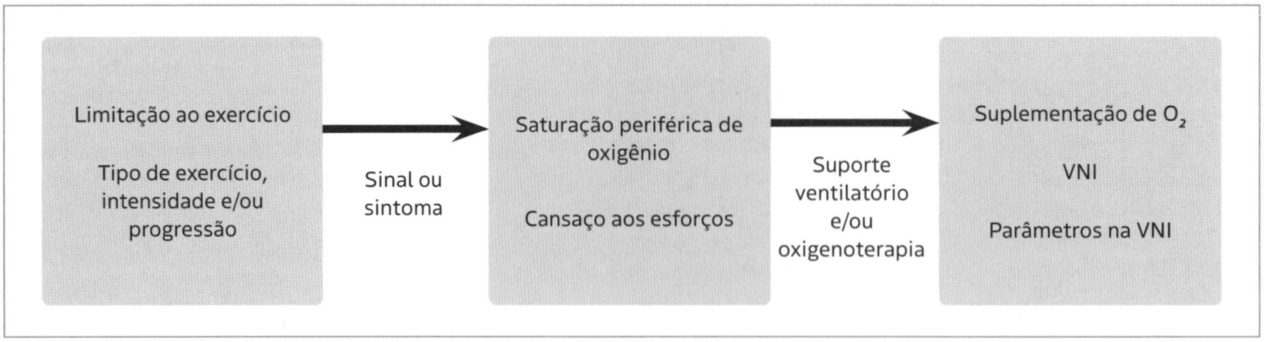

FIGURA 4 Problema, apresentação clínica e intervenção relacionados ao suporte ventilatório e oxigenoterapia durante exercícios na UTI.
VNI: ventilação mecânica não invasiva.
Fonte: elaborada pelos autores.

no atendimento de pacientes que carecem de maior suporte para se movimentar.

A preparação do ambiente é um ponto crucial a ser discutido no contexto do atendimento fisioterapêutico. Isso inclui a avaliação dos equipamentos adjacentes ao leito, os dispositivos indispensáveis tanto prévia como durante a intervenção, pensando também em demandas de vigilância constante e que podem sinalizar a necessidade de repouso ou até mesmo a interrupção imediata da intervenção, requerendo reavaliação clínica imediata. Durante essa prática, dispositivos como monitores e ventiladores portáteis podem ser ferramentas que dão suporte ao paciente e à equipe.

OUTRAS CONSIDERAÇÕES

A resposta do paciente à reabilitação, bem como sua adesão ao plano terapêutico, pode sofrer influência de diversos fatores que não necessariamente aqueles relacionados ao exercício. Aqui são descritas variáveis que podem ter atuação mais direta ou indireta de qualquer profissional, e algumas que necessitam de intervenções de profissionais específicos. Porém, mesmo diante desse cenário, sua identificação pode e deve ser feita por todos, identificando sua interface e de que modo está limitando a atuação do fisioterapeuta, seguida do encaminhamento a quem couber.

Estudos mostram que a participação da família durante o processo de reabilitação pode melhorar a interação social, o estado emocional e, ainda, os resultados acerca da condição física dos pacientes críticos. Parte dos familiares pode ter papel ativo durante a reabilitação como incentivador ou mesmo colaborador da terapia, nos momentos em que a equipe tem alta demanda.

A fim de proporcionar maior e melhor aporte nutricional ao paciente enfermo, a equipe de nutrição deve, constantemente, avaliar juntamente com os demais, inclusive a fisioterapia, quais as necessidades calóricas do paciente, para que suas reservas energéticas não sejam consumidas e para que ele não entre num processo de catabolismo contínuo, garantindo um cenário que possibilite ao paciente realizar as atividades e treinos que colaboram para sua melhora clínica.

Outro componente é o sono, sua qualidade e tempo. Parte importante do processo fisiológico de reparação tecidual, regulação do ciclo circadiano e redução do *delirium*, o sono tem sido relacionado com desfechos positivos ou negativos a depender dos fatores imbricados, afetando inclusive o sistema imunológico. Associado a esse fator, a arquitetura do ambiente também pode ser discutida, já que existem ambientes com mais ou menos janelas, corroborando para a alteração de conscientização a respeito do período do dia ou da noite, importantes para a regulação do sono e, também, como discutido outrora, para a redução de agitação e *delirium*.

Por fim, algo que tem sido trazido à tona recentemente é o uso de ambientes externos como parte dos locais disponíveis para a circulação e realização de terapias com os pacientes. Estudos trazem opiniões de que essa prática colabora para a reabilitação e a redução do estresse psicológico dos pacientes e, por outro lado, aumenta a adesão aos programas prescritos pelos fisioterapeutas nesse contexto.

Em suma, são diversos os fatores que implicam uma estadia prolongada e que colaboram para um desfecho mais negativo nos pacientes críticos internados em uma UTI, porém é imprescindível, quando possível, reduzir ou eliminar os fatores estressantes que diariamente colocam o paciente à mercê de um desfecho mais negativo, oferecendo maiores chances de melhora clínica em menor janela de tempo.

PERSPECTIVAS

Os conceitos e conhecimentos de reabilitação continuarão a evoluir, como um componente da reabilitação multidomínio requerida por pacientes criticamente enfermos. Isso exigirá modelos adaptativos e flexíveis de entrega de terapia, integração com colegas multiprofissionais e identificação de interfaces a fim de otimizar recursos, caminhando em busca de uma entrega de intervenções com valor em saúde. A reabilitação crescerá na direção da centralidade no paciente para construir uma abordagem de reabilitação personalizada e com melhores desfechos.

BIBLIOGRAFIA

1. Donovan AL, Aldrich JM, Gross AK, Barchas DM, Thornton KC, Schell-Chaple HM, et al. Interprofessional care and teamwork in the ICU. Crit Care Med. 2018;46(6):980-90.
2. Fu C, Schujmann D. Reabilitação e mobilização precoce em UTI: princípios e práticas. Barueri: Manole; 2019.
3. Green M, Marzano V, Leditschke IA, Mitchell I, Bissett B. Mobilization of intensive care patients: a multidisciplinary practical guide for clinicians. J Multidiscip Healthc. 2016 May 25;9:247-56.
4. Hodgson CL, Stiller K, Needham DM, Tipping CJ, Harrold M, Baldwin CE, et al. Expert consensus and recommendations on safety criteria for active mobilization of mechanically ventilated critically ill adults. Crit Care. 2014;18(6):658.
5. Kawachi S, Yamamoto S, Nishie K, Yamaga T, Shibuya M, Sakai Y, et al. The effectiveness of supplemental oxygen during exercise training in patients with chronic obstructive pulmonary disease who show severe exercise-induced desaturation: a protocol for a meta-regression analysis and systematic review. Syst Rev. 2021 Apr 14;10(1):110.
6. Kho M, et al. Physiotherapy in the ICU: current evidence and practical applications. Physiotherapy. 2015 May;101:e15-16.
7. Kho ME, Connolly B. From strict bedrest to early mobilization. Critical Care Clinics. 2023;39(3):479-502.
8. Lang JK, Haines KJ, Hodgson CL. Development of a performance standard for physiotherapists delivering exercise and mobilisation to the critically ill: a modified Delphi consensus study. Aust Crit Care. 2023 Jul;36(4):470-6.
9. Marra A, Frimpong K, Ely EW. The ABCDEF Implementation Bundle. The Korean Journal of Critical Care Medicine. 2016 Aug;31(3):181-93.
10. McWilliams D, Gustafson O, King E. Rehabilitation in the intensive care unit: Where are we and what are we aiming for? Intensive Crit Care Nurs. 2023 Aug;77:103404.
11. Nieberler-Walker K, Desha C, Bosman C, Roiko A, Caldera S. Therapeutic Hospital Gardens: literature review and working definition [published online ahead of print, 2023 Jul 31]. Herd. 2023.
12. Nydahl P, Sricharoenchai T, Chandra S, Kundt FS, Huang M, Fischill M, et al. Safety of patient mobilization and rehabilitation in the intensive care unit: systematic review with meta-analysis. Ann Am Thorac Soc. 2017;14(5):766-77.
13. Pisani MA, Friese RS, Gehlbach BK, Schwab RJ, Weinhouse GL, Jones SF. Sleep in the intensive care unit. Am J Respir Crit Care Med. 2015 Apr 1;191(7):731-8.
14. Schwitzer E, Jensen KS, Brinkman L, DeFrancia L, VanVleet J, Baqi E, et al. Survival ≠ recovery: a narrative review of post-intensive care syndrome. CHEST Critical Care. 2023;1(1).
15. Sommers J, Engelbert RH, Dettling-Ihnenfeldt D, Gosselink R, Spronk PE, Nollet F, et al. Physiotherapy in the intensive care unit: an evidence-based, expert driven, practical statement and rehabilitation recommendations. Clin Rehabil. 2015 Nov;29(11):1051-63.
16. Stiller K. Safety issues that should be considered when mobilizing critically ill patients. Crit Care Clin. 2007;23(1):35-53.
17. Tipping CJ, Harrold M, Holland A, Romero L, Nisbet T, Hodgson CL. The effects of active mobilization and rehabilitation in ICU on mortality and function: a systematic review. Intensive Care Med. 2017;43(2):171-83.
18. Wong P, Redley B, Digby R, Correya A, Bucknall T. Families' perspectives of participation in patient care in an adult intensive care unit: a qualitative study. Australian Critical Care. 2019;S1036731419300876-.
19. Xiang G, Wu Q, Wu X, Hao S, Xie L, Li S. Non-invasive ventilation intervention during exercise training in individuals with chronic obstructive pulmonary disease: a systematic review and meta-analysis. Annals of Physical and Rehabilitation Medicine. 2021;64(6):101460.
20. Yen-Huey C, Hui-Ling L, Hsiu-Feng H, Ching-Tzu H, Kuo-Chin K, Li-Fu Li, et al. Effects of an additional pressure support level on exercise duration in patients on prolonged mechanical ventilation. Journal of the Formosan Medical Association. 2014;S0929664614002642-.
21. Zhang L, Hu W, Cai Z, Liu J, Wu J, Deng Y, et al. Early mobilization of critically ill patients in the intensive care unit: A systematic review and meta-analysis. PLoS One. 2019;14(10).

45

Avaliação e treinamento muscular inspiratório aplicado ao paciente crítico

Alexandre Simões Dias
Débora Schmidt
Sarahí Silva Alejo
Fábio Cangeri Di Naso

FISIOPATOLOGIA DA FRAQUEZA MUSCULAR RESPIRATÓRIA

Os músculos respiratórios exercem papel essencial na mecânica respiratória, facilitando a entrada e a saída de ar dos pulmões, auxiliando na desobstrução das vias aéreas e também nas funções relacionadas com a fala, sendo o diafragma o principal músculo respiratório. Durante a inspiração a musculatura diafragmática contrai e traciona as superfícies inferiores do pulmão para baixo, contribuindo para que o ar entre nos pulmões, enquanto na expiração o diafragma apenas relaxa e a retração elástica dos pulmões, da parede torácica e das estruturas abdominais comprimem os pulmões, fazendo o ar ser expelido. Dessa maneira, quando essa musculatura, por algum motivo, está prejudicada podem ocorrer sérias repercussões na saúde do indivíduo.

A fraqueza da musculatura inspiratória pode ser definida como uma incapacidade do diafragma de gerar níveis normais de força máxima. A prevalência de fraqueza na musculatura respiratória é grande em pacientes críticos internados em unidade de terapia intensiva (UTI), e ocorre devido a diversos fatores. Entre eles está o uso da ventilação mecânica invasiva (VMI), que tem como objetivo o repouso ou suporte da ventilação espontânea, gerando consequentemente o desuso da musculatura respiratória.

Um tempo prolongado de VMI, além de gerar prejuízos à musculatura diafragmática, está relacionado com aumento no risco de morte, desfechos funcionais piores a longo prazo e custos médicos aumentados. Diversos estudos têm demonstrado que mesmo em curtos períodos de VMI, a partir de 6 horas, já há um acometimento da musculatura diafragmática, e após 6 dias os pacientes apresentaram um decréscimo de 32% na capacidade do diafragma de gerar força.

Segundo Dres et. al. (2017), após um período prolongado de VMI, cerca de 80% dos pacientes acabam desenvolvendo fraqueza da musculatura diafragmática. Essa condição, descrita como disfunção diafragmática induzida pelo ventilador por Vassilakopoulos e Petrof (2004), contribui expressivamente para o aumento no tempo de intubação traqueal e de internação hospitalar, bem como no aumento da morbidade. Além disso, é uma das principais causas de falha no desmame e um dos principais fatores de risco para diminuição da força da musculatura diafragmática.

A diminuição da força na musculatura respiratória no paciente em VMI pode ocorrer devido a mudanças e alterações no trajeto do centro respiratório até as fibras musculares. Um exemplo seria decorrente da neuropatia do nervo frênico, que ocorre quando o tempo de condução desse nervo está aumentado, o que causa uma diminuição na força muscular. Por outro lado, a fraqueza pode ser ocasionada pela perda de massa muscular, que é causada por uma desregulação no balanço entre a síntese e a degradação proteica, e/ou disfunção de proteínas contráteis remanescentes. Esta última situação pode ser explicada pela diminuição na ativação da musculatura diafragmática durante o período em que o paciente esteve em VMI, gerando um gatilho para degradação de proteínas ativadas pela via da ubiquitina-proteassoma (uma das vias de proteólise).

Os mecanismos e a fisiopatologia da disfunção muscular em pacientes ventilados mecanicamente ainda não estão completamente elucidados, necessitando de mais estudos sobre o tema (Figura 1).

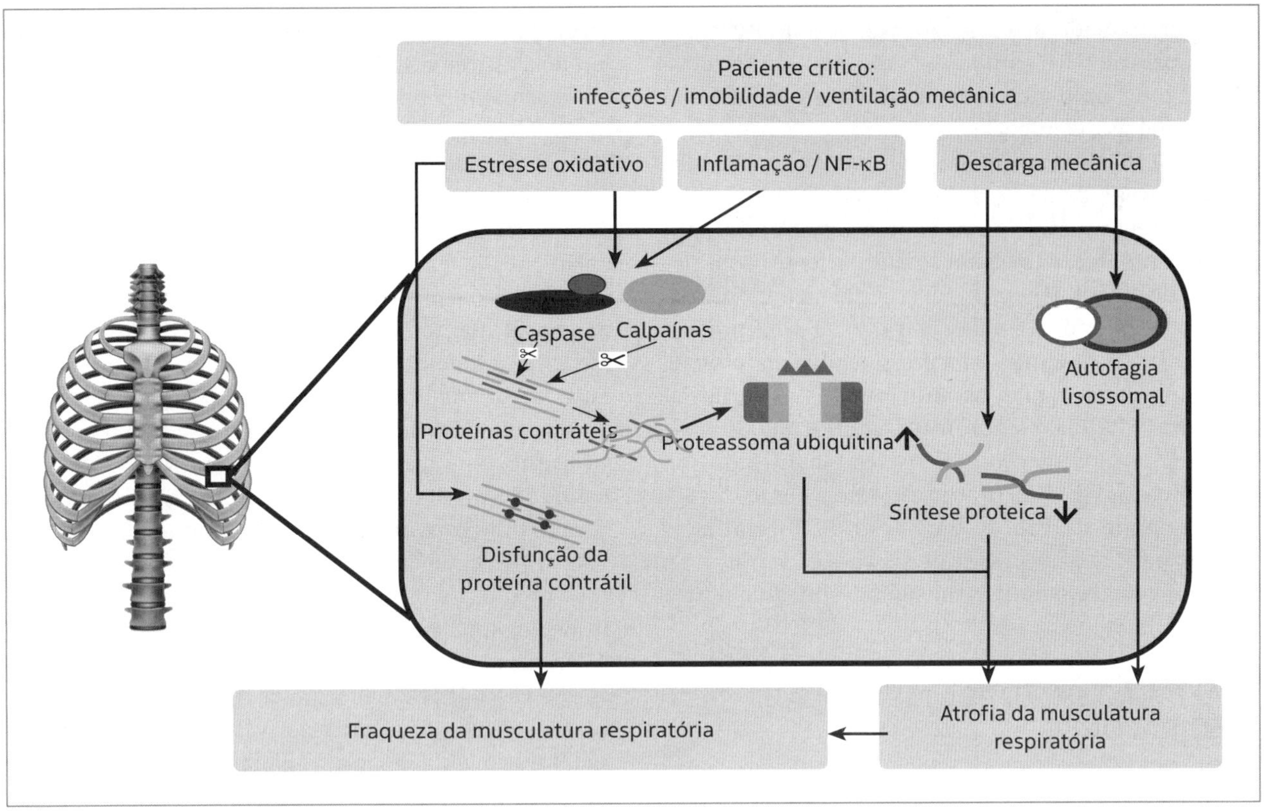

FIGURA 1 Fisiopatologia da fraqueza muscular respiratória.
Fonte: adaptada de Schellekens et al. (2019).

MÚSCULOS RESPIRATÓRIOS E ASSOALHO PÉLVICO

Como o músculo diafragma abdominal é o principal músculo da respiração, e atua em conjunto com a musculatura do abdome e do assoalho pélvico (AP), ele mantém uma estreita relação com as regiões lombar e púbica. Assim, exerce um papel determinante de coordenação mecânica para garantir a estabilidade do segmento abdomino-lombo-pélvico e contribui para a continência ao respirar e tossir. Contudo, a relação entre os músculos do assoalho pélvico (MAP) e a musculatura respiratória frequentemente não é considerada quando se avaliam os músculos envolvidos no processo fisiopatológico.

Na literatura existem diversos estudos que utilizaram indivíduos saudáveis, como o de Park e Han (2015), cujo objetivo foi investigar a correlação entre os MAP e o diafragma durante a respiração em mulheres. Os resultados mostraram que o movimento diafragmático e a função pulmonar apresentaram diferença significativa quando os MAP foram utilizados, no entanto não foi capaz de identificar diretamente uma relação de causa-efeito entre eles.

Para entender melhor essa relação, biomecanicamente falando, durante a fase inspiratória de uma respiração tranquila, o diafragma se contrai e se retifica, no mesmo momento que a parede torácica se expande, criando uma pressão negativa no tórax. Nesta fase, a descida do diafragma também causa uma expansão da parede abdominal e do MAP devido a um aumento da pressão intra-abdominal. Já durante a expiração acontece uma expulsão passiva de ar dos pulmões, e, como o diafragma retorna para sua posição de repouso, a parede abdominal e os MAP se contraem suavemente, caracterizando uma contração excêntrica. Pode-se concluir que um movimento diafragmático interfere na contração dos músculos da região abdominal e dos MAP durante movimentos funcionais.

Uma pesquisa mais recente realizada por Siracusa e Gray (2020) salienta a pouca informação existente que associa os problemas respiratórios e sua influência no funcionamento dos MAP. Não obstante, considerando a biomecânica fisiológica, o impacto do diafragma respiratório sobre os MAP e sua capacidade de contrair e relaxar, permitindo um correto funcionamento da região da bexiga e sistema renal.

Quando ocorre a disfunção do assoalho pélvico (DAP), e existe um acometimento dos MAP, a incontinência urinária e/ou anal, disfunção sexual e dor pélvica podem aparecer, ocasionando uma hipoatividade ou hiperatividade urinária. A origem é multifatorial, mas fatores de risco como tosse crônica ou hospitalização prolongada podem contribuir para o desenvolvimento de tais disfunções.

O que se sabe atualmente é que a incontinência urinária é resultante de uma disfunção dos MAP, e pode estar presente mesmo num padrão respiratório anormal. Geralmente, na respiração dos pacientes com problemas de incontinência urinária existe menor excursão da parede abdominal e maior elevação da caixa torácica, isso por medo de aumentar a pressão intra-abdominal.

Compreender que os movimentos do diafragma e dos MAP são sincrônicos craniocaudais e que padrões de movimento básicos semelhantes do diafragma e dos MAP ocorrem durante a tosse e a respiração, pode ser valioso para criar estratégias alternativas para avaliar essa musculatura e elaborar um programa de treinamento muscular específico para as musculaturas envolvidas.

AVALIAÇÃO DA FORÇA MUSCULAR INSPIRATÓRIA

Manter um monitoramento da força da musculatura diafragmática é extremamente importante. No sistema respiratório a força geralmente é mensurada a partir da influência das pressões e dos volumes pulmonares, por isso a avaliação quantitativa dessa variável é realizada por meio da mensuração das pressões e volumes pulmonares.

A avaliação da força muscular no paciente crítico pode ser realizada pelo método volitivo (que necessita de compreensão e colaboração do paciente), como a pressão inspiratória máxima, pressão inspiratória nasal durante o fungar (*sniff test*) e pressão transdiafragmática e pelo método não volitivo (que não necessita da compreensão e colaboração dos pacientes), como a estimulação elétrica e magnética do nervo frênico e a ultrassonografia diafragmática.

Pressão inspiratória máxima

A medida da pressão inspiratória máxima é uma maneira simples de mensurar a força da musculatura respiratória, tornando-se, por isso, um dos métodos mais utilizados. Ela toma como medida a pressão nas vias aéreas superiores (boca para paciente internados ou ambulatoriais e traqueia para pacientes intubados ou traqueostomizados) durante uma inspiração voluntária máxima. Essa pressão mensurada reflete a pressão desenvolvida pela musculatura inspiratória. As vantagens da utilização dessa técnica são o baixo custo, a facilidade e a rapidez com que esse teste pode ser realizado, além da disponibilidade de valores de referência específicos para cada população.

Essa medida pode ser realizada com o manovacuômetro digital ou analógico, sendo mais interessante utilizar o analógico, visto que os maiores valores de pressão inspiratória ocorrem logo no início do teste e podem ser perdidos em um visor analógico. A mensuração é realizada com o paciente sentado, com ou sem o clipe nasal, com o paciente realizando a manobra em um bocal que tenha uma abertura de 2 mm de diâmetro para que o fechamento da glote e a pressão da musculatura da boca não aumentem a medida, gerando um viés. Habitualmente, solicita-se que o paciente faça uma expiração até o volume residual e logo em seguida faça uma inspiração máxima, mantendo esse esforço por aproximadamente 2 segundos.

Em pacientes críticos, intubados e não colaborativos a medida da pressão inspiratória pode ser realizada através de uma válvula unidirecional. A técnica consiste em deixar o paciente em um breve período de ventilação espontânea, em seguida conectar o dispositivo na via aérea do paciente e através da oclusão do fluxo inspiratório gerada pela válvula unidirecional obter valores do esforço inspiratório gerado pelo paciente por aproximadamente 20 segundos.

Pressão inspiratória nasal durante o fungar

Devido ao fato de que a mensuração da pressão inspiratória máxima pode ser influenciada pela falta de motivação ou colaboração do paciente, um método alternativo foi criado. O termo SNIP vem da sigla em inglês, *sniff nasal inspiratory pressure* (SNIP), que avalia a pressão inspiratória medida na narina durante uma manobra inspiratória rápida e profunda, similar ao fungar. O método consiste em ocluir uma das narinas do paciente e solicitar que, após um período de respiração habitual, ele faça uma inspiração profunda e rápida com a boca fechada, a partir da capacidade residual funcional (Figura 2).

O comando do avaliador deve ser incisivo e vigoroso, já que a manobra deve ser realizada de forma curta e explosiva. Deve-se realizar no mínimo 10 manobras, porém, se os últimos valores sofrerem um aumento substancial, ou se os valores iniciais estiverem abaixo do predito, pode-se realizar até 20 manobras. Considera-se então o maior valor obtido dentre as tentativas realizadas.

Esse método tem como vantagem o fato de que a manobra realizada é intuitiva, tornando sua reprodução pelo paciente mais fácil. Além disso, estudos eletromiográficos demonstraram que durante a execução do SNIP há uma contração seletiva dos músculos respiratórios, principalmente os acessórios inspiratórios, mostrando a especificidade do teste. Porém, o teste depende da colaboração do paciente e não pode ser realizado em pacientes com ventilação mecânica invasiva.

Pressão transdiafragmática

A pressão transdiafragmática (Pdi) é expressa pela diferença entre a pressão gástrica (Pga) e a pressão esofágica (Pes), logo Pdi = Pga – Pes. Ela reproduz especificamente a força gerada pela musculatura diafragmática. Trata-se de uma avaliação realizada de forma invasiva, através da passagem de cateteres por via nasal até o esôfago distal e o estômago.

Os cateteres utilizados podem ser preenchidos com líquido ou conter microtransdutores. Os que contêm microtransdutores têm a vantagem de fazer a medida esofágica e gástrica com apenas um cateter e retratam medidas mais acuradas, pois são mais tolerados pelos pacientes e apresentam um tempo de resposta mais rápido. Já os cateteres preenchidos com líquido são os mais comuns, e nesse caso o cateter é colocado no esôfago distal e outro no estômago. Nesse caso, para garantir que estão bem posicionados, o examinador deve observar as curvas de Pga e Pes, e quando o paciente inspira a Pga fica positiva e a Pes fica negativa. Em seguida, o examinador compara a Pes com a pressão na via aérea proximal ocluída. Se a posição esofágica estiver correta, ela refletirá a pressão pleural. A variação da Pes será pelo menos 80% da variação da pressão na via aérea proximal. Esse teste para conferir a posição dos cateteres é validado e chamado de teste de Baydur.

As vantagens desse método é que ele mensura a força específica do diafragma, que é responsável por 60 a 70% do volume corrente inspirado em uma respiração habitual. Porém, é um método invasivo que depende de materiais pouco disponíveis em hospitais assistenciais e também da experiência do examinador.

Estimulação elétrica e magnética do nervo frênico

Quando o paciente não tem uma boa compreensão, resultando em valores baixos, ou quando métodos volitivos não apresentam bons valores, opta-se pelos métodos não volitivos. É possível gerar uma contração máxima involuntária da musculatura inspiratória por meio de duas técnicas semelhantes: a estimulação elétrica do nervo frênico e a estimulação magnética (*twitch*) do nervo frênico.

A estimulação elétrica do nervo frênico é mais específica para o diafragma, porém é extremamente dolorosa e desconfortável para o paciente. Consiste na aplicação externa de eletrodos (posteriormente ao músculo esternocleidomastóideo, no nível da cartilagem cricoide) que induzem a despolarização de suas fibras. Os parâmetros utilizados são geralmente intensidades de 30 a 50 mA, com estímulos de 0,1 ms de duração e de intensidade modulada.

Por outro lado, a estimulação magnética do nervo frênico causa um desconforto mínimo e geralmente é bem tolerada pelos pacientes. Os valores de pressão transdiafragmática obtidos com a estimulação elétrica e magnética são semelhantes; dessa maneira, devido à maior segurança e conforto, a estimulação magnética é mais indicada. Esse método consiste na utilização de bobinas em formato de 8 com 45 mm de diâmetro (posteriormente ao músculo esternocleidomastóideo, no nível da cartilagem cricoide) que formam um campo eletromagnético focado no nervo frênico.

Quando a estimulação magnética está sendo realizada é possível realizar a medida da pressão transdiafragmática (descrita anteriormente). Porém a técnica tem a desvantagem de ser invasiva e ser de alto custo, por isso é mais comum ser utilizada em pesquisa.

Ultrassonografia diafragmática

A ultrassonografia (USG) diafragmática é um método simples e reprodutível para a avaliação da mobilidade e espessura do diafragma. Essa técnica tem sido utilizada por oferecer vantagens como a ausência da radiação, não ser invasiva e dar resultados em tempo real, porém tem como desvantagem a variabilidade interavaliadores. Dessa maneira, a USG é cada vez mais reconhecida como um método rápido, fácil e preciso na avaliação da função diafragmática à beira do leito, inclusive no paciente crítico.

A mobilidade da cúpula diafragmática é mensurada utilizando um transdutor de baixa frequência (3 a 5 MHz), colocado no ponto de avaliação na região mais elevada do diafragma (a cúpula diafragmática). O diafragma é visualizado em modo B, e seu movimento é mensurado no modo M, o que reduz a variabilidade interobservador. A mobilidade pode ser avaliada durante a respiração normal, inspirações profundas lentas e rápidas. Os valores de mobilidade diafragmática podem ser avaliados em ambos os lados, porém as medidas à direita são mais fáceis pela presença do fígado, que cria uma janela acústica.

Já a medida da espessura muscular é realizada com o transdutor de alta frequência (7 a 10 MHz) posicionado na zona de aposição do diafragma sobre a linha axilar média. A medida será a distância entre as duas linhas hiperecogênicas, que representam suas bordas.

Geralmente essa medida é feita na capacidade residual funcional e na capacidade pulmonar total, depois de uma inspiração máxima.

TREINAMENTO MUSCULAR INSPIRATÓRIO

O desequilíbrio entre a resistência e a capacidade de geração de força dos músculos inspiratórios e a sobrecarga que lhes é imposta são uma importante causa de falha de desmame de pacientes na VMI. É conhecido o fato de que a VMI causa efeitos deletérios sobre a musculatura diafragmática, gerando a fraqueza muscular no paciente crítico. A atrofia da musculatura respiratória resulta em aumento no tempo de intubação traqueal, tempo de internação na UTI e morbidade, tornando extremamente importante o uso de intervenções para manter e/ou aumentar a força muscular desses pacientes.

Atualmente, o treinamento muscular inspiratório (TMI) tem sido bem explorado e mostrou ser uma intervenção promissora para diminuir o tempo de intubação, aumentar o sucesso no desmame e a qualidade de vida em pacientes internados na UTI.

Métodos de treinamento muscular inspiratório

O TMI consiste em aplicar uma carga para o diafragma e para a musculatura inspiratória acessória durante a inspiração com objetivo de aumentar sua força. As técnicas utilizadas, descritas na literatura, para oferecer uma carga a essas musculaturas são os resistores de carga alinear, resistores de carga linear e o ajuste da sensibilidade do ventilador.

Quanto ao treinamento com uso do ajuste da sensibilidade do ventilador, poucos estudos estão disponíveis, que apresentam limitações metodológicas ou resultados negativos. Assim, o uso de resistores com carga linear ou alinear são os recursos mais utilizados. A diferença entre a carga alinear e linear é que a carga alinear depende do fluxo gerado pelo paciente, tornando a intensidade do treinamento variável, dependendo do esforço realizado pelo paciente. Em contraste, com o uso de carga linear, os pacientes devem gerar uma pressão predeterminada em permitir o fluxo de ar em cada respiração, e, uma vez atingido esse limiar, o fluxo inspiratório não é dependente do esforço realizado pelo paciente. Dessa maneira, este último é uma forma mais fácil, segura e reprodutível de padronizar e prescrever o treinamento muscular para pacientes críticos.

Para instituir carga aos músculos respiratórios, as ferramentas mais utilizadas são os resistores de carga linear. Entre eles estão o *Threshold IMT* (resistência variando entre 7 a 41 cmH_20) e o *PowerBreath* (resistência variando de 10 a 274 cmH_20). Além desses, existe o K5, que é um dispositivo eletrônico isocinético no qual a resistência varia entre 1 e 300 cmH_20. Esse aparelho aplica uma carga mais elevada no início da inspiração (no nível do volume residual) e no final reduz a carga para que ocorra uma intensidade constante durante todo o ciclo inspiratório (Figura 2). Outra vantagem desse dispositivo são os *feedbacks* disponíveis no *software*, que possibilitam detectar precocemente os sinais de fadiga muscular.

Abordagens de treinamento muscular inspiratório

As abordagens de treinamento da musculatura inspiratória podem variar amplamente de acordo com a população de pacientes e os objetivos do tratamento, incluindo treinamento intervalado de alta intensidade e treinamento focado em resistência. A maioria dos pacientes internados em UTI não é capaz de manter uma inspiração resistida prolongada. Dessa maneira, parece que o treinamento intervalado de alta intensidade é a abordagem ideal para ser utilizada nessa população.

Essa abordagem utiliza poucas repetições e resistência mais alta, permitindo descansos e recuperação entre as séries para melhorar a tolerância ao treinamento e devendo ser preferencialmente realizado com o paciente na posição sentada. Uma revisão sistemática demonstrou que essa abordagem com maior intensidade (mínimo 50% da pressão inspiratória máxima) é segura, eficaz e bem tolerada por pacientes críticos selecionados. A prescrição do treinamento será dife-

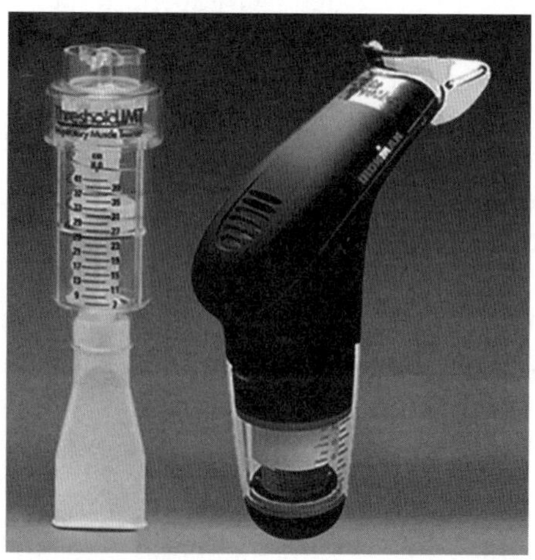

FIGURA 2 Resistores de carga linear para TMI.
Threshold IMT - resistência variando de 7 a 41 cmH_2O e *PowerBreathe* - resistência variando de 10 a 274 cmH_2O.
Fonte: Silva et al. (2013).

renciada se o paciente estiver em VMI ou respiração espontânea.

Treinamento muscular inspiratório no paciente ventilado mecanicamente

Um dos itens mais importantes a ser considerado é o estado de alerta e a compreensão do paciente, visto que ele precisa participar ativamente do processo de treinamento. Dessa maneira, é recomendável o mínimo de sedação possível. A via aérea artificial não exclui a realização do treinamento, exceto em pacientes que necessitem de altos níveis de pressão expiratória ao final da expiração (Peep), visto que a desconexão da VM pode diminuir o recrutamento alveolar e propiciar o desenvolvimento de atelectasia.

Os critérios para iniciar o TMI estão descritos na Figura 3.

Para realizar o TMI, o dispositivo de carga linear deverá ser conectado ao tubo endotraqueal ou na traqueostomia por meio de um conector (Figura 4). No TMI devem ser enfatizados altas intensidades e baixo número de repetições. Dessa maneira, o recomendado seria a realização de seis repetições com intensidade de no mínimo 50% da pressão inspiratória máxima e um descanso de cerca de 2 minutos entre as séries. É importante que o paciente seja reconectado à VM no descanso entre as séries. Assim que o paciente apresentar melhora clínica, a intensidade pode ser aumentada progressivamente.

Treinamento muscular inspiratório no paciente respirando espontaneamente

Muitos pacientes que obtiveram sucesso no desmame da VM apresentam típica fraqueza muscular inspiratória residual, que pode se manifestar por meio da dispneia em repouso ou durante o exercício. Isso geralmente ocorre em pacientes que ficaram em VMI por sete ou mais dias. Esses pacientes são candidatos ideais para realizar o TMI. Nos pacientes em respiração espontânea a intensidade do TMI pode treinar na mais alta intensidade tolerável em que eles consigam realizar seis respirações seguidas. À medida que a força aumenta, a intensidade deve ser incrementada para que o estímulo permaneça adequado.

Para que ocorram benefícios na qualidade de vida o treinamento deve ser realizado por no mínimo duas semanas e os benefícios provavelmente serão ótimos com 6 a 8 semanas de treinamento, portanto o TMI contínuo pode ser benéfico muito além da internação na UTI.

Assim como os pacientes em VMI, para realização de TMI eles devem estar alertas e capazes de participar

Pacientes críticos ventilados mecanicamente > 7 dias
Considerar treinamento muscular inspiratório se:

Ventilador-dependente

- Alerta e cooperativo
- Peep ≤ 10 cmH_2O
- FiO_2 < 0,60
- FR < 25
- Capaz de disparar respirações espontâneas no ventilador

Desmame recente da ventilação invasiva

- Alerta e cooperativo
- Capaz de fazer uma vedação em torno do bocal ou ter traqueostomia
- FiO_2 < 0,60
- FR < 25

FIGURA 3 Critérios para iniciar o TMI.

FiO_2: fração inspirada de oxigênio; FR: frequência respiratória; Peep: pressão positiva expiratória final; TMI: treinamento muscular inspiratório.
Fonte: adaptada de Bisset et al. (2019).

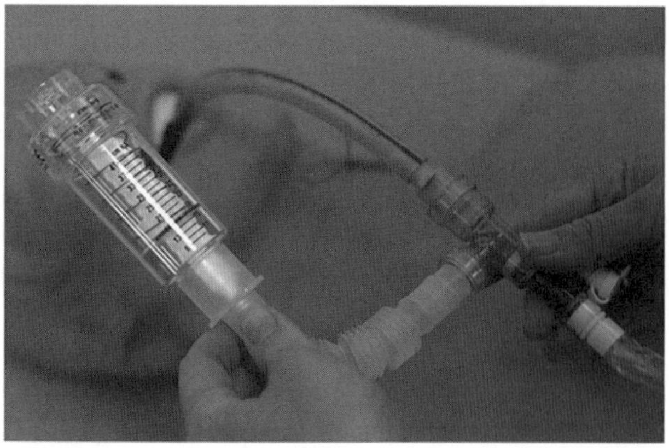

FIGURA 4 Dispositivo de treinamento muscular inspiratório conectado ao tubo endotraqueal.
Fonte: Bisset et al. (2019).

durante o TMI, devendo estar clinicamente estáveis, sem dor excessiva ou dispneia que interfira em sua capacidade respiratória. Devido ao uso de um bocal na população com respiração independente, os pacientes também precisam ser capazes de manter um selamento labial adequado.

CONSIDERAÇÕES FINAIS

O entendimento dos processos fisiopatológicos e a avaliação da força muscular respiratória em pacientes críticos é de fundamental importância para a prática do fisioterapeuta, pois o sucesso de retirada da VMI depende do esforço realizado pela musculatura, e um treinamento eficaz pode ser aplicado para que o paciente apresente maior independência funcional.

BIBLIOGRAFIA

1. Abidi S. Impact of urinary incontinence on physical function and respiratory muscle strength in incontinent women: a comparative study between urinary incontinent and apparently healthy women. J Clin Med. 2022;11(24).
2. American Thoracic Society/European Respiratory Society. ATS/ERS statement on respiratory muscle testing. Am J Respir Crit Care Med. 2002;15 166(4):518-624.
3. Bissett BM, Leditschke IA, Green M. Specific inspiratory muscle training is safe in selected patients who are ventilator-dependent: a case series. Intensive Crit Care Nurs. 2012 Apr;28(2):98-104.
4. Bisset BM, Wang J, Neeman T, Leditschke IA. Which ICU patients benefit most from inspiratory muscle training? Retrospective analysis of a randomized trial. Physiother Theory Pract. 2019;9:1-6.
5. Bisset BM, Leditschke IA, Green M, Marzano V, Collins S, Van Haren F. Inspiratory muscle training for intensive care patients: a multidisciplinary practical guide for clinicians. Aust Crit Care. 2019;32(3):249-55.
6. Bonnevie T, Villiot-Danger J-C, Gravier F-E, Dupuis J, Prieur G, Médrinal C. Inspiratory muscle training is used in some intensive care units, but many training methods have uncertain efficacy: a survey of French physiotherapists. J Physiother. 2015;61(4):204-9.
7. Cader SA, et al. Inspiratory muscle training improves maximal inspiratory pressure and may assist weaning in older intubated patients: a randomised trial. J Physiother. 2010;56(3):171-7.
8. Cardenas Z, Santana PV, Caruso P, Carvalho CRV, Albuquerque ALP. Diaphragmatic ultrasound correlates with inspiratory muscle strength and pulmonary function in healthy subjects. Ultrasound Med Biol. 2018;44(4):786-93.
9. Caruso P, Albuquerque ALP, Santana PV, Cardenas LZ, Ferreira JG, Prina E, et al. Métodos diagnósticos para avaliação da força muscular inspiratória e expiratória. J Bras Pneumol. 2015;41(2):110-23.
10. Caruso P, Denari SDC, Ruiz SAL, Bernal KG, Manfrin GM, Friedrich C, et al. Inspiratory muscle training is ineffective in mechanically ventilated critically ill patients. Clinics (Sao Paulo). 2005;60(6):479-84.
11. Condessa RL, Brauner JS, Saul AL, Baptista M, Silva ACT. Inspiratory muscle training did not accelerate weaning from mechanical ventilation but did improve tidal volume and maximal respiratory pressures: a randomised trial. J Physiother. 2013;59(2):101-7.
12. Dot I, Pérez-Teran P, Samper M-A, Masclans J-R. Disfunción diafragmática: una realidad en el paciente ventilado mecánicamente. Arch Bronconeumol. 2017;53(3):150-6.
13. Dres M, Dubé B-P, Mayaux J, Delemazure J, Reuter D, Brochard L, et al. Coexistence and impact of limb muscle and diaphragm weakness at time of liberation from mechanical ventilation in medical intensive care unit patients. Am J Respir Crit Care Med. 2017;1 195(1):57-66.
14. Dres M, et al. Critical illnessassociated diaphragm weakness. Intensive Care Med. 2017;43:1441-452.
15. Elkins M, Dentice R. Inspiratory muscle training facilitates weaning from mechanical ventilation among patients in the intensive care unit: a systematic review. J Physiother. 2015;61(3):125-34.
16. Goligher EC, Dres M, Fan E, Rubenfeld GD, Scales DC, Herridge MS, et al. Mechanical ventilation-induced diaphragm atrophy strongly impacts clinical outcomes. Am J Respir Crit Care Med. 2018;15 197(2):204-13.
17. Goligher EC, Fan E, Herridge MS, Murray A, Vorona S, Brace D, et al. Evolution of diaphragm thickness during mechanical ventilation: impact of inspiratory effort. Am J Respir Crit Care Med. 2015;1 192(9):1080-8.
18. Guimarães FS, Alves FF, Constantino SS, Dias CM, Menezes SLS. Avaliação da pressão inspiratória máxima em pacientes críticos não colaborativos: comparação entre dois métodos. Rev Bras Fisioter (São Carlos). 2007 May/Jun;11(3):233-8.
19. Heritier F, Rahm F, Pasche P, Fitting JW. Sniff nasal inspiratory pressure: a noninvasive assessment of inspiratory muscle strength. Am J Respir Crit Care Med. 1994;150(6 Pt 1):1678-83.
20. Hermans G, Agten A, Testelmans D, Decramer M, Gayan-Ramirez G. Increased duration of mechanical ventilation is associated with decreased diaphragmatic force: a prospective observational study. Crit Care. 2010;14(4):R127.
21. Hwang U, Lee M-S, Jung S-H, Ahn S-H, Kwon O-Y. Effect of pelvic floor electrical stimulation on diaphragm excursion and rib cage movement during tidal and forceful breathing and coughing in women with stress urinary incontinence. Medicine. 2021;100(1):1-7.
22. Jaber S, Petrof BJ, Jung B, Chanques G, Berthet J-P, Rabuel C, et al. Rapidly progressive diaphragmatic weakness and injury during mechanical ventilation in humans. Am J Respir Crit Care Med. 2011;183(3):364-71.
23. Jansen D, Jonkman AH, Roesthuis L, Gadgil S, van der Hoeven JG, Scheffer G-JJ, et al. Estimation of the diaphragm neuromuscular ef-

ficiency index in mechanically ventilated critically ill patients. Crit Care. 2018;27 22(1):238.

24. Jung B, Moury PH, Mahul M, Jong A, Galia F, Prades A, et al. Diaphragmatic dysfunction in patients with ICU-acquired weakness and its impact on extubation failure. Intensive Care Med. 2016;42 (5):853-61.
25. Liu YY, Li LF. Ventilator-induced diaphragm dysfunction in critical illness. Exp Biol Med (Maywood). 2018;243(17-18):1329-37.
26. Londoño MG, Botero JCC, Hernández ECS. Trastornos de la contracción de los músculos del piso pélvico femenino. Urología Colombian. 2015; p.35-43.
27. Magalhães PAF, et al. Weaning failure and respiratory muscle function: what has been done and what can be improved? Respir Med. 2018; 134:54-61.
28. Matamis D, Soilemezi E, Tsagourias M, Akoumianaki E, Dimassi S, Boroli F, et al. Sonographic evaluation of the diaphragm in critically ill patients: technique and clinical applications. Intensive Care Med. 2013;39(5):801-10.
29. Park H, Han D. The effect of the correlation between the contraction of the pelvic floor muscles and diaphragmatic motion during breathing. J Phys Ther Sci. 2015;27:2113-5.
30. Petrof BJ, Jaberb S, Mateckic S. Ventilator-induced diaphragmatic dysfunction. Curr Opin Crit Care. 2010;16(1):19-25.
31. Schellekens WJ, van Hees HW, Doorduin J, Roesthuis LH, Scheffer GJ, van der Hoeven JG, et al. Strategies to optimize respiratory muscle function in ICU patients. Crit Care. 2019;19 20(1):103.
32. Sicilia GC, Fernández-Carnero S, Martin-Perez A, Cuenca-Zaldívar N, Naranjo-Cinto F, Pecos-Martín D, et al. Abdominal and pelvic floor activity related to respiratory diaphragmatic activity in subjects with and without non-specific low back pain. Diagnostics. 2022;12(10):1-11.
33. Silva PE, et al. Avaliação da função muscular ventilatória. In: Associação Brasileira de Fisioterapia Cardiorrespiratória e Fisioterapia em Terapia Intensiva; Martins JA, Karsten M, Dal Corso S (orgs.). Profisio – Programa de Atualização em Fisioterapia Cardiovascular e Respiratória: ciclo 2. v.3. Porto Alegre: Artmed Panamericana; 2016. p.9-46,
34. Silva PE, et al. Treinamento muscular respiratório do paciente em ventilação mecânica. Profisio Fisioterapia em Terapia Intensiva Adulto. 2013;3(4):77-122.
35. Siracusa C, Gray A. Pelvic floor considerations in covid-19. J Womens Health Phys Therap. 2020;44(4):144-51.
36. Supinski GS, Callahan LA. Diaphragm weakness in mechanically ventilated critically ill patients. Crit Care. 2013;20 17(3):R120.
37. Tonella RM, Ratti LSR, Delazari LEB, Fontes Junior C, Silva PL, Herran ARS, et al. Inspiratory muscle training in the intensive care unit: a new perspective. J Clin Med Res. 2017;9(11):929-34.
38. Vassillakopoulos T, Petrof BJ. Ventilator-induced diaphragmatic dysfunction. Am J Respir Crit Care Med. 2004;1 169(3):336-41.
39. Van Der Berg M, Hooijman PE, Beishuizen A, de Waard MC, Paul MA, Hartermink KJ, et al. Diaphragm atrophy and weakness in the absence of mitochondrial dysfunction in the critically ill. Am J Respir Crit Care Med. 2017;15 196(12):1544-58.
40. Vesentini G, et al. Pelvic floor and abdominal muscle cocontraction in women with and without pelvic floor dysfunction: a systematic review and meta-analysis. Clinics. 2019; p.1-15.
41. Vorona S, Sabatini U, Al-Maqbali S, Bertoni M, Dres M, Bissett B, et al. Inspiratory muscle rehabilitation in critically ill adults: a systematic review and meta-analysis. Ann Am Thorac Soc. 2018;15(6):735-44.
42. Zambon M, et al. Assessment of diaphragmatic dysfunction in the critically ill patient with ultrasound: a systematic review. Intensive Care Med. 2017;43(1):29-38.

46
Desospitalização da terapia intensiva

Antonio Duarte
Lívia Magalhães Costa Castro
André Guanaes

INTRODUÇÃO: CENÁRIO DE SAÚDE E JUSTIFICATIVA

O aumento da expectativa de vida é um fenômeno mundial. O grupo de pessoas com idade superior a 60 anos no Brasil representa 10% da população total e 11% dos beneficiários de planos de saúde. As estimativas da Agência Nacional de Saúde Suplementar (ANS) são de que os idosos representarão 18% da população em 2030 e 29% em 2050.

Ao lado do crescimento da participação dos idosos na população total e na de beneficiários de assistência de saúde em particular, a evolução tecnológica da medicina contribui cada vez mais para o salvamento de vidas e em muitos casos no prolongamento da permanência de um paciente em um ambiente hospitalar, ampliando o risco de sequelas e distanciando o paciente da convivência comunitária e familiar, seja em internações em unidades de tratamento intensivo (UTI) ou mesmo em enfermarias.

A hospitalização e, principalmente, a internação nas UTI apresentam risco aumentado para o desenvolvimento de fraqueza muscular, redução da mobilidade, contraturas e redução nas amplitudes articulares. São fatores que reduzem a habilidade funcional, bem como a qualidade de vida e continuam agindo mesmo após anos da alta hospitalar.

Os custos envolvidos nos cuidados prestados a pacientes cronicamente hospitalizados, com destaque para os pacientes de longa permanência em terapia intensiva, são considerados um problema nacional americano, que consomem 1% do seu Produto Interno Bruto (PIB).

As Organizações Sociais de Saúde (OSS) realizam atividades próprias do Estado, o que possibilita atuar junto com o Poder Público formando parcerias para o enfrentamento dos desafios e oferecer cuidados de alta qualidade, inseridos no conceito de segurança do paciente, de confiabilidade e eficácia comprovada, amplo acesso à população, transparentes e eficientes.

> A cronificação da internação é um problema que se estende além da alta hospitalar, consome um enorme volume de recursos e compromete os resultados e a qualidade do hospital.

Soluções para o enfrentamento dos diversos desafios da saúde foram implementadas pelo Instituto Sócrates Guanaes para a obtenção de resultados e a preservação da sustentabilidade do próprio sistema de saúde.

Na cultura do Instituto Sócrates Guanaes, **os processos de desospitalização têm importante destaque e se diferenciam por conduzir as ações com foco prioritário na reinserção social dos pacientes**. É utilizado o modelo de assistência baseado nas metas funcionais de independência em comunidade.

Dessa forma, a entidade contribui com a saúde pública, desonerando o sistema de saúde, reduzindo custos operacionais na assistência hospitalar, impedindo a readmissão e reduzindo a demanda da previdência social, **reintegrando**, desse modo, **o paciente à sociedade e ao trabalho**.

A desospitalização, processo que começa já no instante da internação, foi iniciada pelo Instituto Sócrates Guanaes em 2012 no HDT (Hospital de Doenças Tropicais), em Goiânia. De nosso conhecimento, constituiu ação pioneira no sistema público de saúde.

A desospitalização, mais do que um processo administrativo de gerenciar leitos, é abordada como processo de gerenciamento com matriciamento de programas assistenciais multi e interdisciplinar, envolvendo todo o corpo assistencial, com destaque para as categorias que conduzem à reabilitação hospitalar. O direcionamento acontece para que o paciente esteja habilitado a executar as tarefas essenciais da vida.

O QUE É DESOSPITALIZAÇÃO?

A desospitalização consiste em um **programa humanizado, centrado no paciente e na família, que tem por objetivo acelerar processos de alta hospitalar**, com garantias de segurança, qualidade e gerenciamento de riscos pós-alta.

A atenção na linha de cuidados utiliza os recursos da reabilitação hospitalar, buscando impedir e tratar limitações funcionais que possam reduzir a participação do paciente em atividades da vida cotidiana laboral, de relacionamentos e convivência.

Possibilidades perante os desafios

O conceito de reabilitação hospitalar como proposto pela Organização Mundial da Saúde contempla a garantia da manutenção das competências funcionais à alta, a redução da permanência hospitalar e da taxa de readmissão pós-alta hospitalar, buscando sobretudo a reinserção social dos pacientes; visa também impedir e tratar limitações funcionais que possam reduzir a participação do paciente em atividades da vida cotidiana laboral, de relacionamentos e convivência.

A reabilitação hospitalar tem foco na proporcionalidade dos cuidados, garantindo a personalização e a prescrição de metas terapêuticas diárias direcionadas às necessidades funcionais que garantem a independência funcional em comunidade, com a valorização da entrega de valor. É centrada nos cuidados ao paciente e à família, maximizando os desempenhos funcionais existentes e recuperando de forma adaptativa deficiências específicas, limitação de atividades, participação social e qualidade de vida.

O direcionamento acontece **para que o paciente esteja habilitado a executar as tarefas essenciais da vida**, como sentar, levantar e andar, competências necessárias para a atuação em sociedade, de forma autônoma e produtiva.

POR QUE NA TERAPIA INTENSIVA?

A UTI tem-se consagrado em sua missão essencial por meio do importante crescimento na habilidade de salvar vidas. Conhecimento e inovações ampliaram a competência de manter vivos aqueles que há poucos anos não sobreviveriam.

O que nos apresenta novos desafios!

Um elevado número de pacientes, de complexa identificação, tem em sua passagem pela terapia intensiva o desenvolvimento de limitações funcionais graves que impedem, algumas vezes de forma irreversível, sua participação em sociedade. Portanto, a identificação sistemática de pacientes com maior probabilidade de desenvolvimento de risco de declínio funcional é essencial para o direcionamento dos cuidados, para que, onde possível, esse declínio seja revertido e/ou prevenido.

Alguns aspectos devem ser considerados e amplamente discutidos, por exemplo, há como proporcionar expectativa razoável de sobrevida? Haverá percepção cognitiva dos benefícios do cuidado? O tratamento é capaz de produzir os benefícios fisiológicos propostos?

É preciso direcionar a atenção para a não realização de tratamento fútil.

COMO FAZEMOS?

Vencendo o desafio

A compreensão do paradigma ecológico-ambiental, com a mudança promovida pela hospitalização no padrão de relacionamento social, com suas necessidades inerentes à funcionalidade, desafios arquitetônicos e de mobilidade urbana, gera a necessidade primordial da construção do inventário de participação social no momento da internação para que se possa inserir no cuidado desafios de movimentação que se assemelhem à necessidade do indivíduo quando inserido em sua realidade.

Modelos de ação

Uma vez identificado o paciente de risco, o paciente e sua família passam a receber especial atenção, direcionada ao gerenciamento desse risco, objetivando reduzir as chances de aparecimento de sequelas da internação. Faz-se a inserção de atividades em simulação ao ambiente comunitário no período de internação em UTI, envolvendo caminhadas, exercícios físicos, treinamento de fala, atividades ocupacionais, exercícios mentais, a fim de preservar a cognição, multitarefas que, associadas ao controle de medicamentos e nutrição adequada, **reproduzem o ambiente de forma personalizada, assim como o repertório do dia a dia.**

Cuidados

As equipes assistenciais garantem uma cultura de analgesia e sedação que possibilita precocidade no uso de modalidades ventilatórias assistidas, paciente desperto, seguro e confortável, podendo ganhar um precioso tempo para o início das atividades relacionadas à locomoção e às transferências.

Controle e prevenção de morbidades respiratórias

A permanência em suporte ventilatório prolongado é o elo comum, tanto em nossas unidades quanto na literatura especializada internacional. O objetivo é estabelecer uma linha de cuidados no controle e prevenção das morbidades respiratórias que carrega em seu cerne a não invasibilidade. Portanto, um importante componente dessa abordagem é a instituição de programas de:

- **Suporte ventilatório não invasivo** que gerem recursos, materiais e capacitação de recursos humanos para garantir a redução da necessidade de intubação na admissão hospitalar, bem como a redução na indicação de internação em UTI que sejam potencialmente evitáveis.
- **Protocolos institucionais de retirada do suporte ventilatório**, desmame ventilatório, inserindo o conceito de suporte ventilatório não invasivo como facilitador.
- **Protocolos de decanulação**, com treinamento avançado das equipes envolvidas no processo e inserindo protocolos de aceleração e considerações de desempenho no controle do pico de fluxo de tosse e capacidade vital
- **Assistentes de tosse**, com uso sistemático no controle das modificações da impedância do sistema respiratório, garantindo o bom desempenho dos protocolos de prevenção da intubação, desmame e decanulação. A modulação automatizada de diferentes protocolos de assistentes de tosse reduz a dependência no operador e estabelece melhoria de resultados.

BENEFÍCIOS PLANEJADOS

- Alternativa de alta qualidade assistencial com custos adequados.
- Alternativa para gerenciamento de leitos e giro de pacientes.
- Solução assistencial mais eficaz e humanizada.
- Oportunidade para desenvolver estratégias para previsibilidade de alta/encaminhamento, permitindo demonstrar-se como solução efetiva para o sistema de saúde e ação de destacada relevância social.

Planejamento de alta para pacientes cronificados

Análise especializada sobre os multifatores que envolvem cada caso específico. Planejamento de ações físicas e psicossociais que possam reverter o processo e dar encaminhamento à alta hospitalar.

Novas soluções foram por nós implementadas para a obtenção de resultados e a preservação da viabilidade do próprio sistema de saúde.

Visita da reabilitação hospitalar

Inserção na terapia intensiva de visita multidisciplinar, com foco em limitações funcionais que possam retardar a alta hospitalar ou comprometer o desempenho necessário à reinserção social. Ações integradas assistenciais, com base na funcionalidade, são estabelecidas.

LOUNGE DE ALTA

Atraso na alta hospitalar, um desafio internacional, ocorre quando um paciente é clinicamente apto para receber alta, a alta é definida e documentada pelo médico assistente, mas ele permanece no hospital por motivos não médicos. No aguardo de sua destinação pós-alta, o nível de atendimento ao paciente costuma diminuir ou parar totalmente.

O que é o *lounge* de alta?

Trata-se de um ambiente selecionado no qual a atmosfera é relaxante e confortável. Os pacientes podem fazer a espera dos encaminhamentos em poltrona reclinável, ler, assistir televisão e realizar outras atividades de entretenimento e complemento educacional, por exemplo, orientações pós-alta, enquanto aguardam o translado para sair do hospital.

Por que criar o *lounge* de alta?

Aumentar o giro de leitos, reduzir a permanência, por consequência gerenciar a superlotação, redução das taxas de readmissão em 30 dias pós-alta hospitalar, acelerar processos de desospitalização, aumentar a satisfação da clientela, contribuir com processos de humanização e reduzir custos.

O que oferecer?

Enfermeiras fornecem informações sobre a alta ao paciente, cuidados domiciliares envolvendo educação sobre medicamentos, alimentação, curativos, retornos para avaliação, sinais de alerta etc.

A reabilitação hospitalar realiza análise de testes funcionais, apresenta o plano de orientação pós-alta e orienta a contrarreferência abrangendo pacientes, familiares e cuidadores

UNIDADES DE CUIDADOS TRANSICIONAIS/DESOSPITALIZAÇÃO

O sistema de saúde brasileiro vem sofrendo intensa pressão por demanda de leitos, envolvendo complexidade cada vez mais, com a necessidade de oferecer cuidados de alta qualidade, inseridos no conceito de segurança do paciente, de confiabilidade e eficácia comprovada, amplo acesso à população, transparente e eficiente. Novos caminhos precisam ser oferecidos para a manutenção e a viabilidade do próprio sistema.

Nossa proposta defende a criação de uma **unidade** com direcionamento da atenção para desospitalização/ cuidados de transição e alta dependência, promovendo maior recuperação funcional de pacientes cronicamente hospitalizados e prevenção da cronificação e longa permanência.

Considerando que a transição de pacientes de permanência prolongada em UTI para unidades de cuidados de transição tem a necessidade de investimento significantemente menor que a necessária para o atendimento em cuidados críticos, **preparamos um time multiprofissional diferenciado para garantir um cuidado de transição eficiente**. Esse time conta com suporte médico horizontal de visitadores diários e com suporte médico acionável para intercorrências.

Benefícios planejados

Alternativa de alta qualidade assistencial com custos adequados; alternativa para gerenciamento de leitos e giro de pacientes; solução assistencial mais eficaz e humanizada; oportunidade para desenvolver estratégias para previsibilidade de alta/encaminhamento, permitindo demonstrar-se como solução efetiva para o sistema de saúde e ação de destacada relevância social.

> Pacientes cronificados estão dispersos pelo hospital, em várias UTI e unidades abertas, o que torna o cuidado mais difícil e mais caro.

PROMOÇÃO DE SAÚDE - INVESTIMENTO EM CIDADANIA E QUALIDADE DE VIDA

Para além dos processos assistenciais hospitalares, a cultura do Instituto Sócrates Guanaes tem como fundamento o combate ao sedentarismo, que apresenta elevada prevalência no Brasil e no mundo, fortemente relacionado às doenças cardiovasculares e à mortalidade precoce. A desospitalização, na cultura do ISG, atuando no grupo navegador da linha de cuidado, compreende a saúde em seu mais amplo contexto e tem destaque, por conduzir as ações com foco prioritário na reinserção social de nossa população de pacientes.

Está cientificamente comprovado, sendo algo incorporado ao senso comum, que ser fisicamente ativo contribui para preservar e recuperar a boa saúde do corpo e da mente.

O sedentarismo, que apresenta elevada prevalência no Brasil e no mundo, está fortemente relacionado às doenças cardiovasculares e à mortalidade precoce.

PROMOÇÃO DE SAÚDE PARA A POPULAÇÃO COM MAIOR RISCO DE VULNERABILIDADE NO CONTEXTO SOCIAL

É um projeto que prevê o acompanhamento do paciente após a alta hospitalar por meio de um plano de atividades físicas direcionadas à recuperação e à obtenção de desempenho físico e mental que atue como facilitador na reinserção social, bem como no aumento da qualidade de vida.

Elaboramos o projeto de **promoção de saúde**, visando à melhoria da qualidade de vida e à maior participação social de nossos pacientes em programa de pós-alta hospitalar e da população. Para materializarmos a ação de resgate e-ou de manutenção das habilidades funcionais da população em questão, é preciso estabelecer as parcerias adequadas para a implementação do projeto.

> Não basta viver mais; **é também necessário viver com qualidade de vida e/ou satisfação pessoal**.

- **A quem se destina:** a egressos dos hospitais geridos pelo Instituto que no momento da alta hospitalar tenham independência na locomoção, sem, no entanto, atingir competências de locomoção para atuação comunitária.
- **Quando:** o programa prevê duração de 1 hora, a ser realizado 2 vezes por semana.
- **Quem executa:** os responsáveis pela atividade serão profissionais de reabilitação.
- **Por que fazer?** Cada vez mais temos identificado o impacto da síndrome pós-hospitalização sobre a funcionalidade e a reinserção social. Pouca ou nenhuma atenção tem sido direcionada a esse cuidado.

Somos uma Organização Social em Saúde que faz diferença positiva. Atuamos em parceria com o Estado, acreditamos e confiamos nisso!

> Cuidar e salvar vidas é nossa missão. Entregamos muito mais que isso, devolvemos o retorno à vida.
>
> Entenda como isso é feito, acesse o link: https://youtu.be/9rx52hECJZA

BIBLIOGRAFIA

1. Goodfellow C. The dramatic dehospitalization of health services is a prerequisite for a sustainable and effective health system. Healthc Manage Forum. 2014 Winter;27(4):148-51.
2. Gustavson AM, Miller MJ, Boening N, Wisdom JP, Burke RE, Hagedorn HJ. Applying i-PARIHS to identify emerging innovations in hospital discharge decision making in response to system stress: a qualitative study. Res Sq [Preprint]. 2023 Aug 17:rs.3.rs-3189638.
3. Hiser S, Mantheiy E, Toonstra A, Aronson Friedman L, Ramsay P, Needham DM. Physiotherapists' and physiotherapy assistants' perspectives on using three physical function measures in the intensive care unit: a mixed-methods study. Physiother Can. 2021 Jun 11;74(3):240-6.
4. Johns RH, Rahman A, Sharp S, Back C, Ishaque A, Jenkins HS. Principles of safe and timely hospital discharge. Br J Hosp Med (Lond). 2011 Aug;72(8):M120-3.
5. Johnson JK, Hamilton AC, Hu B, Pack QR, Lindenauer PK, Fox RJ,. Assisted ambulation to improve health outcomes for older medical inpatients (Ambulate): study protocol for a randomized controlled trial. Trials. 2023 Jul 24;24(1):471.
6. Klein K, Issi HB, Souza NS, Ribeiro AC, Santos EEP, Senhem GD. Desospitalização de crianças dependentes de tecnologias: perspectiva da equipe multiprofissional de saúde. Rev Gaúcha Enferm. 2021;42:e20200305.
7. Magagnin AB, Heidemann ITSB. Empowerment of family caregiver in front of stroke in hospital environment. Rev Bras Enferm. 2020;73(4):e20190165.
8. Rajão FL, Martins M. Atenção domiciliar no Brasil: estudo exploratório sobre a consolidação e uso de serviços no Sistema Único de Saúde. Ciência & Saúde Coletiva. 2020;25(5):1863-76.
9. Soong C, Daub S, Lee J, Majewski C, Musing E, Nord P, et al. Development of a checklist of safe discharge practices for hospital patients. J Hosp Med. 2013 Aug;8(8):444-9.
10. Vecina Neto G, Malik AM. Tendências na assistência hospitalar. Ciência & Saúde Coletiva. 2007;12(4):825-39.

47

Síndrome pós-terapia intensiva

Ivens Willians Silva Giacomassi

INTRODUÇÃO

As unidades de terapia intensiva (UTI) surgiram na década de 1950 e estavam preocupadas principalmente em fazer os pacientes sobreviverem a suas doenças críticas. Portanto, o grande objetivo clínico era a sobrevivência na UTI ou no hospital.

Paralelamente, houve um rápido desenvolvimento de equipamentos, necessários para que mais pacientes sobrevivessem quando seus órgãos vitais falhassem. O desenvolvimento de ventiladores foi rápido, e na maioria das vezes cuidados intensivos eram sinônimo de pacientes em ventilação mecânica.

A utilização de cuidados intensivos cresceu nas últimas décadas, com melhorias na qualidade dos cuidados que alteram o prognóstico e a mortalidade, criando um número crescente de sobreviventes na UTI.

Uma das primeiras pesquisas a incluir um acompanhamento de sobreviventes da UTI durante o primeiro ano após a alta da UTI foi um artigo publicado no *NEJM* em 1976. Não apenas a sobrevivência, mas também os custos e os desfechos não relacionados à mortalidade foram estudados.

Os pacientes foram admitidos numa UTI da Harvard Medical School em 1972-1973. Após a alta, eles foram acompanhados por 3, 6 e 12 meses. Dos 226 pacientes, 27% sobreviveram ao primeiro ano. Aos 12 meses, a maioria dos sobreviventes restantes (62 pacientes) estava em casa, mas 11 ainda estavam no hospital. Quarenta e dois por cento (26 pacientes) dos sobreviventes de um ano tinham o mesmo nível funcional de antes da doença crítica, e 10 (16%) estavam institucionalizados.

Assim, começou a ficar evidente que uma abordagem diferente era necessária nos cuidados intensivos. O foco não poderia estar somente na mortalidade, mas também desfechos não relacionados com a mortalidade deveriam ser estudados.

SÍNDROME PÓS-TERAPIA INTENSIVA

Nas últimas décadas, o número de pacientes internados em UTI e as capacidades em medicina intensiva têm crescido continuamente. Embora a idade média e a gravidade da doença tenham aumentado, as taxas de mortalidade estão a diminuir constantemente, o que tem sido atribuído aos avanços na tecnologia e a uma crescente base de evidências. Como resultado, observamos uma coorte crescente de pacientes que sobrevivem à doença crítica.

Estudos de resultados em sobreviventes de UTI enfatizaram o declínio físico, cognitivo e de saúde mental grave nesse grupo de pacientes. Essa morbidade é consequência direta de nossa capacidade de salvar as vidas de nossos pacientes mais críticos e do acréscimo de multimorbidades complicadas e disfunções multissistêmicas crônicas.

As incapacidades resultantes estão associadas ao comprometimento da sobrevida a longo prazo, a mais readmissões hospitalares e em UTI, ao uso de especialistas e a custos elevados.

O termo "síndrome pós-terapia intensiva" (SPTI; ou PICS, em inglês) foi acordado como recomendado para descrever deficiências novas ou agravadas no estado de saúde física, cognitiva ou mental que surgem após uma doença crítica e que persistem para além da hospitalização de cuidados agudos.

É importante compreender que este não é um estado de doença singular e nem sequer se limita aos sobreviventes da UTI, mas se estende também, em certa medida, a seus familiares e cuidadores (Figura 1).

Além disso, a SPTI não é um diagnóstico médico, mas um conceito para melhorar a educação e a conscientização sobre os déficits pós-UTI.

MECANISMOS DOS COMPROMETIMENTOS PÓS-UTI

Há falta de ciência básica e de pesquisa translacional para compreender as deficiências pós-UTI. Dado o número de domínios que podem ser prejudicados, os múltiplos mecanismos prováveis de lesão associados a doenças críticas e a variedade de intervenções possíveis, é um desafio conduzir investigações com resultados aplicáveis a todos os sobreviventes.

Alguns mecanismos comuns a doenças críticas, como hipóxia, hipotensão, inflamação, desregulação da glicose, catabolismo e deficiências nutricionais, podem levar a múltiplas deficiências que interagem entre si.

Os tratamentos utilizados durante doenças críticas, incluindo intubação endotraqueal, imobilidade, diminuição da atividade física, uso frequente de benzodiazepínicos, outros sedativos e restrições físicas e interrupção do ciclo sono-vigília também podem contribuir para deficiências pós-UTI.

INCIDÊNCIA DOS COMPROMETIMENTOS PÓS-UTI

Determinar a incidência de deficiências novas ou agravadas após uma doença crítica é um desafio devido à falta de dados sobre o estado inicial pré-UTI. Como resultado, a maioria dos estudos avalia a prevalência de comprometimentos pós-UTI.

Um estudo com 2.345 sobreviventes de UTI na Holanda coletou o estado de saúde inicial por meio de questionários preenchidos pelos pacientes ou seus representantes. Entre aqueles admitidos na UTI para tratamento clínico (N = 649, 28%), cirurgia de urgência (284, 12%) e cirurgia eletiva (1.412, 60%), 58, 64 e 43%, respectivamente, experimentaram novos problemas físicos, cognitivos e/ou de mentais.

Um estudo anterior de menor porte (N = 293) realizado no Reino Unido descobriu que os sobreviventes da UTI experimentam mais problemas de mobilidade,

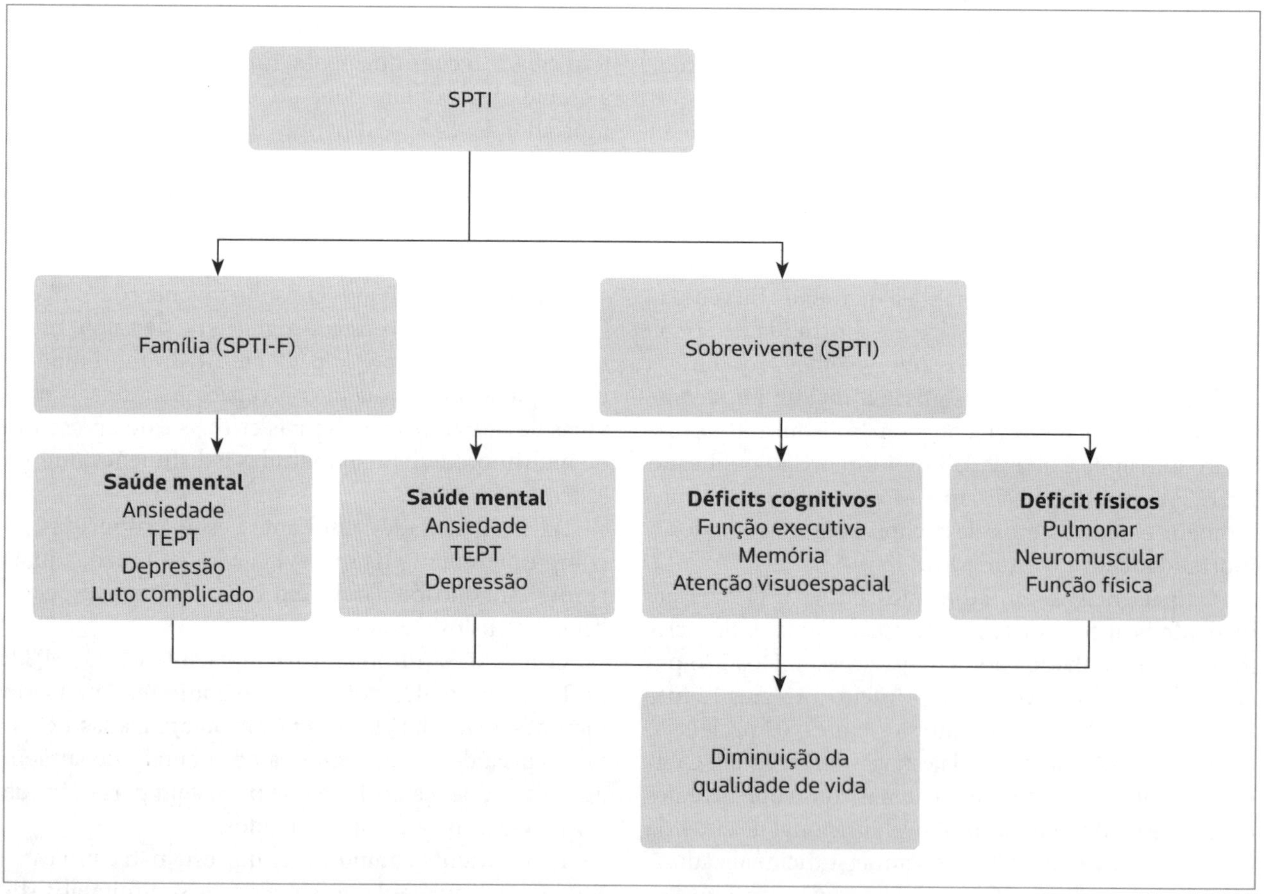

FIGURA 1 Síndrome pós-terapia intensiva.
SPTI: síndrome pós-terapia intensiva; TEPT: transtorno de estresse pós-traumático.
Fonte: adaptada de Nelson et al. (2010).

problemas de autocuidado, dor e ansiedade/depressão após a UTI em comparação com seu *status* pré-UTI com base nas subescalas EQ-5D.

FATORES DE RISCO PARA SPTI

Foram identificados vários fatores de risco para déficits relacionados à SPTI, juntamente com possíveis mecanismos para esses déficits. Uma revisão sistemática de 89 publicações identificou 60 fatores de risco, com aproximadamente metade categorizada como relacionada ao paciente e a outra metade como relacionada à UTI.

Idade avançada, sexo feminino, histórico de doença mental, gravidade da doença, experiência ruim do paciente na UTI (incluindo memórias negativas da UTI) e *delirium* foram significativamente associados a deficiências físicas, mentais e/ou cognitivas. Mais especificamente, uma experiência negativa do paciente na UTI e o *delirium* têm forte impacto na ansiedade, no transtorno de estresse pós-traumático (TEPT) e na função cognitiva.

PREVENÇÃO DA SPTI

Na prevenção da SPTI é preciso lidar com as diferentes entidades que compõem a síndrome. A pesquisa sobre tratamento e prevenção nesse contexto não é extensa e concentrou-se em algumas perturbações mentais e físicas. O uso de diários de internação na UTI demonstrou reduzir o TEPT após doenças críticas.

Embora as variáveis relacionadas ao paciente não possam ser alteradas, elas são úteis na identificação de pacientes com maior risco para aspectos da SPTI.

As intervenções devem visar fatores de risco modificáveis relacionados com a UTI, por exemplo, uma experiência negativa do paciente na UTI pode ser modificada por meio da implementação de estratégias para reduzir o *delirium*, aumentar a mobilização precoce, otimizar o manejo da dor e reduzir e/ou modificar o uso de restrições.

A implementação dessas estratégias pode facilitar o alinhamento com os cuidados centrados no paciente e melhorar as experiências dos pacientes na UTI, abordando assim fatores de risco relevantes para déficits pós-UTI.

O *bundle ABCDEF* é amplamente conhecido como o pacote que aborda os riscos de sedação, *delirium* e imobilidade. ABCDEF é composto por:

- A – avaliação, prevenção e controle da dor.
- B – despertar diário da sedação e teste de respiração espontânea.
- C – escolha de analgesia e sedação.
- D – avaliação, prevenção e manejo do *delirium*.
- E – mobilização precoce e exercício.
- F – engajar e envolver a família.

COMPROMETIMENTO FÍSICO NA SPTI

A perda aguda de músculo esquelético e o comprometimento da função contrátil ocorrem rápida e precocemente em doenças críticas, resultando em fraqueza acentuada.

Uma infinidade de fatores de risco independentes presentes na UTI tem a capacidade de induzir perda e disfunção muscular, incluindo repouso prolongado e imobilidade, inflamação sistêmica e intramuscular, estresse energético e oxidativo, dano neurológico e silenciamento elétrico do músculo por meio de forte sedação e bloqueio neuromuscular.

A fraqueza adquirida na unidade de terapia intensiva (FAUTI) é um fator relacionado à fraqueza muscular. É definida como fraqueza muscular aguda das extremidades em padrão simétrico, causada pela doença crítica.

Os mecanismos fisiopatológicos da FAUTI são considerados multifatoriais. A isquemia microvascular, o catabolismo e a imobilidade podem levar à perda de músculo esquelético, enquanto a lesão microvascular com isquemia nervosa resultante, disfunção dos canais de sódio e lesão das mitocôndrias nervosas pode contribuir para neuropatia, miopatia ou ambas relacionadas a doenças críticas.

O risco de FAUTI está associado ao sexo feminino, idade, sepse, estado catabólico, falência de múltiplos órgãos, síndrome da resposta inflamatória sistêmica, tempo de internação na UTI, longa duração da ventilação mecânica, imobilidade, hiperglicemia, glicocorticoides, sedação prolongada e agentes bloqueadores neuromusculares.

A gravidade da FAUTI pode variar, podendo ser uma paresia leve até relatos de tetraplegia completa em casos extremos. No geral, a curto prazo, a FAUTI está associada ao aumento da mortalidade hospitalar e em um ano. A longo prazo, a fraqueza pode persistir, resultando em incapacidade funcional física sustentada que compromete a qualidade de vida, aumenta a utilização de recursos de saúde e os custos dos cuidados de saúde e, adicionalmente, tem um impacto negativo na família/cuidador dos sobreviventes. Além disso, a FAUTI contribui para ventilação mecânica prolongada, aumento do tempo de internação na UTI e no hospital e mortalidade.

Existe uma variabilidade acentuada no potencial de recuperação do músculo esquelético após a resolução da doença crítica – uma proporção de sobreviventes sofrerá fraqueza a longo prazo, enquanto outros podem esperar uma recuperação total ou quase completa.

Os primeiros 3 a 6 meses após a alta da UTI são críticos, pois esse é o período dentro do qual ocorre a grande maioria da recuperação física funcional, antes de se estabilizar em um ano. A fisiologia subjacente à fraqueza muscular persistente é variada, com alguns sobreviventes manifestando predominantemente perda muscular sustentada, enquanto outros recuperam e normalizam a massa muscular, mas a contratilidade permanece diminuída.

COMPROMETIMENTO COGNITIVO NA SPTI

Pacientes graves vivenciam altos níveis de estresse físico e psicológico na UTI, e essas experiências resultam em prejuízos cognitivos em pacientes com SPTI.

Comprometimentos novos ou agravados na função cognitiva persistem meses a anos após a alta hospitalar e estão associados ao mau funcionamento diário e à redução da qualidade de vida. Os comprometimentos cognitivos incluem comprometimento da memória, função executiva, linguagem, atenção e habilidades visuoespaciais.

Hipoglicemia, hiperglicemia, flutuações na glicose sérica, *delirium* e sintomas de estresse agudo intra-hospitalar foram identificados como possíveis fatores de risco para comprometimento cognitivo persistente após doença crítica. Há fortes evidências de que pacientes com *delirium* na UTI correm maior risco de resultados de disfunção cognitiva em longo prazo.

COMPROMETIMENTO DA SAÚDE MENTAL NA SPTI

Depressão, ansiedade e TEPT são as principais doenças mentais que compõem a SPTI.

Os prejuízos do estado mental que podem surgir entre os sobreviventes de doenças críticas incluem depressão em aproximadamente 30% dos sobreviventes, ansiedade em 70% e TEPT, que é caracterizado por memórias intrusivas que surgem de uma combinação de eventos verdadeiros após a alta da UTI, em 10 a 50%, portanto todo paciente com suspeita de SPTI deve ser submetido a uma avaliação mental formal, se possível.

Uma revisão sistemática realizada por Davydow et al. mostrou que dois dos sete estudos indicaram o sexo feminino como um preditor significativo de TEPT após cuidados na UTI. Depressão preexistente, ansiedade, TEPT, menor nível de escolaridade e abuso de álcool também aumentam o risco de doença mental adquirida na UTI.

OUTROS COMPROMETIMENTOS PÓS-UTI

A Tabela 1 mostra os principais comprometimentos pós-UTI.

Função pulmonar

Os pacientes com síndrome do desconforto respiratório agudo (SDRA) eram considerados únicos por representarem uma lesão pulmonar primária. Os estudos iniciais focaram os testes de função pulmonar como um substituto para a recuperação e revelaram defeitos obstrutivos e restritivos variáveis que melhoraram dentro de 6 meses após a extubação. Alguns investigadores relataram que a disfunção pulmonar não estava relacionada à lesão pulmonar inicial, mas sim a intervenções aplicadas na UTI, enquanto outros investigadores relataram o contrário. Essas observações foram limitadas por pequenas amostras de pacientes, acompanhamento incompleto e heterogeneidade da doença pulmonar basal.

Disfunção dos músculos respiratórios

Fraqueza muscular dos membros e comprometimento funcional foram descritos após doença crítica, bem como testes de função pulmonar alterados, hipoxemia persistente e incapacidade de exercício. Apesar de fortes evidências mostrarem que os músculos respiratórios também apresentam fraqueza persistente e alterações ultraestruturais meses após a alta da UTI, é muito provável que a fraqueza dos músculos respiratórios desempenhe um papel no quadro da SPTI. O envolvimento do diafragma deverá ser investigado especificamente nos próximos anos.

Qualidade de vida

As ferramentas mais utilizadas são *Medical Outcomes Study Short-Form 36-Item Health Survey* (SF-36) e *EuroQoL-5D* (EQ-5D). Em geral, os pacientes críticos tinham uma qualidade de vida inferior do que uma população com a mesma idade e sexo, com pior qualidade de vida observada em casos de SDRA grave, ventilação mecânica prolongada, trauma grave e sepse grave. Embora a qualidade de vida tenda a melhorar com o tempo, alguns estudos mostraram um declínio entre 2,5 e 5 anos, após a melhoria inicial para níveis pré-mórbidos em um ano.

TABELA 1 Complicações de longo prazo

Complicação	Descrição	História natural
Pulmonar	Comprometimento na espirometria, volumes pulmonares e capacidade de difusão.	Geralmente leve e melhora durante o primeiro ano, mas pode persistir por cinco anos.
Neuromuscular	▪ Inclui polineuropatia e miopatia da doença crítica. ▪ Atrofia por desuso.	A polineuropatia pode se recuperar mais lentamente que a miopatia; pode se estender até cinco anos.
Função física	Prejuízo nas atividades e atividades instrumentais de vida diária e distância percorrida em caminhada de 6 minutos.	▪ Alguma melhoria dentro de meses, mas prejuízo nas atividades de vida diária pode ser observado em um ano e nas atividades instrumentais de vida diária em dois anos. ▪ Comprometimento de longa duração na distância percorrida em caminhada de 6 minutos *vs.* normas populacionais.
Sintomas psiquiátricos	▪ Depressão. ▪ Transtorno de estresse pós-traumático. ▪ Ansiedade.	▪ Pode diminuir durante o primeiro ano. ▪ Pouca melhora no primeiro ano. ▪ Pode persistir após o primeiro ano.
Cognitivo	Prejuízos na memória, atenção, função executiva.	Melhoria significativa durante o primeiro ano, com déficits residuais até seis anos depois.
Qualidade de vida	Déficits mais observados em domínios físicos.	Os déficits físicos melhoram no primeiro ano, mas pode recorrer ou persistir durante o acompanhamento de cinco anos.

Fonte: adaptada de Desai et al. (2011).

Retorno ao trabalho

O retorno ao trabalho representa um resultado importante centrado no paciente e uma métrica significativa de recuperação após uma doença crítica. Entre sobreviventes de SDRA, 49% retornaram ao trabalho em um ano, 65% em dois anos e 77% em cinco anos.

CONCLUSÃO

A síndrome pós-terapia intensiva é vivenciada por muitos sobreviventes da UTI que apresentam deficiências físicas, cognitivas e/ou mentais novas ou agravadas. Essas deficiências geralmente ocorrem simultaneamente e podem incluir dor e fadiga. Juntos, essas deficiências criam desafios substanciais no retorno ao trabalho para sobreviventes de UTI. Os mecanismos biológicos subjacentes a muitas dessas deficiências de longo prazo são incertos, apesar da pesquisa de biomarcadores inflamatórios no ambiente da UTI. A maior compreensão dos fatores de risco, especialmente entre diferentes tipos de pacientes de UTI, melhorou nossa capacidade de identificar pacientes de alto risco para triagem e intervenção. No entanto, em termos de intervenções, a avaliação de intervenções não farmacológicas, incluindo mobilização precoce e reabilitação física na UTI, diários de UTI, intervenções psicológicas, clínicas e intervenções multidisciplinares de acompanhamento pós-UTI e atividades educativas, ainda estão em aberto em uma fase inicial.

BIBLIOGRAFIA

1. Azoulay E, Vincent JL, Angus DC, Arabi YM, Brochard L, Brett SJ, et al. Recovery after critical illness: putting the puzzle together-a consensus of 29. Crit Care. 2017;21(1):296.
2. Batt J, dos Santos CC, Cameron JI, Herridge MS. Intensive care unit-acquired weakness: clinical phenotypes and molecular mechanisms. Am J Respir Crit Care Med. 2013;187(3):238-46.
3. Cullen DJ, Ferrara L, Briggs B, Walker PF, Gilbert J. Survival, hospitalization charges and follow-up results in critically ill patients. NEJM. 1976;294:982-7.
4. Davydow DS, Gifford JM, Desai SV, Needham DM, Bienvenu OJ. Posttraumatic stress disorder in general intensive care unit survivors: a systematic review. Gen Hosp Psychiatry. 2008;30:421-34.
5. Desai SV, Law TJ, Needham DM. Long-term complications of critical care. Crit Care Med. 2011;39(2):371-9.
6. Dos Santos C, Hussain SN, Mathur S, Picard M, Herridge M, Correa J, et al. Mechanisms of chronic muscle wasting and dysfunction after an intensive care unit stay: a pilot study. Am J Respir Crit Care Med. 2016;194(7):821-30.
7. Friedrich O, Reid MB, Van den Berghe G, Vanhorebeek I, Hermans G, Rich MM, et al. The sick and the weak: neuropathies/myopathies in the critically ill. Physiol Rev. 2015;95(3):1025-109.
8. Geense WW, Zegers M, Peters MAA, Ewalds E, Simons KS, Vermeleuen H, et al. New physical, mental, and cognitive problems 1 year after ICU admission. Am J Respir Crit Care Med. 2021;203(12):1512-21.

9. Griffiths J, Hatch RA, Bishop J, Morgan K, Jenkinson C, Cuthbertson BH, et al. An exploration of social and economic outcome and associated health-related quality of life after critical illness in general intensive care unit survivors: a 12-month follow-up study. Crit Care. 2013;17(3):R100.
10. Hermans G, Van Mechelen H, Clerckx B, Vanhullebusch T, Mesotten D, Wilmer A, et al. Acute outcomes and 1-year mortality of intensive care unit-acquired weakness. A cohort study and propensity matched analysis. Am J Respir Crit Care Med. 2014;190(4):410-20.
11. Herridge MS, Tansey CM, Matte A, Tomlinson G, Diaz-Granados N, Cooper A, et al. Functional disability 5 years after acute respiratory distress syndrome. N Engl J Med. 2011;364(14):1293-304.
12. Hiser SL, Fatima A, Ali M, Needham DM. Post-intensive care syndrome (PICS): recent updates. J Intensive Care. 2023 May 23;11(1):23.
13. Inoue S, Hatakeyama J, Kondo Y, Hifumi T, Sakuramoto H, Kawasaki T, et al. Post-intensive care syndrome: its pathophysiology, prevention, and future directions. Acute Med Surg. 2019 Apr 25;6(3):233-46.
14. Jones C, Bäckman C, Capuzzo M, Egerod I, Flaatten H, Granja C, et al. Intensive care diaries reduce new onset post traumatic stress disorder following critical illness: a randomised, controlled trial. Crit Care. 2010;14:R168.
15. Kamdar BB, Sepulveda KA, Chong A, Lord RK, Dinglas VD, Mendez-Tellez PA, et al. Return to work and lost earnings after acute respiratory distress syndrome: a 5-year prospective, longitudinal study of long-term survivors. Thorax. 2018;73(2):125-33.
16. Klein JJ, van Haeringen JR, Sluiter HJ, Holloway R, Peset R. Pulmonary function after recovery from the adult respiratory distress syndrome. Chest. 1976;69(3):350-5.
17. Lee M, Kang J, Jeong Y. Risk factors for post-intensive care syndrome: a systematic review and meta-analysis. Aust Crit Care. 2020;33(3):287-94.
18. Needham DM, Davidson J, Cohen H, Hopkins RO, Weinert C, Wunsch H, et al. Improving long-term outcomes after discharge from intensive care unit: report from a stakeholders' conference. Crit Care Med. 2012;40:502-9.
19. Nelson JE, Cox CE, Hope AA, Carson SS. Chronic critical illness. Am J Respir Crit Care Med. 2010;182(4):446-54.
20. Oeyen SG, Vandijck DM, Benoit DD, Annemans L, Decruyenaere JM. Quality of life after intensive care: a systematic review of the literature. Crit Care Med. 2010;38(12):2386-400.
21. Pandharipande PP, Girard TD, Jackson JC, Morandi A, Thomspon JL, Pun BT, et al. Long-term cognitive impairment after critical illness. N Engl J Med. 2013;369:1306-16.
22. Paul N, Albrecht V, Denke C, Spies CD, Krampe H, Weiss B. A decade of post-intensive care syndrome: a bibliometric network analysis. Medicina (Kaunas). 2022 Jan 23;58(2):170.
23. Peters JI, Bell RC, Prihoda TJ, Harris G, Andrews C, Johanson WG. Clinical determinants of abnormalities in pulmonary functions in survivors of the adult respiratory distress syndrome. Am Rev Respir Dis. 1989;139(5):1163-8.
24. Wolters AE, Slooter AJ, van der Kooi AW, van Dijk D. Cognitive impairment after intensive care unit admission: a systematic review. Intensive Care Med. 2013;39:376-86.
25. Yang T, Li Z, Jiang L, Wang Y, Xi X. Risk factors for intensive care unit-acquired weakness: a systematic review and meta-analysis. Acta Neurol Scand. 2018;138(2):104-14.

48

Gestão de equipes em terapia intensiva

Luciana Castilho de Figueiredo
Aline Maria Heidemann
Lígia dos Santos Roceto Ratti

INTRODUÇÃO

Assim como o mundo dos negócios, a gestão em saúde requer ações que possam se adaptar às especificidades das organizações hospitalares, no contexto da gestão de um ambiente de alta complexidade.

A gestão de equipes envolve desde uma boa estrutura de admissão do recém-contratado, o planejamento e a implantação de ações de melhoria no fluxo natural das atividades profissionais, o respeito às leis vigentes sobre a atuação de fisioterapeutas em ambiente de terapia intensiva e o desenvolvimento profissional contínuo.

Gerentes de equipes são os responsáveis pelo planejamento e desenvolvimento dos processos de trabalho e alinhamento dos resultados táticos e operacionais com os objetivos estratégicos das organizações.

A gestão de risco de processos permite agregar ao trabalho diário a qualidade e a segurança do paciente. Processos organizados facilitam a implantação de inovação, fortalecem as relações técnico-científicas assistenciais e melhoram as interfaces do trabalho interdisciplinar e multiprofissional.

Nesse contexto, temas que são determinantes para sustentar o valor agregado produzido pelas equipes de fisioterapia de terapia intensiva, sob a ótica da gestão das equipes, serão apresentados.

DESENVOLVIMENTO E GESTÃO DE EQUIPE

Legislação e dimensionamento

A presença de uma equipe de fisioterapia em unidades de terapia intensiva (UTI) no Brasil é obrigatória. A coordenação das equipes deve ser exercida por um fisioterapeuta com título de especialista em terapia intensiva ou especialidade relacionada à assistência ao paciente grave. É permitido, para cada coordenador de equipe, a coordenação de no máximo duas equipes.

O dimensionamento das equipes deve ser realizado quantitativamente e qualitativamente, de acordo com o perfil assistencial e a demanda da unidade. A equipe deve ser exclusiva da UTI, com uma relação de no mínimo um fisioterapeuta para cada 10 leitos ou fração, em cada turno, totalizando 18 horas diárias de atuação.

Admissão do profissional na equipe

No momento de admissão, os fisioterapeutas deverão receber treinamentos e capacitações específicas para reconhecimento da estrutura física da unidade, manuseio de equipamentos e interfaces com serviços de apoio. Recomenda-se que os responsáveis técnicos (RT) perante o Conselho Regional de Fisioterapia e Terapia Ocupacional (Crefito), considerados coordenadores de equipes da instituição, elaborem e registrem os treinamentos oferecidos ao recém-admitido que contemple minimamente as normas e rotinas técnicas desenvolvidas na unidade, a incorporação de novas tecnologias, o gerenciamento dos riscos inerentes às atividades desenvolvidas quanto à segurança de pacientes e profissionais e a prevenção e controle de infecções relacionadas à assistência à saúde.

No período considerado de experiência do recém-admitido, avaliações de desempenho devem ser realizadas de acordo com a rotina da organização. Passado esse período e considerando o desempenho do profissional, o contrato pode ser prorrogado de forma indeterminada.

Gerenciamento de processos, treinamentos técnicos e equipamentos

Além de desenvolver os processos de trabalho, o coordenador de área deve oferecer suporte para que seus colaboradores prestem assistência com base no maior nível de evidência científica disponível no momento e participar ativamente da implantação e atualização de ferramentas padronizadas, que viabilizem a qualidade no gerenciamento dos processos. Algumas ferramentas recomendadas são o ABCDEF *bundle* para padronização da visita multidisciplinar, os *huddles* institucionais para gerenciamento de problemas e o SBAR, mnemônico para "Situação, Breve Histórico, Avaliação e Recomendação", como instrumento de passagem de plantão e transição de cuidados.

Suporte ventilatório e reabilitação funcional

Os coordenadores das equipes de fisioterapia, médica e da enfermagem devem assegurar a disponibilidade e o dimensionamento mínimo de recursos para o suporte ventilatório invasivo, não invasivo, oxigenoterapia e monitorização da via aérea artificial previstos, na Resolução da Agência Nacional de Vigilância Sanitária (Anvisa) n. 7, de 2010. Devem também oferecer treinamentos contínuos às equipes de modo a assegurar o manuseio seguro e de acordo com as competências de cada profissional.

A reabilitação funcional do paciente crítico é conduta exclusiva do fisioterapeuta. Compete ao coordenador da unidade realizar treinamentos e atualizações de protocolos referentes às atividades de avaliação, uso de escalas validadas e técnicas de reabilitação da mobilidade e funcionalidade. O coordenador deve ser protagonista de ações articuladas com a alta gestão da organização para a aquisição de recursos tecnológicos que facilitem o ganho de força e mobilidade dos pacientes.

Incorporação de novas tecnologias

A expressão "tecnologia médica" atualmente tem uma abordagem ampla, sendo utilizada para referenciar equipamentos, medicamentos e processos. A incorporação de novas tecnologias em saúde é um processo que exige avaliação da qualidade, risco, efetividade, custo-benefício e possibilidade de treinamento contínuo da equipe. A Figura 1 demonstra o processo para a incorporação de tecnologia conhecida ou inédita.

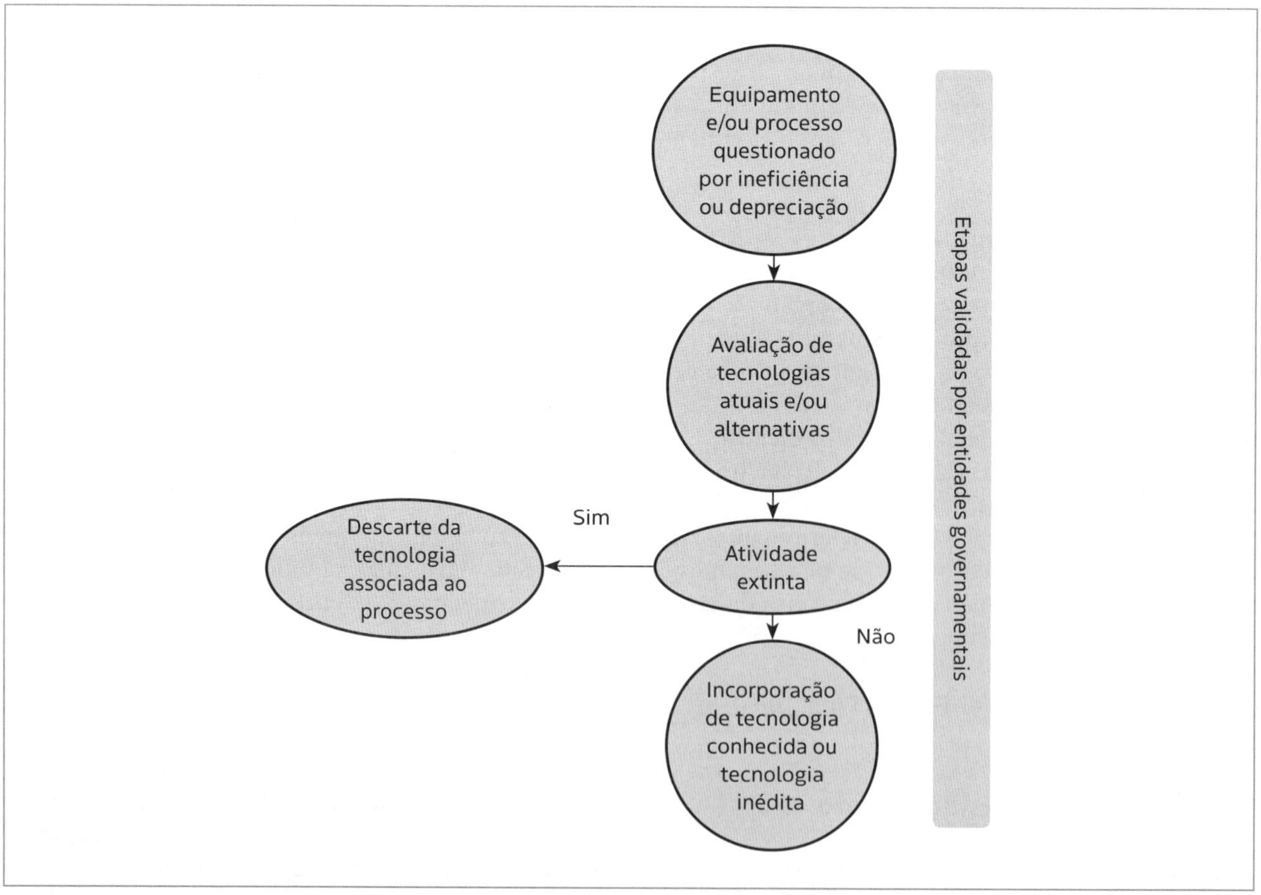

FIGURA 1 Fluxograma processo de desenvolvimento e incorporação de novas tecnologias.

Registro de dados em prontuário eletrônico, indicadores, escalas e perfil epidemiológico

Prontuário eletrônico do paciente e extração de dados indicadores

O registro eletrônico das informações assegura a qualidade e a segurança na assistência prestada ao paciente. É constituído, de acordo com leis vigentes, de dados que devem atender às necessidades das equipes de saúde, administradores da organização, pacientes e familiares.

Consiste em um sistema informatizado que armazena digitalmente dados de pacientes atendidos em um serviço de saúde. É um documento único que contém informações, sinais e imagens registrados, gerados a partir de fatos, acontecimentos e situações, sobre a saúde do paciente e a assistência a ele prestada, de caráter legal, sigiloso e científico, que possibilite a comunicação entre a equipe multidisciplinar e a continuidade de assistência prestada ao indivíduo. Os dados registrados possibilitam que administradores realizem o gerenciamento dos serviços de forma mais ágil.

Nesse contexto, o Conselho Federal de Fisioterapia e Terapia Ocupacional (Coffito), na Resolução n. 414, de 2012, regulamentou a obrigatoriedade do registro do plano terapêutico, as atividades assistenciais prestadas e a evolução da condição de saúde física e funcional dos pacientes.

Gestão de escalas

Softwares específicos para confecção automatizada de escalas de trabalho são ferramentas que contribuem para otimizar o tempo de trabalho dos gestores. Fornecem informações atualizadas sobre o dimensionamento de pessoal mediante a demanda imposta pela unidade.

Perfil epidemiológico

O perfil epidemiológico e as características de pacientes das unidades devem ser monitorados pelos coordenadores da gerência das áreas. Nesse contexto, as unidades podem estar subdivididas em unidades destinadas a pacientes com perfil cirúrgico, clínicos, transplantes, neurológico, cardiovasculares, agudos, críticos crônicos, referência para unidades de emergência e urgência e de cuidados paliativos.

Índices prognósticos auxiliam coordenadores, de modo objetivo, quanto à definição do perfil de gravidade e gerenciamento do nível de qualidade da assistência prestada. Devem ser calculados por profissionais treinados, monitorados por todos os gestores e demonstrados aos colaboradores e à alta gestão periodicamente. Alguns índices são recomendados pela literatura para quantitativo comparativo de indicadores operacionais de qualidade e segurança das unidades, tais como o *Simplified Acute Physiology Score* 3 (SAPS 3), o *Acute Physiology and Chronic Health Evaluation* II (Apache II) e o *Sequential Sepsis-related Organ Failure Assessment* (Sofa).

Segurança do trabalho

A articulação da equipe de fisioterapia com o setor de segurança do trabalho deve ser realizada pelo responsável técnico da área e tem o objetivo de manter a imunização dos profissionais, de acordo com o calendário federal de imunizações. Deve também garantir a disponibilização de equipamentos de proteção individual descartáveis, tais como luvas, máscaras, dentre outros, e definitivos, como óculos de proteção individual, em quantidade e qualidade suficientes para o uso rotineiro.

Controle de infecção

Os profissionais das equipes de fisioterapia devem realizar as medidas de prevenção de infecções relacionadas à saúde definidas pelo programa de controle de infecção hospitalar. Indicadores de controle de infecção devem ser expostos e ações devem ser definidas a partir dos indicadores de cada unidade. As medidas de precaução padrão baseadas em transmissão de contato, gotícula e aerossol, devem ser cumpridas por todos os profissionais. O engajamento deve ser monitorado pelo coordenador da equipe, que pode intervir com ações para melhorar a adesão e o engajamento.

Política institucional para incentivo ao cuidado do profissional

O cuidado com a saúde física e mental das equipes deve ser preocupação recorrente da alta gestão da instituição e do coordenador da equipe de fisioterapia, que deve colaborar com o planejamento, divulgação e execução de ações que promovam saúde e bem-estar físico e mental de seus colaboradores.

Educação permanente

A equipe de fisioterapia deve estar inserida em programas de educação permanente desenvolvidos pela instituição. Essa ação garante treinamento contínuo de habilidades técnicas (*hard skills*) e não técnicas (*soft skills*) dos colaboradores da área.

LEGISLAÇÃO, COMPETÊNCIAS E PLANO DE TRABALHO

Legislação e normas: regras e rotinas

A organização da equipe de fisioterapia hospitalar é estabelecida no artigo 3º do Decreto-lei n. 938, de 1969 que determina: "é atividade privativa do fisioterapeuta executar métodos e técnicas fisioterápicas com a finalidade de restaurar, desenvolver e conservar a capacidade física do paciente". A legislação e as normas que regulamentam o profissional da fisioterapia são definidas pelo Coffito e fiscalizadas pelos Crefito de cada estado.

Competências do responsável técnico

Cabe ao fisioterapeuta responsável técnico (RT) dirigir ou assessorar tecnicamente serviços de assistência, em instituições públicas ou privadas, de qualquer natureza. O exercício da responsabilidade técnica exigida para os serviços de fisioterapia deve garantir que as práticas terapêuticas oferecidas estejam dentro de critérios éticos e científicos válidos, mediante a prática assistencial cientificamente comprovada e coerente com cada caso apresentado.

O RT tem como atribuição a organização de escalas de trabalho que dimensionem profissionais, com jornada semanal de 30 horas, em número compatível com a natureza da atenção prestada e a regulamentação vigente do setor.

A comunicação da liderança representada pelo RT é de extrema importância para a manutenção dos objetivos estratégicos da equipe de fisioterapia. A efetividade da comunicação obtida por meio da escuta empática, com clareza, tanto ao ouvir como ao repassar informações, garante um canal de fácil acesso, estimulando a liderança compartilhada, a abertura para sugestões, discussões de ações de sucesso e propostas de melhoria.

A liderança deve considerar, na efetividade da comunicação, ações que envolvam de forma interdisciplinar o processo de reabilitação fisioterapêutica no contexto da redução do tempo de ventilação mecânica e, consequentemente, do tempo de internação hospitalar; redução de prejuízos associados ao imobilismo no leito com o restabelecimento das funções e capacidades o mais precoce possível.

Competências da equipe assistencial

Cabe ao fisioterapeuta assistencial realizar o atendimento dos pacientes de forma organizada, com metas definidas pelo plano terapêutico, utilizando informações da passagem de plantão e critérios de triagem que considerem a aplicação de escalas de avaliação da disfunção respiratória, da mobilidade e funcionalidade. Os atendimentos devem ser realizados utilizando os protocolos clínicos da instituição e procedimento operacional padrão (POP) da equipe de fisioterapia, de acordo com o nível de complexidade do atendimento.

A avaliação da complexidade do atendimento pode ser estabelecida por meio de alguns critérios que envolvam a estratificação do comprometimento de mobilidade e de funcionalidade, mediante verificação seriada de escalas como *Perme Intensive Care Unit Mobility Score* (Perme) e *Medical Research Council* (MRC).

Para verificar a complexidade quanto à disfunção respiratória e a dependência de recursos fisioterapêuticos para manter oxigenação e higiene brônquica, critérios de triagem de atendimento que incluam o nível de prioridade do paciente para atendimento imediato ou não podem ser incorporados à avaliação diária, após a passagem de plantão para auxiliar a organização da sequência dos atendimentos do plantão.

Plano de trabalho e avaliação de desempenho

Para a definição do plano de trabalho do fisioterapeuta é recomendada a utilização da Classificação Brasileira de Ocupações (CBO), que identifica e elenca as ocupações profissionais, com a descrição das atividades de acordo com as áreas de atuação. Após essa etapa as atividades relacionadas às competências e ao desempenho do colaborador podem ser avaliadas periodicamente mediante análise de alguns critérios, exemplificados no Quadro 1.

Para facilitar esse processo de avaliação de desempenho o responsável técnico pode dividir os conceitos em **dimensões técnica, interpessoal** e **administrativa**, cujos itens podem ser avaliados em pontos numéricos, ou por meio de escalas nominais.

A avaliação do desempenho do fisioterapeuta em ambiente de UTI deve levar em consideração as políticas institucionais de progressão, bem como os itens obrigatórios para essa avaliação. A análise do desempenho individual será base para a elaboração de estratégias de melhoria individuais, aplicadas por meio de modelos de capacitação de acordo com o tempo alvo de alcance. Tanto para o gestor quanto para o colaborador, o importante é identificar a habilidade e a competência que necessitam ser desenvolvidas, o prazo para desenvolver e um plano de mitigação para futuras avaliações.

QUADRO 1 Critérios utilizados para avaliação do desempenho

Critérios	Descrição da ação
1	Pontualidade e assiduidade.
2	Qualidade de assistência, proatividade e iniciativa.
3	Adequação do uso de recursos terapêuticos aos protocolos institucionais.
4	Comunicação e trabalho em equipe.
5	Capacidade para lidar social e profissionalmente com a equipe de trabalho.
6	Capacidade de aceitar críticas, ideias, opiniões e orientações que objetivam melhor atendimento ao cliente.
7	Participação em cursos e treinamentos de capacitação e de atualização.
8	Autonomia e flexibilidade.

QUADRO 2 Organização do conteúdo do procedimento operacional padrão

Cabeçalho	▪ Setor/área responsável pela descrição do procedimento. ▪ Nome do procedimento que será descrito. ▪ Executante(s): categoria(s) profissional(is).
Descrição do procedimento	▪ Materiais necessários para execução da prática do procedimento. ▪ Descrição do procedimento com as etapas que constituem o fluxo do processo da prática do procedimento.
Referencial bibliográfico	▪ Referências da literatura que dão evidência ao procedimento.
Históricos	▪ Histórico das versões anteriores, profissionais responsáveis pela elaboração, responsável técnico, data da publicação institucional e espaços para registro de futuras revisões e atualizações.

PADRONIZAÇÃO DO TRABALHO DAS EQUIPES

No sentido de garantir as melhores práticas assistenciais das equipes para o cuidado do paciente, a criação de protocolos clínicos baseados em evidências contribui para que o macroprocesso assistencial seja executado com padrões de referência. Quanto maior a padronização, maior será a qualidade de entrega de valor agregado e a segurança na execução do cuidado.

Procedimento operacional padrão

O POP é uma forma de padronizar os subprocessos que compõem um protocolo. É constituído de um conjunto de práticas respaldadas por fundamentações científicas que colaboram no aumento do valor agregado, da eficiência e da segurança, eliminando desperdícios.

Deve conter a descrição sistematizada de uma atividade técnica assistencial, com o intuito de atingir o resultado esperado por ocasião de sua realização. Cada instituição desenvolverá o *layout* de acordo com as regras de padronização de produção de documentos institucionais. O Quadro 2 apresenta sugestões de organização do conteúdo do documento.

Inserção da equipe na implementação e atualização do POP

A implementação de um POP deve ser iniciada reunindo os profissionais que são experientes quanto à realização das práticas que envolvem os procedimentos de fisioterapia e podem facilitar as adaptações da rotina para as regras da instituição. Esses profissionais deverão compor um grupo de trabalho no qual cada um ficará responsável por ações que se interagem na descrição teórica, conforme demonstra o Quadro 3.

QUADRO 3 Ações que interagem na descrição teórica do POP

Ações	Definições
1	Revisão quanto à evidência científica da atividade que será descrita.
2	Listar boas práticas e normas técnicas referentes à atividade.
3	Listar e especificar as etapas que envolvem o procedimento.
4	Descrever detalhadamente a finalidade das atividades de cada etapa.
5	Listar todos os materiais utilizados na execução de cada atividade listada.
6	Estabelecer os critérios para mensurar os resultados esperados.
7	Listar os possíveis obstáculos e imprevistos com soluções ou adaptações.
8	Elaborar um *checklist* de acompanhamento do POP.
9	Desenvolver estratégias para que toda a comunidade possa ter acesso.

POP: procedimento operacional padrão.

Fluxogramas de consultas rápidas

Para consultas rápidas da sequência visual das etapas do POP, fluxogramas fixados em locais estratégicos são eficazes. Devem ser estruturados com símbolos geométricos que indicam quais são os materiais, serviços, recursos envolvidos nos processos, decisões que devem ser tomadas e o fluxo do que deve ser realizado para melhor entregar os resultados esperados.

INSERÇÃO DA EQUIPE DE FISIOTERAPIA NA GESTÃO DA QUALIDADE E SEGURANÇA DO PACIENTE

Qualidade e segurança na saúde

Muito embora seja escassa a literatura sobre o envolvimento de fisioterapeutas em projetos de qualidade e segurança do paciente, cada vez mais o envolvimento de ações multiprofissionais nessa temática é uma realidade na construção de resultados estratégicos de organizações de serviços de saúde.

Qualidade, segundo a International Standardization Organization (ISO), é a adequação e conformidade dos requisitos que a própria norma e os clientes estabelecem, ou seja, é o nível de perfeição de um processo, serviço ou produto entregue pela organização. Para a Organização Pan-Americana da Saúde (Opas), a qualidade da prestação de serviços de saúde é definida como a atenção centrada nas pessoas, famílias e comunidades, com níveis ótimos de segurança, eficácia, oportunidade, eficiência e acesso equitativo como atributos. A revisão e a padronização de processos, o acompanhamento de resultados e a implantação de projetos de melhoria contínua de qualidade devem ser realizados periodicamente.

Considerando a qualidade como necessidade estratégica das organizações de saúde, um modelo novo de gestão voltado a um futuro no qual a sustentabilidade seja um objetivo principal, a implantação da melhoria contínua terá um compromisso forte com a segurança do paciente. A segurança do paciente, segundo o Ministério da Saúde, compreende ações que reduzam a um mínimo aceitável o risco de eventos adversos relacionados à atenção à saúde do paciente. A Organização Mundial da Saúde (OMS) classifica eventos adversos como incidentes que resultam em danos não intencionais decorrentes da assistência e não relacionados à evolução natural da doença de base do paciente.

A Portaria MS/GM n. 529, de 2013, estabelece que um conjunto de protocolos de boas práticas quanto à gestão de riscos e prevenção de eventos, definidos pela OMS, deve ser desenvolvido e implantado nas instituições de saúde com o objetivo de descrever ações estratégias que facilitem atingir as seis metas internacionais de segurança propostas pela OMS (Quadro 4). São ações de baixo custo para implantação, porém de alto impacto na redução dos riscos de eventos adversos decorrentes da falta deles. São considerados instrumentos fundamentais para a construção de uma prática assistencial segura, recomendada na RDC Anvisa n. 36, de 2013.

QUADRO 4 Metas internacionais de segurança do paciente - OMS

Meta 1	Identificar corretamente o paciente.
Meta 2	Melhorar a comunicação entre os profissionais de saúde.
Meta 3	Melhorar a segurança do paciente na prescrição, no uso e na administração de medicamentos.
Meta 4	Assegurar cirurgia em local de internação, procedimento e pacientes corretos.
Meta 5	Higienizar as mãos para evitar riscos de infecções associadas aos cuidados.
Meta 6	Reduzir os riscos de queda e lesões por pressão.

OMS: Organização Mundial da Saúde.

GESTÃO DE RISCOS DE EVENTOS ADVERSOS

Gerenciar riscos compreende a identificação, análise, avaliação, monitoramento, tratamento e comunicação dos riscos a que estão expostos os pacientes sob cuidados em serviços de saúde. Essas são atividades do Núcleo de Segurança do Paciente, obrigatórios em organizações hospitalares desde a publicação da Portaria GM n. 529, de 1 2013. Cabe aos profissionais da saúde fornecer atendimento de excelência aos pacientes, com o mínimo ou ausência total de riscos e de falhas.

O fisioterapeuta pode participar das ações e das políticas institucionais que visem identificar os riscos e falhas inerentes à assistência de fisioterapia. Para tanto, métodos de identificação de riscos, por suas características integradoras, contemplam as etapas do processo de gestão de riscos. Identificados os riscos, o fisioterapeuta pode planejar medidas preventivas, estabelecer ações corretivas e notificar eventos adversos e queixas técnicas a sua gerência ou ao setor definido pela instituição.

Ferramentas de gestão de risco e análise de causa raiz

Algumas ferramentas são propostas para avaliação de riscos, possíveis consequências, barreiras e planos de mitigação que sejam capazes de evitar eventos adversos.

Diagrama de Ishikawa

O diagrama de Ishikawa, também conhecido como espinha-de-peixe, é uma ferramenta técnica utilizada para identificar as causas raízes de um incidente, ilustrando visualmente as categorias que estão associadas às causas, de acordo com seu nível de influência para produzir o efeito ou evento.

Cada eixo do diagrama representa categorias que estão relacionadas ao processo e podem causar o efeito/evento, objeto da análise. Para a identificação das causas raízes, pode ser utilizada a estratégia de perguntar as razões pelas quais contribuíram para o efeito ou evento. As causas serão alocadas nos eixos que representam a categoria relacionada.

Após a identificação das causas raízes, as ações corretivas para evitar a ocorrência do incidente serão listadas no plano de ação da proposta de melhoria.

Metodologia *Bow Tie*

A metodologia proposta na ferramenta *Bow Tie* tem como objetivo avaliar os riscos relacionados às causas do evento. O método leva o nome *Bow Tie* porque o diagrama se parece com uma gravata borboleta masculina. É considerada uma ferramenta que permite, de forma visual e simultaneamente, demonstrar um resumo de causas possíveis relacionadas com o evento, relatar as barreiras ou contramedidas de controle, o plano de mitigação e as possíveis consequências da ocorrência do evento.

Melhoria contínua com o Relatório A3

O Relatório A3 é um método básico da filosofia *Lean Manufacturing* que pode ser utilizado para o desenvolvimento de soluções de problemas, de forma documentada, sistematizada e visual. Permite demonstrar, por meio de dados e *Value Stream Mapping* (VSM), a contextualização da situação atual, os objetivos e metas desejados e a análise da causa raiz. Ao

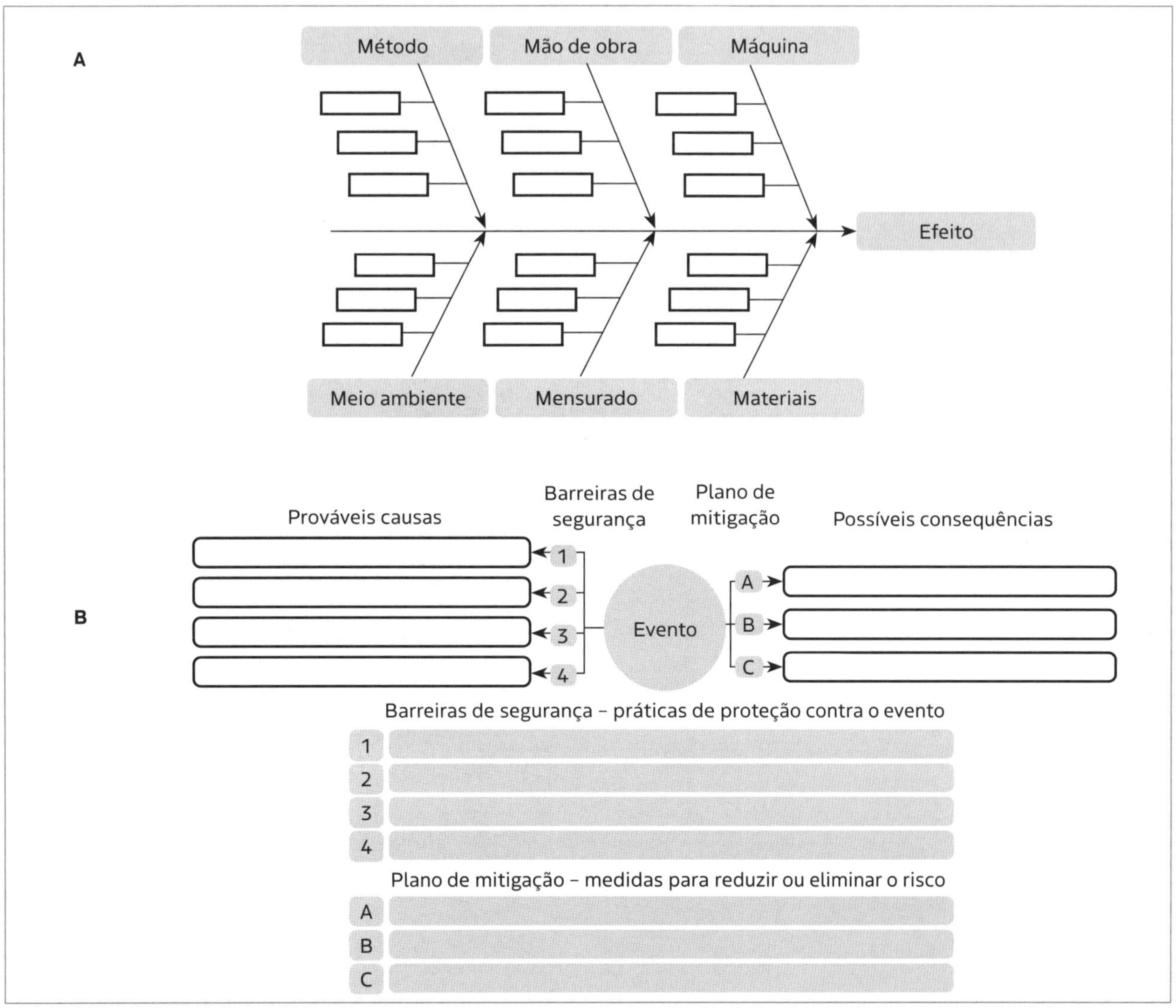

FIGURA 2 A: diagrama de *Ishikawa*. B: ferramenta *Bow Tie*.

mesmo tempo, permite uma reflexão quanto ao VSM, em uma situação futura, propor o monitoramento de indicadores e um plano de ação gerenciado por uma matriz de esforço/impacto (Figura 3).

O lado esquerdo do relatório compreende a etapa de planejamento, que contextualiza a proposta de melhoria ou solução de um problema com seus objetivos e metas. É esperado que a situação e as condições atuais justifiquem a proposta de melhoria, de forma visual, por meio de ferramentas que demonstrem o VSM, indicadores que reflitam os resultados atuais do processo e a análise das possíveis causas.

O lado direito compreende as etapas de desenvolvimento, implantação e monitoramento. A projeção da situação futura pode ser demonstrada por meio do VSM futuro com a organização das etapas do processo. O plano de ação será elaborado a partir da análise da causa raiz e da aplicação da matriz esforço/impacto. Por fim, o monitoramento das ações fornecerá dados para indicadores estratégicos de acompanha-

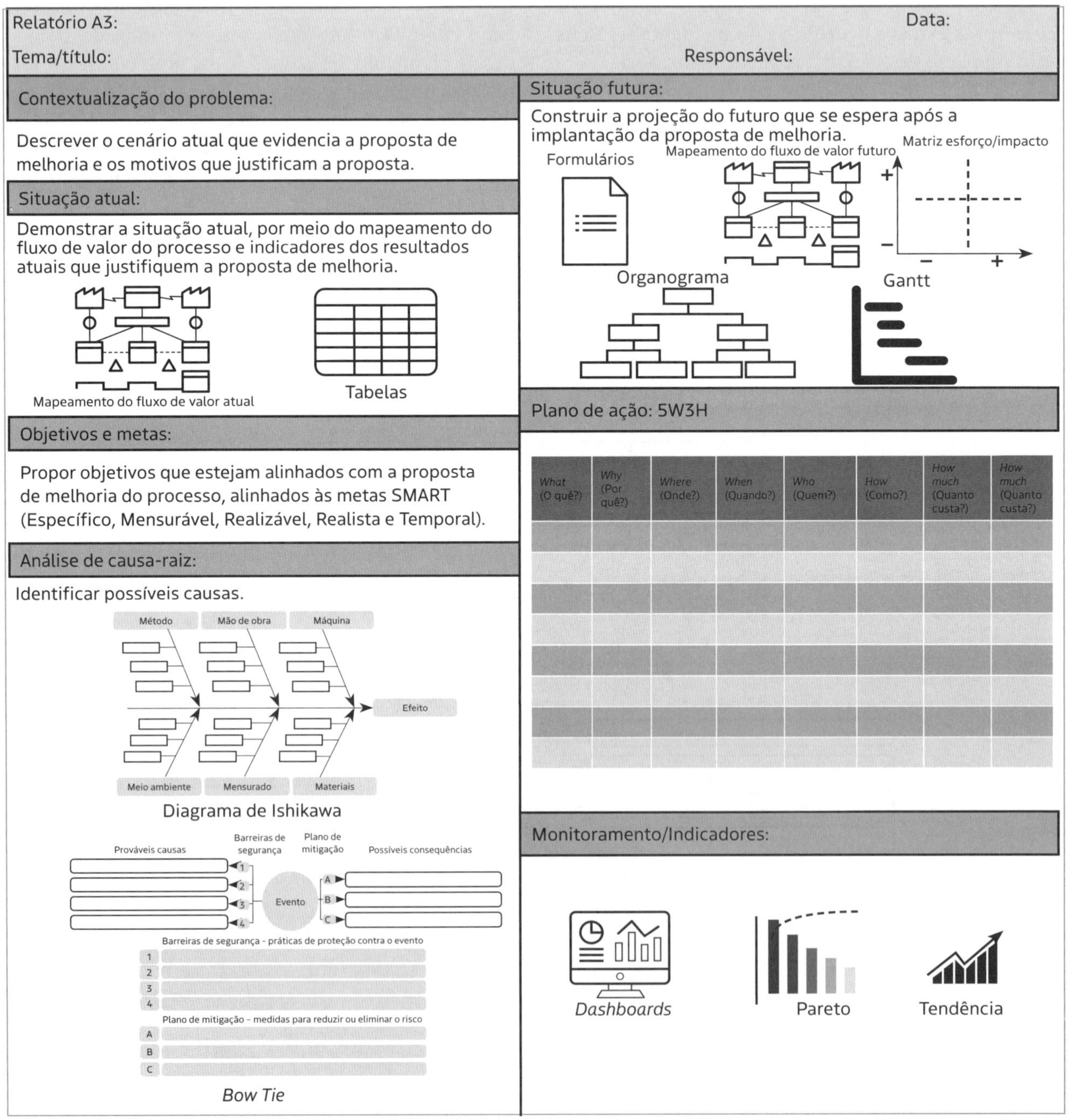

FIGURA 3 Relatório A3.

mento e alertas quanto às metas atingidas. Uma vez atingidas as metas, o padrão esperado na proposta de melhoria foi estabelecido.

Auditoria

A auditoria no contexto da qualidade e segurança é considerada uma ferramenta de gestão que tem como objetivo avaliar a qualidade das ações previstas dos serviços prestados, seus resultados e a comparação com um modelo definido, identificando potenciais pontos de melhoria nos processos.

Em organizações hospitalares, o processo de auditoria inclui a constatação quanto à existência de protocolos assistenciais, a observação direta de um procedimento, os registros em prontuários e base de dados referentes aos indicadores, as evidências científicas da aplicação assistencial e as boas práticas hospitalares.

É um processo construtivo que auxilia na prevenção de eventos e na identificação de falhas. Pode ser aplicado a qualquer tipo e porte de organização. O Quadro 5 apresenta os tipos de auditorias que se referem mais comumente às organizações hospitalares.

QUADRO 5 Tipos e definições de auditorias

Tipos	Definição
Preventiva	Acontece antes da prestação do serviço com o objetivo de identificar falhas.
Operacional	Avalia a eficiência e eficácia dos processos operacionais.
Concorrente	Analisa a qualidade em tempo real.
Contas hospitalares	Analisa a conformidade entre as cobranças e os serviços prestados.
Analítica	Analisa a qualidade e a consistência dos dados e informações gerados.

Fonte: Fetter et al. (1980).

INDICADORES DE GESTÃO DE FISIOTERAPIA

A gestão da qualidade em fisioterapia representa uma parcela importante das atribuições e esforços envolvidos no processo assistencial hospitalar. É baseada no planejamento, controle e melhoria contínua. Necessita da coleta e análise de dados e, consequentemente, da elaboração de estratégias que otimizem os processos de trabalho. Os indicadores permitem identificar se os objetivos relacionados às atividades da fisioterapia estão sendo e serão alcançados, bem como identificar pontos de melhoria em processos de trabalho. Podem gerar resultados que demonstrem, de forma quantitativa, o desempenho de vários processos fisioterapêuticos que estarão alinhados com a missão organizacional. Os indicadores são divididos em três categorias, de acordo com os níveis hierárquicos da gerência: estratégico, tático e operacional (Figura 4).

A periodicidade de coleta de dados e análise de um indicador deve ser definida ainda na fase de sua formulação, de acordo com os objetivos estratégicos.

Indicadores estratégicos

Os indicadores estratégicos estão ligados aos propósitos de existência da instituição e devem ser baseados em análises de cenários internos e externos. Respondem de forma quantitativa ou qualitativa aos objetivos e/ou projetos estratégicos do hospital e da unidade. Exemplos: taxa de mortalidade hospitalar; tempo médio de permanência hospitalar; porcentagem de ocupação de leito (giro de leito).

Indicadores táticos

Os indicadores táticos são referentes às metas gerenciais que estão relacionadas com a forma como os planos da organização podem ser alcançados. Mensuram o desempenho dos processos que compõem a cadeia de valor da instituição ou da unidade. Exemplos:

- Taxa de alta.
- Taxa de admissão.
- Taxa de absenteísmo previsto e não previsto.
- Taxa de adequação da escala.
- Taxa de profissionais ativos de cada setor.

Indicadores operacionais

Os indicadores operacionais monitoram as tarefas, atividades e rotinas. Analisam os processos que asseguram a organização e a padronização da rotina diária entre gestores e equipe da assistência. Exemplos:

- Taxa de sucesso de ventilação não invasiva.
- Taxa de reintubação.
- Taxa de evolução de funcionalidade dada pela *Perme* ou pela *Functional Status Scale – Intensive Care Unit*.
- Taxa de produtividade.
- Taxa de orientações multidisciplinares para a alta hospitalar.

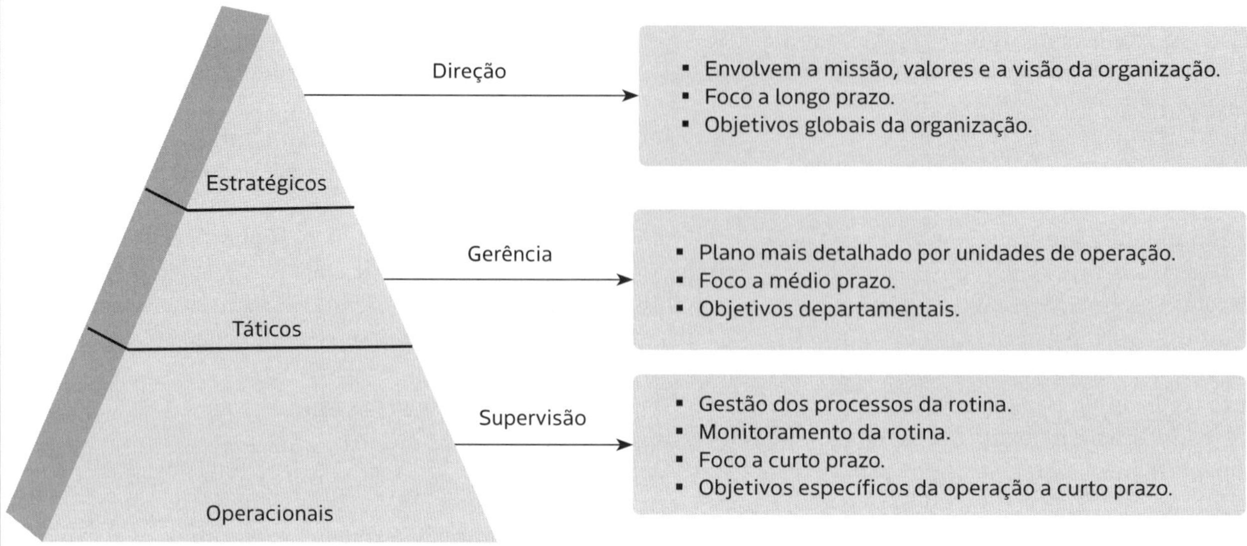

FIGURA 4 Indicadores estratégicos, táticos e operacionais.

MODELOS DE ACREDITAÇÃO DE EQUIPES DE FISIOTERAPIA

Os modelos de acreditação e certificação foram desenvolvidos como forma de melhoria contínua e reconhecem o cumprimento de padrões preestabelecidos a fim de garantir a qualidade da assistência. Os principais modelos avaliam infraestrutura, contemplando itens como equipamentos utilizados, processos administrativos, prestação de serviço e itens que se relacionam com a competência profissional, resolutividade dos casos e satisfação e comunicação dos clientes internos e externos. Os selos de qualidade de serviço são emitidos de acordo com os resultados obtidos na avaliação para acreditação.

BIBLIOGRAFIA

1. Brasil. Agência Nacional de Vigilância Sanitária. Gestão de Riscos e Investigação de Eventos Adversos Relacionados à Assistência à Saúde. Série Segurança do Paciente e Qualidade em Serviços de Saúde. Brasília, DF: Anvisa; 2017.
2. Conselho Regional de Fisioterapia e Terapia Ocupacional 3. Portaria Crefito 3 n. 185, de 18 de agosto de 2022. Dispõe sobre as diretrizes do exercício
3. Fetter RB, Shin Y, Freeman JL, Averill RF, Thompson JD. Case mix definition by diagnosis related groups. Medical Care. 1980; 18(2):1-53.
4. Martins Drei S, Sérgio de Arruda Ignácio P. Lean healthcare applied systematically in a medium-sized medical clinic hospitalization. Journal of Health Organization and Management. 2022;36(5):666-89.
5. Ministério da Saúde (BR); Agência Nacional de Vigilância Sanitária. Resolução RDC n. 7, de 24 de fevereiro de 2010. Dispõe sobre os requisitos mínimos para funcionamento de Unidades de Terapia Intensiva e dá outras providências. Brasília, DF, 2010.

49
Humanização em terapia intensiva

Gabriel Heras La Calle
José Manuel Velasco Bueno

INTRODUÇÃO

Nos últimos anos, a humanização da saúde é uma disciplina de conhecimento em desenvolvimento, que se reflete tanto nas publicações científicas como nas ações de mudança que estão sendo implementadas em todo o mundo. Não é um termo isento de controvérsias entre os profissionais de saúde, que muitas vezes questionam se é necessário humanizar.

De acordo com Bermejo, "Falar de humanização exige a dignidade intrínseca de todo ser humano e os direitos que dela derivam. E isso a torna uma necessidade de vital importância e transcendência". O modelo afetivo-efetivo, inspirado no pensamento e na obra de Albert Jovell, resume os conceitos fundamentais: "É a forma de cuidar e curar o paciente como pessoa, com base em evidências científicas, incorporando a dimensão da dignidade e da humanidade do paciente, estabelecendo um cuidado baseado na confiança e na empatia e contribuindo para seu bem-estar e para os melhores resultados possíveis em termos de saúde".

O processo de humanização da saúde tem sido um desafio histórico. Essa necessidade se tornou muito mais visível durante a pandemia de Covid-19. Além dos cuidados dos melhores profissionais, da melhor tecnologia, dos melhores tratamentos e dos melhores espaços, as pessoas querem ser tratadas da melhor forma possível.

O desenvolvimento da medicina em nível científico e técnico contribuiu para melhorar os resultados de saúde, com maiores taxas de cura e expectativa de vida. Por outro lado, uma abordagem geralmente focada na doença e em sua resolução pode ofuscar a pessoa: ao se "reificar" o paciente, ele perde suas características pessoais e individuais.

Nas últimas décadas, tem-se falado em um modelo de atendimento centrado no paciente (*patient-centered care*) ou atendimento centrado no paciente e na família (*patient and family-centered care*). No entanto, apesar disso, essas ideias não são traduzidas de maneira uniforme na prática real.

Muitos fatores podem levar a um atendimento despersonalizado: a ditadura da tecnologia, a pressão para fornecer atendimento, condições de trabalho ruins, falta de recursos ou tempo, excesso de especialização ou critérios puramente comerciais aplicados ao atendimento de saúde. Essa falta de personalização é particularmente relevante se considerarmos o efeito negativo que ela tem sobre o estabelecimento da confiança.

Classicamente, a despersonalização, juntamente com a exaustão emocional e a baixa realização pessoal, constitui a chamada síndrome de *burnout*. Nas unidades de terapia intensiva (UTI), além dos fatores mencionados, também se deve considerar outros aspectos fundamentais para a pessoa doente, como a sensação de vulnerabilidade, a dependência de máquinas, a perda de autonomia, a perda de mobilidade, a incapacidade de se comunicar, a perda de identidade e a falta de informações.

Nessa situação, vale a pena perguntar se é possível humanizar a assistência médica. Embora provavelmente seja mais apropriado perguntar se é possível **não** humanizá-la. Se podemos ou queremos manter um tipo de atendimento que está muito distante dos princípios e razões básicas que um dia nos motivaram a nos dedicarmos ao atendimento de pessoas que sofrem.

É impossível estabelecer métodos universalmente aplicáveis, mas deve-se observar que a assistência humanizada à saúde é aquela centrada na pessoa, como um ser multidisciplinar, irrepetível e único, que considera sua dignidade e respeita seus valores e sua liberdade de escolha. Para atingir esse objetivo, deve-se repensar a organização para adaptá-la ao atendimento centrado na pessoa, que inclui pacientes, familiares e profissionais.

A HUMANIZAÇÃO DAS UNIDADES DE TERAPIA INTENSIVA

Em fevereiro de 2014 foi criado o *Projeto internacional de pesquisa para a humanização da terapia intensiva*, o Projeto HU-CI, com o objetivo de transformar as UTI em um modelo centrado na dignidade da pessoa. Anteriormente, várias iniciativas haviam sido desenvolvidas em nível internacional, talvez de forma isolada e sem uma metodologia definida e replicável, conforme descrito no *Manual de boas práticas para a humanização das unidades de terapia intensiva*. A união da equipe interprofissional com a experiência de pacientes e familiares serviu para desenhar as linhas de trabalho que compõem o arcabouço teórico da humanização das UTI.

Por meio de pesquisas multicêntricas, essas linhas estratégicas foram avaliadas e ações tangíveis de melhoria foram implementadas a partir de uma perspectiva tripla, de acordo com as necessidades e demandas de pacientes, familiares e profissionais. Desde sua criação, a humanização da terapia intensiva tem-se expandido em todo o mundo e passou a ser considerada uma prioridade inevitável para um atendimento excelente e centrado nas pessoas. Suas linhas marcam as principais prioridades de trabalho e são mostradas na Figura 1.

UTI DE PORTAS ABERTAS E PARTICIPAÇÃO DA FAMÍLIA NO ATENDIMENTO

Historicamente, as visitas à UTI têm sido de natureza restritiva, baseadas em regras previamente impostas e elaboradas por profissionais, sem levar em conta as necessidades dos pacientes e familiares, que exigem mais tempo e planejamento centrado em suas preferências. As evidências indicam que a flexibilidade de horários é possível e benéfica para pacientes, familiares e profissionais, e é a recomendação atual nas diretrizes de prática clínica.

Geralmente há resistência a essa mudança na política de visitas devido às crenças e aos costumes dos

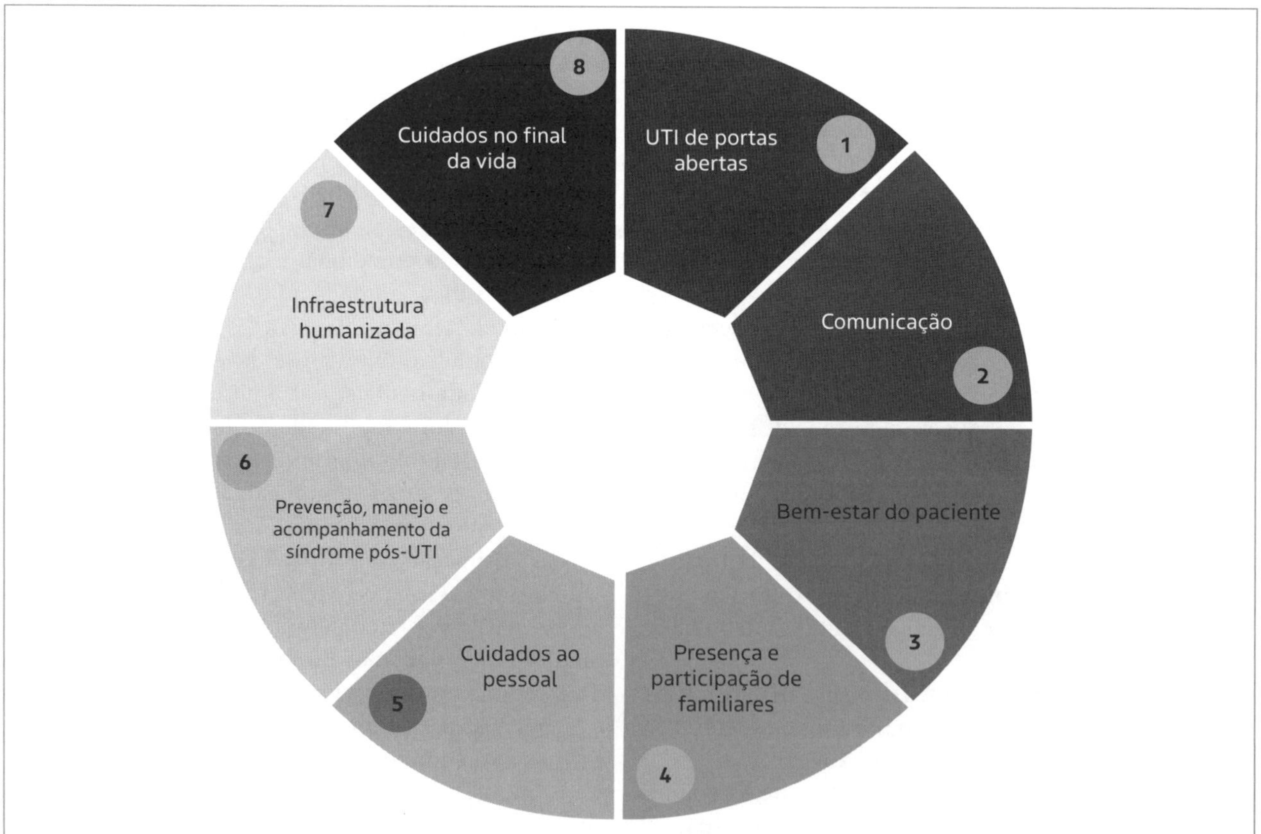

FIGURA 1 Linhas estratégicas do Projeto HU-CI.
Projeto HU-CI: Projeto internacional de pesquisa para a humanização da terapia intensiva.

profissionais ou à estrutura física das unidades. Para isso, é útil levar em conta as experiências positivas que foram implementadas e entender a família como parceira no cuidado.

A experiência na UTI pode ser uma oportunidade de aprendizado, além de manter seu papel para os familiares que desejam colaborar em algumas tarefas de cuidado, como limpeza, alimentação ou mobilização. Nós, profissionais, não temos nada a esconder e muito a ensinar. A presença da família melhora a satisfação, a comunicação, reduz o delírio e até melhora a aceitação da situação, favorecendo o processo de luto.

COMUNICAÇÃO

A comunicação eficaz é fundamental na UTI, pois reduz os erros e favorece o consenso no plano terapêutico. Não se trata apenas do processo de informação, uma das principais demandas dos pacientes e familiares, mas também da comunicação entre os membros da equipe e com outros profissionais. O treinamento em habilidades de comunicação e o uso de ferramentas que facilitem a participação multidisciplinar e tornem esses processos mais eficazes e seguros são fundamentais. A comunicação adequada com os pacientes e familiares promove o respeito e a confiança. Com relação ao conteúdo das informações, o consenso é importante para reduzir a incerteza. A participação do enfermeiro nas informações é, em geral, insuficiente e não está claramente definida, apesar do papel fundamental que ele desempenha na UTI.

Em pacientes com dificuldades de comunicação, as ferramentas de facilitação são muito úteis. O uso de sistemas de comunicação aumentativa (que complementam a linguagem oral quando ela não é suficiente) e de sistemas de comunicação alternativa (que substituem a linguagem oral quando ela não é compreensível ou está ausente) colocaria a tecnologia a serviço das pessoas.

BEM-ESTAR DO PACIENTE

A experiência do paciente na UTI pode ser tanto física quanto emocionalmente dolorosa. Seja por causa das diferentes doenças ou das técnicas realizadas, o desconforto das pessoas pode ser maior. Garantir o bem-estar do paciente deve ser um objetivo fundamental na UTI. Há muitos fatores que causam sofrimento aos pacientes críticos e que os levam a descrever a UTI como um ramo do inferno: dor, sede, alterações na temperatura ambiente, dificuldade de repouso. Eles são frequentemente limitados pelo uso de restrições mecânicas. O monitoramento contínuo da dor e seu tratamento, o ajuste do nível de sedação de acordo com a condição do paciente e a detecção e o gerenciamento do *delirium* são estratégias básicas para garantir o bem-estar do paciente.

Por outro lado, o sofrimento psicológico e emocional pode ser muito grande. Os pacientes experimentam sentimentos de medo, incerteza, solidão, isolamento, perda de identidade, intimidade e dignidade, sentimentos de dependência e incompreensão, entre outros. O cuidado com esses aspectos intangíveis deve ser visto como um elemento-chave do atendimento de qualidade. Por todos esses motivos, é necessária a inclusão de profissionais especializados em psicologia, fisioterapia, serviço social ou terapia ocupacional, entre outros, pois está comprovado que a integração desses profissionais às equipes de atendimento habituais reduz as complicações e leva a uma melhor recuperação e a melhores resultados.

CUIDANDO DO CUIDADOR

Um dos aspectos fundamentais da humanização com amplo espaço para melhorias e em que são necessárias ações urgentes é o cuidado com os profissionais. As taxas anteriormente altas de esgotamento profissional em todo o mundo aumentaram durante a pandemia da Covid-19, com transtornos de ansiedade, depressão e estresse pós-traumático, bem como um aumento na ideação suicida e na taxa de abandono da profissão.

A síndrome de *burnout* é um distúrbio complexo, de difícil definição, que deve ser abordado a partir de perspectivas complementares e multidisciplinares, nas quais os aspectos culturais, econômicos e morais não podem ser omitidos. Logicamente, a situação dos profissionais influencia diretamente os resultados sobre a satisfação e o atendimento ao paciente e à família. O cuidado com os profissionais é um dever ético das organizações, tanto em nível preventivo como terapêutico. Diferentes sociedades científicas têm destacado o problema, propondo recomendações e estabelecendo estratégias que respondam às diferentes necessidades dos profissionais de terapia intensiva, derivadas de sua dedicação e esforço no desempenho de seu trabalho. Se os profissionais se sentirem exaustos ou mal atendidos, a sociedade perde no final.

SÍNDROME PÓS-TRATAMENTO INTENSIVO

Como não se trata apenas de sobreviver à permanência na UTI, devemos nos concentrar em possíveis problemas em nível físico (dor persistente, fraqueza adquirida, desnutrição, presença de úlceras, distúrbios do sono), neuropsicológico (déficits cognitivos, comprometimento da memória, atenção, velocidade de processamento mental) ou emocional (ansiedade, depressão ou estresse pós-traumático). A síndrome pós-UTI, descrita e muito prevalente, mas frequentemente negligenciada, pode afetar uma alta porcentagem de pacientes, e suas consequências afetam a qualidade de vida do paciente e de sua família.

Para minimizar o aparecimento da síndrome pós-UTI, é necessária uma avaliação precoce nas três esferas – física, psicológica e cognitiva –, bem como o gerenciamento e o acompanhamento corretos durante a permanência na UTI, na alta e, posteriormente, em casa. Alguns autores sugerem acrescentar o componente social a essa avaliação e cuidado. Mais uma vez, destaca-se a importância da equipe interprofissional para garantir a continuidade do atendimento, bem como a necessidade de considerar a família como o apoio fundamental do paciente quando ele deixa a terapia intensiva. As equipes também devem fornecer o apoio necessário às famílias, pois a síndrome pós-UTI pode igualmente afetar os entes queridos e ter consequências físicas, psicológicas, econômicas e sociais.

CUIDADOS NO FIM DA VIDA

As taxas de mortalidade nas UTI são baixas graças ao desenvolvimento científico e tecnológico e ao excelente desempenho profissional. Em situações em que a cura não é possível, é essencial garantir o bem-estar e o apoio no final da vida nas melhores condições possíveis. Isso envolve o diagnóstico do processo de morrer, para continuar oferecendo um atendimento excelente e intensivo, mas com outros objetivos: a ausência de dor e desconforto, o acompanhamento no final da vida, o respeito às preferências e aos desejos do paciente e de sua família e o encerramento da biografia, entre outros. Em muitas ocasiões, os pacientes precisarão implementar cuidados paliativos, que devem coexistir durante o processo de atendimento, se necessário.

A protocolização da limitação do suporte à vida deve seguir as diretrizes e recomendações estabelecidas pelas sociedades científicas. Os cuidados no fim da vida devem abranger as necessidades físicas, psicossociais e espirituais dos pacientes e de suas famílias.

A tomada de decisões no final da vida gera discordâncias entre os profissionais de saúde e, às vezes, com os membros da família. É essencial fornecer aos profissionais as habilidades e ferramentas necessárias para resolver esses conflitos, bem como treinamento multidisciplinar em comunicação terapêutica, compaixão e acompanhamento no processo de morrer. A consideração das opiniões da equipe interdisciplinar nesses aspectos é essencial para garantir o acompanhamento adequado e uma morte digna.

INFRAESTRUTURA HUMANIZADA

Em muitos casos, o próprio ambiente da UTI é descrito como hostil e é, por si só, um dos fatores que podem prejudicar o atendimento humanizado. Por exemplo, espaços abertos compartilhados com vários leitos não levam em conta uma das principais demandas dos pacientes e familiares: a privacidade. Espaços pequenos dificultam a possibilidade de acompanhamento familiar e a fluidez nos circuitos de trabalho dos profissionais.

Essa linha estratégica propõe a criação ou a adaptação de espaços projetados para pessoas, em que a eficiência profissional anda de mãos dadas com a qualidade do atendimento e o conforto de todos os envolvidos. Essas propostas estruturais devem considerar uma localização adequada, bem como a adaptação aos usuários e fluxos de trabalho em condições ambientais de luz, temperatura, ruído, materiais e acabamentos, móveis e decoração. As modificações podem influenciar positivamente os sentimentos e as emoções, favorecendo espaços mais amigáveis para todos, não apenas dentro da UTI, mas também nas áreas de informação ou de espera para os familiares, bem como nos espaços de descanso dos profissionais.

CONSIDERAÇÕES FINAIS

- A humanização é a excelência por meio do atendimento centrado na pessoa, que se traduz em mudanças organizacionais reais e concretas em nível cultural e estrutural.
- As famílias são parceiras no atendimento, e sua presença e participação são fundamentais. Não à internação solitária.
- O treinamento em comunicação é a chave que abre todas as portas.
- É essencial considerar e respeitar as preferências, os valores e as necessidades pessoais dos pacientes, cuidando de seu bem-estar físico, emocional e psicológico.
- Nós, profissionais, somos ferramentas de humanização. É essencial cuidar dos profissionais.
- Não se trata apenas de uma questão de sobrevivência. A prevenção, detecção e monitoramento da síndrome pós-tratamento intensivo são uma necessidade.
- Os espaços são fundamentais em um modelo que visa a focar a dignidade das pessoas.
- Ninguém deve morrer sozinho. É preciso trabalhar na integração de cuidados paliativos, cuidados com o intangível e espiritualidade.

BIBLIOGRAFIA

1. Arias-Rivera S, M Sánchez-Sánchez M. Do Spanish intensive care units need to be "humanised"? Enferm Intensiva. 2017 Jan--Mar;28(1):1-3. English, Spanish.
2. Bermejo JC. Humanizar la asistencia sanitaria. Bilbao: Ed. Desclée De Brouwer; 2014.
3. Jovell AJ. Medicina basada en la afectividad. Med Clin (Barc). 1999;113(5):173-5.
4. Todres L, Galvin KT, Holloway I. The humanization of healthcare: a value framework for qualitative research. International Journal of Qualitative Studies on Health and Well-being. 2009; 4: 68-77.
5. Henneman EA, Cardin S. Family-centered critical care: a practical approach to making it happen. Crit Care Nurse. 2002 Dec;22(6):12-9.
6. Hofmann B. Respect for patients' dignity in primary health care: a critical appraisal. Scand J Prim Health Care. 2002 Jun;20(2):88-91.
7. Maslach C, Jackson SE. Burnout in health professions: a social psychological analysis. In: Sanders GS, Suls J (eds.). Social psychology of health and illness. Hillsdale, NJ: Lawrence Erlbaum; 1982
8. Cutler LR, Hayter M, Ryan T. A critical review and synthesis of qualitative research on patient experiences of critical illness. Intensive Crit Care Nurs. 2013;29(3):147-57.
9. La Calle GH, Lallemand CZ. HUCI se escribe con H de HUMANO [HUCI is written with H as in HUMAN]. Enferm Intensiva. 2014 Oct-Dec;25(4):123-4. Spanish.
10. Grupo de trabajo de certificación de Proyecto HU-CI. Manual de buenas prácticas de humanización en unidades de cuidados intensivos. Madrid: Proyecto HU-CI; 2019. Disponível em: https://proyectohuci.com/es/buenas-practicas/. Acesso em: 27 jul. 2024.
11. Heras La Calle G, Oviés ÁA, Tello VG. A plan for improving the humanisation of intensive care units. Intensive Care Med. 2017 Apr;43(4):547-9.
12. Escudero D, Martín L, Viña L, Quindós B, Espina MJ, Forcelledo L, et ald. Política de visitas, diseño y confortabilidad en las unidades de cuidados intensivos españolas [Visitation policy, design and comfort in Spanish intensive care units]. Rev Calid Asist. 2015 Sep--Oct;30(5):243-50.
13. Cappellini E, Bambi S, Lucchini A, Milanesio E. Open intensive care units: a global challenge for patients, relatives, and critical care teams. Dimens Crit Care Nurs. 2014 Jul-Aug;33(4):181-93.
14. Davidson JE, Aslakson RA, Long AC, Puntillo KA, Kross EK, Hart J, et al. Guidelines for family-centered care in the neonatal, pediatric, and adult ICU. Crit Care Med. 2017 Jan;45(1):103-28.
15. Pun BT, Badenes R, Heras La Calle G, Orun OM, Chen W, Raman R, et al.; Covid-19 Intensive Care International Study Group. Prevalence and risk factors for delirium in critically ill patients with covid-19 (covid-D): a multicentre cohort study. Lancet Respir Med. 2021 Mar;9(3):239-50.
16. Jabre P, Belpomme V, Azoulay E, Jacob L, Bertrand L, Lapostolle F, et al. Family presence during cardiopulmonary resuscitation. N Engl J Med. 2013 Mar 14;368(11):1008-18.
17. Curtis JR, Cook DJ, Wall RJ, Angus DC, Bion J, Kacmarek R, et al. Intensive care unit quality improvement: a "how-to" guide for the interdisciplinary team. Crit Care Med. 2006 Jan;34(1):211-8.
18. Alonso-Ovies A, Álvarez J, Velayos C, García MM, Luengo MJ. Expectativas de los familiares de pacientes críticos respecto a la información médica: estudio de investigación cualitativa [Expectations of relatives of critically ill patients regarding medical information: qualitative research study]. Rev Calid Asist. 2014 Nov-Dec;29(6):325-33.
19. Abraham J, Kannampallil TG, Almoosa KF, Patel B, Patel VL. Comparative evaluation of the content and structure of communication using two handoff tools: implications for patient safety. J Crit Care. 2014 Apr;29(2):311.e1-7.
20. Alonso-Ovies Á, Heras La Calle G. ICU: a branch of hell? Intensive Care Med. 2016 Apr;42(4):591-2.
21. Acevedo-Nuevo M, González-Gil MT, Solís-Muñoz M, Láiz-Díez N, Toraño-Olivera MJ, Carrasco-Rodríguez-Rey LF, et al. Manejo de la inmovilización terapéutica en unidades de cuidados críticos: aproximación fenomenológica a la realidad enfermera [Therapeutic restraint management in intensive care units: phenomenological approach to nursing reality]. Enferm Intensiva. 2016 Apr--Jun;27(2):62-74.
22. Devlin JW, Skrobik Y, Gélinas C, Needham DM, Slooter AJC, Pandharipande PP, et al. Clinical practice guidelines for the prevention and management of pain, agitation/sedation, delirium, immobility, and sleep disruption in adult patients in the ICU. Crit Care Med. 2018 Sep;46(9):e825-e873.
23. Cutler LR, Hayter M, Ryan T. A critical review and synthesis of qualitative research on patient experiences of critical illness. Intensive Crit Care Nurs. 2013 Jun;29(3):147-57.
24. Alonso J, Vilagut G, Mortier P, Ferrer M, Alayo I, Aragón-Peña A, et al.; Mindcovid Working group. Mental health impact of the first wave of covid-19 pandemic on Spanish healthcare workers: a large cross-sectional survey. Rev Psiquiatr Salud Ment (Engl Ed). 2021 Apr-Jun;14(2):90-105.
25. Azoulay E, Cariou A, Bruneel F, Demoule A, Kouatchet A, Reuter D, et al. Symptoms of anxiety, depression, and peritraumatic dissociation in critical care clinicians managing patients with covid-19: a cross-sectional study. Am J Respir Crit Care Med. 2020 Nov 15;202(10):1388-98.
26. Azoulay E, De Waele J, Ferrer R, Staudinger T, Borkowska M, Povoa P, et al.; ESICM. Symptoms of burnout in intensive care unit specialists facing the covid-19 outbreak. Ann Intensive Care. 2020 Aug 8;10(1):110.
27. Moss M, Good VS, Gozal D, Kleinpell R, Sessler CN. An Official Critical Care Societies Collaborative Statement-Burnout Syndrome in Critical Care Health-care Professionals: a call for action. Chest. 2016 Jul;150(1):17-26.
28. Needham DM, Davidson J, Cohen H, Hopkins RO, Weinert C, Wunsch H, et al. Improving long-term outcomes after discharge from intensive care unit: report from a stakeholders' conference. Crit Care Med. 2012 Feb;40(2):502-9.
29. Aslakson RA, Curtis JR, Nelson JE. The changing role of palliative care in the ICU. Crit Care Med. 2014 Nov;42(11):2418-28.
30. Truog RD, Campbell ML, Curtis JR, Haas CE, Luce JM, Rubenfeld GD, et al.; American Academy of Critical Care Medicine. Recommendations for end-of-life care in the intensive care unit: a consensus statement by the American College [corrected] of Critical Care Medicine. Crit Care Med. 2008 Mar;36(3):953-63.
31. Ferrero M, Gómez-Tello V, Escudero D. Arquitectura e infraestructura humanizada. In: Heras G; Miembros del Proyecto HU-CI. Humanizando los cuidados intensivos: presente y futuro centrado en las personas. Bogotá: Distribuna Editorial; 2017.

Índice remissivo

E

F

G

J

K

L

M

U

V